PATHOLOGIE MENTALE

DES

ROIS DE FRANCE

LOUIS XI ET SES ASCENDANTS

UNE VIE HUMAINE

ÉTUDIÉE A TRAVERS SIX SIÈCLES D'HÉRÉDITÉ

852-1483

PAR

AUGUSTE BRACHET

★

PARIS

LIBRAIRIE HACHETTE ET Cⁱᵉ

79, BOULEVARD SAINT-GERMAIN, 79

1903

PATHOLOGIE MENTALE

DES

ROIS DE FRANCE

★

CORBEIL. — IMPRIMERIE ÉD. CRÉTÉ

PATHOLOGIE MENTALE

DES

ROIS DE FRANCE

LOUIS XI ET SES ASCENDANTS

UNE VIE HUMAINE
ÉTUDIÉE A TRAVERS SIX SIÈCLES D'HÉRÉDITÉ
852-1483

PAR

Auguste BRACHET

★

PARIS

LIBRAIRIE HACHETTE ET Cie

79, BOULEVARD SAINT-GERMAIN, 79

—

1903

A

LA MÉMOIRE

DE

MON MAITRE

ÉMILE LITTRÉ

ÉDITEUR D'HIPPOCRATE

AVERTISSEMENT

Ce volume est une seconde édition du travail de M. Brachet, publié pour la première fois en 1896, et auquel l'Académie de Médecine avait décerné une mention honorable.

La première édition n'était pas destinée au public, et M. Brachet l'avait tirée à petit nombre. Il désirait la refondre, y mettre les citations en regard du texte[1], développer davantage quelques points particuliers et ajouter une Introduction.

Ce fut l'occupation de ses dernières années, et lorsque la mort le surprit en plein travail, la crainte qu'un labeur aussi considérable et qui lui avait coûté tant de peine ne fût perdu, me décida à le publier, bien que cette tâche, tellement au-dessus de mes capacités, ne fût pas sans m'effrayer.

Le temps avait manqué à M. Brachet pour donner à l'Introduction sa forme définitive ; une partie était à peu près rédigée, le reste était à l'état de notes[2].

C'est ce qui explique pourquoi on trouvera dans cette Introduction des parties moins développées que d'autres, des lacunes et des répétitions. J'ai préféré donner intacte la pensée de mon mari, plutôt que de l'altérer en la complétant ou en l'interprétant.

J'ai mis en appendice une étude dans laquelle M. Brachet recherche l'auteur de la relation anonyme de la mort de Charles V, publiée par M. Hauréau. Je donne cette étude telle que je l'ai trouvée dans les papiers de M. Brachet, inachevée au point de vue de la rédaction.[3]

---

1. Dans la première édition qui comprenait quatre volumes, ces notes étaient séparées et formaient à elles seules trois volumes.

2. Les conclusions et les citations des trois *Exemples* (pp. XVII-CXX) avaient paru au tome I et aux tomes II et III des *Preuves* de la première édition.

3. J'ai également placé à la fin du volume en *Additions*, quelques notes de M. Brachet qui m'avaient échappé au cours de l'impression.

Les quelques notes que j'ai cru devoir ajouter sont signées A. B.-K.

AVERTISSEMENT.

Des textes d'un même auteur sont quelquefois cités d'après des éditions différentes ; la santé de M. Brachet l'obligeait à des déplacements fréquents, et il devait se servir des ouvrages rencontrés dans diverses bibliothèques de province. Il comptait tout unifier d'après les éditions les plus récentes ; il n'a pu achever ce travail. Faute de temps aussi, un certain nombre de citations ont été faites tantôt d'après l'original latin, tantôt d'après la traduction française.

M. Brachet terminait sa première édition par ces mots : « Je ne veux pas clore ce volume sans dire tout ce dont je suis redevable à l'amitié de MM. Élie Berger, Dr Critzmann, à l'obligeance de MM. François Delaborde, J. Vaesen, J. Lemoine, Pfister, Reuss et J. Labande, Drs Ballet et Cullerre, à la bienveillance de M. le Dr Nicaise de l'Académie de Médecine. » Il comptait, dans cette seconde édition, ajouter beaucoup d'autres noms que je ne peux retrouver aujourd'hui.

Qu'il me soit permis cependant de remercier personnellement M. J. Bourdeau et le Dr Critzmann qui n'ont cessé de m'encourager dans ma tâche si délicate d'éditer un ouvrage de cette importance, et ont bien voulu lire les épreuves.

Anna Brachet, née Korff.

AVANT-PROPOS

Ce préambule est consacré en entier à la Méthodologie de la Clinique historique. Il forme, d'ailleurs,
l'Introduction naturelle de cette *Pathologie mentale
des Rois de France* entreprise en 1880 sur le
conseil de mon vénéré maître M. Littré, et dont
j'ai publié en février 1896, après un travail d'un
peu plus de quinze années, les quatres premiers
volumes [1].

Ce fut en 1875 que l'illustre éditeur d'Hippocrate,
— qui m'avait fait l'honneur, il y a trente ans, de
présenter au public mes premiers travaux, — m'engagea d'entreprendre, à l'aide des méthodes scienti-

---

liques modernes, l'histoire pathologique (inétudiée jusque-là) des Dynasties européennes. Je ne me décidai qu'en 1880 à déférer au conseil de l'homme qui, en ce siècle, a le mieux connu l'histoire de la médecine, — et à affronter cet immense labeur en le limitant toutefois à un seul chapitre : l'Histoire pathologique de la Royauté française.

En 1894 ma rédaction atteignait la fin du moyen âge : au mois d'août de la même année je donnai lecture au *Congrès des médecins aliénistes de France* des parties essentielles de mon travail[1].

Plusieurs membres du Congrès, désireux de vérifier la valeur de ce procédé de recherches pour la clinique de l'hérédité, — voulurent bien m'exprimer le regret de n'avoir pas trouvé en tête de mon Mémoire quelques pages théoriques résumant les « principes » directeurs de la connaissance dans ce domaine inexploré de la pathologie historique.

La complexité de cette étude nouvelle (qui suppose l'emploi simultané de trois disciplines fort éloignées les unes des autres — *la critique historique*, — *la*

---

1. Cf. les conclusions de cette communication dans *Arch. de Neurologie*, septembre 1894 et février 1895, — et *Progrès médical*, août 1894.

clinique moderne, — la pathologie médiévale) suffisait d'ailleurs à justifier la nécessité d'une exposition
méthodique des principes de la clinique dynastique.
C'est à bon droit que Descartes se déclarait toujours
mécontent des livres dans lesquels « on ne paraissait
« pas dire assez clairement à l'esprit pourquoi les
« choses étaient comme on les montrait, et par quels
« moyens on parvenait à leur découverte ». (Descartes, éd. Cousin, XI, 219.)

J'ai prononcé le terme de *principes*. Peut-être le
mot plus modeste de « règles » ou de « préceptes »
eût été ici mieux à sa place. Le terme ambitieux de
principe suppose une science déjà constituée et dont
on a pu dégager les formules génératrices et la
synthèse. En pathologie historique, « science encore
embryonnaire (a dit Littré), et dont le développement
sera l'un des offices intellectuels du xxᵉ siècle », la
méthodologie ne peut que se réduire à l'établissement d'un certain nombre de règles purement
pratiques et visant le coefficient de certitude dont
peuvent être affectées la découverte et l'interprétation des divers ordres de symptômes cliniques du
passé.

Ces préceptes n'ont d'ailleurs qu'une vertu purement négative. Comme les procédés de la logique
formelle, leur fonction n'est pas tant de nous

apprendre à penser juste, que de nous préserver de penser mal, — les règles scientifiques n'étant, selon le mot de Condillac. « que des garde-fous mis sur les « ponts non pour faire marcher les voyageurs. mais « pour les empêcher de tomber ».

INTRODUCTION

A LA

PATHOLOGIE HISTORIQUE

CHAPITRE PREMIER

BUT ET DIVISIONS DE LA PATHOLOGIE HISTORIQUE

L'histoire clinique de l'humanité étant impossible à écrire
(« *ignotis periere mortibus illi...* ») — la pathologie dite *historique* ne peut se constituer que par l'étude méthodique
des quelques milliers d'êtres entrés successivement dans
l'histoire, — soit à l'état sporadique comme individus isolés
(hommes célèbres, etc.), — soit à l'état collectif comme
groupes familiaux : politico-sociaux (dynasties royales,
familles aristocratiques), — intellectuels (artistiques, littéraires, scientifiques), — les Carrache, les Corneille, les Cassini,
les Jussieu.

Le but idéal de la pathologie historique serait donc la
reconstitution de la formule biologique (somatique et psychique) de chacun de ces *representative men* de l'humanité.
Nous aurons à justifier l'utilité de cet ordre de recherches au
triple point de vue de l'*histoire politique* (interprétation des
actes des personnages), — de la *pathologie* (histoire et évolution des maladies), — de la *clinique* (constitution scientifique
de l'hérédité).

*
* *

§ 1. Des deux classes d'individus (individus sporadiques, —
individus collectifs) entre lesquelles se répartissent les innombrables existences que la clinique historique se propose de
ramener à la vie pathologique, par laquelle devrons-nous
débuter dans cette étude ?

A cette question, la première que doit se poser la méthodologie, il est facile de répondre qu'ici comme ailleurs, l'ordre naturel de la recherche ne peut être que celui de la complexité croissante. Il est moins aisé de déterminer le criterium de cette complexité.

§ 2. L'histoire de l'individu étant, pour la plus grande part, contenue en puissance dans l'histoire de ses ascendants, le cas pathologique le plus simple est nécessairement celui où nous connaissons la somme maxima d'antécédents héréditaires dont le sujet est la résultante (p. ex. Charles-Quint); — le cas le plus complexe celui où le sujet ne présente ni ascendance connue, ni descendance directe (Jeanne d'Arc, Sixte-Quint).

La généalogie pathologique constituée par les vingt générations ascendantes de Charles-Quint ne suffit assurément pas à résoudre l'équation morbide de l'empereur : — elle nous permet toutefois d'en restreindre les racines entre des limites déterminées (du côté maternel l'hérédité de Jeanne la Folle, — du côté paternel celle de Charles le Téméraire et de sa femme Isabelle de Bourbon).

A l'inverse, supposons à Charles-Quint l'ascendance de Sixte-Quint. Par l'absence totale d'anamnestiques, l'équation précédente se transforme aussitôt, comme disent les mathématiciens, en un problème d'analyse déterminée. C'est ce même défaut d'anamnèse qui explique la stérilité des monographies aussi nombreuses que contradictoires sur la pathologie de Jeanne d'Arc [1].

---

1. Moreau de Tours, *Jeanne d'Arc* (dans *Pathol. morbide*, 1859, p. 534-537). — W. Ireland, *On the Character and hallucinations of Joan of Arc* (*Journal of mental Science*, janvier et avril 1883; réimprimé avec des modifications dans *The Blot upon the Brain*, 2ᵉ éd., 1893, p. 56-87.) — W. Hirsch, *Betrachtungen über die Jungfrau von Orleans von Standpunkte der Irrenheilkunde*, Berlin, 1895. — Zürcher, *Jeanne d'Arc vom psychologischen und psychopathologischen Standpunkte aus.* Leipzig, 1895.
Le travail de Moreau de Tours est dépourvu de toute valeur clinique, l'auteur n'ayant pas pris la peine de consulter la source fondamentale, le *Procès* de Jeanne d'Arc. A l'inverse du médecin français, Ireland, Hirsch, Zürcher ont, tous les trois, pris pour base de leur étude la publication de Quicherat.

§ 3. En même temps qu'il nous oblige de rejeter au dernier rang l'étude de l'individu sporadique, ce principe — que la complexité de la recherche est inversement proportionnelle à l'abondance de l'anamnèse — suffit à fixer l'ordre suivant lequel la science doit aborder l'étude des trois variétés (politique, sociale, intellectuelle) de l'individu collectif. Il détermine du même coup le degré d'utilité de cette triple recherche pour la pathologie historique.

L'abondance de l'anamnèse est bien loin en effet de résulter de l'intérêt historique ou de la curiosité scientifique. Ici, comme ailleurs, les nécessités d'ordre pratique (politique, juridique, etc.) sont le seul motif de la conservation et de la transmission des faits du passé.

Dans la constitution de ces archives familiales, le facteur capital étant nécessairement l'importance politique, ce sont les dynasties royales qui offrent au clinicien les sources les plus précieuses de documentation pathologique.

Viennent ensuite les familles aristocratiques. Bien au-dessous de ces deux ordres de collectivités et *au plus bas degré* de l'échelle se trouvent les familles intellectuelles dont (contrairement à l'opinion courante) nous regardons l'étude comme à peu près stérile pour la clinique historique.

§ 4. Séduits par l'apparente simplicité du problème, les meilleurs historiens de l'hérédité se sont tous efforcés à fonder de préférence leurs conclusions sur l'étude presque exclusive de ces familles artistiques, scientifiques ou littéraires. Il est aisé de démontrer l'inutilité provisoire de cet ordre de recherches par l'indétermination du problème :

1° Chez le grand homme collectif la constitution de la formule biologique est presque aussi vaine que chez le grand homme sporadique, l'anamnèse familiale se réduisant ici, d'ordinaire, à de simples noms ordonnés en une chronologie plus

---

Quant au livre de C. Hase, *Neue Propheten* (Jeanne d'Arc, Savonarole, etc.). Leipzig, 1857, in-12, et à celui de Jacoby, *Études médico-psychologiques sur Jeanne d'Arc* d. *La Science* (en russe) s. d., — je n'ai pu voir ces deux volumes.

qu'incomplète [1]. Par sa parenté, son importance sociale ou terrienne, un collatéral obscur de Louis XI a sa place dans les sources diplomatiques du xve siècle ; reconstituée par les pièces d'archives, sa biographie pathologique prendra rang dans les anamnestiques du roi et sera partie intégrante de la formule morbide de Louis XI. Qu'est-ce qu'un collatéral obscur des Cassini ou des Vernet ?

2° Quant à la transmission héréditaire des facultés artis·tiques, scientifiques, etc., cette seconde partie du problème est plus indéterminée encore. Si on laisse de côté les fantaisies de Michelet [2] pour ne s'attacher qu'aux recherches vraiment scientifiques sur la question (Galton, *Hereditary genius*, — Déjerine, *Hérédité dans les maladies*, etc., — Ribot, *Hérédité psychologique*), on ne peut s'empêcher de reconnaître avec Lacombe que l'insolubilité du problème a échappé aux auteurs de ces excellents travaux :

« Dans un livre très bien fait, M. Ribot a recueilli un certain nombre d'exemples de talents artistiques demeurés, comme en patrimoine, dans une famille durant quelques générations (le talent de peindre, par exemple, chez les Vernet) ; mais s'il a voulu prouver par là que les aptitudes particulières se transmettent à l'ordinaire, ces exemples en tant que preuves sont insuffisants.

« Il manque au livre toute l'instance contradictoire. Il aurait fallu relever, à côté des cas de talents transmis, tous les cas connus où les talents paternels n'ont pas été transmis, et on aurait vu la différence. Ce n'est pas tout. M. Ribot, dans les exemples qui paraissent favorables à sa thèse, ne prend

---

1. Voy. sur ce point les pénétrantes observations de J. Bourdeau, *L'Hérédité psychologique* (d. Revue politique et littéraire, 1882, 3e série, XXX, p. 359, col. 2).

2. Michelet, *Femmes de la Révolution*, p. 212 : « Mademoiselle Corday se trouvait être d'une bien grande noblesse ; la très proche parente des héroïnes de Corneille, de Chimène, de Pauline et de la sœur d'Horace. Elle était l'arrière-petite-nièce de l'auteur de *Cinna*. Le sublime en elle était la nature. »

pas garde à un défaut de raisonnement fort grave. Plusieurs Vernet, à la suite l'un de l'autre, deviennent peintres ; M. Ribot attribue tout le talent de chacun d'eux à l'hérédité. Mais des causes autres ont agi évidemment. Un Vernet est un enfant placé de bonne heure à une école excellente, exceptionnelle. Il a un motif particulier de s'appliquer, de travailler : son nom. Il trouve aussi, grâce à ce nom, des encouragements et des facilités particulières. Quelle part du talent d'un Vernet est attribuable à ces causes ? quelle à l'hérédité ? Impossible de décider la question avec sûreté. — Pour que l'exemple des Vernet fût concluant, il faudrait que le second Vernet eût été élevé loin des Vernet, et même qu'il ne se sût pas un Vernet ; et ainsi de suite des autres. Alors, mais alors seulement, nous reconnaîtrions sans incertitude l'ascendant de l'hérédité. Tous les autres exemples donnés par M. Ribot sont sujets aux mêmes observations. » (P. Lacombe *De l'Histoire considérée comme science*, p. 323.)

§ 5. Nous avons montré la nécessité pour l'étude fructueuse de la pathologie historique d'épuiser d'abord l'étude des dynasties, avant d'aborder celle des aristocraties, pour monter du simple au complexe, c'est-à-dire du *plus documenté* au moins documenté.

§ 6. En vertu du même principe, nous écartons provisoirement les dynasties anciennes pour limiter notre étude aux dynasties européennes, depuis les origines médiévales jusqu'à nos jours. Dans ce vaste domaine, je me suis réservé d'étudier les dynasties françaises.

§ 7. Avant d'en aborder l'étude, nous avons :

A. A justifier l'utilité de cette étude de la pathologie royale française :

1º Pour l'histoire de France (quels problèmes inexpliqués peut-elle résoudre);

2º Pour la pathologie;

3º Pour la clinique.

B. A fixer les règles à suivre dans la recherche et l'interprétation des phénomènes morbides de chacun de nos rois.

C. A résoudre : dans quel ordre on doit aborder les dynasties françaises, et, dans le sein de chacune d'elles, la clinique doit-elle conserver, pour l'étude, l'ordre politique ou historique, ou bien lui substituer l'ordre physiologique.

⁎

La *Pathologie historique*[1] est proprement l'explication, par la science biologique, des données que nous fournissent les textes historiques, données réunies et contrôlées suivant les règles de la critique scientifique, dans le double but de servir, tantôt à la science médicale, tantôt à la science historique.

Elle ne doit être confondue ni avec l'*Histoire de la médecine* qui relate la doctrine ou la vie d'un médecin (par exemple, la vie de Sydenham, ou l'histoire des doctrines de Galien), ni avec l'*Histoire médicale*, c'est-à-dire la biographie pathologique d'un individu[2]. La Pathologie historique néglige la première et englobe la seconde qui lui sert d'étage.

L'Histoire médicale recueille les documents pathologiques relatifs à un particulier, à ses maladies, à ses médecins, les détails de ses obsèques[3], etc. C'est de la Pathologie historique à l'état fragmentaire, anecdotique et isolé.

La Pathologie historique proprement dite, en négligeant de ces faits ceux qui n'ont qu'un intérêt anecdotique, relie les *data* pathologiques que lui fournit à l'état fragmentaire l'Histoire médicale, pour en établir la succession, et en tirer la loi pathologique de l'individu ou, comme on dit en clinique, sa formule pathogénique, et de là psychique.

Donner la liste et les pensions des médecins de Louis XIV,

---

1. Elle peut être collective (histoire des épidémies, géographie médicale) ou individuelle (pathologie d'un particulier, d'un souverain). Nous traiterons de la pathologie individuelle et spécialement d'une collectivité d'individus : les rois de France.

2. Ni avec l'histoire des locutions médicales, si bien faite par le professeur Brissaud (*Histoire des Expressions populaires médicales*).

3. Le cérémonial des enterrements royaux (Franklin, *La vie privée d'autrefois*) intéresse l'histoire médicale, nullement la pathologie historique.

c'est faire l'*histoire médicale* de ce souverain ; donner la querelle de Guy Patin sur le quinquina, l'antimoine ou la circulation du sang, c'est faire le chapitre de l'*histoire de la médecine* sous le règne de Louis XIV. Donner la formule pathogénique de Louis XIV par la concomitance du physiologique et du psychique, c'est faire de la pathologie historique. Donner, comme exemple des modifications de l'hérédité, les résultats fournis par cent cinquante années de l'hérédité de Louis XIV, c'est apporter une contribution précieuse à l'étude scientifique de l'hérédité et faire encore de la pathologie historique.

Quand le Dr Corlieu a publié son excellente étude sur l'histoire des morts des rois depuis François Ier, il a fait de l'histoire médicale ; le Dr Daremberg a fait de l'histoire de la médecine en publiant son cours du Collège de France (*Histoire des doctrines médicales*).

Lorsque, s'appuyant sur les découvertes relatives aux névroses consécutives au paludisme chez les dégénérés, le professeur Meynert a montré que la folie de don Carlos (changement de caractère, inexplicable pour l'historien, aggravation subite de simples bizarreries se transformant en folie véritable) provenait d'accès intenses de fièvre quarte, enregistrés par les ambassadeurs vénitiens, il a fait acte de pathologie historique.

Mais la pathologie historique a deux stades : le moyen et le but.

A. Reconstituer la biographie physiologique et pathologique du sujet, c'est le moyen.

B. De cette biographie tirer la formule pathogénique du sujet, et par le concomitant physiologique expliquer la formule psychique, c'est le but.

On conçoit que dès lors la pathologie historique doit appeler à son aide l'histoire médicale, mais tandis que cette dernière enregistrera, comme de simples curiosités médicales ou anecdotiques, ce qu'elle aura trouvé sur un roi, le pathologiste historique ne s'y arrêtera que si ces faits l'aident à retrouver la formule de l'individu.

Le but de mon livre est de reconstituer les faits et la *symptomatologie* des rois par les textes que nous offre l'histoire, et cette symptomatologie assurée, reconstituer *l'enchaînement* pathologique de la famille capétienne.

La pathologie d'une dynastie — c'est-à-dire les lois de changement, puisque « il n'y a d'Histoire que dans ce qui s'enchaîne », — on l'obtient par l'*étude clinique des individus* ; le *comment* de l'antécédent étant le *pourquoi* du conséquent, l'histoire *clinique* du premier devient l'histoire *anamnestique* du second.

CHAPITRE II

UTILITÉ DE LA PATHOLOGIE POUR L'HISTOIRE

Dès 1682 Leibniz annonçait l'envahissement par la biologie, de la psychologie, du droit, de la pédagogie auquel nous assistons aujourd'hui et qui ne tardera point à s'étendre jusqu'à l'histoire :

« Le public mieux policé se tournera un jour, plus qu'il n'a fait jusqu'ici, à l'avancement de la Médecine : on donnera dans tous les pays des *Histoires naturelles*, comme des *Almanachs* ou comme des *Mercures galans*. On ne laissera aucune bonne observation sans être enregistrée. On aidera ceux qui s'y appliqueront. On perfectionnera l'art de faire de telles observations et encore de les employer pour établir des aphorismes.

Alors cette science importante sera bientôt portée fort au delà de son présent état et croîtra à vue d'œil. » (Leibniz, *Pensées*, II, 364[1].)

---

1. E. Bernheim, *Lehrbuch der Historischen Methode*, 2ᵉ éd., 1894, p. 502 : « ... Une connaissance théorique des troubles de l'âme est tout à fait indispensable pour la compréhension de nombreux phénomènes de caractère et de nombreuses actions : je ne veux pas parler ici de la folie *césaréenne* devenue un lieu commun, mais des phénomènes qui reviennent si fréquemment dans les biographies des personnalités historiques, tels que l'exaltation religieuse, qui atteint jusqu'aux hallucinations et aux idées fixes... Ici se touchent la psychologie et la psychiatrie, et l'historien ne peut que gagner à étudier les traits fondamentaux de cette dernière. Combien on comprend tout autrement, par exemple, bien des actes et des motifs du malheureux roi Louis II de Bavière, si l'on peut les déduire de conditions psychopathiques en coïncidence avec le début de sa maladie psychique, que si l'on voulait les expliquer par des analogies d'un

Dans quelle mesure et sous quelle forme cette application de la Pathologie devra-t-elle se produire pour que la médecine puisse être acceptée comme une *Hülfwissenschaft* de l'Histoire?

Pour arriver à fixer le degré d'utilité de cette intervention des disciplines biologiques dans la psychologie historique, nous chercherons à démontrer, au lieu d'affirmer par la théorie, comment pour quelques actes jusqu'à ce jour inexpliqués, on peut, avec les ressources des sciences étrangères, arriver à des solutions qu'on a été jusqu'ici impuissant à obtenir par le secours de la méthode historique seule.

Nous choisissons nos exemples en complexité croissante des difficultés du problème historique :

a. Actes expliqués par le simple recours à la pathologie somatique ou à la thérapeutique;

b. Actes incompréhensibles sans le secours de la pathologie psychique.

J'imite Trousseau et les cliniciens : peu de malades et étudiés *à fond*.

Donc seulement trois exemples, tirés de la *thérapeutique*, de la *pathologie* et de la *psychologie* de Louis XI.

L'examen de ces spécimens, — en nous amenant à relever les erreurs psychologiques des érudits [1], — nous permettra

---

état d'âme normal. Combien facilement le savant prend pour un caprice génial ou pour de l'extravagance fantaisiste ce que le connaisseur de la psychiatrie interprète comme des précurseurs ou des symptômes de troubles de l'esprit ! »

1. Aux historiens qui se piquent de compétence biologique la critique est en droit de reprocher toute erreur médicale, que cette erreur ait, ou non, une portée psychologique pour l'histoire. — Des contresens pathologiques si nombreux chez les historiens rationalistes (c'est-à-dire chez la majorité des historiens), la critique ne doit, à l'inverse, relever que ceux-là seulement qui ont été la source d'interprétations psychiques inexactes, — et laisser de côté toutes les erreurs qui ne concernent que les phénomènes purement somatiques.

Un professeur de l'École des Chartes, érudit très distingué, nous parlait, il y a quelques années, d'un prince du moyen âge qui avait *chaque jour* un accès de fièvre *quarte*. C'est, à peu près, comme si l'on disait d'un criminel qu'il a été condamné à *vingt* ans de travaux

d'établir la genèse de ces fausses interprétations. Restera alors à montrer dans quels cas les méthodes de correction fournies par la pathologie sont les seules capables d'obvier à ces erreurs et de dégager la formule mentale des personnages.

Ces erreurs des historiens, point de départ de notre étude, se répartissent en deux groupes naturels suivant que leurs auteurs appartiennent :

1° A l'école *rationaliste*. Étrangère à la pathologie, cette école, qui comprend la majorité des historiens depuis Guizot et Augustin Thierry jusqu'à l'école historique contemporaine, n'a guère recours en ce domaine qu'à ce que Jules Quicherat appelait la « pression du raisonnement ».

2° A l'école *physiologique* (Michelet, etc.).

PREMIER EXEMPLE

La thérapeutique du roi et les historiens modernes de Louis XI.

§ 1. Avant d'émettre sur la psychologie de Louis XI des hypothèses subjectives tirées de ses remèdes, il faut savoir le sens de ceux-ci, — *à l'inverse* tel remède insignifiant peut nous révéler l'existence chez le roi d'une affection psychopathique cachée soigneusement par les officieux (Commynes, etc.) et qui nous donne une pierre de touche, instrument délicat pour juger ses actes.

---

forcés à perpétuité. Des erreurs de ce genre indiquent, peut-être, chez leur auteur un degré insuffisant d'agnosticisme. Mais il est sans intérêt, pour l'avancement de la psychologie historique, de s'attarder à les relever.

« Oudit temps, le roy fist venir grant nombre et grant quan-
tité de joueurs de bas et doulx instrumens qu'il fist loger à
Saint-Cosme près Tours, où illec ilz se assemblerent jusques
au nombre de six vingtz ; entre lesquelz y vint pluseurs bergiers
du pays de Poictou, qui souvent jouerent devant le logis du
roy, mais ilz ne le veoyent pas, affin que ausdiz instrumens le
roy y prensist plaisir et passe temps et pour le garder de dor-
mir. Et, d'ung autre costé, y fist aussy venir grant nombre
de bigotz, bigottes et gens de devocion comme hermites
et sainctes creatures pour sans cesser prier à Dieu qu'il
permist qu'il ne mourust point et qu'il le laissast encores
vivre. »

(*Journal de Jean de Roye ou Chron. scandaleuse*, éd. de B.
de Mandrot, t. II, p. 122, à l'année 1482.)

« Turonum reversus, excogitavit a musica valitudinis levamen
quaerere. Quamobrem accersiri mandat omnis generi musici
instrumenti lusores quos centum et viginti convenisse constat.
Inter quos assuerunt ovium pastores : qui multos dies non pro-
cul a regis cubiculo continenter modulabantur, ejus consolandi
causa, et ne somno, quo gravabatur, succumberet.

Jussit, praeter hoc hominum genus, alterum longe diver-
sum ad se convenire. Solitarii et qui eremum incolebant homines... fœminae quoque spectatae religionis Turonum
convenerunt, quibus negocium mandatum est : deum indesi-
nenter orare : ut regi salute restituta maneret ipse diu
superstes. Tam appetens diutissime vivendi fuit Ludovicus. »

(Rob. Gaguin, ann. 1482, f. 281, éd. 1560.)

§ 2. Quelle est la signification de ce traitement suivi
par Louis XI malade, pendant l'avant-dernière année de
sa vie ?

Les opinions des historiens sont contradictoires sur le sens
de ce passage célèbre dont le drame moderne s'est emparé
(d'ailleurs à contresens, cf. la scène du roi et des bergers
dans le *Louis XI* de Casimir Delavigne).

Avant d'exposer ces divergences, faisons d'abord appel à
l'interprétation médicale qui est ici le recours naturel, puisque
la proposition à définir ressortit à la thérapeutique.

§ 3. Position du problème :

Louis XI vieux et malade et désireux de vivre (« *appetens diutissime vivendi* fuit Ludovicus », dit son ambassadeur) fait venir : 1° des bergers ; 2° des ermites et des femmes de sainte vie.

Le sens de ces derniers *est trop clair* pour qu'il y ait eu difficulté aux historiens, — mais *ils n'ont pu expliquer le sens des premiers.*

Nous aurons donc : 1° à établir l'authenticité du fait ; 2° à donner l'interprétation clinique ; 3° à comparer cette interprétation scientifique aux explications subjectives *à priori* et rationalistes des historiens.

SECTION 1. — **Critique historique des faits.**

Mandrot l'a omise ; c'est l'une des deux *seules* lacunes que l'on puisse trouver dans cette excellente édition (voy. l'autre ci-dessous, § 20).

Sur l'autorité de ces auteurs en général, cf. B. de Mandrot, *Journal de Jean de Roye, Préface*, et P. de Vaissière, *De Roberti Gaguini*, p. 68-69.

Quant à l'autorité particulière de ce passage, aucun des deux auteurs ne l'a spécifiée.

Il y avait cependant à signaler l'omission par Commynes de ces faits [1] dans le vaste récit consacré aux trois dernières années de la vie du roi. Ce récit tant vanté (qui ne saurait trop l'être au point de vue de l'art) est nul comme histoire, et personne n'a osé jusqu'ici en faire la critique [2].

---

1. Il est muet sur les bergers, — et sur la convocation multiple de ces ermites, il se borne à la mention d'*un* seul ermite italien, qui fut le célèbre saint François de Paule.

2. Cf. le cas curieux du dernier historien de Balue, II. Forgeot (*Jean Balue, cardinal d'Angers*, 1895). Balue fut délivré en décembre 1480. Commynes, pour innocenter le roi d'une telle faute politique, place la mise en liberté du cardinal *après* l'attaque de Louis XI (on ne peut admettre d'erreur sur un acte politique aussi considérable).

Nous pouvons dès maintenant affirmer que nous connaissons les causes de ce double silence de Commynes.

a. *Sur les bergers* il est intentionnel et voulu (comme nous le démontrons ci-dessous).

b. *Sur les ermites*, Commynes a péché par omission et ne s'est souvenu dans ses *Mémoires*, écrits longtemps après, que d'un seul, saint François de Paule. Les pièces d'archives prouvent la vérité de Gaguin et de Jean de Roye et montrent contre Commynes qu'il a été mal informé ou oublieux et que, outre saint François de Paule, il y a eu d'autres ermites.

La deuxième partie (religieuse) n'a pas besoin d'explication clinique. Il suffit d'établir sa réalité historique pour fortifier la première partie (bergers) :

« A Morry Millon, la somme de 40 l. t. pour le rembourser de pareille somme qui luy estoit due de reste de 100 l. t. qu'il a payée et despendue du scien pour avoir vacqué depuis le 23e jour de février jusques au premier jour d'avril ensuivant pour aller quérir à Primery en Nivernois une femme dévote qui estoit demourant, pour l'avoir menée devers ledit seigneur jusques à Bloys, et l'avoir ramenée par le commandement dudit seigneur en sa maison et aussi pour la despence de ladite femme et mesnage par eaue, en ce comprins dix l. t. que ledit seigneur a fait bailler à ladite femme pour ses gaiges dudit moys de mars, et sept livres pour trois aulnes de drap et de fourreure pour faire ung manteau, dont ledit seigneur ne veult aultre declaracion en estre faite. (21 avril 1482.) »

(British Museum. Mss. Egerton, 883, fol. 44.)

« Mémoire de faire paier par la main de Simart [qu'il n'en baille point la charge à son frère] de faire paier le saint homme qui est auprès d'Orléans.

Item qu'il le fasse luy mesmes.

Item qu'il luy fasse porter des vivres tous les jours jusques à huit solz par jour qui font douze francs par moys et par an sept vings quatre livres, car il ne prent point d'argent.

Item qu'il luy fasse porter des vivres tous les jours du monde, car il ne les garde que ung jour.

Item ne faillir jour de luy en porter, en pain, en vin, en chair,

---

Cette première attaque eut lieu au printemps 1481 (noter qu'en 1481 Pâques était le 22 avril). M. Forgeot aime mieux faire une erreur de date d'un an que de croire Commynes en faute.

poisson selon qu'il yl sera, sel, œufs, fromaige, et de bonnes herbes
comme lectues, creson, figues, raisins, selon le jour. » [1481].
(Bibl. Nat. F. F. 2905, fol. 98.)

« A Jehan de Guines, notonnier la somme de 7 l. à luy ordonnée
pour avoir vacqué luy troisieme de personnes pour avoir amené
d'Orléans à Cléry le bon hermitte de Fleury près Orléans, où illec
ledit seigneur l'avoit fait venir, où il a vacqué depuis le 7ᵉ jour de
juing jusques au 16ᵉ jour ensuivant tant aller, séjourner audit Cléry
que retourner. (16 juin 1482.) »
(British Museum. Mss. Egerton, 883, fol. 89.)

« Sire jay reccupt vos lettres bien tart et incontinent je alay parler
a frere Bernardin lequel je ay trouvé fort saint homme et luy ay prié
qu'il priast Dieu et la vierge Marye qu'il leur pleust vous donner
bonne vye et bonne santé et que en disant sa messe et en son secret
et devant et après a toutes les heures il voulsist faire requeste a
Dieu qu'il luy voulsist reveller se vous auriez brief bonne santé et
bonne vye et longhe.

Sire il ma respondu qu'il fera vollentiers et de bon cœur les prieres
a Dieu pour votre santé, mais que les revellations quy viennent de
Dieu il ne les me peut dire ny a moy ny a aultre et ma dict que la
vierge Marye ne osa dire a Joseph son mary quelle fut grosse sans
le congié de Dieu que luy fit reveller par ung ange.

Sire je me suis enquis au gardien et aultres freres du couvent et
ay trouvé que frere Anthoine de Sailly est fort famillier de luy et
saint de sa vye des longtemps et auquel je fay faire ses preparatives
pour partir et aler devers vous un jour de ceste sepmaine se vostre
bon plaisir n'est de le contremander.

Sire je espère et croy fermement que les bonnes prieres de frere
Bernardin et des bons relligieux au plaisir de Dieu et de Notre-Dame
desquels ils sont fondés vous donront bonne sancté et bonne vye et
longhe car c'est un homme de saincte vye et a de bons frères avec
luy et se il n'eust esté si viel et si sourt je eusse mis en paine de le
vous envoyer mais il ma dit qu'il sera souvent avecque ses frères en
prieres et en oroisons et tant qu'il vous plaira que je soye en ceste
ville je le solliciteray tous les jours et de bon cœur.

Sire je prie a Dieu et a Nostre-Dame qu'il vous doinst bonne
sancté et très bonne vye et longhe.

Escript à Doullens le premier jour de septembre (1482) a huit
heures de nuit.
Dimanche du Raynier. »
(Bibl. Nat. f. fr. 15540, fol. 47, Mss. Harlay.)

Lettre du sieur de Poissons (?) sieur de Moreuil au Roi Louis XI,
lui mandant qu'il a fait toute diligence pour lui envoyer frère Bernardin religieux de sainte et exemplaire vie afin de prier Dieu pour

l'heureuse augmentation de ses années, et prolongation de ses jours.

« Sire, En accomplissant aux lettres qu'il vous a pleu m'escripre par vostre maistre d'ostel lequel scet les dilligences que j'ay fait (et Dimence du Reynier pareillement) pour vous envoier frère Bernardin qui s'en va devers vous et a monstré au partir qu'il a grant désir de vous faire service et de soy obligier tous les jours de sa vie d'estre en orroisons et prières pour vous.

Sire, je me suis enquis à tous les frères de Doullens et autres qui ont peu avoir congnoissance oudit frère Bernardin savoir se ils le ont point veu eslever en l'air hors de sa fenestre, ils dient tous que non mais bien ont veu les dits frères par plusieurs fois environ mynuit à sa fenestre faire ses orroisons en grans contemplacions en regardant le chiel par très grant dévocions et le tiennent tous ung fort saint homme et de fort belle vie et croy, Sire, que vous le trouverez tel et son compaignon ung fort bon religieux.

Sire, nous avons tous espérance que les oroisons dudit frère seront si agréables à Dieu et à Nostre-Dame qu'elles vous seront moult prouffitables et à vostre entencion.

Sire, je prie à Dieu et à Nostre-Dame que vous doint bonne vie et longue et bonne sancté.

Escript à Doullens le 23ᵉ jour de novembre [1482].

Votre très humble et très obéissant serviteur et subject,

de Soissons.

Au dos : au Roy mon souverain seigneur. »

(Bibl. Nat. f. fr. 15540, fol. 47. Mss. Harlay.)

Lettre de Dimanche du Reynier au roi Louis XI, sur la saincteté de vie de frère Bernardin de Doullens qui le va trouver :

« Sire, En obéissant aux lettres que derrenierement vous a pleu moy escripre, avec Monsieur de Moreuil j'ay tenu la main que frère Bernardin se party lundi dernier de ceste ville et l'ay convoié en bonne seureté jusques à Amiens et s'en va devers vous, comme il me semble, de très bon cueur, dont je suis fort joieus, car j'ai espoir que sa venue vous sera bonne et proffitable pour raison des bonnes prières qu'il fera envers Dieu et Nostre-Dame pour vous, car comme je vous ay escript, passé a dix jours, il m'a dit que vous viverès bien longuement et de rechief le vous escrips pour ce que ne say se avez eu mes lettres quy estoient escriptes de ma main.

Sire, touchant ce qu'il vous a pleu moy escripre que je vous fasse savoir se aucuns des enffans de la religion ayent veu iceluy frère Bernardin de nuyt estre eslevé en l'ayr en faisant sa prière à sa fenestre à Dieu et Nostre-Dame, Sire, pour en savoir, j'ay pour ceste cause assemblé le gardien et les frères de layens lesquelz m'ont dit qu'ilz n'ont point sceu qu'il ayt esté eslevé, mais scevent bien que continuellement de nuit et de jour, continue fort en prières envers Dieu et Nostre-Dame, et le tiennent tous les religieux de làdedens pour une bonne et sainte personne.

Sire, je prie Dieu et Nostre Dame qu'il vous doint bonne vye et longue et bonne santé.

Escript à vostre ville de Doullens le 23ᵉ jour de novembre [1482].

Votre tres humble et tres obeissant subject et serviteur.

Dymanche du Raynier. »

(Bibl. Nat. f. fr. 15540, fol. 47. Mss. Harlay.).

« Son règne fut assez étrange à l'appétit d'aulcuns gens : mais il fina catholiquement, usant du conseil de celui que l'on disoit estre un saint homme, par lequel il fist restitution d'aulcuns emprunts qu'il avoit faicts à Cambray et aultres bonnes villes. »

(J. Molinet. *Chron.*, éd. Buchon, t. II, p. 392.)

« S'il sçavoit quelque homme que l'on estimât de sainte vie, il taschoit l'avoir en quelque pays qu'il fut et quoy qu'il luy coutât, ainsi qu'il fit de frere Francisque de Paule, qui depuis fonda l'Ordre des Minimes, lequel à grand difficulté il fit amener de Calabre, esperant par ses prières et merites obtenir santé et guerison. »

(Seyssel, éd. Comm. Godefr. II, 307.)

« Monsieur le prieur de Sales.... L'on m'a dit que vous aviez un compagnon dévot homme. Je vous prie que vous luy dites que pareillement il prie Dieu et Nostre Dame pour moi. Et s'il y en a nuls prez de vous que vous connaissez, que aussi les en vueillez prier. Escript à Thouars, le XXᵉ jour de janvier. » (Arch. du Cher. Fonds du Chapitre, d. Raynal *Hist. du Berry*, III, 132.)

Nous avons par ces pièces la preuve de l'exactitude de Gaguin et de J. de Roye pour la deuxième partie (ermites) ; elle nous autorise à croire vraie la première partie (bergers).

Section 2. — Interprétation clinique.

§ 1. Elle repose essentiellement sur l'accord du double diagnostic *thérapeutique* et *nosologique* :

1° La recherche du diagnostic thérapeutique dérive du principe hippocratique (naturam morborum curationes ostendunt).

2° La constitution du diagnostic nosologique résulte de l'examen des textes de la maladie du sujet (quand on peut la trouver mentionnée).

§ 2. *Diagnostic thérapeutique*. Il doit dès l'abord résoudre deux questions :

A. A quelle catégorie d'affection ressortit le traitement musicothérapique envisagé comme tonique stimulant ?

B. De quelle affection est justifiable la prohibition du sommeil diurne, avec application d'un traitement anti-hypnotique?

De ces deux textes le thérapeute dégage aussitôt la triple indication visée par les médecins qui formulèrent pour Louis XI ce traitement musicothérapique de *longue* durée (« *multos dies* modulabantur », Gaguin) :

1° Une action tonique (« ... affin que ausdiz instrumens le roy y prensist plaisir et passe temps », J. de Roye ; — « ... ejus consolandi causa », Gaguin).

2° Limitation de cette action tonique à une stimulation néanmoins modératrice et sédative (cf. ci-dessous, § 8) : — (« Le roy fist venir grant quantité de joueurs de *bas et doulx* instrumens jusques au nombre de CXX », J. de Roye ; — « non procul a regis cubiculo *continenter* modulabantur », Gaguin).

3° Une action anti-hypnotique prophylactique du sommeil diurne (« pour le garder de dormir », J. de Roye ; — « ne somno, quo gravabatur, succumberet », Gaguin).

Tout clinicien familier avec l'histoire de la médecine reconnaît aussitôt dans ce traitement musicothérapique la médication spécifique et pathognomonique des psychonévroses dans la neuropathologie médiévale.

Avant de donner les textes qui établissent l'*existence* de cette médication dans le formulaire thérapeutique du moyen âge — et pour que ces textes puissent être *intelligibles* au lecteur — il est nécessaire de fixer au préalable le *sens* de la médication elle-même, c'est-à-dire sa *génératrice* pathogénique (toute médication n'étant que l'application d'une conception pathogénique, c'est-à-dire d'une métaphysique de la maladie).

§ 3. On sait sur quel principe reposait la pathogénie des psychoses et des névroses dans l'Hippocratisme arabo-galénique. Ce système médical embrassait sous une même formule commune la manie, la mélancolie et l'épilepsie qui constituaient la famille des psychonévroses (*Glossulae quatuor Magistrorum super Chirurgiam Rogerii et Rolandi*, éd. Daremberg, Naples, 1854, p. 163 : « De mania et melancholia ac epylepsia. Iste quidem tres passiones differunt in specie et conveniunt in genere : fiunt autem omnes ex melancholia naturali.... Conveniunt autem iste passiones in materia generali, differunt in speciali »). Nous aurons donc, pour épuiser l'étude de cette famille morbide (tant au point de vue pathogénique qu'au point de vue thérapeutique), à considérer successivement les psychonévroses *in genere* et *in specie*.

§ 4. *Pathogénie générique* des Psychonévroses. Elle n'est qu'un simple cas particulier de l'humorisme galénique. On sait que dans le système de Galien l'état physiologique repose · sur l'équilibre des quatre humeurs cardinales : la pathogénie galénique dérive naturellement de cette conception fondamentale. Il y a passage de l'état physiologique à l'état pathologique (ou, en termes d'école, de l'humeur *naturelle* à l'humeur *peccante*) lorsqu'il y a trouble de l'équilibre humoral, — soit qualitatif (*cacochymia*), — soit quantitatif (*superatio humorum*, l'humeur au point de vue qualitatif restant *naturalis*, c'est-à-dire normale).

Transporté dans la neuropathologie, ce principe de l'humorisme antique sert de base à la pathogénie *générique* des psychonévroses, entités morbides nées de l'ascension vers certaines parties déterminées de l'encéphale d'un flux d'atrabile (μέλαινα χολή) en excès, — vapeurs mélancoliques montant des hypocondres au cerveau.

§ 5. *Pathogénie spécifique* des Psychonévroses. Elle repose sur deux principes :

1° La spécificité nosologique est ici *fonction* de la localisation encéphalique de la réplétion atrabilaire. Il y a production —

d'une psychose (soit maniaque, soit mélancolique) si l'humeur peccante pénètre le tissu encéphalique (*Die Concordanciae des Johannes de Sancto Amando* herausgegeben von Dr Pagel, Berlin, Reimer, 1894, p. 191 : « Si melancholia collocatur in essentia cerebri facit melancholiam et alienationem cum audacia leonina »), — d'une névrose si l'atrabile prend pour lieu d'élection les ventricules du cerveau (*Glossulae quatuor Magistrorum super Chirurgiam Rogerii et Rolandi*, éd. Daremberg, Naples, 1854, p. 202 : « Et notandum quod epilepsia est opilatio ventriculorum cerebri principalium » ; — *Die Concordanciae des Joh. de Sancto Amando*, éd. Pagel, p. 94, 95 : « Epilentia fit ex materia grossa quae opilat vias spiritus solum in ventriculis cerebri » ; — *Id.* éd. Pagel, p. 95 : « Epilentia est passio cerebri cum spiritus in ventriculis cerebri existens a grossa materia opilante moveri prohibetur »)[1].

Le grant proprietaire des choses [de Barthelemy l'Anglois trad. p. J. Corbichon, 1372] l. VI, chap. ix. De Epilence. « Ceste maladie est en commun appellée le hault mal et les phisiciens l'appellent epilence : ceste maladie selon Constantin est une humeur moiste par laquelle les petis ventres du cerveau sont estouppez et non pas parfaictement et empesche l'esperit de l'ame a faire et a declarer ses œuures jusques atant que nature ait destouppé les voyes du cerveau de ceste humeur. »

2° La convertibilité des différentes psychonévroses entre elles consécutivement au transfert humoral, simple cas particulier de la théorie hippocratique des métastases, — et à la migration de la réplétion atrabilaire d'un point de l'encéphale vers un autre.

Ce principe, fondamental dans la neuropathologie antique, de la transformation des psychoses en névroses et inversement des névroses en psychoses, formulé par Hippocrate au livre VI des Épidémies, section VII, § 31 (cf. éd. Littré, t. V, p. 355 : « Melancholici magna ex parte comitiali morbo afficiuntur, et contra, morbo comitiali laborantes efficiuntur melancholici »), vint aux Arabes par l'intermédiaire de Galien, et au

---

1. Sur ce *spiritus* voir l'admirable article de Soury dans le Dict. Richet ; — et Galien, éd. Daremberg, 1856, II, 561, *pneuma psychique*.

ıxᵉ siècle Rhazès de Bagdad, l'Hippocrate des Arabes, classe la psychose mélancolique au nombre des causes provocatrices de l'épilepsie :

Rhazès (Fragments de Rufus d'Éphèse extraits du *Continent* de Rhazès. Rufus, éd. Ruelle et Daremberg, p. 459) : De cogitatione melancholica. « Et studeas ne in declinatione morbi, cum incipiunt convalescere, fluat humor ad aliquod membrum, *faciens supervenire epilepsiam.* »

De même Avicenne (IV, Tertiae partis Canticorum, t. II, p. 399, col. 2). De morbis ex melancholia generatis. « *Epilepsia* : melancholica passio in capite¹. » — *Id. Canon*, l. IV, tr. 2, cap. 62 (t. II, p. 55, col. 2) : « Aegritudines melancholicae sicut melancholia et epilepsia. »

§ 6. De cette communauté d'origine dans la conception pathogénique dérive naturellement l'identité dans la conception thérapeutique. C'est en effet un traitement *générique* que la thérapeutique assigne, comme on pouvait le prévoir, à cette famille des psychonévroses. Pour chacune des trois espèces de ce groupe, nous le verrons plus loin, ce traitement subit des modifications thérapeutiques spécifiques.

§ 7. *Thérapeutique* des Psychonévroses *in genere*. La thérapeutique générique de la famille des psychonévroses vise :

A. L'état général pour la curation duquel elle fait appel à la thérapeutique *physiologique* ;

B. L'état local pour lequel elle recourt à la thérapeutique *pathogénique.*

§ 8. *Thérapeutique physiologique* de l'état général.

A l'asthénie nerveuse, trouble physiologique commun à la famille des psychonévroses, l'arabo-galénisme oppose un agent thérapeutique capable de provoquer des actes physiologiques inverses, c'est-à-dire névrosthéniques.

Au premier rang des névrosthéniques la médecine médiévale place l'excitation forte des organes sensoriels (auditif,

---

1. Je cite Avicenne d'après l'édition Venise, DCVIII.

olfactif, etc.) et formule comme traitement la musicothérapie
et l'osméthérapie (ou odorothérapie) [1].

A. Nerf *auditif*.

Avicenne, *Canon*, lib. III, tr. 4, cap. xx (t. 1, p. 490, col. 2).
De cura melancholiae : « Necessarium quidem est, ut secundum omnem dispositionem anima ipsius laetificetur et jucun-
detur. » — Id. *ibid.* (p. 492, col. 2). De cura melancholiae :
« Oportet ut melancholiam habentes in aliquo sint occupati,
quocumque modo sit et occupentur etiam cum cantilenis et
laetificantibus, nihil enim est nocibilius quam timor et
solicitudo. »

Bernard de Gordon, *Lilium medicinae*, Part. II, cap. xix. De
Mania et melancholia : « Primum quod competit in curatione
est gaudium et laetitia... et multa jocalia praesentare debent et
ibi esse instrumenta musica et breviter omnia quae laetificant
animam. »

Barthelemy l'Anglois, *Le grant proprietaire des choses*, trad.
p. J. Corbichon, 1372, l. VI, cap. v. « De une espece de follie
qui est appellée *amence*. Il est une espece de follie que les
phisiciens appellent amence : et les autres l'appellent manie
mais c'est tout ung selon ce que dict le Plateaire. Ceste
maladie est une infection de la chambrette du chief par devant
qui oste l'imagination ainsi comme melancollie est infection
de la moyenne chambrette du cerveau et oste la raison si
comme dict Constantin. — La medecine est faire chanter
et sonner des instrumens de musique pour les resiouyr et
pour oster leur paour et tristesse : et si les doibt on faire travailler moyennement. Et finablement se les purgacions et
electuaires ny suffisent on les guerist par art de cyrurgie. »

Donc réveiller le patient de son état de dépression neurasthénique par l'excitation sensorielle. Sur l'irritation du nerf
sensoriel : *a.* sa généralité diffuse dans tout l'appareil nerveux,
b. d'où production musculaire qui varie en ce qui concerne

----

1. Cette théorie sur l'action névrosthénique sous le coup de fouet
donné à la circulation capillaire par l'excitation des nerfs sensoriels,
a été vérifiée par les physiologistes observateurs modernes (Ch. Féré
sur audition et olfaction : *Pathologie des Émotions*, p. 95).

l'influence des impressions *auditives*, avec l'*intensité*, la *hauteur* et le *timbre du son* (voy. Féré, *Pathol. des Émot.*, p. 38-39)[1].

D'où la nécessité de veiller à ce que dans cette influence tonique l'excitation musculaire ne devienne pas une cause *provocatrice* des convulsions[2]. De là nécessité du mode mineur[3], ce qui explique doux et *bas* instruments.

Il est curieux de rapprocher de cette conception de la thérapeutique physiologique du moyen âge les récentes recherches des neuropathologistes sur l'influence des mélodies en mode mineur dans le traitement des maladies nerveuses. (Binet a démontré que les émotions agréables favorisent la circulation du sang[4]. Ceci trouve un appui dans la judicieuse remarque de M. de Fleury, que l'excitation tonique des vaisseaux est réglée par le système nerveux[5]. Cf. aussi les *Pages oubliées* d'Esquirol, publ. p. le Dr Toulouse d. *Rev. de Psychiatrie* juin-juil. 1897.) Il est plus curieux encore de constater que les restrictions ont été entrevues par les anciens. Bien avant qu'Esquirol ait observé la stimulation trop grande, Avicenne en avait déjà noté les effets fâcheux et remarqué que dans les névroses, on ne devait pas dépasser le réveil du tonus musculaire jusqu'à la production des convulsions : Avicenne, *Canon*, l. III, tr. 4, cap. xxiv (t. I, p. 494, col. 2, 54.) De cura melancholiae. « Et quidam homines sunt, quos sanat laetitia et auditus cantilenae, et quidam sunt quos illud augmentat. »

B. Nerf *olfactif*. Osméthérapie.

Avicenne pose en principe la vertu *névrosthénique* des *odorifera* : « Omnis odor bonus per hoc, quod est bonus, et odoriferus, confortat cerebrum et cor » (Avicenne, *Canon*, libellus de removendis nocumentis, tr. 2, cap. v, t. II, p. 357, col. 2).

---

1. Schiff, *Rech. sur l'échauffement des centres nerveux à la suite des excitations sensitives et sensorielles* (*Arch. de phys. norm. et path.* 1870, t. III, p. 333) cité p. Féré, p. 38, note 2 ; — Broussais, *De l'irritation et de la folie*, 2e éd. 1839, t. I, p. 82, cité p. Féré, p. 39, note 5.

2. Féré, *loc. cit.*, p. 95. Et J.-L. Roger, *Traité des effets de la musique sur le corps humain*, cité par Féré, p. 95, note 3.

3. Tarchanoff, Atti dell' XI Congr. Med. Inter., II, 153.

4. Binet et Courtier, *La vie émotionnelle*. Lab. de Psych. physiol. 1897, p. 104.

5. Cité par Binet d. *Rev. génér. des Sciences*, 30 janv. 1897, p. 65.

Id. *ibid.* lib. III, tract. 4, cap. xx (t. I, p. 490, col. 2). De
cura melancholiae : « Et sedeat in locis temperatis et humec-
tetur aer hospitii ejus et odorificetur, sternendo odorifera in
ipso, et universaliter oportet, ut semper olfaciat odores bonos,
et flores boni odoris. »

Bernard de Gordon, *Lilium medicinae*, II, 25. De cura
epilepsiae. « Utatur epilepticus ista confectione in qua inveni
magnum juvamentum ℞ ambrae griseae calamintae ana ℥ 1
conficiantur cum aqua ros. optima. Odoret epilepticus die ac
nocte totam confectionem, vel fiat pomum de ista confectione,
quod teneat in manu.

Cum mane surrexerit et teneat pomum dictum in manu. »

Id. *ibid.* II, 25. De cura epilepsiae. « Camera epileptici
suffumigetur cum hyssopo ruta et styrace et calaminta. »

Id. *ibid.* Partic. II, cap. xix. De mania et Melancholia.
« Domus debet esse clara luminosa, sine picturis et debent ibi
esse multa odorifera. »

§ 9. *Thérapeutique pathogénique* de l'état local.

A la congestion des hypocondres et à la congestion encéphalique elle oppose : à l'une, la *purgatio hepatis et spleni*; à
l'autre, la *purgatio capitis*, c'est-à-dire la cautérisation
cranienne au fer rouge avec le cautère actuel et les ventouses
scarifiées, traitement générique de la manie, de la mélancolie
et de l'épilepsie.

§ 10. *Purgatio hepatis et spleni.* Genèse de la ventosité :

Avicenne, *Canon*, l. III, tr. 2, cap. vii (t. I, p. 765, col. 1). De
inflatione et ventositate in hepate : « Quandoque aggregantur
in partibus hepatis et sub partibus panniculorum ejus *vapores*.
Quum ergo retinentur, et inspissantur et convertuntur in
ventositates inflativas et non inveniunt meatum; aut propter
suam multitudinem, aut propter oppilationem in hepate, tunc
illud est inflatio in hepate. »

Id. *ibid.* l. III, tr. 4, cap. xix (t. I, p. 489, col. 2). « Signa
principii melancholiae sunt timor sine causa, existimatio mala
et dilectio solitudinis et tremor et vertigo et sonitus et tinnitus.
Quum autem confirmata est sunt tristitia et pavor et angustia
et solicitudo et alienatio sermonis et fastidium propter *multitudinem ventositatis* »

Rhazès (Fragments de Rufus d'Éphèse extraits du *Continent de Rhazès*. Rufus, éd. Ruelle et Daremberg, p. 458, n° 136) : « Dixit Ruffus in libro suo *de Melancolia*. Quando patiens extensionem sensit corpus suum plenum ventositate, est malum signum. »

Préparations pharmaceutiques commandées par Louis XI, dans *Bibl. de l'École des chartes*, 1894, 722. Note sur un manuscrit de Rhazès de 1471 : « Tractatus Bubukir Eirasis filii Zaccarie in enarracione diversarum medicinarum expertarum a diversis actoribus medicine inventarum, qui intitulatur *Experimentatio medicinalis*. » Le livre se termine par cette souscription : « Explicit tractatus qui dicitur *Liber presciencie Ypocratis*. Et in hoc completur liber experimentorum Bubukir Eirasis filii Zaccarie, qui completus fuit Parisius anno Domini millesimo quadringentesimo septuagesimo primo, die vicesima mensis decembris. »

En marge de la page 108, en regard de ce passage : « Aliud mirabile *contra ventositatem fortem*. ℞ : anisi cimini satureie... » on lit ces mots : « 13ᵃ septembris, Rex precepit facere hic notatum » (1478).

§ 11. *Purgatio capitis :*

Avicenne, *Canon*, l. III, tr. 4, cap. x (t. I, p. 485, col. 1). De cura melancholiae : « et quandoque oportet, ut caput ejus secundum crucem cauterizetur, si nihil aliud confert. »

Glossulae quatuor Magistrorum super Chirurgiam Rogerii et Rolandi, éd. Daremberg, Naples, 1854, p. 163 : « De mania et melancholia ac epylepsia et de inscisionibus et cauteriis earum. »

Id. *ibid.* p. 201 : « Valet autem istud cauterium in mania si fiat ex ventositate et *fumo* a stomacho *ad caput ascendentibus* sive ibi existentibus. »

Id. *ibid.* p. 162 : « *Si tantum sit de fumo*, tunc inscidatur cutis ut dictum est. Et notandum quod in huiusmodi inscisione sustinenda est multa emorrosagia, quia quandoque per emorrosagiam liberari possunt. Potest etiam fieri cauterium in summitate capitis. »

La Chirurgie d'Abulcasis (Trad. Dr Leclerc, 1861, p. 12-13, chap. 1). De la cautérisation de la tête : « Cette cautéri-

sation est utile quand l'humide et le froid sont en excès dans
le cerveau, ce qui est cause de céphalalgie... afin *que les
vapeurs du cerveau s'exhalent en ce point.* »

Id. *ibid.* p. 20, chap. XI. Cautérisation dans la mélancolie :
« Si elle a pour cause un excès d'humeurs tournant à l'atrabile... vous pouvez appliquer le cautère en pointes nombreuses, mais légères... Cette sorte de cautérisation rend au
cerveau son humidité normale. »

§ 12. Nous avons dit que la thérapeutique comportait deux
traitements : l'un générique, commun aux trois espèces,
l'autre spécifique pour chacune des trois espèces particulières.

Nous avons vu que le traitement *générique* était :

a. Physiologique : musicothérapie (mode mineur) et osméthérapie.

b. Chirurgical (cautérisations, scarifications) révulsif et
dérivatif.

Nous savons par Gaguin et Jean de Roye (« *doulx et bas
instrumens* ») que Louis XI s'était soumis au traitement musicothérapique.

Les pièces d'archives suivantes nous prouvent qu'il s'est
aussi conformé au traitement osméthérapique :

« 28 juillet 1480. A Nicolas Mesnagier, varlet de fourrière 27 l. 12 s.
8 d. t. — pour avoir envoyé deux hommes à cheval, de La Mothe
d'Esgry à Paris et Prouvins, quérir des rozes et boutons. Où il y ont
vacqué, tant à aller que retourner, dix jours entiers. » (Arch. nat.,
KK. 64, fol. 62.)

« A Guillaume du Jardin, tapissier dudit seigneur, pour avoir
fourny durant ledit mois de juillet et août, oudit an, de coq mente et
autres herbes, pour mectre ès chambres et retraict dudit sieur, 2 s.
6 d. t. par jour, vallent 7 l. 15 s. t. (27 septembre 1480.) » (Id. *ibid.*
fol. 65.)

« A Jehan le Nonnant, varlet de fourrière dudit seigneur, 23 l. 2 s.
4 d. — pour avoir fourny par chascun jour depuis le douzième jour de
juing jusques au 15ᵉ jour d'aoust ensuivant de roses fresches pour
mettre es chambres et retraict dudit seigneur, pour en avoir envoyé
chercher à Montbazon, Montoire, Montdoubleau et autres lieux.
(11 mars 1481.) » (British Museum. Mss. Egerton, 883, fol. 43.)

« A Robert Gautier, tapissier dudit seigneur, pour avoir fourny de
coq mante et autres herbes pour mettre es chambres dudit seigneur
par tous les lieux où il a esté durant le moys de septembre oudit an.
(16 déc. 1481.) » (Id. *ibid.* fol. 34.)

« A Jean Gébert 64 s. — pour avoir fourny du rouy marin et mar-
jolaine pour mectre ès chambres dudit seigneur depuis le jour de Noël
jusques au vingt sixiesme jour de janvier ensuivant. (6 mars 1482.) »
(Id. *ibid.* fol. 26.)

« A Patrix Gébert 8 l. 17 s. 8 d. pour ses paynes et sallaires
d'avoir fourny et porté en la chambre dudit seigneur des violectes,
fleurs d'espines, arglentiers, groscliers et autres nouveaulxtez depuis
le 20ᵉ jour de mars jusques au derrenier jour d'avril 1482. » (Id. *ibid.*
fol. 72.)

« A Martin du Bouchier, varlet de chambre dudit seigneur, la
somme de 6 l. 10 s. à luy ordonnée par ledit seigneur pour avoir
fourny de rozes et verdures en la chambre et retraict dudit seigneur
depuis le 25ᵉ jour de may 1482 jusques au derrenier jour de juing.
(1ᵉʳ juillet 1482.) » (Id. *ibid.* fol. 66.)

Gordon recommande d'égayer la chambre du malade (voy.
ci-dessus, p. XXX), ce qui explique les *verdures* (c'est-à-dire
celles des plantes qui ne sont pas odoriférantes).

§ 13. Si Louis XI a eu une psychonévrose, comme on le voit
par J. de Roye et Gaguin (bergers), il a dû aussi subir le traitement chirurgical. Ces cautérisations au fer rouge et ces
scarifications encéphaliques, Commynes a eu soin de nous les
dissimuler, mais d'autres textes nous les révèlent :

« Et apres ces choses dictes, il s'en alla en la maison du Plessis du
Parc pres Tours, où il se tint la plus part du tems par ce qu'il estoit
souvent malade et envoya quérir par tout tant en son royaulme que
en Ytalie e ailleurs medecins et gens pour le guérir et pour le
desennuyer et luy faire passer temps. » (N. Gilles, fol. CXX, vᵒ.)

Buser, *Die Beziehungen der Mediceer zu Frankreich.* 1879, p. 504
(Dokumente, nᵒ 56. 1ᵉʳ juillet 1482. Lettre de Phil. Lorini à Laurent
de Médicis) : « 1 Juli. Li aportatori di questa saranno piero parenti et
nicchola giles, principali secretarii della Mᵗᵃ del Re, liquali la pref.
Mᵗᵃ manda verso voy perla cagione che dalloro intenderete, che in
effecto che desidera avere uno Antonio de cassera detto il turcho, che
secondo o inteso altre volte fu fattore di Franc. Nory. Il quale e

perfetto maestro nella arte dellinciendere, il perche e necessario, che voy facciate di rinvenire il detto turcho et essendo vivo et che avoy paia il bisongno loro, che lo facciate essere contento al passare diqua, assichurandolo che sara in modo ristorato che nonara chagione dilamentarsi.

Et quando detto turcho fussi morto o che a voy paressy, non fussi il bisongno o in termine danon potere venire o si veramente che miglore maestro dilui in tale arte trovassy fate ongni diligentia che sene vengha con costoro gharnito dongni hostansilo per exercitare larte sua ; simile avendo affare purghazione nessuna al corpo, avanti che lincendino, fate chelli aportino le medicine neciessarie et di ciaschuna coxa la riciepta perpoterla mostrare et giustifichare ove bisongnera.

La M^{ta} del Re a forte questo turcho in boccha, perche la udito ricordare singhulare Maestro. Il perche bisongna, essendo vivo, trovyate ongni via perfarlo conducciere qua... quando fussi morto, e neciesario ne troviate uno altro, il migliore maestro di tutti, avisandovi, chella M^{ta} del Re ma ditto ricisamente contentarsi di tutto quello farete et a mio giuditio potendo mandare il turcho, ne sara piu consolato che daltro perla inmaginatione ne ha ecc.

Mons. da solieri e tornato et amenato secho quelli che sapete, diche nonci contentiamo per avere noy fede al turcho, il quale se possete mandare, come o certifichato farete essendo vivo, ne acquisterete grandissimo grado et tale quale potete stimare, perche noy abbiamo questa materia a chuore, neci pare potere stare sano senonci purghiamo con quella medicina laquale piaccia addio ci faccia qualche operazione. »

Nous avons vu ci-dessus (§ 11) que les cautérisations étaient ordonnées dans les psychonévroses par *fumo*, c'est-à-dire avec *vertiges*. Or Louis XI se plaignait de « *certo fumositate alla testa* » (Dépêche de Francesco Pietra Santa au duc de Milan, 12 août 1476, d. *Briefe und Actenstücke zur Geschichte der Herzoge von Mailand* hgg. v. Chmel, *Notizienblatt* de l'Académie des sciences de Vienne, 1856, n° 8, p. 182).

§ 14. En outre la médecine médiévale ordonnait dans les psychonévroses, comme traitement médical, l'*or*, — *aurum potabile, limatura* (remède confortatif) :

P. A. Matthioli *Commentarii in VI libros Dioscoridis de Materia Medica*. Basileae, 1574, in-fol. Fnc. 3r°, col. 1 : « Simplicium Medicamentorum facultates. Ad Melancholiam : *Aurum.* » — *Comment. in libr. quintum*, cap. LXX, p. 936 : « Aurum. Mirum in modum cor et vitalem facultatem roborat. Inseritur medicamentis quae *atrabilariis* competunt morbis. »

Barthelemy l'Anglois, *Le grant propriétaire des choses*, tr. p. J. Corbichon, 1372. L. XVI, cap. IV. De l'or : « L'or est plus vertueulx métal que soit et pource il a la vertu confortative. La lymeure de l'or meslee avec jus de bourache vault moult contre la deffaulte du cueur et contre une tresperilleuse malladie que on appelle la passion cardiaque. »

Avicenne, *Canon*, Lib. II, tract. 2. cap. LXXVIII (I, 277, col. 2, 52) : « *Aurum*. Limatura eius confert tremori cordis et malitiae animae, et ei qui solus loquitur. »

A noter que Louis XI se plaignait de « *uno tremore di core che mi da molestia assay* » (Dépêche de Francesco Pietra Santa au duc de Milan, 12 août 1476, citée p. XXXIV).

C'est donc à tort que M. de Mandrot a vu dans ce remède, qu'il qualifie de *bizarre*, une médication de charlatan, et qu'il a cru qu'elle était spéciale à Louis XI (*Ymbert de Batarnay*, 1886, in-8, p. 101).

Cette médication se retrouve dans la thérapeutique moderne :

Sels d'or antispasmodique dans les convulsions *hystériques, épileptiques*. (Cf. Féré, expériences à la Salpêtrière : *Épilepsie*, p. 182 ; — Formulaire Desjardins-Beaumetz, 1896, p. 691 : *Anti-épileptiques : bromure d'or*; — *Médecine moderne* 1895, n° 62 : *Contribution à l'action thérapeutique de l'or.* « Cette solution [de *tribromure d'or* et d'oxybromure d'arsenic] s'est montrée, dans plusieurs cas d'*épilepsie, supérieure* à tous les autres médicaments usités. »)

Thérapeutique de Louis XI :

« En la présence de moy, Martin Rissent, notaire et secrétaire du Roy nostre sire, Ferault de Bonnel, natif de Pyemont, a confessé avoir eu et reçeu de Michel le Tenthurier, conseiller dudict seigneur et receveur général de ses finances... la somme de 192 l. laquelle ledict seigneur luy a accordée pour le rembourser de 96 escuz d'*or vieil* qu'il a mis pour ledit seigneur à faire certain breuvage appellé *aurum potabile* à luy ordonné pour médecine (8 avril 1483). »
(B. Nat. Mss. Portef. Fontanieu, 142-143.)

« En la présence de moy, Martin Rissent, notaire et secrétaire du Roy nostre sire, Ferault de Bonnel, natif de Pyemont, a confessé avoir eu et reçeu de Michel le Tenthurier, conseiller du Roy nostre dit seigneur, et receveur général de ses finances ès pays de Languedoc, Lyonnais, Forestz et Beaujolais la somme de 162 l. 70 s., laquelle ledit seigneur lui a donnée pour la despense qui lui convient faire faire à aler quérir sa femme qui est en Savoye pour venir devers luy en la ville de Tours où ledit seigneur veult qu'ils soient residens continuellement pour *faire certains breuvages* ordonnez audit seigneur pour médecine (8 avril 1483). »

(B. Nat. Mss. Portef. Fontanieu, 142-143.)

« Morestel 28 novembre. Sire, Ausi très humblemant et très obeyssamant que je puis, me recommande à vostre bénigne grâce. Monseigneur de Savoye et monseigneur son frère, moyan la grâce de Dieu, sont en bon point, et se ne fussent les grans pestilences qui sont par icy aut Daulphiné por lesqueles non ay oses leycier lesdits seigneurs, je fuse aler passé les montagnyes por visiter notre Dame de Veuzolan à Monferra por vostre sacré Magesté et eusse amené avecques moy deux religieux de l'observance de Saint-François bien fort amis de Dieu et qui de long temps me sont congnoissans. Mès aut plesir de Dieu ces pestilences cessaron, et tiens lorz bon congié de Monseigneur de Savoye, je yroy accompli mon voyage à ladite Nostre Dame.

D'autre part y fust de vostre bon plaisir quant je prys congié de vous de moy envoyé dire et chargié que je dyusse tousjours pancé et estudié por vostre bonne santé et ausi je fet à ma puissance et quant je ay plus étudié, je trouve vostre complesion et de tous vous membres en général et en speciel plus habunde, c'est principe de vie; et por tant non est possible qu'avesques vostre bon régime non deest restir à toutes maladies et accidens. Et aussi vivrès longuement à l'ede de Dieu et de Nostre Dame.

Sire, je ne sçay se vous ancore point *usez de l'or potable que je vous orduna*, mès je vous assure sur ma vie et sur ma consciency que, quant sera vostre bon plesir de l'user en la fasson que je lyssia l'escript à monseigneur du Bochage par vostre comandement, que non trovarès chosa aut monde qui plus vous conforte le cuer et vous tienne alegroz et fort et en vie longement et resistice à tous vous malvès accidens que fera selluy or potable à l'ede de Dieu et de Nostre Dame.

D'autre part il a esté vostre bon plesir de escripre à Roma et mander por instruction et de boche por monsieur le bali de Bianvaz à nostre Saint Père por moi et m'aves por vostre bénigne grace biaucot des autres biens promis en Abruy et à Roma et por toutes les Itallies. Portant, sire, ausi très humblement que je puis, et supplie que soy vostre bon plesir d'avoir sovenansaz de moy vostre très humble et obéyssant serviteur, à moy fesans queque bien, synon por moy, au meyn por mantenir vostre bonne et ancianaz famaz et cotumaz laquela est que james personas de vos servyt que n'eux biaucot des biens et des honneurs et sellaz seraz à vostre glore per-

petuala et moy obligiroy moy et les myens que vous done bone
sancté et longy vie. Amen.

Escript à Morestel le xxviiiᵉ de novembre. »
Vostre très humble et très obeyssant serviteur.
Bartholome Bunoys. (Bibl. Nat. f. fr. 2896. fol. 98.)

La première partie des procédés thérapeutiques employés
par les médecins du roi nous a permis de situer l'affection de
Louis XI dans la classe des psychonévroses, c'est-à-dire que
nous pouvons déjà poser le diagnostic par exclusion des
maladies des autres appareils (digestif, respiratoire, génito-
urinaire, etc.). Reste à préciser maintenant le diagnostic
différentiel : si nous avons affaire ici à une psychose ou à une
névrose [1].

§ 15. Diagnostic différentiel.

Le traitement générique nous a révélé le diagnostic générique. Reste à trouver le diagnostic spécifique.

Reprenons la conception pathogénique [2].

Épilepsie :

Johannes de Sancto Amando, *Die Concordanciae*, éd. Pagel.
Berlin, 1894, p. 95 : « Locus epilentiae non est nisi cerebrum
et materia ipsius est humores grossi et viscosi. »

Id. *ibid.* p. 331 : « Spasmus nascitur cum nervosa membra
plena efficiuntur. »

Id. *ibid.* p. 96 : « Cura epilentiae est mutatio humiditatis
in siccitatem. »

Ueber Johannes de Sancto Amando, Revocativum memoriae,
éd. Otto Paderstein, p. 32 : « Et epilentia est spasmus de
repletione non tamen continuus sed interpolatus et ibi ponit
causam epilentiae materialem. »

Barthelemy l'Anglois, *Le grant proprietaire des choses*

---

1. Et en outre les anciens ignoraient l'hystérie mâle, ce qui réduit
le cadre des névroses.

2. M. Brachet comptait mettre ici l'analyse (restée inachevée par
lui) de la pathogénie spécifique et de la thérapeutique spécifique de
chacune des psychonévroses, et il arrive à la conclusion que la
médecine médiévale visait ici l'épilepsie. (A. B.-K.)

tr. p. J. Corbichon, 1372, l. VI, chap. ix. De Epilence :
« Ceste maladie selon Constantin est une humeur moiste par
laquelle les petis ventres du cerveau sont estouppez et non pas
parfaictement et empesche l'esperit de l'ame a faire et a
declarer ses oeuures jusques atant que nature ait destouppé
les voyes du cerveau de ceste humeur. »

Glossulae quatuor magistrorum, p. 163 : « Et notandum
quod epilepsia est opilatio ventriculorum cerebri principalium
cum diminutione sensus et motus, et sunt quidem causa
potissima ad epilepsiam inducendam, scilicet defectus caloris,
multitudo humoris, constrictio meatuum. »

De cette conception pathogénique de l'*épilepsie*, la médecine
médiévale déduisait les indications thérapeutiques essentielles.

§ 16. *Thérapeutique spécifique de l'épilepsie.*

Le traitement anti-hypnotique et la prohibition du sommeil
diurne sont précisément spécifiques, au moyen âge, à la
névrose la plus connue du moyen âge, l'épilepsie, et le
sommeil *diurne* figure au premier rang des *vitanda in
epilepsia* :

Bernard de Gordon, *Lilium medicinae*, Particula II : De passionibus capitis, cap. xxv. *Quae vitanda in epilepsia.* « Potissime
vitet somnum *diurnum*. »

Id. *ibid*, xxvi : « Non dormiat de die, somnus enim profon-
dus multum nocet et longus. »

Die Concordanciae des Johannes de Sancto Amando, éd.
Pagel, Berlin, 1894, p. 315 : « In somno ascendunt humores
mali ad caput et maxime in morbis. — In corpore ejus
qui dormit somno multo superfluitates vaporosae multipli-
cantur. » Id. *ibid.* p. 313 : « Ar [l. Avicenna, conjecture avec
raison Pagel p. 418, n° 363] dicit quod somnus fit capite
repleto humiditate. »

Avicenne, *Canon*, l. IV, tr. 6. cap. vii. *De somno plurimo*
(t. II, p. 369) : « Somnus plurimus nocet cerebro. »

Id. *ibid.* l. III, tr. 5, cap. xi (t. I, p. 506, col. l). De cura
epilepsiae. « Et multum dormire post meridiem nocet ; et
universaliter somnus multus nocet. »

Rhazès (Fragments de Rufus d'Éphèse extraits du *Continent*
de Rhazès. Rufus, éd. Ruelle et Daremberg, p. 460) : « Et *non*

multiplicetur somnus diurnus, et proprie stomacho existent, repleto; et *universaliter multus somnus* est malus. »

La thérapeutique étant toujours *fonction d'une conception pathogénique,* celle-ci dérive de la conception du *spasmus* dans la pathogénie galénique (« Spasmus nascitur cum nervosa membra plena efficiuntur. » Cf. Pagel, *Die Concordanciae des Johannes de Sancto Amando,* Berlin, 1894 p. 331). — La théorie de Galien n'est, à son tour, qu'un essai d'explication du précepte classique de la clinique hippocratique (« Le sommeil en excès doit figurer dans l'étiologie de la convulsion au nombre des causes provocatrices. » Cf. Hippocrate, dans les *Coaques,* § 342, éd. Littré, V, 657, et dans le *Prorrhétique,* § 109, éd. Littré, V, 545). Donc :

1° Musique pour empêcher de dormir, mais en mode mineur, les instruments bruyants provoquant l'épilepsie :

Bernard de Gordon, *Lilium medicinae,* II, 25 : « Quae vitanda in epilepsia. Aliquando venit epilepsia propter sonus maximus sicut est tympani magni et similium. »

Avicenne, *Canon,* l. III, tr. 5, cap. xi (t. I, p. 505). De causis moventibus epilepsiam. « Oportet ut alienetur ab omni re, in qua est timoris subitatio et actio tremoris et coarctatio sicut sunt voces magni sensus, ut vox tympani et nolarum, et vox vociferantium. »

Nous avons vu par les textes de J. de Roye et de Gaguin que Louis XI s'est conformé au traitement anti-hypnotique (« *pour le garder de dormir* »). Donc c'est l'épilepsie comme affection spécifique; nous pouvons dès maintenant l'affirmer par ce seul symptôme, qui sera plus loin complété par d'autres.

2° *Vitanda in epilepsia : a.* le refroidissement de la tête, qui porte au sommeil : « Refrigeratio capitis soporem inducit » (Galien, *De locis affectis,* l. III, cap. v, édit. Venise, 1576, in-fol. t. IV, p. 16 v° F). Or le sommeil en excès étant une cause provocatrice de l'épilepsie (Hippocrate), l'épileptique doit avoir la tête très couverte; *b.* l'insolation, et *c.* la position déclive qui par la réplétion céphalique amènent à provoquer le spasme.

Bernard de Gordon, *Lilium medicinae.* II, 25. « Quae vitanda

in epilepsia. Frigiditas nimia et omne illud quod subito calefacit caput sicut est longa mora in sole. »

Avicenne, *Canon*, l. III, tr. 5, cap. x (t. I, p. 505). « De causis moventibus epilepsiam. Et epilepsiam quidem commovet
omnis calor superfluus solaris, et omne frigus. — Cap. xi. De
cura epilepsiae. Immo oportet, ut caput muniatur ab omni
calore superfluo aut a frigore superfluo. »

Bernard de Gordon, *Lilium medicinae*, Particula II : De passionibus capitis, cap. xxv. *Quae vitanda in epilepsia.* « Vitentur
omnes causae quae dictae sunt; potissimè vitet jacere supra
dorsum et capite inclinato. Non dormiat de die ut dictum est,
et jaceat capite elevato. »

Avicenne, *Canon*, l. III, tr. 5, cap. xi (t. I, p. 506, col. 1).
De cura epilepsiae. « Et studeat ut caput suum sit elevatum,
et caveat ne ipsum pendere faciat in quantum possibile est.... »
— Id. *ibid.* l. 49. « Sit caput in dispositionibus elevatum. »

§ 17. Voyons si, outre le traitement anti-hypnotique,
Louis XI s'est astreint à ces prescriptions hygiéniques des
médecins contre le spasme, c'est-à-dire : A, dormir la tête
haute, et B, l'avoir très protégée.

A. « A Guillaume Genou 40 l. 2 s. 1 d. — pour un cheval de poil
bay pour servir à porter après lui le *dossier de la chambre* dudit
seigneur. [30 juin 1481.] » (Arch. nat. KK. 64, fol. 140 v°.)

« A Guillaume Genou dit Rondelet 25 l. 2 s. 6 d. — pour avoir
mené et conduit sur ung cheval le *dossier pour servir au lit* dudit
seigneur depuis le vingt cinquiesme jour de juing jusques au derrenier jour d'aoust ensuivant. [9 sept. 1481.] » (Arch. nat. KK. 64, fol. 167.)

« A Claude Foulon 27 l. — pour avoir mené sur ung cheval sommier dedans ung bahu de cuir un *gros loudier*[1] pour servir es logeiz
dudit seigneur à mettre derrière le *chevet de son lit par tous les lieux
où il a esté* depuis le 18e jour de novembre jusques au premier jour
de février ensuivant. [5 février 1482] » (British Museum, Mss. Egerton,
883, fol. 29.)

« A Gilles Genest 47 l. — pour avoir mené sur ung cheval sommier *ung dossier de boys pour servir es logeiz dudit seigneur à mettre*

---

1. Loudier (Godefroy) : matelas, courte-pointe épaisse.

derrière son lit où il a vacqué depuis le premier jour de septembre jusques au premier jour de janvier ensuivant. » (Id. *ibid.* fol. 29. — 10 mai 1482.)

« A Claude Foullon 11 l. 12 s. 6 d. — pour avoir mené et conduit sur ung cheval dedans ung bahut de cuir un *grant loudier* (qui sert ordinairement *au chevet du lit dudit seigneur*) *partout* où ledit seigneur a *esté logé* depuis le premier jour de may précedent jusques au premier jour dudit moys de juing ensuivant. » (Id. *ibid.* fol. 57. — 13 juin 1482.)

« A Guillaume Genou dit Rondellet 56 l. 12 s. 6 d. — pour avoir mené sur ung cheval sommier *le grant docier* du lit dudit seigneur *partout où il a esté logié* depuis le premier jour de janvier précedent jusques au derrenier jour dudit moys de may. » (Id. *ibid.* fol. 57. — 16 juin 1482.)

« A Guillaume Genou dit Rondelet 45 l. 15 s. — pour avoir mené porté et conduit sur deux chevaulx sommiers *le grant dossier de boys* du lict dudit seigneur *pour servir partout ou il a esté et logé* depuis le derrenier jour dudit moys de juing jusques au derrenier jour de juillet ensuivant. » (Id. *ibid.* fol. 70. — 11 sept. 1482.)

« A Claude Foulon 11 l. 12 s. 6 d. — pour avoir mené conduit et porté sur ung cheval sommier dedans ung bahut de cuyr *ung gros lodier plain de cocton* depuis le premier jour dudit moys d'aoust jusques au premier jour de septembre ensuivant. » (Id. ibid. fol. 75. — 26 sept. 1482.)

B. « Pour deux tocques d'escarlate *doubles* pour servir au Roy à porter de jour quant il chevauche par pays. » (Arch. nat. Comptes de l'Argenterie, KK. 61, fol. 29. Novembre 1468.)
« Pour deux bonnetz noirs *doubles* pour servir audit seigneur à porter de jour. » (Id. *ibid.*, fol. 20. Novembre 1468.)
« Pour deux tocques blanches *doubles* pour servir au Roy à mettre de nuyt, 60 s. Pour ung bonnet d'escarlate fait à six fils pour servir audit seigneur à mettre par dessus lesdites tocques, 35 s. » Id. *ibid.*, fol. 39. Avril 1469.)
« Pour deux tocques blanches *doubles* à mettre de nuyt pour ledit seigneur, 60 s. Et pour ung fin bonnet d'escarlate fait à six fils pour servir audit seigneur à mettre de nuyt pardessus les dictes tocques, 35 s. » Id. *ibid.*, fol. 47. Septembre 1469.)

« Monsieur le Général, J'ay oublié à vous dire que vous me fissiez finance d'un chappeau pareil que l'evesque de Valence maistre Loys de Poitiers me donna et me dit qu'il avoit apporté de Romme. Il me semble qu'il estoit de poil autre que bièvre et avoit bien ung grand pousse d'espez et couvroit toutes les espaules et toute l'eschine jusques bien avant sur la croppe du cheval, encores estoit il bien fort rebrassez devant et es coustez et ne falloit point de menteau contre la pluie, et aussi par le chault il valloit une petite maison. Je vous prie par tout le plaisir que me sauriez faire que essaiez à m'en recouvrer et le m'envoiez bientost et que je l'aye devant que le chault viegne.

A Dieu, monsieur le général, auquel je prie qu'il vous ait en sa sainte garde.

Escript au Plessis du Parc le 8ᵉ jour d'avril [1479].

Loys. »

On lit au dos : « A nostre amé et féal conseiller et général de nos finances en Languedoc François de Génas. »

(Bibl. Nat. f. fr. 20855, fol. 54.)

« Monsieur le Général, J'ay receu vos lettres et aussi les chapeaulx que m'avez envoyez, mais ilz ne sont pas de ceulx que je demande et en attendant ceux qu'on doit apporter de Romme, envoyez m'en de ceulx de Valence et qu'on les face les plus ligiers qu'on pourra.

Escrit à Boutigny le 24ᵉ jour de may [1479].   Loys. »

On lit au dos : « A nostre amé et féal conseiller et général de nos finances en Languedoc, François de Génas. »

(Bibl. Nat. f. fr. 20855, fol. 54.)

« A Glaude Lambert et Thomas Cardonne dit l'Enfant de Rouhan, chapellier et Loys Chaloys, la somme de 302 l. 19 s. 9 d. à eulx ordonnée par ledit seigneur sur lesdites finances. C'est assavoir :

Audit Glaude Lambert, la somme de 60 l. 5 s. tant pour un voiage d'estre allé et venu de la ville de Montpellier à Romme achapter et paier treize chappeaulx de bièvre, et iceulx avoir apportez en ladite ville de Montpellier pour la personne du Roy comme pour l'achapt d'iceulx.

Audit Thomas Cardonne dit l'Enfant de Rouhan, chappellier, la somme de 212 l. 4 s. 9 d. tant pour la façon de neuf autres chappeaulx pour la personne dudit seigneur en ladite ville de Montpellier que pour l'achapt de la layne et autres fraiz nécessaires qu'il luy a convenu faire.

Et audit Loys Chaloiz la somme de 30 l. pour avoir porté au Roy nostre sire partant de Montpellier lesdits chappeaulx par deux fois et deux voiages. » (Comptes originaux du règne de Louis XI, oct. 1478-oct. 1479. Bibl. Nat. f. fr. 23265, fol. 6.)

§ 18. La médecine galénique préconisait en outre pour l'épilepsie comme traitement chirurgical : les cautérisations et les incisions craniennes; comme traitement médical : l'usage de *sang humain*.

§ 19. *Traitement chirurgical.* Il importe dans l'épilepsie de réchauffer et sécher l'encéphale (Sancto Amando, *Concordantiae*, éd. Pagel, p. 96, où est posé le *principe essentiel de la pathogénie* médiévale, donc *générateur de la thérapeutique*; et Galien, *De locis affectis*, l. III, cap. v, édit. cit., t. IV, p. 17 B), d'où *caulères* pour vaporiser l'humeur.

Die Chirurgie des Heinrich von Mondeville, éd. Pagel, Berlin, 1892, p. 359, 360 : « De morbis, in quibus in generali confert cauterium actuale. Maxime in morbo ex materia *humida et frigida*. Similiter sed non tantum confert in morbo ex materia calida et humida ut sanguinea, calida et sicca ut colerica, frigida et sicca ut menancholica. Cauterium confert... ad *epilepsiam*... et ad omnes morbos nervosos ex vicino capitis venientes et ad omnes morbos *frigidos et humidos.* »

Id. *ibid.*, Tract. III, Doctr. I, cap. ii, p. 359 : « In capite fiunt cauteria : ut *evaporentur fumi*; ut intercipiatur humor nocivus *fluens ad caput.* »

Ueber Johannes de Sancto Amando Revocativum memoriae, éd. Otto Paderstein, p. 33 : « ... in quo determinat de epilentia dicens primo quod aut est propria passio capitis aut est facta propter colligantiam; prima est constans et perfecta, alia est a *fumis* qui ascendunt ab ore stomachi et veniens ab aliis membris. »

Guy de Chauliac, *La Grande Chirurgie*, éd. Nicaise, 1890, p. 593 : Des cautères. « Utilitez particulieres : au sommet de la teste *à evaporer le cerveau.* »

Gordon, *Lilium Medicinae*, p. 228 : De epilepsia : « Postea fiant cauteria. »

Avicenne, *Canon*, l. III, tr. 5, cap. xi (t. I, p. 506, col. 1). De cura epilepsiae. « Et ex eis quidem quae ipsum juvant sunt ventosae super capite positae : et cauterium super ipsum *calefaciendo* cerebrum. »

La Chirurgie d'Abulcasis. Trad. Dr Leclerc, 1861, p. 19, 20. Chap. x. *Cautérisation dans l'épilepsie (Essarà.)* : « On rasera le crâne du malade, on cautérisera sur le milieu de la tête, ainsi qu'on l'a dit plus haut, sur l'occiput et sur les bosses frontales. »

De secretis mulierum, de chirurgia, dè modo medendi (éd. Daremberg, Naples, 1855, p. 55). Cap. xxxii (Rog. I, xxi).

De epilempsia : « Post talia caute partibus occipitis prerasis, ustio fiat in fontinella sub nodo in concavitate. »

Glossulae quatuor magistrorum super chirurgiam Rogerii et Rolandi, p. 202 : « Item melancolici et epileptici incenduntur sic : in summitate capitis fit incisio usque ad craneum ; hoc facto inscidatur craneum ad modum dictum *ut inde humores et spiritus possint exire et exalare,* et teneatur apertum per XI dies. »

Nous avons vu qu'en 1481-1482 un Florentin connu sous le nom de Turco opère Louis XI, qui le réclame ensuite avec *instance.*

§ 20. *Thérapeutique médicale :* Sang humain.

A. Prescriptions thérapeutiques (de l'antiquité à la fin du xviiie siècle) :

« Quidam, jugulati gladiatoris *calido sanguine* epoto, tali morbo se liberarunt » (Celse, III, 23). L'éditeur de Celse (éd. Didot 1848, p. 281, n. 1) ajoutait (en 1848) : « Ce préjugé que le sang humain *encore chaud* doit guérir l'épilepsie survit encore de nos jours. Le *National* (du 2 mai 1845) racontant l'exécution à Stockholm d'un condamné à mort, notait comme particularité du supplice qu'une vieille femme atteinte d'épilepsie se tenait au pied de l'échafaud, prête au moment même où la tête serait séparée du tronc, à plonger dans le sang encore fumant un morceau de pain qu'elle destinait à sa guérison. »

« Sanguinem quoque gladiatorum bibunt, ut viventibus poculis, comitiales morbi. » (Pline, XXVIII, 2.)

« Sanguis humanus. Vires : Maxime commendatur ad Epilepsiam radicitus tollendam (si singulis diebus per mensem integrum sumatur). » (J. Schröder, *Pharmacopoeia medico-chymica*, Leyde, 1672, p. 816.)

« Sanguis humanus. Vires : Sanguis humanus (recens adhuc et calide potus, conferre dicitur ad Epilepsiam. » (Manget, *Rerum ad Pharmaciam galenico chymicam spectantium Thesaurus*, 1703, I, 987.)

« On aura vers le mois de Mai une quantité un peu considérable de sang tiré des veines de jeunes hommes bien sains, et dont les cheveux ne soient pas roux ; on mettra en même temps ce sang dans une grande et haute cucurbite de verre.... Tous les Auteurs recommandent le sang humain pour la guérison de l'épilepsie. » (*Pharmacopée royale galénique et chimique* par Moyse Charras Docteur en médecine et Demonstrateur de l'une et l'autre Pharmacie au Jardin Royal des Plantes. Édit. de 1773, t. II, p. 418.)

B. Interprétation clinique *moderne.*

«... Un puissant moyen de résurrection : la transfusion de *sérum artificiel*... que la thérapeutique moderne a *substituée à la transfusion sanguine*.... Sans doute, il est vraisemblable d'admettre que ces globules [sanguins] avant de mourir, ont du moins le temps de prêter aux hématies du transfusé un concours utile et de permettre à l'hématopoïèse de commencer son œuvre de réparation : pour ce motif, il serait *théoriquement* avantageux, dans les cas d'anémie grave et prompte, de transfuser du sang humain *complet.* » (E. Forgue, Prof. à la Faculté de Montpellier, d. *Semaine médicale*, 1895, p. 264.)

Cf. en outre Dujardin-Beaumetz, *Formulaire*, 1896, p. 314-315 ; — Dieulafoy, *Pathol. interne*, sur transfusion du sang.

Le principe *sanguis moderator nervorum*, c'est le principe *séquardien des sucs*[1].

C. Thérapeutique de Louis XI. — « Humano sanguine, quem ex aliquot infantibus sumptum hausit ; salutem comparare vehementer sperabat. » Rob. Guaguin. ann. 1482, fol. 281, éd. 1560 (Gaguin, éd. 1508, f. CCII, v° : « Tous les jours de plus en plus estoit Loys mallade et ne lui prouffitoient les medecines quises en merveilleuses manieres..... Car vehementement esperoit acquerir santé par le *sang humain qu'il but et huma de quelques enfans* »).

A la même date, nous trouvons dans les *Comptes* du roi une quittance d'allure mystérieuse et qui pourrait bien ne point être étrangère au traitement hématique du roi :

« A Jehan Pellart la somme de 9 l. 12 s. 6 d. à luy ordonnée

---

1 J'ai trouvé en note cette phrase de M. Brachet, après laquelle il avait ajouté « à *développer* ». (A. B.-K.)

par ledit seigneur ledit jour pour avoir esté seigné par l'ordonnance et commandement dudit seigneur *par deux foys pour espreuve*. (29 juin 1482.) » (British Museum. Mss. Egerton. 883, fol. 62.)

Il faut noter que les 9 livres 12 sols remis au sujet en expérience répondent à la somme énorme de 350 fr. d'aujourd'hui.

« ... Pour le guerir desquelles maladies furent faictes pour luy, par les médecins qui avoient la cure de sa personne, de *terribles et merveilleuses* médecines. » (*Chron. Scand.* éd. Mandrot, II, p. 138.)

Quant à Commynes, de même que sur les bergers, il est muet sur cette médication. Ici encore nous pouvons affirmer que son silence est *voulu* (pour les preuves je renvoie au deuxième *Exemple*, § 10).

L'assertion de Gaguin est d'autant plus précieuse, qu'étranger à la médecine, l'ambassadeur de Louis XI ignorait la spécificité de l'hématothérapie, et qu'il n'a point songé à rapprocher ce traitement prescrit au roi de la présence chez lui de l'épilepsie.

§ 21. Interprétation des historiens.

Dans leur ignorance de l'histoire de la thérapeutique médiévale, tous les historiens ont pris cette médication comme une fantaisie personnelle de Louis XI ; les uns, avec Chateaubriand [1], voient dans ce traitement un sinistre « remède tout à fait approprié au tempérament du malade » ; les autres, comme Michelet, croient y démêler une fable inventée par les parlementaires pour déconsidérer Louis XI.

A. Historiens dogmatiques :

Sans croire tout ce qu'on a raconté d'étrange et de féroce sur les derniers actes de ce Tibère malade et volontairement prisonnier, sans *prétendre* qu'il prenait des bains de sang d'enfants..... il est certain que sa cruauté et sa défiance redoublèrent aux approches de la mort. (Charles Lacretelle, *Louis XI*, p. 68.)

---

1. Puis il buvait du sang de petits enfants pour se redonner de la jeunesse ; remède qui semblait *tout à fait approprié au tempérament du malade*. (Chateaubriand, *Analyse raisonnée de l'Histoire de France*, I, p. 185.)

On avait *si mauvaise opinion de lui,* que les *rumeurs les plus bizarres* et les plus atroces s'accréditèrent au sujet des remèdes qu'il employait pour retarder sa fin. On prétendit que Louis, par l'ordonnance de Coictier, « buvoit et humoit » le sang de jeunes enfants afin de réchauffer son sang appauvri. (Henri Martin, *Hist. de France,* p. 153.)

Une chronique dit qu'on lui faisait boire du sang d'enfans *nouvellement égorgés,* remède plus convenable *au caractère d'un tyran qu'à la santé d'un malade.* Crime horrible, péché mortel.... (Liskenne, *Hist. de Louis XI,* p. 301.)

La profonde réclusion dans laquelle il vivait faisait croire qu'il se passait des choses bien extraordinaires dans ce château impénétrable. On alla jusqu'à répandre le bruit que l'on y rassemblait des enfants que l'on saignait, et dont on lui faisait boire le sang pour corriger l'âcreté du sien. (Anquetil, *Hist. de France,* t. II, p. 207.)

B. Historiens physiologistes :

« ... *Autres contes plus sombres :* Les médecins faisaient, pour le guérir, « de terribles et merveilleuses médecines... ». Et, si vous aviez voulu savoir absolument quelles médecines on entendait, on aurait fini par vous *dire bien bas* que, pour rajeunir sa veine épuisée, il buvait le sang des enfants. » (Michelet, *Hist. de France,* éd. Flammarion, VI, 427.)

Comme on le voit, Michelet ne s'est même pas douté de la position du problème et n'a même pas entrevu l'existence de ce dernier.

C. Historiens chartistes :

Mandrot n'a cherché à l'établir ni historiquement ni cliniquement.

Vaissière, *De Roberti Gaguini,* p. 69 : « Fabulam eam si omittimus, ex qua Ludovicus XI puerorum tenerorum sanguinem, ut corpori suo debili vires majores suppeditaret, bibisse dicitur. »

On voit qu'en appelant à *notre secours* la pathologie historique, ce problème soi-disant *psychologique,* que les historiens ont été dans l'impossibilité d'expliquer par les seules ressources de leur science, se réduit à un simple problème de *clinique somatique.*

§ 22. Dans les cas où l'absence d'anamnèse clinique nous réduit à ce seul mode d'investigation indirecte par la thérapeutique, il est prudent de corroborer les résultats diagnostiques par tous les éléments d'information que les sources historiques peuvent nous fournir.

C'est à ce titre que l'hagiothérapie du roi ne doit point être laissée de côté par celui qui veut reconstituer la formule biologique de Louis XI, bien que cette recherche du diagnostic par la clinique religieuse soit un procédé d'investigation encore presque inconnu chez nous.

La *Caractéristique des Saints* du P. Cahier, si complète comme symbolique et comme iconographie, est nulle au point de vue pathologique. L'œuvre très documentée de Du Broc de Segange (*les Saints patrons et protecteurs des maladies*) serait précieuse si l'auteur n'avait puisé à trop de sources de seconde main. La lumineuse monographie de Gaidoz sur *la Rage et saint Hubert* reste, en ce domaine, le seul travail français vraiment scientifique (au double point de vue de la critique historique et de la clinique). Mais l'exemple de ce vigoureux penseur n'a point été suivi, et c'est encore aux Allemands que nous sommes redevables de la constitution de la pathologie hagiothérapique médiévale.

Il est de principe en clinique historique que l'hagiothérapie *seule* ne doit jamais servir de base à l'établissement d'un diagnostic, mais *à titre surérogatoire* elle conserve un grand intérêt comme confirmation des diagnostics reconstitués par la symptomatologie ou la thérapeutique.

Les pièces d'archives nous montrent qu'à cette date Louis XI a eu recours à l'intercession des saints spécifiques invoqués dans l'épilepsie, les spasmes, les convulsions (saint Jean-Baptiste, saint Jean l'Evangéliste, saint Gilles, saint Claude, saint Paul)[1].

---

1. Sur la spécificité de saint Jean-Baptiste, voy. du Broc de Segange, *les Saints Patrons*, I, 504 ; — de saint Jean l'Evangéliste, II, 571 ; — de saint Gilles, II, 214 ; — de saint Claude, I, 436 ; — de saint Paul, I, 520. Sur le nom de mal saint Jean, et de mal saint Gilles donné à l'épilepsie, voy. du Broc de Segange, I, 507, et II, 216.

Les théologiens n'admettaient d'ailleurs cette spécificité qu'en précisant la nature de la *vis medicatrix* : l'effet curatif ne résulte pas de l'acte matériel (*ex opere operato*) mais de la disposition du malade (*ex opere operantis*). — Voyez pour cette distinction le traité de Gerson *De directione seu rectitudine cordis* (d. Gaidoz *l. c.* p. 80).

Documents historiques relatifs à la principauté de Monaco p. p. G. Saige, Monaco, 1888, t. I, p. ccLvI : « Jean André Grimaldi Evêque élu de Grasse, et abbé commendataire de Lérins, fut chargé par Sixte IV d'une mission confidentielle auprès de Louis XI et reçut le 7 juillet de la chancellerie pontificale des *Instructions* dressées pour cette mission (Arch. de Monaco, Arch. secrètes A. 4 n° 6, pièces 1 à 4).

...Sixte IV avait adressé déjà un certain nombre des reliques insignes conservées à Rome au prince dont il comptait obtenir le concours en faveur de sa politique. Jean André Grimaldi fut chargé de porter encore à Plessis-les-Tours plusieurs autres de ces reliques.

Note 1. Voici l'énumération que les instructions de la chancellerie pontificale donnent de ces diverses reliques : c'était un fragment de la tunique du Sauveur que les soldats jouèrent aux dés pendant la Passion, un autre fragment de l'une des tuniques que saint Jean-Baptiste donna aux trois hommes qu'il ressuscita, des restes du corps du Précurseur ; ces trois reliques étaient tirées de Saint-Jean-de-Latran ; enfin un morceau de la peau de la tête de saint Antoine de Padoue. »

Arch. nat. X¹ᴬ, 9318, fol. 184. Lettres originales au Parlement. 30 juillet 1482. Don à Saint Gilles en son église « de Coustantin ».
        « De par le roy,
    « Nos amez et féaulx. Pour la grant, singulière et entière dévocion que avons au glorieux Saint et *amy de Dieu* monseigneur Saint Gilles et à son église de Coustantin en laquelle repose la plus grant partie de son corps, nous avons fondé et institué de nouvel ung corps et colliège de chanoines ausquelz nous avons donné et admorty la somme de quinze cens livres tournois de rente ainsi que pourrez veoir par nos lettres de ladite fondacion et amortissement. Nous avons ceste matière fort à cueur. Et pour ce nous voullons et nous mandons que incontinent vous faites publier et enregistrer nos dites lettres selon leur forme et teneur, sans y faire aucune difficulté. *Et gardez surtout que aymez nostre santé* qu'il n'y ait point de faulte et qu'il ne nous convègne plus vous escripre.
    « Donné à Saint Laurent des eaulx, le 30ᵉ jour de juillet.
                « Loys. »   Robert.

Injonction du roi au Parlement d'enregistrer cette fondation, par lettres datées de Meung-sur-Loire, le 4 septembre 1482 (Arch. nat., X¹ᴬ 9318, p. 193) [1].

Les dons du roi sont si considérables que le Parlement fait opposition à plusieurs d'entre eux :

British Museum, Mss. Egerton, n° 1668, fol. 299 (extrait du registre secret) : Août 1482 : Opposition sur les lettres de dons faites pour la fondation « de Saint Gilles en Coustantin ». — 30 avril 1483. Opposition au don fait par le roy à Saint Jean de Latran de Rome. — 29 juillet 1483. Opposition sur le don au doyen et chanoines de l'église ou chapelle de Saint Jean l'Evangeliste du Plessis du Parc de 9 600 livres de rente, outre 4 000 livres et autres bienfaits avec attribution de leurs causes au Parlement.

§ 23. *Diagnostic nosologique.* — Le diagnostic thérapeutique nous a donné la signification pathologique des prescriptions thérapeutiques imposées à cette date à Louis XI, et montré que les prescriptions médicales en 1482 visaient : 1° une affection nerveuse, 2° que cette maladie nerveuse ne pouvait être autre que l'épilepsie.

Or c'est précisément l'épilepsie que l'un des familiers de Louis XI, son ambassadeur Robert Gaguin, à cette même date signale chez le roi de France.

« Quo tempore (1480) rursus cum Maximiliano VII annorum induciae intercesserunt.... Sed per id tempus aegrotare maxime Ludovicus cœpit. Nam *comitiali morbo*[2] cum interdum premeretur... medicorum diligenti opera usus est. »
(Robert Gaguin, *Compendium de Gestis Francorum*, f. 279.)

§ 24. *Conclusion.* — Cette coïncidence des deux diagnostics ne nous permet pas de mettre en doute la confirmation réciproque.

---

1. Pour ne pas donner à cette introduction des proportions démesurées, je renvoie au tome II tous les textes se rapportant à l'hagiothérapie de Louis XI (A. B.-K.).

2. « Morbus comitialis, quem est sacrum vocant,... » Galeni Opera. Venise, 1576. T. I : Isagogici libri, f. 56, C.

« In morbo... comitiali (... epilepsiam Graeci appellant)... » Id. *ibid.* class. III, cap. 5, p. 3, E.

Section 3. — Opinion des historiens.

§ 1. Rien de plus simple (on le voit) pour le clinicien, que cette phrase soi-disant mystérieuse de la chronique de Jean de Roye et de celle de Gaguin.

Rien de plus curieux d'autre part que les arabesques psychologiques brodées depuis trois siècles, autour de cette modeste prescription thérapeutique, par l'imagination des historiens :

Il y a plaisir de lire dans les Histoires tout ce que la crainte de la mort réelle et celle de perdre son autorité, faisoient faire au Roi Louis durant les dernières années de son règne. *Les danses de jeunes filles à l'entour de son logis, et les bandes de joueurs de flûtes qu'on amassait de toutes parts pour le divertir,* etc.... (Mézeray, *Abrégé chronolog. de l'Hist. de France*, II, 618.)

On rassembla les bergers *et les bergères* du Poitou ; on les partagea en plusieurs bandes, les uns jouoient de leurs instruments champêtres ; les autres chantoient *et dansoient dans la prairie* ; Louis, tantôt aux fenêtres de son appartement et tantôt promenant dans une galerie voyoit et tàchoit de partager ces plaisirs *vrais et innocents* ; mais s'il venoit à s'appercevoir que quelqu'un le regardât, il se retiroit promptement, et *il n'osoit* plus paraître. (Velly, Villaret, Garnier, *Hist. de France*, 1768, XIX, 117.)

L'ennui le dévorait et s'ajoutait à ses maux ; il ne savait comment s'en distraire : tantôt il faisait venir des joueurs d'instruments, et il en eut jusqu'à cent vingt logés près du château ; tantôt il donnait ordre qu'on lui amenàt des bergers et des *bergères* du Poitou, pour chanter et danser devant lui les joyeuses rondes de leur pays ; et une fois venus, *il ne les regardait pas.* (Barante, *Hist. des ducs de Bourgogne,* éd. Gachard, 1838, p. 684.)

Sans croire tout ce qu'on a raconté d'étrange et de féroce sur les derniers actes de ce Tibère malade et volontairement prisonnier, sans prétendre qu'il prenait des bains de sang d'enfants, *que de jeunes filles venaient danser dans sa chambre des danses lascives,* il est certain que sa cruauté et défiance redoublèrent aux approches de la mort. (Charles Lacretelle, *Louis XI*, p. 68.)

Il *s'abandonnait à mille fantaisies* pour *secouer un moment* l'ennui qui le rongeait... il mandait de toutes parts des joueurs de « bas et doux instruments » ; il faisait venir des bergers qui jouaient devant lui les airs et dansaient les danses de leur pays. Mais rien ne réussissait à le distraire ; l'objet de son caprice, à peine atteint, ne lui causait plus qu'impatience et dégoût. (H. Martin, *Hist. de France*, p. 146.)

Des bergers et des bergères se rassemblaient par son ordre dans une prairie, à la vue des fenêtres de son château, et *dansaient pour lui procurer quelque récréation*. (Liskenne, *Hist. de Louis XI*, p. 278.)

Des danses de jeunes paysans et de jeunes paysannes qui venaient figurer dans les donjons du Plessis *le bonheur et l'innocence champêtre* servaient à dérider le front du tyran. (Chateaubriand, *Analyse raisonnée de l'Histoire de France*, I, p. 185.)

Si nous passons aux manuels en usage dans nos écoles, nous voyons qu'en dépit de l'adage du *maxima debetur pueris reverentia*, ces livres élémentaires perpétuent, dans l'enseignement français, ces contre-sens psychologiques. Ne pouvant les mentionner tous, nous citerons seulement le manuel d'un des recteurs de l'Université, M. Edgar Zévort, qui nous offre le dernier aboutissant de cette transformation légendaire de quatre siècles, subie par la prescription médicale de Louis XI :

La plus grande distraction de Louis XI était, *le dimanche*, de regarder les joyeux ébats des jeunes gens et des jeunes filles qui dansaient sur la place du château. (Edgar Zévort, *Hist. nationale*, 1890, 31ᵉ édit. p. 31.)

Si Michelet, qui avait des prétentions à la physiologie, avait été moins ignorant en pathologie, il eût trouvé le mot de l'énigme. Dans son impuissance à le trouver, il se tire de la difficulté en affirmant que ce n'est qu'un conte ridicule, inventé par les ennemis de Louis XI pour faire croire à l'affaiblissement du malade. Or toutes les assertions de la chronique de Jean de Roye relatives à la maladie finale de Louis XI, se vérifiant par les sources de contrôle, la thèse de Michelet n'est qu'une assertion sans preuve et l'aveu de son ignorance :

Leurs imaginations travaillaient fort sur ce noir Plessis où on n'entrait plus, sur le vieux malade qu'on ne voyait pas. Ils en faisaient (à l'oreille) mille *contes effrayants*, ridicules. Le roi, disait-on, dor-

mait toujours, et pour ne pas dormir, il avait fait venir des bergers
du Poitou, qui jouaient de leurs instruments devant lui, sans le voir....
(Michelet, *Hist. de France*, éd. Flammarion, VI, 427.)

Je ne me serais pas attardé à insister tout particulièrement
sur les erreurs de Michelet si sa pathologie ne soulevait une
grave question.

L'introduction de la pathologie en histoire a été jugée de
deux façons, suivant qu'on considère l'exécution de Michelet,
ou l'idée même de la pathologie historique, et qu'on sépare
celle-ci de son exécution.

M. E. Faguet (et il est dans le vrai, sauf que ce n'est pas
Michelet qui a introduit la pathologie historique, mais Littré
dans son *Hippocrate*) a dit que l'insuffisance et l'ignorance
de l'exécutant n'empêchent pas l'idée d'être féconde quand
mieux exécutée [1].

M. G. Monod, tombant dans une erreur que le pénétrant
dialecticien a su éviter, a rendu l'idée responsable de l'exécution, et il est amené à taxer l'idée elle-même.

Il dit (et il a cru de même que la pathologie historique a été
introduite par Michelet) que *la méthode est dangereuse*, mais
que Michelet en a tiré bon parti [2].

Dire que la *Pathologie historique* est dangereuse parce qu'on
l'a lue dans Michelet, c'est comme si on prenait l'abbé
Espoignolle, Granier de Cassagnac, Lebrigand ou Brochard
pour la philologie. Si on la lit dans ceux-là, on dira : l'étymologie est une science incertaine et dangereuse; si on la lit
dans Grimm, Diez, Bopp, un Paul Meyer, alors on a le senti
ment de la science. Ainsi la chimie dans un alchimiste ou
dans Würtz. Il en est de même pour la pathologie historique
si on lit Littré sur Madame, — Mœbius sur Rousseau [3], — l'émi-

----

1. E. Faguet, *Études sur le XIXᵉ siècle*, p. 362-363.
2. G. Monod, *Les Maîtres de l'Histoire : Renan, Taine, Michelet*,
p. 180-181.
3. A. Chuquet (*Les Grands Écrivains français : J.-J. Rousseau*) a très
bien compris le côté pathologique de Rousseau, et a intelligemment
extrait l'importance des livres des médecins sur lui.
Léo Claretie (d. *Revue critique*, 11 janvier 1892, p. 31-32), au lieu
d'appliquer la méthode qu'il a dû apprendre pour faire de l'histoire littéraire, renvoie Mœbius à ses malades et décide que ses livres sont

nent Meynert de Vienne sur Don Carlos (de Büdinger), qui réunissent la méthode clinique et la méthode historique en parfaite union [1]. En quoi sont-ils moins sûrs qu'une étymologie de Diez ou une restitution sur le Byzantisme de G. Schlumberger?

La marque d'une science c'est la méthode, non le résultat : toutes les étymologies heureuses, et vérifiées depuis, de Ménage ne font pas qu'à cette date la Phonétique fût une science ; — toutes les erreurs de Diez ne font pas qu'entre ses mains elle ne fut pas une science.

En réalité, M. Monod devait :

1° *Fixer les conditions* que doit réaliser celui qui veut appliquer la pathologie à l'histoire, définies par Littré dans *Hippocrate*.

2° *Voir si Michelet s'était préparé à remplir* ces conditions.

Il l'eût trouvé aussi ignorant en science médicale moderne [2]

---

inutiles. Amusant exemple de gens auxquels la méthode scientifique n'apprend rien en dehors de leur domaine, et surtout pas le respect des sciences voisines dont ils ignorent à la fois la méthode et les résultats.

1. Il faut y joindre Sainte-Beuve, car il avoue lui-même que c'est à ses quatre années de médecine qu'il doit d'avoir écrit la botanique des esprits. Merveilleuse divination.

2. Que dire de l'anatomie de Michelet qui préfère regarder les artères de la base du cerveau plutôt que les circonvolutions dont les veines sombres l'attristent : « Tant qu'on n'a pas vu, touché les réalités, on hésite sur tout cela, on discute, on perd le temps à écouter les bavards. Disséquez. En un moment vous comprendrez, sentirez tout.... Il s'agissait pour moi surtout de l'anatomie du cerveau. J'en étudiai un grand nombre de l'un et de l'autre sexe, de tout âge, et fus frappé de voir combien naïvement la face inférieure du cerveau répond, dans sa physionomie, à l'expression du visage. Je dis la face inférieure et nullement la partie supérieure, et toute *veineuse*, à laquelle évidemment Gall attachait trop d'importance. C'est loin de la boîte osseuse, aux larges bases du cerveau, *pleines d'artères*, accidentées de volutes plus ou moins riches, selon que l'intelligence fut développée ; c'est là que se révèle énergiquement la personne, autant qu'au visage même. Celui-ci, face grossière, exposé à l'air, à mille chocs, déformé par des grimaces, s'il n'avait les yeux, parlerait bien moins que cette face inférieure, si bien gardée, si délicate, si merveilleusement nuancée. » (Michelet, *La Femme*, Hachette, 1860, Introduction, p. 55). On peut aisément prévoir ce que pourra être la physiologie cérébrale de Michelet, dérivant d'une conception anatomique aussi imprévue.

que dans la science médicale passée. Aussi, non seulement les solutions physiologiques de Michelet sont fantaisistes [1], mais nous avons la preuve la plus visible de son ignorance dans ses omissions, c'est-à-dire qu'il passe devant les phénomènes sans les voir et sans se douter des traits qui y sont inscrits, et dans ce livre je serai continuellement amené à commenter des erreurs et des omissions de Michelet.

Si M. Monod eût été au courant des sciences biologiques, il n'eût pas écrit sa phrase sur le péril de la pathologie historique. Ce qui est périlleux, ce n'est pas la science, mais l'ignorance de l'agent.

Et on ne peut pas dire de Michelet comme on dirait de Bichat pour l'anatomie générale, de Lavoisier pour la chimie, qu'on ne doit pas considérer *ses fautes*, mais la méthode qu'il a créée et les disciples qui, en la suivant, ont corrigé les fautes du maître. Il n'a jamais été sur ce point ce que les Allemands appellent un *Bahnbrecher*, dont on ne peut corriger les fautes qu'en lui prenant sa méthode. L'Histoire, qui a d'abord été polémique, c'est-à-dire pratique, ensuite rhétorique, moraliste, pittoresque, philosophique, puis paléographique, sera très probablement *physiologique* au XXᵉ siècle. Michelet n'y sera pour rien, ce sera Littré et l'école de Ribot, et encore cette dernière pour les cas *tératologiques*.

Qu'on ne se méprenne point sur mes sentiments à l'endroit du merveilleux talent de Michelet. Quand on songe à l'immense quantité de remarques psychologiques, fines, profondes ou lumineuses, piquées en tant d'endroits, on peut mesurer ce qu'eût été l'intensité de Michelet s'il avait eu le secours d'une connaissance réelle de la biologie.

En insistant sur ses défauts, j'ai tenu surtout à faire ressortir le ridicule de ses imitateurs. Ceux-ci ont laissé à Michelet

---

1. Sainte-Beuve (*Nouveaux Lundis*, t. II, p. 115) : « Les conjectures de M. Michelet sont spirituelles, mais elles font sourire; il est des choses que l'histoire ne doit point prétendre deviner. Les lois qui président aux transmissions héréditaires sont à peine entrevues, bien loin d'être de tout point éclaircies; le seront-elles jamais? Un aperçu piquant qu'on saisit en l'air et qu'on attrape à la volée, une anecdote d'alcôve, n'est point une raison sérieuse. »

son génie et n'ont guère gardé de lui que les affirmations d'une pathologie purement fantaisiste [1].

Le but n'est pas de montrer les extravagances de Michelet, mais de séparer les travaux futurs de sa méthode.

DEUXIÈME EXEMPLE

La pathologie du roi et les historiens modernes de Louis XI.

Nous avons vu ci-dessus les *terribles et merveilleuses médecines* du roi. Plus intéressantes encore que les *médecines* étaient les *maladies*, puisqu'elles éclairent l'état mental du sujet en fonction de son état pathologique, et que saint Thomas d'Aquin et Bossuet avaient déjà formulé la concomitance du *psychologique* et du *physiologique*. « La psychologie positive ne tient nul compte de la prétendue séparation de l'âme et du corps et constate avec Bossuet qu'âme et corps forment un tout naturel, dont toutes les parties ont une parfaite et nécessaire communication. » (J. Bourdeau, *L'hérédité psychologique*, d. Revue politique et littéraire, 1882, 3e série, XXX, p. 358.)

Sur la pathologie de Louis XI nous n'avons comme témoignages d'historiens que quelques lignes dans Basin (alors émigré), dans Gaguin, ambassadeur à Rome, — et Commynes. Mais si Commynes est précieux *comme vérité psychologique*, il est défectueux comme vérité historique. Il fourmille d'erreurs, et ses erreurs chronologiques sont de grave conséquence : comment établir la marche d'une affection, si la chronologie des symptômes est fausse ?

---

1. Littré disait que la pathologie historique aurait beaucoup de peine à se fonder, parce qu'elle a été *empoisonnée* par tous les faux pathologistes.

Ce que Forsyth disait du Mémorial de Sainte-Hélène : il a *empoisonné les sources de l'histoire.*

Cherchons à reconstituer la liste des maladies à l'aide des témoignages, soit du roi, soit de la famille royale, soit des familiers ou des fonctionnaires du roi.

J. de Roye, *Chron. Scand.*, éd. B. de Mandrot, II, p. 138 : « Et avant sondit trespas, fut fort molesté de *plusieurs maladies* ; pour le guerir desquelles maladies furent faictes pour luy, par les médecins qui avoient la cure de sa personne, de terribles et merveilleuses médecines. Lesquelles maladies lui puissent valoir au salut de son âme, et luy donne son paradis par sa miséricorde Celluy qui vit et règne au siècle des siècles *Amen....* »

Commynes (éd. Dupont), II, 270 : « ... ses malladies bien grandes et douloureuses pour luy.... »

N. Gilles, fol. CXX, v° : « ... il estoit souvent malade ... »

Olivier de la Marche, *Mémoires* (éd. Beaune et d'Arbaumont, 1883-1888), t. I, p. 180 : « Toutesfoix, il fut tourmenté jusqu'à sa mort de *plusieurs diverses et piteuses maladies.* »

Ces maladies *multiples*, Gaguin nous les donne :

« Quo tempore (1480) rursus cum Maximiliano VII annorum induciæ intercesserunt.... Sed per id tempus aegrotare maxime Ludovicus cœpit. Nam comitiali morbo cum interdum premeretur, elephantiae quoque oculta indicia prae se ferebat, et haemorrhoide crebro vexabatur. Quamobrem medicorum diligenti opera usus est. » (R. Gaguin, f. 279.)

Si nous examinons le texte de Gaguin, nous voyons qu'il place à la même date l'explosion (avouée, c'est-à-dire incachable pour les princes) de trois maladies.

Si nous cherchons dans l'histoire pathologique de Louis XI les dates des hémorrhoïdes et des dermatoses, et si nous les trouvons affirmées très antérieurement, nous pouvons en conclure de même pour l'épilepsie et nous croire autorisés à rechercher son apparition à une date antérieure à celle que nous donne Gaguin.

Nous ne pouvons pour elle (à l'inverse des hémorrhoïdes) en avoir le nom *net* (*pharisaïquement dissimulé*), mais en retrouver le *symptôme* ou des allusions *mystérieuses*.

§ 1. *Hémorrhoïdes*. — Nous pouvons fixer à 1447 la date du début de l'état hémorrhoïdaire chez Louis XI (alors dans sa vingt-cinquième année). Cf. la dépêche de J.-P. Panigarola au duc de Milan, datée de Chartres, 8 mai 1467 (B. N. f. ital.

1649, Sickel, fol. 147) : « Ad questo Christianissimo S^re Re *sono venuti li morojti* con tanta passione che da tre settimane in qua non è stato persona quale habj potuto parlare con S. M. de cosa alcuna ne privata.... Etiam pref^a S. M^a disse à me, in el principio, excusandose et pregandome ad perdonarli se non spazava cosi presto; perchè dicta infirmità ne era casone. Etiam *che erano anni XX che havea questa passione*, et mai non li haveva voluto fare remedio alchuno, salvo di certe lavande dolce. »

Persistance de l'affection pendant les trente-cinq années subséquentes de la vie du roi. La date des principaux accès s'établit :

1° Par les témoignages directs. Cf. dépêche de Francesco Pietra Santa au duc de Milan, 12 août 1476 (p. p. Chmel, *Notizenblatt* de l'Académie des sciences de Vienne, 1856, n° 8, p. 182) : « Sua Maestà dissi queste parole fermate in latino : *Ego sum passus emoroydas, quas etiam alias habui, sed non fuerunt ita vehementes...* ». — En 1480, l'ambassadeur de Louis XI, Robert Gaguin, note que le roi « Haemorrhoide *crebro* vexabatur » (R. Gaguin, f. 279).

2° Par la série chronologique des quittances du Roi ressortissant à la thérapeutique anti-hémorrhoïdaire, tant *pharmaceutiques* (fumigations, applications de pièces de jaspe, etc...) qu'*hagiothérapiques* (dons aux saints spécifiques pour les flux sanguins : sainte Marthe de Tarascon, saint Bernardin, saint Fiacre, etc...)[1].

Arch. nat. KK, 64, fol. 77 : « A Guillaume Bertrand poislier, demeurant à Amboyse, la somme de 32 s. 6 d. qui deue luy estoit pour une poesle d'airain tenant environ deux seillées, et une chare percée, pris et achepté de luy audict moys de febvrier et livré à Jehan Moussignac, varlet de fourrière du Roy nostre seigneur, pour servir à estuver ledit seigneur per dessoubs durant sa maladie. »

---

1. Sur la spécificité de sainte Marthe pour les flux sanguins voy. Du Broc de Segange *op. c.*, II, 96; — de S. Bernardin, I, 386; — de S. Fiacre, II, 202. Les dons très considérables de Louis XI à sainte Marthe de Tarascon se placent aux années 1462, 1466, 1470, 1476, 1477; — à S. Bernardin, en 1477, 1481; — à S. Fiacre, en 1478 et 1479.

Arch. nat. KK, 64, fol. 77 : « A Guillemecte du Luys, sirurgienne, 19 l. 5 s. — en faveur d'aucuns services qu'elle lui a faiz (22 février 1480). »

(Compt. de Louis XI). Bibl. Nat. f. fr. 23266, fol. 35 : « A Martin du Boys, la somme de 30 l. qui lui a esté tauxée et ordonnée par ledit feu seigneur pour ung voyage par luy faict de l'ordonnance et commandement dudit seigneur ou mois d'aoust 1482, alant à Paris achecter plusieurs pièces de jaspes et iceulx avoir apportez par devers ledit seigneur estant à Amboise. »

Le grant proprietaire des choses, l. XVI, chap. LI : « Du jaspre : Jaspre est une pierre verde. La pouldre de jaspre restrainct la fleur des Dames et les emorrhoïdes. »

Jacob Manget, *Rerum ad Pharmaciam galenico-chymicam spectantium Thesaurus*, 1703, I, 108 : « Jaspis, praesertim qui undique rubicundus, *in haemorrhagia* multum valere putatur. »

N. Lémery, *Dict. universel des drogues simples*, 1679, p. 620 : « La pierre de sang (Lapis Sanguinalis) : C'est une espèce de jaspe. Elle est fort estimée pour arrêter le sang, pourvu qu'on l'applique sur la partie. »

Les Œuvres pharmaceutiques du sieur Jean de Renou médecin du Roy, 1637, p. 125 : « Le jaspe est fort propre pour arrester tout flux de sang. »

§ 2. *Dermatoses*. — Gaguin nous a appris que le roi avait une maladie de la peau. Basin le confirme :

« A nonnullis priusquam obiret, leprosus fuisse assertus est » (Th. Basin, éd. Quicherat, III, 166).

L. Delisle, *Fragments inédits de Th. Basin* (Notices et Extraits des Mss. XXIV, 2ᵉ Partie), p. 20 : « Morbo lepre a pluribus fertur infectus fuisse. »

Thérapeutique antique des dermatoses (théorie).

Paul d'Égine (Fragments de Rufus d'Ephèse, extraits de Paul d'Égine. Rufus, éd. Ruelle et Daremberg, p. 440, n° 115) : *Dartres farineuses à la tête....* Quant aux dartres à la tête accompagnées d'humidité [suintement], faites-les disparaître en les lavant avec de la saumure ou une *décoction de lupins.*

P.-A. Matthioli, *Commentarii in VI libros Dioscoridis de Materia medica*, Basileae, 1574, in lib. II, cap. CIII, Lupini, p. 344 : « Decoctum eorum... eodem ulcera tetra, quae theriomata vocant, gangraenas, incipientem scabiem, eruptiones pustularum, ulcera in capite manantia, vitiligines maculasque fovere utilissimum. »

Idem, *ibid.*, p. 345 : « Tum etiam foris identidem perfusum, vitiligines, achoras pustulas, exanthemata Graeci vocant psoras, gangraenas, ulcera maligna, quae cacoethe vocant, juvat.... »

Schröder (*Pharmacopoeia medico-chymica*. Leyde, 1672, . 141. « Caseus recens extrinsecus exterget scabiem. »

Thérapeutique de Louis XI.

Préparations pharmaceutiques commandées par Louis XI, dans *Bibl. de l'Éc. des chartes*, 1894, 722. Note sur un manuscrit de Rhasès de 1471 : « Tratactus Bubukir Eirasis filii Zaccarie de preparatione medicinarum, ut sine horribilitate saporis et odoris sumantur. »

Sur la marge de la page 124, à côté du : « Capitulum secundum de medicinis ad ornatum *faciei*. Medicamen ad maculas magnas removendas et ad cutem subtiliendam et albificandam. ℞ : farine lupinorum partes quatuor..., » une main contemporaine de la copie a tracé ces mots : « 13ª septembris 1478, Rex precepit facere hic notatum. »

« A Estienne Messiot, pour deux voyages, le premier au mois de septembre 1482 fait en grant diligence en la ville de Florence pour apporter au Roy des pois loupins.... » (Bibl. Nat. f. fr. 20685, p. 738).

« A Perrette la mauvaise 64 s. 2 d. — pour avoir esté devers ledit seigneur au Plesseiz du Parc pour luy faire des fromages appelez *angelotz* et pour s'en retourner en sa maison (11 sept. 1481). » (British Museum, Mss. Egerton, 883, fol. 15.)

Hagiothérapie. Recours aux saints spécifiques dans les maladies de peau, humeurs, etc. (saint Antoine, saint Lazare, saint Cosme et saint Damien, saint Marcou, saint Martin). Les dons du roi à ces saints se placent aux années : 1472, 1475, 1477, 1478, 1479, 1480, 1481, 1482 [1].

---

1. Voy. sur la spécificité de S. Antoine, Du Broc de Segange, I, 49 ; — de S. Lazare, II, 555 ; — de S. Cosme et de S. Damien, II, 288 ; — de S. Marcou, I, 319 ; — de S. Martin, II, 439.

§ 3. A cette série de manifestations herpétiques ou arthritiques qui dominent l'histoire biologique de Louis XI, il faut
ajouter la *goutte*. Son existence nous est révélée par une
lettre au roi de sa fille Anne :

« Monsi^r, par la lestre que vous a plu me fere escripre, et par les
lestres des medesins, je su qu'avés la goute, et le plus grant ennuy
que je puisse avoir, quant je sé qu'estes mal, est que ne suis avecques
vous, vous suplient, Monsi^r, que comendez à cieu que viugn[ent]
qui m'en fasse savoir de votre senté, car sur ma foy, je ne suis point
à mon ayse le jour que je n'eusse. Vos enfens font très bonne chere,
priant le créateur qui vous donne senté et longue viee, de la main
de votre très humble et très hobeissante fille, Anne. » — Lettre
autographe. — (Bibl. Nat., Mss. fr., nᵒ 2930, fol. 116) d. Lamure,
Hist. des ducs de Bourbon et des comtes de Forez, éd. Chantelauze,
t. III, *Preuves*, p. 218.

§ 4. En 1467 maladie infectieuse non définie à allure
typho-palustre, à en juger par les conséquences : hépatiques,
gastriques, entériques, néphritiques. La dépêche suivante
nous apprend que c'était une fièvre *continue* :

« Dieci giorni [Sua Maestà] era stata ammalata di febbre
continua, di fluxo di sangue *etiam* di bocha e di doglia di
testa. Era encora fortè debile, el che al parlare molto dimo-
strava, ne ben poteva S. M. andare. » (Dépêche de Jean-
Pierre Panigarola au duc de Milan, datée de Chartres, le
26 mai 1467. Bibl. Nat. f. ital. 1649, Sickel, fol. 156)[1].

Hippocrate entendait par ξυνεχέες, *continues*, à la fois les
fièvres rémittentes et continues des modernes (Littré, Hippo-

---

1. On voit par la dépêche ci-dessous que cette maladie mit le roi
en si grand danger que le bruit de sa mort se répandit. Comme toujours au moyen âge, on soupçonna un empoisonnement :

« Per el che erano già spansi varj rumori per questo regno con
dire etiam che era morta et ne sono stati presi alcuni aportatori di
tal novelle suxo le frontere di esso regno.... Questa sua malattia è
stata con molto maggior pericolo che al principio non si era inteso,
etiam con suspicione di qualche specie di veneno in modo che ha
preso li prompti remedj.... »

(Dépêche de Jean Pierre Panigarola au duc de Milan, datée de
Chartres, 20 mai 1467, Bibl. Nat. f. ital. 1649, Sickel, fol. 150.)

crate, 1840, *Epidémies*, II, 568), — et cette confusion persiste dans la terminologie du moyen âge.

Littré a identifié le *causus* avec les formes *rémittentes palustres*, soit bilieuses, soit typhiques, mais d'origine paludéenne ; d'où résulte chez le roi : par le *paludisme* — l'*hépato-splénie* ; la *néphrite, anurie* ; par le côté *typhique* — la dysenterie. (Au xvie siècle, Rondelet, dans son célèbre traité, des fièvres, reconnaissait trois espèces de causon : *bilieux, intestinal, typhoïde* pur sans cause paludique.)

Les vomissements de sang, hématémèse, épistaxis, flux de sang intestinal qui les accompagnent, étaient considérés par Hippocrate comme un signe favorable : « Les malades du causus en réchappaient surtout par des hémorrhagies abondantes et favorables.... Philiscus, Epaminon et Silène moururent, il est vrai, mais ils n'avaient perdu, au quatrième et au cinquième jour, que quelques gouttes de sang par les narines. » (Hippocrate, II, p. 570.)

Hippocrate remarque (II, 566) qu'à l'ordinaire les hypocondres (foie et rate) sont le siège d'une tension et d'une douleur persistante. D'où : 1° hémorrhagie chez Louis XI *etiam di bocha.*

2° Gonflement consécutif des hypocondres qui tourne à l'inflammation chronique : dès janvier 1469 *fumeterre* (médicament hépato-splénique, — proverbe : le fumeterre ou l'herbe à la jaunisse), *et non seulement pour boire* (dans un flacon de verre), *mais il se fait faire une pharmacie de voyage :*

« A Guiot de Morennes pintier d'estaing demeurant à Tours 35 s. pour deux flascons d'estaing tenans chacun pinte prins de lui oudit mois de janvier et livrez à Olivier le Maulvays barbier du Roy, pour en yeeulx mettre l'*eaue rose* et le *fumeterre* pour ledit seigneur. » (Arch. nat. Comptes de l'Argenterie, KK, 61, fol. 34 ; janvier 1469.)

3° La nature palustre de cette fièvre et sa gravité nous sont confirmées par l'aérophobie et la pathophobie du roi à partir de cette maladie, et par les moyens prophylactiques employés par lui. Fréquente chez les paludiques névropathes (cf. J. Teissier : troubles nerveux lointains consécutifs au paludisme), l'aérophobie correspond à la *bactériomanie* des aliénistes modernes (cf. Monin, *Misère nerveuse*). L'idée ancienne est que les vapeurs méphitiques s'échappent du sol (Liebermeister, *Pathol. int.* trad. Guiraud, au chap. *Malaria*, p. 72). Guy de Chauliac (éd. Nicaise, *Glossaire*, p. 713) : « Fièvre *pestilentielle* est une fièvre qui vient de corruption d'air. » De là le nom général de la maladie : italien *mal-aria*, en vieux français le *mauvais-er*, opposé à *bel-air*, *bon-air*, etc.

« Signore, essendosi appiciata un poco di peste nel campo quando eravamo à Poansi [Pouancé] per mutare aere... parti di là la Maestà del Re à di XXIIII del presente. »
(Dépêche de Sforza au duc de Milan datée de Craon, 27 juillet 1472. Bibl. Nat. Mss. f. ital. 1649, Sickel, fol 292.)

« Et tant s'en départi le roy et s'en vint loger vers Paris, à pour cause de ce qu'où il ne fut point on lui dict que on s'y mouroit ; et s'en ala près Vendosme, où il se tint par aucun temps ; et après ala à Behuart et autres pelerinages à sa dévocion. » (*Chr. Scand.* ann. 1478, éd. Mandrot, II, 76.)

« Monsieur du Bouchaige, mon amy, Je vous prie que soyez icy demain au matin à mon lever pour me dire s'il fait bon à Corbueil. Et à Dieu. Escript à Boutigny, le XVIIe jour de may. Loys. (Bibl. Nat. f. fr. 2895, fol. 21.)

« Monsieur du Boschage,... Dictes à Monsieur le général maistre Molé que maistre Panthalion medecin est icy, qui le guérira, et pour ce qu'il s'en viegne vers Artenay en ce bel er de la Beausse.... » Bibl. Nat. f. fr. 2904, fol. 2.)

« Au Roy le 13e jour dudit mois de may [1479] 14 l. 8 s. 9 d. en neuf escuz d'or qu'il a donnez, c'est assavoir : cinq escuz au bras Monseigneur Saint Esme[1], — un escu à une povre femme où il disna, — pour avoir des enseignes et ymaiges dudit Monseigneur Saint-Esme ung escu, — et à une povre femme où il print *des noix qu'il mengea pour le mauvais air*. » (Arch. nat. KK, 62, fol. 28. Mai 1479.)

« Le Dispensaire de Paris fait entrer les *noix vertes* dans l'Eau prophylactique contre les fièvres. » (*Pharmacopée* du Collège Royal des médecins de Londres, 1771, t. I, p. 613.)
« *Nuces recentes :* Vires. Dicuntur à peste praeservare. »

---

1. Saint Edmond de Pontigny — que nous trouvons écrit tantôt saint Edme de Pontigny, tantôt saint Esme de Pontigny — invoqué contre la peste (Voy. Broc de Segange, II, 476).

(Schröder. *Pharmacop. medico-chymica*, Leyde, 1672, p. 608.)

« Eau de noix : On l'estime fort cordiale et on la recommande principalement pour la guerison de toutes les fièvres intermittentes et malignes. » (*Pharmacopée royale galenique et chimique* par Moyse Charras Docteur en medecine, Demonstrateur de l'une et l'autre Pharmacie au Jardin Royal des Plantes. 1753, t. II, p. 527.)

Le récit suivant de la *Chron. Scandaleuse* (concernant l'exécution du connétable de Saint-Pol) prouve combien la peur qu'avait le roi des fièvres était généralement connue.

Chron. Scand. ann. 1475, éd. Mandrot, I, 365 : « Et en après tira ung petit anneau d'or où avoit ung dyamant qu'il avoit en son doy, et pria audit penancier qu'il le donnast et présentast de par luy à l'ymage de Nostre-Dame de Paris.... Et puis dist encores audit cordelier Sordun : « Beau pere, veez cy une pierre que j'ay longuement portée en mon « col, et que j'ay moult fort aymée pour ce qu'elle a moult grande « vertu, car elle resiste contre tout venin, et *preserve aussi de toute* « *pestilence.* Laquelle pierre je vous prye que portez de par moy à « mon petit filz, auquel dictes que je lui prye qu'il la garde bien « pour l'amour de moy : » laquelle chose lui promist de le faire.

Et après ladicte mort, mondit seigneur le chancellier interrogua lesdiz quatre confesseurs s'il leur avoit aucune chose baillé, qui lui dirent qu'il leur avoit baillé lesdiz demys escus, dyamant et pierre dessus déclarée ; Lequel monseigneur le chancelier leur respondy que au regard d'iceulx demys escuz et dyamant, ilz en feissent ainsi que ordonné l'avoit, mais que, au regard de ladicte pierre, qu'elle seroit baillée au roy [Louis XI] pour en faire à son bon plaisir. »

Schröder, *Thesaurus Pharmacologicus*, 1680, p. 102 : « Lapis bezoar orientalis : hujus *vires* experientia docuit *insignes* ad febres malignas et sim. »

Pharmacopée royale galenique et chimique par Moyse Charras Docteur en medecine et Demonstrateur de l'une et l'autre Pharmacie au Jardin Royal des Plantes. Édit. de 1753, t. II, p. 523 : « *Balsamum bezoardicum.* Ce baume est excellent contre le mauvais air. »

Recours aux Saints invoqués dans les fièvres palustres et contre la peste : Ste Claire, S. Florent, S. Julien, S. Edmond, S. Adrien, Ste Marie-Madeleine. Des dons à ces Saints se placent aux années 1469, 1470, 1471. 1472, 1473, 1479, 1480, 1481, 1482. Nous trouvons (Arch. nat. KK, 62, fol. 43) la mention d'offrandes : le 23 août 1470 à S. Julien du Mans, et 26 août à S. Julien de Dampfort, donc à trois jours d'intervalle, ce qui confirme la pathophobie du roi[1].

« Il y a, dit Littré dans la Préface de son *Hippocrate*, une pathologie *chronologique* comme il y a une pathologie *géographique*. » Rien de plus vrai. De même que le railway-brain et le railway-spine sont des maladies nées récemment, le paludisme (comme les loups dans la faune du moyen âge) était partout, on le voit au nombre de saints : sur 3 000 saints environ hygiéniques, près du sixième, 500, sont protecteurs des fièvres. Cette maladie qui a été, dit le Prof. Bouchard[2], « *l'endémie la plus ancienne, la plus étendue et la plus grave de toutes celles qui ont effrayé l'humanité* » a fait périr au moyen âge plus d'hommes que toutes les guerres et les fléaux épidémiques.

Éteinte aujourd'hui en France, sauf sur quelques points, elle est forte encore en Italie, en Autriche (Basse-Hongrie, le bas Danube).

De même que la *faune* et la *flore* se sont modifiées par le changement apporté par les hommes dans la condition du *sol*, de même la *pathologie* humaine a suivi ces modifications : il n'est pas plus étonnant de voir la fièvre disparaître que les loups. Avant un siècle d'ici il y aura, dans un pays chaque jour plus salubre comme la France, des médecins qui n'auront jamais vu la fièvre pernicieuse et en auront entendu parler comme de la fièvre jaune.

A noter que le roi, jusque-là si incrédule aux médecins (Commynes, II, 216 : « naturellement il estoit enclin à ne vouloir croire le conseil des médecins », et cf. les paroles de Louis XI, citées ci-dessus § 1, à l'ambassadeur du duc de Milan, 8 mai 1467 : « *et mai non li haveva voluto fare remedio alchuno, salvo di certe lavande dolce* »), se met après 1469, sa santé étant très atteinte, à étudier la médecine : en 1470 il fait emprunter la copie du Rhazès que possédait la Faculté de médecine de Paris.

---

1. Sur la spécificité de Ste Claire voy. Broc de Segange, II, 143 ; — de S. Florent, II, 276 ; — de S. Julien, II, 199 ; — de S. Adrien, II, 242 ; — de Ste Marie-Madeleine, II, 59.

2. Cf. Laveran, Préface au *Paludisme et son hématozoaire*, 1891.

Cabinet des Mss. de la Bibl. Imp. p. p. L. Delisle, 1868, t. I, p. 75 :
« En 1470 le roi voulut avoir une copie du Rhazès que possédait la
Faculté de médecine de Paris. Le doyen et les docteurs, « moyen-
nant certain gaige de vaisselle d'argent et autre caution », consentirent
à prêter le volume qu'ils tenaient pour « le plus beau et le plus singulier joyau de leur faculté. Ils le remirent à Me Martin de la Driesche. »
(Cf. Franklin, *Recherches sur l'histoire de la Faculté de médecine*, p. 21,
et Chéreau, *Bibl. d'un médecin au commencement du* xve *s.*, p. 7.)

§ 5. *Troubles gastriques et entériques* consécutifs à cette
maladie infectieuse de 1467.

« A Pierre Baston orfevre 9. s. 9. d. pour trois gros et demy
d'argent qu'il a mis du scien oultre deux marcs cinq onces sept gros
d'argent qui baillé lui avoit esté pour refaire ung poislon à queue
servant en cuisine et livré par ledit orfevre oudit mois de juing à
Guillelmot le Fesne queux de la bouche du Roy pour en icelluy faire
la bouillye dudit seigneur. » (Arch. nat. Comptes de l'Argenterie,
KK, 61, fol. 2. Juin 1468.)

« A Jehan Petitfoy marchant 6 s. 8 d. pour une aulne estamine
prinse oudit mois de janvier et livrée à Redien de Rochedec sommelier de l'eschançonnerie du Roy pour couler l'eaue dudit Seigneur. »
(Arch. nat. Comptes de l'Argenterie, KK, 61, fol. 34. Janvier 1469.)

Le roi se met à l'usage fréquent d'eau de rose (voy. le
texte ci-dessous § 6, A).

« De Rosa. Contra lienteriam et diariam factam ex debilitate virtutis retentivae. » (Platearius, *De simplici medicina*,
fol. 206.)

« L'eaue des roses conforte le cueur et tous les membres
principaulx. Elle prohibe la putrefaction et est bonne en
dissinterie et lienterie qui sont flux de ventre senglans. Elle
conforte moult la vertu retentive et est bonne à foiblesse de
cueur et vomissement. » (*Le grant proprietaire des choses*,
traité des vertus et proprietez des eaux artificielles.)

Bulletin du Comité de la langue et de l'hist. de France; 1853-1855,
II, 369 (Lettres patentes de Louis XI portant donation à S. Claude
de vignobles du domaine royal, avril 1482) : « Les religieux, convent
et leurs successeurs, seront tenuz prier Dieu, Nostre Dame et mon
dict Seigneur Sainct Claude, pour nostre estat, prospérité et santé de
nostre très chier et très amé filz le daulphin de Viennois et pour
nostre très amé compaigne la Royne. *Et mesmement pour la bonne
disposition de notre estomac, pour que vin, ne aultres viandes ne nous
y puissent nuyre et que l'ayons toujours bien disposé.*

Les mots écrits à la date du 13 septembre 1478, en marge
d'un manuscrit de Rhazès de 1471 (voy. ci-dessus *Premier
Exemple*, § 10, p. XXXI), prouvent que le roi souffrait de
ventosités.

Hagiothérapie. Recours aux saints spécifiques dans les
affections intestinales : saint Brice, sainte Esmérance. (Sur
cette spécificité de S. Brice, voy. Broc de Segange, II, 455 ; —
de sainte Esmérance, I, 76. — Id. *ibid*. sur la chapelle élevée
à sainte Esmérance, « vers 1472 par Louis XI, qui chassant
près du sanctuaire dans la forêt de Longuenée, fut miraculeusement guéri de la colique en invoquant sainte Esmérance ».)
Nous trouvons (British Museum, Mss. Egerton, n° 1668,
fol. 299), l'opposition du parlement, du 16 janvier 1482
(extrait du registre secret), à la fondation par le roi du collège
de sainte « Emérance ».

§ 6. *Accidents secondaires de la fièvre*. — Les lésions consécutives au paludisme sont de trois sortes : les unes, d'origine
microbienne, intéressent la rate et le foie ; les autres (Charcot-
Bouchard) intéressent le filtre rénal. L'affection ainsi créée
subsiste et évolue, *même quand la cause initiale a disparu*.
A ces accidents il faut joindre l'ascite dans un certain
nombre de cas, et nous verrons s'il y a lieu de poser la question pour Louis XI.

Avant de montrer le sens qu'ont pour l'état mental ces
manifestations deutéropathiques de la fièvre — hépato-splénie, anurie, ascite, — nous allons en donner l'histoire par les
textes.

A. *Foie et rate*. — Les accidents hépatiques et spléniques
qui sont de règle dans toutes les formes graves du paludisme :
leur existence est prouvée par les remèdes qu'emploie le roi
à dater de cette fièvre.
1° *Fumeterre :*

« A Guiot de Morennes pintier d'estaing demeurant à Tours 35 s.
pour deux flascons d'estaing tenans chacun pinte prins de lui oudit

mois de janvier et livrez à Olivier le Maulvays barbier du Roy, pour en yceulx mettre l'*eaue rose* et le *fumeterre* pour ledit seigneur. » (Arch. nat. Comptes de l'Argenterie, KK, 61, fol. 34; janvier 1469.)

« Du fumesterre : Fumesterre est une herbe chaulde au premier degré qui est engendrée des grosses fumées qui yssent de terre. Et pour ce est elle de si forte odeur et de si amere saveur, et de tant comme elle est plus verde, de tant est elle meilleure et plus vertueuse, car elle purge la melancholie : si ouvre les conduictz du foye et de la rate. » (*Le grant propriétaire des choses*, l. XVI, ch. LXVIII.)

« La fumeterre est acre et picquante au goust et avec cela beaucoup amere. Elle provocque les urines teintes de cholére et est fort singuliere contre toutes sortes d'obstructions et imbecillitez du foye. » (*Le grand Dispensaire médicinal* par le sieur Jean de Renou conseiller et médecin du Roy. Lyon, 1624, p. 377.)

« Fumaria (fumus terrae). *Vires* : Splenetica est ac Epatica. Biliosos humores sensim expurgat. Hinc usus praecipue in morbis *lienis* et in ictero. » (Schröder, *Thesaurus Pharmacologicus*. Leyde, 1672, p. 592.)

« Les *Hepatiques* sont medicamens familiers et amis du foye, comme le *fumeterre* (fumaria) et la rheubarbe (rhabarbarum). » (Jean de Renou, Lyon, 1624, p. 18.)

« Fumusterrae : calidus in primo gradu, siccus in secundo. Epatis oppilationem aperit. » (Constantinus Africanus, *De morborum cognitione*, lib. VII, p. 351.)

« De fumoterrae. Contra oppilationem splenis et hepatis detur succus ejus cum calido addito zuccaro. » (Platearius, *De simplici medicina*, fol. 181.)

2° *Eau de rose :*

« Rosa est frigida in primo gradu, sicca in fine secundi. Valet epati, ejus enim oppilationem aperit. *Aqua rosata* calorem epatis mitigat. » (Constantinus Africanus, *De morborum cognitione*, p. 344.)

« De dolore epatis. Cum quis male fuerit coloratus habueritque dolorem in dextro latere apud costas posteriores et fuerit ejus malus color citrinus.... Emplastrum quoque ex duobus sandalis et *rosis* et *aqua rosata*, cum panno lineo loco superponatur, etc.... » (Rhazès, *De curatione morborum*, cap. LXVII, fol. 34.)

« Rosa bilem trahit et sanguinem biliosum expurgat. » (P. A. Mathioli *Comment.* in lib. tertium Diascoridis, cap. CXIII, p. 166.)

« Pour Ishac ibn Amràm, la rose convient à l'estomac et au foie; elle réduit en particulier les obstructions de ce dernier viscère. » (Ch. Joret, *La Rose dans l'antiquité et au moyen âge*, p. 463.)

3° *Houblon :*

« Monsieur le vis amiral Coullon au Roy mon souverain.

Sire, je me recommande à vostre bonne grace tant et si humblement comme je puis. Et vous plaise savoir que j'ay receu vos lettres et par icelles me escripvez que vous ay envoyé derrein, ne sçait guères et n'est point bien à vostre appetiz et que vous envoye le meilleur faiseur de cuite de Hollande que je pourray trouver. Sire je envoyrey incontinent en vostre ville de Rouen le père de ma femme pour se enquérir où il pourra trouver des meilleurs et suffisans de la ville pour ce faire, et aussi moy mesmes yray en vostre ville de Harefleu et de Caudebec et par tout le pays tellement que je vous envoyrey a ceste foys que pourres choisir et prendre ce qu'il vous plaira. .. Priant Nostre Seigneur qu'il vous doint bonne vie et longue et accomplissement de vos très haulx et nobles désirs.

Escript en vostre ville de Honnefleu le XVᵉ jour de mars [1482].

Le bien vostre très humble sujet et obéissant.

Coullon. »

(Bibl. nat. Nouv. acq. fr. 1231, fol. 54.)

« A Guillaume Bucquet, escuier de cuisine dudit seigneur 32 l. 1 s. 8 d. tant pour un voyage qu'il a fait par l'ordonnance dudit Seigneur partant de Thouars pour aller à Honnefleu, Arques, Rouen et autres lieux sercher du hobelon et le faire porter jusques au Plesseiz du Parc, comme pour ung homme qu'il a amené jusques audit Plessy pour illec le faire planter et l'avoir entretenu ung mois entier et aussy luy avoir baillé de l'argent pour s'en retourner en Normandie quérir sa femme pour venir demourer audit Plesseiz que aussi pour avoir envoyé des gens par ledit pays pour sercher ledit hobelon et luy apporter. » (5 mai 1482.) (British Museum. Mss. Egerton, 883, fol. 42.)

« Du houblon (lupulus) : Il a la vertu de guérir la jaunisse. » (Jean de Renou, Lyon, 1624, p. 408.)

« Lupulus. Vires : Flores sicc. 2. Usus praecipue in

obstructione Lienis ac Epatis et inde in ictero. » (*Pharmaco-poeia medico-chymica* de J. Schröder, Leyde, 1672, p. 618.)

Recours fréquent à saint Phalier, invoqué dans les maladies de la rate (voy. Broc de Segange II, 482).

B. *Reins.* — Nous pouvons constater le non-fonction-nement du filtre rénal par les remèdes suivants :

1° *Genièvre :*

« Monsieur le trésorier, j'envoye maistre Pierre Leprince par delà pour me faire finance de la bonne grayne de genièvre *ainsi qu'il feist l'autreffoys que je luy envoyay* et lui ay chargé la prendre toute autour de la garde, car c'est la meilleure de tout le pays et *la plus rouge,* et gardés bien sur tout que vous aymez ma santé, qu'il n'y ait point de faulte et à Dieu.

Escript à la Mote d'Esgry le 16° jour d'aoust [1480]. »

Loys.

(Bibl. Nat. f. fr. 6987, fol. 11.)

« A Guillaume du Jardin tapissier dudit Seigneur, pour gresne de geneuvre, 5 s. t. [27 septembre 1480]. » (Arch. nat. KK, 64, fol. 65.)

« De difficultate mingendi : cum urina minuitur, aut ex toto retinetur, succurrendum est ex medicaminibus urinae provo-cativis.... Unum quorum est hoc, quod ℞ Seminis *juniperi,* seminis fœniculi, etc.... » (Rhazès, *De curatione morborum,* cap. LXXIII, fol. 42.)

« De junipero. Contra anuriam detur vinum decoctionis fructus ejus. » (Platearius, *De simplici medicina,* fol. 187.)

« Eaue de graines de Genevrier : Ceste eaue est moult sub-tilative et mundificative. Elle provoque l'urine et les fleurs des femmes.... » (*Le grant proprietaire des choses,* traité des vertus et proprietez des eaux artificielles.)

2° *Hysope :*

« Item ou moys de février [1483], le Roy voulut faire boulenger son pain d'eaue d'ysope, laquelle eaue fut amassée par toutes les maisons de ladite ville, et après ce qu'ilz furent assemblées en une maison à 7 h. de nuyt le Roy manda qu'on lui envoyast toutes les-dites eaues aux Montilz et fut necessité louer 15 hommes pour porter lesdites eaues. » (Comptes de Tours, t. XLVI, fol. 83.)

Celse (1846, éd. Didot, trad. Nisard), l. II, ch. XXXI : « Les aliments qui sollicitent les urines sont toutes les plantes aromatiques des jardins telles que le persil,... l'*hysope* (urinam autem movent, quaecumque in horto nascentia boni odoris sunt, ut apium,... *hyssopum*, etc...). »

« De ysopo. Isopus virtutem habet diureticam. » (Platearius, *De simplici medicina*, fol. 186.)

« Hyssopus. Urinas etiam movet et ad urinae stillicidium utilis est.... » (Jacob Manget, *Rerum ad Pharmaciam galenico-chymicam spectantium Thesaurus*, 1703, t. 1, p. 1017, col. 2.)

Eau de ysope sec. Ceste eaue mondifie tresfort les reins. (*Le grant propriétaire des choses*, traité des vertus et proprietez des eaux artificielles.)

Recours à saint Laurent. (Pour la spécificité de saint Laurent dans les maux de reins, voy. Broc de Segange, II, 136.)

C. *Ascite*. — Les formes graves du paludisme par les troubles consécutifs du foie et des reins donnent souvent lieu à des suffusions séreuses qui peuvent aller du simple œdème palpébral ou malléolaire à l'anasarque totale accompagnée souvent d'ascite. La maladie du roi en vint-elle à lui faire craindre ces troubles hydropiques ? Il faut noter toutefois que c'est postérieurement à la date de son affection palustre que Louis XI comble de dons saint Eutrope [1].

« A mon frère monsieur de Taillebourg. Mon frère, je vous envoye le double des repparacions de l'église mons^r Saint Eutroppe de Xaintes, que le prieur m'a envoyées. Je vous prie que vous y envoiez homme bien entendu et en ce connoissant, qui m'en saiche rapporter

---

1. Le patron de l'hydropisie, comme le dit Dindenaut, le marchand de moutons de Taillebourg à Panurge : « De leurs crottes (mais qu'il ne vous desplaise) les médecins guerissent soixante et dix-huit espèces de maladies. La moindre desquelles est le mal Sainct Eutrope de Xaintes, dont Dieu nous saulve et gard. » (Rabelais, l. IV, ch. VII.)

Lacurne (s. v° *mal. S. Eutrope*) : « Icelle feme, tant qu'elle peut, cela sa ditte groisse et dist à son oncle qu'elle doubtoit estre malade de laditte maladie de St-Ytrope. »

Voy. sur la spécificité de S. Eutrope dans l'hydropisie, Broc de Segange, I, 307.

au vray la vérité desdictes repparacions necessaires, et se on me trompe point; et le m'envoyez incontinant. Et adieu.

Escript de Touars, le xxxj^e jour de décembre [1477].

                          Loys. »

(*Bibl. de l'Éc. des charles*, IVe série, t. I, p. 17. Louis XI, M. de Taillebourg et M. de Maigné.)

« A mon frère mons^r de Taillebourg. Mon frère, je vous ay envoyé ce que le prieur de mons^r Saint Eutrope de Xaintes m'a dit qu'il faut, pour garder que l'église ne tumbe et reffaire ce qui est pourry et mauvais et en dangier de cheoir. Et pour ce que je ne sçay s'il l'a mis loyaument et s'il me veult tromper, ou s'il y est trompé lui mesmes ; car il l'a fait diviser par les maistres maçons qui sont aud. lieu et, comme vous savez, les ouvriers le devisent à leur avantaige pour y gaigner le plus qu'ilz peuent, espécialement quand ilz ont à faire à gens qu'ilz cuident qui ayent bonne bourse, comme moy, et ne s'en fault pas fier en eulx ; je vous pry, sur tout le plaisir que me voulez jamais faire, que vous envoiez ung des vostres qui se y congnoisse, et qu'il ne me trompe point et qu'il me mande combien il me fault d'argent pour ce que je vous ay dessus dit. Et ne prenez point garde aux autres lettres que vous ay escriptes, car je ne les ay point divisées, mais cestes ycy je les ay divisées de mot à mot. Je vous envoye à ceste cause mons^r de Millandres, pour y estre avec voz gens. Et adieu, mon frère.

Escript à Touars, le premier jour de janvier [1478].

                          Loys. »

(*Bibl. de l'Éc. des charles*, IVe série, t. I, p. 17. Louis XI, M. de Taillebourg et M. de Maigné.)

« A Guillaume Chalouzy, varlet de fourrière, 136 l. 16 s. 10 d. t. — pour le fait de ses logeiz durant le voyage que ledit seigneur a fait partant du Plessiz du Parc à Saint-Eutrope de Sainctes et retourner aux Forges, depuis le xxve jour de novembre oudit an mil CCCCLXXVIII, jusques au viij^e jour de janvier ensuivant. » (Janvier 1479.) (Arch. nat. KK, 64, fol. 21 v°.)

Dans le Mss. f. fr. 2905, B. Nat., contenant un recueil de pièces du règne de Louis XI, on trouve au fol. 13 une prière que le roi récitait pour demander au saint Évêque de le protéger de l'hydropisie, ou mieux de l'*Eutropisie.*

Biblioth. de l'École des charles, IVe série, I, 17 (Extr. d'un recueil de mémoires du règne de Louis XI, Bibl. nat. f. fr. 2905, fol. 13) : « Martir Christi Eutropi, tua Deo placita prece, sana me semper et ubique *ab ydropica infirmitate.* Ora pro me, beate martir *Eutropi,* ut ab *eutropisi* valeam per te sanari.

Oracio.

Deus qui fidelibus tuis, per oracionem beati Eutropii, martiris tui atque pontificis, cunctis ejusdem memoriam facientibus, de quacumque infirmitate vel adversitate tenerentur, liberari concessisti, presta michi, queso, famulo tuo ut per amorem et honorem ipsius.... Sana me *ab ydropico morbo* et ab omnibus malis per Dominum ! »

§ 7. *Système nerveux.* — L'intoxication palustre directe et l'auto-intoxication par le non-fonctionnement du filtre rénal amènent chez les *prédisposés* (cf. Régis) des troubles nerveux, convulsions (Bouchard).

En 1476 Louis XI se plaint de palpitations de cœur : « In « modo che questo male mi ha mandato certo fumositate alla « testa, et fattomi venire uno tremore di core che mi da « molestia assay. » E sporgendo il braccio a m^ro Panthaleone volse chel gli tocasse il polso[1]. »

« Du tremblement de cueur : Tremblement de cueur est une passion que les phisiciens appellent *cardiaque* et vient de deffaulte du cueur souventes fois.... Elle est appelée *cardiaque tremblant* car on sent le cueur mouvoir en tremblant. La cardiaque tremblant aulcunes fois est sans fiebvre, aulcunes fois melancolie est en cause de ceste passion, et adonc est il advis au patient, quand il est couché, qu'il ayt sur son cueur un homme couché.... Derechief le cueur tremble aulcunes fois par fumée mélancolieuse et seiche qui trouble l'esperit. » (*Le, grant proprietaire des choses*, 1. VII, xxxi.)

« Praxagoras pulsum arteriis attribuit, sicut nimirum et

---

1. (Dépêche de Francesco Pietra Santa au duc de Milan, 12 août 1476 d. *Briefe und Actenstücke zur Geschichte der Herzoge von Mailand* hgg. v. Chmel). *Notizenblatt* de l'Académie des sciences de Vienne, 1856, n° 8, p. 182) : « Sua maestà fece chiamare m^ro Pantaleone. Et dissi queste parolle fermate in latino : « Ego sum passus « emoroydas, quas etiam alias habui, sed non fuerunt ita vehementes, « quod credo fuisse propter labores animi et corporis in isto itinere « et in cogitandis rationibus bellorum, et etiam propter abstinen- « tiam coitus, quia steti tanto tempore absens ab uxore mea. In « modo che questo male mi ha mandato certo fumositate alla testa, « et fattomi venire uno tremore di core che mi da molestia assay. » Esporgendo il braccio a m^ro Panthaleone volse chel gli toccasse il polso. »

palpitationem, tremorem, et convulsionem, arteriam affectus :
ac pulsum sane in naturali statu habere : palpitationem vero,
tremorem, et convulsionem magnitudine inuicem differre, sed
motus esse praeter naturam. » (Galeni *Opera*, III clas. f. 52,
v° E.)

« De Epilepsia. Cum aliquis cadit in terram et torquetur
et commovetur et intellectum amittit, dicimus ipsum epilep-
ticum esse.... In tempore vero quietis, corpus multoties erit
evacuandum cum pilulis cochijs.... Ad ultimum etiam ventosas
cum pauca scarificatione superponere utile est.

Aeger vero si ante accessionem nauseam aut *tristiam* aut
cordis tremorem sentit, et deinde aegritudinis *accessio sequitur*, cogendus est multoties vomere ex aliquo vomitivo,
deinde pigram in potu saepe accipere convenit, etc.... »
(Rhazès, *De curatione morborum*, cap. xi, fol. 7.)

« De tremore cordis. Aliud valet cardiacis, timidis, epilep-
ticis. Recipe spicae, cinnamomi, etc.... » (Constantinus Africanus, *De morborum cognitione*, p. 62.)

Féré, *Épilepsies et Épileptiques*, p. 329 : « Les troubles *circulatoires liés à l'épilepsie* présentent d'ailleurs une certaine
variété ; outre le pouls lent, on observe le pouls lent et dé-
couplé, les *palpitations*. »

Rappelons ici que le roi employait l'or, le remède spécifique
au moyen âge dans les psychonévroses et contre les palpitations de cœur :

Electuarium. Confectio pretiosa. *Auri potabile*. Cordiale est
nobilissimum contra tremorem et pulsationem cordis... verti-
ginis, epilepsiae. (Jacob Manget, *Rerum ad Pharmaciam
galenico-chymicam spectantium Thesaurus*, 1703, I, p. 788.)

Tous les troubles de la circulation (foie, hémorrhoïdes, arthritisme) amènent des troubles céphaliques. Nous venons de
voir que Louis XI se plaint en même temps de « *fumositate alla testa* ».

« L'homme grossier et qui souffre, calme et docile, permet
à la nature de le guérir, et au médecin de le seconder : ceux
qui jouissent, au contraire, de tous les avantages d'une éducation soignée, viennent-ils à invoquer nos secours, *nous leur*

demandons ce qu'ils sentent, ils nous répondent ce qu'ils pen-sent. » (Richerand, *Erreurs popul. en médecine*, p. 2, éd. 1812.)

Louis XI, qui se piquait de médecine, était, plus qu'aucun autre *laïque*, enclin à répondre *pathogéniquement* quand on le questionnait *symptomatiquement*. Il rattache ces troubles ner-veux (palpitations de cœur, vertiges) à la présence des hémor-rhoïdes. Le clinicien laisse de côté l'interprétation et enregistre le symptôme.

Troubles céphaliques chroniques depuis 1476. En voici plu-sieurs témoignages :

a. « Fumositate alla testa » dont nous venons de voir le roi se plaindre à Pantaleone. Rappelons ce que dit Commynes dans la dernière maladie de Louis XI : « Incessamment se vuy-doit qui lui ostoit toute *fumée* de la teste » (Commynes, éd. Dupont, t. II, 256).

b. Loudiers et dossiers de bois placés à son chevet pour lui tenir la tête très haute, et qu'on portait avec lui dans ses voyages (voy. ci-dessus, pp. XL-XLI, § 17 du *Premier exemple*). Nous en avons la première mention dès 1469 :

« Audit Pierre Quetier 50 s. pour 15 livres coton prins le 26ᵉ jour dudit mois de janvier et livrées à Robin Charles coetepointier pour emplir et estoffer ung loudier fait de quatre aulnes deux tiers de toille livrée par Jehan de Provins ledit jour pour mettre contre le mur derriere le chevet du lit dudit seigneur. »
(Arch. nat. Comptes de l'Argenterie, KK, 61, fol. 35, janvier 1469.)

c. Hyperesthésie cranienne au froid :
1° Chapeaux épais (voy. ci-dessus, § 17, pp. XLI-XLII). Dès 1469 le roi fait *feustrer* son chapeau de velours[1]. A cette même année, tocques doubles pour la nuit et bonnets à mettre par dessus (voy. p. XLI).

2° Procession du Parlement à Saint-Denis ordonnée par le roi pour demander la cessation du vent de bise[2]. Preuve que

---

1. A Jehan de Beaune pour ung quartier toile cirée emploié à feustrer le derriere d'un chappeau fait de veloux noir pour ledit sei-gneur le 22ᵉ jour dudit moys, 20 d. (Arch. nat. Comptes de l'Ar-genterie, KK, 61, fol. 43, juin 1469.)

2. Ordre de Louis XI aux gens des comptes du trésor à Paris d'aller en procession à Saint-Denis pour prier Dieu de faire cesser un vent

ce n'est pas seulement le froid qui lui faisait du mal (thermique pur), mais le vent de bise (météorologique).

d. Hyperesthésie à la chaleur : chapeaux gigantesques « *et par le chaud valloit une petite maison* » (Voy. ci-dessus, pp. XLI-XLII, § 17).

e. Hyperesthésie au mouvement : Louis XI, l'infatigable chasseur à courre et cavalier, se fait construire un chariot *suspendu* (chariot à nerfs branlant) dont l'usage était réservé aux femmes (d'où le nom de *chariot damerel*).

« A Jacques Sauvaire, sellier et targier dudit seigneur la somme de 410 l. 10 s. 6 d. que ledit seigneur a ordonnée à icellui Jacques Sauvaige tant pour la façon d'un chariot de ners branlant qu'il a baillé et livré pour la personne dudit seigneur que pour les matières qu'il a fournies pour faire ledit charriot. » (Bibl. Nat. f. fr. 23266, fol. 16. Comptes originaux de Louis XI.)

« A Coppin Sauvaige, sellier dudit seigneur, 69 l. 14 s. 9 d. — pour avoir mené le cheriot de la fourrière dudit seigneur au moyen de ce qu'il avoit fait prendre les chevaux dudit cheriot pour mener son cheriot branlant (7 décem. 1481. » (British Museum, Mss. Egerton, 833, fol. 7.)

Il fait raboter les chemins :

« 15 mars 1481. A Françoys Lucas, conseiller et chambellain dudit seigneur 15 l. 15 s. 6 den. — pour le rembourser de pareille somme qu'il a baillée du sien à plusieurs povres gens, maneuvres, chartiers et autres qui ont habillé les chemins et barrières depuis le Plessiz du Parc jusques à Saint Cosme. » (Arch. nat. KK, 64, fol. 114.)

Ce mode de locomotion le fatiguant trop, il le remplace par la voie d'eau, quitte à faire rompre les ponts et les écluses sur sa route.

7 février 1481. A Estienne Ouvré et Milet, notonniers, 8 l. 13 s. 4 d. « pour avoir aidé à mener et conduire le basteau couvert dudit

---

de galerne qui avoit fort incommodé *le peuple* l'année précédente. Donné au Plessis du Parc le 3e jour de février [1483] (Port. Fontanieu, 142-143. Fontanieu donne : 3 février 1482).

A noter là, comme dans l'ordonnance de Saint-Claude (citée p. LXVI), que Louis XI dissimule toujours que ce soit pour lui ; de même à Saint-Claude pour la reine et le dauphin.

seigneur de Chinon par dessus la galiace jusques au bois de Veole près Nostre Dame de Rimère... et les autres... actendant de passer ledit seigneur pour aler à Champaigne. » (Arch. nat. KK, 64, fol. 107.)

f. Livres dans la bibliothèque du roi sur *les Remèdes pour la maladie de la teste* :

« Item, ung grant coffre, à fest, couvert de cuir noir, ferré de fer blanc, estant en la gallerye de dehors à Amboyse, ouquel coffre estoient les livres du feu roy Loys, et en icelluy la feue royne (que Dieu absoille) n'y vouloit toucher, mais vouloit qu'ilz feussent baillez et renduz au roy son filz.

Oudit coffre a esté trouvé ung livre couvert de veloux cramoisi commançant : Prologus beati Fortunati espiscopi.

Item, ung autre petit livre paint par dessus de fleurs de liz, qui est au commancement fait de chant.

Item, ung autre petit livre, couvert de cramoisi, *De doloribus*, estant en ung sac de cuir blanc et roge.

Item, ung grant livre en parchemin, couvert de veloux cramoisi, commançant : *les Remèdes pour la maladie de la teste*.

Item, ung grant livre en parchemin commançant : Sensuit la table du second livre des Canoniques Jehan Froissart, couvert de veloux cramoisi, mys en ung sac de cuir blanc et roge. »

(Tuetey, *Inventaire de Charlotte de Savoie*, Bibl. de l'Éc. des chartes, 1865, I, 328.)

g. Hagiothérapie. Le roi demande avec insistance l'anneau de saint Zénobie (pour la spécificité de saint Zénobie dans les céphalalgies cf. Broc de Segange, t. I, p. 399).

Desjardins, *Négociat. avec la Toscane*, I, 191 (Lettre de Louis XI à Laurent de Médicis) : « Nostre Dame de Cléry, 9 juillet 1482. Mon cousin, mon amy, j'ay veu l'aneau que avez baillé à monsieur de Soliers. Mais je désire bien savoir si c'est le mesme que le sainct portoit ; pareillement quelz miracles il a faicts, et s'il a nul guéry, et quy, et comment il le fault porter. Je vous prie que me advertissiez de tout le plus tost que pourrez, ou en rescripviez au général de Normandie bien au long. Pareillement, se vous avez de par de là nulle autre chose plus espéciale, qui porte la vertu dudit aneau, et se vous en pouvez trouver, envoyez-le-moy ou audit général ; et je vous en prie, sur tout le plaisir que me désirez faire. Et adieu, mon cousin, mon amy. »

Buser, *Die Beziehungen der Mediceer zu Frankreich*, 1879, p. 505 (Dokumente n° 56, 9 juillet 1482. Lettre de Lorini à Laurent de Médicis) : « Al nome di dio addi VIIII, di Iuglio 1482.

Lultima vi schripsi fu per limone corrieri che mi piacera labbiate auta ; dipoi ma dato charicho la M^{ta} del Re di schriververi in suo nome affine che voi lavisiate se lanello che avete dato a Mons. du Solieri è quello proprio del santo, simile che sperienze afatte costi et in che modo e come sa a operare. Il perche come prima potete avisate di tutto alungho.

Desidera anchora sapere se costi avete altra coxa che abbia fatto alchuna sperienza nella maladia sapete et seglie vero, che cierti grossi della vergine maria o altra simile moneta battuta i pisani anno may fatto dicio alcuna sperienza, perche ne fu detto a lione che costi inportsanta maria prese il male a uno, fulli messo uno di quelli grossi in mano et passo via. Priegovi che ditutto appieno vinformati et trovando coxa vera diquesto o daltro, che abbia fatti miracoli, ingengnatevi davere quello sara et perfante pref. mandate tutto et laspexa faro fare buona Io....

P. S. Non sparmiate qualche ducato perfare presto risposta alla M^{ta} del re diquanto vischrive : cioe il nome del santo et che miracoli a fatti et acchi et como, tutto allungho perche ala coxa achuore come potete stimare. »

(Au dos : 1482. Da la corte del Re di Francia adi 26, di luglio. Risposto adi 27.)

« [Lettre de Louis XI à Laurent de Médicis pour le prier de lui envoyer l'anneau de saint Zanobi.] Mon cousin, je vous ay naguères escript touchant l'anneau de saint Zanobi. Je vous prie que vous me faites savoir que c'est, et s'il est possible que vous me le puissiez envoyer, vous me feriez le plus grant plaisir de tout le monde. Et si vous asseure que ceulx qui l'ont ne doivent point doubter que je le vueille avoir par don ne autrement que par prest seulement, car je le rendray touteffoys qu'il vous plaira, et n'y aura point de faulte. Et s'il vous plaist me faire ce service et plaisir, je le recongnoistray avecques les autres que m'avez faiz, si je puis.

Mon cousin, je vous renvoye la pièce de monnoye et la chose qui est en manière d'Agnus Dei que m'aviez envoyez par mes secrétaires. Je vous en remercie tant que je puis. Et au regard de la croix, je l'ay encores devers moy et ay chargé à maistre Pierre Parent envoyer ung de ses gens devers vous tout expressément et vous escripre dudit anneau, car je désire fort que je le puisse avoir, et je sçay bien que vous vous y employiez voulentiers. Et adieu, mon cousin. Escript au Plessiz du Parc le xiiie jour de novembre [1482].

Loys.

A nostre très chier grant ami et cousin Laurens de Médicis. » (Charavay, *Rapport au ministre sur les Archives d'Italie*, 1881, p. 39.)

Recours en outre à saint Denis, saint Avertin, sainte Catherine, invoqués pour les maux de tête (voy. Broc de Segange, II, 330 ; I, 329 ; II, 489). Fréquents pèlerinages à saint Florent, auquel on avait recours pour guérir (outre la fièvre) les maux de tête (Broc de Segange, II, 276).

§ 8. *Épilepsie.* — *Système nerveux* (suite). — Le très exact Robert Gaguin, général des Mathurins et ambassadeur de Louis XI auprès de Maximilien, nous a révélé, chez le roi, l'existence de l'épilepsie : « Quo tempore (1480) rursus cum Maximiliano annorum induciae intercesserunt.... Sed per id tempus aegrotare maxime Ludovicus cœpit. Nam *comitiali morbo* cum interdum premeretur, elephantiae quoque occulta indicia prae se ferebat; et haemorrhoide crebro vexabatur. Quamobrem medicorum diligenti opera usus est. » (R. Gaguin, f. 279.)

Ce texte soulève au point de vue clinique une double question :

1° Louis XI a-t-il réellement été épileptique ?

2° A quelle date (au cas de l'affirmative) doit-on fixer chez le roi le début de l'affection? De l'assertion de Gaguin que l'aggravation morbide n'apparaît chez Louis XI qu'en 1480, nous ne sommes nullement en droit de conclure que la triple affection (épileptique, cutanée, hémorrhoïdaire) dont le roi est porteur ne remonte qu'à cette date. Nous savons par l'aveu de Louis XI (voy. ci-dessus, p. LVIII) qu'il était déjà hémorrhoïdaire depuis trente-trois années à cette date de 1480, où Gaguin signale pour la première fois chez le roi la présence de ce stigmate de l'arthritisme. Quant à la dermatose, nous avons pu établir son existence antérieurement à la date donnée par Gaguin (voy. ci-dessus, p. LIII). La clinique aura donc à faire subir à l'assertion de ce chroniqueur la même vérification au point de vue de l'épilepsie.

Comme on peut le prévoir aisément, aucun de ces deux problèmes (existence de l'épilepsie — chronologie de l'épilepsie) ne sera d'une solution facile.

Simple pour toutes les maladies tenues pour avouables devant l'opinion publique, cette recherche nosographique devient malaisée pour la névrose épileptique. Au moyen âge encore plus qu'aujourd'hui le *mal sacré* était, pour celui qui en était affecté (à plus forte raison s'il était roi), une humiliation dont le malade, ses parents et ses médecins mettaient tous leurs efforts à dissimuler l'existence.

§ 9. *Existence de l'épilepsie.* — Pour l'établir il est nécessaire et suffisant : 1° de reconstituer le diagnostic des médecins de Louis XI à la date donnée par Gaguin ; — 2° de confirmer ce diagnostic par la thérapeutique, c'est-à-dire de fournir la preuve qu'à cette même date Louis XI suivait le traitement classique de la médecine médiévale contre l'épilepsie.

§ 10. *Diagnostic des médecins de Louis XI à cette date de 1480.* — Il nous est révélé de la façon la plus imprévue par Louis XI lui-même (et naturellement à son insu) dans une lettre où le roi, tout en faisant part de son état morbide à son correspondant, évite avec soin de dénommer la mystérieuse affection pour laquelle il sollicite des prières. Dans cette lettre adressée (1481) à Pierre Cadouet prieur de N.-D. de Salles à Bourges, Louis XI nous a, sans le savoir, livré la nature de sa maladie aussi clairement que s'il en avait fait l'aveu à un clinicien :

« Maistre Pierre, mon amy, je vous prie tant comme je puis, que vous priez incessamment Dieu et Nostre-Dame de Sales pour moy, à ce que leur plaisir soit m'envoyer la fievre quarte ; *car j'ay* une *maladie dont les physiciens disent que je ne puis estre guéry sans l'avoir*; et quand je l'auray, je vous le feray savoir incontinent. » (Arch. du Cher, Fonds du Chapitre, d. Raynal, *Hist. du Berry*, III, 132.)

Dans cette lettre, inintelligible pour eux, tous les historiens, depuis Duclos, n'ont su voir qu'une preuve nouvelle de la « bizarrerie superstitieuse de Louis XI ». Avec son intelligence habituelle des choses du moyen âge, Voltaire en a profité pour dire une fois de plus au moyen âge tout son fait en la personne de Louis XI :

« On a conservé une de ses lettres à je ne sais quel prieur de Notre-Dame de Salles, par laquelle il demande à cette Notre-Dame de lui accorder la fièvre quarte, attendu, dit-il, que les médecins l'assurent qu'il n'y a que la fièvre quarte qui soit bonne pour sa santé. L'impudent charlatanisme des médecins était donc aussi

grand que l'imbécillité de Louis XI, et son imbécillité était égale à sa
tyrannie. Ce portrait n'est pas seulement celui de ce monarque, c'est
celui de presque toute l'Europe. Il ne faut connaître l'histoire de ces
temps-là que pour la mépriser. Si les princes et les particuliers n'a-
vaient pas quelque intérêt à s'instruire des révolutions de tant de
barbares gouvernements, on ne pourrait plus mal employer son
temps qu'en lisant l'histoire. »

(Voltaire, *Essai sur les mœurs*, ch. xciv. Éd. Beuchot, XVI, 5.)

Raynal se tait, de même tous les chartistes.

Ayant constaté la rhétorique stérile des historiens dogmatiques et l'impuissance de la méthode chartiste à extraire de
cette gangue thérapeutique le précieux diagnostic des médecins royaux, qui y est nettement formulé, nous allons appliquer à ce document les instruments de précision de la méthode
de la Pathologie historique.

Remarquons d'abord que cette lettre de Louis XI est une
proposition complexe qui renferme trois inconnues :

A. Une inconnue *topographique* et *hagiographique*. Pourquoi Louis XI demande-t-il la fièvre quarte à N.-D. de Salles?

B. Une inconnue *clinique*. Dans quelle maladie la médecine médiévale avait-elle recours à une métastase et substituait
la fièvre quarte à une affection donnée ?

C. Une inconnue *psychologique*. Pourquoi Louis XI, tout
en priant son correspondant d'intercéder pour lui, a-t-il caché
à celui-ci le nom de la maladie dont les médecins royaux ont
diagnostiqué l'existence, et pour laquelle ils ont exigé ce
remède, selon eux décisif et seul efficace. Ce *pharisaïsme*
explique le silence de l'*officieux Commynes*, silence que nous
avons noté ci-dessus pour le sang humain, les cautérisations
et les bergers.

A. Notre-Dame de Salles était le sanctuaire au moyen
âge de tous les paludéens de la Sologne, donc spécifique pour
le paludisme comme saint Hubert pour la rage (sur les vertus
curatives de N.-D. de Bourges cf. le R. P. Bouveret, *Hist. des*
sanctuaires de la Vierge, 378, 520).

B. La règle diagnostique de l'ancienne médecine *naturam*
morborum curationes ostendunt nous permet de retrouver sans
peine la nature de la maladie que Louis XI s'est tant efforcé

de nous cacher. On sait que c'est Hippocrate qui a fixé, il y a plus de deux mille ans, la spécificité curative de la fièvre quarte : « [*Substitution des maladies les unes aux autres*]. Les individus pris de fièvre quarte ne sont jamais atteints de la *grande maladie* (l'épilepsie) ; et si, pris d'abord de cette affection, la fièvre quarte leur survient, celle-ci les guérit de celle-là ». Hippocrate, *Epidémies*, VI, 6, 5 (tr. Littré, V, 325. — Sur cet antagonisme entre le processus fébrile et le processus convulsif dans la pathologie générale hippocratique voy. en outre Hippocrate dans : *Aphorismes*, IV, 57 et V, 70 ; Littré IV, 523 et 563 ; — *Prénotions Coaques*, sect. 2, XVIII, 348 ; Littré, V, 659 ; — *Maladies*, I, 7 ; Littré, VI, 153 ; — *Crises*, 61 ; Littré, IX, 295).

Il est facile de reconstituer le mécanisme physiologique de cette conception. Étant donné le principe hippocratique de la métastase qui résout par la fièvre l'état convulsif (*Febris spasmum solvit*[1]), c'est à la fièvre la plus résistante que la thérapeutique doit s'adresser pour combattre les maladies où, comme dans l'épilepsie, la convulsion a revêtu la forme chronique. Or de toutes les fièvres à type périodique la fièvre quarte était considérée la plus tenace, — l'antiquité concevait les fièvres cycliques comme d'autant plus résistantes qu'elles s'écartent davantage du type quotidien (de là la malédiction classique : « *Quartana te teneat !* », qui a survécu dans notre ancienne langue : « Que *la fièvre quartaine* puisse serrer bien fort le bourreau de tailleur ! » Molière, *Bourgeois gentilhomme*, II, 7).

Transmis par la médecine antique aux Arabes (« *Quartana* quae salva est, liberat ab aegritudinibus malis melancholicis, sicut.... *epilepsia* ». Avicenne, *Canon*, t. I, p. 55, col. 2), l'axiome hippocratique a dominé la neuropathologie du moyen âge[2], et celle de l'époque moderne jusqu'aux premières années du XIXᵉ siècle.

---

1. *Die Concordanciae des Joh. de Sᵒ Amando*, éd. Pagel, p. 332 : « Spasmus sano subito veniens fit ex repletione cujus causa sunt humores viscosi et frigidi membrum nutrientes et propter hoc febris superveniens huic spasmo calefacit et dissolvit chymos nervi impleti. »

2. *Die Concordanciae des Joh. de Sᵒ Amando*, éd. Pagel, p. 332 : « A quartanis habiti non valde a spasmo apprehenduntur; si vero apprehendantur et superveniat quartana sedantur.

Si Voltaire avait pris la peine d'ouvrir les manuels thérapeutiques en époque, il eût retrouvé, intacte chez tous, la
tradition du *Superveniente quartana epileptici convulsione
defunguntur* :

« Si l'Epileptic est une fois saisi de la *quarte*, le plus du
temps il s'en porte mieux. » (*OEuvres pharmaceut.* d'Abraham
de la Frambière médecin du Roy. Paris, 3ᵉ éd. 1718, in-fol.,
p. 610.)

« Quod ad prognosin attinet, in genere epilepsia est morbus
curatu difficilis. Solvitur *superveniente quartana.* » (Schacht
Medic. Profess. Ord. *Institutiones Medicinae Practicae.*
Amsterdam, 1767, p. 117.)

« Excretiones cutaneae, scabies, nec non haemorrhoïdum
et mensium fluxus, et *quartana febris* epilepsiam solvunt. »
(Ludwig, Ord. Med. Acad. Lips. Decani *Institutiones Medicinae Clinicae.* Leipzig, 1758, p. 310.)

C. La constatation du fait que l'affection pour laquelle
les médecins de Louis XI souhaitaient la fièvre quarte, était
l'épilepsie, nous donne l'explication du silence mystérieux du
roi, qui, tout en nommant la maladie qu'il veut avoir, cache
à son correspondant celle dont il implore la guérison. Ce
silence est d'autant plus frappant si on l'oppose à son bavardage cynique avec les ambassadeurs : 1° sur son abstinence à
propos de ses hémorrhoïdes ; 2° sur sa grand'mère qu'il qualifie de « putana ».

Son admirateur Commynes, qui en règle a soin de taire tout
ce qui peut nuire à son maître, a tu l'épilepsie dont le roi était
affecté. Confident de Louis XI et qui couchait dans sa
chambre (*solus*, cf. Kervyn), il ne pouvait ignorer le diagnostic
des médecins. S'il a caché cette maladie, c'est par partialité
pour le roi qui, de crainte des pharisiens, la tenait lui-même

---

Quartana superveniens non permittit venire spasmum dissolvens
eum.

Spasmus curatur duobus modis : aut cum purgatione aut cum
coctione ; quartana superveniens purgat cum rigore. »

en secret (ce qui explique que Commynes n'ait pas parlé non plus des *bergers* et du *sang humain*. Du moment qu'il cachait l'affection, il ne pouvait avouer la médication qui permettait de la retrouver instantanément : *naturam morborum curationem ostendunt*).

Donnons en passant un exemple de la partialité de Commynes pour Louis XI. Dans son récit de l'ambassade de Contay, envoyé en 1476 par le duc de Bourgogne au roi pour prolonger la trêve, Commynes couvre Louis XI, selon son habitude, et dit que, *malgré son bon accueil*, on ne put empêcher le public de faire *chansons*[1]. Or c'est juste le contraire que nous apprend la dépêche de l'ambassadeur Fr. Pietra Santa sur les brimades faites par le roi à Contay la nuit.

« Monsignore de Conte e qua non gia cosi ben veduto doppo queste nostre conclusione come el era prima. Ricordando che la prima publicatione che ha fatto fare la maesta del Re di questa nostra rinouatione de la lega etc., el la mando a fare con grandi soni de trombe sotto la finistra oue alloza esso Monsignore de Conte ; poi sua Maesta per farli dispetto gli ha mostrato la detta littera gli ha scritto V. S. di mano propria.

Vlterius gli fa ut plurimum dormire con luy Monsignore de Leynires, quale quantuncha sia mignono del Re, fauoregia il Duca di Borgogna appresso sua Maesta. Et nel piu bello dormire gli manda al vscio de la camera a sonare guaccari et tambori con li magiori strepiti del mondo, dicendo su su che li Alemani sono qua. Poi ogni di lo

---

1. Commynes (éd. Dupont), II, 13 : « Or faut voir maintenant comme changea le monde après ceste bataille [de Granson]. Premièrement ledit duc propre envoya le seigneur de Contay au roy, avec humbles et gracieuses paroles, qui estoit contre sa coustume et contre sa nature. Regardez doncques comme une heure de temps le mua. Il prioit au roy luy vouloir loyaument tenir la trefve ; il s'excusoit de n'avoir esté à la veue, qui se debvoit faire auprès d'Auxerre ; et asseuroit de se trouver de brief, là, ou ailleurs, au bon plaisir du roy. Le roy luy fit très-bonne chiere, l'asseurant de ce qu'il demandoit ; car encore ne luy sembloit pas temps de faire le contraire ; et connoissoit bien le roy la loyaulté des subjets dudit duc, et que tost seroit resours ; et vouloit veoir la fin de ceste adventure, sans donner occasion à nulle des deux parties de s'acorder. Mais quelque bonne chiere que le roy feist audit seigneur de Contay, si ouyt-il maintes mocqueries par la ville ; car les chansons se disoient publicquement, à la louange des vaincqueurs, et à la foulle du vaincu. »

motegia con li piu strani motegiamenti del mondo sotto specie di
schirzare, in modo chel pare non habia quasi altro piacere che di
vesperiarlo. »

(Dépêche de Fr. Pietra Santa, 12 août 1476, d. Chmel, *l. c.*, p. 183.)

§ 11. Quant à la confirmation de l'existence de l'épilepsie
par la thérapeutique appliquée à Louis XI, nous avons déjà
vu (*Premier exemple*, pp. XLV-XLVI ; XXXIII-XXXIV ;
XVIII ; XL-XLII) que le roi employait le remède spécifique
contre l'épilepsie, le sang humain, et qu'il s'était soumis au
traitement chirurgical (cautérisations, incisions) et au traitement hygiénique (ne pas dormir le jour, dormir la tête haute,
l'avoir très protégée).

La médecine médiévale préconisait de plus contre l'épilepsie :
l'hysope, le fumeterre, la corne d'élan.

A. Thérapeutique théorique. 1° *Hysope* comme diurétique,
donc dégageant la tête par le foie et les reins :

Bernard de Gordon, *Lilium medicinae*, Part. II. De passionibus capitis, cap. xxv. De cura epilepsiae. « Utatur epilepticus isto pulvere. ℞ trium generum piperis, hyssopi, menthae
dessicat. ana ʒ 1. pulverizentur et ponantur in sacculo de
aluta et utatur epilepticus cum omni eo quod comedet. »

Le grant proprietaire des choses (traité des vertus et proprietez des eaux artificielles) :« Eau de ysope sec. Ceste eaue...
vault à ceulx qui tumbent du grant mal et sappelle en latin
epilentia. »

2° *Fumeterre*, comme dégageant le foie :

Avicenne, *Canon*, l. III, tr. 5, cap. xi (I, 505, col. 2) : « Si
autem epilepsia excusari non potest, administretur ei fumus
terrae. » De cura epilepsiae.

3° *Corne d'élan :*

« Quant aux parties des animaux, nous nous en servons
aussi diversement. Le poulmon de renard est propre contre la
phthisie ; le foye de loup contre les maladies du foye ; les
dents d'éléphant pour fortifier le cœur ; la corne de licorne
pour resister aux venins, et *l'ongle du pied de l'élan pour
guérir la maladie d'Hercule.* » (*Les Œuvres pharmaceutiques
du Sieur Jean de Renou médecin du Roy*, 1637, p. 14.)

« L'élan ne vit que dans des lieux inhabitez, parce qu'il est extrêmement sujet à tomber du haut mal. Et aussitôt qu'il en est attaqué, il ne manque pas de se mettre le pied gauche dans son oreille gauche pour se guérir de cette maladie : ce qui a donné sujet de croire que l'ongle ou la corne du pied gauche de cet animal estoit un remède spécifique pour se garantir de l'épilepsie que nous appelons ordinairement mal de saint ou de Saint Jean. » (Pomet, *Hist. des drogues*, 1694, in-fol., p. 23.)

« Le pied de l'élan qu'on enchâsse dans des anneaux, et duquel on fait des brasselets contre le mal caduc » (Le cabinet secret des grands preservatifs par le sieur Monnier docteur en médecine, 1666, p. 25).

« Alces. Vires : *Ungula* specifica virtute celebratur adversus *Epilepsiam*, tum praecavendo, tum curando, idque usu tam interno, quam externo.

1. *Interne* propinantur scobis et praeparata subjuncta.

2. *Externe* includitur particula annulo, gestaturque digito. Inditur itidem pugno, applicatur pulsui, immittitur in aurem *sinistram*, suspenditur de collo ut cutim attingat. »

(Joh. Schröder, *Pharmacopoeia medico-chymica*. Leyde, 1672, p. 791.)

B. Thérapeutique de Louis XI.

Nous avons constaté (cf. ci-dessus, § 6, B et A) que le roi faisait usage d'hysope et de fumeterre.

Il fit également des achats d'élans :

« A Bernard More marchant Austerlin de la ville de Campe (Kempen) de la House (Hanse) 750 liv. de merché fait pour amener au Roi six bestes nommees *Elles*, trois masles et trois femelles.... » (Compte de Pierre de Lailly du 1ᵉʳ oct. 1479. Commynes-Dupont, t. II, p. 234, note 3.)

« Au pays de Dannemarche et de Suerie, envoya querir de deux sortes de bestes : l'une s'appelloit *helles*, et sont de corsaige de cerfz, grans comme buffles, les cornes courtes et grosses.... » (*Commynes*, éd. Dupont, t. II, p. 233).

« A Jamet Boileaue notonnier, demourant à Tours, la somme de 6 liv. pour avoir mené et conduit par eaue de Tours jusques à Orléans une grant beste sauvaige nommée *elle* laquelle ledit seigneur

envoyoit ou pays de Gastinois (Quittance du 23 septembre 1481). »
(British Museum. Mss. Egerton, 883, fol. 2.)

« A Jehan Martin, la somme de 9 liv. 12 s. 6 den. pour fournir à la
despence que faire lui conviendra pour mener, conduire et gouverner
ladite beste sur l'eaue depuis ledit lieu de Tours jusques audit lieu
d'Orléans et d'ilec la mener par terre jusques à Bel-Esbat oudit pays
de Gastinoys, où ledit seigneur l'a envoyé pour nourrir et gouverner
illec (Quittance de 29 sept. 1481). » (Id. *ibid.*, 883, fol. 2.)

Toutes ces acquisitions d'élans n'avaient évidemment pas
seulement un but thérapeutique. Nous trouverons plus loin
(*Troisième exemple*) quel autre motif faisait agir le roi.

Hippocrate conseille dans les accidents cérébraux suivis
d'épilepsie ou de paralysie, le lait d'ânesse à haute dose
(Hippocrate, tr. Littré, t. II, 407, *Du régime dans les maladies
aiguës*) ; de même dans l'hystérie (Id. *ibid.*, t. VII, p. 317, *De
la nature de la femme*).

Pline mentionne le lait d'ânesse comme utile dans l'épilepsie : Pline, éd. Nisard, l. XXVIII, 33, 1 : « les testicules
d'âne gardés dans du sel et mêlés à une boisson, surtout au
lait d'ânesse ». Id. *ibid.* l. XXXII, 37, 1 : « Les épileptiques
boivent de la présure de veau marin avec du *lait* de cavale ou
d'ânesse ».

Peut-être pouvons-nous expliquer par là l'achat pour le roi
de plusieurs ânesses en deux jours :

« A Estienne Martin la somme de 6 l. 8 s. 4 d. à luy ordonnée par
ledit seigneur pour une autre annesse et ung petit asnon qu'il a
acheté pour ledit seigneur et par son ordonnance. (20 août 1482.) »
(British Museum. Mss. Egerton, 883, fol. 82.)

« A Vincent Thierry la somme de 64 s. 2 d. à luy ordonnée par
ledit seigneur pour une annesse acheclée de luy pour ledit seigneur.
(22 aoust 1482.) » (Id. *ibid.*, 883, fol. 81.)

« A Symon Gryer la somme de 4 l. 16 s. 3 d. à luy ordonnée par
ledit seigneur pour une autre annesse. (22 aoust 1482.) » (Id. *ibid.*,
885, fol. 81.)

Gordon recommande aux épileptiques des lits frais.

Nous trouvons dans les comptes de Louis XI la mention de
lits spéciaux rafraîchissants, lit à vent, lit de natte qu'on
emportait avec lui dans ses voyages :

« A Guillaume du Jardin, tapissier dudit seigneur — pour avoir fait mener le lit de vent dudit seigneur de la Mothe d'Esgry jusques à Paris, pour ilec le faire habiller et y faire un soufflet neuf, 20 s. t. — Pour ung homme et ung cheval, pour avoir porté le lit de vent dudit seigneur de La Mothe d'Esgry jusques à Clereau près Vendosme.

Pour avoir fait apporter de Tours jusques à Bray-Conte-Robert, ung grant cuir de Ongrie, pour mectre sur le lit dudit seigneur 60 s. t. (27 septembre 1480.) » (Arch. nat., KK, 64, fol. 64.)

« A Anthoine de Trye, natier, demourant à Paris 105 s. — pour avoir esté de Paris jusques à Tours pour ilec faire une couchete de paille en manière d'une couchecte pour servir audit seigneur en son logeiz, où il a vacqué tant à aller, séjourner faire ladite couchecte que pour s'en retourner quinze jours entiers. 10 sept. 1481. » (Arch. nat., KK, 64, fol. 165 v°.)

« A Coppin Sauvage, sellier et targier dudit Seigneur 46 l. 8 d. — pour deux batz de sommiers garniz de cropières.... pour servir à porter les litz dudit seigneur et pour 4 aulnes de toile cirée. 26 février 1479. » (Arch. nat., KK, 64, fol. 26.)

« A Maistre Estienne Gastault 45 l. — pour avoir fait porter et conduire sur ung cheval sommier la couchecte avec le petit chaslit de la chambre dudit seigneur partout où il a esté logé depuis le premier jour de février précédent jusques au derrenier jour dudit moys de may. (12 juin 1482.) » (British Museum. Mss. Egerton, 883, fol. 57.)

État des gaiges de l'Escuierie du Roy pour l'année (oct. 1481-oct. 1482). Bibl. nat. f. fr. 6988, fol. 163 : « A Maistre Olivier le Dain, varlet de chambre et barbier dudit seigneur pour l'ordonnance du chariot des litz d'icelluy seigneur et des chartiers et chevaux qui le maynent au feur de 33 livres. »

Remarquons que c'est surtout contre l'épilepsie que Gordon prescrit les plantes odorantes (voir ci-dessus, p. XXX). Nous avons vu qu'on mettait dans les chambres du roi de la coq menthe, etc. « par tous les lieux où il a esté » (p. XXXIII), et qu'on faisait chercher des roses partout (p. XXXII). Celles-ci devaient, de plus, être payées cher, étant relativement rares à cette époque (cf. Joret, *La rose dans l'antiquité*).

Anesthésie de l'odorat, puisque le roi supportait la grande quantité de fleurs et de plantes à parfum très fort dont on remplissait sa maison.

Ch. Féré, *Épilepsies et épileptiques*, p. 193 : « L'anosmie est aussi rencontrée par quelques observateurs (Russel, Bennett).

« Les quelques explorations que j'ai pu faire de l'odorat me portent à croire que l'obnubilation de ce sens est fréquente à la suite des accès. Chez plusieurs malades, l'anosmie post-paroxystique était assez prononcée pour qu'ils ne sentissent pas le musc en nature. »

Nous savons que le roi était goutteux (voy. ci-dessus, p. LXI). On connaît le rapport entre la goutte et l'artériosclérose. Le texte suivant nous permet de supposer qu'il souffrait de rhumatismes :

« A Symon Buynard la somme de 8 l. 10 s. à luy ordonnée par ledit seigneur ledit jour pour avoir fait mener porter et conduire la petite maison de boys dudit seigneur tant par eaue que par terre en plusieurs lieux. »

(British Museum. Mss. Egerton, 883, fol. 80.)

Au lieu d'opposer à ces deux dissolvants, l'arthritisme et l'épilepsie, l'hygiène qui eût été nécessaire, son hygiène est doublement funeste : *au physique* — excès de table, continuels et « *aspres voyaiges* », chasses en hiver dans les marais, couchant dans les villages, — elle aggrave l'arthritisme et accélère l'artériosclérose; *au moral*, destruction par les émotions dues à la lutte contre le Téméraire, qui aggrave l'œuvre mentale de l'épilepsie.

Alors que, sur un règne de vingt-huit ans, Louis XI n'est resté au Plessis que la dernière année de sa vie, cloué par la maladie, M. Monod dit dans le portrait qu'il fait du roi :

« Nous connaissons le *caractère* et l'intérieur de Louis XI par un admirable écrivain, le Bourguignon Comines, qui vécut à sa cour à partir de 1473. Dissimulé, défiant, tenant peu aux apparences, le roi *aimait à vivre* bien gardé au château du Plessis-lez-Tours. » (*Hist. de France*, p. G. Monod et P. Bondois, 1891.)

Si M. Monod avait voulu donner la formule locomotrice de Louis XI (avec le raccourci nécessaire à l'Histoire dans les manuels), au lieu de le peindre enfermé dans son château, — il eût fallu dire : après Napoléon Ier et l'empereur d'Allemagne actuel, Louis XI est le plus voyageur de tous les souverains.

Le roi lui-même se compare à Charlemagne pour avoir fréquemment parcouru son royaume :

Lenglet-Dufresnoy (éd. Commines, II, 445) : « Et au regard de ce
que ledict seigneur roy de Sicile pria et requist mondict seigneur de
Berry, de dire et déclarer les causes qui l'ont meu de soy partir si
soudainement d'avecques le roy, à quoy mondict seigneur de Berry
a respondu que il a esté meu de ce faire pour deux causes, l'une pour
la seureté de sa personne, disant que depuis le trespas du roy que
Dieu perdoint, il a toujours sceu et congneu que le roy ne l'avoit point
en amour ne bien agréable, mais en toute suspeçon (*sic*) et deffiance,
et souventes fois le demonstroit par ses parolles, et que ces choses
proceddoient, comme il pensoit, au moyen d'aucuns de ses serviteurs
desquelz il a grant cause de soy dobter, pour plusieurs raisons, dont
pour le présent il se taist.

L'autre cause de sondict partement a esté pour ce qu'il voyoit et
congnoissoit, ainsi qu'il dist, le désordre qui a esté, et est en tout
cas, ou royaume, dont les seigneurs du sang, l'esglise, la noblesse
et le poure peuple, aussy la justice, se deulent, et s'en povoit ensuir
la destruction du royaume, se remède n'y estoit mis.

Le roy se merveille fort de ceulx qui ont donné à entendre a mondict seigneur de Berry qu'il se deust en riens doubter du roy touchant
la seureté de sa personne, ni qu'il y deust aucunement adjouter foy,
car oncquez le Roy n'eut vouloir et ne pensa chose qui fust ou préjudice de la personne de mondict seigneur de Berry.

Et quant à la seconde cause pour laquelle mondict seigneur de
Berry dit qu'il s'est party de la compagnie du roy, c'est assavoir
pour ce qu'il voioit et congnoissoit ainsi qu'il dit le desordre qui a
esté et est en tous cas ou royaume, dont tous les seigneurs du sang,
l'esglise, la noblesse, et le povre peuple, et aussi la justice, se deulent, et s'en povoit ensuir la destruction du royaume, se remède n'y
estoit mis.

Le roy, depuis qu'il est venu à la couronne, a mis toute la peine
qui luy a esté possible de mectre, [à] garder et entretenir son
royaume en paix repos transquilité et bonne justice, et à icelluy
augmenter et accroistre, *et y a, graces à nostre seigneur, pené et tra-*
veillé, en visitant les parties de son royaume plus que ne fist oncques
mais roy de France en si peu de temps, depuis Charlemaigne jusques
à présent, et estoient les choses sy bien disposées, avant ce trouble,
que chascun vivoit en paix en son hostel, feussent seigneurs, gens
d'esglise, nobles, bourgeois, marchans, laboureurs ou autres de quelque estat que ce fust. Dieu estoit honorablement servy en l'esglise,
et le divin service bien faict et continué, marchandise couroit par
tout seurement, et povoit chacun aller de jour et de nuit, l'or au
poing, sans destourbier ou empeschement aucung, qui n'est pas
demonstrance que au royaume eust si grand désordre comme il a
pleu à mondict seigneur de Berry dire, ne par ce moyen ne fust
point venue la destruction du royaume ; mais au moyen.... »

Et nous trouvons dans Chastellain et la *Chronique Scanda-*

leuse le récit naïf de deux de ces expéditions qui nous montrent la manie.

Chastellain (éd. Kervyn), IV, 196 : « 1462. Il voulut visiter les marches et confins de son royaume, avoir cognoissance de tout et de tous ; et pour ce faire, se party de Tours luy sixième, là où il fit cryer à son de trompe, que nul, sus peine de mort, ne s'avançast de le sieuvir. Et estoient luy et ses cinq compagnons habillés de gros drap gris, rudement, en manière de pélerins et avoient chascun une grosse rude paternostre de bois pendue au col. Et délaissant son chemin vers Poitiers, alla visiter toute Guienne, tout Bordelois et toutes les marches et contrées comprises dedans. Et jàsoit ce que la fame courust qu'il allast ainsi seul, tousjours le costoioit, à un logis près, la garde de son corps, qui estoient environ six-vingt hommes combattans. Sy passa une saison en ceste visitation faire. »

Chr. Scand, ann. 1473, éd. B. de Mandrot, I, 294 : « Et, puis le samedi matin, XIIIe jour dudit moys de mars, à l'eure de six heures de matin, le roy qui estoit au Plesis du Parc, jadis nommé les Motifz lez Tours, s'en party à privée compaignie et s'en ala à Bordeaux et Baionne, et, afin que homme vivant, autre que ceulx qu'il avoit ordonnez, ne le suivissent ne alassent après luy, fist tenir toutes les portes de Tours fermées depuis ladicte heure jusques à dix heures sonnées, et si fist rompre ung pont près dudit lieu de Tours par où il estoit passé, afin que homme n'y passast. Et fist ilec aussi demourer Monseigneur de Gaucourt cappitaine des gentilzhommes de sa maison, afin que personne n'alast après lui. »

En dehors de ces perpétuels déplacements dictés par la politique, quand le souci des affaires lui permettait de rester chez lui, Commynes nous le montre sans cesse à la chasse ou à la guerre.

Commynes (éd. Dupont, II, 271) : « Pour tout plaisir il aymoit la chasse, et les oyseaulx en leurs saisons ; mais il n'y prenoit point tant de plaisir comme aux chiens. Encores, en ceste chasse, avoit presque autant d'ennuy que de pla'sir : car il prenoit de grans peines, il couroit les cerfz à force, et se levoit fort matin, et alloit aucunes fois loing, et ne laissoit pour nul temps qu'il feist : et ainsi s'en retournoit aucunes fois bien las, et *presque tousjours courroucé à quelcun* : car c'est mestier qui ne se conduit pas tousjours au plaisir de ceulx qui le conduisent. Toutesfois il s'y congnoissoit mieulx que nul homme qui ait regné de son temps, selon l'oppinion de chascun. *A ceste chasse estoit sans cesse*, et logié par les villaiges, jusques à ce qu'il venoit quelques nouvelles de la voye de faict : car presque tous les estez y avoit quelque chose entre le duc Charles de Bourgongne et luy, et d'yver faisoient trefves. »

Basin, III, 167 : « Quanquam autem neque specie et forma eleganti, quae digna videretur imperio, neque facie decorus esset, fuit tamen satis patiens ad perferendos labores equitandi. » — *Idem*, III, 168 : « Nam venationibus totus paene deditus erat. »

Le roi exprime la volonté d'être représenté en chasseur sur son tombeau (Commynes-Dupont, *Preuves*, III, 339).

Excès de table et de boisson :

L. Delisle, *Fragments inédits de Th. Basin* (Notices et Extraits des Mss. XXIV, 2ᵉ Partie), p. 19 : « De temperantia vero ipsius non opus est longum trahere sermonem. Nam satis manifestum est quod vini satis intemperans fuit, et plerumque estuans vino et crapula, multa in diversos seva atque crudelia fieri jussit. »

Basin (éd. Quicherat), III, 192 : « Pater vini et escarum temperantissimus fuit ; filius vero de omni gulae intemperantia turpiter diffamatus : unde cum semel Rothomagi coenaret in taberna publica, et illic una adessent qui famosi vini potatores habebantur, ipse fertur crustam magni pastilli, oblatam sibi ab uno insigni bibulo vino plenam, vacuam protinus reddidisse exhausto a se vino. »

Chron. Sabaud. ap. *Mon. Hist. patr.* t. I, p. 664. « Mirabiliter comedebat et cum appetitu voraci, ita quod in uno prandio triginta sex alas pullorum comedit[1]. »

Seyssel (éd. Comm. Godefr. II, 324) : Le « Roy qui est à présent, a gardé la médiocrité touchant sa dépense de bouche ; dont l'autre estoit par trop excessif et curieux. »

Rappelons aussi la teneur des lettres patentes de Louis XI pour la donation à S. Claude (cit. p. LXVI) : « ...et mesmement pour la bonne disposition de notre estomac, pour que vin, ne aultres viandes ne nous y puissent nuyre et que l'ayons toujours bien disposé ».

§ 12. Nous savons, par le récit de Commynes des dernières années de Louis XI, que le roi a succombé à une série d'attaques d'apoplexie avec aphasie transitoire. Donc lésion cérébrale en foyer, non rare chez les épileptiques comme maladie terminale. Nous étudierons les textes de Louis XI en main, au volume suivant, si cette lésion était ischémique ou hémorrhagique.

---

1. Ce texte indique plus qu'un simple excès de table. On y trouve les caractères essentiels de la boulimie. Ce point sera étudié au tome II.

§ 13. Louis XI appartient donc :

A la famille *arthritique* par les manifestations herpétiques (dermatose), les hémorrhoïdes et la goutte.

A la famille *névropathique* par l'épilepsie, la lésion terminale en foyer, son hérédité — fils d'un père à troubles cérébraux finaux, agoraphobe ; nous verrons plus loin ses tares héréditaires.

Ce sont déjà là des données précieuses pour le moment où nous aborderons l'étude de son état psychique.

Reste à faire la chronologie de l'épilepsie : peut-être nous fournira-t-elle l'occasion d'expliquer plus d'un acte jusqu'ici inintelligible du roi (par exemple les chausse-trapes).

§ 14. *Chronologie de l'épilepsie.*

Dès 1469 nous voyons Louis XI se soumettre à des prescriptions hygiéniques et employer des remèdes que la médecine de cette époque proconisait contre l'épilepsie : dormir la tête haute, l'avoir très protégée (et même dès 1468 nous trouvons la mention de bonnets chauds, voy. ci-dessus, p. XLI) ; usage de fumeterre (p. LXII), usage de parfums, prescription d'égayer la chambre du malade :

« A Olivier le Mauvays barbier du Roy 103 s. 9 d. pour le rembourser de pareille somme qu'il a mise du sien par l'ordonnance du Roy à l'achact de deux mirouers doubles pour ledit seigneur. » (Arch. nat. Comptes de l'Argenterie, KK, 61, fol. 44, juin 1469.)
« A Jehan Hurte appothicaire 55 s. pour une livre pouldre de viollettes prinse le 10ᵉ jour dudit mois de mars et livrée à Pierre Direy varlet de garde robe du Roy pour icelle mettre entre les robes et autres habillemens du Roy. » (Id. *ibid.*, fol. 38, mars 1469.)

Pouvons-nous en inférer que le roi était déjà épileptique ? Recours en 1471 à S. Claude (Vaesen, *Catalogue chronol.* de J. Bourré, n° 688), invoqué contre les convulsions.

Année 1472. État maladif de Louis XI. Nous pouvons l'induire de la dépêche suivante de l'ambassadeur milanais, où nous trouvons la première mention de la difficulté qu'on a de voir le roi.

« Non l'ho dito mi estesso à la pᵗᵃ Mᵃ... perchè quando mal voluntera intende longo rasonamento et fuge le fatiche e audientie più che homo o Signore vedesse may. »

(Depêche de l'ambassadeur milanais Marco Trotto au duc Galeas Sforza, datée d'Amboise, 9 novembre 1472. Bibl. Nat. Mss. f. ital. n° 1649. Sickel, fol. 297.)

Mai 1473. Le roi ne veut voir personne. Il fait défendre sous les peines les plus sévères l'accès du château d'Amboise :

« [Arrivée à Amboise] Sua Maestà a fatto fare pubblice gride et da poi renovate omne octo di, che alcuno fosse chi se volesse, sotto pena de confiscatione de corpi et beni, non andasse ad Amboasa ne intorno presso ad trei leghe. Et cosi ordinato et comandato in omne loco sotto pena della vita ; che non acceptasse veruno excepto queli manderia ad domandare Soa Maestà. Molti Segnori gli volsero andare, che retornarono malcontenti et con mala gratia. Monsignore di Craon conducto già fino alle porte del castello gli fu vietato l'andare dentro : El conte de Narbona non pote entrare nella terra, etc. » (Dépêche de Christoforo da Bolla au duc de Milan Galéas datée de Tours, 27 mai 1473. Bibl. Nat. f. ital. 1649. Sickel, fol. 318.)

« Illmo et Exmo Signore mio. Intese V. Ex. per l'ultime mie *quanto la M^ta del Re se era reducta ad stare restrecta...* Presentatomi poi da Soa M^a gli dixi quanta extrema amaritudine e despiacere V. Ex. haveo preso del male suo et che quella non li sapeva recordare megliore medicina cha un gagliardo animo, et non lassarse tropo occupare da facende maxime in questi excessivi caldi.... Soa M^a respose quasi ridendo : « per mia fede io sono stato ammalato, pure à te pare bene « che sia in bono poncto. « Dicto de *si*, subiunxe, etc.... » (Dépêche de Christoforo da Bolla au duc de Milan Galéas, datée d'Amboise, 12 juin 1473. Bibl. Nat. Mss. f. ital. 1649. Sickel, fol. 322.)

C'est à cette même date que se place l'interdiction au public de l'église de Saint-Florentin à Amboise :

Demande des habitants d'Amboise à Bourré, pour qu'il leur obtienne la permission de construire une nouvelle église, vu que celle de Saint-Florentin n'est plus publique, mais réservée au château, et que celle de Saint-Simon ne peut contenir que le sixième des habitants (mai 1473).
(Vaesen, *Catalogue chronol.* de J. Bourré, n° 836.)

Or l'isolement était tout particulièrement prescrit à l'épileptique. « Du haut mal qu'on appelle *Epilence* : A grand peine les peut on guerir et toutesfois ilz sont aidez par medecine et diette, et donner au patient ung œuf de corbeau tantost qu'il a eu son mal. *Devant toutes choses* ilz se doivent

garder de viandes nuisibles et du fait de luxure, et *de trop
habiter en la compagnie des gens*, car leur mal les prent plus
tost que quand ilz sont tous seulz. » (*Le grand propriétaire
des choses*, l. VII, chap. IX.)

Cette année-là, nouveau don à S. Claude (B. N. f. fr. 20421).

1475. Le roi observe qu'il se sent *sain et bien disposé*, ce
qu'il n'eût pas noté s'il était d'ordinaire valide : les choses ne
se sentent que par le contraste.

« Durant le temps, le roy ne bouga de Paris et y fist son quaresme,
faisant grand chere, et s'i trouva sain et bien disposé, *comme il
disoit.* » (*Chron. Scandal.* année 1475, éd. B. de Mandrot, t. I, p. 325.
— Louis XI passa à Paris les trois premiers mois de l'année 1475.
Note de Mandrot, p. 325.)

D'ailleurs, bien peu après (6 avril 1475) le roi écrit au prieur
de Notre-Dame de Salles, lui demandant de prier Notre-Dame
de lui donner *guérison* parfaite :

« Monsieur le prieur, je vous prie que vous vueillez prier Nostre-
Dame de Sales pour moy, qu'elle me donne guérison parfaite. Au
surplus écrivez moy combien il faut d'argent pour faire un beau
treillis devant Nostre Dame. Escript à Paris, le VIe jour d'apvril.
(Arch. du Cher, Fonds du Chapitre, d. Raynal, *Hist. du Berry*, III,
132.)

Il n'avoue pas encore sa maladie, mais l'importance du
don contraste avec ce silence [1].

1476. Nous avons vu qu'en août 1476 le roi se plaint à Pantaleone de *tremore di core.* Il omet de tout dire, c'est que ces
palpitations lui donnent des convulsions (« *mi da molestia
assay* »).

De même qu'il ment sur son abstinence, puisque à ce moment il avait deux maîtresses (silence de Commynes sur ces
maîtresses).

A cette année 1476, recours à S. Jean (B. N. f. fr. 2906,
fol. 52 v°), auquel on s'adressait dans l'épilepsie.

---

1. Raynal, *l. c.* p. 132 : « Le beau *treillis* dont il est question...
fut en effet placé au nom du Roi dans l'église de N. D. de Sales ; il
était en argent massif. »

1477. Le texte suivant nous autorise à conclure que Louis XI a été malade dans l'année 1477.

«Loys, etc.... Considérans les bons, grans, continuelz et recommandables services que nous a par cy devant fait nostre amé et féal conseiller et médecin maistre Glaude des Molins... tant pour la santé de nostre corps dont il a principalement la charge, que, etc... voulant par ce aucunement l'en rémunérer, pour ces causes et pour la grant et entière amour, confiance et seurté que par évidence et approuvée expérience nous avons par effect cogneu et aperceu estre en sa personne, tant en divers accidens de maladie qui nous sont survenues... dont moiennant l'aide de Dieu notre créateur et de sa glorieuse Mère et la peine, soing et diligence dudit maistre Glaude, nous sommes venus à convalescence etc... à ycellui maistre Glaude avons donné, cédé, quitté, transporté et délaissé... par ces présentes pour luy, ses hoirs... les chastel, place, terre et seigneurie de Saint Pierre de Sélas, situées et assises en la sénéchaussée de Carcassone, etc....

Donné au Plessis du Parc lez Tours ou moys de décembre l'an de grâce 1477, et de nostre règne le 17ᵉ. » (Arch. nat. X¹ᴬ, 8607, fol. 114.)

1478-1479. Grave et mystérieuse maladie de Louis XI durant l'hiver 1478-1479.

« A Maistre Glaude Molin conseiller et médecin du Roy nostre sire la somme de 1000 escuz d'or valant 1604 l. 3 s. 4 d. à luy donnée et ordonnée par ledit seigneur sur lesdites finances de Languedoc de ladite année et ce pour le récompenser de plusieurs grans et agréables services qu'il a puis naguères faiz audit seigneur *en certaine maladie qu'il a eue* et pour plusieurs autres services qu'il luy fait continuellement à l'entour de sa personne. » (Comptes originaux du règne du Roi Louis XI. Oct. 1478.-oct. 1479. Bibl. Nat. f. fr. 23265, fol. 18.)

« A Maistre Pierre Chomet, médecin et astrologien du Roy, pour récompense d'un voyage fait aux Forges près Chinon par ordonnance du Roy. » (1479.) (Bibl. Nat. f. fr. 20685, p. 707.)

[Janvier 1478-1479]. Archives de Dijon, B. 5114. Comptes du Mâconnais, fol. 108: « A Guillaume de Saint amant escuier la somme de vint solz tournois à lui ordonnée et tauxée par monsʳ le gouverneur et bailli de Mascon tant pour journées que pour despens de deux jours entiers qu'il a vacquez ou mois de Janvier mil cccc LXXVIII, par l'ordonnance et commandement du lieutenant général de mondit Sʳ le bailli, d'estre alé de Mascon à Choffailles, distant dudit Mascon de IX lieues pour conduire ung chevaulcheur de l'escuierie du Roy qui venoit de la court devers mondit Sʳ le bailli et lui portoit lectres du Roy pour avoir *certaine recepte de médecine* que mondit Sʳ le bailli avoit, laquelle il envoya au Roy par ledit chevaulcheur, pour lesquelz deux jours mondit Sʳ le bailli lui a tauxé lesditz XX s. t...»

« Tout est entravé par les difficultés que l'on éprouve ici d'obtenir une audience, surtout quand le roi est absent et loin d'ici, comme je l'ai écrit précédemment. Comme il ne veut recevoir aucun ambassadeur, etc.... » (Dépêche de l'ambassadeur milanais J. André Cagnola, Tours, 14 décembre 1478. Kervyn, III, 37.)

« Je n'ai pas eu le loisir de parler à Sa Majesté qui se montre de plus en plus difficile pour accorder des audiences. Aussi ai-je eu l'idée de lui faire remettre un extrait des dépêches chiffrées, par monseigneur d'Argenton, qui s'en est chargé, comme je vous l'ai écrit auparavant. Sa Majesté les eut et nous adressa sa réponse par monseigneur d'Argenton. » (Dépêche de J. André Cagnola au duc de Milan, Tours, 16 avril 1479. Kervyn, I, 245.)

« Il cherche la solitude ; il fuit la foule qui fut toujours odieuse aux hommes de bon lieu, quoique pour un prince il soit difficile de se conduire ainsi. Quelquefois aussi il étudie, m'a-t-on dit, et je suis disposé à le croire, car ses discours en font preuve et il cite souvent les meilleures autorités. C'est pour cela, je pense, qu'il évite les ennuis plus que jamais. » (Dépêche de Carlo Visconti au duc de Milan, Paris, 12 juin 1479. Kervyn, I, 258.)

« Le roi (et c'est chose raisonnable), *ayant longtemps été malade*, aime à consacrer le temps qui lui reste, à faire ses dévotions et à goûter le plaisir de la chasse. » (Dépêche de Carlo Visconti au duc de Milan, datée de Paris, 12 juin 1479. Kervyn, I, 258.)

« Chaque jour il devient plus solitaire ; il ne veut voir que qui lui plaît, et bien souvent si vous voulez une chose, il ne la veut pas, et si vous montrez que vous ne la voulez pas, cela suffit pour qu'il la désire ardemment. Comme tous les vieillards qui touchent à leur déclin, il devient de jour en jour *magis obnoxius iracundiæ*. » (Dépêche de Carlo Visconti au duc de Milan, Paris, 20 juin 1479. Kervyn, I, 264.)

« Sa Majesté Très-Chrétienne est allée en pèlerinage dans un endroit qui s'appelle Notre-Dame de la Victoire, à dix lieues environ d'ici (Senlis), où elle a coutume de se rendre quand elle a remporté quelque victoire : elle s'y rend cette fois à l'occasion de ses succès en Franche-Comté. Ne pouvant prendre une autre route, elle est passée par Paris, mais elle n'entra point en ville, et s'arrêta dans un très beau château éloigné d'une lieue environ, où elle passa la soirée ; le lendemain, elle alla entendre la messe à Saint-Denis, qui est aussi éloigné d'une lieue et demie d'ici, et la messe finie, après avoir dîné sans permettre que personne l'approchât, elle se remit en route pour son pèlerinage. » (Dépêche de l'ambassadeur milanais J. André Cagnola, Paris, 20 juin 1479. Kervyn, I, 265-266.)

« Le seigneur d'Argenton a résolu de se faire remplacer près du roi par le comte Bofilo et monseigneur du Bouchage, auxquels, *durante ejus absentia*, on s'adresserait pour les affaires qui se présenteraient ; car on ne peut avoir audience de Sa Majesté qu'autant qu'elle le veut bien, et c'est très rare. » (Dépêche de l'ambassadeur milanais J. André Cagnola, Tours, 4 octobre 1479. Kervyn, III, 69.)

Pour éviter d'être vu et rendre son accès plus difficile, le roi fait mettre des chausse-trapes aux Forges :

« Très-illustres seigneurs, Le seigneur Jean-André [Cagnola] est de retour. Monseigneur d'Argenton est d'avis, m'a-t-il dit, que j'attende ici le roi, surtout s'il ne m'arrive aucun message qui réclame célérité, parce que Sa Majesté est tellement retirée avec ces messieurs des finances, qu'elle ne veut recevoir aucune autre personne. Bien que le roi eût mandé Jean-André pour les lettres des Suisses, il n'a pas voulu néanmoins parler à celui-ci, mais il l'a fait expédier par monseigneur d'Argenton et par Bofillo. Je crois que Vos Seigneuries apprendront, par les lettres de Jean-André, comment Sa dite Majesté a fait fabriquer un grand nombre de chausse-trapes très pointues, qu'elle a fait semer tout le long des chemins qui aboutissent à sa retraite, sauf une route très étroite et fort incommode où se tiennent ses gardes, afin que personne ne puisse s'approcher. Je vous dis cela afin que Vos Excellences ne s'étonnent pas, si je tarde beaucoup à me présenter à Sa Majesté.

Charles Visconti. »

(Dépêche de Carlo Visconti au duc de Milan, datée de Tours, mai 1479. Kervyn, I, 255.)

« 13 janvier 1479. A Jehan Forgier, serrurier 4 l. 10 s. — pour deux cens chausses trapes qu'il a faictes par l'ordonnance et commandement dudit s[r], pour mectre aux Forges. » (Arch. nat., KK, 64, f° 29.)

« 16 mars 1479. A Jehan le Villain 51 l. 6 s. 10 d. — Pour soixante journées de charpentiers qui ont vacqué pour avoir fait les barrières de boys à l'entour du logeiz des Forges, dont ledit seigneur a fait veoir les parties, et ne veult cy autre déclaracion en estre faicte. » (Arch. nat., KK, 64, f° 21 v°.)

Commynes est muet sur cette maladie. Voici ce que nous en dit Basin :

« Fuit autem rex per aliquos menses hiemales, ante et circa festa dominicae Incarnationis, in quodam castro ultra flumen Ligeris, circa Caynonem[1] ; ubi cum, venationibus et voluptatibus suis ut vacaret liberius, nisi perpaucis ad se aditum haberi non permitteret, et, dispositis suorum satellitum per spatia custodibus, vias, per quas propior ad se accessus haberi potuisset, faceret custodiri : ex ea re rumor maximus increbuit per omnes terras ducis, quod ipse rex in talem

---

1. Quicherat (Basin, III, 49, note 1) corrige à tort Basin, puisque la dépêche des ambassadeurs milanais du *13 janvier* 1479 (Kervyn, I, 240) est datée de Chinon.

corporis sui invaletudinem incurrerat, quod nunquam nec equo, nec
curru vectari posset, nec inde ulla medicorum ope aut industria convalescere. Qui rumor nedum terras ducis, sed plurimas etiam regni
provincias vulgo adimplevit; ita ut etiam eum, nedum aegrotum,
sed mortuum esse plures susurrarent et clanculo jactitarent. Postea
tamen compertum est omnes hujuscemodi rumores inanes et veritate
vacuos exstitisse. Nulla enim tum aegritudine corporis dicitur decu-
buisse, sed de instaurando et colligendo exercitu, tributisque imma-
nibus, per omnes terras ditionis suae imponendis et levandis, cogita-
bat. » (Basin, III, 49.)

A retenir du passage de Basin : 1° que le roi a été malade et
très gravement en janvier-mars 1479, — affirmation prouvée
par : *a.* les dépêches des ambassadeurs, *b.* les quittances des
médecins, *c.* les rumeurs qui ont couru sur sa mort.

2° Que cette maladie a été *mystérieuse* et (comme en 1473 à
Amboise) le roi *s'est claustré* et claquemuré, *pour cacher ses
voluptés*, dit Basin. Laissant de côté les interprétations mal-
veillantes de l'émigré, reste le fait subit de la claustration.
Le fait est-il plus vrai que l'appréciation? Oui, puisque la
quittance des chausse-trapes et les dépêches des ambassadeurs
en témoignent. Le fait que Basin cite les sentinelles prouve
que d'habitude l'accès du roi était libre

3° Que la forme de la maladie était l'état nerveux, puisque
incapacité de supporter le mouvement, le cheval comme la
voiture (non suspendue). D'où chariot branlant (cf. ci-dessus,
p. LXXVI).

4° Que le lendemain de sa guérison, comme cela arrive toujours chez les émigrés (découragement de l'émigré), ceux-là
mêmes qui annonçaient sa mort commencent à déclarer qu'il
n'avait jamais été malade (ce qui est contredit par les ambassadeurs).

Non seulement cette maladie de l'hiver 1478-1479 fut si
grave que d'elle datent toutes les folies, mais qu'elle explique
comment en 1480 Édouard peut dire à Maximilien que le roi
est perdu (avant l'attaque) et n'en a pas pour deux ans [1] (avant

---

1. Lenglet-Dufresnoy (éd. Commines), III, 616 : « Août 1480. *Conseil du Roy d'Angleterre au Duc d'Autriche, de faire une tresve de
deux ans avec le Roy Louis XI, en attendant la mort de ce Roy qui
paroissoit certaine.*

même que Commynes nous souffle mot de l'état du roi) et que
Carlo Visconti parlant de Louis XI s'exprime ainsi : « comme
tous les vieillards qui touchent à leur déclin » (voir ci-dessus,
p. XCVII) — il n'avait que cinquante-neuf ans.

Durant cet hiver 1478-1479 la messe de saint Claude est
célébrée « *chacun jour* » des mois : octobre, décembre, janvier, février et mars « à l'intention et dévocion » du roi, ce
qui nous confirme la forme convulsive de la maladie du roi.

« Au Roy 4 l. 5 s. 3 d. qu'il a fait bailler à frere Pierre Gervais
prestre pour avoir celebré chacun jour dudit mois d'octobre [1478] à
la devocion dudit seigneur la messe de Monseigneur Saint Claude. »
(Arch. nat., Comptes de KK. 66, fol. 6. Octobre 1478.)

« Audit seigneur 4 l. 5 s. 3 d. qu'il a fait delivrer à frere Gervais
Thiebault pour avoir dit et celebré chacun jour dudit mois de decembre
[1478] à l'intention et devocion dudit seigneur la messe de Monseigneur Saint Glaude. » (Id. *ibid*. fol. 9. Décembre 1478.)

« Audit seigneur 4 l. 5 s. 3 d. qu'il fist bailler à messire Gervais
Thiebault prestre pour avoir dit et celebré durant ledit mois de janvier [1479] et chacun jour d'icelluy une messe, à l'intention et devo
cion dudit seigneur, de Saint Claude. » (Id. *ibid*. fol. 10. Janvier 1479.)

« Audit seigneur 77 s. qu'il a fait delivrer à frere Pierre Gervais
prestre pour avoir celebré chacun jour dudit mois de fevrier [1479]
à l'intention dudit seigneur la messe de Monseigneur Saint Claude. »
(Id. *ibid*. fol. 12. Février 1479.)

« Audit seigneur 4 l. 5 s. 4 d. qu'il a fait bailler et delivrer à frere
Pierre Gervais religieux de l'ordre Saint Benoist pour avoir dict et
celebré pour chacun jour dudit mois de mars [1479] à l'intention et
devocion dudit seigneur la messe de Monseigneur Saint Claude. »
(Id. *ibid*. fol. 13. Mars 1479.)

A la date de janvier 1478 [1479] quittance d'un don fait à
saint Florentin (Bibl. Nat. FF. 2904, fol. 7). Saint Florentin
était invoqué dans les troubles mentaux (Broc de Segange,
II, 379). En 1479 don à saint Jean-Baptiste : « pour certain
tabernacle d'argent doré pour couvrir la chasse où repose le
chef Monseigneur saint Jean-Baptiste, à Amiens, en l'église
Nostre-Dame 500 liv. » (Bibl. Nat. Gaignières 772² f. fr. 20685).
Rappelons le nom de mal saint Jean donné à l'épilepsie.

Les mots écrits en marge d'un manuscrit de Rhazès nous
ont appris qu'à la date du 13 septembre 1478, le remède (*anisi
cimini salureie*) contre les ventosités fortes était ordonné au
roi (voir ci-dessus, p. XXXI).

Avicenne, *Canon*, l. III, tr. 4, cap. xxviii (t. I, p. 848, col. 2) :
« Retentio ventositatis quandoque perducit ad hydropisim.
Et quandoque generat tenebrositatem visus, et vertiginem,
et *epilepsiam*, et facit accidere *spasmum*. »

L'achat des vingt-deux chapeaux de l'hiver 1478-1479
prouve la congestion subite du roi. En automne 1478 l'achat
de chapeaux est encore normal :

« 13 octobre 1478. A Jehan Quants 32 s. 2 d. — pour ung chappeau
que ledit seigneur a fait prendre et achecter de luy. » (Comptes de
l'année, oct. 1477-oct. 1478. Arch. nat. KK, 64, f⁰ 24.)

C'est de cette maladie que date une série d'actes que nous
considérons comme l'explosion de la *mégalomanie*.

Le roi achète d'un seul coup vingt-deux chapeaux, payés
à peu près 700 francs actuels par chapeau, lui si avare, —
contraste avec son vieux chapeau d'autrefois[1]. De même,
achat de robes fourrées, et il en distribuait à tous[2]. Ces
achats exagérés indiquent de plus la *collectiomanie*.

Dons excessifs aux saints. Tous ces faits font présager
l'aliénation totale du domaine.

Cette mégalomanie est confirmée par une preuve d'autant
plus capitale qu'elle émane de juristes, tout à fait ignorants
en médecine : c'est l'opposition aux dons du domaine, datant
de 1478, que nous trouvons dans le précieux manuscrit du
British Museum (Egerton, 1668, fol. 299) : *Oppositions des
advocats et procureurs généraux aux dons immenses du domaine* (1478-1483)[3].

La date initiale de 1478 est d'un prix inestimable.

---

1. « Nostre roy se habilloit fort court, et si mal que pis ne pouvoit,
et assez mauvais drap aucunes fois, et portoit ung mauvais chappeau,
différent des aultres, et ung imaige de plomb dessus. » (Commynes,
éd. Dupont, I, 166.)

2. « Il se vestoit richement, ce que jamais n'avoit accoustumé paravant ; et ne portoit que robbes de satin cramoisy fourrées de bonnes
martres ; et en donnoit à ceux qu'il vouloit, sans demander ; car nul
ne luy eust osé demander, ni parler de riens. » (Commynes, éd. Dupont,
II, 232.)

3. Voir ci-après, l'appendice à cet Exemple, p. CV.

1480. Les dépêches des ambassadeurs et les comptes nous donnent la preuve que le roi s'est encore séquestré en cette année 1480, à laquelle Gaguin place l'épilepsie :

« Sa Majesté se tient tellement séquestrée et enfermée qu'on ne peut la voir que lorsqu'elle y consent; et il est si difficile de lui parler, qu'en vérité il y a à désespérer de traiter aucune affaire. Il faut mener les choses avec adresse. Nous employerons de notre côté toute la diligence possible, et de tout ce que nous saurons, nous informerons Vos Excellences, auxquelles nous nous recommandons humblement. »

Paris, 5 juin 1480.   Jean André Cagnola.

(Dépêche de l'ambassadeur milanais J. André Cagnola, Paris, 5 juin 1480. Kervyn, III, 83.)

« Le deuxième jour après la réception de ces lettres, nous sommes partis d'ici et nous nous sommes arrêtés à sept lieues de la résidence du roi, parce qu'elle est dans un lieu sauvage, où il ne nous était pas possible de trouver des logements, et parce que Sa Majesté ne veut pas que personne s'y rende sans qu'elle le sache. Dès que nous nous fûmes ainsi rapprochés de sa résidence, nous envoyâmes immédiatement un courrier, et nous écrivîmes à Sa Majesté et *etiam* à notre monseigneur d'Argenton qui se trouve près du roi, que nous avions à conférer avec Sa Majesté de choses importantes et que nous la priions de nous donner audience. »

(Dépêche de l'ambassadeur milanais J. André Cagnola, Paris, 5 juin 1480. Kervyn, III, 81.)

« A Jehan le Creant, demourant à Boutigny, et Daniel Lebart — pour le fait du logeiz du roi en sa maison de Bel Esbat, durant le mois de may (1480).... Pour ung paliz de boys de xl toises de long, que ledit seigneur a fait faire et mectre alentour de ladicte maison. Pour cecy 84 l. 5 d. » (Arch. nat., KK, 64, fol. 59.)

« A Maistre Pierre le Saige 51 s. 10 d. — pour avoir... clotz de boys [ladite maison de la Mothe d'Esgry] à l'entour des fossés. 28 juillet 1480. » (Arch. nat., KK, 64, fol. 74.)

Courier depesché par Louis XI à un médecin à Rheims [1480] : « En la présence de moy Jehan Dumoulins, clerc notaire et secretaire du Roy nostre sire... a confessé avoir eu? t recue de maistre Denis Bidaut, la somme de 8 l. 5 s..... partant de Tours, allant à Reims devers maistre Girard Cochet, medecin..... touchant aucuns ses affaire.. » (Pièce mutilée. Bibl. nat. Portef. Fontan. 140-141.)

Le roi continue à s'entourer de précautions pour rendre son accès de plus en plus difficile :

« Monsieur du Plessys, Le général du Languedoc nous fournira les 850 escuz d'or pour le pesant d'argent du veu de Monsieur le Daul-

phin et aussy vous baillera deux mil escuz pour faire une tour céans
en la maison du Plessys du Parc ou lieu où je vous ai montré. Je
vueil qu'elle soit voustée par bas, et ung estage dessus et non plus,
et bon foussé devers la court car ceux du cousté du Parc sont bons,
et ne les fauldra que approfondir.

Escript au Plessys du Parc, le 21° jour de février (1481).

Loys. »

(Bibl. nat., f. fr. 20427, fol. 74.)

La médecine médiévale recommandait le bain de vapeur
dans les convulsions. Henri de Mondeville, *Chirurgie*, éd.
Pagel, Berlin 1892, Tract. II, Doctr. I, cap. xi, p. 262 : « circa
curam spasmi de repletione conferunt... stupha. »

De même Guy de Chauliac, *La grande chirurgie* (éd.
Nicaise, 1890), troisième Traité, Doctr. I. ch. i, p. 219 : « La
curation et préservation de la *convulsion seiche* est mauvaise,
comme dit Avicenne : toutes fois la plus convenable curation
est le baing.... » — Id. *ibid.* p. 220. « Les estuves et parfums
secs... sont profitables à cette convulsion. » — Id. *ibid.* p. 220,
note 2. « Stuphae et suffumigationes siccae. »

Les pièces d'archives témoignent que Louis XI usait
de bains fréquents[1]. Était-ce pour ses convulsions, ou bien

---

1. British Museum. Mss. Egerton, 883, f° 44 : « A Jehan le Nonnant, varlet de fourrière dudit seigneur, pour avoir fait faire deux
estuves en deux traversins de boys, pour les avoir ferrez... (11 mars
1481). »

Arch. nat., KK, 64, f° 131 v° : « A Macé Pignet, tonnelier 22 s.
6 d. — pour avoir habillé et nectoyé les cuves à baigner ledit seigneur (13 avril 1481). »

Id. *ibid.* 64, f° 122 : « A Loys Boutart, poeslier 50 s. — pour trois
grandes poesles d'arain, pour mectre en l'un des chariotz pour servir
ès logeiz dudit seigneur, 6 l. t. Pour deux chauderons, contenant
sept seilles, pour chauffer l'eaue pour le baigner, 7 l. t. Pour une bas-
sinoelle pour bassiner le lit dudit seigneur, 30 s. t. Et pour deux
bassins, pour servir ou retraict dudit seigneur (25 avril 1481). »

Id. *ibid.* 64, f° 136 v° : « A Loys Boutart 50 s. — pour ung grant
trepié de fer à chauffer l'eaue à baigner ledit seigneur (4 septembre 1481). »

British Museum. Mss. Egerton, 883, f° 41 : « A Jehan Blanchart,
4 l. 2 s. 6 d. — pour avoir mené sur ung cheval les deux grans
estuves de boys d'icelluy seigneur durant onze jours entiers es mois
de février et ledit moys de mars depuis Thouars jusques au Plessis
du Parc (5 mars 1482). »

pour son affection cutanée? Peut-être faut-il, en tout cas,
rattacher à des attaques d'épilepsie le coquemart que l'on fait
chercher en toute hâte à la Ferté-aux-Oignons. Cette hâte
n'indiquerait-elle pas la convulsion ?

« A Jehan Giebert 15 s. — pour avoir envoyé quérir *toute nuyt* le
coquemart du retraict dudit seigneur depuis la Ferté aux Ongnons
jusques à Court de Cheverny où ledit Roy estoit (20 novemb. 1481). »
(British Museum, Mss. Egerton, 883, fº 20.)

Le texte suivant concerne une médication que l'ancienne
médecine employait dans la faiblesse nerveuse :

« A Nicolas Rousseau, 41 s. 3 d. pour avoir esté par l'ordonnance
et commandement dudit seigneur durant ledit mois de janvier oudit

---

Id. *ibid*. 883, fº 95 : « A Jehan de Montigny 20 s. — pour deux
tonneaulx que ledit seigneur a fait prendre et achecter de luy pour
faire les estuves dudit seigneur (14 mars 1482). »

Id. *ibid*. 883, fº 50 : « A Claude Foullon 22 l. 17 s. 6 d. — pour
avoir mené sur ung cheval sommier les estuves dudit seigneur pour
servir en ses logeiz depuis le premier jour de février jusques au derrenier jour de mars ensuivant (4 mai 1482). »

Id. *ibid*. 883, fº 85 : « A François Tilhac 24 s. t. — pour avoir
vacqué luy troisiesme de personnes pour avoir mené en ung petit
basteau joignant cellui dudit seigneur les estuves de cuivre dudit
seigneur et autres choses nécessaires pour ledit seigneur depuis Belleville (en Beaujolais) jusques à Lyon, où il a vacqué deux jours
entiers (12 mai 1482). »

Id. *ibid*. 883, fº 86 : « A Jehan Toupon, notonnier demourant à Lyon
23 l. — pour neuf hommes qui ont mené dedans ung basteau les
estuves de cuivre dudit seigneur et autres choses nécessaires pour
sa personne depuis Lyon jusques à Villefranche pour deux jours
entiers (14 mai 1482.) »

Id. *ibid*. 883, fº 56 : « A Jehan Taille 22 l. 17 s. 6 d. — pour avoir
mené et conduit sur un sien cheval les estuves et une chaudière dudit seigneur depuis le premier jour d'avril jusques au derrenier jour
de may ensuivant (10 juin 1482). »

Id. *ibid*. 883, fº 66 : « A Jehan Taille 11 l. 5 s. — pour avoir conduit et mené sur ung cheval sommier deux estuves et une chaudière
depuis le premier jour de juing jusques au premier jour dudit moys
de juillet ensuivant (6 juill. 1482). »

Id. *ibid*. 883, fº 79 : « A Jehan Taille 15 l. 10 s. — pour avoir mené,
porté et conduit sur ung cheval sommier les deux estuves dudit
seigneur avecques une chaudière, depuis le premier jour dudit
moys d'aoust jusques au premier jour de septembre ensuivant
(24 sept. 1482). »

an de Thouars à Angers quérir ung vic de serf et le porter audit seigneur audit Thouars (10 mars 1482). » British Museum, Mss. Egerton, 883, fol, 40.)

Grasset (*Maladies du système nerveux*, t. II, p. 811) parle de la poudre de pénis desséché qui était préconisée dans l'hystérie.

Ces quittances ont ici deux buts : 1° elles confirment Gaguin ; 2° mais, comme nous l'avons vu pour les hémorrhoïdes et pour les dermatoses, elles *antidatent* l'épilepsie.

Ainsi les *chausse-trapes* et les dates des quittances de pharmacie, etc., nous permettent d'affirmer que le roi avait déjà des prodromes de ces attaques bien avant 1480.

On voit combien les historiens ont eu tort de négliger ces moyens d'information où tant de *data* sont déjà des matériaux donnés d'avance à mettre en réserve pour la constitution de la psychologie du roi.

C'est par ces *travaux d'approche*, souvent stériles, souvent fructueux, qu'on peut tenter d'investir la place.

APPENDICE

Oppositions des advocats et procureurs genéraulx aux dons immenses du domaine et autres choses faitz par le Roy Louis XI ez années 1478, 1479, 1480, 1481, 1482, 1483.

[Ce qui s'ensuit est extrait du registre secret fait par l'ordonnance de la Cour par Messire Germain Charles, notaire et secrétaire du roi et l'un des quatre notaires de ladite Cour commis à exercer le greffe civil d'icelle, pour l'absence du greffier pour estre par luy gardé à part pour servir en temps et lieu.]

Du jeudi 5 mars 1477 [1478] au conseil en la Grand Chambre où estoient M. le Boulenger chevalier, premier président — M. de Nanterre, président — M. G. de Corbye, président — M. de Papincourt, id. — M. Boileve et M. de Vitry, conseillers.

Après que les procureurs et advocatz du Roy ont dit à la Cour que pour obvier aux dons et allienacions qui par cy devant ont esté faites et encores très souvent se font par le Roy nostre sire de son domaine ancien et autre qui luy est advenu par forfaiture et confiscation, lesquels ont esté faiz par précipitation ou aultrement ; ils auroient fait une opposition générale le 11e jour de juyn 1470[1], laquelle estoit enregistrée parce que lesdits dons étaient fort préjudiciables à la couronne et de périlleuse conséquence, requerant à la Cour qu'elle declarast les expéditions faites des dits dons à quelques personnes que ce fust et quy se feroient cy après estre sans préjudice de ladite opposition.

Ladite Cour a déclaré et déclare qu'elle a entendu et entend que toutes les expéditions faites par ladite Cour et qui doresnavant par elle se feront sur les dons faitz par ledit seigneur depuis son joyeux advènement à la couronne de l'allienation de son domaine tant ancien que celluy qui est advenu et escheu par forfaiture, enfiscacion, et pourra eschoir que aussi sur les dons qui par luy seront faitz le temps advenir, ont esté et seront sans prejudice de ladite opposition, nonobstant que lesdites expéditions faites ou à faire et les chartes qui sont faites sur icelles ou seront faictes ne le contiennent point. (*British Museum*, Egerton, n° 1668, fol. 299.)

TROISIÈME EXEMPLE

La Psychologie du roi et les historiens modernes de Louis XI.

« Et, ce mesmes jour [samedi 19 novembre 1468], furent prinses pour le roy, et par vertu de sa commission adreçant à ung jeune filz de Paris nommé Henry Perdriel, en ladicte ville de Paris, toutes les pyes, jays, chouctes estans en cage ou autrement et estant privées, pour toutes les porter devers le roy. Et estoit escript et enregistré le lieu où avoient esté prins lesdiz oiseaulx et aussi tout ce qu'ilz savoient dire, comme : *Larron! Paillart! Filz de pulain! Va hors, va! Perrete, donne moy à boire!* et plusieurs autres beaux motz que iceulx oiseaux savoient bien dire et qu'on leur avoit aprins. Et, depuis encores, par autre commission du roy adreçant à Merlin de Cordebeuf, fut venu querir et prendre

---

1. Voir cette opposition, Arch. nat., Conseil XIA, 1485, fol. 69.

audit lieu de Paris tous les cerfz, biches et grues qu'on y peust trouver et tout fait mener à Amboise. » (*Journal de Jean de Roye ou Chron. Scandal.*, éd. B. de Mandrot, t. I, p. 220.)

« Quod vero sequitur an scriberem aliquando dubitavi facinus profecto *sua novitate* indignum rege. Picas et graculos qui in caveis humanas voces vel sibilare vel imitari edocti apud Parisios ad voluptatem domesticae alebantur : moxque cervos et grues *capi omnes* et Ambasiam duci Ludovicus imperat. » (Roberti Gaguini ordinis Sancte Trinitatis generalis Ministri *Compendium de Francorum gestis*, janvier 1500 [1501], liv. X, f° CXLVII V°-CXLVIII.)

De ces deux textes il ressort :

1° Qu'en novembre 1468 le roi, après avoir fait saisir dans Paris tous les oiseaux *privés — savants* (pies, geais), ou *ignorants* (chouettes), — les fait transporter dans son parc d'Amboise. Postérieurement à cette date, il fait saisir toutes les bêtes de *plein·air* (grues, biches, cerfs) que les Parisiens gardaient dans leurs jardins, et les fait également transporter à Amboise.

2° Que ce double rapt zoologique du roi, saisissant par deux fois à main armée les bêtes curieuses ou rares des Parisiens pour les faire servir à son divertissement personnel, parut inexplicable (*facinus novitate*, etc.), et révolta l'opinion publique.

Reste à justifier psychologiquement cet acte bizarre. Donc quatre choses à expliquer :

1° Pourquoi ce premier rapt d'oiseaux privés, — savants ou ignorants;

2° Pourquoi ce deuxième rapt, quelques jours après le premier, des bêtes de plein air ;

3° Pourquoi le fait du *rapt*, au lieu de l'achat, rapt qui devait paraître si tyrannique et incompréhensible aux Parisiens ;

4° Pourquoi ce double rapt juste au lendemain de la malheureuse entrevue de Péronne, alors que le roi avait au contraire si grand besoin de ménager l'opinion publique.

Voyons d'abord comment ont successivement expliqué cette double razzia : — 1° les contemporains de Louis XI ; — 2° les historiens depuis le xviᵉ siècle jusqu'à nos jours ; — 3⁰ la nouvelle école scientifique des historiens de Louis XI sortie de l'école des Chartes, dont le chef Joseph Vaesen par sa remarquable édition des lettres de Louis XI, et avec lui Mandrot, Spont, P. Perret, Forgeot ont depuis vingt ans renouvelé l'histoire de ce règne.

1⁰ *Contemporains.* — Des deux contemporains qui nous ont transmis ce fait, Jean de Roye, qui écrivait à la date même de l'événement, est muet.

Quant à Gaguin, il écrivait à la fin du xvᵉ s., et c'est à une époque où l'on était en pleine réaction contre Louis XI qu'il donna son édition, augmentée, de 1501, la dernière revue par lui[1]. Il n'avait donc aucun ménagement à garder et avait au contraire tous les motifs pour parler : comme l'avait très bien compris l'Italien Seyssel avec son pamphlet, on ne pouvait mieux servir les rancunes de Louis XII contre la mémoire du père de Jeanne de France qu'en écrivant contre ce dernier. Gaguin, ambassadeur de Louis XI (et ambassadeur disgracié), n'y manque en aucune occasion. Parle-t-il de l'entrevue de Péronne, il la résumera en tête de paragraphe par ces mots : *levitas regia.* Obligé de confesser la dévotion de Louis XI à la Vierge, lui général des Mathurins, il tentera de la qualifier d'hypocrisie (*vel simulatione*). C'est dire que s'il eût pu trouver à ce *rapt zoologique* de 1468 une explication hostile à Louis XI ou humiliante pour lui, il l'eût donnée. Il n'en a pas moins qualifié cet acte de *forfait indigne d'un roi*, mais l'étrangeté du fait le déconcerte très visiblement, et quoique impuissant à l'expliquer, il le passe néanmoins au passif moral du roi, dont il avait d'ailleurs, avec la psychologie du prêtre et du diplomate, noté le côté énigmatique.

2⁰ *Historiens postérieurs.* — Remarquant d'une part que l'un des cris du répertoire des oiseaux saisis était Perrette, — de l'autre que cette saisie eut lieu au retour de Péronne, les historiens voient dans ce seul mot *Perrette*

----

1. Pour les dates relatives à Gaguin, voy. P. de Vaissière, *De Roberti Gaguini vita et operibus*, 1896.

le nœud de la question. Ils supposent, ou que ce mot était
une allusion à une certaine Perrette de Châlons (hypothèse
difficilement acceptable puisque cette Perrette de Châlons
était depuis longtemps déjà la maîtresse du roi[1], et que
Louis XI n'était pas homme à attendre pour venger une
injure à son adresse) — ou encore, probablement à cause de
la semi-homonymie *Perrette-Péronne*, que c'était une allusion
à Péronne, ou même qu'on avait appris aux oiseaux à dire :
Péronne. Duclos[2], Sismondi[3], Barante[4], s'étaient bornés à
faire cette hypothèse ridicule que la saisie des oiseaux était
motivée par leurs cris ; Michelet l'a en outre dramatisée
avec le plus grand sérieux[5]. Mais cette description fantaisiste

---

1. .Cf. *Chron. Scandal.* éd. B. de Mandrot, t. I, p. 179-180.

2. Duclos, *Histoire de Louis XI* (éd. de La Haye, 1750 ; t. I, p. 398) :
« ... La chronique dit que le même jour le Roi se fit apporter les
pies, les geais et autres oiseaux privés, avec les noms de ceux auxquels ils appartenoient, et la tradition est que c'étoit parce qu'on
leur avoit appris à dire *Péronne*. Louis vouloit, pour l'honneur de sa
parole, ratifier le traité ; mais tout ce qui pouvoit lui en rappeler
l'idée ne lui en étoit pas moins odieux. »

3. Sismondi, *Hist. d. Français* (t. XIV, p. 283) : « Cependant le roi
étoit honteux du piège où il étoit allé se jeter de lui-même ; il ne
voulut point entrer dans Paris, pour ne pas s'exposer aux propos du
peuple ; il craignait même si fort les railleries auxquelles il sentoit
qu'il devoit être en butte qu'il fit saisir toutes les pies, les geais, les
corbeaux auxquels on avait appris à parler, et enregistrer les mots
que leurs maîtres leur avoient enseigné à prononcer, pour punir tous
ceux qui leur auroient fait répéter le nom ou de Péronne ou de
Perrette de Châlons, bourgeoise de Paris, alors sa maîtresse. »

4. Barante, *Hist. des ducs de Bourgogne* (éd. Gachard, t. II, p. 332,
col. 2) : « ... Les précautions furent même si grandes, que l'on saisit
par ordre du roi toutes les pies, geais, corbeaux et autres oiseaux
apprivoisés, à qui des habitants de Paris avaient appris des paroles,
comme : « larron, paillard, va, va dehors ; Perette, donne-moi à
« boire. » Le commissaire chargé de cette saisie inscrivit exactement
sur son registre ce que chaque oiseau savait dire, et chez qui on
l'avait trouvé ; tant on craignait ce qui pouvait exciter quelque désordre et offenser soit le roi, soit les princes. »

5. Michelet, *Hist. de France* (éd. Flammarion, t. VI, p. 242-243) :
« La farce de Péronne avait eu le dénouement de celle de Pathelin :
l'habile des habiles, dupé par Agnelet.... Tous en riaient, jeunes et
vieux, les petits enfants, que dis-je ? les oiseaux causeurs, geais, pies
et sansonnets, ne causaient d'autre chose ; ils ne savaient qu'un
mot, Pérette ! »

de Michelet n'est qu'une des innombrables preuves du manque
de critique de l'auteur. Nous le répétons : si Gaguin avait cru
possible de faire accepter une explication aussi humiliante pour
l'amour-propre de Louis, il n'y eût point manqué dans ce chapitre de son *Compendium*, qui a plutôt le ton d'un libelle que
celui de l'histoire. Mais il savait par expérience qu'on ne plai-
santait guère avec Louis XI, *asper et vehemens*. Le mot de
novitate prouve la stupéfaction de Gaguin en présence de cet
acte resté inexplicable pour lui trente ans après l'événement.
Si le mot séditieux avait été *Péronne*, il n'eût point été étonné
de cette saisie, mais alors celle-ci aurait eu un tout autre
caractère : les oiseaux eussent été plumés vifs.

Outre qu'elle est en désaccord avec l'ignorance de l'ambassadeur de Louis XI sur les motifs de cette razzia si hostile,
l'hypothèse des historiens — qu'ont répétée sans examen les
manuels d'histoire de nos lycées — manque à toutes les
règles scientifiques. L'*Hist. générale* publiée sous la direction
de MM. Lavisse et Rambaud n'émet sur l'acte du roi aucune
opinion. Dans le *Cours d'Histoire*[1] publié sous la direction de
M. G. Monod, non seulement cette hypothèse est adoptée,
mais les pies et geais de la Chronique sont métamorphosés
en *perroquets* !

Si dans les hypothèses médiates générales (Bertrand, *Principes de philosophie*, p. 137, 373), l'hypothèse peut se borner
à être *compréhensive*, c'est-à-dire rendre compte de la majorité
des faits qui composent l'observation, contre un résidu minimum auquel elle renonce provisoirement, dans les hypothèses *immédiates*, qui sont une spéculation directe sur les
causes, l'hypothèse doit satisfaire aux conditions suivantes :
elle ne doit être contraire à aucun *fait* ; elle doit les expliquer
tous ; elle permet de découvrir des faits nouveaux (Id., 137).

---

1. Cours d'Histoire publié sous la direction de M. G. Monod. P. Bondois et Ch. Dufayard, *Hist. de l'Europe et en particulier de la France*,
1897, p. 321 : « Il [le roi] rentra tristement dans sa capitale, pendant
que les perroquets des bourgeois parisiens répétaient sur son
passage le mot de *Péronne*. Le roi furieux fit saisir par ses archers
tous les « oiseaux jaseurs » qui lui rappelaient sa mésaventure. »

Dans l'hypothèse des historiens, Louis XI aurait fait saisir les oiseaux parce que leur science les rendait séditieux. Cette explication manque aux conditions que nous venons d'énumérer : bonne à la rigueur pour les pies et les geais, oiseaux jaseurs, elle est inadmissible pour les grues et les chouettes, *a fortiori* pour les cerfs et les biches qui eussent difficilement crié « Péronne » sur le passage du roi. Reste en outre (et ce point est plus difficile encore) à concilier l'esprit si terriblement vindicatif [1] de l'*asper et vehemens* Louis XI avec la vengeance inattendue qu'il tire de ses insulteurs.

Michelet, qui esquive (selon son habitude) toutes les difficultés de son hypothèse, aurait dû nous expliquer comment le roi, au lieu de faire tordre le cou à ses insulteurs ailés, après avoir commencé par les faire plumer vifs, les entoure de soins, leur assigne, en échange de leurs quolibets, un traitement royal dans ses parcs d'Amboise.

3° *École nouvelle de l'Histoire.* — La nouvelle école scientifique des historiens de Louis XI a senti tout le ridicule de cette phrase de Michelet. Dans son édition de la *Chronique Scandaleuse* (I, p. 220, note 2), Mandrot, commentant le passage de Jean de Roye, remarque que Legrand et Michelet ont déployé trop d'ingéniosité, et il conclut qu'on doit interpréter ce passage dans la simplicité du texte, c'est-à-dire que le roi fit prendre ces animaux parce qu'il désirait les avoir en sa possession pour son usage personnel dans son parc d'Amboise.

Cette hypothèse, bien qu'aussi subjective que celle de Michelet, est plus compréhensive, sans toutefois satisfaire à toutes les conditions du problème. Elle explique : 1° la saisie des oiseaux non savants et celle des cerfs et biches, ce que n'avait pu faire Michelet ; 2° le traitement de tous ces animaux dans les parcs royaux. Mais elle ne peut rendre compte du procédé employé par Louis XI pour se composer cette collection, double rapt inexplicable juste au moment où il avait

---

1. Dauphin, il fit au siège de Dieppe pendre toute la garnison parce que, la veille de la prise, des soldats avaient fait à son adresse, du haut des remparts, quelques gestes d'une scatologie inoffensive.

besoin, après l'échec de Péronne, de se concilier les Parisiens et non de les blesser.

C'est ici qu'intervient la pathologie quand la critique historique a amené les textes à pied d'œuvre.

Il ne suffit pas de dire, en effet, pour justifier l'acte de Louis XI, qu'il aimait les animaux, ce goût existant chez d'autres, et tous les amateurs n'ayant pas recours à la saisie à main armée.

Il importe avant tout de fixer préalablement la formule mentale de Louis XI. Fils de dégénéré (cf. ci-après l. I, ch. iv), petit-fils de dégénérée (l. I, ch. iii, — j'omets l'héritage de son grand-père putatif, le fou Charles VI, pour des raisons que l'on trouvera plus loin), — Louis XI est lui-même le type du dégénéré supérieur de Magnan.

Voyons maintenant comment il achetait ses animaux

Commynes, éd. Dupont, t. II, p. 233-234 : « Il faisoit achapter ung bon cheval, quoy qu'il coustast, ou une belle mulle, mais es pays où il vouloit qu'on le cuydast sain : car ce n'estoit point en ce royaulme. Des chiens, en envoyoit querir partout : en Espaigne, des allans ; de petites levrettes en Bretaigne, levriers, espaigneulx, et les achaptoit chier ; en Vallence, de petiz chiens veluz, qu'il faisoit achapter plus chier que les gens ne les vouloient vendre ; en Cecille, envoyoit querir quelque mulle, especiallement à quelque officier du pays, et la payoit au double ; à Naples, des chevaulx : et bestes estranges de tous costez, comme, en Barbarie, une espece de petiz lyons, qui ne sont point plus grans que de petiz regnards, et les appelloient aditz. Au pays de Dannemarche et de Suerie, envoya querir de deux sortes de bestes : l'une s'appelloit helles, et sont de corsaige de cerfz, grans commes buffles, les cornes courtes et grosses : les aultres s'appelloient rangiers, qui sont de corsaige et de couleur de dain, sauf qu'elles ont les cornes beaucoup plus grandes : car j'ay veu rangier porter cinquante quatre cors. Pour avoir six de chascune de ces bestes, donna aux marchans quatre mil cinq cents florins d'Allemaigne. Quant toutes ces choses luy estoient amenees, il n'en tenoit compte, et la pluspart des fois ne parloit point à ceulx qui les amenoient. Et, en effect, il faisoit tant de semblables choses et telles, qu'il estoit plus crainct de ses voisins et de ses subjectz qu'il n'avoit jamais esté : car aussi c'estoit sa fin, et le faisoit pour ceste cause. »

Voici l'argument dans lequel se résume ce passage célèbre : « Louis XI était un souverain trop sensé pour rien faire sans motif. S'il a fait des achats extravagants d'animaux (élans et rennes payés chacun 4 500 francs, c'est-à-dire environ 135000 francs d'aujourd'hui, et pas même regardés quand on les amenait), il ne les a faits qu'à la veille de sa mort, guidé non, comme l'apparence pourrait le faire croire, par le motif d'une collection zoologique, mais par le simple désir d'occuper de son nom les pays étrangers et de faire croire à sa plénitude d'activité au même moment où la vie lui échappait. » Tel est le squelette de l'argumentation de Commynes, et pour le résumer en deux lignes : ne pas conclure de l'extravagance apparente des achats d'animaux dans les derniers moments de sa vie à des troubles mentaux chez le roi ; ces achats n'étaient qu'un calcul pour qu'on le crût bien portant.

On voit quels problèmes soulève ce passage énigmatique de l'officieux Commynes. Mlle Dupont, Chantelauze les passent sous silence. Les derniers éditeurs de ce morceau célèbre, MM. Gaston Paris et Jeanroy, ont voulu nous donner la solution définitive de cette énigme : « Louis XI était assez grand chasseur et par conséquent amateur de chiens. — Dès le xive siècle le goût des animaux exotiques s'était répandu dans la société aristocratique et leur possession était considérée comme un luxe fort enviable. » (*Extraits des Chroniqueurs français*, p. p. Gaston Paris et A. Jeanroy, 3e éd. 1893, p. 400, note 3 ; et p. 401, note 4.)

Ce commentaire montre à quel degré l'un et l'autre de ces éditeurs sont dépourvus d'orthographe physiologique. Au lieu de donner des explications subjectives qui prouvent que MM. G. Paris et Jeanroy n'ont même pas soupçonné l'existence du triple problème, historique, psychique et pathologique que soulève ce morceau, il fallait faire subir à ce passage deux opérations : la critique historique du texte, et l'examen clinique du fait, une fois celui-ci vérifié.

Examen historique. — J'ai montré dans mes deux *Exemples*, par des documents d'archives, que les trois quarts des faits ramassés par Commynes dans le court espace des derniers mois de la vie du roi, doivent être répartis sur bien des années antérieures. Cette inexactitude historique a été sans nul doute, comme je l'ai dit, calculée par Commynes pour sauver la réputation du jugement de Louis XI. Commynes ne pouvait prévoir qu'un jour viendrait, où l'on réunirait sous une même formule l'habileté politique du roi et les bizarreries du dégénéré. Il les a de parti pris tues ou cachées autant qu'il a pu; quand cela lui a été impossible, il les a déplacées chronologiquement pour qu'elles pussent s'adapter aux besoins d'une explication ; quand il lui a enfin été impossible de les expliquer vaille que vaille, ni de les dissimuler, il a employé l'argument que les théologiens scolastiques appellent le recours à Dieu et qu'ils s'interdisent formellement dans leurs discussions.

« *Dieu ne luy permit pas* prendre ceste matiere, qui estoit si grande, par le bout qui lui estoit le plus nécessaire.... » (*Commynes*, éd. Dupont, t. II, p. 80).

« Mais, en ces grans matieres, *Dieu dispose les cueurs* des roys.... *si son plaisir eust esté* que nostre Roy.... *de là procede l'erreur* que feit nostre Roy, *et non point de la faulte de son sens*.... » (Id. *ibid.* p. 85).

« Et semble bien que *Dieu avoit troublé* le sens de nostre Roy en cest endroict.... » (Id. *ibid.* p. 96).

« Or *Dieu voulut* dresser ung aultre mariaige, et par adventure ne scavons encores pourquoy.... » (Id. *ibid.* p. 176).

Dans la circonstance présente nous avons ce déplacement chronologique : Commynes dit que ces élans ont été achetés aux derniers moments de la vie du roi pour masquer sa fin, et il ajoute, en bon diplomate qu'il est, un détail précis, dans l'espoir de prouver sa véracité et d'entraîner la croyance : « Un peu d'exactitude entraîne beaucoup de confiance. C'est tout l'art des grandes affaires [1] ». Cette formule est bien connue dans les dépêches des diplomates. Malheureusement, comme pour les *Mémoires* de Talleyrand, les pièces d'archives contredisent formellement ses dires : nous relevons un achat de ce genre dès 1479 (voy. p. LXXXVI).

Ces achats étant donc très antérieurs à la mort de Louis, il faut y chercher un autre mobile que celui inventé par Commynes pour masquer les bizarreries de son maître.

Examen clinique. — Nous avons vu que ces achats extra-

---

1. Sénac de Meilhan, *Du Gouvernement*, p. 480.

vagants du roi sont bien antérieurs à la date de sa mort et n'ont aucun rapport à celle-ci comme Commynes le croit ou veut le faire croire. L'interprétation subjective du moraliste étant écartée, reste à voir quel éclaircissement nous apporte la physiologie.

Louis XI étant, comme nous l'avons montré, un dégénéré héréditaire, nul doute que les faits précités, loin d'être une mode aristocratique, sont une manifestation très nette de l'un des stigmates classiques des dégénérés[1] : la *zoophilie*.

Les traits classiques de la zoophilie sont :

1º L'extravagance des achats ;

2º L'indifférence de l'acheteur ;

3º La sensibilité hyperémotive pour les animaux malades.

Les deux premiers traits sont communs à la collectionomanie morbide ; le troisième, toujours lié à l'indifférence pour les humains, et souvent même à la cruauté, est décisif et essentiel de la zoophilie.

« 30 mars 1479. A Jehan du Reffou, maistre d'ostel dudit seigneur, 53 s. 4 d. t. — pour avoir fait mener en une lictière et par eaue, depuis les Forges jusques à Tours, ung chien courant qui estoit malade. » (Arch. nat. KK, 64, fol. 17.)

« Octobre 1480. A Jaques de Saint-Benoist, cappitaine de Franchise — pour l'achapt et charroy d'un basteau qu'il a prins par l'ordonnance dudit seigneur, et le fait mener à

---

1. François Boissier et Georges Lachaux, *Contribution à l'étude clinique de la Kleptomanie* (Extrait des *Annales médico-psychologiques*, janvier-février 1894, p. 3) : « Par l'étude clinique de différents syndromes des dégénérés, M. Magnan a montré que la dissomanie, la kleptomanie, l'agoraphobie, l'onomatomanie, etc., sont unis par des liens étroits ;.... qu'à une mère dipsomane succède une fille agoraphobe, qu'en un mot tous ces syndromes, qui paraissent tellement différer à un examen trop superficiel, ne sont en dernière analyse que les différents feuillets d'un même livre, ou mieux, les différentes branches issues d'un tronc commun, — *la dégénérescence mentale héréditaire.* »

Régis, *Manuel pratique de Médecine mentale* : « Le neurasthénique ne saurait être un dipsomane, un *kleptomane*, un inverti sexuel, il ne saurait être poussé impulsivement à l'homicide ; ces obsessions et ces *impulsions*, qui sont les vrais stigmates de la dégénérescence, demandent, *pour se développer*, un *terrain* spécial, celui des *dégénérés.* »

l'estang de Gasline, pour y faire mourir un cerf. » (Arch. nat.
KK, 64, fol. 158 v°. Arcq. p. 393.)

« Monsieur du Boschage,... Faictes bailler au prieur de
Monseigneur Saint Hubert pour envoier à Saint Hubert pour
chacun chien des frians ung marc d'argent et pour chacune
chienne des frians deux marcs d'argent et pour chacun
d'autres chiens courans ung escu et pour chacune chienne
courante deux escuz et pour chacun lymier ung marc d'argent et aussi ung veu de cire du pesant du derrenier serf que
je pris. Je vous envoie le roolle desdits chiens. Loys. » (Bibl.
nat. f. fr. 2904, fol. 2.)

« Pour envoyer offrir... pour les chiens des Frians sept
marcs d'argent valant 42 escuz » (23 janvier 1476) (Extrait des
comptes. Bibl. nat. f. fr. 23264, fol. 1).

A noter dans les comptes la préséance des chiens sur les
seigneurs et autres gens malades :

« 16 février 1840. A Guion Moireau, appothicaire dudit seigneur 437 l. 8 s. 8 d. — pour le paiement de plusieurs parties
d'appothicairerie qu'il a baillées et fournies par l'ordonnance
et commandement d'icellui seigneur, durant les mois de juillet
et aoust mil CCC LXXIX, tant en espices, dragées, confitures et
autres choses, pour faire les collacions dudit seigneur, et de
chambre, appothicaireries, drogues et médicines pour la personne dudit seigneur. Et plusieurs autres drogues, emplastres,
oignements et autres mesmes choses, qu'il a pareillement
baillées pour guérir les chiens et levriers dudit seigneur. Que
pour autres drogues et médicines qu'il a fournies par l'ordonnance dudit seigneur à plusieurs seigneurs et autres gens
malades que ledit seigneur a ordonné faire penser. » (Arch.
nat. KK, 64, fol. 75.)

« 4 juillet 1481. A Vincent L'Aumosnier, 50 s. — pour le rembourser de pareille somme qu'il a baillée du scien par l'ordonnance dudit seigneur pour avoir fait mener en une charrette à
trois chevaulx ung des lévriers dudit seigneur qui estoit malade de Garannes à Dreux, à Chartres et Bonneval. » (Arch.
nat. KK, 64, fol. 150.)

Enfin la quittance suivante est très précise au point de vue
du diagnostic :

Arch. nat. KK, 64, fol. 116 : « A Loys Lucas pennetier
dudit seigneur 6 l. 19 s. pour le rembourser de pareille somme
qu'il a baillée du sien pour avoir faict mener et conduire à une
charecte à deux chevaulx ung des lièvres dudit seigneur des
Forges à Rochefort près Mirebeau et de là le ramener à Bonne
Adventure. »

Le diagnostic posé, nous pouvons employer la méthode
déductive : chez le zoophile dégénéré, il y a un symptôme,
c'est la kleptomanie. On peut être sûr de la trouver chez
Louis XI.

Par une inconséquence qui est la marque de cet état psychique morbide, le malade vole ce qu'il convoite, non parce
qu'il ne peut l'acheter, mais parce que le posséder ainsi lui
est plus agréable — c'est une conquête[1] :

« Janvier 1483. Item audit moys le Roy manda que on allast
toute nuyt par tous les chemins et sur la rivière de Loire au-
davant de plusieurs oyseaulx de Turquie, qu'on portoit en
Bretaigne, pour les prandre et les luy aporter.

— Item deux jours après les oyseaulx dessusditz furent
trouvez à huyt heures de nuyt et les convint porter à ladite
heure aux Montilz. » (Comptes de Tours, t. XLIV, fol. 82 v°.)

« Non referemus... edictum de canibus omnibus, per Galliarum urbes, in locum unum coram a se ad hoc commissis co-
gendis et adducendis, sub poena confiscationis corporis et
bonorum : de quibus satis sufficere possunt quae supra suis
in locis narravimus. » (Thomas Basin, III, 178.)

« Cujus etiam rei gratia, rem stultissimam et quae, quanta
esset gravitas et sapientia hominis palam omnibus faceret,
fieri jussit. Misit enim commissarios ad urbem Rothomagensem
et alia plurima regni loca, qui ex ipsius auctoritate juberent
sub poena confiscationis corporis et bonorum ut omnes canes,
parvi et magni, ad unam plateam ducerentur. Quibus sic in
unum collectis, quos ducerent eligendos, ad regem in carrucis
et vehiculis ligatos veherent, praefati exercitii sui causa, ut

---

1. Fr. Boissier et G. Lachaux, *loc. cit.*, p. 4 : « Les kleptomanes
dont nous rapportons ici les observations, sont à l'abri du besoin,
de familles aisées même. »

praedictae tam insignis venationis voluptate potiretur. »
(*Idem*, III, 168.)

La kleptomanie explique naturellement les deux rapts de 1468
qui émurent tant les Parisiens.

Reste à expliquer le rapport de cet accès de kleptomanie à
la date de son explosion, et pourquoi cet acte bizarre se place
précisément au retour de l'entrevue de Péronne, dans laquelle
Louis XI fut à un doigt de la déposition d'abord et de la mort
ensuite, si Charles le Téméraire, dans les mains duquel il s'était
jeté si étourdiment, avait suivi les avis de ses conseillers bourguignons.

Il y a trois solutions :

A. L'hypothèse (très improbable[1]) du hasard. Là où nous
cherchons une loi de succession, il se peut qu'on ne doive voir
qu'un accident de coexistence, et que la formule *post hoc ergo
propter hoc* soit encore ici, comme le plus souvent, en défaut.

B. La solution du *moraliste* qui pense que Louis aura par
orgueil choisi ce moment pour cette mesure sans précédent,
précisément pour faire sentir aux Parisiens ravis de son échec
à Péronne, que, bien qu'ils le crussent vaincu, il était pour
eux toujours le maître.

C. Celle du neuropathologiste qui reconnaît dans la date
de l'acte de Louis XI la loi de l'impulsion chez les dégénérés.
Tout acte impulsif — l'acte réflexe étant toujours fonction
inverse de l'action modératrice des centres, l'épuisement nerveux du cerveau (consécutif aux décharges des grandes émotions, ou à la fatigue, ou à l'infection) — coïncide chez les
dégénérés avec le maximum de fréquence dans la production
des actes impulsifs[2]. Or c'est précisément l'état dans lequel se

---

1. Très improbable parce que Louis XI, à la fois étourdi et habile
politique, savait très bien qu'au retour de Péronne il avait grand
besoin des Parisiens et devait chercher à les ménager.

2. Gley, *Les aberrations de l'instinct sexuel* (Revue Philosophique, 1884, t. I, p. 68): « Tous les dégénérés héréditaires présentent,
avec des stigmates physiques, plus ou moins apparents, quelquefois
très légers, des anomalies morales et un défaut d'équilibration intellectuelle. De là le rôle considérable chez ces malades des *impulsions
dites irrésistibles*. Par suite de la tare cérébrale, leur esprit a des
points faibles, et c'est toujours et *naturellement suivant cette ligne de*

trouvait le roi, au retour de sa détention, après les terribles émotions qu'il venait de traverser et de la décharge émotive nerveuse (dix-huit mois après sa maladie infectieuse — fièvre typho-palustre [1]), — et il est naturel qu'il se soit trouvé hors d'état de résister à l'*impulsion irrésistible* de la kleptomanie zoophilique, qui avait dû le tenter plus d'une fois, mais que le souci de sa réputation lui avait fait tenir jusque-là en bride. Il cède à l'impulsion, sachant très bien que c'était le plus mauvais moment pour le faire et qu'il eût mieux fait de ne pas y céder [2] ou d'attendre d'avoir moins besoin de l'opinion publique.

Conclusion. — Nous pensons donc que (pour la science

---

moindre résistance qu'il se développe en eux des façons de sentir ou d'agir, simplement bizarres, extraordinaires ou complètement anormales — c'est là une question de degré en rapport évident avec la gravité de la névrose, — et cela sous l'influence d'une *cause souvent très peu proportionnée* à l'effet produit, une *association 'd'idées passagères*.... Et si leur esprit est ainsi entraîné, c'est que, déséquilibré, il n'a pas la force nécessaire pour agir contre l'impulsion du moment, qui dès lors tend de plus en plus à devenir une habitude, une manie, un vice.... » — Id. *ibid.* p. 73 : « Ne sait-on pas qu'il existe dans tout organisme ce qu'on appelle des lieux de moindre résistance? Ainsi la tuberculose s'attaque, suivant les individus, à tel organe plutôt qu'à tel autre;... il en est de même pour l'esprit.... »

1. Féré, *Pathologie des Émotions*, p. 297 : « Les émotions ont des effets pathologiques d'autant plus marqués qu'elles se produisent à la fin de la maladie, dans la convalescence, dans toutes les conditions en un mot où elles agissent sur un organisme déjà plus affaibli. » — Id. *ibid.* p. 158 : « Si la fatigue constitue une condition prédisposante aux infections, les infections favorisent aussi les névroses.... Le paludisme, par exemple, laisse souvent à sa suite la neurasthénie et l'hystérie. L'infection et la fatigue ajoutent leurs effets pour provoquer l'explosion de certaines névroses.... »

2. Fr. Boissier et G. Lachaux, *loc. cit.*, p. 3 : « Que l'on observe l'un ou l'autre de ces malades, on trouvera toujours l'obsession et l'irrésistibilité qui donnent à l'acte accompli son caractère spécial. » — P. 12 : « Sur nos deux malades pèse une lourde tare héréditaire.... Toutes deux savent fort bien l'inutilité des vols qu'elles accomplissent, puisqu'elles sont toutes deux dans une situation relativement aisée, le préjudice qu'elles causent à elles-mêmes et à leur famille ; toutes deux nous disent la lutte intérieure avant le vol, la résistance même à l'obsession, depuis la constriction à l'épigastre, l'angoisse, la sueur froide sur le front, enfin le soulagement, la délivrance après l'acte accompli, la honte et le repentir lorsque l'accès a disparu. »

de 1896) la traduction psychologique de cet acte doit être celle-ci : accès de kleptomanie chez un dégénéré zoophile, *éclatant consécutivement* à une diminution du tonus psychique, produite par la détention.

Cette explication a le droit d'être tenue pour vraie, puisqu'elle répond aux trois conditions scientifiques de l'hypothèse : elle n'est contredite par aucun des faits de l'observation ; — elle les explique tous ; — elle découvre la formule zoophilique du roi.

Ici se terminent ces exemples empruntés à la thérapeutique, à la pathologie, à la psychologie de Louis XI, qui n'ont point pour but de formuler la pathologie entière ou la psychologie du roi (ces deux sources de connaissance seront étudiées avec tout leur détail au tome II de ce livre, consacré à l'anamnèse personnelle de Louis, c'est-à-dire à la constitution de sa formule), mais de faire toucher du doigt l'intérêt de ces questions et l'utilité de la pathologie pour la solution des *loci desperati* de l'Histoire. Ces exemples suffisent aussi pour nous rendre sensible l'insuffisance de méthode scientifique qu'apportent dans cette étude les trois catégories d'historiens.

CHAPITRE III

UTILITÉ POUR LA SCIENCE MÉDICALE

Comment la pathologie historique peut-elle servir la médecine ? Faute d'avoir précisé cette question, les médecins antérieurs l'ont négligée ou méconnue. Les cliniciens sérieux, ne sachant comment l'aborder, l'ont systématiquement éludée ; d'autres, plus légers, ont nié son utilité[1]. C'est qu'en effet, en médecine comme en histoire, elle n'a donné lieu, faute de méthode, qu'à des spéculations subjectives sans valeur.

Et d'abord, ce qui est le caractère d'une science non encore constituée, tous ceux qui en ont abordé l'étude n'ont fait que des généralités. De même qu'en histoire on fait de la philosophie de l'histoire, au lieu d'étudier la genèse d'une institution, la date d'un acte, l'authenticité d'un document, la critique d'un fait historique, de même, au lieu de commencer par la

---

1. Il est vrai, les maîtres en Histoire ne les ont point aidés. Bien peu d'entre eux reconnaissent encore la nécessité de cette tâche, qui sera l'une des œuvres du xxᵉ siècle. Des historiens contemporains, celui qui a le mieux compris ce devoir de la critique (suivant le programme de Littré) est sans contredit M. Elie Berger. Sans se détourner de sa route, sans jamais tomber dans le ridicule de poser des diagnostics médicaux, et tout en restant (à l'inverse de Michelet) strictement agnostique en matière pathologique, il a montré simplement par l'exemple dans « *Innocent IV et Saint-Louis* », quelle aide précieuse le critique médiéviste peut apporter pour le clinicien.

Il convient de citer également M. Ch. de Grandmaison, trop rare dans ses publications si précises qui sont des bijoux de critique.

simple étude des maladies, comme l'a fait le Dr Potiquet dans son excellent travail sur François II, les médecins ont modestement attaqué la psychologie des dynasties, etc., verbiage plus facile, d'ailleurs, que l'étude précise d'un détail scientifique.

Si la médecine — je parle en pathologie historique seulement — a ses Léopold Delisle qui savent combien est délicat l'outil de la critique historique, elle a aussi ses Michelet (P. Moreau de Tours, Jacoby, Lacassagne et ses élèves), qui n'ont cherché dans l'étude de la pathologie historique que des synthèses ridicules ou prématurées.

Quelle excuse trouver au médecin qui, étudiant les familles *royales*, et n'en ayant *pas d'autres* à sa disposition pour une recherche scientifique, affirme qu'il y a des maladies mentales *de cause royale*? Pourquoi y aurait-il plus de maladies royales *mentales* que somatiques? En quoi la folie de Charles VI diffère-t-elle comme étiologie de la folie de Charenton?

Comment aller jusqu'à affirmer que la dégénérescence est une *preuve* d'origine royale? Michelet émet la supposition que ni Louis XIII, ni Gaston d'Orléans n'étaient fils de Henri IV, basant cette opinion sur le peu de ressemblance des fils avec le père et surtout sur leur *dégénérescence* physique et morale. A cela M. Jacoby répond : « *Mais cette dernière prouve précisément qu'ils étaient bien des fils de roi* [1] ».

En quoi fixer la *royalty* de la zoophilie de Louis XI? Un malade X., fils de Y., agoraphobe, petit-fils d'agoraphobe et arrière-petit-fils d'un dégénéré zoophile, est lui-même un dégénéré thanatophobe et zoophile. En quoi Louis XI diffère-t-il de ce malade dont il a la même hérédité, et qu'est-ce qui permet dans ce cas de conclure à une étiologie différente?

Pour montrer l'exactitude de ce diagnostic royal, prenons l'extrême d'une maladie mentale royale, — la folie de Charles VI, et voyons comment l'établit M. P. Moreau de Tours.

Il commence par modifier la chronologie à sa façon, et place le bal des *sauvages*, où Charles VI manqua brûler, avant la catastrophe de la forêt du Mans. Cette inversion

---

1. Jacoby, *Études sur la sélection*, p. 401, note 1.

dans l'observation chronologique des symptômes lui fait porter aussi un diagnostic basé sur cette chronologie toute personnelle, qui est exactement le *contraire* de la vérité : il donne comme cause déterminante de la folie, la terreur éprouvée par le roi pendant l'incendie.

Comme cause prédisposante de la folie, M. P. Moreau de Tours, excellent clinicien, ne fournit pas d'autre indication que la suivante : « Maître à douze ans de cette puissance sans limites qui jeta souvent dans le délire les plus fermes esprits, etc... [1]. »

La différence entre la science et la littérature est que celle-ci se contente de vagues à-peu-près, tandis que la première donne la formule *qualitative* et si possible *quantitative* de chaque fait.

Que penserait M. Moreau de Tours d'un étudiant qui, appelé par lui à formuler le diagnostic d'une maladie mentale, dirait : « Maître à douze ans, etc... » Le professeur lui rappellerait qu'il doit rechercher la cause prédisposante, la cause déterminante, la cause provocatrice, *méthodiquement* et en s'appuyant sur des faits. Il aurait demandé des renseignements sur la famille et surtout sur la mère et ses ascendants.

D'abord, le fait qui sert de base à l'étiologie de M. P. Moreau n'est pas exact. Loin d'être « maître à douze ans », Charles VI subit la rude tutelle, la *férule* du sévère Philippe de Bourgogne. Enfant bon et doux, faible, mou et crédule, il fait des bâtons pour apprendre à écrire à quinze ans ; comme amusement on lui achète des vessies, il joue au maçon [2].

Ensuite, quand bien même il eût joui du pouvoir sans limites, cela n'entraînerait à rien : la cause déterminante est nulle sans la cause prédisposante.

Comment un aliéniste peut-il remplacer les faits cliniques par des affirmations aussi vagues et se dispenser de rechercher les preuves, sans s'apercevoir que les conséquences qu'il en tire sur la *royalty* s'écroulent avec son étiologie imaginaire ?

---

1. Dr P. Moreau de Tours, *Fous et Bouffons*, 2e édit., p. 182.
2. Voir ci-dessous, liv. III, ch. ii.

Nous voyons combien, dans l'état actuel de la science, ces synthèses sont prématurées. Ce ne sont pas là les services que la pathologie historique doit rendre à la clinique : ceux-ci sont à la fois moins ambitieux et plus importants.

Que dire d'un médecin comme Jacoby qui va jusqu'à établir *des lois* au mépris de toute méthode clinique ?

De même que d'une série d'études sur les typhiques dans *l'espace*, le médecin qui croit en thérapeutique à la méthode statistique tire une loi en faveur de tel ou tel traitement, Jacoby a voulu appliquer cette méthode au *temps*. Mais, comme ici les symptômes sont faux et qu'il les a pris dans le dictionnaire de Bouillet sans les vérifier, on voit ce que peuvent être les *lois* soi-disant de Jacoby dans sa *Sélection* :

A. Pouvoir *mental* des régions, déterminé en combinant le nombre des grands hommes et les votes du *plébiscite*.

Exemple : le thermomètre intellectuel des Provinces de France, obtenu en combinant le nombre des grands hommes avec le maximum de *non* au plébiscite de 1870.

B. Loi de déchéance du pouvoir démontrée par les Césars, au lieu d'attribuer cette déchéance, *faute de textes*, comme l'avait fait modestement et plus justement le Dr Wiede-meister [1], à la tare croissante produite par les mariages con-sanguins entre individus déjà pathologiques.

Mais ceci demande une étude approfondie de l'histoire *vraie* des dynasties, dont la préparation exige des années de travail, tandis que M. Jacoby préfère remplacer cette étude par des tirades, — fatras démocratique d'Henri Martin trans-porté de l'Histoire dans la Physiologie.

L'école Lyonnaise, inspirée par le professeur Lacassagne [2], tombe dans les mêmes erreurs pour aboutir à des résultats aussi stériles. Certains auteurs de cette école [3] admettent la

---

1. *Der Cäsarenwahnsinn der Julisch-Claudischen Imperatoren-Familie*, Hanovre, 1875.

2. M. Lacassagne, positiviste de *stricte observance*, a pris dans la théorie d'Auguste Comte ce qu'il y a de plus faux et ce que Littré, médecin, a dû rejeter, la classification frontale, occipitale et pariétale, empruntée à Gall.

3. Maurice Beaujeu, *Psychologie des premiers Césars*, p. 1. — Du-solier, *Psychologie des derniers Valois*, p. 4.

nécessité de l'intervention de la pathologie pour expliquer la psychologie des personnages historiques et de leurs actes, mais ils oublient trop que les médecins qui entreprennent de semblables travaux ne sauraient les faire sans préparation.

Se basant sur l'étude des Césars de la famille d'Auguste, sur les antécédents héréditaires desquels nous n'avons aucun document sérieux, M. Beaujeu s'efforce de tracer « nettement le caractère de chacun des cinq premiers Césars » au moyen de « l'histoire d'abord » et de photographies des statues des musées de Rome « rapportées d'Italie par le professeur Lacassagne, et représentant « *tous ces vivants de pierre plus* « *parlants que les mauvais chroniqueurs qui nous restent* » [1].

Les signes manifestes de folie chez les Césars proviennent, selon M. Beaujeu, d'une « folie partielle » (p. 51) qui est « une forme spéciale de la monomanie des grandeurs, la *césarite*, comme l'appelle le professeur Lacassagne ». Ce sont les instincts d'orgueil, de vanité, de besoin de domination qui s'hypertrophient sous l'influence d'une puissance sans borne et donnent naissance à cette forme spéciale de monomanie. La *césarite* « apparaît chez les empereurs au moment de leur arrivée au pouvoir et sous l'influence évidente de cette nouvelle position sociale » et dans l'éclosion de cette maladie « l'hérédité est peu, le milieu est tout » (p. 54, 55). L'auteur ne fournit à l'appui de sa thèse aucune citation, c'est comme un article de médecine sans observations.

M. Dusolier, qui appartient à la même école, donne à l'hérédité nerveuse et psychopathique un rôle prédominant dans l'étude de l'histoire pathologique. Dans sa thèse, *Psychologie des derniers Valois*, il affirme que « les Valois ont subi cette loi fatale qui fait l'homme victime de son évolution.... Ils ont disparu, accablés sous le poids de leur hérédité... l'hérédité

---

1. « Nous avons vu également *Monsieur Ampère* épiloguer et raisonner à *perte de vue sur les visages de bustes* (souvent très douteux) d'empereurs romains. Mais a-t-on bien le droit vraiment de tirer de pareilles conséquences des lignes d'un visage, fût-on le physiognomoniste par excellence, fût-on Lavater en personne? *Ces sciences conjecturales, ces sciences à demi occultes* sont-elles donc devenues comme la seconde vue de l'histoire? » (Sainte-Beuve, *Nouveaux Lundis*, t. II, p. 153.)

nerveuse et psychopathique grandie et accumulée en eux par *tous* leurs ancêtres ».

Mais cette lourde hérédité des Valois n'est nulle part étudiée par l'auteur, qui ne consulte aucun texte historique. Lorsqu'il arrive à conclure que les fautes commises par les derniers Valois sont dues à une dégénérescence, « conséquence de l'hérédité doublée de l'influence d'une éducation mauvaise et d'un milieu pervers », nous n'avons qu'à le croire sur parole, aucun document ne vient dans son ouvrage corroborer cette affirmation.

Quant à sa seconde conclusion, plus générale, que « toutes les dynasties royales dégénèrent et que la plupart des races privilégiées partagent le même sort », après lecture de son livre, elle reste à prouver. M. Dusolier n'admet pas l'influence des mariages consanguins sur la dégénérescence des familles royales et aristocratiques (p. 46).

Montrons tout ce que ces théories ont d'aventureux.

Toute dégénérescence d'une race ne peut être que le résultat d'une hérédité, et l'un des facteurs importants de l'hérédité est précisément les consanguinités des géniteurs.

« La consanguinité, a très bien dit Ribot (*Héréd.*, p. 352), n'est qu'un mode de l'hérédité, mais elle l'élève *à sa plus haute puissance*. Elle joint à l'atavisme de la race celui de la famille, et elle réalise les plus complètes conditions de la loi des semblables. »

De cette définition ressortent les conclusions suivantes :

1° La consanguinité n'est, *par elle-même*, ni bienfaisante, ni malfaisante. Elle a simplement pour résultat d'exalter, chez le produit, les modalités (bonnes ou mauvaises) des deux facteurs.

2° C'est une loi déjà ancienne et bien établie que les modalités des deux facteurs s'additionnent dans les mariages non consanguins ; elles se multiplient dans les mariages consanguins.

3° Si les facteurs sont sains, l'hérédité consanguine est bienfaisante (cf. les pêcheurs des îles de Batz et Brehat, dans *Bullet. Soc. d'anthropologie*, I-VI ; etc.).

4° Si les facteurs sont *morbides*, deux cas à considérer :

s'il y a consanguinité *divergente* (c'est-à-dire si l'un des facteurs est sain et l'autre pathologique), le résultat varie avec la puissance réciproque mutuelle de chacun des deux facteurs; — s'il y a consanguinité *convergente* (c'est-à-dire si les deux facteurs sont pathologiques), l'hérédité morbide tend à suivre une progression géométrique (Meynert) alors que dans les mêmes conditions la progression serait simplement arithmétique pour un mariage non consanguin.

5° Le principe de pathologie générale que la cause *prédisposante* et la cause *occasionnelle* sont inversement proportionnelles l'une à l'autre, régit également la consanguinité. La même résultante morbide peut être indifféremment obtenue soit avec une consanguinité forte accompagnée d'une déterminante morbide faible, — soit avec une consanguinité faible jointe à un état morbide fort.

C'est en appliquant ces données qu'il faut étudier la généalogie d'une race pour déterminer la marche de son évolution, qui peut être *régressive*, mais aussi *progressive*.

Prenons l'exemple des sept générations des ducs de Bourbon depuis Robert de Clermont, tige de la dynastie, jusqu'au VII⁰ duc avec lequel s'éteint la lignée mâle, et relevons dans les familles tous les cas qui ressortissent à la neuropathologie.

§ 1. *Première génération.* **Robert de Clermont** (1256-1318), fils de Saint Louis et de sa femme Marguerite de Provence. Folie traumatique. (Voy. l'étude détaillée de Robert de Clermont ci-dessous, livre II, chap. XIII, p. 411-417.)
Épouse Béatrix de Bourbon.

§ 2. *Deuxième génération.* **Louis Iᵉʳ** duc de Bourbon dit *le Boiteux* (1279-1342). Pas d'autre renseignement pathologique que l'arthritisme indiqué par une source postérieure (Olivier de la Marche, éd. Beaune, 1883; I, 180 et IV, 214 : « Le duc Loys de Bourbon fut impotent de goutes »).

§ 3. *Troisième génération.* **Pierre Iᵉʳ** duc de Bourbon (1311 — tué à Poitiers en 1356).

A. Sœur : JEANNE DE BOURBON (1310-1402) épouse (1318) Guy VII comte de Forez. — Fils : JEAN II de Forez (1343-1372). Prend part à l'âge de dix-neuf ans (1362) à la bataille de Brignais où les routiers dits *Tard-venus* défirent l'armée des gentilshommes de l'Auvergne et du Lyonnais commandée par son oncle maternel Jacques de Bourbon comte de la Marche. Le frère aîné de Jean II, Louis de Forez, — son oncle Jacques de Bourbon, — son cousin germain Pierre de la Marche périrent dans le combat. Lui-même fait prisonnier devint subitement fou (La Mure, *Hist. des ducs de Bourbon et des comtes de Forez*, 1, 453), et mourut incurable après dix années de maladie. Cf. la lettre de Charles V, en date du 12 novembre 1368, relative au renouvellement de la curatelle de Jean II :

Charles, par la grace de Dieu, roy de France, au bailli de Saint Jengou, ou à son lieutenant, salut. Nous avons entendu que nostre amé et féal cousin le conte de Forest, auquel, pour le temps qu'il fu soubz aagé, fu pourveu de curateur, lequel qui est a present aagié, *est insencés* et detenus de maladie, telle que il ne scet a present gouverner sa terre et ses biens, dont il a plusieurs, et luy est neccessité de luy pourveoir de curateur ; pour quoy nous vous mandons, et pour ce que vous estes le plus prochain juge royal, commettons, que, se il vous appert nostre dit cousin estre en l'estat dessus dit, tost et hastivement vous appellez des plus prochains de son lignage, de ses féaulx et subgez, tant et tel nombre que vous veirez que bon sera, et par leur avis et conseil donnés, prenés et ordenés curateur à nostre dit cousin, tel, si convenable et si puissant qu'il sache garder, gouverner et deffendre le dit nostre cousin, sa terre, ses chasteaulx et ses biens, en gardant les solempnitez qui sont acoustumez à garder en tel cas ; de ce faire vous donnons povoir par ces presentes. Mandons et comandons à touz noz justiciers et subgez que à vous, en ce faisant, obeissent et entendent diligemment. Donné à Paris, le xiie jour de novembre l'an de grace mil trois cens soixante et huit, et de nostre regne le quint. — Es requestes de l'ostel : N. de Cabour. — Hetomesnil. » — Arch. nat., P. 1371, c. 25, cité p. Chantelauze, d. La Mure, *l. c.*, t. III, *Preuves*, p. 130-131, n° 105 *bis*.

La Mure a noté la faiblesse et *imbécillité* d'esprit du prince : Sorti du combat sain et sauf, « il eut pourtant le cœur outré d'un si grand déplaisir de tant d'accidents survenus à la maison de Bourbon, de Forez et de Beaujeu en cette malheureuse journée, qu'il tomba bientôt après en un délire qui lui causa une faiblesse et imbécillité d'esprit qui lui demeura le reste de sa vie. » (La Mure, *Hist. des ducs de Bourbon et des comtes de Forez*, t. I, p. 443.)

Sur cette *melancholia attonita* cf. Régis, p. 196 ; — Krafft Ebing, p. 372 ; — Féré, p. 287-298 ; — Griesinger, p. 198.

B. Frère : Jacques de Bourbon comte de la Marche (tué à Brignais en 1362), épouse Jeanne de Châtillon. De ce mariage *Jean Ier* comte de la Marche, dont les trois enfants (Louis de Vendôme, — Anne de Bourbon, — Charlotte de Bourbon) nécessitent une mention spéciale :

1. *Louis de Bourbon* ($\dagger$ 1446) ambassadeur de Charles VII en Angleterre. Sur son état mental cf. Chastellain, éd. Kervyn, II, 175 : « Fu avecques les autres Francoys en la bataille d'Azincourt pris, et emmené en Angleterre ; dont, party depuis, fut fait grand maistre d'hostel du roy, et soy exposant pluseurs fois ès faits de la guerre, y acquist la renommée de ses semblables. Souvent se trouvoit en ambassades çà et là pour cause de ses vieux jours et que beaucoup avoit vu. Aucun rain toutesvoyes tenoit de folie, mais en aucuns endroits de grant et meur sens qui vainquoit l'imparfait. »

A noter que le fils de ce déséquilibré, Jean II de Vendôme ($\dagger$ 1477), est le trisaïeul du roi de France **Henri IV** (par François de Vendôme, $\dagger$ 1495, — Charles de Vendôme, $\dagger$ 1538, — Antoine de Bourbon duc de Vendôme et roi de Navarre, $\dagger$ 1562).

2. *Anne de Bourbon* ($\dagger$ 1404) épouse Louis le Barbu duc de Bavière. Leur fils Louis dit le *Bossu* (*Gibbosus*), $\dagger$ 1445. Bossu par devant et par derrière, scrofuleux (Ferrago hist. ap. Oefele, t. II, an 1440 : «... gibboso et *strumoso* »), meurt phtisique à l'âge de quarante-cinq ans. Intelligent, rusé, malfaisant, fait la guerre à son père et le met en prison à l'âge de soixante-dix-neuf ans (Arnpeck, cap. lx : « Thesauros hinc inde condidit Lud. Barbatus quo postea filius eius Lud. Gibbosus ipse vivente conquisive patrique restitit in guerris... »)[1].

3. *Charlotte de Bourbon* ($\dagger$ 1434), épouse (1409) Jean II roi de Chypre, d'où Jean III, roi de Chypre ($\dagger$ 1458) et Anne de Chypre ($\dagger$ 1462).

---

1. M. Brachet comptait, on le voit par ses notes, faire encore des recherches sur Louis le Bossu, ce qui ne lui a pas été possible.

Du mariage de *Jean III* avec Hélène Paléologue, une fille : *Charlotte* d'Antioche (reine de Chypre ; † 1487). Elle épousa en premières noces Jean de Portugal, mort en 1457, et en secondes noces Louis de Savoie. Dépouillée en 1464, Charlotte se retira à Rome en 1475. Elle « fit une donation [du royaume de Chypre à Charles de Savoie]... en l'Église de saint Pierre le 25 février 1485... Enfin Charlotte après tant de maux et de déplaisirs, *fut atteinte d'une paralysie*, dont ayant été affligée pendant quelques mois, elle se fit porter en la chapelle du Pape... où... elle confirma la même donation, et mourut depuis le seizième de juillet MCCCCLXXXVII... » (Guichenon, *Hist. généal. de la maison de Savoie*, Turin, 1778, II, 120).

Du mariage d'*Anne de Chypre* (1433) avec Louis Ier de Savoie : Amédée IX duc de Savoie (1435-1472) mort à trente-sept ans, en état de démence épileptique. *Acta SS.* (p. 878, Amédée le Pieux, 30 mars) : « Angelum dixisses nisi hominem et humanis infirmitatibus obnoxium indicasset morbus epilepticus.... » Date de l'apparition de l'épilepsie : 1467 selon Cristoforo da Soldo (*Istoria Bresciana* dans Muratori SS. XXI, 906), — 1469 d'après Menabrea (*Académie royale de Savoie*, 1857, documents, p. 17). Pas d'indication chronologique dans Guichenon (II, 131).

Pour l'état démentiel du prince, nous renvoyons aux aveux officiels de sa veuve la duchesse Yolande, publiés par Menabrea dans les *Mémoires de l'Académie royale de Savoie*, 1857, t. I, p. 31 (*Registres des choses faictes par tres haulte et tres excellente dame et princesse madame Yolant de France duchesse de Savoie par le temps que elle a heu le gouvernement et administracion de tous les pays et Seigneuries de Savoye*) :

« Et que depuys ledit trepas et encoure par avant vivant mon dit seigneur le duc Ame son feu mary, a cause mesmement de la indisposition corporelle dycelluy ma dite dame ait eu comme encoures de present a l'administration gouvernement charge et conduyte de tous et chescun les pays provinces citez terres et seigneuries de la tres puissante et tres noble maison de Savoye tant de ca que de la les montz et mesmement des seigneuries que tenoit et possedoit a leure de son trepas mon dit seigneur le duc Ame son feu mary. Et lesquelles terres et seigneuries ou temps et heure que ma dite dame en prist l'administration et gouvernement estoient en si grand et

merveilleux trouble et decadence comme il est a chescun notoire,
et non seulement ou temps du trepas de mon dit seigneur le duc
Ame, mais par avant assez, et des la vie de feu de bonne memoire
monseigneur le duc Loys pere de mon dit seigneur le duc Ame. Ce
non obstant durant le temps d'icelle administration et gouvernement
pris par ma dite dame, tant durant la vie de mon dit seigneur le duc
Ame qui pour certains bons regars et causes raisonables mesmement
pour la indisposition de sa personne comme dit est, bailla pour aucun
temps à ma dite dame lesdites administration et gouvernement.
Comme aussy depuis son trepas, tant rien, au regard du surplus.
Neantmeins a tousjours continuelement mondit seigneur le duc Ame
tant qu'il a este en la seigneurie ducale, par le moyen et industrie de
ma dite dame, qui comme dit est luy vivant pour la indisposition de
sa personne, avoit, et par force lui falloit avoir la charge du gouvernement, aussy bien que maintenent, et successivement apres son
trepas, icelle pour et ou nom de mondit seigneur son filz continuelement entretenu et maintenu, et encour de present entretient et
maintient ung bel grand et honourable estat, fourny et accomply de
toutes gens destat, qui appertiennent a lestat dung tel prince et seigneur quest mondit seigneur le duc son filz.

Et apres aucun espace de temps par le plaisir de Dieu mondit seigneur le duc Ame greve et oppresse de la griesve et incurable maladie qu'il avait longtemps garde comme chescun scet passa de ceste
vie mortelle et rendit lame a Dieu. »

§ 4. *Quatrième génération*. **Louis II** duc de Bourbon (1337-
1410). Son panégyriste et contemporain Jehan de Chateau-
morand nous a transmis (par la plume de Cabaret d'Orville) le
souvenir de quelques-unes des bizarreries de Louis « *le Bon* ».
Cf. *Chronique du bon duc Loys de Bourbon*, éd. Chazaud,
1876, p. 272-273.

LXXXVII. *Comment l'acteur commande fort la pacience
du duc Loys et la belle vie qu'il menoit.*

Au duc Loys de Bourbon souvenoit bien que l'homme saige doit
estre en péril asseuré, paoureux en prospérité, et ferme en adver-
sité ; et pour ce des choses qu'il véoit estre advenues ou royaume
par misérable fortune, tant ou chief qui estoit le roi, comme au frère
d'icellui, le duc d'Orléans, son nepveu, estant occis si villainement,
paciemment portoit sa douleur, et regracioit Dieu de tout. Et en
espérant que Dieu de sa grâce, envoyast au roi plénière santé,
demouroit le duc à Paris, ou il faisoit faire souvent processions, et
donner aulmosnes aux pouvres, et se travailloit moult d'aller et venir
aux seigneurs, si que rumour ne fust entre eulx, de laquelle fort se

doubtoit, que le royaulme n'empirast. Et estant en celle attente
tenoit lors le duc grant tinel à Paris, en son hostel de Bourbon,
ainsi que bien l'avoit acoustumé de tout temps, et estoient bien
receus quelconques gens qui venoient. Et advint quant le roi estoit
malade, qu'il ne tenoit point de court, et tous ceulx qui venoient à
la court du roi ou rien ne trouvoient appareillé disoient : « Allons
« nous dîner à l'hostel du duc de Bourbon, et nous y serons bien
« venus. » Ainsi les nobles hommes et officiers venoient léans, dont
le duc estoit moult joyeulx, et les recepvoit on liement. Or avoit le
duc de Bourbon une coustume qui est digne d'estre réputée belle :
car il vouloit que les hommes, selon leurs honneurs, fussent assis et
servis grandement, et bien y avoit officiers en cellui hostel qui le
savoient faire, dont le duc s'esléessoit en les véant ainsi par ordre ;
et voulentiers mangeoit en tinel, pour veoir celle compaignie. Et
pour ce que nul n'entendist se non à ce pour quoi séoit à table, c'estoit à estre bien aise, il vouloit que nul ne parlast, et affin que plus
grande silence fust tenue, lui estant à table, avoit ordonné que
devant lui ne fussent nulles gens, ou pou, se non ceulx qui estoient
ordonnés à le servir, c'est assavoir le pannetier, l'eschançon, l'es-
cuyer tranchant, et Baudesquin Meschin, le bon mestre d'hostel, qui
de tout se prenoit garde. Et pour ce que nul ne l'occupast en son
mangier, aux deux bouts de sa table estoient barres closes, si que
on ne peust passer au derrière de lui pour tourber son entendement ;
et pour estre plus ententif aux grans affaires que il avoit au royaume,
tant en conseil comme ès autres choses, dont il savoit bien venir à
fin, et pour avoir plus haulte mémoire, faisoit lire à son disner continuellement les gestes des très-renommés princes, jadis rois de
France, et d'aultres dignes d'honneur, et en ce se délectoit après le
service divin, duquel l'office il disoit très révéremment. Et le disner
estre fait, grâces dictes à Dieu, s'en partoit chascun, et après retour-
noient souvent. Si dura si longuement ceste dance, que le duc de
Bourbon se trouva bien endebté de soixante mille frans d'or qu'il
debvoit à Paris, car les marchans lui deslivroient ce qu'il demandoit,
pour ce qu'ils le savoient preudhomme, et poyoit voulentiers.

Cette « chronique officielle, légende un peu flattée, mais
sincère après tout de Louis de Bourbon » (Chazaud, p. XXI)
nous renseigne avec la même précision sur l'affection mentale
qui frappa le « *joyeux* » duc en l'année 1409 et à laquelle il
succomba après une année d'état psychopathique (*Chronique
du bon duc Loys*, éd. Chazaud, p. 293 : « L'an quatre cens
neuf, le duc Loys de Bourbon qui estoit *lies homs* et *joyeulx*,
print une grande mélancolie en sa teste, qui lui avança bien
sa mort, car oncques puis n'ot guères de joye, tant qu'il
en perdoit le dormir, qui fort l'affoiblit »).

A. Sœur : Jeanne de Bourbon (1338-1378) épouse (1350) le Dauphin Charles qui devint en 1364 le roi de France Charles V. A l'âge de trente-cinq ans, état de folie qui dure environ un an. Historiens et médecins ont ignoré la folie de cette princesse, et n'ont pas remarqué le texte qui nous autorise à établir son existence et que nous donnons ci-dessous en étudiant Jeanne de Bourbon (Cf. liv. III, chap. 1).

Fils : Charles VI, roi de France Fou (Voy. pour l'étude détaillée liv. III).

§ 5. *Cinquième génération.* **Jean Ier** duc de Bourbon (1381-1433) fait prisonnier à Azincourt et mort à Londres des suites d'une affection chronique non définie et consécutive aux souffrances endurées pendant sa captivité (Lettres patentes du roi de France en date de juillet 1429, cf. Vallet de Viriville dans Chantelauze, *loc. cit.*, II, 132 : « Pour ce est-il que nous, ayans en nostre cuer compassion pour la maladie qui tant l'a detenu, esperons que l'air de sa nacion plus tost que ailleurs vendra à convalescence... »).

§ 6. *Sixième génération.* **Charles Ier** duc de Bourbon (1401-1456). Arthritisme (Chastellain, éd. Kervyn, II, 165 : « Il languist martir doloreux tout impotent de goutes, ès quelles, après les avoir portées bien long terme, mourut bien renommé chevalier, le plus facondeux de son temps »).

A. Frère : Louis de Bourbon comte de Montpensier. Sur son état mental cf. Chastellain, éd. Kervyn, II, 165 :

« Montpensier en povreté de gros sens, sagement toutesvoyes couduysi ce qu'avoit de possession. Sy advint une fois un conte de luy, du temps des guerres, bien estrange ; car avoit un routier qui avoit enfraint son sauf-conduit par aucune manière de dérision de sa personne, pensant qu'en luy n'avoit que mesprendre, pour ce que *réputé estoit à fol et à lourdau.* Sy advint que pris fut, car le fit quérir partout, et tantost, comme courcié de telle injure, luy vouloit donner punition condigne au cas. Or estoit ce routier homme moult amé et renommé entre les princes ; par quoy le duc de Bourbon son frère prya très-instamment. Sy fit le duc d'Alençon aussi ; lesquels tous n'y porent riens acquester ; mais pensoient que à monseigneur le Daulphin [*le futur Louis XI*] ne l'oseroit refuser, prémis qu'il voulsist prier pour luy. Sy en fit ledit monseigneur le Daulphin son pouvoir ; mais pareillement comme ils avoient esté refusés, sy fut-il. Sy vint le roy (*Charles VII*) au derrenier, et en fit sa requeste aussi ; mais à conclure brief, ne pour roy, ne pour roc il ne se voult onques souffrir remonstrer, ne vaincre, que finablement il ne convenist que celuy qui luy avoit fait celle enfrainte, ne portast la punition, telle comme il la voudroit ordonner. Par quoy, comme un folastre obstiné en sa folie, fut laissé (et [on fut] despité d'en avoir tant prié), lequel à coup fit flestrir ledit routier en son front d'un séel ardant, et ce fait le laissa aller. Parquoy le roy dist alors que *par saint Jehan il faisoit mauvais cheoir en main de fols.* »

Son fils Gilbert de Bourbon comte de Montpensier (✝ 1496) fut le père de Charles duc de Bourbon, l'excentrique connétable de France (✝ 1527) tué devant Rome.

§ 7. *Septième génération.* **Jean II** duc de Bourbon (1426-1488). Arthritisme. Sur l'état d'impotence du duc consécutif à la goutte cf. *Instructions adressées par Charles VIII au duc de Bourbon* en date du 10 juin 1486 d. Godefroy, *Preuves* de l'*Hist. de Charles VIII* : « Et cependant que mondit seigneur de Bourbon *ne peut sitost et prestement venir*, le roy luy prie que, en toute dilligence, il fasse marcher sa compagnie et l'envoye pour accompagner le Roy.... » Son contemporain Jalligny, secrétaire du frère cadet du duc de Bourbon, dépeint ce dernier comme « fort gouteux et malaisé de sa personne » (Jalligny, *Hist. de Charles VIII* d. Godefroy, p. 92).

A. Frère. Charles, cardinal de Bourbon (1434-1488). Mort consécutive à une attaque d'apoplexie (cf. Péricaud, *Notice sur le Cardinal de Bourbon*, Revue du Lyonnais, juillet 1855, p. 328). Sur la sénilité précoce de ce prélat aux mœurs relâchées cf. les remarques du familier de la Maison de Bourbon (dont nous venons de citer le nom) Guillaume de Jalligny (*Hist. de Charles VIII*, d. Godefroy, p. 47).

Commynes nous a transmis le jugement de Louis XI sur le genre d'austérité du cardinal. On sait que le roi (médiocre politique en ce point) choisissait de préférence les occasions publiques pour exercer sur son entourage sa redoutable causticité (« Ma langue m'a porté grant dommaige, aussi m'a elle faict quelquefois du plaisir beaucoup »[1]).

---

1. *Commynes*, éd. Dupont, t. I, p. 84.

A l'entrevue de Picquigny (1475), où fut signée la trêve avec le roi d'Angleterre, les deux princes jurèrent sur la vraie croix l'exécution du traité: « Après le serment fait, dit Commines, témoin oculaire, nostre roy, qui avoit bien la parolle à son commandement, commencea à dire au roy d'Angleterre, en se riant, qu'il falloit qu'il vinst à Paris, et qu'il le festoyeroit avec les dames ; et qu'il luy bailleroit monseigneur le cardinal de Bourbon pour confesseur, qui estoit *celluy* qui l'absouldroit *très-voulentiers* de ce peché, si aulcun en avoit commis. Le roy d'Angleterre le print à grant plaisir ; et parloit de bon visaige, car il sçavoit bien que ledict cardinal estoit *bon compagnon.* » (*Mémoires de Commynes,* édition de la *Société de l'Histoire de France,* t. I, liv. IV, ch. x, p. 376.)

B. Frère. Pierre II de Bourbon (1439-1503) sire de Beaujeu, épouse (1474) Anne de France, fille de Louis XI. — Troubles névropathiques et psychopathiques tardifs. Dans sa vieillesse violentes céphalées chroniques qui valurent à ce prince le sobriquet de *Malateste* (Lamure, II, 460). Dans la dernière période de sa vie (dit de son côté l'officieux Marillac, secrétaire de Charles de Bourbon) ce prince « estoit *tout malaisé de l'esprit* et de la santé » (Chantelauze, *loc. cit.* p. 492).

C. Sœur. Isabelle de Bourbon († 1465), épouse (1454) Charles le Téméraire.

Chastellain a noté le mécontentement provoqué chez le Téméraire (alors comte de Charolais) par l'étroite et bizarre liaison de sa femme Isabelle avec une bourgeoise de Bruxelles, Isabeau Mache-Foing, femme de Jean Coustain et fille d'un usurier de Dijon nommé Jehan Mache-Foing : «[Isabeau Machefoing] s'étoit moult enfiérie en sa fortune, et n'estoit joliveté, ne richesse, si convoitier l'osoit, qu'elle n'en finast et qu'elle ne le mist sur son corps, car elle avait le pourquoi; et, avec ce, elle estoit tant au gré de la comtesse de Charolois que par faveur y mise, elle en faisoit sa toute mignonne, et *tout son privé repos* mettoit en elle, *souvent jusques à estre semblables en robes et en autres paremens, comme deux sœurs.* Laquelle chose n'estoit point bien au gré du comte son mary, posé que par assez longue espace il en dissimuloit assez ; mais comme le tousjours et longuement continuer le tannoit, enfin aussi en déccloit son courrage et monstra auques près que mieux l'eust aimée loin de la comtesse que près, ne si fiable. Car maintenoit aucunes notes sur elle, dont moins la prisoit : et luy souverainement (le comte) *aimoit honneur et nelleté en sa maison comme en sa propre personne.* » (Chastellain, t. IV, p. 237-238.)

Du mariage d'Isabelle de Bourbon avec Charles le Téméraire, Marie de Bourgogne, qui fut la grand'mère de Charles-Quint.

D. Sœur. MARGUERITE de Bourbon († 1483), épouse (1472) Philippe comte de Bresse, plus tard duc de Savoie. De ce mariage LOUISE de Savoie, mère du roi de France **François I**.

Sur la mort par tuberculose de Marguerite de Bourbon cf. la *Chronique* de Jean de Roye (particulièrement exacte, comme l'a démontré Mandrot, sur tous les points touchant à la maison de Bourbon) :

« Oudit mois [d'avril] et an mourut madame Marguerite de Bourbon, femme de Phelipe monseigneur de Savoye contesse de Bresse, de *maladie qui longuement* luy dura ; et d'icelle maladie on n'y peut mettre *remede qu'elle n'en mourust etique,* dont fut grant dommage, car elle estoit en son vivant moult honneste et bonne dame et pleine de grans biens et vertus. » (*Chron. Scandal.* ann. 1483, éd. Mandrot. II, 131.)

Guichenon (II, 174) dit de Marguerite qu'elle « mourut de phtysie au chasteau de Pont d'Ains le 24 d'avril 1483 »[1].

* *

Utilité que nous retirons de cette étude :

A. Découverte de la cause prédisposante chez Charles VI, vainement cherchée jusqu'ici[2].

B. La source de Henri IV et des Bourbons; d'abord *regressus* pendant deux siècles, puis *progressus* biologique par une vigoureuse hérédité réparatrice.

C. La source de Charles-Quint et de Don Carlos, attribuée jusqu'ici uniquement à Jeanne la Folle.

---

1. Pour cette étude des Bourbons, voir le tableau à la fin de ce chapitre.

2. Voir sur la cause déterminante, liv. III, chap. III.

D. La source pour une part des Valois bizarres (Charles IX, François II, Henri III), dont l'arrière-grand'mère, Louise de Savoie, est une Bourbon par sa mère.

La folie de Charles VI trouve sa cause initiale dans le fait qu'il est descendant de deux frères, fils de Louis VIII, mariés à deux sœurs, et qu'aucun des mariages pendant ces deux cent trente-cinq ans ne s'est exercé hors de cette famille de Saint Louis (sauf un, Bonne de Luxembourg, qui encore est parente, quoique éloignée, voy. liv. II, ch. xvi), et que tout a convergé sur Charles VI.

Cette consanguinité *univoque* a été fatale à Charles VI ; il a suffi de mariages dans la lignée de Jacques de Bourbon (frère de Pierre) avec des femmes étrangères au sang de Saint Louis pour faire disparaître cette fâcheuse origine des Bourbons et aboutir aux têtes solides de Henri IV et de Louis XIV.

Ce sont là de précieuses données pour la Pathologie historique et que le simple examen des textes suffit à nous révéler.

Voilà une partie de l'étude qu'aurait dû faire M. Dusolier. Sans parler de celle des Médicis qui l'aurait obligé à des recherches dans les archives d'Italie, s'il avait étudié l'hérédité paternelle de François Ier, il eût appris que celui-ci descendait une seconde fois de ces mêmes Bourbons, puisque son père Charles d'Angoulême était le petit-fils de Louis d'Orléans qui, fils et frère de fous avérés (Jeanne de Bourbon et Charles VI), avait de plus épousé sa cousine germaine Valentine Visconti, fille de Gian Galeazzo I Visconti (dégénéré héréditaire) et d'Isabelle de France.

En étudiant également la maison de Savoie, il eût vu que Philippe de Bresse, père de Louise de Savoie, était petit-fils d'une Bourbon, fils d'un goutteux demi-fou (Louis Ier de Savoie) et frère d'un épileptique (Amédée de Savoie).

Nous voyons combien sont peu solides les doctrines sur l'influence que la *profession* royale peut avoir au point de vue pathologique.

Disons maintenant quelles sont les causes des erreurs des médecins qui se sont faits les protagonistes de ces doctrines, erreurs si funestes puisqu'elles ont servi de base aux assertions d'auteurs (Ribot, Cullerre, Déjerine) qui ont accepté ces opinions sans en vérifier le bien fondé.

1° Une cause générale, la soif de la synthèse.

2° Une autre cause générale, le principe de la moindre action qui, dans cette recherche de la synthèse, leur fait diminuer l'effort à son minimum et leur fait croire que — insuffisant dans leur science — ici le bon sens (c'est-à-dire l'opinion de la multitude) peut suppléer à ce qui manque à leur documentation.

3° Une cause particulière, l'idée philosophique ou politique préconçue substituée à l'observation.

4° L'insuffisance de l'étude de la logique scientifique, déjà signalée chez les médecins par Claude Bernard et Littré.

La Pathologie historique doit être purement clinique et non philosophique, la philosophie se dégageant d'elle-même des faits recueillis, et c'est le meilleur. Donc on doit chercher à constituer avec son aide :

1° L'histoire de la pathologie ;

2° L'histoire de l'hérédité.

SECTION 2.

Utilité pour la pathologie.

« Des deux branches de l'histoire de la médecine (a très bien dit le professeur Bouchard), — l'histoire des maladies et l'histoire des doctrines, — la dernière est aussi avancée que la première est embryonnaire... La pathologie historique est le point capital de l'histoire de la médecine. »

Dans la constitution de cette histoire scientifique de la médecine qui sera, a dit Littré, « l'un des devoirs du xxe siècle », — la tâche la plus délicate est assurément l'identification, au point de vue nosographique, des affections anciennes aux ma-

ladies modernes. Littré, dans son *Hippocrate*, s'y est efforcé et
— après lui — Nicaise dans son précieux *Corpus* des chirurgiens
du moyen âge; Pagel (de Berlin) dans ses éditions de Mondeville,
de Jean de Saint-Amand, dans ses articles d'histoire médicale
(*D. Medic. Zeitung*, etc.); Creighton dans son *History of
Epidemics in Britain*. Mais longue est la série de ces problèmes partiels dont l'ensemble constitue la pathologie historique, et il faudra encore bien des générations de travailleurs
pour résoudre toutes ces énigmes. Que peut signifier, par
exemple, le *malum mortuum* (ulcère des jambes accompagné
de troubles nerveux, cf. Du Cange, *s. v°*) au sujet duquel Chauliac
note discrètement que « du *mal mort* l'on pourroit dire beaucoup
de phantasies » (*Grande Chirurgie*, éd. Nicaise, p. 551)? Quelle
peut être la maladie appelée *regtima, regtina*? Le *phlegma salsum*
du xiiᵉ siècle doit-il être identifié à la pellagre comme l'a
proposé Littré, et cette hypothèse est-elle compatible avec les
récentes observations de Zambaco-Pacha sur les affections
léproïdes et les formes frustes de la lèpre?

L'étude critique des textes, au point de vue pathologique,
permettra à l'historien de fixer la date de la disparition des
maladies aujourd'hui éteintes, — celle de l'apparition des
maladies nouvelles, — et de marquer, dans le temps, les différentes étapes de l'évolution symptomatique des maladies exis-
tantes (la syphilis au xviᵉ siècle et en 1895 ; les pneumonies
du moyen âge et celles d'aujourd'hui, etc.).

L'histoire des maladies suppose la constitution d'une clinique
historique, et celle-ci reste tout entière à faire.

Section 3.

Utilité pour la clinique. Le profit que la clinique peut
retirer de la pathologie historique dynastique est clairement
démontré par les propositions suivantes dont l'énoncé tient
lieu de preuves :

A. La maladie est fonction du terrain plus encore que du
germe, de la cause prédisposante plus encore que de la
cause occasionnelle.

B. Pas de connaissance du terrain sans l'étude de l'anamnèse héréditaire.

C. L'hérédité *humaine* est la seule base de l'hérédité pathologique. L'hérédité expérimentale des *zootechniciens* diffère autant de la nôtre que la maladie de laboratoire de la maladie d'hôpital.

D. L'hérédité humaine est illusoire chez les particuliers : les commémoratifs recueillis dans la pratique journalière étant d'ordinaire ou incertains, comme dans la clientèle d'hôpital, ou mensongers, comme dans la clientèle urbaine.

D'ailleurs cette dernière devient de plus en plus instable, et l'étude de l'hérédité n'a pu être faite ; elle supposerait des générations de médecins d'une même ville recueillant et se transmettant les observations de familles immuables de la même ville, condition chimérique avec la vie de plus en plus nomade du xixe siècle.

Dans la clientèle d'hôpital, inappréciable pour la constitution de l'herbier clinique, la recherche de l'anamnèse héréditaire est plus vaine encore. C'est cependant la principale source de ces soi-disant généalogies morbides qui encombrent nos traités de médecine, sous la forme invariable : « X. zingueur : épileptique. — *Père* Y. maçon : nervosisme. — *Grand-père* Z. couvreur : alcoolique. — *Arrière-grand-père*, etc... ».

Toute personne familière avec l'instrument délicat de la critique historique se demande quelle dose d'ignorance des règles de la critique des sources, ou de l'établissement du témoignage, a été nécessaire pour constituer ces généalogies qui, le plus souvent, ont autant de réalité que celle de Coupeau dans l'*Assommoir* de M. Zola. Quel crédit accorder aux conclusions scientifiques tirées de généalogies purement hypothétiques ?

Un illustre clinicien montrait récemment l'inutilité pour la science de toutes ces fausses anamnèses d'hôpital (et je parle ici de celles qui sont sincères, laissant de côté celles qui ne sont fabriquées que pour les besoins d'une thèse préconçue, comme les cabinets héraldiques fabriquent une généalogie suivant les désirs du client). « Il est, disait en octobre 1894, au Congrès de médecine de Lyon, le professeur Potain, une foule de questions médicales dont la pratique hospitalière, source de la plupart de nos travaux, est *absolument* incapable de donner la solution.

« Toutes celles qui touchent à l'hérédité, aux transformations que les états pathologiques y subissent, aux influences pathogéniques agissant sur des générations successives, et tant d'autres que je pourrais dire, ne sauraient être éclairées que par les observations patientes et persévérantes du praticien; mieux encore par celles qui, d'âge en âge, se transmettent dans les familles médicales... Les documents intimes et précis qui se peuvent accumuler dans une semblable pratique ont pour la science un prix inestimable [1]. »

E. Or, ces « *transformations* que les états pathologiques subissent » dans l'hérédité, ces « *influences pathogéniques* agissant sur des générations successives » dont Potain réclame en même temps l'étude comme capitale pour la clinique, c'est-à-dire étudier le *malade* avant la *maladie*, où en trouver les éléments ailleurs que chez ceux qui, pour des raisons étrangères à la médecine, ont conservé depuis des siècles les docu-

---

1. De même Raymond, *De l'hérédité en pathologie nerveuse* (Bulletin médical, 1895, n° 27, p. 312-313) : « L'hérédité névropathique nous donne la clef de bien des phénomènes révélés par l'observation et incompréhensibles sans cela. Tout d'abord, je crois devoir insister sur la difficulté de sa constatation. Bien des fois, Charcot a attiré votre attention sur l'impossibilité dans laquelle se trouve souvent le médecin pour obtenir des familles l'aveu de tares nerveuses qu'elles cachent avec beaucoup de soin... *A l'hôpital, nous sommes sur un mauvais terrain pour la solution de ces questions.* »

Et Leledy, *Folie dans Grippe*, p. 17 : « Les renseignements individuels (c'est-à-dire héréditaires) sont, dans tous les cas, d'une *nécessité absolue* dans l'étude de la folie. Il est, dit M. Marandon de Montyel, un principe de *pathologie générale* que le praticien doit avoir sans cesse présent à l'esprit s'il veut apprécier à leur juste valeur les choses morbides dont il est témoin. Ce principe établit que *le malade* est *pour autant*, et quelquefois *plus*, que *la maladie* elle-même dans les souffrances qu'il endure et les *symptômes qu'il présente.*

« Assurément cette distinction est importante à faire au point de vue héréditaire ; la différence, en effet, sera grande dans la réaction, dans la grippe, entre les prédisposés vésaniques et les non prédisposés. »

ments écrits dont la succession permet de reconstituer l'histoire médicale des générations? « Vous autres, écrivait Burke au duc de Richmond [1], gens de grande maison et de grande fortune héréditaire, vous ne ressemblez pas à des hommes nouveaux comme moi. Quelque forts que nous puissions devenir, quelles que soient la dimension et l'exquise saveur de nos fruits, nous n'en sommes pas moins des plantes annuelles, nous naissons et nous mourons dans la même saison ; mais en vous, si vous êtes ce que vous devez être, mon regard se plaît à reconnaître ces grands chênes qui ombragent toute une contrée et qui perpétuent ces ombrages de génération en génération. »

Cette comparaison des particuliers, simples « plantes annuelles », avec les dynasties-chênes, est encore plus vraie en pathologie. Comment comparer par exemple un aliéné de Charenton, simple plante annuelle, avec un fou tel que Charles VI dont nous pouvons étudier l'hérédité pendant six cents ans, dans dix-huit générations en ligne directe, non pour transformer en autant d'aliénés ces dix-huit générations de la maison de France, comme le feraient les historiens à la Michelet, mais pour voir par quelles graduelles métamorphoses morbides ces générations ont passé, et comment l'accumulation des tares morbides, soit seules, soit par les mariages consanguins — éléments infiniment petits, continués pendant un temps infini — aboutit à un fou, et pouvoir préciser à quelle génération incombe le plus spécialement la folie qui éclatera chez Charles VI.

---

1. Burke, cité par Langel, *Angleterre politique et sociale*, p. 134.

Saint Louis.

1. Robert de Clermont,
† 1318, **fou**,
ép. *Béatrix de Bourbon*.

2. Louis Iᵉʳ, duc de Bourbon,
† 1342, **boiteux**.
(Olivier de la Marche dit **goutteux**), ép. *Marie de Hainaut*,
petite-fille de Jean d'Avesnes [*].

3. Pierre, duc de B., † 1356, tué ;
ép. *Isabelle de Valois*, sa cousine,
fille de Charles de Valois (goutteux, hémorrhagie cérébrale).

    Jeanne de B., ép. Guy VII de Forez, † 1358.
        Jeanne, † 1369,   Louis, † tué 1362.   Jean II,
        ép. Béraud II, Camus.   † 1372, **fou**.
        Anne Dauphine.

    Jacques de la Marche, † 1362 (tué),
    ép. Jeanne de Châtillon.
    Jean Iᵉʳ de la Marche,
    ép. Catherine de Vendôme.

4. Louis II, duc de B., † 1410,
bizarre et mort mélancolique,
fou, ép. *Anne Dauphine*
(sa cousine, nièce d'un fou).

    Jeanne de B., † 1378
    (ép. Charles V), **folle**.
        Charles VI, fou.

    Louis de Vendôme,
    † 1446, **fou**,
    ép. Jeanne de Laval.
    Jean II de V., † 1477.
    François de V., † 1495.
    Charles de V., † 1538.
    Antoine de Bourbon,
    † 1562.
    Henri IV, † 1610.

    Anne de Bourbon,
    † 1404.
    Louis le **Bossu**,
    duc de Bavière,
    tuberculeux.

    Charlotte de B., † 1434.
    Anne de Chypre, † 1462.   Jean III,
                            roi de Chypre
                            † 1468.
    Amédée de Savoie,   Charlotte,   Charlotte d'Antioche, † 1487,
    † 1472, à 37 ans,   ép. Louis XI.   **paralysie.**
    épileptique.
    Charles VIII,   Jeanne de France,
    rachitique.   **contrefaite.**

5. Jean Iᵉʳ, duc de B., † 1433,
maladie inconnue,
ép. *Marie*, fille de Jean,
duc de Berry
(soupçonné d'inversion sexuelle,
fils et frère d'arthritiques).

6. Charles Iᵉʳ, duc de B.,
† 1456, **goutteux**,
ép. *Agnès de Bourgogne*, sœur
de Philippe le Bon (apoplexie).

    Louis, comte de Montpensier [**],
        fou.

7. Jean II, duc de B., † 1487
goutteux et infirme,
mort sans enfants ;
fin de la lignée mâle directe.

    Charles,   Pierre II,   Isabelle de B.,   Marguerite de B.,
    cardinal de B.,   duc de B., † 1503,   ép. Charles le Téméraire,   **tuberculeuse**,
    † 1487,   dit   ép. Philippe de Bresse,
    apoplexie.   **malateste.**   Marie de Bourgogne.   comte de Savoie,
                           Philippe le Beau.   Louise de Savoie
                           Charles-Quint.   (mère de François Iᵉʳ).
                           Philippe II.
                           Don Carlos.

[*] Voy. sur Jean d'Avesnes ci-dessous liv. II, chap. xvi, p. 500.
[**] Ce Louis de Montpensier mort fou, eut un fils, Gilbert de Montpensier († 1496), qui fut le père de l'excentrique connétable de France, tué (1527) devant Rome.

stratégie à l'histoire d'Alexandre le Grand, et M. Dieulafoy sa science d'ingénieur à l'archéologie. Charcot et Richer ont renouvelé la critique d'art en y introduisant la pathologie (le masque bas-relief de Venise, le pestiféré de Jaffa).

Sans aller jusqu'à dire comme Cornil que Pasteur n'a donné une voie nouvelle à la médecine que *parce qu'il n'était pas médecin*, — il est certain qu'il lui a infusé un nouveau sang.

Il y a en outre, dans l'apport de la technique médicale à l'histoire, autre chose : c'est la clef du concomitant psychologique[1]. Des faits stériles et négligés deviennent féconds[2]. C'est le *réactif* du palimpseste. Sous quelques traits effacés d'une chronique, on fait revivre par la physiologie le sens psychique. Il en est ainsi pour les textes de Louis XI lus à la lumière de la psychologie pathologique.

Ce que Guyau[3] appelle l'*assolement* dans le domaine de l'intelligence, il faudrait l'appliquer au rafraîchissement et au renouvellement de l'histoire.

Nous avons indiqué le bien qu'apporte la technicité d'une science à une autre ; mais il en faut dire le faible, c'est de ne pas respecter la maxime : *cuique in sua arte credendum*.

Ch.-V. Langlois, dans son excellent *Discours sur l'histoire*[4], a indiqué les règles pour *la critique* des *textes*, des *sources*, de *l'authenticité*, de *l'autorité* et enfin des *conditions de la connaissance*. Il a montré que la première règle pour faire de l'histoire est, pour le *laïque*, de dépouiller le besoin de croire, d'affirmer, de trancher, d'apporter une solution. C'est excellent, mais il eût dû ajouter un appendice pour les historiens.

Ils raillent très bien le *décisionnaire* universel de Leibnitz, *l'horrible besoin de certitude* de Fontenelle, mais eux-mêmes, hors du champ de l'histoire, redeviennent hommes sur ce point et ne peuvent se résigner à l'*agnosticisme* qu'ils prêchent aux autres. Ceci est humain, — le contraire eût été étonnant par l'infirmité naturelle de notre esprit plus forte que la

---

1. Cf. Liard, *Universités et Facultés*, p. 145.

2. Rabier, *Logique*, p. 229 et note.

3. Guyau, *L'éducation et l'assolement dans la culture intellectuelle* (*Revue Scientifique*, 26 octobre 1889).

4. *L'enseignement des sciences auxiliaires de l'histoire du moyen âge* (Bibl. Ec. des Chartes, 1888, p. 609).

méthode, — et se résume à dire qu'en dehors de leur spécialité la *méthode scientifique* leur est inutile.

De même le médecin qui défend au *laïque* d'ouvrir un manuel de médecine pour ne pas se reconnaître toutes les maladies qu'il lit, et qui lui-même, à l'annonce d'un livre sur l'artériosclérose, la retrouve chez tous ses clients le lendemain.

Déjà Littré reprochait aux historiens de croire trop souvent que leur science est seule à nécessiter l'emploi de cet instrument de précision qu'on nomme la méthode critique, et qu'en dehors de l'histoire l'outil grossier du « sens commun » suffit.

On a vu, dans les *Exemples* que j'ai donnés au chapitre II, les fautes que commettent les historiens lorsqu'ils entrent dans le domaine de la pathologie. L'honneur du xixe siècle est d'avoir fondé la critique des documents, mais pour la critique des faits, deux éléments restent insuffisants : l'*interprétation du fait* et les *conclusions psychologiques* qui en dérivent.

L'application de ces deux éléments exige la connaissance préalable de la pathologie. Celle-ci est indispensable : il ne s'agit pas seulement de traduire médicalement les textes *une fois découverts*, mais de se servir de la *pathologie* comme d'un instrument de précision pour leur découverte. Selon le mot de Renan, « ouvrir une nouvelle série d'aperçus historiques, c'est presque toujours créer une série de documents négligés jusque-là, ou montrer dans ceux qui étaient déjà connus, ce qu'on n'avait pas su y voir [1] ».

Dire qu'un historien doit savoir la pathologie pour trouver les indices des maladies des personnages morts depuis trois cents ans, n'est que l'équivalent de cette vérité de la Palisse, que pour trouver sur un malade les signes pathologiques, il faut savoir la pathologie.

Une douleur dans la région claviculaire droite, isolée, persistante, chez un malade non rhumatisant, sera, par un *laïque*, attribuée neuf fois sur dix à une névralgie, tandis qu'elle éveillera chez un médecin l'idée de connexion avec

---

1. Renan, *Essais de morale et de critique*, 4e édit., p. 123.

d'autres symptômes à la recherche desquels il se lancera. Il arrivera ainsi à diagnostiquer une affection viscérale plus ou moins distante de ce point douloureux.

Croire qu'un archiviste peut trouver par le simple bon sens, sans connaître la pathologie, des symptômes significatifs dans des textes du xiii⁰ siècle, équivaudrait à dire qu'il peut entrer ce matin à l'hôpital et distinguer sans études préalables les symptômes des maladies — ce qui ferait rire.

Or la recherche des symptômes dans un texte du xiii⁰ siècle est bien plus difficile que ne serait en paléographie l'identification d'une charte non datée ni signée du xiii⁰ siècle avec un acte moderne daté et signé et qu'on n'a qu'à prendre la peine de lire.

Pour mieux démontrer cette nécessité de la connaissance de la pathologie, — non seulement pour traduire médicalement les textes, mais pour les *trouver*, — nous aurons à donner quelques exemples d'omissions et d'erreurs des historiens, provenant des difficultés que présentent ces recherches sans étude médicale préparatoire.

Quand je dis *historiens*, je ne veux pas dire les *grotesques* (il serait trop facile de prêter aux bons les idées des grotesques, suivant la juste remarque de Monod sur Fustel de Coulanges, qui prêtait aux contemporains des idées que personne n'a plus depuis Montesquieu), mais les excellents. Je ne citerai donc, ainsi que je l'ai fait de préférence dans les trois *Exemples* du chapitre II, que les plus éminents des chartistes et les plus récents (il n'y a, dit Doudan, de véritable originalité que dans l'extrême érudition) et les meilleurs des dogmatiques. De même pour les médecins, dont j'aurai à signaler quelques erreurs provenant du défaut de méthode. Et j'ajoute que le fait d'avoir ignoré, pour les historiens la pathologie, — pour les médecins la critique historique, ne diminue en rien mon estime pour leurs travaux.

Ainsi, nous trouvons dans les comptes d'Isabeau de Bavière que la reine ordonne de mettre des balustrades au pont sur lequel elle doit passer. Ceci a été pour nous l'indice de l'existence de l'agoraphobie chez la reine [1], et cette consta-

----

1. Voy. ci-dessous liv. I, chap. III.

tation, jointe à celle de ses autres phobies (astrophobie, thanatophobie), nous a, d'autre part, donné la clef de l'hérédité neurasthénique de Charles VII [1].

Les historiens, dans leur ignorance de la neurologie, n'ont prêté aucune attention à ces textes.

Un exemple curieux de non-compréhension des textes par ignorance de la pathologie, est fourni par l'article de Siméon Luce sur la maladie de Charles V.

J'ai établi que Charles V est mort d'une lésion aortique [2]. Ignorant le phénomène appelé *orthopnée*, Luce ne peut admettre qu'un mourant s'obstine à se lever quelques heures avant sa mort ; il met d'abord cela sur le compte de la force d'âme du roi. Ensuite, quand le roi expirant veut se lever (parce qu'il a à parler d'affaires), Luce, que ceci étonne, cherche à torturer les textes pour leur faire rendre un sens conforme à son idée. Il dit que le roi se met *sur son séant* et à *demi-vêtu*, tandis que le texte porte : « *De lecto surrexit... diu super cubiculum positus sedit* ».

Cependant la remarque essentielle, médicale, y était, mais Luce n'avait pas su la comprendre : le roi sortait du lit comme d'un lieu de souffrance et c'est sur sa chaise longue qu'il se reposait, à l'inverse des autres malades.

Quand un agonisant veut sortir de son lit et être assis, c'est une preuve de courage, parce qu'on sait que les agonisants souffrent beaucoup plus debout, et que le lit leur donne des forces et l'afflux du sang au cerveau par la position horizontale ; ceci explique l'éloquence de certains d'entre eux tant qu'ils restent couchés, éloquence qu'ils perdent aussitôt qu'on les sort du lit. C'est l'inverse pour les cardiaques : ils trouvent au lit l'oppression, hors du lit le soulagement et l'éloquence — c'est assis sur sa chaise longue que le roi traite du schisme.

Prenons maintenant le plus récent historien sur Charles VI, A. Leroux, élève de l'École des chartes et de l'École des hautes études, dont l'excellent livre (*Nouvelles Recherches*

---

1. Voy. liv. I, chap. IV.
2. Voy. liv. II, chap. XVII, part. II, section 3.

*critiques sur les relations politiques de la France avec l'Alle-
magne de 1378 à 1461*) a été couronné par l'Académie des
Inscriptions. Il décrit l'activité politique du roi, il nous dit
(page 33) que « au fond le roi de France *se préoccupait surtout*
[1402] d'isoler Boniface ». M. Leroux parle des *desseins terri-
toriaux* de Charles VI en 1402, et tout le reste sur ce ton.
Mais ici se place une simple remarque : Charles VI était fou
depuis dix ans.

E. Jarry, un autre lauréat de l'Académie des Inscriptions,
dans son excellent travail (*Louis d'Orléans*) va jusqu'à croire
que la maladie de Charles VI n'était pas la folie proprement
dite, parce qu'elle était intermittente (p. 95, note 2) Sans parler
des manuels classiques de Griesinger, de Krafft Ebing, de
Meynert, ou de Cullère, le moindre dictionnaire de médecine
lui eût appris le sens des intermittences dans la folie, à savoir
que cette forme de l'aliénation mentale est la plus *grave* de
toutes, et, chez un héréditaire, toujours incurable. Prenant
pour base son opinion sur l'affection de Charles VI, M. Jarry
non seulement parle du roi comme d'un responsable, et nous
dit que dans les accalmies de sa maladie il se retrouve *tout
entier*, mais encore il ne fait aucune différence entre les
époques des rechutes et des rémissions.

Dans bien des cas, les faits cités par lui, de même que ceux
cités par M. Leroux, tombent non pendant des rémissions,
mais pendant des rechutes, comme on le verra à ma chronologie[1] des rechutes et rémissions de Charles VI.

Ainsi il nous dit (p. 204) que « Charles VI revient de Reims
plein de confiance *une fois de plus* dans le schisme ». Or
Charles à ce moment était en rechute. D'ailleurs, quelques
lignes plus loin, M. Jarry lui-même observe que « le roi rentra
à Paris dans un état très alarmant » (p. 204).

Avant de porter ces jugements, il fallait étudier préalablement la nature de la folie de Charles VI, la forme de ses
rémissions (si lucides comme dans la folie circulaire, ou incom-
plètes comme dans la confusion mentale) ; il fallait vérifier si,

---

1. Cette chronologie a été faite par M. Brachet ; j'espère pouvoir
la publier en appendice au second volume. (A. B.-K.)

à la date dont on parle, il y avait rechute ou rémission et quelle était la forme de cette rémission.

L'histoire politique de Charles VI ne peut être faite sans une chronologie préalable exacte de ces trente années de rechutes et de rémissions et sans une formule générale de ces rémissions. Le jugement sur l'histoire de France pendant ces trente années dépend de la solution qu'on acceptera. Toutes ces affirmations subjectives sur l'activité ou la non-activité du roi pendant cette période sont frappées de nullité tant que ce travail préalable n'a pas été fait.

Cette ignorance des historiens en biologie est plus frappante encore dans leur recherche des causes de la folie de Charles VI. Les uns l'attribuent aux abus de tournois et de fêtes, d'autres à une enfance maladive, Michelet à une course équestre qui n'a jamais eu lieu.

Nous avons noté ci-dessus (chap. III) l'importance du *terrain* dans la constitution des maladies et dans l'étude de l'hérédité pathologique. Ce rôle du terrain, important dans l'ancienne médecine, est devenu prépondérant depuis les découvertes dans la médecine bactériologique (la théorie microbienne reposant tout entière sur la lutte du terrain contre le germe, lutte qui aboutit tantôt à l'immunité, tantôt à la réceptivité morbide).

Or le terrain n'est que la résultante de l'hérédité : « Un descendant est constitué par les éléments héréditaires qu'il tient de ses ancêtres. » (Cf. Bertrand, *Philosophie scientifique*, p. 60.)

A l'inverse des sciences physico-chimiques, en pathologie le rapport de la causalité est une loi secondaire (Claude Bernard), et la cause déterminante n'est rien sans la cause prédisposante. Par exemple, en physique, on peut affirmer que tout abaissement de température à un certain degré fera congeler l'eau. En pathologie, un même degré de froid donnera à l'un une angine, à l'autre un rhumatisme, à un autre une pleurésie ou une pneumonie, à dix autres rien. C'est le terrain qui modifie la loi de causalité.

Ainsi Louis XIV prend à Mardick un paludisme dont il reste atteint pendant des mois. Don Carlos, — nous le savons par les ambassadeurs vénitiens, — a eu des accès de fièvre quarte. Chez le premier les fièvres provoquent des accidents nerveux sans importance, vertiges, vapeurs, etc. (cf. Sainte-Beuve et Daremberg); chez le second elles provoquent une psychose (cf. Meynert dans *Don Carlos* de Büdinger).

Si les historiens s'étaient rendu compte de l'importance du terrain, avant d'attribuer la folie de Charles VI à divers accidents, ils eussent cherché la cause essentielle et ils eussent trouvé sa mère et son hérédité (voir l'étude que j'en ai faite plus haut, pp. CXXVII-CXXXVI, et ci-dessous, liv. III, chap. I, pp. 593-605). Pour cela, ils n'avaient même pas à chercher dans les archives, — les textes sont imprimés, les historiens n'avaient qu'à savoir les voir.

*
* *

Nous avons indiqué pour l'histoire — en présence des erreurs des historiens et du métal précieux enfoui dans le minerai que leurs réactifs sont impuissants à découvrir — l'utilité de la technicité et de la maxime *cuique in sua arte credendum*, mais il faut marquer les conditions auxquelles la technicité peut rendre ses services.

La technicité suffit-elle à l'explication des faits? Les médecins ont la naïveté de le croire (Moreau de Tours sur Richelieu, *Psychologie morbide*, p. 523, Lacassagne sur la *césarite* [1]).

Ils ne savent pas que l'*interprétation technique* — médicale sur César, stratégique pour Jurien de la Gravière, architectonique pour Dieulafoy — *n'est qu'une des deux choses* d'importance capitale ; il y en a une autre *qui doit la précéder*, et d'égale importance : c'est l'*établissement* du *fait* à interpréter.

De là le bénéfice perdu de la partie historique du travail de Moreau de Tours, faute d'avoir préalablement fait la *critique du fait* à interpréter, c'est-à-dire avoir *éprouvé* : 1° l'*authenticité*, 2° l'*autorité* du *texte* qui nous l'a transmis. S'il avait suivi cette voie, il ne citerait pas : Alexandre Dumas (*Grands Hommes en robe de chambre*).

---

1. Cf. ci-dessus p. CXXV, Beaujeu, *Psychologie des Césars.*

Mais cela exige l'emploi de la *méthode historique* dont l'apprentissage n'est ni plus court ni moins délicat que celui de la *méthode clinique*, dont la complexité et l'outillage demandent des années de pratique. Or ceci revient exactement à dire que le médecin qui fait de la pathologie historique, au lieu de s'abandonner à son imagination, doit suivre la méthode clinique courante, dont le premier principe est l'observation du fait : « Voir, a dit Trousseau, est la chose la plus difficile du monde, et l'interprétation d'un symptôme est souvent plus aisée que sa constatation. » On voit par ces paroles que la *clinique* ne dit pas autre chose que la méthode historique : *d'abord* et *avant tout* et *toujours* la critique de chaque fait.

Pour le clinicien deux stades :

1° *Réunir* les symptômes : l'examen du malade pour arriver à recueillir les symptômes ;

2° Les *interpréter* : la classification et la traduction pathogénique et l'interprétation suivant les règles de la méthode clinique, c'est-à-dire la formule de leur cause, de leur mécanisme et de leur évolution, — et le pronostic, c'est-à-dire les conséquences.

I. *Observation du symptôme.* — Des deux moments de la constitution du symptôme médical (*observation* et *interprétation* suivant les *règles de la clinique*), il n'y a de différence entre le symptôme *contemporain* et le symptôme *passé*, entre la Pathologie au lit du malade et la Pathologie historique que dans le premier de ces moments : l'*observation*, au lieu d'être *autoptique* et immédiate, est *deutéroptique* et médiate et liée au témoignage. Donc elle doit observer les règles de la critique du témoignage nécessairement nouvelles pour le médecin.

En clinique contemporaine, entre le *symptôme* et l'*observateur* il n'y a rien, sauf, bien entendu, l'illusion humaine qui accompagne toute *autopsie*. « Le rapport véritable de nos représentations à la réalité, dit J. Soury [1], restera toujours absolument inconnu, puisque nous ne pouvons considérer qu'un aspect des choses, et toujours le même, le côté subjectif. »

---

1. Jules Soury, *les Fonctions du cerveau*, p. xv.

En clinique rétrospective, vient s'interposer le témoignage — nouvelle illusion à réduire. C'est comme si nous ne voyions un bâton que plongé dans l'eau ; avant de décrire sa vraie forme, il faut le redresser et, pour ce faire, établir l'*indice de réfraction* qui diffère suivant chaque milieu. C'est cette équation qu'on apprend à résoudre à l'École des Chartes. Le meilleur clinicien y échoue s'il veut en aborder l'étude sans connaître les règles de la critique du témoignage.

Nous avons dit qu'en pathologie historique l'observation, au lieu d'être immédiate et *autoptique*, est *deutéroptique*, médiate et liée au témoignage. On peut donc la définir : la science du témoignage appliquée aux phénomènes cliniques. Or la critique du témoignage repose sur la critique de chaque *fait*, précédée de la critique de chaque *source*.

Cette définition suffit déjà à fixer les deux ordres de règles.

A. Règles morales pour l'*emploi* du texte.

Elles s'appliquent aussi bien à la recherche d'un symptôme qu'à celle d'un fait politique.

B. Règles pour le *choix* du texte.

En ce domaine, le principe directeur de la connaissance est le suivant : la force probante d'un texte est *inversement proportionnelle* à sa destination historique et en raison directe de l'absence de préoccupation historique de celui qui l'a rédigé (Cf. Giry, *Manuel de Diplomatique*).

La critique historique n'étant qu'un cas particulier de la critique du témoignage, le principe ci-dessus énoncé n'est qu'une application de cette règle de la critique judiciaire du témoignage, à savoir, que le meilleur témoignage est celui qui a le moins pour but une déposition, mais qui est une assertion incidente le convertissant en aveu.

La critique tout entière découle de ce principe.

On peut diviser les sources historiques en deux catégories :

A. Sources historiques proprement dites ou *narratives*;

B. Sources administratives et *diplomatiques* (pièces d'archives dont l'authenticité a été vérifiée : comptes, inventaires, lettres, etc.).

A. *Sources narratives.*

1. *Livres de seconde main* (les historiens : Henri Martin, Sismondi, etc.) inutiles à consulter[1]. Deux cas à examiner :

a. *Ou ils ne s'occupent pas de la pathologie des personnages.* C'est le plus grand nombre (heureusement). Alors rien à en tirer pour le médecin, puisque les personnages y sont étudiés en fonction de leur importance politique. Marie Leczinska occupe deux pages dans H. Martin, et Mme Dubarry et Mme de Pompadour deux cents. Donc inutiles au médecin qui veut rechercher les origines de Louis XVI.

De là l'inutilité de travaux même consciencieux comme ceux de l'aliéniste Ireland, qui a construit la pathologie des Romanow (*The Blot upon the Brain*) avec les sources suivantes : *Geschichte des Russischen Staates* von Dr. Ernest Herrmann, 1846 ; *History of Russia* by Walter K. Kelly, 1854 ; *History of Russia* in Lardner's *Cyclopedia*, 1836. Autant étudier l'histoire de France avec le Larousse ou le *Dictionnaire de la Conversation*.

M. Ireland n'a pas compris qu'une histoire dynastique suppose une biographie pathologique préparatoire spéciale, dont les éléments font défaut chez les historiens.

Encore me dira M. Ireland, la difficulté des recherches lui interdisait l'accès direct des sources. Mais ce n'est pas la rai-

---

1. Selon la judicieuse remarque de G. Monod, il faut prendre connaissance de tout ce qui a été écrit sur le sujet que l'on traite. C'est là un contrôle indispensable. Voici comment M. Monod expose en résumé la méthode à suivre : « La meilleure consisterait, à mon avis, à lire d'abord les textes et à les interpréter tels qu'on les comprend sans secours étranger ; puis à contrôler par l'étude des travaux des historiens les opinions qu'on s'est faites, et enfin à revenir aux textes pour examiner de près tous les points douteux » (*Revue Politique*, 1875, n° 45, 15 mai, *M. Fustel de Coulanges et son ouvrage sur les institutions de l'ancienne France*, p. 1077, note 1). Mais cette excellente méthode ne peut guère encore, actuellement, être appliquée en ce qui concerne la pathologie historique.

son puisqu'il a appliqué la même méthode à l'histoire de la famille de Charles-Quint, et qu'aucun des nombreux auteurs qui ont reproduit les conclusions d'Ireland ne s'en est aperçu.

Il a consacré quinze pages à une histoire qui demanderait trois volumes, et sans jamais consulter les sources, avec **des** livres de seconde main. Voyons le résultat.

L'histoire pathologique de Charles-Quint doit s'établir comme suit :

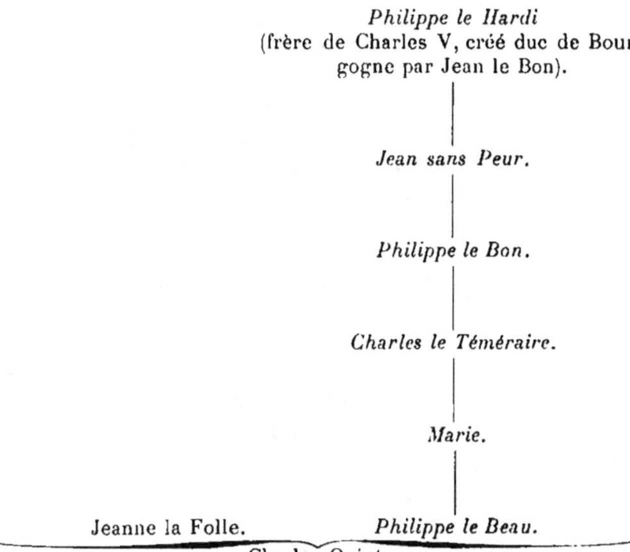

La clinique exige que les deux facteurs soient étudiés.

Comme M. Ireland ne trouvait rien dans les historiens de seconde main sur le côté paternel, il a dressé son tableau comme suit :

Branche Espagnole.	*Branche Franco-Bourguignonne.*
Mère folle.	Normale.

Charles-Quint.

S'il eût consulté les documents d'archives, même ceux-là
seulement qui sont imprimés, — et ils sont déjà nombreux,
— il eût obtenu le résultat suivant auquel je suis arrivé :

1° *Branche française.*

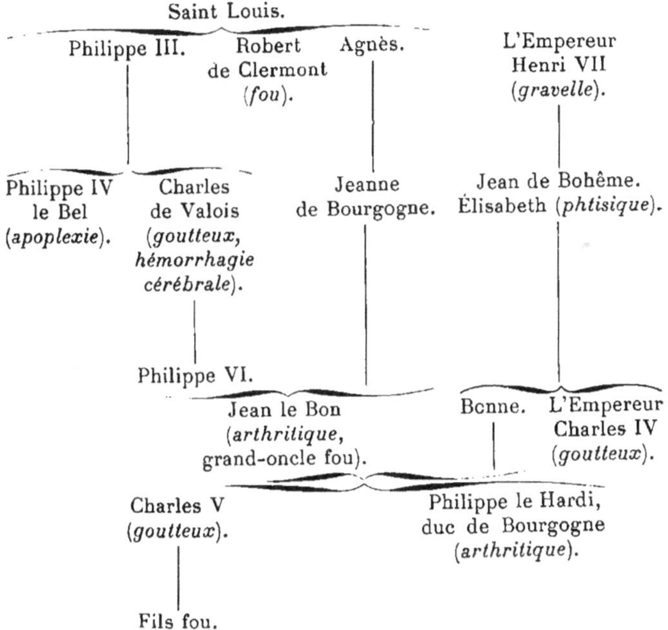

Pour les preuves, voir ci-dessous, liv. II. Nous voyons
donc l'arthritisme puissant chez le fondateur de la maison de
Bourgogne.

2° *Branche bourguignonne.* (Ceci ne rentre pas dans mon
sujet ; je donne seulement le plan à M. Ireland.) Il aurait dû
étudier :

Philippe le Hardi,
sa femme Marguerite de Flandre (*goutteuse*, cf. Petit, *Itinéraire*).

|

Jean sans Peur (*goutteux*),
sa femme Marguerite de Bavière, nièce de Guillaume V l'*Insensé*
et petite-fille de l'Empereur Louis IV de Bavière (*apoplectique*) [1].

|

Philippe le Bon (*plusieurs attaques d'apoplexie*),
sa femme Isabelle de Portugal [2].

|

Charles le Téméraire.

La clinique ordonnait à M. Ireland de considérer l'anamnèse *géographique*. Le père et la mère de Marie de Bourgogne descendent de Saint Louis — consanguinité éloignée.

Consanguinité immédiate : ils sont cousins germains.

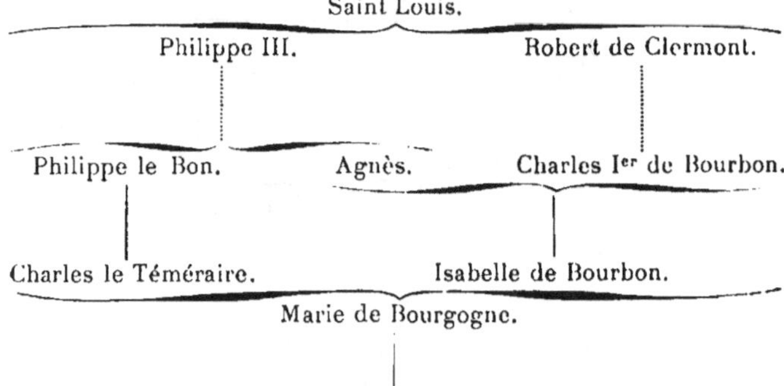

On a vu ci-dessus (p. CXXVII-CXXXVI) combien est chargée l'hérédité d'Isabelle de Bourbon.

M. Ireland n'a pas trouvé davantage la folie de Charles le Téméraire. Il aurait dû lire Sickel, Gingins, Buser, Chmel —

---

1. Voy. ci-dessous, liv. I, chap. I, pp. 11-12.
2. Sur sa mort et sur sa maladie (« enflée ») cf. Vaesen, *Lettres de Louis XI*, t. IV, p. 262.

les dépêches des ambassadeurs milanais, qui sont la photographie de l'état mental du duc. Commynes dépeignant la mélancolie anxieuse dont la cause provocatrice fut Granson et Morat, se borne à dire *beaucoup diminué de son sens*, par égard pour son ancien maître, l'ambassadeur milanais dit crûment que le duc était *fou* :

« .... Da laltra parte esso Duca e tanto volubile che giamay non sta fermo in uno proposito, hora el mi manda a diri vna cosa hora vnaltra, et sempre vacilla in modo che non so che me ne diri. Ma per la fede mia el *e matto*, benchio facio male a vsare questo vocabulo, pur el e cosi, ma el non e gia stato per suo sapere, ma per fortuna et forza de denari, et perche gli homeni del mondo hanno voluto cosi. » (Dépêche de Fr. Pietra Santa au duc de Milan, 2 sept. 1476, d. Chmel, *loc. cit.*, p. 196.)

Ce sera un beau sujet de thèse pour un chartiste physiologiste.

Voilà ce que M. Ireland aurait eu à discuter. On voit comme le champ s'élargit.

Il ne peut y avoir de conclusions physiologiques sans l'étude détaillée des textes. Sur ce pied, qui est le seul scientifique, la dynastie de Charles-Quint demanderait, avec biographie pathologique préparatoire de chaque personnage faite sur pièces, trois volumes et dix ans de travail. C'est la seule manière fructueuse, et non d'affirmer dans une étude de quelques pages des conclusions sans base des historiens de seconde main. Le physiologiste doit instruire à nouveau chaque procès, avant de conclure.

C'est ce que j'ai tenté de faire pour les dynasties françaises: il y faut vingt ans.

b. *Ou les historiens s'occupent de la pathologie des personnages, et c'est pis encore* comme contre-sens. Le médecin qui part de leurs affirmations pour construire un système pathologique, risque fort de bâtir des chimères.

Ainsi Froissart raconte que le roi Charles V avait au bras *une fistule* (à laquelle il attribue un effet bienfaisant).

N'ayant pas connaissance des textes que j'ai cités [1] et se

---

1. Voy. ci-dessous liv. II, chap. XVII, partie II.

bornant à la simple étude des chroniques sans valeur historique (si on ne les a pas contrôlées par les pièces d'archives), les historiens se sont bornés à copier le texte de Froissart. Ne sachant pas que la fistule est un phénomène morbide, et le cautère un procédé thérapeutique et un exutoire artificiel, Sismondi écrit : « Froissart dit que par ordre du médecin il portait un cautère au bras [1]. » De même H. Martin dit *cautère* (V, 331). Dans leur ignorance de la science médicale, ils ont fait un contre-sens et pris pour un traitement ce qui était un symptôme morbide.

Les médecins allemands, qui n'ont pas pris la peine de remonter à la source, lisant l'histoire de France dans Sismondi et H. Martin, répètent : *eine Fontanelle* [2] et bâtissent un système sur ce prétendu cautère.

A la haine de l'agnosticisme, si vivace encore de nos jours, le moyen âge ajoute l'incapacité de comprendre la mort comme une *fonction naturelle* (cf. Littré dans *Discours Acad. de Renan*). Dès lors, la cessation de la vie, lui semblant un fait mystérieux et anormal, ne peut être rapportée qu'à une cause extraordinaire. C'est toujours le poison : pour Duguesclin, Charles V, Louis VIII, etc. Si Charles VI est fou, c'est encore le poison donné comme aphrodisiaque ; si Louis VI est pâle, si Charles V est chauve, etc., c'est toujours le poison [3].

Ainsi de nos jours la mort de Chanzy, Skobeleff, Miribel a prêté à la même légende, la déséquilibration et la nervosité des modernes y aidant.

---

1. Sismondi, Hist. des Français, t. XI, p. 296.
2. Dr. Fr. Bird d. *Allgemeine Zeitung für Psychiatrie*, VI, 572.
3. Werunsky, t. II, p. 189 (à propos des bruits d'empoisonnement du comte Günther de Schwarzbug-Wachsenbourg) :
« On doit se comporter avec scepticisme, vis-à-vis de cette vague rumeur, pour cette raison déjà, qu'aucun siècle n'a répandu plus de fables d'empoisonnements que justement le xiv°.... Avec l'absence complète de toute connaissance des sciences naturelles et médicales, le peuple était alors toujours enclin à attribuer les cas de mort à l'empoisonnement, notamment lorsqu'il s'agissait de personnalités illustres, quand celles-ci étaient dans la force de l'âge. C'est ainsi que les contemporains se sont expliqué la mort de l'empereur Henri VII et de Louis IV, tandis qu'une critique approfondie a reconnu dans ces histoires d'empoisonnements de simples fables. »

Froissart, qui n'est pas plus agnostique que les gens du moyen âge, et qui ne peut se résigner à l'ignorance de l'étiologie, attribue aussitôt la maladie de Charles V à un empoisonnement.

J'ai démontré que cette fistule était une *ostéo-périostite de cause typhique*[1].

Les historiens ont tous adopté sans contrôle cette fable de l'empoisonnement, fable qui a servi de base clinique pour les médecins.

Moreau (de Tours), l'un des éminents psychiatres de ce siècle, s'appuyant sur les livres de seconde main, accepte cette légende sans avoir vérifié l'exactitude du fait, et dit dans sa *Psychologie morbide* (p. 557) :

« La prédisposition héréditaire à la folie, chez Louis XI, date de loin. On peut la faire remonter à son bisaïeul (du côté paternel), qui avait été empoisonné dans sa jeunesse et qui depuis lors était resté valétudinaire. »

Moreau (de Tours), pour suivre les règles élémentaires de la critique historique, avait à examiner : 1° le degré d'autorité de Froissart ; 2° ce qui est particulier au moyen âge.

C'est avec justice que feu le Dr Daremberg, qui professait l'histoire de la médecine au Collège de France, a critiqué Moreau (de Tours), si précis et sévère en clinique, si léger et crédule dans sa critique historique : « Les faits biographiques que le Dr Moreau (de Tours) a empruntés à des auteurs ou suspects ou mal informés, et qu'il n'a pas pris la peine d'analyser ou de décomposer, ne sont vraiment pas dignes d'être mis en ligne de compte par un observateur aussi sérieux et aussi difficile que l'est d'ordinaire le savant médecin de l'hospice de Bicêtre[2]. »

On voit comment, pour les meilleurs cliniciens, la fausse critique historique engendre la fausse clinique. Tous les médecins en sont là : au plus bas de l'échelle, ceux qui se servent de dictionnaires.

Jacoby étudie plusieurs dynasties anciennes et les dynasties

---

1. Voy. liv. II, chap. XVII, part. II.
2. Ch. Daremberg, *la Médecine*, 1865, p. 392.

de l'Italie, de l'Espagne, du Portugal, de la France et de l'Angleterre en un chapitre d'un peu plus de 100 pages, et 3276 personnages historiques des départements en 30 pages, à coups de Bouillet ou même, comme il le dit, à l'aide du *Dictionnaire de biographie portative* de Rénier, en formulant des appréciations telles que celle-ci : Louis d'Orléans... *incapable* ! et en remplaçant les documents historiques par des intégrales.

Puis viennent ceux qui se servent d'Henri Martin, et enfin, au-dessus, ceux qui ont recours à Varillas, comme Moreau. Il croit Varillas plus sûr qu'Henri Martin, et surtout il croit à Commynes, sans se douter qu'on ne peut accepter aucun fait de Commynes les yeux fermés, pas plus qu'on ne doit accepter une page de Talleyrand ou de Pasquier sans les vérifier par les pièces d'archives.

Dans ces conditions, les enseignements qu'on espère pouvoir tirer de la constitution de la pathologie historique sont illusoires.

De ce que nous venons de dire de la difficulté d'établir un fait, il ressort que rien ne doit être établi de seconde main, — et je n'appelle pas de seconde main Alexandre Dumas (*les Grands Hommes en robe de chambre*) cité par Moreau à propos de Richelieu, mais les historiens sur Richelieu (Henri Martin, Sismondi), mais les Mémoires contemporains (Montpensier, Retz, La Palatine), si on ne les a pas vérifiés par des documents d'archives.

La première conclusion à tirer du paragraphe précédent, c'est qu'on ne doit jamais, *faute de moyens de vérification*, citer des exemples de l'antiquité comme preuves à l'appui de théories pathologiques. C'est ce que n'a pas observé Moreau (de Tours): il cite Plutarque... La juste critique de Daremberg sur le livre de Moreau n'a point empêché l'éminent Féré de retomber dans les mêmes erreurs. Dans sa *Pathologie des Émotions*, il donne comme exemples le chien d'Ulysse, Artémise. C'est comme si l'on parlait de Paul et Virginie ou de la justesse du tir de Guillaume Tell.

La deuxième conclusion est que, *s'il est absolument défendu* en pathologie d'apporter des *exemples antiques* comme *arguments à l'appui* d'une thèse *scientifique, il est prématuré*, en l'état de nos connaissances sur l'antiquité, d'en vouloir expliquer les problèmes historiques au moyen de la physiologie. Les grands problèmes classiques de la famille des Césars, qui ont tenté tour à tour Moreau, Beulé, Wiedemeister, Ribot, Jacoby, Lacassagne, Beaujeu,... sont impossibles à résoudre si l'on veut procéder avec méthode.

Que dire d'un savant qui établirait les bases de la physiologie générale non d'après l'étude des espèces actuelles dont la hiérarchie et la succession sont complètes, mais uniquement par la reconstitution pénible de la faune géologique, à l'aide de spécimens épars de fossiles, au lieu de faire de ce travail un supplément au premier, base nécessaire de tout?

Sans parler déjà de l'absence complète de documents d'archives *biologiques*, puisque pour Tibère nous n'avons même pas Fagon ou Héroard, la matière documentaire historique fait ici entièrement défaut.

On voit ce que serait l'histoire de Louis XI si on ne possédait pas les pièces d'archives et qu'on n'eût que Velly. Et pour certaines périodes nous n'avons que Tite-Live, Tacite, et c'est le cas d'appliquer d'avance à tout travail sur les Césars (en l'état de nos connaissances) ce que Renan dit de l'histoire : « une des manières dont les choses ont pu être ».

2. *Mémoires, chroniques.*

Règles. *a.* Ne jamais donner comme sources des chroniqueurs non contemporains sans vérification.

Ainsi Brantôme raconte qu'il a su d'un vieux chanoine – qui de son côté l'avait appris d'autres chanoines, — que le fou de Louis XI avait entendu le roi demander pardon à la Vierge d'avoir fait empoisonner son frère Charles de Guyenne « par le meschant abbé de Saint-Jean ». Peut-on se servir d'une si drôle de source historique de chanoine à chanoine, pour conclure à la mort de Charles de Guyenne[1]?

b. Ne jamais accepter un symptôme mentionné par un chroniqueur contemporain du personnage, sans avoir soumis la chronique à un contrôle rigoureux — autant que faire se peut — par la comparaison avec les documents diplomatiques.

---

1. Paul Moreau de Tours, *Fous et bouffons.*

k

« Les historiens, dit M. L. Delisle, savent *combien il est dangereux* de s'en *rapporter exclusivement* au récit des *chroniqueurs* même *contemporains*[1]. »

Les sources doivent être *pesées*, non *comptées*. Mille opinions de gens du peuple sur la réception de l'amiral Gervais à Cronstadt et ses dessous ne pèsent rien à côté du témoignage d'un diplomate qui l'a négociée ou a connu la négociation.

Montrons par quelques exemples comment, par l'application de ces règles à notre travail, nous sommes arrivés tantôt à *confirmer*, tantôt à *rectifier* ou à *exclure* certaines assertions de chroniqueurs.

Premier exemple pris dans la symptomatologie de Charles V.

Goutte. Sources narratives : comme chronique contemporaine nous avons Christine de Pisan; nous avons conclu de son récit que Charles V avait la *goutte*.

En le contrôlant par les sources d'archives, — *Inventaire du mobilier*, — nous avons trouvé mentionnés les objets suivants : *pierre pour la goutte*; ceinture de *lyon* (que l'éditeur a lu : Lyon). Or la médecine médiévale ordonnait l'usage de peau de lion contre la goutte, comme je l'ai démontré.

L'existence de ces deux remèdes parmi les objets ayant servi au roi, confirme le dire de Christine de Pisan.

2ᵉ Exemple : Fistule du bras gauche de Charles V. Sources narratives : c'est Froissart qui raconte que le roi avait une *fistule* au bras (laissons de côté son interprétation étiologique et gardons le symptôme). Robert de Heidelberg, dans sa lettre à Wenceslas, dit de même. Nous avons pu admettre leurs assertions, les ayant trouvées confirmées par la source d'archives suivante : *Compte de ganterie de Charles V.* De plus, ce compte de ganterie confirme Robert de Heidelberg qui nous apprend que c'est au bras gauche que le roi avait cette fistule (Froissart avait omis de nous donner ce détail).

3ᵉ Exemple : Commynes nous dit que Louis XI fit mettre des chausse-trapes au Plessy *après* son attaque d'apoplexie (1481). Vérifions le récit de Commynes par des pièces diplomatiques — les *dépêches des ambassadeurs milanais*:

---

1. L. Delisle, *Mandements de Charles V*, Préface, p. 12.

les *comptes* ; — nous trouvons que des chausse-trapes avaient été mises par ordre du roi dès l'hiver 1478-1479 (ce qui confirme Basin sur la réclusion du roi à cette date).

Cette rectification de Commynes est de haute gravité pour le diagnostic de la maladie de Louis XI, comme nous l'avons vu ci-dessus (*Deuxième Exemple*, chapitre II, § 14).

4e Exemple : Commynes qui tient à cacher, comme pour les chausse-trapes, les faiblesses de son maître, place la mise en liberté du cardinal Balue après la première attaque du roi. La quittance des Arch. Nat. KK. 64, fol. 104 v°, rectifie cette date.

5e Exemple : Froissart raconte que Charles VI et son frère étaient venus tout d'une traite en quelques jours de Montpellier à Paris. Ce récit a servi de base à une explication des raisons de la folie de Charles VI (Michelet). Les pièces d'archives ont montré l'erreur de Froissart. Le mandement de Charles VII publié par Moranvillé (Bibl. Ec. des Chartes, 1893, p. 719), prouve que cette course n'a eu lieu qu'entre Bar-sur-Seine et Paris.

Doivent être d'autant plus vérifiées les chroniques contemporaines *officieuses*, mais elles méritent crédit quand elles sont pessimistes.

B. *Sources diplomatiques. Lettres, comptes, inventaires, etc.*

Ce sont les sources les plus précieuses pour le symptôme. Les comptes, inventaires, etc., renferment des renseignements les plus circonstanciés sur leur époque, notés sans artifices ni parti pris. Ils sont la matière première, le *protoplasma* de l'histoire. « L'histoire, a dit Renan, est pour nous la vue *immédiate* du passé : or la discussion et l'interprétation des documents peuvent seules nous procurer cette intuition. S'il m'était donné de choisir entre les notes d'un historien original et son texte complètement rédigé, je préférerais les notes. Je donnerais toute la belle prose de Tite-Live pour quelques-uns des documents qu'il avait sous les yeux et qu'il a parfois altérés d'une si étrange manière. Un recueil de lettres, de dépêches, de comptes de dépenses, de chartes, d'inscriptions, me parle beaucoup mieux que le récit le plus dégagé. Je ne

crois même pas qu'on puisse acquérir une claire notion de
l'histoire, de ses limites et du degré de confiance qu'il faut
avoir dans ses divers ordres d'investigation, sans *l'habitude*
de manier les documents *originaux.* » (Renan, *Essais de morale*, p. 36.)

Les comptes nous donnent la physionomie du malade
beaucoup plus qu'un médecin de l'époque. Un médecin du
xive siècle nous donnerait les erreurs de son temps. Lisez
Fagon sur Louis XIV ou voyez dans Jean Matth. Ferrari
de Grado son volume de *Consilia*, c'est-à-dire de consultations
qu'il a données au duc de Milan et aux grands personnages de
son temps : — impossible d'en rien tirer pour le symptôme.

Rare est alors comme aujourd'hui le cas du médecin hippocratique qui se contente d'enregistrer ses observations sans
faire de réflexions. L'auteur-médecin masque le symptôme
par la pathogénie. Au lieu de se borner à définir par les
caractères, il veut définir par les causes.

Dans leur habitude de spéculer, au lieu d'observer, les
médecins vont jusqu'à créer une anatomie illusoire pour les
besoins de leur physiologie. Molière l'avait déjà remarqué
(*M. de Pourceaugnac*). A-t-il exagéré? Le lecteur en jugera
en rapprochant la consultation de Pourceaugnac d'une page
du journal de Vallot, médecin de Louis XIV.

De même qu'un portrait ressemble plus souvent au peintre
qu'au modèle, et que les récits de voyage servent moins à
nous renseigner sur les pays décrits qu'à nous permettre de
reconstituer le cerveau du voyageur, de même Fagon, etc...
servent plutôt à celui qui voudrait faire l'histoire des théories
et des systèmes médicaux du xviie siècle. Ils sont sans intérêt
pour la *pathologie historique*, qui ne cherche qu'à reconstituer les symptômes pour les expliquer avec les ressources de
la clinique du xixe siècle.

Voyons maintenant de quel secours nous seront des
pièces d'archives pour établir, par exemple, une rechute de
Charles VI. Prenons celle de 1408 (31e rechute).

Des textes des chroniqueurs il résulte : 1° Rechute
du roi le jour du départ de Valentine de Milan, en jan-

vier [1]. 2° Qu'en février le roi continue à être malade et qu'il l'est encore le jeudi, 8 mars, jour où le duc de Bourgogne fait prononcer par Jean Petit à Saint-Pol, l'hôtel même du roi, l'apologie du meurtre du duc d'Orléans.

Dans ces textes aucune indication sur la forme de la folie.

Juvénal et P. Cochon disent que le lendemain 9 mars, le roi reçut le duc de Bourgogne et lui pardonna. P. Cochon a noté que le roi a eu une rémission, confirmé en cela par l'exact et précis greffier du parlement, N. de Baye, qui enregistre, à propos de la nomination d'un conseiller, deux jours de rémission, vendredi et samedi. Le Religieux place cette audience du duc et ce pardon beaucoup plus tard. La question est aisée à trancher par la date des lettres de rémission signées par le roi, date que Gachard a retrouvée [2] : c'est le 9 ; par conséquent Juvénal et P. Cochon ont raison, et la chronologie du Religieux, d'ordinaire si exacte, est ici en défaut.

La teneur seule de ces lettres de rémission, insultante pour la victime, fait comprendre l'état d'aboulie du roi, et confirme Juvénal (« le roy bénignement et doucement luy pardonna, et faisoit ce qu'on vouloit »).

La reine, épouvantée du triomphe de son ennemi, et qui prétendait elle aussi hériter de la direction de Charles VI, laissée libre par l'assassinat du duc d'Orléans, a recours au moyen noté par Juvénal, celui de remplacer pour la nuit la *parva regina* qu'elle a placée elle-même dans le lit du roi. Le résultat fut désastreux pour Charles, il retombe malade.

Nous avons vu que pour la crise antérieure jusqu'au 9 mars, nous n'avions des chroniqueurs aucun détail. Sur ce retour depuis le 10 mars nous n'en avons pas davantage. Baye ne parle que de l'intervalle de santé ; Juvénal seul fait une remarque curieuse sur le retour de la folie à la suite de cette nuit avec Isabeau : le roi fut « plus malade qu'il n'avoit esté dix ans auparavant ».

Dans cet accès de folie, coupé par un intervalle de deux

----

1. On sait quel attachement avait le malheureux fou pour sa belle-sœur et quelle influence unique et exclusive elle exerçait sur lui.

2. *Hist. des ducs de Bourgogne*, éd. Gachard, page 237, note 2.

jours, quelle a été la forme de l'accès? Y a-t-il eu deux formes différentes, une avant l'intervalle, l'autre après? Comment résoudre cette question?

Prenons les comptes du premier semestre de 1408 (KK. 29) qui sont le *réactif* le plus sensible de la vie du roi. Nous y voyons clairement, et comme à travers une glace, l'état du malade.

Du 1er janvier au milieu de mars, les comptes sont complets et normaux, habits, chaussures, gants, tapisseries, etc.

Brusquement au milieu de mars la scène change : le malade, qui était évidemment en état de folie calme, simple mélancolie, avant l'intervalle de rémission des 9 et 10 mars, devient furieux à la suite de cette nuit avec Isabeau, et l'excitation maniaque apparaît : bris, cassures, etc., puis s'apaise le 19 avril. Nous avons aussi dans N. de Baye, à la date du 15 mai, l'indication que le roi n'était plus dans sa période de folie.

De ce qui précède, nous pouvons reconstituer scientifiquement cette rechute de 1408 dans sa cause, sa forme, sa durée.

Étiologie. Cause occasionnelle : émotivité [1].

Durée. Quatre mois et demi, séparés par un intervalle de deux jours.

Symptomatologie. De janvier au 9 mars, mélancolie, dépression, calme. 9-10 mars, rémission avec aboulie. Excès génésiques le premier jour; le lendemain rechute. 10 mars-19 avril, signes de manie. 19 avril-mai, calme. La rémission existait le 15 mai.

Diagnostic. Pas de démence malgré seize ans de maladie. 1re période : forme mélancolique; intervalle avec aboulie; 2e période : forme maniaque.

Les comptes KK. muets nous sont bien plus utiles que pourrait l'être un Journal de Fagon, parce qu'il n'y a rien entre nous et la réalité. Ici le silence même est un élément de diagnostic.

Mais il ne s'agit pas de simplement lire ces documents

---

1. Il convient aussi de noter, comme cause prédisposante possible de la rechute, les soixante jours de terribles gelées qui marquèrent les mois de décembre 1407 et de janvier 1408. Est-ce une simple coïncidence ou y a-t-il rapport de cause à effet ? (La question de l'influence du froid sur les aliénés est discutée.)

d'archives, et les médecins qui croiraient qu'on y trouve scientifiquement classés tous les symptômes des maladies des rois et qu'on n'a plus qu'à en faire le relevé, seraient fort désillusionnés. Il faut savoir y retrouver le symptôme en cherchant et groupant les indices, parmi des détails qui souvent paraissent n'avoir qu'un rapport fort éloigné à ce qu'on poursuit.

Une dépêche d'un ambassadeur, une lettre, nous donnent souvent une indication précise, — nous nomment la maladie du personnage. Ici, aucune difficulté. Mais pour trouver un indice dans les comptes, les inventaires, qui ne donnent pas d'indications directes, il faut une éducation spéciale.

Parmi les documents qui aideront à trouver les symptômes, indiquons les suivants :

1° La pharmacie.

2° Les bibliothèques des personnages dont on cherche à retrouver la formule.

Mais pour celles-ci, plus elles sont complètes, moins elles prouvent. Par exemple, la bibliothèque de Charles V, qui contient tous les traités médicaux, ne peut servir d'indication, tandis que dans celle de Louis XI, moins riche, nous trouvons un indice précieux dans le choix de ses livres : « livres des maladies de la teste ».

3° Nous avons montré de quel secours peut nous être l'hagiothérapie dans ces recherches. Mais elle exige, pour être employée comme document historique, d'extrêmes précautions.

De ce que Louis XI envoie des dons à un saint, ne pas conclure que le roi avait la maladie pour laquelle le saint est spécifique, à moins que :

a. Il y ait parallèlement un témoignage historique direct. Par exemple, sainte-Marthe et les *hémorrhoïdes* : Nous avons l'affirmation de l'ambassadeur milanais, recueillie de la bouche de Louis XI.

b. Ou une confirmation indirecte soit par la pharmacie (saint Fiacre et médications), soit par l'histoire locale de l'abbaye qui garde souvent les souvenirs d'un voyage de souverain, oublié par l'Histoire générale. Supposons que l'Histoire n'ait pas enregistré la fistule de Louis XIV, on saura

par le registre de Saint-Fiacre que Bossuet fit une neuvaine
pour le flux de sang du roi.

De ce que le roi a eu effectivement le symptôme spécifique,
en même temps qu'il a fait le don, ne pas s'arrêter à l'énoncé
du symptôme. Au moyen âge, jusqu'au xviiiᵉ siècle, la médecine a été *symptomatique* ; plus tard elle devint *anatomo-pa-
thologique*, puis *étiologique* et *pathogénique*. Les symptômes
sont insuffisants pour le petit nombre de réactions morbides
que l'organisme a à sa disposition (Cf. Bernheim et Laveran).

Au moyen âge le pèlerinage, comme le médecin, guérissait
le symptôme ; aussi y voyait-on affluer les malades atteints
des affections les plus diverses, pourvu qu'elles présentassent
le symptôme en question. Ainsi Louis XI, Anne d'Autriche,
Louis XIV s'adressent tous les trois à saint Fiacre, spécifique contre les flux de sang. Le premier avait des hémorrhoïdes, la deuxième une perte utérine, le troisième une
fistule rectale.

Même pour les affections qui semblent bien caractérisées,
ne pas conclure à une maladie, mais à un symptôme.

Par exemple, un homme va à saint Hubert — on est sûr
que c'est pour la rage, mais c'est moins sûr s'il s'agit d'une
femme. Saint Hubert, ayant puissance sur les chiens et leurs
œuvres, guérissait par extension les aboiements de certaines
hystériques — spasmes laryngés respiratoires (et non spasmes
laryngés phoniques, comme on le répète trop souvent).

L'histoire provinciale a souvent conservé des témoignages ;
par exemple, dans les archives de Dijon, la recette demandée
au maire en 1479 pour Louis XI. Ou mieux encore les
abbayes : souvenir de Sainte-Esmérance (coliques de
Louis XI) et donation du roi ; l'histoire de l'abbaye de Pontigny (pour saint Edme, son bras, donation de Louis XI).

Je relève dans mon travail quelques exemples de recherche
du symptôme :

1º La lettre mystérieuse de Louis XI au prieur de Notre-
Dame de Salles, où le roi demande son intercession pour avoir
la fièvre quarte. Or la fièvre quarte, comme je l'ai montré,
était réputée au moyen âge *febris spasmum solvit*. Ce document nous sert d'indice que Louis XI a eu des attaques épileptiques.

Nous voyons qu'un texte protoplasmique nous révèle une maladie du roi. A son tour, cette découverte, par un contre-coup normal dans la recherche scientifique, sert de fil conducteur et de clef pour trouver et nous rendre intelligibles d'autres textes : *a*. sang humain ; *b*. musiciens — défense de dormir le jour (Gordon); on a vu ci-dessus la transformation progressive des éléments légendaires ; *c*. dossiers et loudiers — tête élevée (Gordon); *d*. chapeaux épais (cf. ci-dessus *Premier Exemple*, chap. II).

On voit comment ces méthodes de recherches se soutiennent mutuellement et dans quelle mesure elles peuvent se suppléer si l'une des sources manque. Ainsi on pourrait établir l'existence des hémorrhoïdes chez Louis XI sans témoignages historiques, par son hagiothérapie combinée avec les quittances de pharmacie.

Telles sont les règles qui doivent présider au choix des textes à étudier pour reconstituer le symptôme et pour établir l'ordre et le degré de crédibilité à donner aux sources.

Reste à appliquer à leur étude une série de règles générales, communes à toutes les sciences historiques, règles qui sont purement du ressort moral et s'appliquent à tous les problèmes.

Je les résume pour les médecins :

1° La méthode scientifique exige la connaissance complète des sources de contrôle contemporaines mêmes des événements.

2° Elle veut qu'on ne se contente pas de quelques renseignements qu'on a sous la main, mais qu'on *épuise* préalablement *toutes* les sources accessibles sans exception.

3° Ne négliger *aucun fait*, si minime que soit son importance, et toujours, comme dit Giry, ne pas chercher à masquer les lacunes de l'histoire par des suppositions d'imagination, — maxime vraie en pathologie comme en histoire.

4° Ne jamais faire de critique subjective : toute affirmation, dit Gaidoz, doit être accompagnée de sa preuve.

5° Ne jamais avancer un fait sans le prouver par un texte.

6° Donner toujours ces textes — probité du savant — pour que le lecteur puisse juger par lui-même.

Donc, pas de narration sans critique de chaque fait. Pas de critique des faits sans critique préalable des sources.

7° En outre, pas de théories préconçues. « Le *premier devoir* du savant est d'être prêt à changer d'avis » (Renan).

« Il faut (et l'on n'est historien qu'à ce prix) se sentir indifférent aux résultats qui sortiront de l'examen du dossier et s'inquiéter fort peu de trouver dans les textes la confirmation ou la condamnation de ses propres doctrines ou hypothèses. » (Colani, *Ét. de crit.* p. 68.)

« Ces travaux, comme dit Gaston Paris pour son *Histoire poétique de Charlemagne* (p. 31), ne seront féconds qu'à condition d'être dirigés par une méthode vraiment scientifique, et de joindre à l'*impartialité des vues* la *recherche minutieuse* et la critique sévère *des faits.* »

Le médecin qui use du microscope en histologie, doit en faire autant dans la critique du texte.

Au total, ceci confirme ce que dit le profond Gley à propos du livre de P. Moreau de Tours : « Avant de rapporter les observations véritablement cliniques sur lesquelles il appuie ses théories, M. P. Moreau a cru devoir consacrer une soixantaine de pages à une sorte d'historique qui a trait à la dépravation et aux débauches des empereurs romains et de leurs familles, et de quelques souverains des temps modernes, Louis XV, la czarine Elisabeth, d'autres encore, à côté desquels viennent aussi figurer le comte de Charolais, le marquis de Sade, etc. Ces *études de médecine rétrospective* pourraient offrir un réel intérêt, si elles *reposaient toujours* sur une *critique historique sévère.* » (Gley, *les Aberrations de l'instinct sexuel.* Revue Philosophique, 1884, t. I, p. 71, note 1.)

II. *Interprétation du symptôme.*

Des deux éléments — recherche et interprétation du symptôme — nous avons appris par le premier les règles à suivre pour n'employer que des matériaux éprouvés.

Reste à fixer l'*emploi* de ces matériaux, dont la sûreté est reconnue.

Ce second travail tient dans une seule règle : il est *nécessaire* et il *suffit* d'appliquer les règles de la clinique.

Il semble que nous ne devons avoir rien à noter dans ce

deuxième point. Or, par un phénomène psychologique assez peu explicable, mais constant, le médecin ne se borne pas à manquer, en pathologie historique, aux règles de la critique historique dans l'établissement du symptôme, il y ajoute toujours l'infidélité aux règles de la clinique en ce qui concerne l'interprétation, infidélité qu'il n'eût jamais commise dans sa pratique.

Prenons, par exemple, l'explication de l'*arnoldia*, donnée par le Dr Corlieu. Il suppose que c'est la lèpre ou la syphilis.

S'il avait fait l'examen des symptômes de l'*arnoldia* d'après la méthode clinique, il eût dès le début déclaré qu'il fallait établir la distinction : était-ce une maladie aiguë ou chronique, — aiguë si fébrile; préciser la forme de la fièvre, la durée de la maladie et les symptômes concomitants; que les conclusions à en tirer dans les deux cas étaient différentes.

Pour arriver à une conclusion juste, il fallait employer la méthode exhaustive et épuiser tous les desiderata — c'est le plus précieux des garde-fous.

Un aliéniste éminent, Legrand du Saulle, cite Charles VI comme exemple pour démontrer que dans les intervalles lucides des aliénés, les facultés mentales reviennent complètement [1].

Pour dire que Charles était parfaitement lucide, M. Legrand du Saulle devait au moins se demander quelle était la forme de folie dont souffrait Charles VI. S'il avait étudié son cas, il eût trouvé que le roi était bien moins en possession de ses facultés intellectuelles que le malade M. E. C..., pour l'interdiction judiciaire duquel M. Legrand du Saulle s'est prononcé [2].

---

1. Legrand du Saulle, *Tr. de méd. légale* (*Testaments contestés*), p. 244 : « Pendant la maladie de Charles VI, dès qu'il apparaissait un intervalle lucide, les pouvoirs du conseil de régence étaient suspendus. En revenant ainsi à la santé et en ressaisissant l'autorité, le roi apaisait les discordes qui déchiraient sa famille, réparait bien des malheurs et relevait l'État que les désastres de l'époque entraînaient vers l'abîme. »

2. Legrand du Saulle, *op. cit.*, *Interdiction des Aliénés*, p. 76.

Tous les médecins qui ont traité de Charles VI n'ont su dégager le véritable diagnostic, parce qu'ils ont tous manqué aux règles de la clinique.

Ainsi nous les voyons tous : 1° fautifs quant à la réunion des symptômes (livres de seconde main au lieu d'archives) ; 2° fautifs, *ce qui est plus grave*, quant à l'interprétation clinique des symptômes qu'ils possédaient, c'est-à-dire oubli des règles élémentaires de l'examen médical; omission de la recherche de la cause prédisposante et du terrain chez les ascendants et la mère; omission de la cause déterminante (antécédents personnels du malade); omission de la nature de la folie; omission de la forme mentale des rémissions.

C'est en prenant, au contraire, pour point d'appui les règles de la clinique, que j'ai tenté d'attaquer le problème et d'être plus heureux que mes devanciers.

Les essais de pathologie historique ont échoué jusqu'à ce jour [1]. Les médecins ont cherché des textes dans les historiens pour établir l'hérédité morbide des rois sans les trouver et sans savoir où les chercher ailleurs.

Les historiens lisaient dans les textes tous les symptômes essentiels de cette hérédité, sans les comprendre ou du moins sans en voir l'importance.

Et qu'on ne croie pas que j'ai cité toutes ces erreurs de quelques-uns de nos meilleurs chartistes d'une part, et celles d'excellents cliniciens d'autre part, pour vilipender (stérile plaisir) ces éminents esprits. Ce que je tenais à signaler chez eux, ce n'était pas des erreurs de faits, toujours vénielles et que nous commettons tous, malgré notre attention, nous autres travailleurs, mais ce qui est autrement grave et décisif, des erreurs de méthode, erreurs provenant toutes de deux causes :

L'impuissance de l'agnosticisme;

L'incapacité d'observer dans la science voisine, quand on

----

1. Le seul réussi est *Don Carlos's Haft und Tod*, dont les textes fournis par Büdinger ont été médicalement interprétés par Meynert. Je ne parle pas de l'excellent travail du Dr Potiquet sur François II. son auteur disant lui-même qu'il n'a pas consulté les pièces d'archives.

l'appelle à son aide, les règles de cette science nouvelle et
même celles de sa science à soi.

Si ni les uns ni les autres n'ont réussi, c'est qu'aussi les
moyens d'exécution leur ont manqué. Les problèmes de la
Pathologie historique sont, en effet, complexes. Cette science
est l'union étroite de trois disciplines, de l'*Histoire*, de la *Clinique* et de l'*Histoire de la médecine* :

Le chartiste trouve les textes, l'historien médical interprète
ces textes conformément aux systèmes de la médecine ancienne,
et le clinicien les explique suivant les données de la symptomatologie moderne. La Pathologie historique étant de la sorte
une science triple, il s'agit de savoir si elle doit être cultivée par
trois groupes distincts de savants, séparés les uns des autres
par les barrières de leurs spécialités respectives, ou bien si
elle est du ressort d'une catégorie unique de savants connaissant à la fois les trois disciplines dont se compose cette
science.

A qui croirait que l'on puisse faire cette besogne *séparés*
et se la repasser de l'un à l'autre, nous citerons, à titre
d'exemples, des cas de complexité croissante :

1° *Agoraphobie d'Isabeau* . Dans ce problème élémentaire
l'intervention de deux disciplines, histoire et clinique, est déjà
nécessaire (Voy. ci-après liv. I, ch. III, p. 52).

2° *Séquardisme de Charles II d'Anjou*. Ce point nécessite
la connaissance de l'Histoire et de l'Histoire de la médecine
(Voy. ci-après liv. II, chap. XIV, pp. 434-436).

3° *Épilepsie de Louis XI*. Ce cas exige l'intervention des trois
disciplines, toutes trois également nécessaires pour expliquer les *six-vingts bergers* et le *sang humain* (Voy. ci-dessus
Premier Exemple, chap. II).

Un historien, dépourvu de connaissances médicales, lira les
textes relatifs à ces exemples sans même se douter de leur
importance pathologique. Un médecin, qui ne serait pas au
courant de la médecine ancienne, ne saurait dépister le signe
révélateur de l'épilepsie dans les textes se rapportant aux *six-vingts bergers* et à l'usage du *sang humain*.

De là la nécessité de l'union des trois disciplines dont il
s'agit, dans la personne d'un seul et même savant.

Deux de ces disciplines, l'Histoire et la Clinique, existent en France, mais la troisième — l'Histoire de la médecine — y est trop peu cultivée. Il est à souhaiter que l'exemple de savants, comme Littré, Daremberg, Nicaise, Brissaud trouve chez nous plus d'imitateurs.

En médecine, les neuf dixièmes dérivent de la tradition ancienne et ne s'expliquent que par elle (Voy. Préface de Littré à ma *Grammaire historique*). Comme, d'autre part, la thérapeutique est fonction de la conception pathogénique, les 90 pour 100 sont antérieurs au XIXe siècle, et sur ce nombre 75 pour 100 relèvent du moyen âge et des époques encore plus reculées.

« Quand on s'est pénétré de la science comtemporaine, alors il est temps de se tourner vers la science passée.

« Rien ne fortifie plus le jugement que cette comparaison : l'impartialité de l'esprit s'y développe, l'incertitude des systèmes s'y manifeste, l'autorité des faits s'y confirme, et l'on découvre dans l'ensemble un enseignement philosophique qui est en soi une leçon. » (Littré, *Œuvres d'Hippocrate*, t. I, p. 477.)

J'assume à moi tout seul le fardeau de ces trois disciplines, jusqu'ici séparées. C'est beaucoup de prétention. Pour un tel livre il faudrait réunir l'érudition du chartiste, le tact du psychologue, l'expérience du médecin.

CHAPITRE V

DIVISION DE LA PATHOLOGIE DYNASTIQUE

Nous avons étudié le but et la méthode de la pathologie historique.

1º Utilité au point de vue :

A. de l'histoire ; B. de la pathologie ; C. de la clinique.

2º Méthode.

Ces principes posés, il nous reste, avant d'aborder l'étude pathologique de la royauté française, à fixer la division essentielle de cette étude et à résoudre ces deux questions préalables :

A. Dans quel ordre devons-nous aborder l'étude des quatre races qui ont gouverné la France ? Doit-on observer l'ordre chronologique, ou une classification différente est-elle préférable pour cette étude ?

B. Au sein de chacune de ces dynasties, dans quel ordre doivent être étudiés les différents personnages qui les composent.

Section 1. — De l'ordre dans lequel doivent être étudiées nos dynasties royales.

Les quatre fondateurs des quatre races royales qui ont dominé notre histoire (Clovis, Pépin d'Herstal, Robert le Fort, Napoléon Bonaparte) n'ayant chacun avec les trois autres aucun lien de consanguinité, l'étude de ces quatre races dans l'ordre strict de la chronologie ne répond à aucune nécessité physiologique. Il faut donc chercher ailleurs un principe directeur de classification.

En l'absence, dans cette étude, de ce principe directeur qui puisse servir de base à une classification naturelle, le mieux est de recourir de nouveau au principe purement empirique de l'*utilité scientifique maxima*.

Il nous a permis de fixer l'ordre dans lequel la pathologie historique (Voy. chap. I, § 3) devra aborder les différents domaines qu'elle aura à explorer, et d'établir que l'étude des dynasties royales doit précéder celle des familles aristocratiques, comme cette dernière devra précéder celle des familles intellectuelles ou des individus isolés.

Ce principe repose, nous l'avons dit, sur la double condition :

1° De la recherche d'utilité physiologique maxima du problème ;

2° De la complexité minima du problème.

Or cette double condition ne peut être atteinte que par l'étude des familles qui ont le nombre maximum d'anamnestiques, — le problème, comme nous l'avons vu, étant fructueux et moins complexe en raison directe de l'abondance de la documentation héréditaire.

Si l'ordre dans lequel les quatre dynasties doivent être étudiées est celui de l'abondance décroissante des anamnestiques, — en d'autres termes, du nombre décroissant des générations qui composent ces quatre races, — c'est le nombre des générations qui fixera ici l'ordre hiérarchique de l'étude.

En laissant de côté les *Napoléons*, que le petit nombre de générations (les trois générations Napoléon : roi Jérôme, prince Napoléon, prince Victor) met au dernier rang de cette classification, le nombre des générations est respectivement :

1° de 9 pour les Mérovingiens (tableau I, à la fin du chap.);

2° de 13 pour les Carolingiens (tableau II, *ibid.*) ;

3° de 31 pour la maison de France (tableau III, *ibid.*),

en arrêtant l'étude de la maison de France à la mort du comte de Paris.

Robert le Fort.

Comte de Chambord.   Comte de Paris.

Conclusion : c'est donc par l'étude de la maison de France que le clinicien devra commencer l'étude biologique de la royauté française.

Nous avons dit au début de ce chapitre que Robert le Fort, le fondateur de la maison de France, n'avait aucun lien de consanguinité ni avec la race des rois Carolingiens, ni avec celle des rois Mérovingiens. Reste à fixer combien de temps cette indépendance de la maison de France s'est maintenue à l'égard des dynasties antérieures, une fois cette maison devenue illustre, royale et recherchée.

On sait que Louis XIV se regardait comme le descendant et l'héritier de Charlemagne (Louis XIV, *OEuvres*, éd. Treuttel et Würtz, déclare que les princes de Lorraine sont ses parents. — Cf. aussi Bayet, *Mélanges Carol.*, préface p. 32, note 2). A quelle date une femme du sang légitime de Charlemagne est-elle entrée dans la maison de France?

Le premier mariage d'un roi capétien avec une descendante légitime de Charlemagne est celui de Philippe-Auguste, qui épousa en 1180, soit près de quatre siècles après Charlemagne, Élisabeth de Hainaut dont l'origine remonte à l'empereur Louis le Débonnaire [1].

Il avait été précédé par deux mariages de ses prédécesseurs avec des descendantes *illégitimes* de Charlemagne : Robert Ier épouse Béatrix de Vermandois, arrière-petite-fille illégitime

---

1. *Histoire littéraire de la France*, tome XXVII, pages 2 et 3 : « On retrouve pourtant la pensée correspondante dans nos *Grandes Chroniques de France*, quand, avant de passer de Louis V à Hue Capet, l'historien officiel dit : « Ci faut la lignée du grant roi Char-« lemaines, et descent à la lignée et aux hoirs Hue le Grant que l'on « nomme Cappet, qui duc estoit de France au temps de lors. Mais « puis la lignée fut-elle recovrée au temps le bon roi Phelippe Dieu-« donné. Car il espousa tout appensément, pour la lignée Charles-le « Grant recovrer, la royne Isabelle, fille le comte Baudouin de « Haynaut ; et cil Baudoin fu descendu de madame Ermengart, fille « Charles, que le roi Hue Cappet fist tenir en prison à Orléans. Dont « l'en peut dire certainement que le vaillant roys Loys, fils le bon roy « Phelippe, fu du lignage le grant roy Charlemaines, et fu en lui « recovrée la lignée. » [*Gr. Chron. de Fr.* (1837), t. III, p. 148.]

« Concluons à notre tour de ce passage qu'on ne songeait pas encore, au xiiie siècle, à exclure les femmes du droit de transmettre l'hérédité royale à leurs descendants, comme on le fit bientôt en faveur de Philippe de Valois. »

Gesta Ludovici, HF, XVII, 303. « Cum igitur iste Ludovicus (Louis VIII) in regno successerit patri, patet *regnum in ipso redactum ad* progeniem Caroli magni. »

du fils aîné de Charlemagne, Pépin ; Louis VII épouse une descendante du même carolide illégitime, Alix de Champagne, descendante du comte Herbert II de Vermandois, frère de cette même Béatrix qui entra la première dans la maison de France[1].

Donc, Louis XIV, par saint Louis, descend trois fois de Charlemagne.

Ces liens ne sont pas assez directs et trop lointains pour enrayer notre étude. Provisoirement nous étudierons la maison de France. Plus tard, en faisant les Carolingiens, nous aurons à tenir compte de ces liens postérieurs entre les deux familles.

Section 2. — Classification méthodique de la maison de France au point de vue clinique.

Nous avons fait choix d'une dynastie comme début d'étude. Reste à déterminer :

1° L'ordre dans lequel doivent être étudiés les personnages qui composent cette maison, et les exclusions ou les admissions à l'étude ;

2° Le nombre des personnages dont se composera cette étude, une fois les exclusions faites.

3° La durée et la dissolution de l'hérédité.

---

1. Le chapelain et le panégyriste de Philippe-Auguste, Guillaume le Breton, ne manque pas de gratifier son héros comme d'un titre d'honneur de cette qualification de *Carolida* :

> Vivida Karolidae *virtus triginta duobus*
> *Annis continuis habuit quos vinceret hostes.*
> (*Philippid.* Prolog. v. 28, éd. Delaborde, II, 3.)

Cf. également la variante des *Grandes Chroniques de France*, relevée par Fr. Delaborde (d. P. Viollet, *Légitimité d'Hugues Capet*, Mém. Acad. des Inscriptions, XXIV, 1ʳᵉ p., p. 273) : « Et bien saichent tuit que cestui Philippes fu du lignage le grand roi Kallemaine », — ainsi que ce passage d'une décrétale pontificale contemporaine citée par Viollet (*l. c.* p. 273) : « Carolus... de cujus genere rex ipse [Philippus] noscitur descendisse ».

§ 1. — Ordre à suivre dans l'étude des personnages qui composent la maison de France.

Le but que nous nous proposons est de décrire l'histoire biologique *héréditaire* de la maison de France; c'est dire que nous écrivons l'histoire du *sang* et non, comme l'historien politique, l'histoire du *nom*.

Les personnages doivent être classés ici selon l'ordre *physiologique* et non selon l'ordre *politique*. Ce principe nous fournira la base pour l'admission et l'exclusion des personnages que l'histoire politique range dans la maison de France, tant féminins que masculins.

Partie I. — *Hommes*. Nous avons à distinguer, pour chaque génération, les enfants appartenant à la filiation directe de la maison de France, des enfants nés d'un autre lit (soit légitimes, soit bâtards).

A. *Filiation directe*. — L'ordre biologique ne peut être calqué ici sur la classification politique, l'importance biologique étant fort souvent inverse de l'importance politique.

Prenons, par exemple, la descendance de la maison de France, de Robert le Fort à Hugues Capet :

Robert le Fort.

Eudes, roi, † 898   Robert Ier, roi, † 923

Hugues le Grand

Hugues Capet

Pour l'histoire politique, l'ordre nécessaire sera celui-ci :
1° Robert le Fort († 866);
2° Eudes, *roi de France* (888-898).
3° Robert Ier, roi de France (923).
4° Hugues le Grand, duc de France.
5° Hugues Capet, roi de France.

Pour l'histoire biologique, la clasification *naturelle* sera :
1re génération : Robert le Fort.
2e génération : Robert Ier, frère d'Eudes.
3e génération : Hugues le Grand.
4e génération : Hugues Capet.

Dans l'histoire politique, la royauté d'Eudes, le héros de la défense de Paris contre les Normands, premier roi de la maison de France, est un élément capital de la chronologie politique de la maison de France.

Pour le clinicien, c'est le frère cadet d'Eudes, Robert, qui tient au contraire la place prépondérante, puisque c'est par lui *seul* que la maison de France s'est perpétuée.

Eudes n'a, pour le clinicien, que la valeur secondaire d'un simple *collatéral*.

B. *Filiation indirecte. — Les enfants des autres lits*, soit légitimes, soit illégitimes. Quelle est la valeur de l'étude de ces demi-frères ou demi-sœurs pour la constitution des hérédités de la filiation directe?

L'étude de l'hérédité collatérale, soit directe (frère, sœur), soit indirecte (oncle, tante), n'est qu'un cas particulier de l'hérédité atavique [1], mais elle n'est précieuse que lorsqu'elle est pure et complète, c'est-à-dire dépourvue d'éléments étrangers.

Prenons, par exemple, le grand-père de Saint Louis, Philippe-Auguste.

Philippe-Auguste a eu :

1o d'Elisabeth de Hainaut	2o d'Agnès de Méranie	3o d'une concubine
|	|	|
Louis VIII	Philippe Hurepel	Pierre Charlot
|		
Saint Louis		

De quelle utilité peut être l'étude du fils d'Agnès de Méranie ou de Pierre Charlot?

Avec eux, outre les dix générations de la maison de France représentées par le père, entre en jeu une nouvelle hérédité, celle de la mère, avec, en plus, la somme des influences ancestrales qu'elle représente.

---

1. Ribot, *Hérédité psychologique*, p. 192.

L'étude du fils d'Agnès de Méranie ou de Pierre Charlot ne nous aide pas à comprendre Saint Louis ; le mélange de cette hérédité étrangère au sang de la maison de France transformerait ici la recherche de l'hérédité en un problème *d'analyse indéterminée*, le départ ne pouvant être fait entre ce qui ressortit à la maison de France ou à l'élément féminin étranger.

Les enfants des autres lits doivent être exclus, ne constituant qu'une demi-hérédité d'ailleurs cliniquement impossible à fixer.

Donc, ni bâtards royaux, ni demi-frères.

Exception est faite pour les bâtards royaux qui entrent postérieurement dans la maison de France, à titre de géniteurs, et deviennent un anneau nécessaire et légitime de la chaîne généalogique et directe.

Tel est le cas de l'ascendance du comte de Paris. Le Régent a épousé une bâtarde de Louis XIV qui était sa cousine germaine illégitime.

Louis XIII

Louis XIV Madame de Montespan	Philippe (Monsieur)
Françoise-Marie (Mlle de Blois)	Le Régent Philippe d'Orléans

Louis d'Orléans

Comte de Paris

Partie II. — *Femmes.* Nous écrivons l'histoire héréditaire des trente et une générations qui composent la maison de France, c'est-à-dire, comme nous l'avons dit plus haut, l'histoire du *sang* et non celle du *nom*.

Ne doivent donc figurer dans notre travail que ceux qui ont coopéré à la transmission héréditaire du sang en ligne *directe* ; donc seulement les femmes des trente et un mâles, de Robert le Fort au comte de Chambord.

En vertu de ce principe, sont exclues de cette étude :

1° Les femmes des autres lits ;

2° Les concubines ;

3° Les femmes des collatéraux.

En ce qui concerne les femmes des autres lits et les concubines, en apparence, exception est faite pour Éléonore de Guyenne, pour Mme de Montespan. En réalité, ce n'est pas une exception, puisqu'elles ne sont pas citées à l'anamnèse du roi leur mari ou leur amant, mais à celle de la fille qui entre dans la maison de France.

1ᵉʳ cas (c'est le seul qu'on doive faire entrer en ligne de compte). — La concubine entre par ses enfants *nés du roi* dans l'histoire biologique subséquente de la maison de France; ainsi il est impossible de faire l'histoire biologique du comte de Paris († 1894) sans tenir compte de Mme de Montespan (tableau p. CLXXXI).

2ᵉ cas. — On ne peut faire entrer dans le cas ci-dessus, celui où la concubine entre dans l'histoire biologique de la maison de France, non par ses enfants nés du roi, mais par des enfants nés antérieurement de son mari légitime. Tel est le cas de Bertrade d'Anjou, femme de Foulque, concubine de Philippe Iᵉʳ; les deux enfants qu'elle a eus du roi ne sont pour rien dans l'hérédité de la maison de France, mais le fils qu'a eu Bertrade de son mari le comte d'Anjou, Foulque le Réchin, est doublement l'aïeul de saint Louis, étant à la fois l'aïeul de Blanche de Castille et de Louis VIII, père et mère de saint Louis. C'est donc comme une comtesse d'Anjou, non comme concubine du roi de France, que Bertrade a sa place dans notre étude.

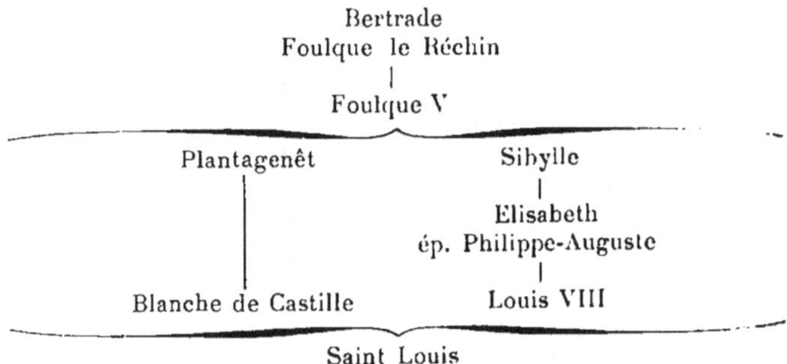

3ᵉ cas (qui se ramène au précédent). — Une femme du premier lit, répudiée, se remarie et, par les enfants de son deuxième mari, entre dans l'histoire de la maison de France.

C'est le cas d'Éléonore de Guyenne. Répudiée par le roi de France, Louis VII, elle épouse le roi Henri II d'Angleterre, et leur petite-fille épouse le petit-fils de son premier mari.

Éléonore de Guyenne   Louis VII
Henri II
|
Éléonore d'Angleterre   Philippe-Auguste
Alphonse de Castille
|
Blanche de Castille   Louis VIII

Saint Louis

La femme du collatéral peut : A. être stérile ; B. avoir des enfants. Dans le premier cas, son anamnèse est nulle pour l'héritier direct de la maison de France. Par exemple, la femme de Louis XVIII, qui n'apporte rien à la connaissance héréditaire du comte de Chambord.

Dans le second cas, la femme apporte un facteur héréditaire nouveau (cf. Ribot, *Hérédité*), et qui ne sert à rien pour éclairer l'hérédité du descendant en ligne directe.

Cullerre, *Traité de la Folie*, p. 129 : « Il y a hérédité *atavique* quand un enfant hérite des dispositions morbides de ses *ancêtres*, ses *parents* étant indemnes. Dans l'hérédité collatérale, les parents sont encore indemnes : c'est chez les oncles et les tantes, les frères et les sœurs qu'on retrouve la tare morbide dont le malade est lui-même victime. *Au fond l'hérédité collatérale n'est qu'une forme de l'hérédité atavique,* un ancêtre commun, resté inconnu, ayant transmis à l'oncle, puis au neveu, une même prédisposition morbide. »

Cette hérédité collatérale — fragments de miroir brisé — est pure chez le frère ou la sœur. Elle s'altère chez le fils de ceux-ci, puisque, par l'entrée d'un nouveau géniteur, il y a un facteur étranger à la maison de France.

On ne peut donc faire entrer en ligne de compte que l'hérédité collatérale directe (frères, sœurs), ou ascendante (oncles, tantes). L'hérédité collatérale descendante est entachée d'éléments étrangers qui rendent impossible de décider si le trouble morbide affectant ressort à l'hérédité de la maison de

France ou au nouveau géniteur. Par conséquent, l'hérédité collatérale *descendante* ne peut être utilisée avec sécurité.

§ 2. — Nombre des personnages qui composeront l'étude de la maison de France.

Quel nombre exact d'ascendants représentent ces trente générations, quel nombre l'Histoire nous en fournit-elle?

Théoriquement, rien de plus aisé à calculer exactement que le nombre des ascendants d'une seule génération donnée H_n par la formule connue $H_n = 2^{n-1}$; et la somme des ascendants de toutes les générations est donnée par la formule $2[H_n - 1] = 2[2^{n-1} - 1]$.

Le comte de Chambord représentant la 31e génération de Robert le Fort, le nombre total de ceux qui, en mille ans, ont contribué à sa formation, depuis 852 jusqu'en 1820, est exactement de 2.147.483.646 [1].

Si au lieu de prendre l'ensemble maximum des ascendants, nous nous restreignons à la limite *minima*, c'est-à-dire aux seuls parents immédiats de la femme pour chaque génération (exception faite de la génération souche qui est à la limite de notre connaissance historique et dont l'origine est donnée comme inconnue), on obtient le tableau suivant, A désignant le mari, B la femme, PM le père et la mère de cette dernière :

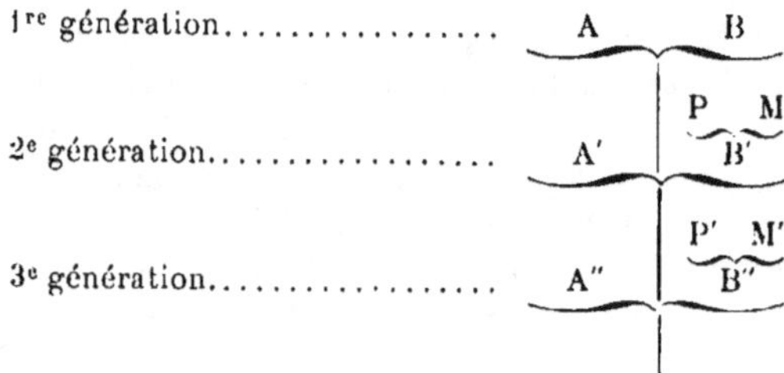

On voit que la formule pour la génération H_n sera $H_n = 4(n-1) - 2$. Le comte de Chambord, étant à la 31e géné-

---

1. Nos calculs sont, naturellement, modifiés par les mariages consanguins.

ration, aura donc derrière lui $(4 \times 30) - 2 = 118$ ascendants. L'abondance de la documentation historique nous a heureusement permis de dépasser cette limite et de remonter plus loin que les parents immédiats de la femme. Pour les 31 générations de la maison de France, nous avons pu reconstituer environ 560 ascendants.

La partie de mon travail que je présente actuellement comprend la période de Robert le Fort à la fin des Valois directs.

En refaisant le calcul ci-dessus pour Louis XI qui représente la 20e génération de Robert le Fort, nous obtenons comme nombre total de ceux qui ont contribué à sa formation (depuis 852 à 1423) : 1.048.574. En nous restreignant à la limite minima, Louis XI aura derrière lui $(4 \times 19) - 2 = 74$ ascendants. La documentation historique nous a permis de ramener à la vie pathologique (jusqu'à la fin des Valois directs) environ 350 personnages, ce qui constitue déjà la documentation la plus considérable que possède la clinique sur une famille humaine suivie pendant plus de six siècles.

§ 3. — Loi de la dissolution de l'hérédité.

Nous l'ignorons. Galton a essayé de l'établir par la formule $H = \dfrac{H}{2} + \dfrac{H}{4} + \ldots$ la fraction $\dfrac{H}{2}$ représentant les parents, $\dfrac{H}{4}$ les grands-parents, $\dfrac{H}{8}$ les arrière-grands-parents, etc., et à la n génération (à l'infini) $\dfrac{H}{2^n}$, appuyant son travail sur les bassets anglais dont il a fait une étude spéciale[1]. Dans cette loi mathématique, il considère les caractères comme abstraits, tandis qu'ils sont des forces réelles luttant entre elles, ayant leur *struggle for life*.

Si la loi $H = \dfrac{H}{2} + \ldots + \dfrac{H}{2^n}$ était vraie, on ne verrait pas le sexdigitalisme réapparaître au bout de cinq générations, après en avoir sauté quatre, puisque ce trait à la cinquième

---

1. Galton, *Proc. royal soc.*, 1897.

génération ne représente plus (d'après la formule $\frac{11}{2^{2n}}$)

que $\frac{1}{1024}$

Dès lors, impossibilité pour nous de fixer une limite héréditaire[1]. Donc nécessité de donner les hérédités aussi complètes
et aussi lointaines qu'on peut les posséder. C'est justement
de leur examen que postérieurement les cliniciens pourront
dégager des courbes d'hérédité.

Reste pour les hérédités à fixer mon degré de responsabilité.

Littré a dit que l'un des offices du xxe siècle serait de
recueillir cette prodigieuse flore pathologique qu'offrent les
archives des dynasties royales, et faire l'histoire biologique
des dynasties.

Mais ici se place une difficulté provisoire.

J'ai tenté d'aborder le premier ce programme et j'ai étudié
l'histoire biologique de la maison de France. Mais celle-ci
suppose l'étude de l'histoire biologique des familles alliées à
la maison de France, sans laquelle elle est forcément incomplète.

On trouvera nécessairement dans mon travail, des lacunes
provisoires qui sont inhérentes au sujet. J'ai fait de mon
mieux pour en restreindre le nombre; il est encore fort
grand.

Mieux vaut faire à fond la France qui est mon sujet et
attendre que les autres dynasto-pathologies me fournissent de
leur côté des sujets aussi défrichés. Mieux vaut résoudre les
problèmes *multiples* qu'offre l'anamnèse *personnelle* de chaque
roi français, que bâcler en hâte une anamnèse héréditaire
sommaire qui est sans valeur au point de vue clinique, et
retourner à l'ancienne manière des médecins et de Michelet,
— puisque, en ce domaine, c'est seulement sur la sympto-

---

1. On sait l'étonnante ressemblance du poète russe Pouchkine
avec son ancêtre Hannibal, Abyssinien au service de Pierre le Grand.
Cette ressemblance se retrouve jusqu'à nos jours dans les familles
descendant d'Hannibal.

matologie *complète* que nous fournissent *tous les textes*, que le clinicien peut fructueusement opérer.

Quant aux généalogies de consanguinité, ce sont des *pierres* d'attente : je n'en ai indiqué que quelques-unes, les plus proches ; il en reste encore beaucoup à trouver dans les plus éloignées qui serviront au xxᵉ siècle.

La question de durée insoluble pour nous sera éclaircie. Aujourd'hui nous sommes à ce degré grossier que plus la consanguinité est *récente*, plus elle est efficace, ce dont nous ne savons rien.

Deux cas à distinguer :

A. Les consanguinités d'une proximité forte ou moyenne impliquent croisement pathologique.

B. Les consanguinités éloignées sont tout aussi précieuses pour établir l'absence d'infusion de sang *nouveau* au point de vue *physiologique*, c'est-à-dire de sang tout à fait *étranger* qui seul aurait pu renouveler la race.

Dans les deux cas il est nécessaire de les noter :

Soit par *aggravation pathologique* comme dans la consanguinité forte ;

Soit par *manque de prophylaxie* par la consanguinité lointaine.

La première est une pathologie active ;

La deuxième, une préparation à la maladie par le manque d'hygiène, de défense du terrain. Au lieu d'avoir la force de réagir contre l'élément morbide d'un des facteurs, le sang consanguin faible de l'autre — insuffisant, s'il était seul, à créer la morbidité, — est impuissant à *neutraliser* l'autre.

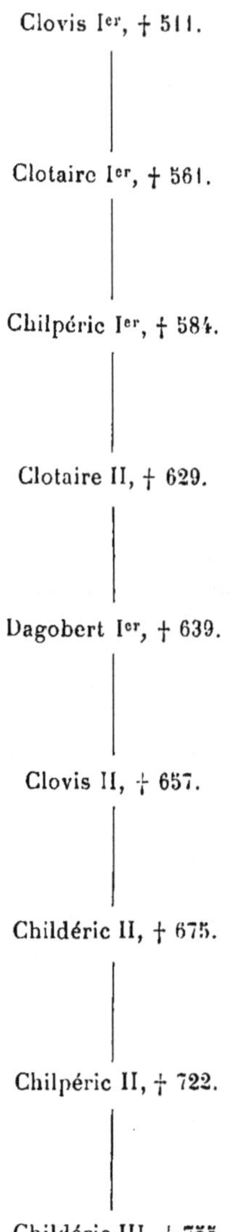

Tableau I (d'après Giry, *Man. de diplomatique*).

Arnulf de Metz, † 641.

|

Ansegisil, † 685.

|

Pépin de Herstal, † 714.

|

Charles Martell, † 741.

|

Pépin le Bref, † 768.

|

Charlemagne, † 814.

|

Louis Ier, le Débonnaire, † 840.

|

Charles II, le Chauve, † 877.

|

Louis II, le Bègue, † 879.

|

Charles III, le Simple, † 929.

|

Louis IV, d'Outre-Mer, † 954.

|

Lothaire, † 986.

|

Louis V, le Fainéant, † 987.

Tableau II (d'après Lorenz, *Geneal. Handb. d. Europ. Staatengesch.*).

TABLEAU III.

Capétiens.

Robert le Fort, † 866.
Robert Ier, 923.
Hugues le Grand, 956.
Hugues Capet, 996.
Robert II, 1031.
Henri Ier, 1060.
Philippe Ier, 1108.
Louis VI, 1137.
Louis VII, 1180.
Philippe II Auguste, 1223.
Louis VIII, 1226.
Saint Louis, 1270.
Philippe III, le Hardi, 1285.
Philippe IV, le Bel, 1314.
Louis X, 1316 (Philippe V, le Long, 1322. — Charles IV, le Bel, 1328).

Valois directe.

Charles de Valois, 1325.
Philippe VI, 1350.
Jean le Bon, 1364.
Charles V, 1380.
Charles VI, 1422.
Charles VII, 1461.
Louis XI, 1483.
Charles VIII, 1498.

Valois-Orléans.

Louis d'Orléans, 1407.
Charles d'Orléans, 1466.
Louis XII, 1515.

Valois-Angoulême.

Jean d'Angoulême, 1467.
Charles d'Angoulême, 1496.
François Ier, 1547.
Henri II, 1559.
François II, 1560 (Charles IX, 1574. — Henri III, 1589).

Bourbons.

Robert de Clermont, 1318.
Louis Ier de Bourbon, 1342.
Jacques de Bourbon, 1362.
Jean Ier de Bourbon, 1393.
Louis de Vendôme, 1446.
Jean II de Bourbon, 1477.
François de Bourbon, 1495.
Charles de Vendôme, 1538.
Antoine de Bourbon, 1562.
Henri IV, 1610.
Louis XIII, 1643.
Louis XIV, 1715.
Le Grand Dauphin, 1711.
Duc de Bourgogne, 1712.
Louis XV, 1774.
Louis (Dauphin), 1765.
Charles X, 1836 (Louis XVI, 1793; Louis XVII, 1795. — Louis XVIII, 1824).
Duc de Berry, 1820.
Henri V (Comte de Chambord, 1883).

Bourbons-Orléans.

Philippe d'Orléans, 1701.
Le Régent, 1723.
Louis d'Orléans, 1752.
Louis-Philippe, 1785.
Philippe-Égalité, 1793.
Louis-Philippe Ier, 1850.
Duc d'Orléans, 1842.
Philippe VII (comte de Paris, 1894).

CHAPITRE VI

VÉRIFICATION DE LA GÉNÉALOGIE PHYSIOLOGIQUE

Nous avons dit que le problème de l'hérédité étant inaccessible par la clientèle (soit urbaine, soit hospitalière), « *ignotis periere mortibus illi...* », n'est soluble que pour les dynasties royales. Mais il ne peut l'être qu'à la condition que l'hérédité soit *réelle*.

L'étude de l'hérédité reposant essentiellement sur le postulat de la certitude *biologique*, toute expérience sur l'hérédité est frappée de nullité dès que l'un des facteurs n'appartient pas sûrement à la chaîne généalogique.

En zootechnie, on crée à volonté des familles biologiques sûres par la réclusion. Dans l'humanité après les zootechniciens, les grands seigneurs musulmans peuvent seuls créer des familles qui soient historiquement (sauf accidents) conformes à la famille biologique.

Dans les familles européennes, la famille repose sur la croyance à la paternité, c'est-à-dire sur *un acte de foi*.

Maintenant, c'est un calcul de probabilités. Faible dans les classes pauvres par l'excès de besoin, dans les classes riches par l'excès de luxe (les femmes n'ayant rien à faire, rien à désirer, rien à craindre et attaquées par tous les hommes), l'hérédité est plus sûre pour les premiers-nés dans les familles royales, pour des raisons qu'on trouvera plus bas.

Mais si la biographie pathologique d'un seul personnage exige de la finesse clinique et historique, — combien plus de difficulté présente l'étude d'une dynastie. Étant donné un personnage historique, comment savoir d'où il tire ses tares héréditaires, à quelle cause rattacher ces tares ?

Dans cette étude je recherche la formule pathogénique d'une famille royale, le mécanisme de l'évolution morbide qui relie les membres d'une dynastie les uns aux autres, mais je ne décris pas la biographie médicale de rois isolés, comme pourraient l'être les biographies de nos présidents de la République depuis 1871.

Je ne me sers donc de l'histoire médicale que pour fixer la formule pathologique individuelle, dont la succession logique nous donnera la formule de la dynastie.

La base, le postulat de cette étude est nécessairement la réalité de l'hérédité. Pour l'histoire politique, qu'un roi soit ou non le fils de celui qu'on croit être son père, si personne que sa mère ne le sait, la politique suit son cours.

Pour l'histoire pathologique c'est tout différent.

Le but de la pathologie historique appliquée à une dynastie est d'arriver à donner par des preuves *sûres*, qui nous manquent pour la vie des particuliers (par la durée trop courte de nos renseignements), la formule pathologique d'une série de générations, et montrer les transformations de l'état soit physiologique, soit psychologique.

Toute la pathologie historique repose sur la biographie *négative*, mais avant tout sur l'exactitude de l'hérédité officielle.

En pathologie la maxime *Pater is est quem nuptiæ demonstrant* n'est pas de mise, puisque les conclusions à tirer de l'enchaînement et de la succession des faits reposent entièrement, avant toute étude, sur ce postulat essentiel que les souverains à étudier descendent bien l'un de l'autre.

Si la pathologie historique doit déjà user de la biographie négative dans l'histoire d'un individu, c'est-à-dire n'admettre que l'existence de faits contrôlés, et ne pas créer des affirmations pour les besoins de la cause comme l'ont fait Michelet, Jacoby, Moreau de Tours (1° en acceptant des faits non historiquement vérifiés, 2° en transformant aussitôt ces faits en symptômes qui leur permettent de fabriquer des maladies imaginaires dont la succession forme une généalogie absolument sans base), il ne faut pas apporter moins de réserve à la fixation de l'hérédité. C'est même une condition antérieure : à quoi bon étudier avec critique la biographie pathologique d'un individu, si l'on découvre ensuite qu'il ne descend pas de celui qu'on croit être son père ?

Nous avons dit de l'hérédité royale qu'elle était la plus docu-

mentée de toutes. Elle est en même temps à un autre point
de vue la moins incertaine, non que les familles royales soient
plus morales que les familles bourgeoises ou populaires, mais
par des raisons qui ne sont pas d'ordre moral, surveillance
extrême, difficultés des occasions, nécessités de la politique,
toutes raisons plus fortes que dans la bourgeoisie ou le peuple.

Mais il y a des cas où, par la nullité ou la maladie du mari,
la perversité de la femme aidant, il devient difficile d'affirmer
que de douze enfants *tous* soient du mari, et si par la mort
des quatre fils aînés, le cinquième prend la couronne, on
n'est pas sûr de son origine et on ne peut l'utiliser comme
chaînon sûr d'une démonstration scientifique.

Avant d'employer l'argument de la débauche contre la
légitimité d'un roi, il faut calculer le nombre des enfants à
dater du mariage. On peut formuler cette loi ainsi : la nécessité politique garantissant le premier enfant, ou le premier et
le deuxième, — la sûreté est fonction inverse en raison de la
durée du mariage.

Ainsi pour Constance, femme du roi Robert, malgré les
débauches de la fin de sa vie, on peut considérer le roi
Henri comme légitime, parce que initial ou très près du
début.

Toutes autres sont les conditions dans le cas d'Isabeau,
femme de Charles VI : son mari tombe fou à vingt-quatre ans,
elle en a vingt-deux, et vit dès lors libre, dans un quasi-veu-
vage qui dure trente ans, dans une débauche notoire. Il est
clair que plus la maladie du roi dure, la femme continuant
ses débauches, plus la certitude de l'origine des douze enfants
issus de ce mariage diminue.

De ces douze enfants, cinq sont nés antérieurement au
5 août 1392, date de l'explosion de la folie chez Charles VI,
sept sont nés postérieurement à cette date. Charles VII,
onzième enfant, est le dernier né de la folie (le douzième, né
en 1407, étant mort le jour de sa naissance.)

Le physiologiste est-il autorisé à se servir de l'hérédité de
Charles VII, Louis XI et Charles VIII comme conséquence
de l'hérédité de Charles VI, ou est-il obligé d'étudier ce trio
comme un chapitre biologique séparé, avec la mention :
hérédité paternelle incertaine ?

Grâce aux travaux de Magnan, Déjerine, Saury, Féré (*Famille névropathique*) résumés dans la troisième édition de l'*Hérédité* de Ribot, rien n'est plus solidement étudié que la dégénérescence morbide et rien ne serait plus utile que de savoir si Louis XI a en son grand-père un fou.

Tous les historiens de Charles VII, depuis Barante jusqu'à nos contemporains, l'appellent couramment *l'enfant de la démence*[1] et raisonnent sur les troubles de Louis XI petit-fils d'un fou.

Avant d'aborder nous-mêmes cette question, voyons comment l'ont posée jusqu'ici les historiens autorisés et les médecins qui l'ont traitée.

Les historiens anglais, par chauvinisme, nient la légitimité de Charles VII.

Les historiens français, tant catholiques que voltairiens, croient tous aux débauches d'Isabeau, mais les conclusions qu'ils en tirent varient.

Beaucourt[2] ne cherche ni à masquer, ni à atténuer les faits parlant contre la légitimité de Charles VII. Que lui importe, puisqu'il a la certitude par l'affirmation de Jeanne d'Arc. De même Sepet[3].

---

1. Il eût fallu, du moins, dire l'enfant de la *folie*.

2. Beaucourt, *Hist. de Charles VII*, t. II, p. 7. « Insouciante et frivole, elle se livrait à tous les plaisirs avec une fougue qui n'avait plus la jeunesse pour excuse.... Fils d'un père imbécile et d'une *mère débauchée*, le petit Charles... »

3. Marius Sepet, *Jeanne d'Arc*, 1890, *Introduction*, p. 38 : « Isabeau de Bavière, femme plus lâche encore de cœur qu'elle n'était médiocre d'esprit. » — Id. *ibid.*, *Introduction*, p. 43 : « Ses premières années [de Charles VII], échappèrent ainsi aux déplorables exemples d'une cour *où s'étalait la fastueuse inconduite d'Isabeau de Bavière*. Cette princesse, mère sans entrailles, qui restait jusqu'à trois mois entiers sans embrasser ses jeunes enfants et qui se livrait avec fougue à tous les plaisirs, y avait usé sa santé... » — Id. *ibid.*, *Introduction*, p. 52 : « ... Il [Charles VII] descendait en son âme inquiète, et se demandait avec anxiété si son droit à la couronne méritait vraiment qu'il le défendît, s'il était bien réellement le légitime roi de France. » — Id. *ibid.*, p. 80 : « ... La Pucelle répondait à un doute secret dont il était torturé, au sujet de la légitimité de sa naissance. »

Les rationalistes dogmatiques[1], après avoir constaté les débauches d'Isabeau, continuent paisiblement leur chemin et

---

1. Voltaire : *Essais sur les mœurs et l'esprit des nations*, éd. de 1832, t. V, ch. 79, p. 63 : « Elle [Isabeau] avait à la fois la passion de s'enrichir, de gouverner et *d'avoir des amans.* »

H. Martin, *Hist. de France*, t. V, p. 470 : « Les contemporains ne parlent pas formellement de la liaison incestueuse que les historiens modernes ont accusée entre la reine et son beau-frère, *mais le fait n'a rien que de vraisemblable*, et ce qu'on sait des mœurs du duc et de sa belle-sœur *permet difficilement de croire à l'innocence de leur intimité.* » — P. 473 : « ... Le malheureux Charles VI, objet d'indifférence et de dégoût pour ses proches, était abandonné aux soins de serviteurs dont on ne payait pas les gages, et de femmes de basse condition qui *remplaçaient la reine auprès de lui* : on appelait l'une d'elles la « petite roine ». — P. 483 : « C'était l'ancien logis d'Étienne Barbette. Isabeau s'y était retirée *pour être plus libre.* Elle venait d'y accoucher d'un enfant mort qu'elle pleurait beaucoup et dont la naissance donnait lieu à bien des suppositions. »

Nouvelle Biographie générale, Didot, t. IX, p. 831 : « La reine *avait déserté le lit conjugal* : on donna au roi pour maîtresse une jeune fille appelée depuis la *petite reine* et connue sous le nom d'Odette de Champdivers... »

Guizot, *Hist. de France*, t. II, p. 297 : « J'emprunte à mon savant confrère... M. Wallon, l'explication qu'après un scrupuleux examen des témoignages, il a donnée de ce mystérieux entretien. « Le sire de « Boisy, dit-il, qui, dans sa jeunesse, avait été l'un des chambellans les « plus familiers de Charles VII, raconta à Pierre Sala, comme le tenant « du roi lui-même, qu'un jour, au temps de ses plus grandes adver- « sités, ce prince, cherchant vainement un remède à tant de maux, « entra un matin, seul, dans son oratoire, et que là, sans prononcer « une parole, il fit à Dieu, du fond de son cœur, cette requête que, s'il « était vrai héritier, issu de la maison de France (*ce doute était possible* « *avec la reine Isabeau de Bavière)...* »

Barante, *Histoire des ducs de Bourgogne*, t. I, p. 207 : « Selon le bruit public, le duc d'Orléans et la reine, qui conduisaient tout, ne s'occupaient guère de l'intérêt du royaume. L'aversion contre eux allait toujours croissant. On avait perdu tout respect. Les récits les plus déshonnêtes se faisaient à leur sujet. Les mœurs de la cour se corrompaient de plus en plus; la France devenait un sujet de scandale et de raillerie pour les nations étrangères... »

Duruy, *Histoire de France* revue sous la direction de Lavisse, 1892, p. 136. « Sans parents, sans guide au milieu d'une cour corrompue, elle [Isabeau] en prit les mœurs plus vite qu'elle n'en apprit la langue, et elle n'aima que le luxe, les plaisirs. Les années ne rendirent ni sa conduite plus régulière, ni sa pensée plus sérieuse. *Du plaisir, elle*

regardent la naissance de Charles VII comme non matière à discussion.

Des historiens rationalistes critiques qui, en ces derniers temps, ont repris le problème, seuls Vallet de Viriville, A. Molinier et A. Coville suivent la règle de Descartes — *doute d'attente*. Vallet de Viriville déclare la question insoluble[1].

---

descendit à la débauche... elle fit servir l'autorité que la triste situation de son époux lui donnait à satisfaire ses passions, ses vices, ses vengeances. »

Le Roux de Lincy, *Les Femmes célèbres de l'ancienne France*, p. 389. « A propos de cette cruelle maladie [du roi], le chroniqueur représente Isabeau comme accablée de douleur : mais cette douleur ne paraît pas avoir été de bien longue durée; *le dégoût, l'oubli*, succédèrent vite à ce premier mouvement de pitié. Au lieu de consacrer chacun des instants de sa vie à soulager ce prince infortuné, comme les lois divines et humaines lui en faisaient un devoir, la jeune reine se livra peu à peu aux *désordres de toute nature...* Isabeau en était venue à ce point de dépravation, qu'elle oubliait complètement ses enfants. »

Dareste, *Histoire de France*, 1. XVI, p. 90 : « On prétendit que, *fils d'Isabeau, il avait eu des doutes sur sa propre légitimité*, et que salué par Jeanne comme véritable héritier de la couronne, il vit un signe divin dans cette apparition et cette déclaration inattendues. »

Corréard, *Histoire de l'Europe et de la France*, 2e éd.. 1892, p. 67 : « Sa femme Isabeau le *trompait indignement...* ». — P. 77 : « Il ne faut pas oublier qu'il était né d'un *père fou* et d'une mère *indigne*. »

Dauban et Grégoire, 1890, p. 126 : « Elle apprit les vices d'une cour corrompue avant d'en apprendre la langue, et nous verrons bientôt cette reine étrangère devenir, par ses *débordements*, le plus terrible fléau de la France. »

G. Valbert, *Revue des deux Mondes*, 1er août 1890 : « Elle [Jeanne d'Arc] avait dû le tirer de sa mortelle langueur... Ce fils d'un *roi dément* et de la *perverse* Isabeau *en était venu à douter de sa naissance* et de son droit. »

1. Vallet de Viriville, *Isabeau de Bavière*, 1859, p. 9 : « Ce fut lui [Louis d'Orléans] qui ramena Isabelle en France. Il devint... d'après la commune renommée, son amant. » — P. 11. « Cet état [la folie du roi] donna lieu de fait, non de droit, à une sorte de *divorce progressif* entre les royaux époux. » — P. 13. « Le jeune homme et bientôt *sans doute l'amant....* Louis, duc d'Orléans, était le vice aimable. Pour cette fille d'Ève, *si prête à faillir* et trop aisée à charmer, il eut la séduction du Tentateur. Depuis quel jour et jusqu'à quel degré s'étendit cette séduction? Isabelle trahit-elle à ce point ses devoirs, qu'elle ait souillé de fruits adultères la dynastie?... Louis, duc d'Or-

Nous comprenons très bien l'argumentation catholique, elle est sans réplique, étant donné le point de départ ; mais nous ne pouvons en dire autant des affirmations des historiens rationalistes. Ici l'avantage de la logique est du côté du catholique, non du rationaliste.

Les historiens dogmatiques ont une excuse dans l'ignorance de la critique historique. Les historiens chartistes n'ont ni celle-ci, ni celle de la logique catholique ; ils font une critique subjective, c'est-à-dire affirment sans preuves.

Les médecins ont eu recours à la démonstration par l'absurde[1].

Le double raisonnement des deux éminents aliénistes Ireland et Moreau (de Tours), consiste : 1° à adopter l'une des deux alternatives : la descendance de Charles VI est mentalement normale ou anormale ; 2° à syllogiser sur cette double mineure en adoptant comme majeure cette prémisse : *tout fils d'un père fou doit être fou.*

A. Quant à l'alternative, la normalité ou l'anormalité de l'état mental des descendants de Charles VI était la question

---

léans, fut-il le complice de cet adultère? *Tout le dit*, mais rien ne le prouve. Assez de scandales surgissent des annales de cette époque. Laissons donc retomber dans l'ombre du passé ce problème *insoluble.* » — P. 15 : « Vers 1398, Isabelle de Bavière avait acquis.... l'hôtel Barbette.... à une certaine distance de Saint-Pol, c'est-à-dire du roi..... La reine s'y était fait un asile à ses souhaits, *plus commode que le palais*, où la voix austère du devoir et de l'*honneur conjugal aurait pu seule la retenir.* »

A. Molinier (sur Coville, *Les Cabochiens et l'ordonnance de 1413*), d. *Revue historique*, t. XLIII (1890), p. 360 : « La reine Isabeau cherche surtout à se divertir et *autorise par sa conduite* légère et imprévoyante *les soupçons les plus outrageants.* »

Coville, *Les Cabochiens et l'ordonnance de 1413*, p. 28 : « Il [Louis d'Orléans] resserrait avec Isabeau de Bavière une intimité chaque jour plus grande qui *permettait d'injurieuses suppositions.* »

1. Lacroix, *Des méthodes en mathématiques* : « Éviter la réduction à l'absurde. Elle ne convainc pas. En général, les meilleures preuves sont celles qui, en établissant une vérité sur des bases incontestables, en font sentir la liaison avec les autres vérités déjà connues, et rendent sensible le passage d'une proposition à celle qui la suit. »

à résoudre, avant de raisonner dessus, par l'examen des sources et non des livres de seconde main. Ce que n'ont fait ni l'un ni l'autre des médecins.

B. Ensuite il y avait à justifier la prémisse : tout fils d'un fou, etc. Or la prémisse est fausse : conclure de l'état mental normal du fils d'un fou à l'illégitimité de sa naissance est anti-clinique, l'hérédité morbide n'étant pas homéomorphe, et la tare morbide pouvant revêtir une autre forme héréditaire (cf. Ribot, *Hérédité*).

Conclure de l'état mental anormal d'un enfant à la nécessité d'un père fou, est aussi anti-clinique. Outre que l'amant a pu être anormal (par exemple, le duc d'Orléans, frère d'un fou et fils d'une folle), la mère a pu avoir une hérédité chargée qu'il était nécessaire d'étudier.

Ces deux questions résolues, restait à démontrer que sur cette induction on pouvait établir la légitimité. On aurait vu alors que cela ne servait à rien pour la légitimité qui relève d'une autre science, celle de la critique du témoignage, c'est-à-dire de la critique historique. L'induction par les conséquences est une induction fausse.

Ribot, dans sa première édition sur l'*Hérédité*, s'est posé au même point de vue; mais comme il savait mieux que les deux auteurs précédents quelles conditions sont requises pour transformer un rapport de succession en rapport de causalité, il l'a supprimé dans ses éditions suivantes.

Tout d'abord ce qui frappe, c'est la faute des aliénistes répétée ici. De même que dans l'hérédité *ascendante* ils font dériver la folie de Charles VI du père empoisonné, sans parler de la mère; de même, dans l'hérédité *descendante*, ils partent de Louis XI fou parce que petit-fils de Charles VI.

Mais Charles VII est le produit de deux facteurs. Isabeau a *sa* part si Charles VII est fils de Charles VI, et *a toute la part* s'il n'est pas fils légitime. Au lieu de formuler les diagnostics mentaux *a priori*, il est plus simple de se conformer à la méthode scientifique, et puisqu'on cherche si Charles VII et Louis XI ne confirment pas la folie de Charles VI, il faut étudier *tous* les parents et tout d'abord Isabeau, seule vraie souche *sûre*.

Nous commencerons par examiner la question historique de la légitimité de Charles VII en revoyant les textes, et comme conclusion nous donnerons l'opinion des intéressés, c'est-à-dire de Charles VII et de Louis XI.

Nous savons déjà que des douze enfants d'Isabeau, cinq sont nés antérieurement au 5 août 1392, date de l'explosion de la folie chez Charles VI, et sept sont nés postérieurement à cette date.

Nous laisserons de côté la légèreté et la frivolité de la reine jusqu'à la folie du roi, nous bornant à examiner sa conduite depuis ce moment.

Il y avait deux voies à suivre : l'une austère — s'enfermer avec le fou, supprimer toute fête, élever ses enfants et soigner pendant le reste de ses jours ce malade.

Elle suit la voie inverse. Aussitôt le roi fou, sa vue la gêne. Son caractère se révèle peu à peu : sa cupidité, son manque de cœur, sa frivolité. Elle donne des fêtes ininterrompues.

A dater de la folie de Charles, relâchement des liens d'abord *légaux*, puis *sociaux*.

De 1393 à 1400, tous les actes successifs de l'avide et égoïste Isabeau sont un thermomètre excellent de l'aggravation de Charles : nous la voyons à la première rechute (1393) créer son budget distinct, puis (juillet 1393) son indépendance ; à une autre rechute (1394) se faire assigner un douaire, puis (1395) ses papiers.

En 1398, cette longue cinquième rechute qui dure une année, amène un nouvel événement dans la vie conjugale du roi. Isabeau quitte le domicile conjugal, c'est-à-dire l'hôtel Saint-Pol, et achète l'hôtel Barbette. En 1400, elle donne une maîtresse à son mari [1].

---

1. *Religieux de St-Denis*, tr. Bellaguet, VI, p. 487 : « ... On lui avait donné pour concubine une jeune personne belle, gracieuse et charmante qui était fille d'un marchand de chevaux. *Cela s'était fait du consentement de la reine : ce qui semblait fort étrange*. Mais quand elle songeait aux maux qui la menaçaient, ainsi qu'aux violences et aux mauvais traitements qu'elle avait déjà endurés avec le roi, la pensée qu'entre deux inconvénients il vaut mieux choisir le moindre faisait qu'elle se résignait à ce sacrifice. La jeune fille fut amplement dédommagée de son dévouement. On lui donna deux beaux

Les textes nous montrent l'état de saleté repoussante dans lequel se trouvait Charles VI pendant ses accès de folie [1].

---

manoirs avec toutes leurs dépendances, situés l'un à Créteil et l'autre à Bagnolet. Elle était généralement et publiquement désignée sous le nom de *la petite reine*. Elle resta longtemps avec le roi, et eut de lui une fille (Marguerite de Valois). »

1. Juvénal (éd. Buchon) pag. 430, col 1 : « (1405). C'estoit grande pitié de la maladie du roy, laquelle lui tenoit longuement, et, quand il mangeoit c'estoit bien gloutement et louvissement. Et ne le pouvoit-on faire despouiller, et estoit tout plein de poux, vermine et ordure, et avoit un petit lopin de fer, lequel il mit secrettement au plus près de sa chair. De laquelle chose on ne sçavoit rien, et luy avoit tout pourry la pauvre chair, et n'y avoit personne qui ozast approcher de luy pour y remedier : toutesfois il avoit un physicien qui dit, qu'il estoit nécessité d'y remedier ou qu'il estoit en danger, et que de la guarison de la maladie il n'y avoit remede, comme il luy sembloit. Et advisa qu'on ordonnast quelque dix ou douze compagnons desguisés, qui fussent noircis, et aucunement garnis dessous, pour doute qu'il ne les blessast. Et ainsi fut fait, et entrerent les compagnons, qui estaient bien terribles à voir, en sa chambre : quand il les veid, il fut bien esbahi, et vinrent de faict à luy ; et avoit-on fait faire tous les habillements nouveaux, chemise, gippon, robbe, chausses, bottes qu'on portoit. Ils le prirent, luy cependant disoit plusieurs paroles, puis le despouillerent, et luy vestirent lesdites choses qu'ils avoient apportées. C'estoit grande pitié de le voir, car son corps estoit tout mangé de poux et d'ordure. Et si trouverent ladite piece de fer : toutes les fois qu'on le vouloit nettoyer. falloit que ce fut par ladite manière. »

Religieux de St-Denis, III, 349 : « Septembre 1405. Vers la fin de novembre, messeigneurs les ducs décidèrent d'un commun accord qu'on aviserait aux moyens de rendre la santé au roi, et qu'on le contraindrait à se soumettre à des mesures de propreté qui pouvaient rendre plus efficaces les remèdes employés pour sa guérison. D'après le conseil d'un habile médecin, les serviteurs ordinaires du roi sortaient de sa chambre chaque jour à nuit tombante, et il en entrait dix autres, qui déguisaient leur voix et leur extérieur, afin de n'être pas reconnus. Ils parvinrent au bout de trois semaines à le déterminer par leurs conseils et leurs remontrances à se déshabiller pour se mettre au lit, à changer de chemise et de draps, à prendre des bains, à se laisser raser la barbe, enfin à manger et à dormir à des heures réglées. Il y avait cinq mois qu'il se refusait à tout cela, et déjà la crasse produite par des sueurs fétides avait fait venir des pustules sur plusieurs parties de son corps ; il était tout rongé de vermine et de poux, qui auraient fini par pénétrer jusque dans l'intérieur des chairs, si le médecin n'eût imaginé l'expédient dont nous venons de parler. »

Tandis qu'il montrait à Valentine de Milan une vive affection, il témoignait pour Isabeau une aversion si grande, que son entourage en concevait des craintes pour la sécurité de la reine [1].

L'abandon dans lequel Isabeau laissait son mari aux mains de ses gens était si complet, qu'on ne se gênait même pas pour mettre le roi au pillage.

Arch. N., KK. 24, f° 118, Année 1394 : « A Jehan de Saumur, cordouanier, pour un voyaige fait de Paris au Mont St-Michiel devers le Roy nostre sire, pour porter deux paires de fors houzeaulx et autre chaucement pour ledit seigneur... pour ce que l'on avoit emblé au Roy nostre dit seigneur deux autres paires de semblables houzeaulx à St Germain en Laye, ouquel voyaige il a vacqué, alant demourant et retournant par XII jours au pris de VIII s. p. par jour valent, etc... »

Arch. N., KK. 29, f° 105, v° : « A Jaquet Massin, coustepointier demourant à Paris, pour avoir rappareillié le XXIVe jour de septembre 1409 le dossier de drap d'or de la chambre aux lyons du Roy nostre sire, qui avoit esté couppé et desrobé. »

Arch. N., KK. 29, f° 105 : « A lui pour une pièce de cendail vermeil achetée de lui le 31 juillet 1409... pour redoubler partie du dossier du drap d'or de la chambre aux joyaulx qui avoit esté derobé... »

B. N. 6745, f° 29 v° : « A lui pour sa poine et sallaire d'avoir rassis et rivé de novel sur un texu noir la ferreure

---

1. *Religieux de St-Denis*, II, 87 : « ... Par une bizarrerie étrange et inexplicable, il prétendait n'être pas marié.... Lorsqu'il apercevait ses armoiries ou celles de la reine gravées sur sa vaisselle d'or ou ailleurs, il les effaçait avec fureur.... Toutes les fois que ... elle l'approchait ... le roi la repoussait en disant avec douceur à ses gens : « Quelle est « cette femme dont la vue m'obsède ? Sachez si elle a « besoin de quelque chose, et délivrez-moi comme vous pourrez de « ses persécutions et de ses importunités, afin qu'elle ne s'attache pas « ainsi à mes pas. » De toutes les femmes, madame la duchesse d'Orléans était celle dont la présence lui était le plus agréable ; il l'appelait sa sœur bien aimée, et allait la voir tous les jours. »

Id. *ibid.*, VI, 487 : « Comme on craignait fort qu'en raison de sa maladie il ne se portât à quelque violence contre la personne de la reine, on ne le laissait point coucher avec elle. »

d'une ceinture d'or pour le Roy nostredit seigneur, — dont le texu avoit esté couppé au Roy nostredit seigneur. Délivré le VII° jour de may (1404) [1] ».

---

1. *Religieux de St-Denis*, III, 299 : « Ils font d'abord observer, en ce qui concerne la personne du roi, qu'on ne place point auprès de lui une garde suffisante, et qu'on ne lui donne point les soins nécessaires pour qu'il reste longtemps en bonne santé. Souvent aussi, lorsqu'il a recouvré la raison, on traite sous de vains prétextes, dans les conseils tenus par lui, de beaucoup d'affaires qui tournent à son désavantage. Il est entouré d'une foule de gens avides de ses trésors, qui ne peuvent supporter aucun refus et qui à force d'importunités le dépouillent de tout, vêtements, joyaux, vases d'or et d'argent ; et le peu qui lui reste est sans cesse mis en gage pour subvenir à ses besoins. On n'a aucun soin des gens et officiers de sa maison, et on leur refuse souvent le salaire qui leur est dû ; cependant ils n'osent proférer une plainte sur l'abandon déplorable dans lequel on laisse la personne du roi et celle de ses enfants. »

Id. *ibid.*, III, 267 : « La reine et le duc d'Orléans... ne songeaient en effet qu'à s'enrichir au préjudice du royaume, s'inquiétant peu du chétif état du roi et de son fils aîné monseigneur le duc de Guyenne. Ils avaient tellement restreint les dépenses du roi, que ses intendants ne pouvaient dépasser d'un écu d'or la somme qui leur avait été fixée par écrit ».

Juvénal, éd. Buchon, p. 427, col. 2 : « On levoit foison d'argent et grandes chevances et toutes fois le roy n'avoit rien, et à peine avoit-il sa despence ».

Le Songe véritable, 242 :

  « Car à grant paine peut avoir
  Pour ly vestir, au dire voir,
  N'il n'a joyaux en garde robe,
  Et son tresor on ly desrobe.
  N'il n'a cheval qui riens ly vaille
  Ne chose bonne qui ly faille ;
  Et s'il a donné d'avanture,
  Sa chaussemente ou sa vesture,
  Il en a d'autre à tresgrant paine :
  C'est chose vraye et bien certaine.
  Et sans saincture l'ay je veu
  Estre III jours et apperceu,
  Par defaulte d'une nouvelle ;
  Et mesmement de la chandelle
  A son coucher a il disete.
  Et d'autre chose a il soufferte,
  Et tant qu'il n'a de quoy bien faire
  En nul qui avec ly repaire :

Les rapports sexuels du couple royal deviennent si rares
qu'on les note : « (9 mars 1408) Ceste nuict, le roy alla
coucher avec la reyne, et disoit-on qu'à cause de ce qu'il
avoit esté plus malade, qu'il n'avoit esté dix ans auparavant :
et usoit-on de divers langages et merveilleux » (Juvénal,
éd. Buchon, p. 438, col. 1).

Le résultat de cette vie extra-conjugale (où Odette la remplace ; où la rareté des rapports conjugaux les fait noter),
c'est qu'à l'époque où Isabeau est le plus séparée de son mari,
elle a le plus d'enfants.

Nous la verrons de même mère indifférente[1].

On trouvera ci-dessous (liv. I, chap. III) la formule physio-
psychique d'Isabeau. Nerveuse, vaporeuse, neurasthénique,

> Il en pert bien aux bons atours
> Que ont ses povres servitours ;
> Trespovres sont-ils vraycment,
> On le voit bien tresclerement. »

1. *Religieux de St-Denis*, III, 289 : « Quelques personnes même
osèrent accuser [la reine] de négliger ses enfants. Le roi en fut fort
irrité ; il voulut savoir la vérité de la bouche même de son fils aîné
et lui demanda affectueusement depuis combien de temps il était privé
des embrassements de la reine sa mère : « Depuis trois mois » répondit le dauphin.

Id. *ibid.*, III, 433 : ... Comme on s'étonnait beaucoup de la pénurie
du trésor, les officiers de la maison du roi déclarèrent qu'ils perce-
vaient à peine chaque année sur tontes les recettes ordinaires et tous
les subsides du royaume de quoi subvenir aux dépenses journalières
du roi et de ses enfants ... monseigneur le dauphin ... pressé par le
besoin ... exposa humblement [au roi] qu'il manquait des choses
nécessaires qu'il était accablé de dettes et n'avait pas de quoi satisfaire les créanciers qui lui fournissaient ses provisions de chaque
jour, et le pria de bien vouloir se charger désormais de son entretien. »

Juvénal, éd. Buchon, p. 427, col. 2 : Or advint une fois qu'il [le roi]
disnoit, et estoit à table, que la nourrisse, laquelle nourrissoit monseigneur le dauphin, vint devers le roi, et dit qu'on ne pourvoyoit
en rien ledit seigneur, ny à celles ou ceux qui estoient autour de luy,
et qu'ils n'avoient que manger, ny que vestir. Et qu'elle en avoit
plusieurs fois parlé à ceux qui avoient le gouvernement des finances,
mais nulle provision n'y estoit mise. Le roy de ce fut très-mal content, et respondit à ladite nourrisse que luy-mesme ne pouvoit rien
avoir, et qu'il n'avoit autre chose, et fut le roy très-mal content des
des façons qu'on tenoit.

excitée, et souffrant de troubles utérins. Quasi-veuve à vingt-deux ans d'un mari devenu fou, seule dans cette cour dissolue [1] et attaquée par le duc d'Orléans qui, sous prétexte d'amour, comme Mazarin, s'emparait du pouvoir, cette femme égoïste, sensuelle, coquette, frivole [2], sans affection pour son mari, était-elle en état de rester chaste ?

Le duc d'Orléans, préoccupé à l'excès de la grandeur de sa maison, pouvait tenter le rôle de Mazarin : sa séduction personnelle est connue. Le souci de la fidélité conjugale n'était pas pour le retenir. On a dit de lui *Lubricus*, et ce n'était pas seulement un bruit de rue « ayme les putains » [3] mais une affirmation grave d'un magistrat, prêtre, le chanoine Nicolas de Baye, greffier au Parlement de Paris, connaissant bien le duc d'Orléans qui y siégeait comme pair. Nicolas de Baye est d'autant plus croyable qu'il était très armagnac et que cette accusation se trouve dans son Journal *intime*.

Isabeau, dans sa situation politique isolée, et étrangère, devait éprouver le besoin d'un appui ; Louis était tout indiqué par sa valeur intellectuelle et par la valeur de son caractère, sa nature séduisante et dominatrice.

Les sentiments les plus vifs d'Isabeau furent son affection pour son frère Louis de Bavière, et sa haine contre Valentine Visconti, fille du meurtrier de son grand-père Bernabò [4], et qui blessait son amour-propre en s'emparant de l'affection du roi. Une liaison avec le duc d'Orléans si plein de fatuité, avouant toutes ses amours publiquement en face de sa femme, pouvait servir sa haine : on aime contre quelqu'un.

---

1. Cf. A. Molinier cité ci-dessus.

2. Au moment où elle signait le traité de Troyes qui livrait la France aux Anglais, voici quelles étaient ses préoccupations : *Comptes d'Isabeau*, p. p. Vallet de Viriville (Chartier III, 287) : « A Bernart de Caen, demourant à Troyes, pour... trois douzaines de petits oisellés chantans, tant chardonnerelz, linotes, tarins, pinçons et autres, masles et femelles, achetez de lui en ladite ville de Troyes ou mois de juing, l'an 1420, et par lui apportez, à ses fortunes, de devers la ville de Troyes, de Bray, pour la plaisance et esbatement de ladite adme, 4 livres 16 sous parisis. »

3. Lettres de rémission de l'an 1398 (Douet II, 153).

4. Le père d'Isabeau lui-même avait fait contre Galéas tout ce qu'il avait pu, étant donnée sa légèreté.

Elégante, aimant le luxe, prodigue pour elle-même, et de
plus poussée par son frère [1], Isabeau, toujours à court d'argent
pour ses dépenses que le duc de Bourgogne ne permettait pas,
pouvait obtenir cet argent en donnant le pouvoir au duc d'Orléans.

L'intimité entre Isabeau et le duc d'Orléans s'établit; ils ne
se quittent plus. Les sermons prononcés par le moine augustin
Jacques Legrand devant le roi et toute la cour, nous font juger
combien le scandale était devenu public. Le roi écoute atten-
tivement le prédicateur et marque son approbation [2]. Isabeau
renvoie ses femmes « pour se venger, dit le Religieux de
S. Denis, des propos scandaleux qu'elles avaient tenus sur
son compte [3] ».

---

1. *Songe véritable* (éd. Moranvillé), v. 1033 :

> « Quant est aussi de la Royne,
> Tout son penser, tout son attaine
> Est d'en prendre ce qu'elle en peut,
> Maiz non pas tant comme elle veult ;
> Toutesfoiz en elle eu foison
> Par plusieurs foiz oultre raison
> Qu'on ne soit qu'il est devenu ;
> Fors qu'en dit souvent et menu
> Vostre compaigne Renommée,
> Que en repost et en celée
> Elle a envoié à son pere
> En son païs, ou à son frere,
> Ou l'a despendu folement,
> Sans aviser quant ne comment,
> Ou qu'il convient qu'il soit encor
> En coffres de cuir ou de cor,
> Ou mucié en autre maniere
> Qui en mon mirour point n'apere. »

2. *Religieux de St-Denis*, III, p. 267 ; — Juvénal, éd. Buchon,
p. 426, col. 2.

3. *Religieux de St-Denis*, tr. Bellaguet, III, 331 : « La reine
sévit sans pitié contre plusieurs personnes de sa maison pour se
venger de certains propos scandaleux qu'elles avaient tenus sur son
compte. Elle chassa ignominieusement quelques demoiselles, entre
autres l'illustre dame de Minchière, dont elle prenait ordinairement
conseil en toutes ses affaires et qui gardait son sceau. C'était pour
le même motif qu'elle avait fait mettre en prison un brave écuyer
nommé Robinet de Varennes et la vicomtesse de Breteuil, et qu'elle
les y retenait depuis la fête de l'Assomption de la Vierge. »

Donnons maintenant l'opinion des contemporains sur la conduite d'Isabeau.

Relig. de S. Denis, tr. Bellaguet, III, 267 : « Comme je me suis fait une loi de retracer dans cette histoire les actions dignes de blâme aussi bien que celles qui méritent l'éloge, je crois devoir dire que l'extrême incurie avec laquelle la reine et le duc d'Orléans gouvernaient les affaires pendant la maladie du Roi, excitait de vifs mécontentements dans le royaume. Le peuple ne craignait point de les accabler publiquement de malédictions.... Indifférents à la défense du royaume, ils mettaient toute leur jouissance dans les délices du corps. Enfin, ils oubliaient tellement les devoirs de la royauté qu'ils étaient devenus un objet de scandale pour les Français et la fable des nations étrangères.

On parlait de tous côtés de ces débordements ; mais personne n'osait entreprendre d'y remédier par des avis salutaires. Enfin un moine augustin nommé Jacques Legrand, prit la résolution de prêcher devant la reine le jour de l'Ascension. Ce hardi dessein était d'autant plus louable, que ce religieux n'ignorait pas que les femmes et surtout les nobles dames s'irritent facilement des paroles qui leur déplaisent, et que leur colère est à craindre :

« Je voudrais, dit-il, noble reine, ne rien dire qui ne vous
« fût agréable, mais votre salut m'est plus cher que vos
« bonnes grâces : je dirai donc la vérité, quels que doivent être
« vos sentiments à mon égard. *La déesse Vénus règne* seule à
« votre cour ; l'ivresse et la débauche lui servent de cortège
« et font de la nuit le jour au milieu des danses les plus dis-
« solues. Ces maudites et infernales suivantes, qui assiègent
« sans cesse votre cour, corrompent les mœurs et énervent
« les cœurs. Partout, noble reine, on parle de ces désordres
« et de beaucoup d'autres qui déshonorent votre cour. Si vous
« ne voulez pas m'en croire, parcourez la ville sous le dégui-
« sement d'une pauvre femme, et vous entendrez ce que
« chacun dit. »

Ce langage fut loin de plaire à la reine... Et même un de ses familiers, passant en ce moment auprès du religieux, se mit à dire avec humeur : « Si l'on m'en croyait, on jetterait à l'eau ce misérable. » Le prédicateur eut encore beaucoup d'autres propos outrageants à essuyer pour avoir eu le courage de dire la vérité. Quelques courtisans, afin d'attirer sur lui la colère du Roi, allèrent lui raconter que le moine augustin avait parlé de la reine dans les termes les plus offensants. Le Roi en témoigna au contraire beaucoup de satisfaction. Il désira même l'entendre, et voulut qu'il prêchât devant lui dans son oratoire le saint jour de la Pentecôte.

Ce jour-là donc le religieux prêcha en présence du Roi, des ducs de France et du roi de Navarre. Il prit pour texte : « *L'Esprit saint vous enseignera toute vérité* », et commença par faire un pompeux éloge de la venue du Saint-Esprit. Puis passant aux mœurs, il représenta éloquemment comment à la cour, les préceptes divins étaient foulés aux pieds..., s'élevant avec force contre les vices de ceux qui étaient à la tête des affaires, etc...

A peine le Roi avait-il entendu toutes ces choses, qu'il se leva et vint se placer en face du religieux. Tout autre eût été intimidé par la vue d'un si grand prince. Mais lui n'en montra que plus de résolution. Il continua son discours, et adressant la parole au Roi lui-même, il lui dit qu'il devait prêter une sérieuse attention à ce qu'il venait d'entendre, sinon, etc.... Il signala ensuite *une personne, sans la désigner autrement que par le titre de duc*, qui avait montré dans sa jeunesse, les plus heureuses dispositions, mais qui, depuis, s'était attiré les malédictions du peuple par toutes ses débauches et sa cupidité.... Il s'attira par là le ressentiment et la haine des méchants ; mais le Roi applaudit à sa franchise, et contre l'attente des gens de la cour qui ne cherchaient qu'à le perdre, il le prit sous sa protection et résolut de mettre un terme aux excès qu'il avait signalés. Mais il ne put accomplir cette résolution : il éprouva une rechute le 9 juin, et resta malade jusqu'à la fin de juillet. »

Chron. d'Adrien de But p. p. Kervyn, pag. 111 : « Mors Ludovici ducis Aurelianensis, de quo Brando Johannes, Dunensis cronographus ponit quod comuni concilio baronum interemptus fuerit, licet Johanni duci Burgundiae imputabatur culpa mortis ejus. Legi quoque gallice scriptum, dum

Pariisius, ubi cum rege fratre suo dictus dux Ludovicus
saepius amore reginae ac puellarum ejus esset, quadam vice
convenisse Johannem ducem Burgundiae, qui, absente rege,
sufferre non potuit ut cum regina se oblectaret dux Aurelianensis : quare stravit insidias, scilicet per quosdam qui mortem intulerunt. »

Le Pastoralet, éd. Kervyn, pag. 578 :

> Auprès d'une clère fontaine,
> Trouvay, tant y fuy ententis,
> Les pastours roiaux et gentils.
>
> . . . .
> Nuls hom ne porroit exprimer,
> Ne bon réthorique rimer
> La noblèce que je trouvay,
> Tout ainsy qu'illoec arrivay ;
> Car en ce gracieux destour
> Estoit le noble et hault pastour
> Florentin, maistre du pourpris.
> Et la chose dont plus le pris,
> C'est que j'oy qu'il fut nommé
> Partout le pastour bien amé ;
> Car il estoit douls et rians,
> Beaux parliers et humilians,
> Ne nuls, se ne fust par envie,
> Ne le héist jour de sa vie ;
> Et, pour parler de sa beaulté,
> J'ose bien dire, pour briefté,
> Que nature tout à devis
> Le fourma de corps et de vis,
> Et lui donna force et valour
> Et fine coulour sans palour,
> Syque par raison ne dut mie
> Tels pastours estre sans amie :
> Sy ne fut-il ; car Belligère,
> La très-amoureuse bergière,
> Qui là dansoit sur l'herbe drue,
> Estoit par convenant sa drue,
> Laquelle, s'en sui souvenans,
> Estoit jolie et avenans,
> Mais n'avoit à quart, n'à demi,
> Sy grant beaulté que son ami ;
> Car elle estoit basse et brunette,
> Mais touse n'y ot tant jonette,
> Plaine de sy grand gaieté,
> Ne de sy grand joliveté,
> Sy amoureuse, ne sy lie
> Que ceste bergière jolie.

> Tant en fist et tant y pensoit
> Que plaisamment récompensoit
> La deffaulte de sa beaulté,
> Syqu'au fort rien que loiaulté
> Ne lui failloit, et sans amer,
> Amer ce que debvoit amer;
> Car elle estoit gente et plaisans,
> Mais en ce fu moult desplaisans
> Que vers son ami se faussa.
> Florentin amie se fausse a,
> Tout soit-il beaux, gens et adrois.
> Vénus, ce qui ne fu pas drois,
> Vulcan gherpy et Mars ama,
> Et assés fu qui l'en blama,
> Quoyque Vulcan fust lais et vils
> Et Mars fust plus esmanevis.
> Qui donc loera BELLIGÈRE
> D'estre en coer sy fole et légère
> Que de frauder, ne décepvoir
> Son ami pour plus lait avoir?
> Et s'il fust plus beaux, ne doit mie
> Ainsy changier ami amie?
> Car c'est blame et desléaulté.
> Femme, pour vertus, ne beaulté,
> N'aura honnour, tant soit jolie,
> S'elle fait de son corps folie.
> . . . .
> Miex vaurroit jusqu'à la chemise
> Tout perdre à femme que s'onnour :
> Rien n'a, qui vit à deshonnour. »

Juvénal (éd. Buchon) pag. 534, col. 1 : « Aucune renommée estoit, que en l'hostel de la reyne se faisoient plusieurs choses deshonnestes. Et y frequentoient le seigneur de La Trimouille, Giac, Bourrodon, et autres. Et quelque guerre qu'il y eust, tempestes et tribulations, les dames et damoiselles menoient grands et excessifs estats, et cornes merveilleuses, hautes et larges. Et avoient de chascun costé, en lieu de bourlées, deux grandes oreilles si larges, que quand elles vouloient passer l'huis d'une chambre, il falloit qu'elles se tournassent de costé, et baissassent, ou elles n'eussent peu passer. La chose desplaisoit fort à gens de bien. Et en furent aucuns mis hors, et Bourrodon pris, et pour aucunes choses qu'il confessa, il fut jetté en la rivière et noyé. Et fut deliberé par plusieurs causes, que la reyne s'en iroit à Blois, pour estre loin de la guerre, et y fut envoyée. »

Comptes d'Isabeau p. p. Vallet de Viriville (Chartier, III, 280) : « A Berthelot de Louvain, serrurier, pour deux serrures, l'une à boîte, l'autre à ressort, garnies de cinq clefs, par lui mises et assises en deux huis ou retrait des damoiselles de ladite dame en l'ostel de Saint-Paul, le 14 novembre 1416. »

[« Ce luxe de précautions pour rendre plus sûre et moins facilement accessible la retraite de ces dames ou damoiselles n'étoit point inutile. Les écarts auxquels elles se prétoient ont un retentissement sérieux dans les chroniques du temps. » Vallet, id. *ibid.*]

Aventinus, *Annales* III, lib. VII, cap. 26, p. 525 : « ...Reginae Franciae, de qua libet verba Ruperti Gagini, Galliae romanae historici, recitare : moritur eodem tempore Isabella (hoc est Elissa), Caroli sexti uxor, fortunis, si reginam consideres, tenuis et pauper, quippe quae sub anglorum principatu degens, verum arbitratu vitam agebat, privatae foeminae non absimilis ; patientissima quidem et ad temporis qualitatem se accomodans, nulla re magis irritata, quam quod Carolum, regem eius filium incesto fratris concubitu (id, quod aduc mussitari audio) natum Anglus diffamabat. »

Aventin (né sous Louis XI, 1466), précepteur princier, l'a su de tradition. Ne pas oublier qu'Aventin est un historiographe de cour et *tout à fait officiel*, dit Reuss, ce qui rend son aveu plus grave encore, aussi son témoignage, quoique postérieur aux événements, nous est-il précieux. Aventin avait rédigé ses *Annales* pour l'enseignement de ses élèves.

Juvénal (éd. Buchon, p. 573, col. 2) : « Il [Charles VII] fit faire services, prières et oraisons pour son père le plus solennellement qu'il peut : et deslors, comme il lui appartenoit bien, se nomma et porta roy de France : aussi *l'estoit-il sans nul doute.* »

On sent percer sous ces mots le doute de Juvénal.

Robert Gaguin, fol. CLIX : « En ce mesme temps mourut Ysabel, femme et espouse du roy Charles sixiesme, foyble et povre en biens temporels ; car regnant sous la principaulté des Angloys elle vivoit selon leur voulenté semblable à une simple et privée femme. Toutes voyes tres patiente estoit et bien se rigloit avecques la qualité du temps. D'aucune chose celle royne tant ne fut irritée que quand le Roy d'Angleterre publioit son filz Charles (à présent Roy) avoir esté né en concubinage incestueux. »

Jean Chartier, *Chronique de Charles VII*, t. I, p. 209 : « A esté aussi fort dollente (la reine) et prins en desplaisance de ce que injustement les Angloiz avoient publié de son filz : car ilz disoient que Charles, dauphin de Vienne, n'estoit pas légitime, et par ce moyen inhabille à succéder à la couronne de France. »

Nicole Gilles, folio XCII : « Le XXVe jour du moys de Septembre audit an MCCCC XXXV mourut en l'hostel du Roy près Sainct Pol à Paris madame Ysabeau de Bavière royne de France. Le corps de laquelle dame fut mis en une nacelle sur la rivière de Seine en petite solennité et n'y avoit avec elle que quatre personnes et quatre cierges... Ce fut une grant honte aux Angloys qui l'avoient en leurs mains de laisser en cest estat conduyre le corps de ladicte dame, à laquelle par le traité de mariage de sa fille avec le feu Roy ils avoient promis au feu Roy son mari et elle leur entretenir leur estat comme à roy et à royne appartenoit. Toutes fois ilz n'en firent riens car ils leurs laisserent avoir moult de nécessitez. Et qui plus est disoient à ladicte Royne que ledit Roy Charles son fils estoit illégitime et n'estoit point filz dudit Roy Charles [1]. »

Après tous ces témoignages il est impossible de savoir lesquels des douze enfants de la reine (dont sept nés depuis la folie), sont de Charles VI. C'est à Charles VII et aux enfants d'Isabeau qu'on peut appliquer le mot de l'*Odyssée :*

« Étranger, je vous répondrai sans détour, *ma mère m'a dit que j'étais le fils d'Ulysse, pour moi je ne le sais pas; car nul ne connaît son père* » (*Odyssée*, I, 215), dit Télémaque à Minerve déguisée.

Remarquons sans y attacher une importance exagérée, que la conception de Charles VII (11e enfant et le 5e depuis la

---

1. Nous ne pouvons nous servir comme témoignage du discours du gendre d'Isabeau, Henri V disant qu'il était Français par les femmes, ce qui est toujours plus certain, — Hollinshed qui rapporte ce discours étant un chroniqueur du xvie siècle, donc très *postérieur*.

folie), qu il soit né à 9 mois ou à 7, tombe toujours à un moment ou le roi était en folie, comme je le démontre dans ma liste des rémissions.

Comme il était facile de le prévoir, les données historiques n'apportent rien, et quand même elles eussent apporté la preuve décisive des relations d'Isabeau avec le duc d'Orléans à *celle date*, rien ne prouve que la reine n'eût eu parallèlement des rapports avec son mari pour sauver la situation, rapports qu'elle devait avoir pour justifier ces sept enfants — quoique à cet égard malgré le rôle d'Odette, — nous sommes sans renseignements, sauf accidentels, comme celui de Juvénal (*«.... et merveilleux »*).

D'ailleurs en ce qui nous occupe, fils ou neveu d'aliéné (si la paternité du duc d'Orléans était prouvée), serait tout comme. Malheureusement la preuve est impossible.

Il faut noter qu'Isabeau a toujours déclaré Catherine comme la fille du roi et a fait elle-même couronner son mari roi de France, en éloignant Charles du trône.

Or la loi salique défendant la succession par les femmes, l'exclusion du Dauphin signifiait *ipso facto* qu'il n'était pas fils légitime de France.

En 1419 (après l'assassinat de Jean sans Peur), Isabeau fit retirer à Charles le titre de Dauphin et de fils de France par lettres patentes du roi.

« Il était dit, à la fin de ces lettres patentes, que le roi voyait avec un extrême déplaisir les mœurs déréglées du dauphin, et qu'il croyait devoir en conséquence le priver de toute dignité, défendant de l'appeler désormais dauphin, duc ou comte, et ne lui laissant d'autre dénomination que celle de Charles mal avisé, soi-disant fils de France[1]. »

On sent dans cette rédaction d'une pièce *officielle*, si *anti-officielle* comme *lon*, la violence de la haine féminine.

---

1. « Concludebatur in fine litterarum quod cum summa displicencia rex dalfini mores indisciplinatos, ad memoriam reducens, ipsum ab omni dignitatis titulo privandum merito decernebat, prohibens ne quis deinceps dalfinum ducem vel comitem, sed Karolum male consultum se de Francia vocantem nominaret » (*Chronique du Religieux de St-Denis*, p. p. Bellaguet, VI, 384).

Si inconsidérées que soient les femmes, et bien que leur langage ne soit souvent dicté que par la passion du moment, il y a cependant à remarquer ce fait que, tandis que la lignée de Catherine donne des princes fous sur le trône d'Angleterre[1], aucun des enfants, petits-enfants et arrière-petits-enfants de Charles VII ne donne signe de troubles mentaux, sauf Louis XI, mais c'est là justement *l'onus probandi*.

Pourquoi cette longue dissertation ? Pour savoir de qui était Charles VII ? Nous serions bien naïfs de le chercher, et peut-être Isabeau eût-elle été aussi empêchée que nous pour le dire ou le savoir. Qui était le père, Charles VI, Louis, ou un inconnu, nul ne peut le dire et aucune de ces trois hypothèses n'est impossible, mais nous sommes hors d'état de résoudre ce problème et c'est déjà beaucoup d'avoir ce résultat négatif. Il empêche d'appeler Charles VII l'enfant de la démence, comme le font couramment tous les historiens[2], et par conséquent d'employer ce nom comme argument pour justifier les troubles mentaux de Louis XI. C'est une psychologie à la Michelet, trop commode. Nous désirons plus de *précision*, donc plus de *doute*. Cette horrible certitude dont parle Fontenelle !

Donc fils ou du duc d'Orléans, ou d'un autre amant, ou aussi bien, étant donnée la psychologie de la femme galante, il peut être le fils du roi. Cette possibilité suffit à l'historien, elle est insuffisante pour le clinicien.

Reste enfin à consulter l'opinion des intéressés (Charles VII et Louis XI).

En clinique, celle-ci a toujours au cas négatif une grande valeur, à cause des raisons morales qui obligent les enfants à ne pas croire facilement à leur illégitimité. Les médecins ont en ce cas pour principe de rayer de leur liste d'hérédité les

---

1. Ceci ne suffirait pas à démontrer la légitimité de Catherine, et d'ailleurs la folie de ces princes peut n'être pas l'héritage de Charles VI. Il serait prématuré en tous cas de rien dire avant d'avoir fait des Lancastre et des Tudor une étude complète.

2. Vallet de Viriville, après avoir dit le problème *insoluble* aussi, appelle Charles VII *l'enfant de la démence*.

membres suspects, puisque les conclusions cliniques à en tirer pour le sujet seraient nulles d'avance.

Ce pessimisme double naturellement d'importance en cas de *royaux*, puisque l'illégitimité entraîne des conséquences politiques pour l'*intéressé*.

L'opinion de Charles VII est connue : on sait qu'il attribua ses insuccès répétés contre les Anglais, après son avènement, à une punition de Dieu qui lui témoignait par là son mécontentement d'être monté sur le trône, étant illégitime. On sait comment Jeanne d'Arc releva sa foi en sa naissance en lui faisant part de sa prière [1], et la connaissance de cette prière suffit pour lui faire croire à sa légitimité.

Si le fait est exact, comment Jeanne d'Arc eut-elle connaissance de cette oraison secrète, dite toutefois dans une chapelle ?

Pour les catholiques, elle lui fut une révélation d'en haut, arme à elle donnée par Dieu pour entraîner la conviction du roi.

Pour les non catholiques, ils n'ont d'autre alternative que d'admettre (si le fait est exact, et on n'en peut guère douter) que l'oraison lui fut communiquée par l'entourage de Charles VII, spécialement par son énergique et admirable belle-mère, Yolande, qui fut le *cerveau* des premières années du règne, et qui savait les scrupules de son gendre.

Ce fut, comme on le sait, cet argument *ad hominem* donné par Jeanne d'Arc : « Je te dis de la part de Messire, que tu es vray héritier de France et fils de Roy », qui décida Charles VII à l'employer ; jusque-là il avait été incrédule [2].

---

1. J. Quicherat, *Procès de Jeanne d'Arc*, IV, 280 : « Le roy estant en ceste extresme pensée entra ung matin en son oratoire, et là il fit une humble requeste et priere à Nostre Seigneur dedens son cueur, où il lui requeroit devotement que se ainsi estoit qu'il fut vray hoir descendu de la maison de France et que le Royaulme justement luy deust appartenir, qu'il luy pleust de luy garder et deffendre, — ou au pis luy donner grace de eschapper sans mort ou prison et qu'il se peust saulver en Espaigne ou en Escosse. »

2. Monstrelet, an 1429, l. II, ch. LVII (éd. Buchon, p. 600, col. 1). « Ni celui-ci [Charles VII], ni son conseil ne ajoutoient point grande foi à elle ni à chose qu'elle sût dire, et la tenoit-on comme une fille dévoyée de sa santé. »

C'était d'ailleurs, sans nul doute, l'argument qui l'avait le plus frappé dans Jeanne, et la preuve c'est que, dix ans après, la première question qu'il fit à la fausse Pucelle fut sur le *secret* de sa naissance [1].

Louis XI, plus sec que son père, peu idéaliste en matière de race et de généalogie, très sceptique sur la vertu des femmes (cf. Gaguin), mais dont Sepet ne peut nier la piété, ne paraît pas avoir été amené à croire par les affirmations de Jeanne d'Arc. Il disait avec une philosophie cynique, non comme Charles VII qu'il était illégitime, mais que sa grand'-mère ayant été une « gran putana » et que le roi ayant dû s'en séparer, il était hors d'état de savoir de qui il descendait :

« [Ex Scijnono XIII Januarii 1479.] Sua Maestà... ha parlato con el suo Ambaxadore [del Re Ferrando] et tra le altre cose Sua Maestà gli disse : chel gli fo uno Carlo VI suo predecessore che era un pazo : et haviva una muglie che fo *una gran putana*, da li quali hè pur desexo : et *che non sapiva de chi fosse figliolo.* » (Arch. Milan. *Milano-Francia.* Chinon, 13 janvier 1479. Jean-André Cagnola à la duchesse de Milan.)

---

1. J. Quicherat, *Procès de Jeanne d'Arc*, IV, 287 : « En oultre, me compta ledit seigneur, que dix ans apres fut ramenée au roy une aultre Pucelle affectée, qui moult ressembloit à la premiere. Et vouloit l'on donner à entendre en faisant courir bruit, que c'estoit la premiere qui estoit suscitée. Le roy oyant ceste nouvelle commenda qu'elle fust amenée devant luy. Or en ce temps estoit le roy blessé en ung pied, et portoit une botte faulve, par laquelle enseigne ceulx qui ceste traïson menoient, en avoient adverti la faulce Pucelle, pour ne point faillir a le congnoistre entre ses gentilzhommes. Advint que à l'heure que le roy la manda pour venir devant luy, il estoit en ung jardin soubz une grant treille. Si commenda l'ung de ces gentilzhommes que dès qu'il verroit la Pucelle entrée qu'il s'avansast pour la recueillir, comme s'il fust le roy : ce qu'il fit. Mais elle veue congnoissant aux enseignes susdictes que ce n'estoit-il pas, le reffusa, si vint droit au roy. Dont il fut esbahi et ne sceut que dire, sinon en la saluant bien doulcement, lui dist : « Pucelle m'amye, vous soyez « la tres bien revenue, *au nom de Dieu qui sçait le secret qui est entre « vous et moy.* » Alors miraculeusement apres avoir ouy ce seul mot, se mit à genoulz devant le roy cette faulce Pucelle, en luy criant mercy, et sus le champ confessa toute la traïson, dont aulcuns en furent justiciez tres asprement comme en tel cas bien appartenoit. »

Quel fond peut faire la clinique sur une hérédité si violemment contestée par les intéressés ?

L'hésitation est *tout à fait justifiée* ou, pour mieux dire, l'*affirmation* serait tout à fait *anti-scientifique*.

Donc si nous déclarions que Charles VII a tel défaut parce que fils de Charles VI, on aurait le droit de nous taxer d'affirmation sans preuves [1].

La formule est celle-ci : on ne peut pas affirmer que Charles VII ne soit pas le fils du fou ; il est tout aussi impossible (en l'état actuel de la science) d'affirmer qu'il l'*est*.

Pour nous la réserve est la solution provisoire, faute de moyens de vérification. Au XXe siècle, une pièce inédite viendra peut-être nous fixer sur sa descendance.

L'*onus probandi* s'applique à Charles VII et à Louis XI. Leur naissance implique deux choses : une possibilité — la descendance de Charles VI ; une *certitude* — la descendance d'Isabeau. Or, la clinique étant un calcul de probabilités, il faut partir de ce qui est certain et voir comment est construite la mère et ce qu'ils peuvent en avoir hérité.

On y a double avantage : 1° par la connaissance de son état physiologique dont l'état psychique est fonction ; 2° par la connaissance de son hérédité *absolument négligée* jusqu'ici par les historiens et les médecins, on verra que l'état nerveux de Charles VII et de Louis XI et la prompte stérilité rachitique des Valois ne peuvent être attribués au seul Charles VI, comme on l'avait prétendu jusqu'ici.

La formule biologique d'Isabeau, que, le premier, j'ai reconstituée, nous permet d'affirmer que, quel que fût le père, cette formule était en soi *suffisante* pour expliquer les tares de Charles VII et de Louis XI.

---

1. Ne pas imiter ce que raille G. Monod à propos de Marie de Clèves (Maulde, *Louis XII*) : « M. de Maulde n'a pas eu la naïveté, comme le font trop volontiers aujourd'hui les historiens psychologues, de chercher quel fut l'héritage moral et intellectuel transmis à Louis XII par son père et son aïeul ; pour chercher *la vraie filiation* de l'âme de Louis XII, il serait *peut-être sage de faire la psychologie* de Pierre de Bourbon ou de Louis de Pons. » (G. Monod, *Revue historique*, p. 101.)

Ces historiens, d'ailleurs, suivent en cela l'exemple de Miche

DIVISION DE CETTE ÉTUDE

Selon les principes que nous avons posés, cette division est établie par les données suivantes :

De 852 à 1498. Cassure à Charles VII, la démonstration ayant été faite par nous de *l'incertitude* de l'origine des trois derniers Valois.

Donc : 1° 852 à Charles VI.

       2° Charles VII à 1498.

Mais Louis XI a deux hérédités de Robert le Fort et de Saint-Louis :

1° Par son grand-père Charles VI (s'il est son vrai grand-père);

2° Par sa mère Marie d'Anjou.

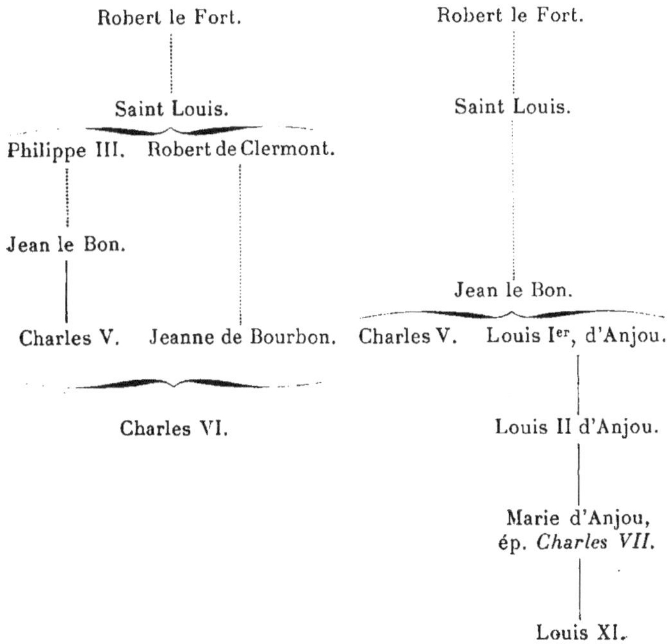

Or la première, le grand-père étant inconnu, s'écroule. Il reste seulement la *seconde*. C'est donc à elle seule qu'il faudra rattacher pour Louis XI toutes ces vingt générations.

La descendance par Charles VI étant incertaine, l'étude de l'hérédité *paternelle* de Louis XI se réduit en toute certitude à celle de sa grand'mère Elisabeth de Bavière et de son père Charles VII.

De là ces trois divisions :

Livre I. Hérédité *paternelle* : Grand'mère Isabeau ; Père Charles VII.

Livre II. Hérédité *maternelle* : Robert le Fort à Louis II d'Anjou ; Mère Marie d'Anjou.

Livre III. Grand-père putatif Charles VI.

Le livre IV donnera les conclusions et résumera l'utilité de cette étude pour l'histoire ; la pathologie ; la clinique.

Le tome II renfermera l'anamnèse *personnelle* de Louis XI.

Au point de vue physiologique la période de 852 à Charles VI se trouve former un tout organique, puisque ces dix-huit générations se terminent par un fou. Pour le clinicien ces dix-sept générations antérieures constituent l'anamnèse héréditaire du malade. Il ne reste plus qu'à lui appliquer les règles ordinaires de l'investigation clinique pour la recherche étiologique et diagnostique : cause prédisposante ; cause déterminante ; cause provocatrice.

._..

[1] Que donneront ces recherches ainsi faites ? Nous révèlerontelles des lois de l'hérédité, nous l'ignorons. En tout cas, c'est la seule voie *scientifique* à suivre, et si nous découvrons quelque chose sur l'hérédité, ce sera par cette seule route. En tout cas, négatif ou positif, le résultat sera autrement certain qu'avec les affirmations aprioristiques et les synthèses prématurées des philosophes et des médecins aliénistes.

---

1. J'ai trouvé un dossier de notes que M. Brachet comptait utiliser pour la fin de son Introduction ; j'ai cru utile d'en insérer ici quelquesunes. (A. B.-K.)

Les gens pressés se borneront à lire mon livre. Les vrais savants reverront les *preuves* pour y chercher de nouvelles interprétations. C'est la première fois en médecine qu'on recueille une masse aussi considérable de textes médicaux sur des personnages historiques, ordonnés en une suite chronologique et vérifiés suivant les méthodes les plus sévères de la critique historique.

Il est impossible que dans une étude aussi étendue, il ne se soit point glissé d'erreurs. On me devra de l'indulgence. On voit par ce qui a été dit plus haut, quelle difficulté pour réunir et passer au crible *avant de les interpréter* tous ces faits médicaux.

Cette difficulté, on ne la sentira pas dans le livre parce que je l'ai cachée en prenant la méthode déductive qui est plus commode que la démonstrative, mais qui masque les difficultés d'invention et enlève à l'auteur le bénéfice de ses efforts, parce qu'on n'a pu se rendre compte des difficultés qu'il avait à surmonter.

Ce travail est un premier essai d'une constitution *scientifique* partielle de l'hérédité humaine. Le vingtième siècle et les dépouillements d'archives y ajouteront et la clinique de nos successeurs modifiera sous bien des rapports mes conclusions. Je désire seulement avoir été le premier pionnier, le *Bahnbrecher* dans ce domaine.

LIVRE PREMIER

HÉRÉDITÉ PATERNELLE

Pour l'intelligence des divisions de l'anamnèse héréditaire
du Livre I, le lecteur devra toujours avoir sous les yeux la
classification des anamnestiques donnée ci-dessus au Chapitre
terminal de l'*Introduction*.

CHAPITRE PREMIER

GRAND'MÈRE PATERNELLE

§ 1. **Élisabeth** de Bavière (Isabeau) (1370-1435). Fille de Stephan III, duc de Bavière-Ingolstadt, et de Taddea Visconti de Milan. Épouse (1385) Charles VI, roi de France.

§ 2. Pour la constitution de la formule biologique d'Élisabeth de Bavière nous aurons à considérer successivement :

A. L'anamnèse **héréditaire** : — 1. *Paternelle* (Stephan III, cf. le présent chapitre). — 2. *Maternelle* (Taddea Visconti, cf. ci-dessous Chap. II).

B. L'anamnèse **personnelle** (cf. ci-dessous Chap. III).

§ 3. *Hérédité Paternelle.* — Elle comprend les sept premières générations de la Maison de Wittelsbach depuis Otto I, fondateur de la dynastie (1180), jusqu'à **Élisabeth** (1370).

Comme nous l'avons déjà dit dans l'*Introduction*, nous répétons que nous n'avons nullement à faire ici l'histoire médicale de la dynastie de Wittelsbach.

Nous nous limitons exclusivement à la reconstitution des anamnestiques d'Isabeau, dans l'ascendance *directe*, laissant de côté ceux des ascendants *collatéraux* qui n'apportent rien à l'anamnèse héréditaire de la reine de France.

Nous nous conformons pour l'ordre de la recherche au tableau généalogique ci-contre :

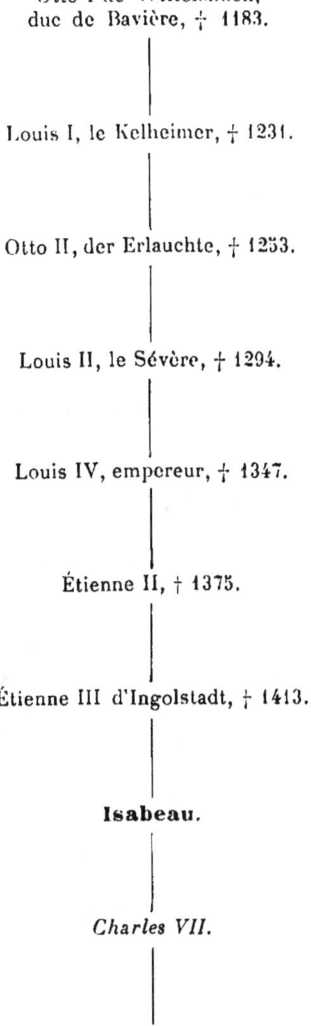

Otto I de Wittelsbach,
duc de Bavière, † 1183.
Louis I, le Kelheimer, † 1231.
Otto II, der Erlauchte, † 1253.
Louis II, le Sévère, † 1294.
Louis IV, empereur, † 1347.
Étienne II, † 1375.
Étienne III d'Ingolstadt, † 1413.
Isabeau.
Charles VII.
Louis XI.

Section 1. — **Première génération.**

§ 1. **Otto I** de Wittelsbach (1120-1183). Quand le duc de
Bavière Henri le Lion eut été mis au ban de l'empire comme
vassal rebelle (1179) par l'empereur Frédéric Barberousse, ce
souverain donna l'investiture du duché à l'un de ses fidèles,
Otto, comte palatin de Wittelsbach — (« Imperatori et Imperio maxime fidus et ab Imperatore non modice dilectus »,
De rebus Laudensibus Mon. SS, XVIII, 641) — qui devint duc
de Bavière en 1180.

§ 2. *État somatique :*
A. *Antécédents physiologiques.* Habitus extérieur : « Otto,
comes palatinus de Guitelenspac, erat magne stature, for-
mosa et spissa membra habens, etc.... longis capillis quasi
nigris, oculis magnis, facie longa et quasi rubicunda. » Acerbi
Morenae *Continuatio*, Mon. SS, XVIII, 641.)
B. *Antécédents pathologiques.* Pas de renseignements.

§ 3. *Mort.* Otto I meurt à Pfullendorf (près de Constance) à
l'âge de soixante-trois ans consécutivement à une maladie
non définie (*Calendarium Weihensteph.* d. Meichelbeck *Historia Frisingensis*, I, 369 : « Eodem anno dux illustrissimus
Bojoariae et Pater patriae cum imperatore in Suevia constitutus V Id., Julii defunctus est. » — *Annales Schirenses* d.
l'éd. d'Aventin de Riezler, I, 15 : « A. 1183. Oto dux Boiorum antea comes Palatinus de Witeleinespach, advocatus
Schirenis coenobii, ex hac vita migrat, relicto infante Ludovico. » — Cf. en outre OEfele *Scriptores rerum Boïcarum*, I,
496, 583).

§ 4. *État psychique.* Mon. SS. *l. c.* p. 641 : « Severus,
sapiens et in consiliis providus et in bello fortissimus ». Sur
la psychologie de l'énergique, habile et ambitieux fondateur
de la nouvelle dynastie bavaroise, cf. Riezler, *Gesch. Baierns*,
t. II, p. 17.

Section 2. — Deuxième génération.

§ 1. **Louis I** dit *le Kelheimer* (1175-1231).

§ 2. *État somatique :*
    A. *Antécédents pathologiques.* Pas de renseignements.
    B. *Mort.* Assassiné à Kelheim à l'âge de cinquante-six ans. *Annales Schirenses,* éd. Riezler, I, 16 : « Ann. 1231. Ludovicus dux Boiariae, filius Otonis, in Kelheim a quodam morione (quem naturalem fatuum vulgo vocant) interficitur Schiraeque sepelitur. » — Aventin, *Annales ducum Boiariae,* éd. Riezler, II, 264 : « Proximo deinceps anno Litavicus regulus Boiorum Chelamis, dum post coenam in ponte deambulat, a morione quem per ludum incessebat, cultello letali vulnere sauciatur moxque in conspectu omnium aulicorum exanimatus, corruit, etc... » (Sur les sources d'Aventin, cf. la note de Riezler, p. 265).

§ 3. *État psychique.* Normal (Veit Arnpeck *Chronicon Bajoariae* d. Pez *Thesaurus anecdotorum novissimus,* III, c. 266 : « Fere tota Bavaria commota ob necem tanti viri et principis omnibus dilecti »).

Section 3. — Troisième génération.

§ 1. **Otto II** (1206-1253) dit *l'Illustre* (der Erlauchte, *illustris,* — surnom qui n'est ici, comme l'a noté Dittmar, p. 28, qu'un simple titre de courtoisie).

§ 2. *État somatique :*
    A. *Antécédents pathologiques.* Pas de renseignements.
    B. *Mort.* Subite, consécutive à une attaque d'apoplexie. Hermanni Altahensis *Annales* a. 1253 (Mon. SS. XVII, 396) :

« Otto igitur dux, ab Innocentio papa quarto excommunicatus, persequi cepit clerum : et mala malis addens, in vigilia Sancti Andree apostoli, cum in sero cum uxore et familiaribus suis valde jocundus fuisset, presentem vitam subitanea morte finit. » — Veit Arnpeck (Pez III, *c*, 276) : « Dux Otto... *subitanea morte percussus*, excommunicatus, sinè sacramentis diem obivit[1]. »

Les adversaires politiques d'Otto ne manquèrent point d'affirmer que cette attaque avait été provoquée, chez le duc, par un excès de boisson (*mero ingurgitatus est suffocatus* d. Riezler, II, 99). Sur le mal fondé de cette affirmation. cf. Riezler, *l. c.* note 1.

§ 3. *État psychique.* — Normal (Mannert t. I, p. 00; — Büchner, t. V, p. 122; — Riezler t. II, p. 99).

SECTION 4. — Quatrième génération.

§ 1. **Louis II** (1229-1294) dit *le Sévère* (der Strenge).

§ 2. *État somatique :*

A. *Antécédents pathologiques.* Pas de renseignements.

B. *Mort.* Consécutive à une affection chronique des testicules (tumeur testiculaire avec concomitance d'état hypocondriaque). — Aventin, *Annales ducum Boiariae*, éd. Riezler, II, 356 : « Litavicus Boiorum regulus tum a caesare ad Rhenum accersitus, ut inter illum atque Albertum Austriacum pacem componeret, morbo (redumtaxat inchoata, necdum confecta) corripitur. genitalia intumuere; ipse pudore diu

---

1. *Annales* Scheftlarienses anno 1254 (Mon. SS. XVII, 344) : « Otto dux Bavariae obiit *subito.* »

Chronica magni presbyteri a 1254 (Mon. SS. XVII, 529) : « Otto dux Bavariae obiit *mala morte.* »

Annales Pruveningenses (Mon. SS. XVII, 607) : « 1253. Otto dux Bavariae *subitanea* morte mortuus invenitur. »

languorem tegit. deinde perfricata fronte, sero tamen medicos consulit. ubi desperavit salutem, annulum pronubum
uxori, quae in Boiaria degebat mittit, eam vivere atque valere
et coniugii memorem esse iubet. testamento cavet, ne hae-
redes extra ordinem tributis monachos, mystas onerent, migravit ex hac vita Haedulobergomi, in eodem cubiculo, in
quo natus, kalendis Februarii, anno christianae salutis 1294,
vitae quinto ac sexagesimo, potestatis quadragesimo super
menses duos. corpus translatum Furtoveltas, sepultum in
conditorio Annae coniugis, Litavici, filii, caeterorum liberorum. » — Sur les sources d'Aventin pour la mort de Louis II,
cf. Riezler, *l. c.*, note 15, et t. III, p. 585. (Cf. en outre les
Notae Fuerstenfeldes de Ducibus Bavariae. Mon. SS. XXIV,
74 : « 1293. Interea dum senior... dux Ludovicus gravem
incurrit infirmitatem et invalescente morbo diem clausit
extremum. »)

Pour l'état hypocondriaque terminal, voy. ci-dessous, § 3.
— L'hydrocèle ne pouvant constituer une affection chronique
mortelle, le diagnostic par exclusion est limité entre une
tumeur maligne (cancer du testicule) et une tuberculose testiculaire (que l'ancienne médecine définissait comme un processus scrofuleux). Sur la tuberculose des organes génitaux,
cf. Strauss, *La tuberculose et son bacille*, 1895, p. 620.

§ 3. *État psychique.* Riezler a mis en lumière (II, 166-167) la
valeur politique et militaire de Louis II. Au point de vue du
caractère il faut toutefois relever chez ce fils d'apoplectique
certains traits d'impulsivité morbide. La folle violence et
l'emportement de Louis sont amplement établis par le meurtre
auquel ce prince est redevable de son surnom (*der Strenge*).
On sait qu'en 1256 le duc (alors âgé de vingt-sept ans) *ab
irato* et sur un simple soupçon fit décapiter sans jugement
sa jeune femme, Marie de Brabant, par la main du bourreau.
(Hermanni Altahensis *Annales* a. 1256, Mon. SS. XVII, 397 :
« Ludovicus dux comes palatinus Rheni dominam Mariam
uxorem suam, suspectam habens de adulterio, 15 kal. Februarii praecepit decollari. » — *Annales Halesbrunnenses majores*,
Pertz, XXIV, 44 : « A. D. 1256. Ludwicus comes Palatinus
Reni, dux Bavariae, dominam Mariam uxorem suam in Wer-

dea decapitari jussit. Miserat enim ipsa duas litteras, unam
duci qui tunc in partibus Reni erat, alteram Heinrico comiti
Hyrsuto, que eciam ex errore presentata fuit marito proprio. »)

Riezler (II, 110-111), Dittmar (p. 29) ont fait ressortir l'exactitude de cette brève version des chroniqueurs contemporains.
Brodant sur ces courts détails, les historiens postérieurs n'ont
point hésité à quadrupler le nombre des victimes de la fureur
du duc. Rodolphe Reuss a montré le peu de fondement de
ces amplifications légendaires[1].

Sortant bien à tort de son domaine, l'éminent historien
bavarois a voulu donner de l'acte de Louis le Sévère une
explication physiologique. Il voit dans l'acte du duc une
explosion de *atavisticher Barbarei*. C'est de la pathologie à
la Michelet ; il est anti-scientifique de faire de l'hypothèse sur
l'étiologie inconnue, tant que n'ont point été fixées la symptomatologie et l'anamnèse tant personnelle qu'héréditaire. Or,
le diagnostic symptomatique indique seulement, comme état
du système cérébro-spinal, chez Louis une absence d'inhibition sur ses réflexes et une action insuffisante des centres

---

1 Cf. Aventin, *Annales ducum Boiariae* (éd. Riezler, II, 315) :
« Dumque haec apud Rhenum fiunt, Maria, uxor Litavici, quae, ut
dixi, cum Elissa regina Siciliae Verduni habitabat, binas literas, uno
quidem anulo, diversa tamen caera, atra, rubra obsignatas, illas
marito, alteras Heinrico Ruchoni decurioni equestri, secreta quae-
piam continentes mittit. atque is, qui epistolas detulit, errore seduc-
tus rubra caera complicatas Litavico tradit. qui lectis literis amatoria
agi suspicatus, confestim paucis comitatus, dissimulata re, relicto
apud Rhenum exercitu, nemine salutato, quam maximis potest
itineribus, ad uxorem diu noctuque contendit, subito ac insperato
adest. mox iracundia percitus, nec prece nec lachrymis sororis reginae
movetur, absque cunctatione coniugem indicta causa adulterii con-
demnat, securi percuti iubet. postea veluti conscias Haelicam virginem Prennobergensem cultello confodit, foeminam admodum nobilem, cuius nomen non traditur, quam gynecio praefecerat, de turri
praecipitari imperat. proditorem, qui istaec ad se detulit primum,
ferro necavit. facta haec caedes in Suevia Verduni in arce 15 kalendas
Februarii, anno Christi 1256. Rucho ubi hoc accepit, finibus excedit,
literis atque tabulis ubique suam atque Mariae innocentiam praedi-
cat, delatorum scelera atque flagitia conmemorat. extat epigramma
tum satis nitens, nunc vero nihil incultius. Litavicus ut coniugis
manes rite conderet, Furstoveltas extruxit, Cistertiensibus sacris
dedicavit, ubi ipse cum filiis et uxoribus situs est. »

modérateurs. L'acte accompli est donc un simple résultat de
cet état du système nerveux de l'individu, et il est anti-
scientifique d'y découvrir la résurrection d'une habitude
ancestrale.

Pour la dépression mélancolique qui marque les derniers
temps de la vie de Louis II, même recherche de cause littéraire sans méthode. Le professeur Riezler y voit la preuve
d'un remords tardif de son crime commis plus de trente-cinq
ans avant, — le professeur Lorenz y voit un effet de son
altbairischen Blutes.

Dans cette recherche étiologique, le clinicien procède à
l'inverse du professeur d'Histoire. Une fois l'existence du fait
établi, il se borne à déterminer les conditions de la production
du phénomène, c'est-à-dire le germe et le terrain, — la forme
provocatrice et la cause prédisposante.

Le grand aliéniste Krafft-Ebing a posé ce principe de psychologie que, chez les individus à tare héréditaire névropathique, porteurs d'affections chroniques des testicules, l'état
hypocondriaque est un concomitant presque normal des
localisations tant maligne que tuberculeuse de ces affections.
Chez Louis II, fils et père d'apoplectiques, grand-père de fou
(§ 3, p. 13), la cause prédisposante, tare névropathique, est
très nette, et l'existence simultanée de la cause prédisposante
(c'est-à-dire de la tare névropathique) et de la cause provocatrice (affection testiculaire terminale) nous permet de fixer
scientifiquement l'étiologie de cette explosion hypocondriaque tardive : dépression mélancolique concomitante de
l'affection testiculaire chez un prédisposé.

SECTION 5. — **Cinquième génération.**

§ 1. **Louis IV** (1284-1347) dit le *Bavarois*, empereur
d'Allemagne (1314).

§ 2. *Anamnèse collatérale.* Frère aîné : Rodolphe I dit
le Bègue (der Stammler) † 1319.

A. *État somatique.* Le bégaiement est une névrose sans
vice de conformation de l'appareil phonateur. Cette dysarthrie d'origine centrale ressortit, pour la clinique, aux
syndromes de la famille névropathique (cf. Blocq-Ononoff,
p. 128).

B. *Antécédents pathologiques.* Affection chronique non
définie (1317-1319) avec concomitance d'affaissement psychique (Schmidt, p. 63, n. 1).

C. *Mort.* Rodolphe succombe après deux ans de maladie, âgé seulement de quarante-cinq ans. (Sur la date exacte
de la mort que les *Monumenta Boïca* IX, 339 placent au
13 août 1319, cf. Riezler, II, 314.)

D. A noter, au point de vue clinique, l'imbécillité du fils
de Rodolphe, Adolphe I *le Niais* (der Einfältige) mort à
l'âge de vingt et un ans (1306-1327).

§ 3. *État somatique.*

A. Habitus extérieur. — Alb. Mussato, *Ludovicus Bavarus* (Muratori, X, col. 784) : « Statura fuit gracili et procera,
capillo subruffo, raroque. Acie vividi coloris semper ridenti,
simili oculis caprinis. Naso peracuto ad os prono ac propinquo. Maxillis aequaliter carnosis. Mento tereti. Collo cervici
et humeris congruenti. Lacertis, cruribus et pedibus staturae
congruentibus. » — Henricus de Hervordia, *Liber de rebus
memorabilioribus* (éd. Potthast, p. 271) : « Aliquantulum
simus. » — *Vita Ludovici* (p. 153) : « naso proclivo ».

B. *Antécédents physiologiques.* Alb. Mussato (Id. *ibid.*) :
« Nimium lubricus. »

C. *Antécédents pathologiques.* Pas de renseignements.

§ 4. *Mort.* Consécutive à une attaque d'apoplexie (*Chron.
de Ducibus Bav.* d. Bœhmer, *Fontes*, I, 144. — *Annales
Eistett.* p. 531). — Viti Arnpekhii *Chronicon Bajoariae*
Pez III, *c*, 341 : « Venerunt igitur venatores ad Imperatorem
dicentes quod ursum invenissent. Qui cum magna delecta-
tione et venandi libidine cum duobus militibus sylvam petiit.
Ubi dolore vehementi ex vertigine capitis de equo corruens
inquit : *O dulcis Virgo Maria, adesto morti meae!* Haec
dicens in gremio cujusdam rustici mortuus est. » — *Epist.*

Clementis VI ad Cardin. Bertrandum (ap. Rainald. a. 1347, n° 9) : « Credimus ad tuam notitiam perductum, qualiter inveteratus ille dierum malorum Bavarus, hostis Christi et Ecclesiae *subitanea* morte de medio sit sublatus[1]. »

§ 5. *État psychique.* Alb. Mussato, *Ludovicus Bavarus* (Muratori, X, col. 784) : « In armis strenuus et audax ad omne discrimen, sed praeceps... In adversis consilio egens, jocosus atque urbanus. In incessu citus. Frequens sessionum et locorum mutator. »

La vie politique de l'Empereur est trop connue pour que nous y insistions. Intelligent, actif, mais astucieux, faible de caractère et confinant à l'état psychopathique par son extrême motilité d'humeur et l'absolu manque de suite dans ses projets. Sa méfiance semi-pathologique (Louis prenait tous les jours un contre-poison) tient de la psychose de la persécution. Riezler nous a donné de ce prince un très remarquable portrait (*Gesch. Bai.* t. II, p. 502-507).

SECTION 6. — Sixième génération.

§ 1. **Stephan II** de Bavière-Landshut (1319-1375) dit *l'Agrafé* (« der Gehaftete », *ou* « Stephan mit der Hafte », fibulatus), surnom qu'on ne rencontre jamais dans les sources du xive siècle (Riezler, II, 105) et que cet historien bavarois ne sait à quoi rattacher (*l. c.* p. 106).

---

1. Et Aventin, *Annales ducum Boiariae*, éd. Riezler, II, 456 : « Eodem anno dum imperator Litavicus, quod senectus ipsa, quemadmodum vulgo dici solet, morbus sit, valetudini suasu medicorum venatibus indulgendo consulit ac inter Monachium et Augustam Rhetiae proxime Furstoveltas et vicum Bochos.. venationi operam dat, ..quinto idus Octobris circiter meridiem de equo lapsus repentino atque inopinato fine (apoplexian vocant) naturae concedit. vixit annos treis et sexaginta, imperavit treis atque triginta, minus diebus sex. locus, ubi mortuus est, Caesaris pratum inde vocatur. corpus a monachis Furstoveltas translatum, ut cum parentibus conderetur. »

§ 2. *Anamnèse collatérale.* Frère aîné : Louis V, margrave de Brandebourg (1315-1361).

A. *État somatique.* En 1359 maladie chronique non définie (Meichelbeck, *Historia Frisingensis*, II, 156, 178-185).

B. *Mort.* Louis de Brandebourg meurt subitement à l'âge de quarante-six ans le 18 septembre 1361 (*Annales Eistettenses* 548. Monum. SS.).

Sur la fable de l'empoisonnement cf. Filippo Villani (Muratori, XIV, 744).

Sur l'étiologie probable de cette mort subite chez Louis V — fils d'apoplectique (sect. 5, § 4), — petit-fils d'hypocondriaque (sect. 4, § 3), — frère de fou (ci-dessous, § 3), — cf. l'étude de nombreux cas analogues dans l'excellente monographie de Cullerre, *Des morts subites dans les familles névropathiques* (*Ann. Médico-psychol.* 7e série, t. XV, janv. 1892) et Brouardel, *La Mort et la Mort subite*, 1895.

C. *État psychique.* Normal (cf. Westenrieder, *Betrachtung über Ludwig den Brandenburger*, passim).

§ 3. *Anamnèse collatérale* (Suite). Frère cadet[1] : Guillaume III dit l'*Insensé*, comte de Hollande (1333-1388).

En mai 1357 condamne au feu l'un de ses secrétaires pour une faute vénielle (Cf. le récit de son contemporain Philippe de Leyde *De Reipublicae cura* cas. LXI, p. 209, — cas. LXX, p. 240, 258) ; quelques semaines après (août 1357) il poignarde sans motif un seigneur flamand, Gérard de Watringen (Id. *ibid*, et Riemer, *Description de la Haye*, t. I, ch. iv, p. 184).

Il fut dès lors gardé à vue, et son état mental s'étant aggravé, il fut enfermé au château du Quesnoi où il vécut encore trente et un ans (Joann. à Leydis, l. XXX, cap. 27, p. 284 ; — Van Mieris *Historia Hollandiae*, II, 520), en proie à des accès furieux de manie aiguë.

---

1. Il n'est que demi-frère de Stephan II et de Louis V, étant né du second mariage de l'empereur Louis IV avec Marguerite de Hainaut, fille de Guillaume comte de Hollande. Nous ne mentionnons Guillaume III qu'à titre de renseignement complémentaire.

Sur la forme de sa folie cf. la relation de son contemporain, le très exact chroniqueur Jehan le Bel [1].

§ 4. *État somatique*. Pas de renseignements.

§ 5. *Mort*. Non définie : « Anno D. 1375 Stephanus senior obiit in die Gordiani et Epimachi et sepelitur in Monaco, etc... » (Oefele II, 567). — « A. D. 1375 Stephanus dux Bavariae obiit. » (Veit Arnpeck d. Pez III, c, 368). — Nous ne pouvons accepter l'affirmation (sans preuves) d'Aventin (*Annales*, l. VII, cap. 21) qui assigne à la mort du duc une cause d'ordre psychique: « Stephanus, *fratris socordiae iratus*, sexto idus Maii Monachii moritur » (éd. Riezler, II, 472).

§ 6. *État psychique*. Normal. Sur l'incontestable valeur politique d'Étienne II, cf. Riezler, *Gesch.*, III, 106.

Section 7. — **Septième génération.**

§ 1. **Stephan III** de Bavière-Ingolstadt († 1413) dit le Magnifique, le Bien paré (der Kneyszel) [2]. — *Père d'Isabeau de Bavière.*

---

1. Jehan le Bel (*Chron.*, éd. Polain, I, 322) : « *Comment le conte Willaume de Haynau entra en frénésye et perdy sens et mémoire* : Mais ainchois, vouldray-je dire qu'il avint à ce duc Willaume de Bavière, conte de Haynau, de Holande et de Zélande. Sachiez qu'il estoit grand et jocune, fort, noir et légier, et plus apert de son corps que nul de son pays ; et avoit à femme la fille du preu et vaillant duc de Lencaste ; et estoit de si desguisée manière et si estrange qu'il ne daignoit ains saluer ne encliner aucunement comme grand prince ; et ne prenoit solas à dame ne à demoiselle, en feste ne aultrement ; et ne créoit nul espécial conseiller, fors que ung tout seul que on appelloit maistre Therry ; et si ne povoit-on sçavoir parfaitement quand on estoit bien en sa grâce ou non. Dont il avint au derrain, et assez tost aprez qu'il eust fait l'acord entre le conte de Flandres et le duc de Brabant, qu'il perdit sens entièrement, et *luy convint lier pyez et mains le plus du temps;* et furent depuis les deux pays Haynau et Holande gouvernez par madame sa femme qui n'en eut oncques enfant, et au derrain par son frère aisné le duc Aubert. »

2. Arnpeck, cap. 60 (Pez III, c, 369) : « Stephanus dux possedit Ingelstadt... vulgo dictus est Kneiffel ». Faute, dit Riezler (*Gesch. Baierns*, t. III, p. 107, note 4), en Bavarois *Kneyszel*.

§ 2. *État somatique.*

A. *Habitus extérieur.* — Arnpeck, cap. 60 (Pez III, *c*, 369) :
« Hic largus et statura pusillus erat. »

B. *Antécédents physiologiques.* « Vir jocundus et amator
mulierum » (Arnpeck, *l. c.*).

A noter la ressemblance d'Isabeau à son père :

> Car elle estoit basse et brunette,
>
> . . . .
> Plaine de sy grand gaieté,
> Ne de sy grand joliveté,
> Sy amoureuse, ne sy lie...
>   (*Le Pastoralet*, éd. Kervyn, p. 578.)

C. *Antécédents pathologiques.* Pas de renseignements.

§ 3. *Mort.* Étienne III meurt le 2 octobre 1413 au retour
d'un voyage en Bohême : Arnpeck, cap. 60 (Pez III, *c*, 370) :
« Anno D. 1414. Dux Stephanus transivit Bohemiam et
ibidem regem Wenceslaum cum suis provincialibus, civitatibus et castellis concordavit. Eodem anno diem ultimum
clausit. »

§ 4. *État psychique.* Aimant le faste, dépensier, toujours
endetté, « quia semper benè vestitus incessit et in omnibus
magnificus fuit... Dictus dux vir erat prodigus », Arnpeck,
cap. 60 (Pez III, *c*, 369); plein de vie et d'entrain, d'un
caractère remuant, aventureux, batailleur [1]. Cf. le portrait
d'Étienne III par Riezler (*Gesch. Bai.*, t. III, p. 107).

SECTION 8. — **Anamnèse collatérale. Huitième génération.**

§ 1. **Louis VII dit le Barbu** (Barbatus, ✝ 1447). *Frère
d'Isabeau de Bavière.*

---

1. Cap. 60 (Pez III, c, 369) : « Hic Stephanus suo tempore omnia
torneamenta visitavit. »

§ 2. *État somatique.*

A. *Antécédents physiologiques.* De belle taille, robuste, « ein manlicher Herr » (Burck, Zeng a. 1439). De mœurs dissolues. Enlèvement d'une religieuse.

B. *Antécédents pathologiques.* Pas de renseignements.

§ 3. *Mort.* Louis le Barbu meurt à l'âge de quatre-vingt-un ans (détenu en prison par son fils dans la forteresse de Burghausen), après une courte maladie non définie.

§ 4. *État psychique.* Intelligent, habile dans les affaires[1], brave, de caractère ferme et indomptable, qui resta tel jusqu'à la fin, et que ne plièrent pas les trois années et demie d'emprisonnement de la fin de sa vie, mais querelleur, entêté, ne connaissant aucun frein, impérieux, dur, moqueur et méprisant les hommes, « derisor hominum » (Suntheim d. OEfele, II, 568, 569), aimant le faste et rapace; on sait les richesses qu'il emporta de France, où il avait joué un rôle important à la cour de sa sœur Isabeau et du malheureux Charles VI[2]. Voir le portrait de ce prince par Riezler (*Gesch. B.* t. III, p. 218-222 et 248-249), que M. Ch. Pfister qualifie avec justesse de « très vivant » et par Mannert (*Bayer. Gesch.* t. I, p. 464-465).

§ 5. A rappeler (Voy. *Introduction*, p. CXXIX) que le fils de Louis le Barbu (né de son mariage avec Anne de Bourbon) Louis dit *le Bossu* (Gibbosus, † 1445), était bossu par devant et par derrière et scrofuleux ; Ferrago hist. ap. Oefele, t. II, a. 1440 « ... gibboso et *strumoso.* » Il meurt phtisique (comme les enfants d'Isabeau) à l'âge de quarante-cinq ans. Sa fille meurt jeune, « quae in iuventute decessit » (Ladisl. Sunthemius, ap. Oefele, t. II, p. 569).

---

1. Ferrago hist. ap. Oefele, t. II, a. 1440 : « Ludovicus Dux sapientissimus ac per omnia vir optimus hoc anno a filio suo gibboso et strumoso impia bella sustinuit. »

2. Arnpeck, cap. 60 (Pez III, 377) : « Ludovicus pecuniam semper magis quam justitiam dilexit... Regina itaque Franciae multa dona, clenodia in auro et argento et aliis dedit fratri suo Ludovico duci, quae omnia in Bavariam misit. Quare Principum et aliorum [Français] indignationem incurrit. »

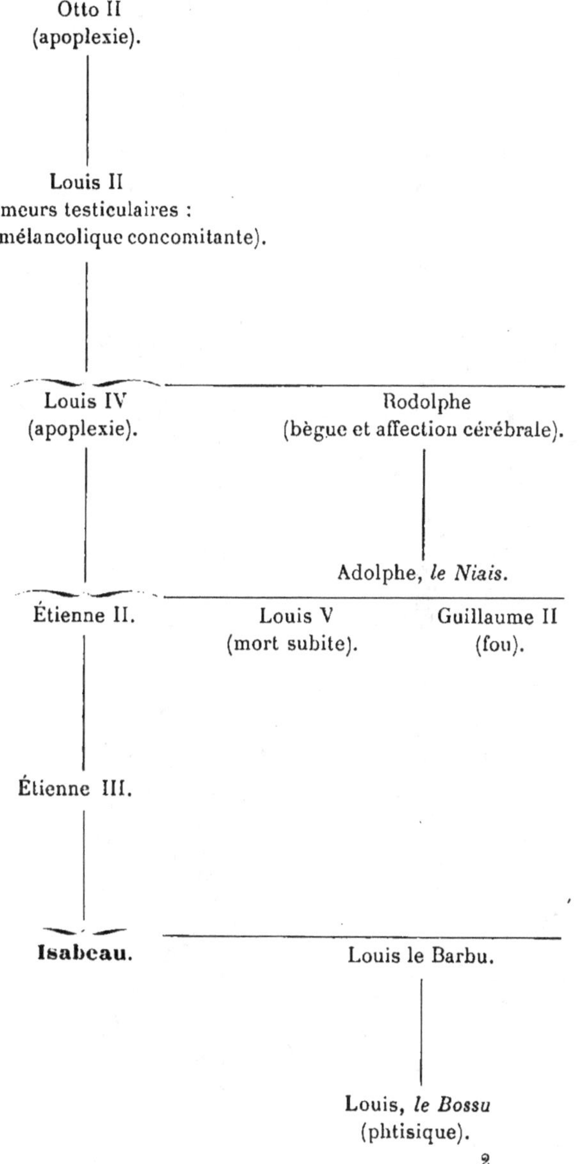

Otto II
(apoplexie).

Louis II
(tumeurs testiculaires :
psychose mélancolique concomitante).

Louis IV
(apoplexie).

Rodolphe
(bègue et affection cérébrale).

Adolphe, le Niais.

Étienne II.

Louis V
(mort subite).

Guillaume II
(fou).

Étienne III.

Isabeau.

Louis le Barbu.

Louis, le Bossu
(phtisique).

CHAPITRE II

FORMULE BIOLOGIQUE D'ISABEAU (*Suite*).

§ 1. *Isabeau de Bavière* fille (cf. p. 1) de **Taddea
Visconti** (née de *Bernabò Visconti* seigneur de Milan, et de
Beatrice Regina della Scala).

§ 2. *Anamnèse personnelle de Taddea Visconti.* Épouse
(1364) Étienne III, duc de Bavière-Ingolstadt (Viti Arnpekhii
Chronicon Bajoariae Pez III, c, 369, cap. 60 : « Hic
Stephanus ex uxore sua Thadaea filia Barnabovis vicecomitis
et principis Mediolanensis genuit filium Ludovicum nomine
et filiam *dominam Elizabet.* Defuncta prima uxore sua Thadaea Stephanus filiam comitis de Clivis in conjugem duxit, ex
qua non procreavit liberos [1] »). — Mort (1381). Pas de rensei-
ments biologiques [2].

§ 3. *Anamnèse héréditaire de Taddea Visconti.* Pour l'intelligence de l'histoire anamnestique de la mère d'Isabeau le
lecteur devra recourir au tableau généalogique ci-contre :

---

1. Aventinus *Annales*, Lib. VII, cap. 21 : « Eadem tempestate Stephanus, filius Stephani, Thadeam, Bernabovis Mediolanensis filiam,
uxorem ducit. Dos fuit aureum nummum, quos ducatos vocant, centum millia. »

2. *Compilatio rerum Boïcarum* (Oefele II, 344) : « 1381. Obiit Domina Thadaea uxor duxis Stephani et filia ducis Domini Mediolanensis ». (De même Oefele II, 568 b. simple mention de la mort.)

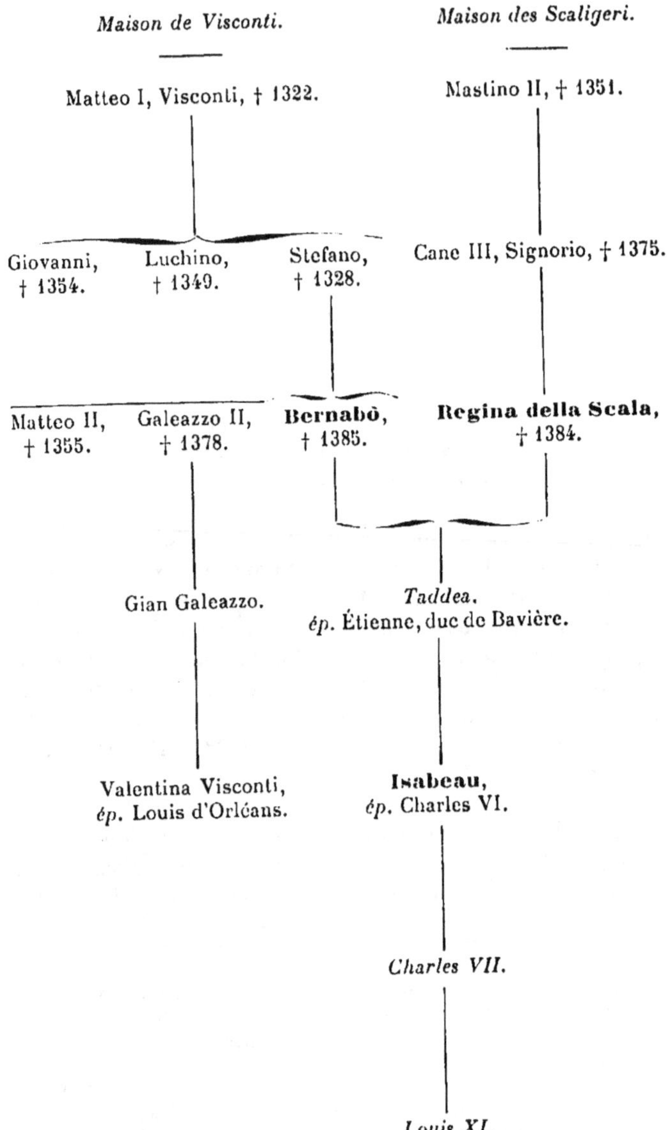

Maison de Visconti.
Maison des Scaligeri.
Matteo I, Visconti, † 1322.
Mastino II, † 1351.
Giovanni, † 1354.
Luchino, † 1349.
Stefano, † 1328.
Cane III, Signorio, † 1375.
Matteo II, † 1355.
Galeazzo II, † 1378.
Bernabò, † 1385.
Regina della Scala, † 1384.
Gian Galeazzo.
Taddea.
ép. Étienne, duc de Bavière.
Valentina Visconti, ép. Louis d'Orléans.
Isabeau, ép. Charles VI.
Charles VII.
Louis XI.

Section 1. — Hérédité Paternelle : *Arrière-grand-père de Taddea Visconti.*

§ 1. **Matteo I** Visconti dit *le Grand* (1250-1322) seigneur de Milan :

A. *État somatique.* Normal.

B. *Mort.* Matteo I meurt à l'âge de soixante-douze ans (1322) des suites d'une maladie non définie (G. Villani IX, 156). Le mystère dont les trois fils du Visconti entourèrent cette mort (*Ann. Mediolanenses* Muratori, XVI, 700 : « Mors praefati Matthaei fuit occultata per quindecim dies. Cadaver non fuit repertum ») accrédita dans le public la légende très infondée de l'empoisonnement.

C. *État psychique.* On sait que le génie politique du vieux gibelin força jusqu'à l'admiration de ses adversaires. Cf. le jugement d'un ennemi guelfe, le chroniqueur florentin Giovanni Villani (IX, 156) : « Fu uno savio signore e tiranno, e molte grandi cose trasse à fine per suo senno e industria ». — Pour la psychologie détaillée de ce prince énergique et volontaire, qui sut rendre « possente e temuta »

La Vipera che i Melanesi accampa

voy. l'excellente étude de Cipolla *Signorie Italiane* I, 30.

Section 2. — Grand-père de Taddea Visconti.

§ 1. Stefano Visconti († 1328), troisième fils du précédent.
Deux frères aînés : *Giovanni*, archevêque de Milan († 1354); *Luchino* († 1349).

§ 2. *Anamnèse collatérale :*

A. Giovanni († 1354). *État somatique.* Pas de renseignements :

Mort. Azario *Chron.* (Muratori, XVI, 334) : « Istis durantibus Dominus Archiepiscopus diem clausit extremum et *subito*, A.D. 1354. » — *Annales Mediolanenses*, cap. 116 (Muratori, XVI, 723) : « Praefatus dominus Archiepiscopus, *subitanea* morte praeventus, diem clausit extremum 1354, die dominico, etc... ». — Les contemporains n'ont point manqué d'attribuer à l'empoisonnement la mort soudaine de l'archevêque. Nous trouvons dans la Chronique de Matteo Villani tous les éléments nécessaires à la reconstitution du véritable diagnostic étiologique : le belliqueux prélat a succombé aux suites de l'ablation d'un anthrax frontal. Matteo Villani, L. IV, cap. 25 : « Messer Giovanni de' Visconti arcivescovo di Milano, potentissimo tiranno in Italia, avendo dilatata la fama della sua potenza in grande altezza, e vivuto al mondo lungo tempo in dissoluta vita secondo prelato, vedendosi avere vinta sua pugna, e soperchiata nel temporale la Chiesa di Roma, e riconciliatosi a quella co' suoi sformati doni, e che tutta Italia il temeva, e l'eletto imperadore non avea ardire, eziandio sollecitato dalla forza e 'denari della lega di Lombardia, pigliare arme contro a lui, vaneggiante nel colmo della sua gloria, uno venerdi sera, a dì 3 ottobre 1354, gli apparve nella fronte sopra il ciglio in piccolo carbonchiello, del quale poco si curava ; e il sabato sera a di 4 del detto mese il fece tagliare, e come fu tagliato cadde morto l'arcivescovo. »

Muratori (*Ann.* a. 1354) a démontré que la date de la mort (contrairement à l'assertion de Villani) doit être reportée à la matinée du lendemain, c'est-à-dire au dimanche 5 octobre.

Restent à découvrir les causes de cette mort presque subite et l'enchaînement pathogénique des phénomènes morbides.

On sait que chez les vieillards de l'âge de l'archevêque (frère, oncle et grand-oncle d'arthritiques, comme on le verra ci-dessous), l'apparition d'un anthrax n'est d'ordinaire qu'un indice du ralentissement nutritif et l'une des manifestations cutanées du syndrome arthritique connu sous le nom impropre de diabète. Quand il siège (comme chez le Visconti) dans la région du sourcil, l'anthrax abandonné à lui-même peut provoquer une phlébite mortelle (l'inflammation se propageant par la veine ophtalmique au sinus caverneux de la dure-mère).

Chez l'archevêque, la phlébite fut pour ainsi dire expérimentale et artificiellement provoquée par la manœuvre opératoire. La plaie veineuse créée par l'excision de l'anthrax devint instantanément une porte d'entrée pour l'infection.

Le mécanisme de la mort subite est dès lors facile à reconstituer. L'archevêque n'a pu mourir que :

1° Par embolie pulmonaire (ce qui est ici le mode habituel : le caillot veineux migrateur traversant le cœur droit est lancé dans l'artère pulmonaire chargée d'assurer l'hématose; d'où consécutivement à l'embolie, dyspnée subite, cyanose de la face, mouvements convulsifs et mort très rapide).

2° Ou par hémorrhagie cérébrale (processus très rare en pareil cas et limité aux seules phlébites des sinus dure-mériens) : l'hémorrhagie est alors provoquée par l'excès de tension vasculaire en arrière du point coagulé.

État psychique. Au point de vue mental, il est presque superflu de rappeler ici les rares qualités d'homme d'État déployées dans le gouvernement de Milan par celui que les historiens italiens appellent volontiers « *il formidabile Arcivescovo* ».

B. Luchino († 1349). *État somatique.* Pas de renseignements.

Mort. Consécutive à une maladie chronique non définie : « Già molestato da lunga infermità, alla prima hora della notte passo all' altra vita. » (Corio *Istoria di Milano* p. 436). La légende de l'empoisonnement est sans fondement.

État psychique. Normal.

§ 3. *Anamnèse personnelle :*

A. *État somatique.* Pas de renseignements.

B. *Mort.* Consécutive (selon toutes les apparences) à une congestion cérébrale que son contemporain Azario rattache à un excès de boisson : « ... Cum scypho argenteo Nobilis vir Dominus Stephanus Vicecomes, junior filiorum praefati Magnifici quondam Matthaei, taliter potavit quod ea nocte diem clausit extremum. » (P. Azarii *Chronicon* Muratori XVI, 311).

La pléthore sanguine provoquée par l'excès de boisson peut justifier l'apparition de la congestion cérébrale. Mais cet incident n'a tout juste que la valeur d'une cause provocatrice. Il ne suffit point à expliquer comment cette hypertension intra-vasculaire, le plus souvent inoffensive, a pu ici déterminer la mort.

L'inconnue essentielle du problème, à savoir la cause prédisposante, reste donc à découvrir. Nous y reviendrons plus loin.

C. *État psychique*. Pas de renseignements.

Section 3. — Père de Taddea Visconti
(*Anamnèse collatérale*).

§ 1. **Bernabò Visconti** (1319-1385), troisième fils de Stefano Visconti.

Anamnèse collatérale. Deux frères aînés : *Matteo II* († 1355); — Galeazzo II († 1378).

L'étude de l'anamnèse collatérale doit nécessairement précéder celle des antécédents personnels de Bernabò.

§ 2. *Matteo II Visconti* († 1355) :

A. *Habitus extérieur*. « Formosus » (P. Azarii *Chronicon* Muratori XVI, 342).

B. *Nutrition :* ralentissement (« *Pinguis* erat... » Azario, Id. *ibid.*, 343) ressortissant à l'arthritisme.

C. *Fonctions génésiques*. Azario (*Chronicon* Muratori XVI, 342) : « Solo vitio luxuriae fœdabatur. Malam vitam ducens, plures formosas juvenes in lecto tenens, etiam de nobilibus Mediolani, personam suam vastavit[1] ».

---

1. Et Matteo Villani (éd. Dragomanni, I, 460) : « Messer Maffiolo de' Visconti di Milano essendo il maggiore de' tre fratelli signori di

Sur les pratiques aphrodisiaques de ce singulier érotomane,
cf. l'aveu de son panégyriste et contemporain l'exact Azario :
« ... quod puteum evacuasset aqua ipsis [mulieribus] apud
culum distillata ... » (P. Azarii *Chronicon* Muratori XVI,
342)[1].

D. *Mort.* Comme son père Stefano (voy. sect. 2, § 3 B),
l'obèse Matteo II meurt de mort subite. Azario a cherché à
reconstituer l'étiologie de ce trouble circulatoire terminal : il
incrimine, non sans raison, l'obésité comme cause prédisposante, — les excès génésiques comme cause provocatrice :
« Et sic cum mulieribus vacando... subito quia pinguis
vitam explevit » (P. Azarii *Chronicon* Muratori XVI, 342).

Les causes d'hypertension artérielle (efforts musculaires,
coït, etc...), n'ont toute leur signification hémorrhagique que
chez les sujets dont les artères sont, par prédisposition, en
état de moindre résistance, — ce qui est le cas chez l'arthritique Matteo (obèse et frère de goutteux, cf. ci-dessous,
§ 2 B).

Les contemporains ne pouvaient manquer d'accuser Ga-

Milano, perché era dissoluto nella sua vita e senza alcuna virtù era
riputato il minore nel reggimento della signoria : tuttavia messer
Bernabò e messer Galeazzo gli rendeano assai onore. Avvenne, che
per scellerato stemperamento della sua lussuria accolse nella camera
sua venti tre donne maritate, e fanciulle, e altre femmine, colle
quali, avendole fatte spogliare ignude, si sollazzava a suo diletto con
loro bestialmente ; e ricordandosi in quello sformato e sfrenato ardore
di libidine d'una bella giovane moglie d'un buon cittadino di Milano,
mandò per lei, e minacciandolo di farlo morire se immantinente non
gliè la menasse, o mandasse. Vedendosi questo buono uomo a cosi
villano partito, come disperato piangendo se n'andò a messer Bernabò,
e contogli il grave partito a che messer Maffiolo l'avea messo, dicendo,
che innanzi volea morire ch' assentire a cotanta sua vergogna, pre-
gandolo che 'l volesse atare. Messer Bernabò disse : *Io non ho a gas-
tigare il mio maggiore fratello*, per non mostrare a colui la sua inten-
zione, e di presente calvalcò all' ostiere di messer Maffiolo, e trovo
la scellerata danza del suo fratello... »

1. Corio. *Storia di Milano*. Parte terza, p. 452 : « In modo che si
consumò in tal forma la persona, che mè forze nè vigore non havea,
per satisfare alla dishonesta volontà per le porte obscene nella natura
delle donne faceva andare odoriferi liquori. »

leazzo et Bernabò d'avoir conspiré la mort de leur frère aîné, mais les variantes de cette légende sont très divergentes l'une de l'autre. Selon les unes, les deux frères de Matteo l'auraient empoisonné à Carsenzago « in lomboli di porco i quali volontieri mangiava » (Corio *Istoria di Milano*, P. III, p. 452). Selon les autres, Matteo aurait été par eux étranglé à Milan dans son lit (M. Villani, éd. Dragomanni, I, 460 : *Come Messer Maffiolo Visconti fu morto da' fratelli* »). Une troisième version (Id. *ibid.*, I, 461) le fait mourir à la suite d'une partie de chasse où ses frères « li feciono dare con quaglie veleno ». Sur l'inexactitude du récit de Villani, cf. les remarques de son éditeur Dragomanni (éd. M. Villani, I, 569, à l'*Appendice*).

E. *État psychique.* Sur les brillantes qualités et sur la valeur intellectuelle de Matteo II, cf. Azario : « In virtutibus caeteros fratres suos antecellebat et praesertim in facundia, qua non erat ei similis nec par inter magnates Lombardiae. » (P. Azarii *Chronicon* Muratori XVI, 342).

§ 3. *Galeazzo II Visconti* († 1378) :

A. *Constitution.* P. Azarii *Chronicon* (Muratori XVI, 403) : « Non benè sanus de persona stat. Proptereà in armis nullum exercitium facit. » — *Annales Mediolanenses* (Muratori XVI, 769) : « Erat non sanus persona et nullum exercitium in armis faciebat. »

B. *Nutrition :* arthritisme (Mat. Villani, éd. Dragomanni, II, 43 : « Avvenne di questo mese di gennaio, essendo messer Galeazzo malato di *podagre*, e d'altro, comandò a messer Pandolfo che cavalcasse per Milano colla sua cavalleria, e messer Pandolfo fece come comandato gli fu dal suo signore »).

C. *Fonctions génésiques.* A l'opposé de son frère Matteo, Galeazzo II « vivebat castè » (*Annales Mediolanenses*, Muratori XVI, 769). — Cf. le P. Azarii *Chronicon* (Muratori XVI, 404) : « Dicitur quod post conjugium nullam aliam mulierem cognoverit. »

D. *État psychique*. Parmi les bizarreries de caractère relevées chez Galéas par les chroniqueurs contemporains nous pouvons noter :

1° Son amour, impolitique, du changement. Il avait coutume, dit Azario (XVI, 404) de révoquer au bout de six mois ses fonctionnaires pour les remplacer par d'autres dont il venait de faire choix et qu'il ne tardait point à révoquer à leur tour, rappelant alors leurs prédécesseurs, quitte à renvoyer de nouveau ceux-ci bientôt après. Pour être encore plus mal servi, ajoute Azario : « *non solvebat* officiales suos, ut erat solitus, immo eos cassabat » (P. Azarii *Chronicon* Muratori, XVI, 769).

2° La haine de tout cérémonial, l'impatience de toute étiquette (cf. Azario *l. c.* XVI, 769 : « Nullam curiam faciebat sive tenebat, etc... ») sentiment qui, chez un prince, correspond au mépris des exigences conventionnelles de la vie sociale chez un particulier.

3° L'instabilité de ses fantaisies architecturales : P. Azarii *Chronicon*, Muratori XVI, 403 : « Domum suae habitationis fundari fecit suo modo, et sicut de praesenti jacet, cum infinitis dispendiis et detrimentis civium suorum, à quibus undequaque et qualitercumque voluit magistros, laboratores et lignamina pro pauco vel pro nihilo habuit. Et quod deterius fuit, facto uno pariete cum infinitis dispendiis et laboribus, ipsum funditus dirui faciebat et ibi prope alium vel similem construere. Propterea fastidio omnes consumsit. Deinde tempore hyemali, tempore pluvioso, et omni tempore, etiam aestivo, non cessavit parietes, volta, palatia, et similia construere immensae longitudinis et latitudinis. Et quia nimis celeriter, tumultuarie, plerumque ex laterculis mutilis et ruptis fuerunt muri erecti, rimulas frequentissimas ediderunt et aliqui brevi tempore corruerunt. »

Mais Galéas ne s'est point borné à ce rôle inoffensif de maniaque instable ou impulsif. L'histoire a conservé le souvenir de ses cruautés qui, par leur nature, relèvent directement de la pathologie. Son invention du *Carême* (la « mort lente » en quarante jours) qu'il appliqua à nombre de ses prisonniers suffirait, à elle seule, à fixer la formule mentale de ce féroce dégénéré.

Intentio Domini est, quod de magistris proditoribus incipiatur paulatim :

Prima die quinque bottas de curlo.
Secunda die reposetur.
Tertia die similiter quinque bottas de curlo.
Quarta die reposetur.
Quinta die similiter quinque bottas de curlo.
Sexta die reposetur.
Septima die similiter quinque bottas de curlo.
Octava die reposetur.
Nona die detur eis bibere aqua, acetum, et calcina.
Decima die reposetur.
Undecima die similiter aqua, acetum, et calcina.
Duodecima die reposetur.
Decima tertia die serpiantur eis duae corrigiae per spallas et pergottentur.
Decima quarta die reposetur.
Decima quinta die dessolentur de duobus pedibus ; postea vadent super cicera.
Decima sexta die reposetur.
Decima septima die vadant super cicera.
Decima octava die reposetur.
Decima nona die ponantur super cavalletto.
Vigesima die reposetur.
Vigesima prima die ponantur super cavalletto.
Vigesima secunda die reposetur.
Vigesima tertia die extrabatur eis unus oculus de capite.
Vigesima quarta die reposetur.
Vigesima quinta die truncetur eis nasus.
Vigesima sexta die reposetur.
Vigesima septima die incidatur eis una manus.
Vigesima octava die reposetur.
Vigesima nona die incidatur alia manus.
Trigesima die reposetur.
Trigesima prima die incidatur pes unus.
Trigesima secunda die reposetur.
Trigesima tertia die incidatur alius pes.
Trigesima quarta die reposetur.
Trigesima quinta die incidatur sibi unum castronum.
Trigesima sexta die reposetur.
Trigesima septima die incidatur aliud castronum.
Trigesima octava die reposetur.
Trigesima nona die incidatur membrum.
Quadragesima die reposetur.
Quadragesima prima die intenaglietur super plàustro, et postea in rota ponatur.

(Petri Azarii notarii Novariensis *Chronicon* Muratori XVI, 410.)

Section 4. — Père de Taddea Visconti *(Suite)*.
Anamnèse personnelle.

§ 1. **Bernabò Visconti** seigneur de Milan, mort à soixante-six ans le 19 décembre 1385.

On sait comment finit le règne de cet étrange grand-père d'Isabeau de Bavière, le plus cruel des Visconti. Saisi traîtreusement le 6 mai 1385 par son neveu Gian Galeazzo (fils de ce Galeazzo II étudié au § 2, sect. 3), — Bernabò fut enfermé dans la forteresse de Trezzo et, après huit mois de captivité, empoisonné dans sa prison (19 décembre 1385).

Pour justifier ce coup d'État devant l'opinion, Jean Galeas (qui devait être plus tard le premier *duc* de Milan) affirma qu'il n'avait eu d'autre but que celui de délivrer le Milanais du tyran qui l'opprimait depuis trente années, et donna l'ordre de poursuivre juridiquement le prisonnier.

L'acte d'accusation de ce procès reste une pièce capitale pour l'histoire du xive siècle. La critique italienne n'a montré qu'en ces dernières années le bien fondé de ce document, et c'est seulement depuis cette date que le clinicien peut, en sécurité, utiliser les parties essentielles de ce dossier judiciaire pour l'étude psychique de Bernabò. Dans son livre sur les *Signorie Italiane dal 1313 al 1530* qui a renouvelé l'histoire politique de l'Italie septentrionale, l'exact Cipolla a adopté sur ce personnage les conclusions de l'acte d'accusation, et le maître de l'histoire *viscontéenne*, G. Romano, fortifiait récemment, par des arguments nouveaux, l'autorité de cette pièce singulière[1].

---

1. G. Romano, *Il primo matrimonio di Lucia Visconti e la rovina di Bernabo. Archivio Storico Lombardo.* Septembre 1893, p. 602 : « Tanto il Verri quanto il Cusani parlarono di quel processo più da avvocati che da storici. Meglio che esaminare il documento in sè stesso, se la pigliarono co' giudici corrotti, e declamarono contro la nequizia del governo. Ma il processo contiene fatti, circostanze ed accuse ben determinate : per smentirle ci vuole ben altro che parole. Nè giova affermare, come fanno quegli storici, che il carattere di

Quelle que soit d'ailleurs l'autorité historique de ce document, il serait contraire aux règles critiques de la clinique mentale de ne point compléter ces assertions officielles par tous les témoignages des sources italiennes favorables à Bernabò.

§ 2. *Constitution, Nutrition.* Pas de renseignements.

§ 3. *Fonctions génésiques.* Érotomane (comme son frère Matteo ; voy. ci-dessus, sect. 3, § 1 C.) *Annales Mediolanenses*, Muratori, XVI, col. 800 : « Habebat decem et octo mulieres praegnantes ». — *Id. ibid.*, col. 799 : « Nam quum esset in senili aetate constitutus, ut notorium [est, tenebat duodenarium vel vicenarium numerum meretricum, inter quas erat

---

Bernabò era bensi brutale e sanguinario, ma alieno dalle dissimulazioni e dalle insidie ; perchè mille fatti protestano contro quell' affermazione. Che Bernabò e i suoi figliuoli avessero insidiato alla vita di Gian Galeazzo, risul a dalla testimonianza di un gran numero di scrittori, alcuni de' quali, come il Gataro, il Bracciolini, ecc., non possono essere sospettati di simpatie pel Conte di Virtù. Non si nega che nel processo si potettero caricare alquanto le tinte ; ma che in un documento destinato al pubblico, in mezzo a cui c'erano delle persone bene informate, s'inserissero accuse destituite di ogni fondamento, non arrivo a persuadermene. Il Giulini, al solito sempre più circospetto ne' giudizi, si contentò di osservare, a proposito delle accuse più gravi : « A buon conto Bernabò non poteva rispondere ». Ma, se non poteva rispondere Bernabò, potevano e dovevano rispondere i figliuoli di lui, Carlo e Mastino, *che per molti anni riempirono l'Europa delle loro querele.* Di fronte a un documento, che ebbe la più larga diffusione, e che conteneva accuse precise e categoriche, *il loro silenzio deve sembrare assai significante.* Nè meno significante è l'altro fatto che Gian Galeazzo potè impadronirsi di tutto il dominio dello zio, senza incontrare alcuna opposizione, tanto che potè scrivere un contemporaneo : « Et creditur majus factum quam umquam factum « fuerit in aliqua parte mundi. Et certe hoc venit a Deo et non ab « hominibus ». Lasciamo stare il dito di Dio ; ammettiano pure che non un senso elevato del bene pubblico, come vuole il cronista di Reggio (*Muratori*, XVIII, 92), ma l'ambizione e il naturale istinto di conservazione mossero il Conte di Virtù a compiere l'audace *colpo di Stato* : si deve però riconoscere che l'atto violento incontrò nell' opinione pubblica un largo consenso. L'atto non cessa perciò di essere criminoso ; ma, se non si giustifica, si spiega ; e questo è quello che specialmente importa alla storia. »

una Dea amoris, videlicet *Donnina*. De quo meretricum numero multas rapuit violenter. »

A noter comme contraste l'affection qu'il portait en même temps à sa femme Regina. A sa mort, Bernabò notifie à ses sujets la perte qu'il vient de faire et leur enjoint de porter le deuil pendant une année (*Annales Mediolanenses*, XVI, 778 : « Ut igitur una nobiscum hujus mœroris videamini jacula suscepisse... universis vobis mandamus, quatenus vos omnes et singuli praesentibus in testimonium tantae memoriae vestes brunae *vestris sumtibus* induatis, portetisque per annum... Datum Mediolani die XVIII Junii 1384. »

§ 4. *Système nerveux*. Présence des stigmates classiques de la dégénérescence (pathophobie, zoophilie, etc...) :

A. *Pathophobie*. — Mat. Villani, II, 359 : « Messer Bernabò veggendo la pestilenza sformata in Milano, si partì di Milano con tutta sua famiglia, e andonne al suo nobile castello di Marignano, il quale è verso Lodi, il luogo foresto e di sana aria, facendo gran guardia che nessuno non gli andasse a parlare, avendo ordinato col campanaro della torre, che per ogni uomo che venisse a cavallo desse un tocco. Occorse che certi gentili e ricchi uomini di Milano andarono a Marignano, ed entrarono dentro ; il signore li ricevette bene, ma turbato contro il campanaro mando su la torre suoi sergenti, e comandò lo gettassono della torre ; i quali andati su trovarono il campanaio morto appiè della campana : per la qual cagione messer Bernabò terribilmente spaventato di presente senza arresto abbandonò il castello, e si mise nel più salvatico e foresto luogo, ove più di due miglia da lunga fece rizzare pilastri con forche ne'quali era scritto, che chi li passasse su vi sarebbe appeso. Per allora in avanti sua vita fu tanto remota e solitaria che voce corse, e durò lungamente, ch'egli era morto, ed egli n'era contento per farne a tempo suo vantaggio. »

B. *Zoophilie*. Les cinq mille chiens de Bernabò logés par son ordre chez tous les habitants notables de la seigneurie (même chez les clercs !) — corps d'inspecteurs (*caneterii*)

chargés de vérifier deux fois par mois l'état de maigreur
ou d'obésité de ces animaux ; — terribles pénalités appliquées sans pitié aux délinquants (crémation, castration,
etc...) :

P. Azarii *Chronicon* (Muratori XVI, 393) : « Nimium in canibus
delectatur. »

Annales Mediolanenses (Muratori XVI, col. 794) : « Coarctando
homines clericos ac laicos tenere, nutrire, et alimentare canes, et
ulterius diebus vel septimanis coarctando personas venerabiles et
notabiles personaliter, vel coram se, vel coram vilissimis interdum
sequioris vitae personis exhibere canes, interdum in locis et civitatibus remotis, ad quas accedere erat difficile. Pro quibus exhibentes,
qui enutriebant, secundum quod canes videbantur pingues vel maci-
lenti, mulctabantur magnis poenis et multis; nec poterant appellare,
immo contumeliis et injuriis ex hoc solum afficiebantur personae
egregiae, et venerabiles praelati, et tam clerici quam laici à vilissimis, et à sequioris vitae personis. »

Id. *ibid.*, col. 736 : « Eodem anno (1365) Dominus Barnabo fecit fieri
proclamationem nomine Fratris Johannis Officialis Canium in civitate
Parmae, quod omnes cives dictae civitatis, qui habent in bonis vali-
mentum D librarum deberent ire usque ad Calendas Maji proxime
futuri coram praefato Domino Fratre Johanne Officiale Canium, ad
accipiendum unum canem ex canibus Domini Barnabovis sub poena
Florenorum X auri. »

Id. *ibid.*, col. 796 : « Fecit concremari uxorem Lanzoni Canaterii
per ipsummet Lanzonum, eo quia sibi loquuta fuerat contra ordines
suos. »

Ib. *ibid.*, col. 795 : « Fecit trainari unum per Civitatem Mediolani
ligatum ad caudam unius equi, eo quia unum suum canem, quem
domi habebat, facta proclamatione parte ipsius quod praesentaret
ipsum, non praesentavit, et in ipso supplicio mortuus fuit. »

Id. *ibid.*, col. 796 : « Fecit mactare per manus Tavari Canaterii sui
in MCCCLXXXIV quemdam rusticum repertum transire per stratam
cum uno cane. »

Id. *ibid.*, col. 796 : « Fecit castrari quemdam Ambrosium Vayra-
rium de Mediolano, eo quia a casu, sine advertentia, et sine dolo
interfecerat unum ejus canem, ex qua castratura effectus est prae
nimia malenconia et dolore mentecaptus. »

§ 5. *Antécédents pathologiques.* Pas de renseignements.

§ 6. *Mort.* Accidentelle (consécutive à l'empoisonnement,
cf. ci-dessus § 1).

§ 7. *État mental.* Son contemporain Azario [1] a rendu pleine justice à la sagacité politique de Bernabò : « Curat ut plurimum suo studio moderamina civitatum suarum regere et in arduis consilio saniori potitur » (P. Azarii *Chronicon* Muratori XVI, 385). — Le rédacteur des *Annales Mediolanenses* lui-même n'a pu s'empêcher de reconnaître la valeur intellec. tuelle et la rare culture du père de Taddea (*Annales Mediolanenses* Muratori XVI, col. 801 : « Ipse Dominus Bernabos erat doctissimus, et praesertim in Decretalibus, nam studierat ab adolescentia sua per multum tempus in Decretalibus). »

La jeune école historique italienne a remis en lumière l'habileté diplomatique de Bernabò.

« L'uomo che Gian Galeazzo aveva detronizzato, rappresentava un valore tutt' altro che spregevole. Crudele ed oppressivo co' sudditi, Bernabò non era privo di un certo senso naturale di giustizia, e dell' arte, caratteristica ne' Visconti, del più svariate combinazioni politiche. Dalle sue varie mogli e concubine aveva avuto un numero stragrande di figliuoli, e con abili parentadi era riuscito a stringersi co' più reputati condottieri del tempo e con parecchie case principesche d'Italia e d' Europa. Allora, meglio che non avvenga oggidì, i matrimoni erano la migliore delle diplomazie; essi, massime a' Signori nuovi, procacciavano credito e potere, stabilivano amicizie ed aderenze preziose, e offrivano, non di rado, un efficace riparo contro i mutabili eventi della politica. In quest' arte, *Bernabò aveva dato prova di grande capacità*, e la riputazione che vi aveva acquistata, ad onta delle bizzarrie del suo carattere, tra' Signori italiani, poteva divenire un' arme formidabile in mano a chi avesse saputo opportunamente adoperarla. » G. Romano, *Gian Galeazzo Visconti e gli eredi di Bernabò.* Milan, 1891, p. 9.

En politique intérieure, grâce à un mode de recrutement unique à cette date dans les États de la péninsule, Bernabò avait constitué un personnel administratif qui faisait de lui le prince le mieux servi de tous les souverains italiens. (P. Azarii

---

1. Sur la véracité d'Azario, Ugo Balzani, *Le cronache italiane nel medio evo.* Milano, 1884, p. 250 : « Men buono scrittore [que Giovanni de Cermenate] ma sincerissimo fu Pietro Azario da Novara che narrò la storia della famiglia Visconti dal 1250 al 1362. »

Chronicon, Muratori XVI, 397-398 : « Sed aliud est quod propter habenda officia sua nullus daret denarium; sed gratis et ex virtutibus hominum quaecumque majora dat ; nec ab ipsis officiis finitis sex mensibus aut anno officiales removet ; sed si se bene gerunt, potius confirmat, et ad alia majora provocat. Et pro eo officiales sui student praevalere, et alios excedere. Et propter dicta valde bene servitur. »)

Il assurait d'ailleurs l'obéissance de ses fonctionnaires par des moyens sans réplique. (*Annales Mediolanenses*, Muratori, XVI, col. 796 : « Fecit includi et carcerari in una capia ferri Johannem Surdum et Antoniolum de Terzago *cancellarios suos*, in qua erat unus aper vivus cum quo recrearentur, immo ex ejus ferocitate et immunditie morerentur. »)

§ 8. *Caractère*. Il se présente à nous sous un aspect nettement pathologique, qui forme contraste avec l'équilibre intellectuel de Bernabò. Les traits psychiques essentiels sont :

A. La forme morbide de l'irritabilité. — P. Azarii *Chronicon* (Muratori XVI, 397) : « [Barnabos] saepius irascitur et durante dicta ira, nullus de mundo audet sibi loqui, excepta domina Regina ». — Id. *ibid.*, col. 398 : « De ira illa dolet ad mortem et de gestis in ira per ipsum potius dolet ; sed nullo modo multoties ab ipsa abstinere potest, et pro eo tunc, quantum potest, latet. »

B. L'absence d'inhibition sur ses réflexes. — *Annales Mediolanenses*, Muratori XVI, col. 796 : « Fecit erui oculos cuidam Pristinario de Pandino, eo quia fuit repertus super strata sua. »

C. Le déséquilibre moral, l'un des stigmates essentiels de la dégénérescence, est le plus inintelligible, quand on le rencontre dans l'histoire, pour les historiens de l'école rationaliste (ils n'ont alors d'autre issue que celle de prendre parti pour ou contre le personnage).

On peut sans peine prévoir la conclusion des contemporains en dépit des flatteries intéressées de Pétrarque. « Hic enim non videtur fuisse humanus, sed vir diabolicus » (*Annales*

Mediolanenses, Muratori XVI, col. 799). Bernabò était pour
les hommes du xiv⁰ siècle une énigme monstrueuse : il l'est
resté tout autant pour les historiens modernes, alors que le
clinicien reconnaîtra aussitôt dans ce trisaïeul de Louis XI
l'un des types les plus courants de la psychiatrie moderne,
celui que Magnan et Wesphal ont classé sous le nom de
dégénéré supérieur.

Des historiens italiens modernes, Cantù, Sismondi, etc.,
dans leur égale ignorance de la psychopathologie, les uns
invoquent la cruauté de Bernabò pour en faire un tyran
occupé de satisfaire ses vils besoins, — les autres sa merveilleuse éloquence, son habileté politique dans ses luttes contre
ses adversaires, pour en faire un homme d'État calomnié.

En réalité cette divergence vient du besoin naïf (et littéraire) d'opposer ces deux éléments, tandis que le psychiâtre
les concilie. Les deux sont vrais, son éloquence et sa bestia-
lité, son habileté politique et ses absurdes violences, — et
tout cela s'appelle en médecine un dégénéré.

Chez le dégénéré supérieur il y a anesthésie morale sur
certains points, — hyperesthésie sur d'autres, — sans que la
science soit encore en état de réunir ces états contradictoires
sous une formule génératrice. C'est ainsi que Bernabò a en
même temps le goût du sang (*Annales Mediolanenses*, Muratori XVI, col. 796 : « Item coëgit quemdam suum histrionem
seu buffonem ad hastiludendum cum ferris amolatis ; qua de
causa in hastiludio ipse fuit vulneratus, et ex eo incontinenti
mortuus ») et l'amour de la justice (P. Azarii *Cronicon*, Muratori XVI, 397-398 : « Est enim Dominus Bernabos veridicus,
amans justitiam, constans, impatiens et nimium virtuosus,
tamen aliquando voluntatem suam excedens »).

Sa conception pénale est d'ailleurs presque exclusivement
corporelle. (P. Azarii *Crhonicon*, Muratori XVI, 397-398 :
« Rarius in subjectos in danariis condemnationes facit, sed
potius in personis ; propter quae multo magis timetur »), et
ses arrêts reflètent l'impulsivité de son caractère :

Annales Mediolanenses (Muratori XVI, col. 796) : « Fecit
in MCCCLXXXII die XXII Augusti cum paleis imposito igne
concremari membrum virile Johannolo de Crivellis familiari

Dominae Catharinae uxori quondam Francisci Caybaxilicae de Mediolano, quem increpabat, quod habuerat rem cum dicta Domina, et duabus ejus filiabus Margarita et Antoniola. Quo membro sibi concremato incontinenti mortuus fuit. »

Annales Mediolanenses (Muratori XVI, 796) : « Fecit suspendi per gulam quemdam Guilliclmum Crivellum in Castro Burgi Sancti Domnini, eo quia uni mulieri completam non fecerat solutionem pro duobus caponibus, quos ab ipsa emerat. »

§ 9. Si dans la répression (d'ailleurs justifiée) des simples délits civils, la disproportion du châtiment à la peine apparaît aussi énorme dans la conception pénale de Bernabò, — on peut prévoir ce que va devenir le rapport de ces deux termes juridiques dans les cas où Bernabò se croira lésé quant à l'exercice de ses droits souverains :

A. *Délits politiques.*

Mat. Villani, éd. Dragomanni, II, 44 : « Avvenne in questi dì, che un giovane di buona famiglia di Bergamo, essendo richiesto da uno messo per la signoria, il prese per la barba, e confessato in giudicio il fallo suo, fu condamnato in venticinque libbre. Sentendolo messer Bernabò, scrisse al potestà che gli facesse tagliare la mano. E avendolo il potestà preso per seguire il comandamento, i buoni cittadini della città co'parenti del giovane, parendo loro troppa dura cosa questo giudicio, operarono tanto con il potestà, che sostenne l'esecuzione tanto ch'eglino andassono per avere grazia dal signore. Come il tiranno sentì per questi ambasciadori ch'al giovane no era tagliata la mano, comandò che al giovane le due, e al potestà l'una fossono tagliate, e a fare questo vi mandò gli esecutori. Lo potestà sentendo il crudele comandamento, col giovane ch'avea preso si fuggirono in uno castello ribello al tiranno. »

B. *Délits cynégétiques.* Envisagés par Bernabò comme une usurpation inexpiable de son droit régalien :

Annales Mediolanenses, Muratori XVI, col. 795 : « Item fecit trainari ad caudam equi per Civitatem Mediolani quemdam Civem, ita quod mortuus fuit; et quemdam alium de Burgario apud Modoëtiam, eo quia ceperant perdices. »

Id. *ibid.* : « Constat enim, quod Abbatem Sancti Barnabae Mediolanensis suspendi fecit ex laqueo, quia ceperat lepores. »

Id. *ibid.* col. 796 : « Fecit erui oculos cuidam Antonio Covae, quia
ceperat perdices. »

Mat. Villani, II, 44 : E non molto di lungi da questi dì uno lavoratore uccise con una mazza una lepre, che gli occorse per caso tra le
mani, e portolla all'oste suo, ch'era grande cittadino di Milano, e
dimestico di messer Bernabò. Vedendola costui sformatamente grande
e grassa la presentò a messer Bernabò, il quale veduta la lepre, si
maravigliò, e domandò ov'ell'era nudrita : fugli detto, ch'ell'era stata
presa per lo cotale lavoratore. Mandò per lui, e domandollo come
l'avea presa. Il lavoratore lietamente gli raccontò il caso intervenuto.
Il tiranno, non avendo compassione alla semplicità del villano, nè al
caso occorso, incrudelì contro al semplice; e mandato per li suoi
cani alani, nella sua presenza il fece morire e dilacerare a quelli. »

Annales Mediolanenses, Muratori XVI, col. 795 : « Ac etiam
Andriolum de Dugnano Civem Mediolanensem, qui erat compater
suus, turpiter cum uno suo famulo fecit interfici subito, solum quia
reperti fuerunt super loco suae venationis de Dexio. »

Dans cet ordre cynégétique, même les délits imaginaires
ne trouvent pas grâce à ses yeux. Un jeune garçon de Milan
(quidam impubes de Mediolano) voit en rêve qu'il a pris à la
chasse un des sangliers de Bernabò. Les *Annales Mediolanenses* (Muratori XVI, col. 796) nous ont conservé le souvenir
du supplice auquel il fut condamné : « In MCCCLXXXIV de
mense Decembri erui fecit unum oculum, et abscindi unam
manum cuidam impuberi de Mediolano, eo quia relatum fuit
ipsi Domino Barnabovi, quod dictus impubes dixerat, quod
in somnis sibi visum fuerat, quod cepisset unum singlerium
dicti Domini Barnabovis, et ipsum cremasset. »

C. *Délits ecclésiastiques.* L'opposition du clergé à la politique viscontéenne ne pouvait que surexciter le côté impulsif
et féroce du caractère de Bernabò. De là les traitements in-
fligés par la Seigneurie aux opposants (prêtres rôtis, cas-
trés, etc...) :

Mat. Villani, éd. Dragomanni, I, 488 : « Avvenne in questi dì,
che'l papa mandò un valente prete in Lombardia a predicare la croce,
guardandosi i maggiori prelati di non volere la grazia di quell'uficio.
E la croce si bandiva e predicava, come detto è, contro al capitano
di Forlì e al signore di Faenza. Il valente sacerdote se n' andò a
Milano, e ivi favoreggiato dal vescovo di Parma, cominciò sollicita-

mente a fare l'uficio che commesso gli era dalla santa Chiesa. Come messer Bernabò ebbe notizia di questo servigio, senza vietargliclo, o ammonirlo che questo fosse contro alla sua volontà, il fece pigliare, e ordinata per lui una graticola di ferro tonda a modo d'una botte, là dentro vi fece mettere il sacerdote, e accesovi sotto il fuoco come si fa a uno arrosto, e facendolo volgere, crudelmente il fece morire a grande vitupero, no tanto per la sua persona ch'era prete sagrato, quanto per lo dispregio e irreverenza che per lui si mostrò fatto a santa Chiesa che l'avea mandato. »

Annales Mediolanenses, Muratori XVI, col. 795 : « Nam quum fuisset dissensio verbalis super strata publica inter Fratrem Bertramum de Villa Magistrum Hospitalis Sancti Lazari et quemdam rusticum, dictum Fratrem Bertramum castrari fecit anno MCCCLXXIX. »

Id. *ibid*. XVI, col. 795 : « Item fecit concremari ab histrionibus sive buffonibus suis in una cabia ferri oppositis paleis igne imposito, unum Fratrem Ordinis Sancti Augustini. »

Id. *ibid*. XVI, col. 795 : « Etiam in MCCCLXXXI Presbyterum Stephanum de Oxino Canonicum de Incino castrari fecit, deinde sibi fecit erui oculos, demum concremari ipsum feci in Praetorio, id est in Broleto Mediolani. »

On sait quelle option il proposa aux légats du pape, lorsque ceux-ci, l'ayant rencontré sur le pont du Lambro, lui présentèrent, de la part de leur maître, non une bulle d'excommunication, — comme le répètent tous les historiens, — mais un simple bref dont la teneur lui déplut.

Annales Mediolanenses, Muratori XVI, col. 800 : « Nam dum sic inhumaniter viveret, Innocentius VI pro *aliquibus negotiis expediendis* cum praefato Domino Bernabove misit ad eum duos Abbates Ordinis Divi Benedicti, ambasciatores, viros integerrimos, et magnae sanctimoniae. Fortuna voluit quod ipsi Abbates transeuntes per Castrum Melegnani reperierunt praefatum Dominum Bernabovem supra Pontem Lambri cum suis aulicis. Statim praefati Abbates Oratores desilientes ab equis colloquium habuerunt cum Domino Bernabove sic supra Pontem existente, et Literas Papales commissionis suae praesentaverunt. *Quas statim ut legit furore repletus*, inquit dictis Abbatibus Oratoribus : « *Famelis aut Sititis?* » Intelligentes praedicti Abbates haec verba, et videntes se supra Pontem dicti fluminis, et cogitantes inter se, quod si dicerent de siti, eos in flumine submergeret, cognoscentes crudelitatem viri, unus ipsorum pro alio respondit et dixit : « *Famemus*. » Tunc statim coegit eos manducare Literas Papales maximo cum impetu. Demum maximis minis ac improperiis eos abire coegit. »

§ 10. *Mégalomanie*. Des nombreux traits qui décèlent chez Bernabò la présence de ce symptôme psychique, — si commun chez les dégénérés, — nous ne citerons que les deux suivants d'ailleurs tout à fait décisifs pour le clinicien :

Annales Mediolanenses (Muratori XVI, col. 799) : « Ambasciatores tam Imperatoris quam Regum et Principum mundi nolebat audire nisi in loco lupanaris. Ibi omnes Ambasciatores communiter expediebat. »

Id. *ibid.* (Muratori XVI, col. 795) : « Dixit pluries Domino Johannolo de Casate Militi, et Dalfinollo de Bripio, et aliis suis familiaribus : *Nonne cognoscitis, quod sum Deus in terris?* »

SECTION 5. — **Anamnèse maternelle de Taddea Visconti.**

§ 1. *Mère.* **Beatrice Regina della Scala** (✝ 1384), fille de Cane III Signorio della Scala, seigneur de Vérone et fils de ce Mastino II qui, après son oncle le grand Cane, porta à un si haut point la puissance de la maison de la Scala (Voy. sur les Scaligeri le bon travail de Spangenberg *Cangrande della Scala*, t. XI des *Historische Untersuchungen* de Jastrow. Berlin, 1892).

§ 2. *État somatique.* Pas de renseignements.

§ 3. *Mort.* Nous ne possédons sur la mort de la grand'mère d'Isabeau que les deux documents suivants, émanant l'un et l'autre de son mari Bernabò Visconti :

A. Lettre de Bernabò notifiant aux Milanais la mort de sa femme et leur enjoignant de prendre le deuil : « *gravi suffocata languore spiritum suo reddidit Creatori...* » (*Annales Mediolanenses*, Muratori XVI, 777).

B. Lettre de Bernabò au comte Jean d'Armagnac, dont la sœur Béatrice avait épousé Carlo Visconti, le fils préféré de Bernabò.

« Noble Prince et très chier frere et fils, nous voulens que vous sachiés tout ce qui nous avient a grant amertume et dolour de cueur, vous faisons savoir que le samedi dix et huitiesme jour de juing dernier passé, à dix et sept hores, par le plaisir de Nostre Seigneur, trespassa de ceste mortel vie, noble dame et nostre très chiere et très amée compaigne, feue dame Royne de Lescale [Regina della Scala]. Et jasoit ce que la doloreuse perte de tante et tele compaignie soyons tant conturbés que plus ne pourrions estre, toutesvoies, pour ce que contre la divine volonté ne povons ne ne devons aucune chose attempter, consideré aussi que la dessus nommée dame Royne, *jusques à sa derreniere heure, tousjours en bon estal de conscience et vraye cognoissance de nostre Creatour*, avecques devote reception des ordenance et sacremens de Saincte Eglise, ainsi comme bonne catholique a merité et dessavi grace de Nostre Seigneur, nous avons disposé nostre courage à prenre consolation en Celluy qui est parfaite consolation de toutes choses ; et celluy bien que nous savons estre proufitable à l'ame de nostre dite feue compaigne, comme d'aumosnes, oraizons et d'autres suffrages, voyant que autre bien ne luy puet valoir, avons disposé et establi estre fait. Escript en nostre castel de Dixi [Desio], le douziesme jour de juillet mil trois cens huitante quatre. *Bernabo Viscomte*, seigneur de Milan, etc., general vicayre de l'Empire. » (P. p. Durrieu, *Gascons en Italie*, p. 41.)

§ 4. Si nous ne pouvons rien conclure de ces deux textes quant à l'étiologie de la mort de Regina, ils nous permettent toutefois de procéder au diagnostic par exclusion. La persistance de l'intégrité mentale (« jusques à sa derreniere heure, tousjours en bon estat de conscience et vraye cognoissance, etc... ») suffit à écarter toute hypothèse de lésion cérébrale (apoplexie, etc...). — Le *gravi suffocata languore* indique : 1° que Regina n'a point succombé à une affection aiguë, mais à une maladie chronique (*languor*) à forme grave ; — 2° que le symptôme dominant était ici la *suffocation*. Reste à consulter l'hérédité : nous ignorons le genre de mort du père de Regina, Cane III Signorio, mais nous savons que son grand-père Mastino II della Scala meurt subitement à l'âge de quarante-deux ans (*Chronicon Estense*, Muratori XV, 464 ; — *Chron. Veronense*, Muratori VIII, 653). La symptomatologie morbide du grand-père rapprochée de celle de sa petite-fille permet-elle d'admettre que la mort de Regina relève d'une affection héréditaire intéressant le système circulatoire ?

§ 5. *État psychique.* Sur le caractère de l'impérieuse, cupide et arrogante Regina della Scala, cf. Corio *Storia di Milano*,

p. 257 : « Fu di natura impia, superba e audace, insatiabile di richezza, etc... »

SECTION 6. — Conclusions.

§ 1. Si nous laissons de côté les deux personnages sur lesquels les textes ne nous fournissent que des renseignements biologiques incertains (c'est-à-dire Luchino Visconti, Regina della Scala), nous voyons que l'étude de l'hérédité maternelle d'Isabeau nous amène à poser les conclusions suivantes :

État somatique. Sur le trisaïeul d'Isabeau, Matteo Visconti, mort à soixante-douze ans, pas de renseignements biologiques. Chez les enfants et les petits-enfants de Matteo prédominance très nette de l'arthritisme (Giovanni sect. 2, § 2, — Matteo sect. 3, § 2, — Galeazzo § 3). Cette persistance familiale de l'arthritisme nous aide à comprendre le mécanisme de la mort de Stefano (sect. 2, § 3) frère d'arthritique (§ 2), père d'arthritiques (sect. 3, §§ 2 et 3), arrière-grand-père d'arthritiques (cf. chap. III). Consécutive en apparence à une congestion cérébrale causée par un excès de boisson, on peut affirmer que cette mort relève comme cause prédisposante de l'altération des artères cérébrales, qui n'est elle-même qu'une des modifications vulgaires de l'arthritisme [1]. L'artère malade se rompt et l'hémorrhagie n'est que le fait consécutif de la disposition familiale, provoqué par un effort.

Reste à fixer la forme de la lésion circonscrite à laquelle a succombé Stefano. Si l'on considère que lui et son fils (sect. 3, § 2), arthritiques tous les deux, ont succombé l'un et l'autre dans un âge peu avancé à une lésion cérébrale, il y a plutôt à songer pour le père et le fils, étant donné l'âge et la forme foudroyante de l'affection dans ces deux cas, à l'hémorrhagie qu'à l'ischémie [2].

---

1. Cf. Féré, *Famille névropathique*, p. 109 ; — Laveran et tous les classiques admettent que la cause qui domine la pathogénie de l'hémorrhagie cérébrale est l'altération antérieure des vaisseaux.

2. Sur l'hérédité de l'hémorrhagie cérébrale, cf. Dieulafoy, *Traité de pathologie interne*, et André Cochez, *Bulletin médical de l'Algérie*, 1894, p. 248.

État psychique. L'équilibre psychique de la 1re et de la 2e génération (Matteo I, Giovanni Visconti) s'altère gravement dans la 3e génération. Les trois frères, *Matteo, Galeazzo, Bernabò*, offrent à des degrés divers le contraste révélateur de la dégénérescence ; — stigmates psychiques de la dégénérescence à cette 2e génération d'arthritiques.

Des trois frères, *deux sont érotomanes* (Matteo, Bernabò), *deux sont d'une férocité pathologique* (Galeazzo, Bernabò : Galeazzo est d'une *instabilité pathologique*).

CHAPITRE III

FORMULE BIOLOGIQUE D'ISABEAU (*Suite*).

ANAMNÈSE PERSONNELLE.

§ 1. **Isabeau** de Bavière (1370-1435). Épouse (1385) Charles VI roi de France.

SECTION 1. — État somatique.

§ 1. *Habitus extérieur*. Brune de teint, le buste long, les jambes courtes, — au dire de l'auteur du *Pastoralet* (pamphlet du parti bourguignon écrit au commencement du xv⁰ siècle), éd. Kervyn, p. 578 :

> ... Estoit jolie et avenans,
> Mais n'avoit à quart, n'à demi,
> Sy grant beaulté que son [*mari*];
> Car elle estoit basse et brunette,
> Mais touse n'y ot tant jonette,
> Plaine de sy grand gaieté,
> Ne de sy grand joliveté,
> Sy amoureuse, ne sy lie
> Que ceste bergière jolie.
> Tant en fist et tant y pensoit
> Que plaisamment récompensoit
> La deffaulte de sa beaulté,
> Syqu'au fort rien que loiaulté
> Ne lui failloit...

Limitée chez la reine à une anomalie de proportions, la malformation anatomique des membres inférieurs se transforme chez son fils en oligomélie avec déformation articulaire. Les jambes courtes d'Isabeau deviennent chez Charles VII des jambes cagneuses et grêles :

Thomas Basin (éd. Quicherat), I, 312 : « Fuit autem ipse Carolus rex statura mediocri et bona facie, satis venusta, aequis humeris, sed cruribus ac tibiis justo exilior atque subtilior. »

Id. *ibid.*, I, 313 : « Cum togatus esset, satis eleganti specie apparebat ; sed cum curta veste indueretur, quod faciebat frequentius, panno viridis utens coloris, cum exilitas cruris et tibiarum, cum utriusque poplitis tumore et versus se invicem quadam velut inflexione, deformem utcumque ostentabant. »

« Avoit faible fondation et *estrange démarche* sans portion » dit de même son panégyriste et contemporain Chastellain (II, 178).

Cette oligomélie, l'un des stigmates physiques de la dégénérescence héréditaire, s'accentue encore chez le petit-fils d'Isabeau : on sait la gracilité difforme des jambes de Louis XI (« crura et tibiae *perexiles* »). C'est à cette anomalie de développement qu'il faut attribuer la démarche disgracieuse et déséquilibrée que prête à ce souverain son ennemi l'évêque de Lisieux Thomas Basin (III, 166):

« De personae quidem ipsius elegantia et venustate non opus est dicere ; qui, cum crura et tibias perexiles haberet, facie tamen nihil speciosum vel decorum habebat. »

Id., 166: « Quin, si occurrisset obvius ignoranti eum, potius scurra vel bibulus, vel quispiam vilis conditionis, quam Rex vel homo alicujus dignitatis aestimari potuisset. »

Louis XI avait en outre hérité, du teint brun de sa grand-mère bavaroise (cf. le portrait de Louis XI dans la célèbre miniature de Jean Foucquet en tête de l'exemplaire royal des *Statuts de l'ordre de Saint Michel,* Bibl. nat. Mss. *f. fr.* 191819); sur la petite taille, le teint brun, les yeux enfoncés de Louis XI, cf. le portrait que nous a laissé de lui le seigneur tchèque Leo de Rozmital qui séjourna neuf jours à Meung-sur-Loire chez Louis XI, du 17 au 26 mai 1466 :

« Item der Kunig ist nit ein lang man, ein schwartz har, ein braune gestalt, die augen sten jm tief im kopf, ein langen nasen, kleine bein. »

(*Des böhmischen Herrn Leo's von Rozmital Ritter-* , *Hof- und Pilger-Reise durch die Abenlande 1465-1467* beschrieben durch *Gabriel Tetzel* von Nürnberg) édité par Schmeller, 1844, p. 164 (Stuttgart, aux frais du *Literarischer Verein*).

§ 2. *Nutrition.* — Prédominance chez Isabeau des phénomènes dystrophiques consécutifs au ralentissement de la nutrition :

A. Obésité pathologique (*Relig. de S. Denis*, tr. Bellaguet, IV, 285 : « Il déclara que le roi confirmait de nouveau ce qu'il avait ordonné depuis trois ans, savoir que, quand il serait hors d'état de s'occuper des affaires du royaume, la reine gouvernerait à sa place ; que, *si son excessif embonpoint* ou quelque autre raison, *l'empêchait elle-même de vaquer à ce soin,* monseigneur le duc de Guyenne, son fils aîné, serait investi de l'autorité (31 décembre 1409). »

C'est sans doute à cette difformité que font allusion ces vers du *Songe véritable* (éd. Moranvillé, v. 2835) pamphlet parisien anonyme des premières années du xv⁰ siècle :

> « Puis de la Royne vous veuil dire
> Ce que ly vouloie escrire.

Raison *pesiblement vouloit escrire à la Royne ce qui s'enssuit :*

> Toy, Royne, dame Ysabeau,
> *Enveloppée en laide peau,*
> Se devers moy bientost ne viens,
> Je te touldray trestous les tiens,
> Et te menray à tel meschief
> Que tu n'aras membre ne chief
> Qui ne te tremble de fort ire. »

Cet état dystrophique peut expliquer la nécessité où était la Reine de jeûner par procuration (*Comptes d'Isabeau*, p. p. Vallet de Viriville, Chartier, III, 284 : « A suer Jehanne la Brune, religieuse à Saint-Marcel, pour trente-six jours, qu'elle avoit jeusné pour et à la devocion de ladite dame la reine, le 4 avril 1417, 9 livres 4 sous »).

B. *Arthritisme.* — Sur la goutte d'Isabeau, cf. Vallet de Viriville, p. 25. — Sur l'impotence de la Reine, cf. *Comptes d'Isabeau*, p. p. Leroux de Lincy (*l. c.* p. 632) : « 20 *avril* 1415. — A Mahier, le charron, demourant à Paris, pour une chaière (chaise) de noier, assise sur un rocs, par manière de chariot, pour porter et mener la dicte dame, durant une sienne maladie, par commandement de Isabeau de la Fauconnière, xxxvj s. »

C. *Lymphatisme.* — L'obésité précoce constitue un des meilleurs signes du lymphatisme ; d'autre part l'hérédité descendante d'Isabeau — l'état strumeux des enfants, la carie osseuse de Charles VII, l'affection cutanée de Louis XI — confirment ce dignostic.

§ 3. *Système nerveux.* — Pas d'autre renseignement que la quittance suivante, qui suffit pour nous permettre de reconstituer pour la thérapeutique (*Naturam morborum curationes ostendunt*), au moins un chapitre de la neuropathologie d'Isabeau.

Comptes d'Isabeau, p. p. Vallet de Viriville (Chartier, III, 287) : « 15 novembre 1420. A Regnaudin Morel, appoticaire de « la Royne demourant à Paris, pour escarlate, graine d'escar· « late, pour la santé d'icelle dame. »

Pour l'interprétation thérapeutique, cf. Guy de Chauliac, *Grande Chirurgie* (éd. Nicaise), 1890, p. 648 : « *Escarlate*, graine de laquelle on teint le drap ; consolide et incarne spécialement les ners. »
Schröder, *Pharmacopoeia medico-chymica.* Leyde, 1650, p. 563, col. 2 : « Kermes (*Coccum*) granum tinctorium, alias *Scarlatum.* Vires : *Vapores* tetros grana discutiunt. »
Isabeau rentrait donc dans la catégorie des *vaporeux* de l'ancienne médecine (cf. le *Traité des femmes vaporeuses* de Pomme, médecin du Roi, 1760). Pour les modernes le symptôme spasmodique « vapeurs » ressortit à la fois à l'hystérie et à la neurasthénie. Sur le diagnostic différentiel dans le cas d'Isabeau, voy. ci-dessous, sect. 3.

§ 4. *Fonctions sexuelles*. — Tout renseignement direct sur l'état de la menstruation, ce facteur essentiel de l'équilibre psychique féminin, nous fait ici défaut. La quittance suivante peut fournir néanmoins au clinicien quelques indices précieux sur ce point délicat.

Comptes d'Isabeau, p. p. Vallet de Viriville (Chartier, III, 287) : « A Thierry Regnier, marchant, demourant à Paris, la somme de 7 livres 15 sous tournois pour les parties qui s'ensuivent, et premièrement : pour deux esterlins et obole de perles d'Oriant ; un esterlin et un ferlin d'esmeraude ; un esterlin et un ferlin de rubis d'Alexandrie ; un esterlin et un ferlin de jacinthes, et un ducat d'or ; achetées de lui et baillez et délivrés à Regnauldin Morel, appothicaire de la royne, pour faire un lectuaire pour la santé de ladite dame ; pour ce, par quittance dudit Thierry passée ou Chastelet de Paris, le mercredi trentiesme jour du mois de juillet l'an 1402, ci : 6 livres 4 sous parisis. »

Pour pouvoir remonter des effets curatifs de cette prescription à l'étiologie pathologique qui la motive, il est nécessaire de reconstituer, au point de vue pharmacodynamique, les propriétés physiologiques de chacun des composants, selon les règles de la thérapeutique galénique :

A. Perles. — Régulateur de la menstruation.
Constantinus Africanus, *De morborum cognitione*, lib. VII, Bâle, 1536, p. 205 : « Diamargariton menstruis prodest. » [Le Diamargariton est un Électuaire composé dans lequel il entre *sept* drachmes de perles.]
Id. p. 381 : « *De menstruis* : Sumatur diamargariton. Juvat et maxime istud, quod fit cum margaritis. »

B. Émeraude. — Le spécifique par excellence de la médecine médiévale contre l'éréthisme génital :
Bartholomeus Angl. *De proprietatibus rerum*, I, 16, chap. 86 : « Smaragdus lascivos motus compescit. »
Jacob Manget *Rerum ad Pharmaciam galenico-chimicam spectantium Thesaurus*, 1703, t. II, p. 110 : « Smaragdus.

Vires : Smaragdo motus obscaenae libidinis valde est mo-
lestus [1]. »

C. Rubis. — Anaphrodisiaque, au même titre que l'émeraude :
Jacob Manget. *Rerum ad Pharmaciam galenico-chimicam
spectantium Thesaurus.* 1703, t. II, p. 109 : « Rubinus.
Vires : Libidinem coërcet. »

D. Hyacinthe. — Anti-spasmodique.
L'entretenement de vie, summairement composé par maistre
Jehan Gœurot, médicin du Roy, 1541, p. 26 : « Confection de
hiacinthe est singuliere et excellente pour la tremeur de
cueur (*tremor cordis*) : mais c'est pour les princes et non pour
les povres ».
En 1701, Fagon prescrit encore à Louis XIV une confection
d'hyacinthe (*Journal de la santé de Louis XIV*, p. 349).
Jacob Manget. *Rerum ad Pharmaciam galenico-chimicam
spectantium Thesaurus.* 1703, t. II, p. 108 : « Hyacin-
thus. *Vires* : Singularre est specificum contra spasmum et
contracturas. »

E. Or. — Modificateur de la nutrition. (Les médicaments
auriques du moyen âge répondent à nos préparations mar-
tiales d'aujourd'hui.) — Outre cette propriété trophique qui
est d'ordre général, la médecine galénique accordait à l'or
des propriétés spéciales, et, au point de vue féminin, une
vertu particulière dans la dysménorrhée. Sur cette action de
l'or dans les troubles menstruels, cf. Dujardin-Beaumetz *Formulaire de thérapeutique et de pharmacologie.* 6ᵉ édit. p. 258.

Le diagnostic thérapeutique (tel qu'il ressort de cette prescription) devra être ainsi formulé : « Dysménorrhée avec exci-

---

1. « L'esmeraude a la vertu de résister aux efforts de la concupis-
cence charnelle. Car on récite qu'un Roy d'Hongrie estant aux
prinses amoureuses avec sa femme, sentist qu'une belle esmeraude
qu'il portoit en son doigt se rompist en trois pièces durant leur con-
flict, tant cette pierre aime la chasteté. » (Les Œuvres pharmaceutiques du sieur Jean de Renou médecin du Roy, 1637, p. 400.)

tation génésique concomitante, et état névropathique (troubles spasmodiques, vertiges, cardialgies, etc...) ».

Mais le diagnostic thérapeutique est, par sa nature, dépourvu de fixité puisqu'il est fonction de trois variables : — les systèmes de pharmacodynamique, — les théories successives de pathologie générale, — les variations de la pathogénie. Son coefficient de certitude ne peut donc être comparé à celui du diagnostic symptomatique, bien qu'Hippocrate accorde à tous deux une égale autorité au Livre I des *Épidémies* (« Nous diagnostiquons les maladies — d'après la nature humaine en général et la complexion de chacun en particulier, — d'après la maladie et d'après le malade, — *d'après la nature des remèdes qui ont été prescrits...* » Hippocr. *Épidém.* I, iii, 10).

Comme nous l'avons dit dans l'*Introduction*, dans les cas où l'absence d'anamnèse clinique nous réduit à ce seul mode d'investigation indirecte par la thérapeutique, il est prudent de corroborer les résultats diagnostiques par tous les éléments d'information que les sources historiques peuvent nous fournir, et de chercher à ce titre, quelle part contributive l'hagiothérapie peut apporter à cette reconstitution.

Or des saints spécifiques dans les affections utérines trois sont précisément de la part d'Isabeau l'objet d'une dévotion particulière et *simultanée* :

A. Sainte Véronique. (*Comptes d'Isabeau* p. p. Leroux de Lincy *l. c.* p. 639 : « A Gillette la Guillemette pour fere pour la Royne et à sa devocion une neuvaine de Sainte Veronie..... 13 mars 1415. »)

Cf. *Acta SS.* Juillet, III, 273 : « De Sancta Haemorrhoïssa evangelica nomine, ut volunt, *Veronica...* Mulierem illam, sanguinis profluvio laborantem, quam ex Sacris Evangeliis discimus à Servatore nostro curatam fuisse (Marc, cap. 5 ; — Mathieu, 9 ; — Luc, 8).

B. Saint Fiacre. (*Comptes d'Isabeau* p. p. Leroux de Lincy *l. c.* p. 639 : « 13 mars 1415. A Gillette la Guillemette pour fere pour la Royne et à sa devocion..... une neuvaine de Saint Fiacre ». — *Comptes de la Reine* p. p. Douet *l. c.* p. 146 : Avril 1401. Isabeau se propose de faire un pèlerinage à Saint

Fiacre et « *envoie toute nuit par deux foiz, savoir se il y avoit
point de mortalité* ».)

Cf. *Acta SS.* Août, VI, 598 : « S. Fiacrii Miracula. Mulier
quaedam de Burgundia narravit... quod sanguinis fluxum per
septem annos incessanter passa fuerat, etc... ». — Sur la neuvaine faite par Anne d'Autriche au tombeau de Saint Fiacre
(1645) pour obtenir la guérison d'une métrorrhagie, cf. les
hagiographes du xvii⁰ siècle.

C. Saint Cosme et Saint Damien. Pour la neuvaine d'Isabeau voy. *Comptes de la Reine* (1ᵉʳ avril 1417) p. p. Vallet
de Viriville d. Chartier III, 284.

Sur la spécificité gynécologique des deux saints *anargyres*,
cf. *Acta SS.* — Cosmas et Damianus. Septembre, VII, 462 :
« Mulier interno correpta malo saevis doloribus in domo sua
conflictabatur, etc... ». — Id. *ibid.* p. 464 : « De muliere
matricis doloribus excruciata... »

Le diagnostic hagiothérapique concorde ici avec le diagnostic thérapeutique et permet d'admettre chez Isabeau la
probabilité clinique de la dysménorrhée.

La quittance suivante ne laisse aucun doute sur la nature
exclusivement médicale de ces pèlerinages *spécifiques* que les
médecins, dans les cas d'affections rebelles, ne manquaient
point de conseiller aux malades : « 20 avril 1416. A Maistre
Guillaume le Pelletier, *phisicien* du roy, pour faire faire pour
ladite dame et à sa devotion une neuvaine en l'église Notre-
Dame-de-Monfort ; pour ce, par ladicte cédule et quittance de
Messire Jehan Bellay, gouverneur de ladite église, 45 sous. »
(*Comptes d'Isabeau* p. p. Vallet de Viriville *l. c.* III, 275),

Les théologiens, nous l'avons vu (cf. *Introduct.*, p. XLIX),
n'admettaient d'ailleurs cette spécificité qu'en précisant la
nature de la *vis medicatrix* : l'effet curatif ne résulte pas de
l'acte matériel (*ex opere operato*) mais de la disposition du
malade (*ex opere operantis*).

Sur l'abus des pèlerinages *spécifiques* au moyen âge dans
les cas chirurgicaux, cf. les plaintes des praticiens du
xiv⁰ siècle (Henri de Mondeville *Chirurgia*, éd. Pagel, *pas-*

sim, — et Guy de Chauliac *Grande Chirurgie*, éd. Nicaise).

La mention d'une neuvaine et d'une offrande d'Isabeau à Saint Eutrope ne suffit pas pour nous permettre de conclure à l'existence de l'hydropisie chez la reine. Mais on peut en inférer qu'elle fut atteinte d'œdème lymphatique. (*Comptes d'Isabeau* p. p. Vallet de Viriville, Chartier III, 275 « 15 mai 1416. Une neuvaine pour Saint-Ytroppe (Eutrope) en l'église Saint-Gervais, sa paroisse à Paris, à raison de 27 sous parisis par neuvaine... Plus un cierge de quinze livres en la chapelle dudit Saint-Ytroppe, 50 sous parisis. »)

§ 5. *Mort*. — Pas de renseignements. Selon la très douteuse affirmation de Chartier, mort de cause émotive.

Jean Chartier, *Chronique de Charles VII*, t. I, p. 209-210 : « Et ont esté lesditz Angloiz cause de eulx abrégier ses jours, parce que ledit roy d'Angleterre ne la chevissoit autrement. A esté aussi fort dollente et prins en desplaisance de ce que injustement les Angloiz avoient publié de son fils : car ilz disoient que Charles, dauphin de Vienne, n'estoit pas légitime, et par ce moyen inhabille à succéder à la couronne de France.... Et ce venu à la congnoessance de ladite royne, fut moult troublée et navrée en ceur, et jectant mains plours et soupirs, qui tellement l'ont tourmentée, que oncques depuis elle n'eult joye au ceur.

...Ladite royne, saichant la grant division mortelle avoir esté par telle espace de temps entre sondit fils et le duc de Bourgongne, et de nouvel estoit fait paix et bon acord entre icelles parties, print ung tel esjouissement en soy qu'elle en cheult en maladie. »

Monstrelet (éd. Douet) VI, 188 : « En cest an, ou mois de septembre, Ysabel, royne de France, mère au roy Charles pour lors régnant, laquelle estoit logié à l'ostel du roy à Saint-Pol dedans la cité de Paris, où par longs temps elle avoit vescu en grand povreté par les tribulacions des guerres de ce royaume, accoucha malade, et brief ensievant trespassa de ce siècle. Sy fut enterrée en l'église de Saint-Denis en France, non mie en telle sollempnité et grand estat qu'on a accoustumé à faire aux aultres roynes de France. »

Section 2. — État psychique.

§ 1. Aux troubles nerveux enregistrés ci-dessus il convient d'ajouter une série de phobies qui achèvent de fixer cliniquement la formule mentale d'Isabeau.

§ 2. — *Astraphobie*. Sur l'émotivité pathologique des astraphobes cf. Mœbius *Nerven-Krankheiten*, Leipzig 1893, p. 146, 147. — Sur l'existence de l'astraphobie chez des sujets porteurs de tares nerveuses héréditaires et d'ailleurs indemnes de tout symptôme neurasthénique, cf. Levillain *Neurasthénie* p. 157, — Gélineau *Phobies* p. 90.

Pour l'astraphobie d'Isabeau voy. *Comptes d'Isabeau* p. p. Vallet de Viriville (Chartier, III, 276) : « 2 juin 1416. A Jehan de Piza, pour avoir esté du bois de Vincennes à Melun, querre et faire venir *le chariot de ladilte dame servant pour le tonnerre*, pour ce 18 sous, et pour une voiture à trois chevaulx par deux jours, à compter un jour pour retour, qui a amené ledit chariot dudit Meleun audit lieu du bois de Vincennes, 20 sous parisis ; pour tout 38 sous. »

Sur l'épouvante morbide de la Reine en présence du tonnerre, cf. *Chronique du Religieux de Saint Denis*, III, 6 :

« Similes aeris passiones reginam summe terrebant et fere ad ultimam exinanicionem ducebant. » (Ces bouleversements de la nature [la foudre, le tonnerre et les éclairs] remplissaient la Reine d'un effroi mortel, et la réduisaient presque à l'anéantissement complet de son être.)

§ 3. *Agoraphobie* :

Comptes d'Isabeau p. p. Leroux de Lincy (*l. c.*, p. 635) : « 22 juin 1416. — A Cambray, serviteur de la dicte dame en son estuve, qu'il avoit presté et baillé du sien pour un ouvrier charpentier et manouvrier, pour un jour, qui avoient faictes appuyes de boys sur les deux pons de la ville de Corbueil pour y passer la dicte dame en venant à Lay ; et pour avoir quis et livré le merrien en ce mis et emploié II escus val. xxxvj s. »

L'impossibilité où est la Reine — (quoique portée dans sa litière et entourée de sa maison) — de traverser une rivière sur un pont sans balustrade est, dans le cas d'Isabeau, nettement symptomatique de l'agoraphobie, son fils Charles VII ayant hérité de ce stigmate de dégénérescence (Chastellain, II, 185 : « Il ne s'osoit logier sur un plancier, ny passer un pont de bois à cheval, tant fust il bon »).

§ 4. *Pathophobie.* — A travers la sécheresse de la rédaction, les quittances financières relatives aux déplacements d'Isabeau laissent percer l'hyperémotivité pathophobique de la Reine :

Comptes d'Isabeau. Douet p. 144 : « [1401]. Jehan le Charron, envoié *hastivement toute nuit* à Crécy pour savoir et enquérir se il y avoit point de mortalité ; pour ce et son rectour à court, samedi viii jours de janvier, ladicte dame à Saint-Pol. 16 s. p. »

Id. *ibid.* p. 146 : « [avril 1401] Guiot Clergeau, *envoié toute nuit* à Saint Fiacre *par deux foiz*, savoir se il y avoit point de mortalité ; pour ce et son rectour, ce jour, illec. Argent 32 s. p. »

Id. *ibid.* p. 143 : « [1401]. Jehan le Charron, envoié porter lectres de la Royne au receveur de Crécy, et pour enquérir ès villes d'environ se il y avoit point de mortalité ; pour et ce son rectour à court, samedi premier jour de janvier, la Royne à Saint-Pol. Argent, 18 s. p. »

Section 3. — **Conclusion.**

§ 1. L'examen de la symptomatologie nous mène au diagnostic de *dégénérescence héréditaire avec état neurasthénique concomitant.*

§ 2. *Dégénérescence héréditaire.* — Elle s'établit chez Isabeau :

A. Par les anamnestiques (voy. ci-dessus pp. 24-39).

B. Par les stigmates *physiques* : Malformation anatomique (sect. 1, § 1) ; — État distrophique de la nutrition (§ 2 A et B) lié à l'hérédité névropathique (chap. I) et arthritique (chap. II).

C. Par les stigmates *psychiques* : Agoraphobie (sect. 2, § 3), astraphobie (§ 2), pathophobie (§ 4) — syndromes nettement pathognomoniques de la dégénérescence héréditaire, — ces lésions de la volonté pouvant exister en l'absence de tout symptôme neurasthénique et faisant toujours défaut dans les cas de neurasthénie non héréditaire.

§ 3. — *État neurasthénique.* Son existence s'établit :

A. Par la symptomatologie. Vertiges, *vapeurs*, palpitations, troubles nerveux sexuels (sect. I, §§ 3 et 4), liés chez Isabeau à la goutte et à une polysarcie pathologique.

B. Par l'hérédité neuro-arthritique d'Isabeau, qui nous donne la cause *prédisposante* de la névrose. On sait que cette forme spéciale de l'hérédité morbide est par excellence le facteur étiologique de la neurasthénie (Mœbius *Nervenkrankheiten* p. 145). — « L'hérédité neuro-arthritique (Charcot-Bouchard *Traité de Médecine* VI, 1283) peut même suffire à créer de toutes pièces l'état neurasthénique sans qu'aucune des causes provocatrices de la névrose soit intervenue. »
Pour l'obésité comme cause *déterminante* de la neurasthénie, voy. le Mémoire du Prof. Kisch *L'obésité au point de vue des assurances sur la vie* (Die Fettleibigkeit als Object der Lebensversicherung *Wiener Medizinische Presse* 26 mars 1893, p. 485). L'existence de lésions circonscrites répétées dans l'ascendance de l'obèse constitue, d'après l'auteur allemand, un pronostic nerveux défavorable. Or cette fréquence des lésions cérébrales en foyer est précisément la caractéristique pathologique de l'ascendance *paternelle* d'Isabeau, comme je l'ai montré ci-dessus (chap. I).

CHAPITRE IV

HÉRÉDITÉ ASCENDANTE DIRECTE

§ 1. *Père*. **Charles VII** roi de France (1403-1461).

SECTION 1. — **Anamnèse collatérale.**

§ 1. Le *curriculum vitae* des enfants d'Isabeau ne nous fournit (faute de textes contemporains) que peu de renseignements sur la famille mentale de Charles VII.

De ces onze frères ou sœurs du Roi, quatre (Charles 1386-1386 ; Jeanne 1388-1390 ; Charles 1392-1401 ; Philippe 1407-1407) moururent en bas âge ; — trois n'atteignirent pas vingt ans (Isabelle, novembre 1389-septembre 1409 ; Louis 1397-1415 ; Jean 1398-1417) ; — quatre eurent une vie de durée normale (Jeanne 1391-1433 ; Marie 1393-1438 ; Michelle 1395-1422 ; Catherine 1401-1438).

Nous relèverons dans les particularités de cette anamnèse celles-là seules qui peuvent avoir une signification pour la constitution de la formule biologique de Charles VII.

§ 2. **Charles** (1392-1401). Les textes contemporains nous apprennent seulement que ce second fils d'Isabeau (troisième enfant) mourut à l'âge de neuf ans, d'une maladie qui est évidemment une adénopathie trachéo-bronchique, forme de la tuberculisation chez l'enfant (Juvénal des Ursins, éd. Buchon, p. 410 : « Charles fils du Roy, qui estoit un très-bel enfant, fut très-griefvement malade, et devint *ectique* et *tout* *sec*. On ordonna prières estre faites par toutes les églises de Paris, et fut fait ainsi, et en plusieurs et divers lieux. Toutesfois il alla de vie à trespassement, dont tous furent desplaisans. » — Religieux de Saint-Denis, tr. Bellaguet, II, 770 : « Depuis deux mois une grave maladie l'avait réduit à un état de maigreur effrayante. Son corps n'avait plus que les os et la peau. »).

§ 3. **Michelle** (1395-1422) femme du duc de Bourgogne Philippe le Bon. Morte à vingt-sept ans d'une maladie « de langueur » non définie, avec accompagnement de troubles nerveux (Chastellain, I, 341 : « Sy est vray que ceste dame Michelle estoit première espouse à ce duc de Bourgongne Philippe, qui cordialement l'aymoit et l'avoit aimée tousjours. Depuis, la noble dame, dès que elle s'estoit perçue de la fausse et criminelle mort du duc Jehan [*Jean sans Peur*], laquelle on imputoit à son frère le dauphin, et dont elle doutoit que son seigneur et mary à tousjours ne la tinst à despecte et contrecœur, certes, pleine de mérancolye, devint malade à Gand, là où elle avoit sa résidence ; et finalement chut en lit, où elle paya son dû... Or y avoit-il diverses murmures en Gand sur la manière de ceste mort ; car disoient les aucuns, comme j'ai dit, que mérancolye du cas advenu la mena à langueur par doute qu'elle forma contre elle, que son mary dès lors en avant ne la vist à regret ; et par ainsi la mort lui pouvoit estre naturelle et consonnant au vray. Autres, eux fondant en souspechon de parfond regard, maintenoient que ceste mort avoit esté avancée par venin, et ce, par une dame nommée Ourse, Allemande de nation, dont jamais toutes-voies ne furent attaintes les preuves, etc... »).

§ 4. **Louis** duc de Guyenne (1397-1415).

A. *État somatique*. — Les renseignements que nous fournissent les chroniqueurs nous permettent de conclure que Louis est mort tuberculeux :

Hémoptysie : Juvénal des Ursins, p. 481 (année 1413) : «... Du courroux qu'en eut monseigneur de Guyenne [1], il fut

---

1. A la suite de l'envahissement de son hôtel par les Cabochiens et de la scène du 9 juillet 1413.

trois jours qu'il jettoit et crachoit le sang par la bouche, et
en fut très bien malade. »

Le Religieux de Saint-Denis dit non pas trois jours, mais
multis feriis successivis [1] : « Dux autem Guienne, dolore tactus intrinsecus ex displicencia procedente, multis feriis successivis sputum sanguinolentum emisit » (Religieux de Saint-
Denis, V, p. 80-81, livre XXXIV, ch. xxiii).

En décembre 1415, diarrhée et fièvre : Religieux de Saint-
Denis, V, p. 586-587 (livre XXXVI, cap. xiv) : « Tunc enim circa
decembris inicium profluvio ventris cepit graviter anxiari ;
quo durante, quia in toto medicorum consilium noluit observare, accessit et febris pestilens ; et sic invalescente egritudine, decima sexta die hujus mensis, anno etatis sue [19],
condicioni mortalium satisfaciens, post suscepta ecclesiastica
sacramenta, viam universe carnis ingressus est. »

Bellaguet a traduit inexactement *profluvium ventris* par *dysenterie* [2]. Il y a ici différence non de degré, mais de nature.
C'est la diarrhée colliquative du phtisique.

La fièvre du duc est désignée dans *le Songe véritable*, par
febre quotidiana (cf. Moranvillé, Glossaire du *Songe véritable*,
p. 396), d'où l'on peut conclure que Louis n'est pas mort des
fièvres, mais de consomption et que sa fièvre était la fièvre
hectique des phtisiques.

Notons qu'il est emporté à l'entrée de l'hiver, évidemment
à la suite d'un refroidissement : « Le vendredy ensuivant, jour

---

1. *Multis* faussement traduit par Bellaguet par *plusieurs*. Le texte
doit être traduit ainsi : « Le duc de Guyenne fut si violemment affecté
de cette scène qu'il cracha le sang chaque jour pendant longtemps. »

2. *Profluvium ventris* signifie *diarrhée* (flux de ventre). Au moyen
âge il y a toujours *dysenteria* lorsque l'on veut désigner la dysenterie. Ainsi Walsingham, *Historia Anglicana* (éd. Riley), I, 343 :
« Rex itaque diutina intemperie, quam ex nimio et diutino labore
contraxerat, interim incidit in febrem acutam, cum *dysenteria* vehementi, quae in tantum ejus vires consumpserant, quod medici eidem
medicinas aliquas intrinsecas apponere non audebent, sed de ejus vita
penitus desperabant ». — Id. *ibid.* I, 285 : « Hoc anno, Burdegaliae
ex *dysenteria* pene quatuordecim millia hominum periere ; tantumque
pestis invaluit in Aquitania et Wasconia, quod vindemiatores et uvarum
calcatores in patria defecerunt ». — *Chron. Parisienne anonyme*
Hellot, p. 62 : «... l'agrevement du flux de ventre qui *est dist sang...* »

de Sainct-Nicolas d'hyver [6 déc.]... après disner, le duc de
Guyenne alla voir sa mère, qui estoit malade à Sainct-Paul, et
retourna au giste à l'hostel de Bourbon, et le lendemain il
accoucha malade » (Juvénal des Ursins, p. 525, an. 1415).

Louis meurt le 18 décembre 1415.

B. *État psychique.* — Si Louis eût vécu assez longtemps
pour succéder à son père, l'histoire de France aurait eu à
enregistrer, à la place du règne de Charles VII, celui d'un
mélomane bizarre, impulsif, émotif et moralement déséquilibré comme on peut l'induire du jugement unanime des contemporains (qu'ils soient officieux comme le Religieux de
Saint-Denis, — Armagnacs comme le greffier du Parlement
de Paris Nicolas de Baye, — Bourguignons comme l'auteur
anonyme du *Journal d'un Bourgeois de Paris*) :

Religieux de Saint-Denis, V, 589 : « Il avait peu de goût pour
le métier des armes. Il n'aimait point à deviser familièrement
avec les autres seigneurs, ou à se montrer affable, comme son
auguste père, à tous ceux qui l'approchaient. On eût dit qu'il
lui répugnait de paraître en public ; car il s'enfermait ordinairement dans les endroits les plus retirés du palais avec
quelques-uns de ses serviteurs, pour jouer de la harpe et de
l'épinette[1], et il avait l'habitude de prolonger ses repas fort
avant dans la nuit, ce dont on le blâmait généralement. Aussi,
comme il dormait souvent jusqu'à midi, n'avait-il pas le temps
d'expédier les affaires de l'État, dont son père lui avait abandonné la direction. Il avait encore de plus grands défauts, qui
déplaisaient fort à la noblesse, et il n'endurait les reproches de
personne. Si quelqu'un de ses serviteurs s'avisait de lui dire
qu'une telle conduite n'était pas digne du fils aîné du roi, il
le chassait aussitôt de la cour, lui ôtait son office. »

Nic. de Baye, *Journal*, II, 231 : « Mercredi, xviij[e] jour de
decembre. Cedit jour, monseigneur Loiz de France, ainsné
filz du Roy nostre Sire, Dauphin de Viennoiz et duc de Guienne,
moru de l'aage de vint ans ou environ, bel de visaige, suffisamment grant et gros de corps, pesans et tardif, et po agile,

---

1. A noter le côté bavarois frappant ; — rappelle la folie des Wittelsbach (le roi Louis II et Wagner).

voluntaire et moult curieux à magnificence d'abiz et joiaux *circa cultum sui corporis*, desirans grandeur d'onneur de par dehors, grant despensier à ornemens de sa chappelle privée à avoir ymages grosses et grandes d'or et d'argent, qui moult grant plaisir avoit à sons d'orgues, lesquelx, entre les autres oblectations mondains, *hantoit diligemment*. Si avoit-il à musiciens de bouche ou de voix, et pour ce avoit chappelle de grant nombre de jeune gent, dont en avoit levé puiz ij ans vj ou vij des petits enfans de l'église de Paris à une seule foiz, et pluseurs de la Saincte Chappelle du Palaiz, et si avoit bon entendement, tant en latin que en françoiz, mais il emploioit po, car sa condition estoit à present d'emploier la nuit à veiller et po faire, et le jour à dormir, disnoit à iij ou iiij heures après midi et soupoit à minuit, et aloit coucher au point du jour ou à soleil levant souvant, et pour ce estoit aventure qu'il vesquist longuement. »

Journal d'un Bourgeois de Paris (éd. Tuetey), p. 66 : « Item, environ la fin de novembre, l'an mil iiiie et xv, le duc de Guienne, ainsné filx du Roy de France, *moult plain de sa voulenté plus que de raison*, accoucha malade et trespassa le xviiie jour de decembre oudit [an], jour mercredi des iiii Temps. »

Geste des nobles (éd. Vallet de Viriville), p. 157 : « Chap. 142. *Mort du duc de Guienne*. En cellui an trespassa ou chastel du Louvre le duc Loys de Guienne sans lignie de son corps. Lequel fut pompeux, paresceux, inutile, *lasche, paoureux* et peu amoit ceulx de son lignaige. »

Sur le rôle politique de Louis de Guyenne cf. le remarquable travail de A. Coville, *les Cabochiens et l'ordonnance de 1413*, et la notice de L. Pannier sur *les Joyaux du duc de Guyenne*.

§ 5. **Jean** duc de Touraine (1398-1417). Scrofulose. Mort consécutive à une otite tuberculeuse (pour la discussion de l'affection, voy. la leçon du Dr Albert Robin dans la *Médecine moderne* de 1891, p. 809, document capital pour l'histoire clinique des otites) :

Religieux de Saint-Denis, VI, 16, tr. Bellaguet : « Quelques personnes prétendirent qu'il avait été empoisonné, mais il est plus exact de dire qu'il succomba aux suites d'une fistule à l'oreille, qui en se fermant avait produit un abcès mortel. »

Monstrelet, l. I, ch. CLXX : « Le comte de Hainaut s'en alla hastivement à Compiègne, où estoit le daulphin, son beaufils, lequel il trouva très griefvement malade, de laquelle maladie il trespassa le jour de Pasques fleuries. Et avoit emprès une oreille un apostume, *lequel se creva par dedans son col et l'estrangla.* »

Sur la symptomatologie de cet « estranglement » cf. le curieux passage du *Manifeste de Jean sans Peur contre les Armagnacs* (25 avril 1417) envoyé aux bonnes villes du Royaume (Pannier, *Louis duc de Guyenne*, p. 19) : « Et [de Paris] nostre dit très redoubté Seigneur et neveu arriva audit lieu de Compiègne le jour de son partement de haute heure, combien qu'il y ait vingt lieues de distance dudit lieu de Paris jusques audit lieu de Compiègne, lequel inconvenient n'a pas esté seul : Car le soir dudit jour, nostre dit tres redoubté Seigneur et neveu fut tres griefvement malade, et sans longtemps apres *est allé de vie à trepassement, tout enflé parmi les joues, la langue, les baulevres et la gorge, et les yeux eslevez et saillants hors*, laquelle chose est grant pitié à voir, vu qu'icelle fourme de mourir est une des manières dont gens empoisonnés ont accoustumé de mourir, et l'ont empoisonné les dessus dits rapineurs pour pareille raison qu'ils empoisonnèrent nostre dit tres redoubté seigneur son frère. »

Si nous laissons au duc de Bourgogne la responsabilité de son étiologie fantaisiste (inventée pour les besoins de la polémique politique), il est impossible de ne point être frappé de l'exactitude clinique du portrait tracé par Jean sans Peur.

Arétée, il y a dix-huit siècles, notait déjà, dans les crises mortelles d'étouffement, « la face vultueuse et violacée, les yeux saillants comme chez ceux qu'on étrangle ».

SECTION 2. — **Anamnèse personnelle.**
État normal (somatique).

§ 1. *Habitus extérieur.* — Chastellain, II, 178 : « Cestuy Charles donques septiesme, de qui les histoires, entre les

autres ses devanciers, sont à esmerveillier pour les choses qui
en son temps furent inopinables, à proprement le descrire au
vif, selon que nature y avoit trouvé, n'estoit [pas] des plus
spéciaux de son œuvre, car moult estoit linge et de corpulence
maigre ; avoit faible fondation et estrange marche sans portion ; visage avoit blême, mais spécieux assez. En luy logeoit
un tresbeau et gracieux maintien. »

Thomas Basin (éd. Quicherat), I, 312, l. V, ch. xxii :
« Fuit autem ipse Carolus rex statura mediocri et bona facie,
satis venusta, aequis humeris, sed cruribus ac tibiis justo
exilior atque subtilior. Cum togatus esset, satis eleganti
specie apparebat ; sed cum curta veste indueretur, quod
faciebat frequentius, panno viridis utens coloris, eum exilitas
cruris et tibiarum, cum utriusque poplitis tumore et versus se
invicem quadam velut inflexione, deformem utcumque ostentabant. »

Pour la déformation articulaire et l'anomalie de volume
du membre inférieur chez Charles VII, voy. ci-dessus,
page 44, § 1.

Nous avons dit la signification (au point de vue de la dégénérescence héréditaire) de ces malformations congénitales
liées à un vice de développement : il est donc superflu d'insister sur ces stigmates physiques.

§ 2. *Fonctions de nutrition.* — Chastellain, II, 185 : « Estoit
morigené assez et sobre à table. »

Basin, I, 312 (l. V, cap. xxii. *De moribus et conditionibus
Caroli Regis*) : « Cibi ac potus satis temperans fuit, quod
eidem ad valetudinis bonae conservationem plurimum confe-
rebat. »

Portrait de Charles VII par Henri Baude dans *Chron.* de
J. Chartier (éd. Vallet de Viriville), t. III, p. 129 : « Il prenoit
deux repas le jour seulement. Il parloit et buvoit peu. »

§ 3. *Fonctions génésiques.* — Sur le *harem* du vieux roi
Charles VII (*copiosus grex muliercularum*), — sur ses excès
génésiques pendant les vingt dernières années de sa vie, —
cf. le témoignage unanime des contemporains :

Chastellain, II, 185 : « Avec femmes il desvoya plus que assez et fut exemple de grant mal et de grant playe en son temps. »

Basin, I, 313 : « Lasciviis non modo in prima aetate, verum etiam jam senex, satis et supra, quam fas honestumque fuisset, deditus fuit : in hujusmodi ministrantibus sibi, qui circa se aderant, assentatoribus, ut tali ministerio ejus sibi gratiam ac favores ampliores conciliarent. Unde, tempore treugarum quae inter ipsum et Anglicos cucurrerunt, habuit in deliciis unam praecipuam satis formosam mulierculam, quam vulgo « pulchram Agnetem » appellabant : nec eam quippe solam, nec ipsa cum solum, sed cum ipsa etiam *satis copiosum gregem muliercularum* omni vanitatis generi deditarum. Qui pellicum grex, proh dolor! sumptuosus nimis atque onerosus regno tunc pauperi exsistebat. Nam quoquo ipse rex pergeret, illo etiam cum apparatu luxuque regali gregem illum advehi oportebat, ad quarum vanitates pascendas infinita quodammodo pecunia expendebatur, et longe amplior quam status reginae consumeret. Quae, licet nihilominus tantum studii, gratiae ac favoris eisdem impartiri non ignoraret, easdemque frequentius simul cum ea in eodem castro seu palatio sciret hospitari, tamen patientiam præstare sibi opus erat, ita ut nec mutire propterea ausum haberet. »

Dépêche de l'ambassadeur milanais Camulio (9 mai 1460, Beaucourt, VI, 422) : « El re de Francia *protinus* he in governo de femine. »

J. du Clercq, IV, 29 : « Après laquelle Belle Agnès morte, le Roy Charles accointa en son lieu la niepce de ladicte Belle Agnès, laquelle estoit femme marriée au seigneur de Vilecler ; et se tenoit son mary avec elle ; et elle estoit bien aussy belle que sa tante ; et avoit aussi cinq à six damoiselles des plus belles du royaulme, de petit lieu, lesquelles suivoient ledit Roy Charles partout où il alloit ; et estoient vestues et habillées le plus richement qu'on pooit, comme roynes ; et tenoient moult grant et dissolu estat, et le tout aux despends du Roy, et plus grand estat qu'une Royne ne feroit. »

Id., IV, 22 : « Et avoit en sa compagnie les plus belles damoiselles qu'elle pooit trouver, lesquelles suivoient toujours le Roy où qu'il allast, et se logeoient toujours une lieue ou moins près de luy. »

Dans sa récente *Histoire de Charles VII*, M. de Beaucourt se borne à s'indigner des débauches de son héros : « *Le scandale dépasse toutes les bornes. Le Roi déshonore sa vieillesse* » (Beaucourt, VI, 422). Si M. de Beaucourt eût été clinicien, il n'eût point omis de faire entrer en ligne de compte, dans le cas du fils d'Isabeau de Bavière, les tares de l'hérédité maternelle (pour ne parler que de celles dont nous pouvons avoir connaissance certaine).

Il ne faut point oublier que chez le dégénéré héréditaire, les excès sexuels ne sont pas la cause, mais l'*expression* de l'état névropathique[1]. Rapproché (comme nous le montrerons plus loin) de l'ensemble des symptômes psychopathiques du Roi, cet éréthisme génital qui domine si impérieusement l'âge mûr et la vieillesse de Charles VII reprend sa véritable signification : Charles VII est un névropathe, et c'est précisément parce qu'il est névropathe qu'il fait ces excès.

Section 3. — État normal (*psychique*).

§ 1. *Stigmates héréditaires.* — L'état phobique d'Isabeau de Bavière (cf. pp. 51-53) reparaît, aggravé, chez son fils. Pour l'étude clinique de ces obsessions morbides, il est nécessaire de séparer, chez le Roi, les phobies congénitales des phobies provoquées.

§ 2. *Phobies congénitales :*

A. *Agoraphobie.* Chastellain, II, 181 : « N'osoit passer un pont de bois à cheval, tant fust-il bon. »

Chron. de la Pucelle (éd. Vallet de Viriville), p. 325 : « Il y avoit aucuns en la compaignée du roy qui avoient grand désir qu'il retournast vers la rivière de Loire et luy conseillèrent fort, auquel conseil il adhéra fort, et estoit de leur opinion et conclud qu'il s'en iroit, et luy fit-on sçavoir qu'il

---

1. De même dans l'alcoolisme (Lasègue : *N'est pas alcoolique qui veut*). Mathieu, *Neurasthénie*, p. 28 : « De même qu'il ne faut pas attribuer à l'alcool ce qui est le fait de la dipsomanie ou de la *dégénérescence dont la dipsomanie* est l'expression, de même il ne faut pas attribuer à l'onanisme ou aux excès sexuels ce qui appartient à la névropathie antérieure. C'est une idée que nous avons souvent entendu soutenir par Lasègue et qui paraît désormais admise *par la majorité* des auteurs. »
Moreau de Tours, *Psychol. morbide*, p. 120 : « La plupart des alcooliques ne seraient jamais devenus ivrognes si un état nerveux préexistant, consistant en un besoin impérieux, *irrésistible de surexcitation psycho-cérébrale*, ne les eût entraînés à des excès dans lesquels ils trouvaient *du soulagement.* »

passeroit la rivière de Seine, par une ville nommée Bray, dans le pays de Champaigne, *où il y avoit bon pont.* »

B. *Pantophobie.* Chastellain, II, 185 : « N'estoit nulle part seur, ne nulle part fort. »

C. *Anthropophobie :*
Chastellain, II, 181 : « Non asseuré entre cent mille, [il] se fust espovanté d'un homme seul non cognu. »

Jean Chartier, III, p. 130 (Henri Baude, *Éloge de Charles VII*) : « Tous ses officiers domestiques, comme maistres d'ostelz, pannetiers, eschançons, escuiers d'escuirie, sommeliers, fourriers, escuiers de cuisine, cuisiniers et autres de semblables estas, estoient tous armez quand chevauchoit, et lui aussi et les seigneurs de son sang et chambellans, les uns de harnois blanc et les autres de coursets et brigandines, et tellement qu'on estimoit sa compaignie, au partir d'une ville et à l'entrée, avec les chériotz des offices et les suyvans, à cent lances et mieulx, oultre ladicte garde de ses archiers. »

Chastellain, II, 185 : « De nul ne pouvoit estre regardé à table, souverainement de gens non cognus ; car de cestuy-là jamais ne se bougeoient ses yeux, et en perdoit contenance et mangier ; et enfin s'en enfelly. »

Notons, en passant, l'exactitude clinique de cette peinture de l'accès anthropophobique du Roi. Toute émotion étant essentiellement, comme l'a dit Bain, un processus de diffusion, — l'hyperémotivité consécutive à l'apparition de l'image obsédante provoque, chez le phobique, des troubles divers (moteurs, respiratoires, circulatoires, sécrétoires, etc.), dont le mécanisme, lié à l'exaltation de l'idée morbide, est bien connu aujourd'hui.

§ 3. *Phobies provoquées.* — Elles sont chez Charles VII au nombre de deux :

A. Chastellain, II, 185 : « Craignoit tousjours mourir de glave parce que present fut à la mort du duc Jehan qui en partie estoit cause et racine de sa diffidence. » — Chastellain fait ici une allusion trop discrète à l'entrevue de Montereau

(10 septembre 1419) où Jean sans Peur fut, avec la plus grande partie de sa suite, massacré sous les yeux et à l'instigation de Charles alors Dauphin et âgé de seize ans et demi.

B. Chastellain, II, 185 : « Ne s'osoit logier sur un planchier. » — Phobie consécutive à un accident survenu au Roi à la Rochelle, dans l'hôtel de l'évêque où Charles VII tenait conseil :

Monstrelet (éd. Douet, IV, 122, octobre 1422) : « Après la mort du Roy Charles de France dessusdit, son seul fils Charles Dauphin se feist couronner et eslever à Roy de France, en la ville de Poictiers.... Et un pou paravant avoit il esté en grant peril de sa vie en la ville de La Rochelle ; car en tenant son Conseil avec ses barons, cheut une partie de la chambre où il estoit, et y fut mort Jehan de Bourbon et aucuns autres. Et mesmement ledit Daulphin y fut un pou blessé, mais ses gens le tirerent hastivement hors de peril, et le menerent en autre lieu plus seur, où en brief temps il fut reparé et mis en bonne santé. »

Raynal, *Hist. du Berry*, III, 1re partie, p. 91 (Lettres de Charles VII en faveur de la Sainte Chapelle, 28 juillet 1427) : « Et une messe pour nous le jour que Dieu nous préserva à La Rochelle du peril en quoy fusmes, quand nous cheusmes d'une salle haulte en une basse, parce que le plancher fondi sous nous et plusieus rautres en nostre compaignie, dont les aucuns furent mors emprez nous. »

Jean Juvenal des Ursins (Bibl. nat. fr. 2701, f. 87 dans Beaucourt, I, 240, note 2) : « Je sçay qu'il vous souvient bien du peril ou fustes à La Rochelle, quand le plancher fondit soubz vous, et vostre parent, nommé monseigneur de Preaulx (Pierre de Bourbon), qui estoit derrière vous fut tué, et aultres blessez et navrez. »

C. *Étude du mécanisme pathogénique.* Il est identique dans les deux cas.

Ces phobies font explosion à trois ans de distance l'une de l'autre. Le Roi a seize ans et demi à l'apparition de la première, — dix-neuf ans à celle de la seconde. Dans les deux cas, il y a eu sidération morale consécutive au choc (choc psychique à Montereau, — somatique et psychique à La Rochelle).

On sait que cette apparition de l'état phobique, consécutive à un choc ou à un *trauma* provocateurs, est l'une des marques les plus sûres de la dégénérescence héréditaire. Devons-nous rattacher l'explosion de ces phobies à la *névrose traumatique* (avec l'École allemande), — ou (hypothèse plus douteuse) à l'*hystéro-neurasthénie traumatique* de l'École de la Salpêtrière [1] ?

§ 4. *État mental.* En dehors de cette série de délires partiels (d'origine héréditaire) la mentalité, suivant la règle clinique, reste normale. Chez Charles VII il y a même un degré de plus. L'état mental n'est pas seulement normal : il y a chez le Roi vigueur intellectuelle et forte intelligence politique.

Ce double trait (facteur essentiel dans la constitution si complexe du diagnostic psychique du Roi) est trop précieux pour qu'il ne soit pas nécessaire d'affirmer sa réalité par les témoignages contemporains autorisés :

Chastellain, II, 184 : « Avoit merveilleuse industrie, vive et fresche mémoire; estoit historien grant, beau raconteur, bon latiniste et bien sage en conseil. »

Id. II, 178 : « Avoit parole belle et bien agréable et subtile, non de plus haute oye. »

Id., II, 184 : « Mettoit jours à heures de besongner à toutes conditions d'hommes, lesquelles infailliblement vouloit estre observées, et besongnoit de personne à personne distinctement, à chacun : une heure avecques clercs, une autre avecques nobles, une autre avecques estrangiers, une autre avecques gens méchaniques, armuriers, bombardiers et sur les gens avoit souvenance de leurs cas et de leur jour estably ; nul ne les osoit prévenir. »

Id., II, 183 : « Clerement percevoit qu'en diverses gens y a divers propryetez, et plus en deux que en ung, et en dix que en trois. Finablement en devint si duit que de toutes qualitez en quoy hommes povoient servir, il en tira à lui les plus excellens, et, selon leur vocacion, chascun en son estat, les employa à utilité telle qui leur séoit : l'ung à la guerre, l'autre aux finances, l'autre au conseil, l'autre à

---

1. Ici venait la discussion de cette question. Je l'omets, puisqu'elle est restée inachevée par M. Brachet. (A. B.-K.)

l'artillerie. Dont enfin, par la grant distincte congnoissance qu'avoit des uns et des aultres, sur toutes choses avoit son regard également, sur les faultes aussi comme sur les vertus, l'estat autour de luy devint à estre si dangereux que nul, tant fust grand, pouvoit cognoistre à peine là où il en estoit, et se tint ferme chascun en son pas dû, de peur que, du premier mespas que feroit, ne fût pris à pied levé. »

Id., II, 188 : « Tailloit fort son royaume ; *tenoit maigres ses hommes ;* restablissoit paix, mais peu de ruynes ; pourveoit volontiers plus aux offices que aux gens, et, en donner, enquéroit de leur estat. »

Id., II, 184 : « Et ainsy mist sus ordre et règle en son royaume, et tenant chascun en cremeur donna cours à justice, qui paravant y avoit esté morte longtemps ; fist cesser les tyrannies et exactions des gens d'armes aussi admirablement que par miracle ; fit d'une infinité de meurtriers et de larrons, sur le tour d'une main, gens résolus et de vye honneste ; mist bois et forests murtrières passages asseurés, toutes voyes seurcs, toutes villes paisibles, toutes nations de son royaume transquilles. »

§ 5. *Caractère.* L'état normal de Charles VII contraste avec son développement intellectuel. Son panégyriste Chastellain avoue (II, 185) qu'à côté « des belles vertus » qu'il vient de décrire, le roi de France avait des « *cheftivetés* » très dangereuses [1] :

« Néanmoins aucuns vices soustenoit, souverainement trois : c'estoit *muableté, diffidence, et au plus dur et le plus, c'estoit envye* pour la tierce ; lesquelles toutes trois se déclareront ès lieux là où les matières d'elles-mesmes en donneront à cognoistre clèrement les effets, et desquelles il n'est heure présentement d'en escrire en général. » (Chastellain, II, 178.)

Id. II, 181 : « Il a esté dit que moult estoit de condiction

---

1. Quicherat, *Bibl. Ec. des Chartes*, 1842 t. IV, p. 76 : « Enfin je rapporte le portrait de Charles VII, qui me semble être l'un des morceaux de Chastellain les plus utiles pour l'histoire du xvᵉ siècle. Malgré tout ce que sa prédilection pour la maison de Bourgogne peut inspirer de doutes sur la ressemblance de cette peinture, je ne crains pas de la déclarer la meilleure et la plus digne de foi qui nous soit parvenue. Le caractère du monarque y est tracé de telle sorte qu'on y trouve l'explication de tout son règne, et qu'on *le reconnaît à l'instant* pour *le père de Louis XI*, en dépit de la fausse figure de chevalier que lui a faite la tradition. »

muable ce roy ; dont, à cause de tel accident, escheurent aussi fréquentes et diverses mutacions autour de sa personne ; car avoit de condiction qu'en terme de temps, quand on s'estoit bien haut eslevé emprès luy jusques au sommet de la roue, lors s'en commençoit à ennuyer ; dont, à la première occasion que povoit trouver aulcunement apparence, voulentiers les renversoit de hault à bas.... »

On voit que le rare équilibre qui est le trait de l'intelligence du Roi ne se retrouve plus dans le caractère. Cette *motilité* extrême explique bien des anomalies de conduite de Charles VII, et cette « *envie* » nous fait comprendre son ingratitude : comment il a laissé périr Jeanne d'Arc, et sa conduite avec Jacques Cœur.

<h3 style="text-align:center">Section 4. — Pathologie.</h3>

§ 1. *Année 1455*. Maladie insuffisamment définie au point de vue symptomatique (le Roi fut « mal disposé d'un costé ». Lettre de Charles VII à Chabannes, 26 septembre 1455, dans Beaucourt VI, 436).

§ 2. *Années 1457-1461*. Affection grave d'une jambe qui apparaît chez le Roi en décembre 1457 et qui va persister chez Charles VII pendant les quatre années qui lui restent à vivre.

M. de Beaucourt (comme tous les littérateurs quand ils touchent aux choses de la médecine) fait volontiers de la pathologie de roman : il n'hésite point ici à diagnostiquer « la nature *cancéreuse* de la plaie de Charles VII » (Beaucourt, *Hist. de Charles VII*, t. VI, p. 440). L'examen de la symptomatologie et de l'anamnèse va nous permettre de fixer la nature de l'affection, très étrangère au diagnostic de M. de Beaucourt :

A. Symptomatologie. Chastellain, III, 444 : « ... Mal incurable en une jambe qui tousdis couloit et rendoit matières incessamment, qui le mettoit à fin. »

B. Anamnestiques : 1° *Anamnèse collatérale* (trois frères tuberculeux ; le dernier mort de carie tuberculeuse du rocher) ; — 2° *Anamnèse maternelle* (sur le lymphatisme et l'hérédité arthritique de l'obèse Isabeau de Bavière, voy. ci-dessus).

La symptomatologie nous indique la *carie osseuse de la jambe avec trajet fistuleux*. Les anamnestiques nous révèlent la nature *tuberculeuse* de l'ostéite, et la présence chez Charles VII de la *scrofulose sénile*. — Voir dans l'excellente monographie de Laconche, *la Scrofulose sénile*, 1880, de nombreux exemples (empruntés à la clinique de Velpeau) de manifestations osseuses identiques au cas de Charles VII comme symptomatologie et comme hérédité morbide.

§ 3. *Année 1458.* Progrès de l'affection osseuse. On est obligé de chapeler le pain de bouche du Roi (Arch. nat. KK. 51, f. 69 ; Beaucourt, VI, 439). Rapproché des accidents apparus ultérieurement chez Charles VII, ce fait est le premier indice de l'hyperesthésie des mâchoires à la pression et la preuve de la marche envahissante du processus morbide.

§ 4. Consécutivement à ce travail pathologique de la carie de la jambe pendant cette période de quatre années (1457-1461)[1], affaiblissement graduel du malade.

Dans l'espoir de la mort prochaine de son père[2], le Dau-

---

1. Beaucourt (VI, 437) : « Pour iiii aulnes toile bourgeoise delivrée à Jehan Mareschal, chaussetier et varlet de chambre du Roy nostre sire, pour fere ix chausses à laceure par derrière et une faulse porte pour servir audit seigneur à une jambe qu'il avoit malade. » (Archives, KK. 51, f. 36 v°.) — Le 3 mars 1459, on achète un quartier de fin blanchet, « pour faire audit seigneur ung chaussons jusques à my jambe. » (*Idem, f. 16.*)

2. Vaesen (I. 127). Lettre du Dauphin Louis à Mlle de Villequier. Genappe, 30 août 1460 : « Ma damoyselle, j'ai veu les lettres que m'avez escriptes. Et vous mercie de l'advertissement que m'avés fait par vozdictes lectres, et soyez seure que à l'ayde de Dieu et de nostre Dame que une fois je vous le rendray. J'ai eu semblablement des lectres du conte de Dampmartin, que je faingtz de hayr, qui sont semblables aux vostres. Je vous prie, dictesluy qu'il me serve toujours bien en la forme et maniere qu'il m'a tousjours escript par cy devant.

phin (Louis XI) recourt aux calculs des astrologues. (Chastellain, III, 446 : « Comme de long temps il avoit eu desir de regner et d'avoir couronne en teste, et encore plus maintenant pour cause que son père lui tenoit la main roide, quand ce vint que le mal de la jambe lui estoit pris et duquel on le jugeoit en peril, fit à tout lez calculer sur le mal de son père pour savoir s'il en pourroit eschapper sans mort. En quoy plusieurs laborans rapportèrent par jugement et certifièrent que non, et mirent terme prefix dedens lequel les influences de là sus demonstroient sa fin. Sy le certifièrent si très à l'estroit, et tant et tellement y adjousta foy le Dauphin qu'à peine lui sembloit la chose estre de necessité qu'ensi ce fist. »)

Facile à pronostiquer même en l'absence de texte probant, cette marche graduelle de l'épuisement nous est confirmée par la lettre des membres du Conseil du Roi adressée au Dauphin Louis quelques jours avant la mort de son père le 17 juillet 1461. Signalant au Dauphin l'aggravation soudaine de l'état de faiblesse du Roi, le rédacteur de la lettre ajoute : « Comme il nous semble il affoiblit *plus qu'il ne saouloit* » (Lettre des membres du Conseil du Roi, d. Lenglet-Dufresnoy, Commynes, II, 307.

§ 5. *État psychique*. Sur la dépression consécutive à l'état d'épuisement du Roi, cf. l'hyperémotivité de Charles VII au moment où les ambassadeurs hongrois venus à Tours, décembre 1457 (pour chercher sa fille Madeleine, fiancée au roi Ladislas de Hongrie), reçoivent la nouvelle imprévue de la mort de leur roi :

Relation allemande de l'ambassade de Hongrie (dans Beaucourt, VI, 170) : « Grande fut l'affliction qu'apporta ce message. Ce fut parmi les Français une lamentation générale. On ne voyait plus per-

---

Je penseray sur les matieres de quoy il m'a escript et bien tost il sçaura de mes nouvelles. Ma damoyselle, gectez ces lettres au feu et me faictes sçavoir s'il vous semble que je doyve gueres demourer en l'estat où je suis. Escript à Genappe le trentiesme jour d'aoust.

« Le vostre
« Loys. »

sonne dans les rues de Tours, naguère remplies de monde. Les enfants qui se rencontraient pleuraient en criant : « Hélas ! le roi Ladislas « est mort ». Le roi de France étant malade, personne n'osait lui apprendre la nouvelle. Ses conseillers, qui doutaient encore, dépêchèrent des exprès en Allemagne pour aller aux informations. Mais bientôt arrivèrent les messagers du duc Sigismond, confirmant la triste vérité. La Reine, aussitôt informée, recommanda aux ministres, à tous les officiers royaux de garder le silence, *de peur que le Roi, instruit de l'événement, ne fût frappé à mort.* »

Chastellain, III, 380 : « Sy fut avisé que ceste mort du roy Lancelot lui seroit celée encore par aucuns jours de peur qu'il n'en rechust arrière en son mal, car moult craignoient son dueil *et le démener qu'il en feroit,* et que la parversité d'une telle aventure ne lui devenist matère de mort, et pourtant lui voulurent-ils celer le meschief jusques il seroit plus fort au-dessus du danger, car encore estoit-il si foible que le jour de Noël auquel il avoit proposé de tenir estat royal, il le fit tenir par son serouge, le conte du Maine, cuidant tousjours toutevoies que la joye se continuast entre eux, ce que non, comme il appert, mais il n'en savoit riens pour cause qu'il se logeoit dehors la ville et que l'on avoit fait deffense sur peine capitale, que nul au monde ne s'avançast de lui faire semblant de riens, ne homme, ne femme, jusques il seroit heure et conclu par les seigneurs du sang, lesquels firent faire un très-bel et somptueux service en l'esglise de Saint-Martin de Tours, le XXIXe de décembre, là où furent le conte du Maine, le conte de la Marche, le conte de Dunois.... Lequel service fait à l'appartenir d'un tel prince, le mieux que l'on avoit pu, fut conclu par les seigneurs de faire savoir au roy ceste douloureuse aventure et de la lui dire ains plus tost que plus tard. Car jà le longuement demorer annuioit à ceux de l'ambassade qui considéroient eux estre venus pour nient et moqués de fortune. Sy fut avisé que messire Pierre de Breszé, grant sénéschal de Normandie, pour ce que haut chevalier estoit et homme de moult bel et plaisant langage, diroit les mots, car il savoit manier le roy mieux que nul autre. Sy lui dit l'aventure et le cas advenu, *en quoy le roy se mua très fort.* »

On voit que si l'intelligence reste intacte, la dépression morale est profonde. Ceci nous donne la mesure du coup qu'en cet état émotionnel porteront à Charles VII les intrigues du Dauphin contre lui, intrigues sans cesse renaissantes pendant les quatre dernières années de la vie du Roi, et les complots suscités par le futur Louis XI.

Section 5. — **Mort.**

§ 1. Deux versions contradictoires sur la mort du Roi

A. Au dire de tous les historiens antérieurs à M. de Beaucourt (1890), Charles VII, craignant le poison de son fils, serait volontairement mort de faim. Cette version, qui est celle de Barante, de Sismondi et d'Henri Martin, a été nettement résumée par Michelet (V, 351) : « Dans cette retraite de Brabant Louis partageait son loisir forcé entre deux choses : désespérer son père et miner tout doucement la maison de Bourgogne qui le recevait. Le pauvre Charles VII se sentait peu à peu entouré d'une force inquiète et malveillante : il ne trouvait plus rien de sûr. Cette fascination alla si loin que, son esprit s'affaiblissant, il finit par s'abandonner lui-même. De crainte d'être empoisonné, il se laissa mourir de faim. »

Médicalement, cette version a été adoptée par l'aliéniste Moreau (de Tours) qui, dans sa *Psychologie morbide* (1859, p. 557), a soutenu la théorie de la mort par inanition consécutive au délire des persécutions.

B. Dans son *Histoire de Charles VII* (1890, t. VI, p. 442), M. de Beaucourt a tenté d'établir la non-existence chez le Roi des craintes d'empoisonnement prêtées jusqu'ici à Charles VII par tous les historiens. Le Roi, selon M. de Beaucourt, est effectivement mort de faim, mais parce qu'il n'a pas *pu* manger et nullement (comme on l'a prétendu jusqu'à ce jour) parce qu'il n'a pas *voulu* manger.

Cette thèse nouvelle de la mort par inanition involontaire (avec conservation de l'intégrité mentale complète pendant la dernière période de la vie du malade) a trouvé un défenseur dans le Dr Notta qui a rédigé, à l'appui de la théorie de M. de Beaucourt, une *Consultation* insérée au tome VI (p. 457) de l'*Histoire de Charles VII*.

§ 2. Pour aborder utilement l'étude du problème historique encore inexpliqué de la mort de Charles VII, nous
laisserons provisoirement de côté :

1° Les hypothèses des historiens, aussi bien celle de
M. de Beaucourt que celle de Michelet. Si les conclusions
du dernier historien de Charles VII avaient été le résultat
d'un examen comparatif de *tous* les textes autorisés, elles
eussent constitué pour l'histoire un gain précieux. La théorie
de M. de Beaucourt ne repose malheureusement que sur des
omissions de textes ou des suppositions sans fondement. —
Dans son enthousiasme pour son héros et dans sa répugnance à admettre qu'un roi de France ait pu délirer même
momentanément, l'auteur a négligé les textes décisifs pour
la dernière période de la vie du Roi.

2° La double consultation des Drs Moreau (de Tours) et
Notta, apportant à chacune des deux théories opposées le
secours de l'argumentation clinique.

§ 3. *Symptomatologie*. État du malade à la période initiale.
Le Roi tombe malade au commencement de juillet 1461 et
meurt le 22 du même mois à l'âge de cinquante-huit ans. Il
est nécessaire pour le diagnostic de préciser l'état général du
Roi à la date du 1er juillet 1461.

A. *État somatique*. Épuisement consécutif à l'ostéite
tuberculeuse de la jambe (comme nous l'avons vu plus haut)
qui dure depuis quatre années (1457-1461). Depuis trois ans
douleurs non définies dans une mâchoire, hyperesthésie de
la mâchoire (on chapelle le pain du roi). L'état général est
un affaiblissement progressif, avoué par les membres du
conseil.

B. *État psychique*. Hyperémotivité consécutive à l'épuisement par double cause (d'autant plus décisive si l'on considère le terrain chez un dégénéré héréditaire, phobique,
scrofuleux, tuberculeux, descendant de cérébraux) : 1° par
l'ostéite, 2° par les excès génésiques du roi toujours de
plus en plus marqués à mesure qu'il avance en âge ; hyperémotivité entretenue par l'inquiétude constante où le met
son fils Louis, sans cesse occupé, de Belgique, à conspirer
contre lui.

§ 4. *Chronologie des symptômes.*

A. *Période prédélirante.* En juillet, abcès d'une mâchoire [1]; le 9 juillet on arrache au Roi une dent, on ouvre l'abcès; Charles n'éprouve aucun soulagement; son état s'aggrave. Le 17 juillet les membres du Conseil royal écrivent au Dauphin pour lui exposer la situation et prendre ses ordres:

Lenglet-Dufresnoy (Commynes, II, 307): « *Lettre sur la maladie de Charles VII.* Nostre très-redouté Seigneur, nous recommandons à vostre bonne grace, si très-humblement que plus pouvons. Plaise vous sçavoir, nostre très-redouté Seigneur, que certaine maladie est puis aucun temps en ça survenuë au Roy vostre pere, nostre souverain Seigneur; laquelle, premierement a commencée par la douleur d'une dent, dont à ceste cause il a eu la jouë et une partie du visage fort chargée, et a rendu grande quantité de matière, et a esté sa ditte dent après arrachée, et la playe curée en maniere, que tant par ce que aussi, par le rapport que les Medecins nous faisoient chascun jour, nous avions ferme esperance que brief il deust venir à guerison. Toutesfois pource que la chose est de plus longue durée que ne pensions, et que comme il nous semble il affoiblit *plus qu'il ne saouloit*, nous, comme ceux qui, après luy, vous desirons servir et obéir, avons delibéré le vous escrire et faire sçavoir pour vous en avertir, comme raison est; affin dessus tout avoir tel avis, que vostre bon plaisir sera; et vous plaise,

---

1. Beaucourt, VI, 442 : « Et questo è proceduto ad uno infirmita molto terribile che hauto il prelibato Re, fusse una massella. » Lettre de Carlo de Vrolis, podestat d'Annone, à Sforza, 30 juillet.

Beaucourt, VI, 442 : « Mori a una ora di notte, di una postema che gli vienne nella mascella. » *Cronica di Bologna* (d'après une lettre du duc de Milan), dans Muratori, t. XVIII, col. 739.

Dépêche de Camulio au duc de Milan, 20 juillet 1460 : « Imo he venuto qui persona propria, partita a li nove del presente da la Curia, chi dice el Re de Francia haver havuto mal de denti et esser guarito. L'altro di, à Brocelle, domandandome io al vescovo de Tornai che he il statutto de Bergonia, el me disse che al vero el Re de Franza havia havuto una doglia a una mascella, et che se diceva essergli apostemato le gengive da una masca. » (Dans Beaucourt, VI, 422.)

Beaucourt, VI, 442 : « Passo di questa vita de una postema che egli era venuta su una masella. » Lettre du chancelier Cico de Calabria à Otto de Caretto, ambassadeur près du Pape, 1er août.

nostre très-redouté Seigneur, nous mander et commander vos bons plaisirs, pour y obeyr de tous nos pouvoirs, au plaisir de Nostre-Seigneur, qui par sa saincte grace vous doint très-bonne vie et longue. Escript à Meun sur Evre, le dix-septiesme jour de Juillet. *Ainsi Signé* : Vos très humbles et obeyssans serviteurs : Charles d'Anjou. Guillaume Juvenel, chancellier. Jehan. Constan. A. de Laval. Amenyon Delebret. Anthoine de Chabanes. Jehan d'Estouteville. Machelin Brachet. Tanneguy du Chastel. Jehan Bureau. Guillaume Cousinot. P. Doriole. Chaligant. »

La rapidité de l'affaiblissement « *plus qu'il ne saouloit* » peut faire soupçonner chez le roi la présence de la septicémie.

B. *Période délirante.* Le 15 juillet Charles refuse de manger. Après sept jours d'abstinence il se décide à manger, mais il ne peut s'alimenter et meurt.

Nous avons ici trois témoignages décisifs qui ne peuvent être écartés :

1° Le texte du chroniqueur officiel, Jean Chartier, religieux de Saint-Denis. Ce texte est essentiel, étant donnée la position officielle de l'auteur.

Jean Chartier, *Chron. de Charles VII* (éd. Vallet de Viriville), III, 112: « L'an mil quatre cent soixante et ung, environ le commencement du moys de Juillet, fut semé certain langage par gens plains de zizanie, et disoit-on que on voulloit empoisonner le roy très chrestien Charles VIIᵉ de ce nom, luy estant à Meun sur Yèvre. De laquelle chose après qu'il fut informé, ficha tellement ledit empoisonnement en son ceur, que oncques puis n'eult joye ne santé. Mais pour ce qu'il fut adverti par ung capitaine qui moult l'aymoit, y adjousta telle foy et se desconforta tellement qu'il délaissa le mengier par l'espace de huit jours ou environ, pour ce qu'il ne s'osoit fier à nul de ses gens. Ne pour chose que ses physiciens lui dissent il ne voulloit menger ne prendre aucune réfection, et jusques à ce que ses fusiciens lui dirent que s'il ne mangoit il estoit mort. Et adonc mist paine de menger, maiz ne peult, car ses conduits estoient jà tous rettraitz. Et adonc se confessa et ordonna comme bon catholicque tel qu'il estoit doit faire. Et depuis, lui voyant sa malladie rengrégée et ses jours abrégier, receult bien et dévotement tous ses sacremens et fist ses desrenières ordonnances et laiz telz que bon lui sembla. Et ordonna à ses exécuteurs qu'il voulloit estre ensépulturé en l'église Monseigneur Saint-Denis en France, en la chappelle où son père et son grand-père sont enterrés. Ainssi finèrent les desreniers jours de ce bon roy et très victorieulx prince, le jour de la Magdeleine oudit an et moys, en ladite ville de Meun sur Yèvre. »

« *A entendre le chroniqueur officiel* », dit M. de Beaucourt. On est surpris de trouver une aussi lourde erreur de critique historique dans la bouche d'un ancien élève de l'École des chartes. C'est exactement comme si l'on disait : « A entendre le *Journal officiel* de l'Empire, les généraux français auraient capitulé à Baylen. » Pourquoi le chroniqueur officiel de Charles VII eût-il inventé cet accès de sitiophobie ? N'était-il pas plus naturel qu'il le tût, comme il avait tenté de nier les relations du Roi avec Agnès Sorel (cf. J. Chartier, *Chronique de Charles VII*, éd. Vallet de Viriville, t. II, p. 184). Donc il fallait en tenir compte [1].

2° Le récit rapporté par Commynes, et qu'il tenait de la bouche de Louis XI :

Commynes (éd. Dupont, II, 215) : « Il sçavoit que le roy Charles, son père, quant il print la malladie dont il mourut, entra en ymagination qu'on le vouloit empoisonner à la requeste de son filz, et se y mit si avant qu'il ne vouloit plus manger : parquoy fut advisé, par le conseil de ses medecins et de ses plus grans et especiaulx serviteurs, que on le feroit manger par force : et ainsi fut faict, par grant deliberation et ordre des personnes qui le servoient, et luy fut mis des coulis

---

1. M. de Beaucourt a oublié qu'on ne doit mettre en doute la véracité d'un document officiel que quand il est optimiste et favorable ; quand il est *pessimiste et défavorable*, il doit être recueilli et pesé avec soin.

Sur l'autorité de Jean Chartier, voy. le tome I de l'édition de Vallet de Viriville, p. xxix-xxxv.

en la bouche : et peu apres ceste force, ledict roy Charles mourut. Ledict roy Loys, *qui de tout temps avoit blasmé ceste façon*, etc.... »

Ce texte est capital par le côté *psychique* [1].

Nous ignorons pour quelle raison M. de Beaucourt a passé sous silence ce témoignage décisif de Louis XI, qui eût suffi à lui seul pour le diagnostic.

3° Le texte de Chastellain (sur l'autorité de Chastellain reconnue par M. de Beaucourt, voir *Hist. de Charles VII*, Introduction, p. LXIII-LXIV).

Chastellain, *Chronique*, IV, ch. xxx, p. 369 : «... Il chut en estrange maladie de la bouche, et de là en souppeçon de poison à luy préparé, par quoy volontairement et tout de gré se laissa mourir de faim. »

De même Robert Gaguin, fol. 276 : « Carolum deinde mors excepit, cum nunciatum ei fuisset, quosdam potionem apparasse, qua interiret. Ea re tam vehementer turbatum animum induit, ut dies septem totos cibo abstineret, hortantibus maxime medicis se inedia magis quam morbo affici. Sed dum edendo vitae consuluit, coercitis arteriis cum stomachus nihil cibi reciperet, absumitur. »

De même : *Additions* d'Adrien de But à la *Chronique* de Jean Brandon, éd. Kervyn de Lettenhove. Bruxelles, 1870, t. I, p. 157 : « [Rex Carolus VI[us] fantaziando loquebatur].... Eamdem maledictionem successor ejus quartogenitus filius Karolus VII[us] circa finem et horam mortis habuit, anno Domini M° CCCC° LXI°; neque verbum aliud in ore fuit quam : *Par Saint-Jean nous ne mengerons plus* [2] ! »

Thomas Basin, I, 311 : « Nec sine veneni suspicione mors ipsa continget : quod ipse adhuc aeger decumbens, saepissime

---

1. Et plus loin nous avons encore une fois le témoignage de Commynes : « Son pere Charles septiesme, qui tant avoit faict de belles choses en France, estant mallade, se mit en fantaisie que on le vouloit empoisonner, parquoy il ne voulut jamais manger. » (Commynes, éd. Dupont, II, 542.)

2. Henri Baude dans *Chron. de J. Chartier*, t. III, p. 129 : « Son serement estoit : saint Jehan! saint Jehan! »

questus fuisse dicitur. Sed et hanc suspicionem non modicum
adauxit, quod nullum aut minimum de ejus obitu dictus Del-
phinus luctum duxit, sed ei, qui primo ad se de hoc nuntium
attulit, tanquam sibi jucundissima portasset nova, donaria
dedit non contemnenda. »

De ces textes nous laisserons de côté, suivant la règle de la
pathologie historique, l'élément pathogénique toujours subjectif, pour ne conserver que l'apport symptomatique.

Contrairement aux affirmations de M. de Beaucourt, il
résulte des textes autorisés : 1° que du 15 au 21 juillet environ,
accès de sitiophobie du roi ; 2° tentative d'alimentation forcée.

      C. *Période post-délirante*. L'accès sitiophobique a pris fin.
Le Roi consent à manger. Le lendemain ou le surlendemain
il meurt. La cause immédiate de la mort nous est inconnue.
Elle ne peut ressortir à l'inanition, la durée du jeûne volontaire du Roi n'ayant pas dépassé une semaine (coupée d'ailleurs,
comme nous venons de le voir, par l'alimentation forcée).

Louis XI est muet sur le détail pathologique de cette période
terminale (« *Peu apres ceste force ledict roy Charles mou-*
rut. » Commynes II, 215). Nous avons dit ci-dessus que la rapidité anormale de l'affaiblissement du malade, dès le début de
l'affection, pouvait faire soupçonner la présence de la septicémie. De ce symptôme, caractéristique de la première période,
il faut rapprocher l'apparition, dans la dernière, d'un phlegmon occupant la région du pharynx. C'est en effet à cette date
de la maladie que le chroniqueur officiel Jean Chartier note
l'existence de l'obstruction pharyngienne : « Et adonc mist
paine de menger maiz ne peult, *car ses conduits estoient*
jà tous reltraiz » (Chartier, *Chron.*, III, 112). Cet état inflamma-
toire du pharynx nous est confirmé par les Mémoires du pape
Pie II (Eneas Sylvius) : « Sic Rex inedia maceratus et *morbo*
quodam, quem illi aiunt *in gutture provenisse*, vita excessit »
(Pii II *Commentarii*, éd. de 1614, p. 164) [1].

---

    1. Quicherat, à l'*inverse* de Beaucourt, fait *grand état* des mémoires
de Pie II, et les donne comme un modèle de style d'homme d'État, de
précision de politique d'affaires.

Dans quelle mesure ce processus phlegmoneux est-il lié chez Charles VII à la septicémie consécutive à la résorption des toxines du pus? Il est difficile de le dire aujourd'hui.

Ce diagnostic suspensif était trop modeste pour satisfaire la curiosité des contemporains. Pour eux, le roi est simplement mort de faim [1], et cette conception pathologique, aussi naïve que dramatique, a été adoptée par tous les historiens, y compris M. de Beaucourt.

§ 5. *Pathogénie.* Les textes nous ont donné la preuve : 1° que contrairement aux assertions de tous les historiens (y compris M. de Beaucourt) Charles VII n'est nullement mort de faim ; — 2° que contrairement à l'affirmation de M. de Beaucourt la mort a bien été précédée d'une période transitoire de délire sitiophobique.

Reste à déterminer la pathogénie de l'accès. Les écrivains qui croient encore au suicide de Charles VII attribuent la détermination du Roi à une cause d'ordre moral : la peur d'être empoisonné par les agents du Dauphin. C'est là de la pathologie de professeur d'histôire, et c'est l'un des devoirs de la science de substituer à ces vagues « à peu près » littéraires la conception d'un mécanisme précis.

Dans son travail sur la *Pathologie du maxillaire*, le professeur Guyon a fixé, il y a vingt-cinq ans, les rapports entre les manifestations de l'ostéo-périostite et la circulation du cerveau. Chez les enfants où la maladie revêt la forme aiguë, l'ostéo-périostite s'accompagne, en règle, de troubles cérébraux intenses (délire, convulsions, etc.). Chez l'adulte où (en dehors de l'état chronique) l'on n'observe guère que la forme subaiguë (ce qui est le cas de Charles VII), les phlegmasies du cerveau ou des méninges ne sont pas rares : le professeur Guyon a même noté chez certains scrofuleux la propagation de l'inflammation par les veines faciales aux sinus du crâne. Dans l'ostéo-périostite des mâchoires chez les ouvriers allumettiers, la mort par méningo-encéphalite (consécutive à la nécrose postérieure des os craniens) est fréquente.

---

1. Beaucourt, VI, 442 : « Passa de questa vita per mal naciutoli in bucca, il quale è devenuto a taglio, et per l'extremo dolore, non ha may potuto mangiare. » Lettre d'Abraham Ardizzi à Sforza, 4 août.

A côté de ces accidents méningitiques, il faut noter en outre chez les syphilitiques et les scrofuleux une série d'altérations aussi décisives que les précédentes au point de vue mental : je veux dire les déterminations de troubles graves du côté des fosses nasales depuis l'inflammation de la muqueuse olfactive jusqu'aux différentes formes d'ulcération. C'est dans cet ordre de symptômes qu'il faut chercher la vraie cause de l'accès délirant de Charles VII : chez certains malades cette inflammation de la muqueuse olfactive arrive à provoquer des hallucinations du goût et de l'odorat (le malade perçoit dans les aliments des odeurs et des saveurs de substances toxiques, le goût du cuivre, etc.). Chez les prédisposés ou chez les sujets en état d'épuisement nerveux, ces hallucinations olfactives ne tardent point à donner naissance à des idées d'empoisonnement. Comme il est naturel, ce délire naissant de la persécution prend corps autour de l'image qui obsède le plus habituellement le malade (sur le futur Louis XI dans le cas de Charles VII).

C'est alors que la sitiophobie fait explosion, passagère ou permanente selon l'état personnel du patient. Nous avons un exemple très classique de la première forme dans le cas du grand-duc Nicolas de Russie (frère de l'empereur Alexandre II) mort en 1893 des suites d'une ostéo-périostite du maxillaire. Consécutivement à l'inflammation, par propagation, de la région olfactive, apparition chez le malade d'un délire sitiophobique transitoire : le grand-duc accusait tous ses aides de camp de vouloir l'empoisonner. Cette poussée (ou, comme disent les cliniciens, cette « bouffée délirante ») disparut au bout de quelques jours. Ce cas que l'histoire de Russie nous fournit est l'exacte répétition de celui du roi Charles VII si complètement méconnu par le dernier historien de ce monarque dans son laborieux et si exact travail.

Les erreurs des médecins viennent de l'*omission* des *symptômes*, ce qui n'eût point eu lieu si, comme nous le disions dans l'*Introduction*, ils eussent pris la peine de passer eux-mêmes en revue tous les textes *originaux*.

Le Dr Moreau (de Tours), se fiant à Michelet, a *ignoré* l'existence de la cause *provocatrice*, la nécrose du maxillaire, et ce symptôme lui *manquant*, il a *rattaché* la sitiophobie à un délire primaire direct.

Le D' Notta, se fiant à M. de Beaucourt, a ignoré les textes décisifs de la *sitiophobie* et de l'*alimentation* forcée, et a conclu à la persistance ininterrompue de l'intégrité mentale.

Les deux médecins ont ignoré les antécédents d'Isabeau et son hérédité, indispensables à connaître pour la constitution médicale du fils.

Section 6. — Conclusions.

§ 1. En résumé, l'histoire pathologique de Charles VII, fils d'une détraquée, chargée elle-même d'hérédité des deux côtés (nous laissons de côté le père inconnu), est celle-ci :

I. Enfance normale.

II. De 1418 à la fin de 1422 immense activité militaire et morale malgré son affreuse situation (haï de sa mère, désavoué et écarté de la succession au trône, combattu par deux rois), il lutte avec énergie et fait présager un roi très actif. Action personnelle très vive (sauf quelques mois de l'été 1422 répondant à son mariage); fait preuve de grand courage, ce que reconnaît même son adversaire Henri V [1]. Le reproche de bâtardise, *loin* de le décourager, l'excite [2].

III. A la fin de 1422, à l'âge de dix-neuf ans, changement subit. Affaissement complet et inexplicable (d'autant plus qu'il est devenu roi).

a. Affaissement militaire, apathie complète, indifférence pour les défaites.

b. Affaissement moral, laisse faire ceux de ses conseillers

---

1. Le Dauphin, disait Henri V aux négociateurs (du traité de Troyes, amenant la paix entre la France et l'Angleterre), essaiera, dans l'emportement de sa bouillante ardeur (*nimio calore juvenili ductus*), de faire rompre les négociations (Relig. de Saint-Denis, VI, p. 378).

2. Cf. sa conduite à Azay-sur-Cher.

qui s'emparent du pouvoir, et laisse tuer sous ses yeux ses favoris sans protester.

c. Mélancolie, recherche la solitude, s'enferme dans des « retraites impénétrables à ses sujets[1] » (« muché et caché en chasteaulx, meschans places et manieres de petites chambrettes sans vous monstrer », dit plus tard l'évêque Juvénal[2]. Devient endormi : « Ex hoc enim ipse rex, qui per longa ante tempora, velut *somno sepultus*, obtorpuerat.... » (Basin, éd. Quicherat, t. I, l. III, p. 138); — et Juvénal (Ép. aux États d'Orléans, Ms. fr. 5022, fol. 4 v°[3]) parlant de cette époque : « Quantes fois sont venus à vous povres créatures humaines plaindre de griefves extorsions, auxquelles n'estoit donnée aucune provision ! Hélas! elles povoient bien dire : *Quare obdormis, Domine ?* Mais elles ne vous povoient esveiller.... »

Sa bâtardise, jadis un éperon pour lui, l'accable (voy. sa prière d'après Sala[4]). Il lui attribue ses défaites au lieu de les attribuer à son inertie.

A noter que, contrairement à la légende, il n'est à cette date aucunement dans les excès génésiques (qui feront de lui dans sa vieillesse le Louis XV du moyen âge), sans lui en faire d'ailleurs un mérite[5] et conclure, comme M. de Beaucourt, de sa dévotion outrée à sa fidélité conjugale, conclusion inconnue au moyen âge, témoin Louis d'Orléans, à la fois très sincèrement pieux et très débauché[6].

IV. A partir de 1429 une période de relèvement, qui au lieu d'avoir été brusque comme le croient quelques historiens (ainsi Sismondi) a été graduel, et son début coïncide avec l'arrivée de Jeanne d'Arc. Après des rechutes, le relèvement complet s'observe à partir de 1439.

---

1. Beaucourt t. I, p. 230.
2. Ms. fr. 5022, fol. 5-6 v° d. Beaucourt, t. III, p. 137.
3. Beaucourt, t. II, p. 200.
4. Texte cité dans l'Introduction, note 1 p. CCXIV.
5. On verra plus loin que ce n'était que dans la règle.
6. A. de Circourt, *Revue des questions historiques*, 1889, p. 670 « ... Le prince vraiment pieux, même dévot, malgré le dérèglement de sa vie privée (contradiction fréquente à cette époque), le catholique dévoué avant tout à la cause de l'union de l'Église... »

En somme, à la période de paresse avec débauches que les historiens admettaient avant 1439, M. de Beaucourt a substitué trois périodes : une d'activité militaire, — une d'affaissement subit et complet (1422), nullement accompagné de débauches, — une de relèvement graduel, datant de l'arrivée de Jeanne d'Arc (1429) et terminée en 1439.

Il y a, dans ce résumé de cette époque de la vie de Charles VII, une chose qui nous frappe d'abord. C'est le pourquoi de l'altération brusque de la personnalité du roi et ensuite son relèvement. Aucun des historiens de Charles VII n'a pu en donner l'explication. C'est ici que la pathologie historique intervient.

Une si profonde altération de la personnalité *psychique*, en 1422, ne marche pas sans un trouble concomitant de la personnalité *physiologique*.

Cette altération mentale remonte à l'époque du couronnement (30 octobre 1422). Or c'est quelques jours avant (le 11 octobre) que survint l'accident de La Rochelle, dont il faut examiner les conditions et les suites.

Nous savons par les témoignages des chroniqueurs que le plancher de la salle où Charles VII tenait conseil s'écroula et que les assistants furent précipités à l'étage inférieur, et beaucoup d'entre eux tués. Le Dauphin ne fut que légèrement blessé. Une chronique [1] mentionne qu'il demeura assis dans sa *chaière*, tandis que d'autres sources [2] et les propres paroles de Charles VII [3] nous confirment qu'il tomba également (« Quand *nous* cheusmes d'une salle haute en une basse »).

---

1. Cousinot, *Geste des Nobles*, éd. Vallet de Viriville, p. 187 : « Ch. cxcvi. *Aventure ou conseil tenu par le Roy à La Rochelle.* En la ville de La Rochelle ala le Daulphin régent en cellui an, et tenant illec conseil en une salle le onzième jour d'octobre, *fondi tout le bas estage et chaï en en celier*, fors seulement au droit dudit régent qui en sa chaière demoura tout assis. Là fut mort Monseigneur Jaques de Bourbon, sire de Préaux, et plusieurs y ot bleciez. »

2. Monstrelet ; — Jean Juvénal des Ursins, cités p. 65.

3. Raynal, *Hist. du Berry* (Lettres en faveur de la Sainte Chapelle), cité p. 65.

Du degré de l'intensité du choc, de sa légèreté ou de sa gravité on ne peut rien conclure[1]. Mathieu (*Neurasthénie*, p. 109-120) nous montre des gens ayant reçu un choc terrible, dont le système nerveux n'en éprouve aucune trace; d'autres au contraire restés *indemnes* aident les blessés, puis tombent malades[2]. De même la plupart des auteurs sont de l'avis que ce n'est pas la gravité de la blessure, mais bien l'émotion qui devient la cause de la maladie, et qu'il y a des cas où l'émotion a agi seule en l'absence de tout choc matériel.

De plus, le choc entraînant une fracture réelle ou une luxation est moins grave pour le système nerveux que celui qui n'entraîne pas de lésions graves[3], parce que dans ce dernier cas il n'y a pas eu de *décharge nerveuse*[4].

Riegler[5] a observé des cas de troubles nerveux chez des mécaniciens et des chauffeurs de locomotives, menacés d'un accident qui n'avait pas eu lieu. D'un autre côté, Erichsen[6] avait signalé l'immunité des voyageurs ivres ou plongés dans un profond sommeil au moment de l'accident. Vibert[7] cite le cas d'un chauffeur qui, dans un accident de chemin de fer sans importance, n'avait été atteint que de légères contusions. « Il présenta, à la suite, des troubles nerveux très prononcés », tandis que les autres employés du train, aussi légèrement blessés, sont restés indemnes.

Donc, sur quoi fonder le pronostic? Sur l'hérédité. Si l'hérédité est chargée, à la suite d'un léger choc la neurasthénie s'établit[8].

La blessure de Charles VII à La Rochelle a été légère. Nous ne savons pas au juste quelle a été la gravité du choc matériel. Le Dauphin fut-il entraîné avec sa *chaière* par l'écroule-

---

1. Blum, *De l'hystéro-neurasthénie traumatique*, p. 92; — G. Rauzier, *De la neurasthénie* (Semaine médicale, 1893, p. 514).
2. Id., *ibid.*, p. 5.
3. Id. *ibid.* p. 94.
4. Erichsen cité par Blum, *loc. cit.*, p. 94.
5. Cité par Bouveret, *La neurasthénie*, p. 241.
6. Id., *ibid.*, p. 246.
7. *La névrose traumatique*, p. 15.
8. Cf. G. Rauzier, *De la neurasthénie* (Semaine médicale, 1893, p. 514).

ment, ou resta-t-il dans celle-ci au bord de l'abîme, la terreur qu'il éprouva a dû être également grande, et partant grand le choc nerveux.

Or chez Charles VII l'hérédité est lourde (Visconti et Wittelsbach résumés dans Isabeau). Nous pouvons donc prédire pour lui les suites de l'accident : névrose traumatique (ou hystéro-neurasthénie traumatique) chez un dégénéré.

Mais ce diagnostic établi, il faut être en état de prouver qu'il a plus de valeur qu'une simple opinion subjective : il y a des stigmates qu'on doit nécessairement retrouver chez le roi.

Ces stigmates pathognomoniques sont de deux ordres : stigmates *somatiques*, qui ne s'observent pas dans tous les cas, — visuels, acoustiques, génésiques (frigidité) ; — et, plus essentiels que ceux-ci, stigmates *mentaux* (les phobies) [1].

Les premiers, s'ils se sont produits, n'étaient pas observables pour les gens de cette époque, et d'ailleurs ils sont moins importants ; mais les seconds (capitaux) étaient, s'ils existaient, très aisément observables pour les contemporains, qui devaient, suivant l'ignorance de l'époque, les prendre pour des bizarreries ou des singularités du personnage, au lieu d'y voir l'indice d'une névrose définie.

C'est en effet ce que notent les contemporains sur l'attitude de Charles postérieurement à l'accident. Il devient nettement agoraphobe, et son anthropophobie se précise (crainte de la foule [2] et de l'individu isolé), et Chastellain, qui n'a

---

1. Ch. Féré, *La pathologie des émotions*, éd. 1892, p. 520 : « M. Magnan admet que les formes les plus fréquentes de l'émotivité systématique, et en particulier les phobies, constituent des phénomènes spéciaux, des stigmates psychiques, des syndromes épisodiques de dégénérescence. » — G. Rauzier, *La neurasthénie* (Semaine médicale, 1893, p. 517) : « *Neurasthénie liée à des signes de dégénérescence héréditaire.* Le trouble psychique dominant dans cette forme de neurasthénie consiste dans la présence des phobies. »

2. Ch. Féré, *La pathologie des émotions*, éd. 1892, p. 407 : « Au début de la plupart des vésanies, on peut observer un trouble des sentiments qui se manifeste par *un penchant à la solitude, à la fuite de ses semblables.* » — Id., *ibid.*, p. 408 : « La peur des foules se manifeste sous différentes formes. Un grand nombre d'individus éprouvent une émotion extraordinaire lorsqu'il s'agit de parler en public, et présentent alors tous les signes physiques de la peur. »
C'est cette forme de la peur que Charles VII éprouve encore en

connu le roi que dans la deuxième partie de sa vie, le dépeint comme étant resté tel jusqu'au dernier jour (ci-dessus, p. 63-64).

Maintenant que par les phobies nous avons installé sur une base *solide*, et qui défie toutes les contradictions, le diagnostic névrose traumatique chez un dégénéré (ou hystéro-neurasthénie traumatique), reprenons la constatation historique de M. de Beaucourt, et nous allons donner la traduction physiologique des symptômes et de la guérison.

A. Période d'état. Consécutivement à l'accident de La Rochelle, *asthénie psychique*, indolence, apathie, plus aucun intérêt aux choses capitales, devient endormi (v. pp. 81-82). *Aboulie*, d'où favoris successifs; et le manque de volonté qu'il porte pour garantir son indépendance, il le porte pour sauver la vie de ses favoris. *Hypertrophie émotive* par absence d'inhibition, sur l'idée fixe de sa bâtardise, qui, indifférente pour lui à l'état normal, devient au contraire une graduelle obsession, au point de vouloir quitter la place (comme le neurasthénique qui veut lâcher la partie, se sentant incapable de son ancien métier [1]).

Si nous comparons ces symptômes, relevés dans les données historiques, à des cas de clinique moderne, nous y retrouverons des analogies frappantes.

Bouveret (*la Neurasthénie*, p. 274) cite le cas d'un maçon

1439 : « Et quant ilz [les États] ont esté à Orléans, à paine ont eu vostre présence, car... à grant paine avez-vous monstré vostre face ; et se ilz entroient en vostre chambre... vous vous bouliez en ung petit retraict, et on fermoit l'uys adfin que on ne parlast à vous. » Juvénal, *Épitres*, Ms. fr. 5022, f 5-6 v° (d. Beaucourt, t. III, p. 136).

1. A. Blum. *De l'hystéro-neurasthénie traumatique*, éd. 1893. p. 5 : « Les malades deviennent alors taciturnes et recherchent la solitude. Ils sont incapables de s'occuper, de quitter leur lit ou leur chaise, ils sont poursuivis par des idées noires qui peuvent aller jusqu'au suicide. Ce qui domine chez eux, c'est l'indifférence pour tout ce qui les touche, l'absence de volonté qui les rend incapables de se livrer à un travail physique ou intellectuel un peu soutenu. »

G. Rauzier, *De la neurasthénie* (Semaine médicale, 1893, p. 514) : « Mais de toutes les opérations de l'intelligence, la plus atteinte est la volition : le neurasthénique ne peut vouloir. »

tombé d'un échafaudage. La chute n'a pas été brusque et il a eu quelques secondes d'angoisse. Il n'a reçu que des contusions et pas de blessures graves. Il est devenu faible, incapable de travailler, *sombre, abattu, taciturne.* Quinze ans après, Bouveret le retrouve dans ce même état. Autre cas : une dame habitant le second étage d'une maison qui s'est écroulée, est précipitée de sa chambre dans une excavation du sol de 5 mètres de profondeur (Vibert, *la Névrose traumatique*, p. 140). Elle reçoit une blessure sans gravité, et n'a pas perdu connaissance au moment de l'accident. Au bout d'une quinzaine de jours, son état mental change rapidement. Elle devient *indifférente*, passive, hors d'état de se livrer à une occupation quelconque. Quelque temps après, elle devient d'une *émotivité* extrême, ne peut supporter *rien de ce qui lui rappelle l'accident même de très loin* [1]. (Chastellain sur Charles VII : « ne s'osoit logier sur un planchier ».)

B. Sa guérison *graduelle*. Psychothérapie par la puissante suggestion de Jeanne d'Arc. Beaucourt annonce le retour à l'activité sous le nom de « *réveil du roi* ». Les critiques (Éc. des chartes) l'ont raillé, ne comprenant pas que c'est bien d'un *réveil* qu'il s'agit, et que Beaucourt a été très bien inspiré de donner ce nom, sans savoir les causes du sommeil psychique et de l'aboulie.

La neurasthénie apparaît chez un héréditaire, en règle générale, à l'âge de quinze à vingt ans. Enfant, le malade a toujours l'apparence normale, *jusqu'à la cause occasionnelle.* Ce diagnostic explique l'affaissement moral et l'âge auquel il

---

1. Ch. Féré, *La pathologie des émotions*, éd. 1892, p. 420 : « Mais souvent la spécialisation de la crainte morbide est déterminée par un accident, qui provoque une émotion pénible dans une circonstance spéciale, dont la représentation s'associe définitivement à l'émotion. Qu'un individu prédisposé par hérédité ou dégénérescence, convenablement préparé par un état de dépression physique, éprouve une émotion pénible au milieu d'une place, cette circonstance de lieu peut s'associer si définitivement à l'émotion pénible, que la vue, la représentation de cette place pourra ramener constamment et définitivement l'émotion. »

Id., *ibid.*, p. 403 : « Pour chaque malade c'est souvent une circonstance spéciale qui détermine exclusivement l'accès d'angoisse. »

s'est produit. Il nous donne aussi la clef de sa guérison et explique pourquoi elle date seulement et précisément de Jeanne d'Arc (Voy. sur puissance de la suggestion, Mathieu, *Neurasthénie*) et comment en le rassurant sur l'idée de sa bâtardise, elle le remet peu à peu dans l'état où il était avant l'accident de La Rochelle.

Rechutes après elle. Guérison terminée en 1439, mais les phobies restent, et leur persistance indique combien le terrain était profondément dégénéré et nous prépare à la sixième époque.

V. Période brillante pendant dix ans, à part quelques « chef-tivetés » (Chastellain).

VI. Puis soudain excès génésiques, harem depuis 1449. Ces excès génésiques peuvent être effet *aussi bien que* cause, comme pour Maupassant, et indice de l'explosion d'une nouvelle déséquilibration nerveuse. A noter comme concomitance que la scrofulose qui a *dévoré ses frères* ne fait explosion chez lui qu'à cette date de la cinquantaine passée.

VII. Ostéo-périostite tuberculeuse du maxillaire. Septicémie, délire des persécutions. Sitiophobie. Mort.

LIVRE II

HÉRÉDITÉ MATERNELLE

LIVRE II

ANAMNÈSE HÉRÉDITAIRE MATERNELLE

CHAPITRE PREMIER

PREMIÈRE GÉNÉRATION

§ 1. **Robert** *dit* **le Fort**, comte d'Anjou, fondateur de la
Maison de France (né ? — † 866) ; l'arrière-grand-père et le
plus ancien ascendant connu du roi Hugues Capet.

Apparaît pour la première fois dans l'histoire le 3 avril 852
(*Illustris vir Rotbertus* dans un diplôme [1] de Charles le
Chauve, HF, VIII, 520), — et bientôt après comme *missus
dominicus* du souverain carolingien pour la Touraine, le Maine
et l'Anjou.

---

1. HF, VIII, 520. — Année 852. Diplôme de Charles le Chauve
(*Pro Majori Monasterio*). In nomine sanctae et individuae Trinitatis,
Karolus Dei gratia Rex... Notum sit omnibus sanctae Dei ecclesiae
fidelibus et nostris, praesentibus atque futuris, quia per deprecatio-
nem illustris viri Rotberti rectoris monasterii S. Martini, quod Majus
Monasterium dicitur, complacuit clementiae nostrae quasdam villas...
necnon etiam Ecclesiam S. Simphoriani supra Ligeris alveum, cum
portu utriusque ripae, etc...

Section 1. — Antécédents héréditaires.

§ 1. *Hérédité ascendante*. Père incertain, mère inconnue.

Pour justifier l'usurpation de 987, les historiographes officieux de l'ancien régime ne se firent point scrupule de transformer l'arrière-grand-père d'Hugues Capet en descendant et légitime héritier tantôt des rois Mérovingiens, tantôt des Carolingiens ou des rois Lombards. La science moderne a montré la valeur de ces tours de force historiques.

« Les maisons souveraines, écrivait en 1861 le duc d'Aumale (*Lettre sur l'histoire de France*, p. 3), ne comptent qu'un seul parvenu, leur fondateur », et dès le xᵉ siècle le chef du parti légitimiste carolingien, l'archevêque Foulques, parlant du fils de Robert le Fort devenu roi, le stigmatise comme un tyran usurpateur, simple parvenu étranger à toute parenté royale (« ... coactus sit ejus hominis, videlicet Odonis, dominatum suscipere, qui ab stirpe regia exsistens alienus, regali tyrannice abusus fuerit potestate. » Flodoard, *Hist.* l. IV, cap. v). — Si on laisse de côté les apocryphes généalogies fabriquées dans un intérêt dynastique, et qu'on se limite aux hypothèses scientifiquement discutables, on voit que les hypothèses sur l'origine du comte d'Anjou se réduisent présentement à trois :

1º Celle qui donne à Robert une origine française et fait de lui un Neustrien de race noble, fils soit d'un comte de Tours (Mabille, *Introd. aux Chron. des Comtes d'Anjou*, p. LIV, note 3), — soit d'un comte de Blois (Anat. de Barthélemy, *Origines de la Maison de France* d. *Rev. des Questions hist.* 1873, I, 108-145).

2º Celle de l'origine saxonne, soutenue par K. von Kalckstein, *Robert der Tapfere*, Berlin 1871, pages 10 et 111 ; — Id. *Geschichte des französischen Kœnigsthums unter den ersten Capetingern*, Leipzig 1877, I, 2 et 464) — et Monod (*Revue Crit.* 1873, II, 99). Le fondateur de la Maison de France ne serait autre que le fils d'un certain Witichin, étranger établi en Gaule, — homme de race germanique, dit Richer (« advena germanus », éd. Waitz, I, 5), — très probablement de condition modeste (Favre, *Eudes*, 199). Aimoin, *Miracula S. Benedicti*, II, 1, 93, ajoute qu'il était Saxon (« Robertus Andegavensis comes, *Saxonici generis* vir... »).

3° Celle de l'origine franque récemment émise par Merlet (*Mélanges Havet*, 1895, p. 97-109), qui rattache Robert le Fort à une famille noble de la *Francia Orientalis* (Guillaume, comte de Blois sous l'empereur Louis le Pieux, seigneur franc tué dans un combat en 834). — L'auteur de cette hypothèse s'appuie sur un passage des *Annales* du monastère de Xanten (Prusse rhénane) dont la rédaction remonterait à l'année 875 (c'est-à-dire à une dizaine d'années seulement après la mort de Robert le Fort) : « Igitur bellum inter Gallos et paganos geritur in Gallia, et cecidit ex utraque parte innumerabilis multitudo, ibique Ruodbertus, vir valde strenuus, *ortus de Francia*, dux Karoli, interfectus est » (Pertz, *Scriptores*, II, 232). — Dans cette théorie de Merlet la famille de Robert le Fort serait donc originaire de la région comprise entre Spire, Worms, Mayence et Francfort.

On voit qu'en dépit de cette triple hypothèse « la question de l'origine de la famille capétienne est à peu près insoluble » (Monod, *Rev. Crit.* 1873, II, 97). C'est dire que l'anamnèse héréditaire de Robert nous fera longtemps défaut. Tout au plus le biologiste pourra-t-il dégager de ces affirmations le maigre renseignement (d'ailleurs plus anthropologique que médical) de l'origine ethnique de Robert. Dans chacune de ces trois hypothèses le comte d'Anjou serait de race germanique (d'une façon sûre dans les deux dernières, et seulement probable dans la première).

§ 2. *Hérédité collatérale.* A. de Barthélemy suppose l'existence d'une sœur aînée de Robert le Fort, dont nous ignorons jusqu'au nom ; Favre (p. 110, note 1) et v. Kalckstein pensent qu'elle est plutôt une fille de Robert le Fort.

Section 2. — État somatique.

§ 1. *Antécédents physiologiques*. Pas d'autre renseignement que le surnom significatif, mais très postérieur, de *fortis* (cf. Kalckstein, *Robert der Tapfere*, p. 117, note 6). *Fortis* a en latin les deux sens, *physiologique* (robuste) et *psychique* (vaillant, courageux).

§ 2. *Antécédents pathologiques*. En 864, blessure légère dans un combat contre les Normands (Hincmar, *Annales Berliniani*, éd. Waitz, 1883, p. 74 : « Rodbertus comes Andegavensis adgrediens duos cuneos de Nortmannis qui in Ligeri fluvio residebant, unum quidem, exceptis paucis evadentibus, interfecit, et altero maiore retro superveniente, vulneratur. Unde, paucis suorum amissis, sibi secessu consuluit et post paucos dies convaluit. Anno Domini 864 »).

Sur ce traumatisme dépourvu de toute signification pathogénique cf. Dümmler, *Geschichte des ostfrænkischen Reichs*, 2ᵉ éd. Leipzig, 1887, II, 118 ; — Kalckstein, *Robert der Tapfere*, p. 93, et *Geschichte des franzœsischen Kœnigsthums unter den ersten Capelingern*, p. 16.

§ 3. *Mort*. Tué· en 866 à Brissarthe, dans un combat contre les pirates normands :

Hincmar ann. 866 (*Annales Berliniani*, éd. Waitz, 1883, p. 84) : « Nortmanni commixti Brittonibus, circiter quadringenti de Ligeri cum caballis egressi, Cinomannis civitatem adeunt. Qua depraedata, in regressu suo usque ad locum qui dicitur Brieserta veniunt ; ubi Rotbertum et Ramnulfum, Gozfridum quoque et Heriveum comites cum valida manu armatorum, si Deus cum eis esset, offendunt. Et conserto praelio, Rotbertus occiditur, Ramnulfus plagatus, cujus vulnere postea mortuus est, fugatur ; et Heriveo vulnerato, et aliis quibusdam occisis, caeteri ad sua quique discedunt. Et quoniam Ramnulfus et Rotbertus de praecedentium se vindicta, qui contra suum ordinem alter abba-

tiam Sancti Hilarii, alter abbatiam Sancti Martini praesump-
serat, castigari noluerunt, in se ultionem experiri meruerunt. »

Chronicon Sithiense (HF, VII, 269) : « Eodem anno (866)
Dani sive Normanni Galliam repetentes, Nannetis, Ande-
gavis, Pictavis et Turonis, et eorum terminos eis depopulan-
tibus, occurrentes Ranulfus Dux Aquitaniae et Robertus
Fortis Marchio Andegavensis, minus caute praeliantes occu-
buerunt, ceteri a Normannis, velut oves a lupis, acervatim
prosternuntur[1]. »

---

1. Reginon (éd. Kurze, 1890, p. 92) : « Anno dominicae incarnationis DCCCLXVII. Nortmanni ora Ligeris fluminis occupantes
Namnetensem, Andegavensem, Pictavensem atque Turonicam pro-
vintiam iterato crudeliter depopulari coeperunt. Contra quos Ruotbertus, qui marcam tenebat, et Ramnulfus dux Aquitaniae collecta
multitudine aciem dirigunt. Illi sentientes se ab exercitu insequi cum
summa acceleratione ad classem repedare contendunt ; sed cum
appropinquare insequentium multitudinem cernerent, cognoscentes
se effugere non posse quandam villam ingrediuntur, ubi se, quantum
hora permisit, communiunt. Erat autem in eadem villa basilica per-
grandis ex lapide constructa, in qua maxima pars Nortmannorum
introivit cum duce eorum nomine Hastingo. Ruotbertus et Ramnulfus
cum sociis super eos irruunt, quoscumque extra basilicam repere-
runt, absque mora trucidant. Ad ecclesiam pervenientes, cum vidis-
sent locum munitum et animadvertissent non modicam turbam paga-
norum intrinsecus latitantem, parumper deliberantes castra in
circuitu statuunt, tentoria figunt, ut in crastinum exstructis aggeribus
applicatisque machinis hostes totis viribus expugnarent ; declinabat
quippe iam sol ad occasum. Ruotbertus nimio calore exestuans,
galeam et loricam deposuit, ut aura collecta paulisper refrigeraretur ;
cumque unusquisque in positione castrorum intenderet, repente Nortmanni a munitione exiliunt et cum ingenti clamore super Ruotbertum
ac socios impetum faciunt. Sed quamvis repentini et subitanei casus
etiam fortissimos viros in bello conturbare soleant, tamen arma quam
citius corripiunt, hostes viriliter excipiunt et cedentes in basilicam
redire compellunt. Ruotbertus absque galea et lorica accurrens, cum
incautius dimicaret et inimicos ultro insequeretur, interfectus est in
introitu ipsius ecclesiae ; eius corpus iam exanime Nortmanni intrinsecus trahunt. Porro Ramnulfus, cum eminus stans eventum rei spe-
cularetur, a quodam Nortmanno per fenestram basilicae sagittae ictu
graviter vulneratus est et a suis ex certamine eductus vix triduo
supervixit. Tali infelici infortunio pugna commissa est et finita. »

Ann. Fuldenses, 867. *Mon.* de Pertz, t. I. p. 380 : « Ruodbertus
Karoli Regis Comes apud Ligerim fluvium contra Nordmannos fortiter
dimicans occiditur, alter quodammodo nostris temporibus Macha-

Section 3. — État psychique.

Pas d'autres renseignements que ceux que l'on peut induire du *curriculum vitæ* de Robert. Dans le diplôme de 852, Robert est qualifié d'*illustris*, titre qui désigne d'ordinaire un comte. Investi en 853 par Charles le Chauve des fonctions de *missus dominicus*, nous le voyons, dès 856, en révolte contre son souverain (Dümmler, *Gesch. des ost-f{\ae}nkischen Reichs*, I, 452) et s'alliant au duc de Bretagne Salomon, l'adversaire de Charles. En 861 nouvelle et fructueuse évolution de Robert : il se réconcilie avec son maître et le commandement militaire de la Neustrie est le prix de cette réconciliation[1]. Pour s'assurer la victoire contre son voisin et ancien allié le duc de Bretagne, Robert n'hésite point à acheter à prix d'argent l'appui des pirates Normands. (En 862, cette alliance avec des non-chrétiens était un acte politico-religieux aussi insolite qu'eût pu l'être deux siècles après, au temps de Pierre l'Hermite, une entente des chefs croisés avec les Sarrasins.) Les Bretons défaits, Robert se retourne contre ses alliés Normands et trouve la mort en les combattant.

En dehors de sa valeur militaire, Robert, on le voit, ne paraît avoir été ni dépourvu d'esprit d'intrigue, ni très pourvu de scrupules politiques, — toutes marques de parfait équilibre mental.

Cette alliance avec les païens Normands est peut-être de

---

baeus : cujus praelia, quae cum Brittonibus et Nordmannis gessit, si per omnia scripta fuissent, Machabaei gestis aequiparari potuissent. »

1. « Anno dominicae incarnationis DCCCLXI. Carolus placitum habuit in Compendio ibique cum optimatum consilio Rodberto comiti ducatum inter Ligerim et Sequanam adversum Brittones commendavit, quem cum ingenti industria per aliquod tempus rexit. » (Reginon, *Chronicon*, ann. 861, édit. Kurze, p. 79.)

tous les actes de Robert celui qui nous révèle le mieux le sens réaliste de l'ambitieux fondateur de la Maison de France.

« A l'origine, a très bien dit l'historien danois Worsaae, les courses des Vikings avaient, entre autres buts, celui de combattre en faveur du vieux paganisme contre le christianisme qui menaçait son existence » (Worsaae, *De Danskes Kultur*, tr. Morillot, p. 106). On peut mesurer la répugnance que durent éprouver les hommes du ixe siècle pour la trop pratique *combinazione* de Robert en voyant l'indignation qu'un demi-siècle plus tard Charles le Simple provoqua chez ses partisans les légitimistes carolingiens quand ce descendant de Charlemagne voulut, à l'imitation de Robert le Fort, solliciter le secours des Normands.

Nul doute cependant qu'au point de vue militaire cette alliance de Charles le Simple n'eût assuré la défaite de l'usurpateur Eudes et le triomphe du roi légitime. Comment ce projet vraiment politique est-il accueilli par le chef du parti de Charles, Foulques, archevêque de Reims, l'habile et délié conseiller du jeune prétendant : « Lequel de vos sujets, qui vous est fidèle comme il doit l'être (répond l'archevêque à Charles le Simple) ne serait terrifié de vous voir rechercher l'amitié des ennemis de Dieu et conclure une alliance détestable avec les païens ?... Il n'y a, en effet, aucune différence entre celui qui s'allie aux païens et celui qui, après avoir renié Dieu, adore les idoles... Croyez-moi, jamais en agissant ainsi, vous ne parviendrez au trône, car le Dieu que vous irritez vous perdra rapidement. Jusqu'ici j'avais meilleur espoir de vous ; maintenant, je vois que vous périrez avec tous vos complices, si vraiment vous voulez agir ainsi et suivre de pareils desseins... Je vous supplie, au nom de Dieu, d'abandonner ce projet, de ne pas vous précipiter, de votre plein gré, dans une mort éternelle, et de ne pas causer cette douleur à moi et à tous ceux qui vous sont fidèles selon Dieu. Il aurait mieux valu que vous ne fussiez pas né plutôt que de vouloir régner sous le patronage du diable et aider ceux que vous deviez combattre par tous les moyens. Sachez en effet que, si vous faites cela, si vous acquiescez à de semblables conseils, jamais vous ne m'aurez comme fidèle, et de plus je détournerai de vous être fidèles tous ceux que je pourrai et, avec mes

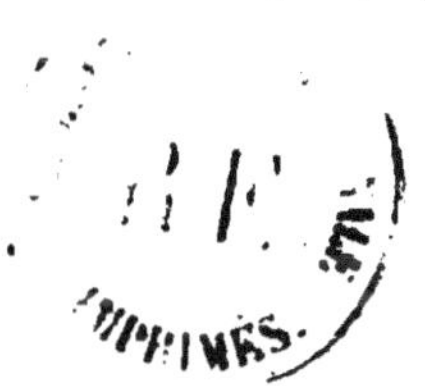

coévêques, vous excommuniant vous et les vôtres, je vous frapperai d'un anathème éternel. » (Flodoard, IV, 5, tr. Favre, *Eudes*, p. 187.)

Ces mêmes sentiments ont été fort bien mis en lumière par M. J. Petitjean dans son étude sur *Abbon l'Humble*, p. 71 : « Nous pouvons remarquer que, malgré les différences de leur physionomie, les héros du poème d'Abbon ont tous un trait dominant et commun, l'amour de la patrie et la haine du païen. A cette époque, en effet, le patriotisme était inséparable des opinions religieuses. — Se joindre aux Normands, c'était *apostasier*; les combattre, au contraire, c'était se montrer à la fois chrétien et Français!

« C'est aussi sous ce double aspect que nous apparaît Abbon. — Chrétien, nous le voyons applaudir aux massacres des Normands; il est pour eux sans pitié, et les voue tous à la marmite de Pluton. Il leur prodigue sans cesse les épithètes les plus injurieuses; il les appelle fils du diable, race de Satan, peuple de réprouvés, Gentils, païens, infidèles, buveurs de sang, bouchers, acéphales, etc., etc. Il voudrait les voir tous exterminés jusqu'au dernier, et il reproche à l'évêque Anschéric, le successeur de Gozlin, qui en avait sauvé plusieurs, de ne pas les avoir fait mettre à mort, comme c'était son devoir. — Il pousse un cri de joie lorsque cinq cents de ces malheureux sont surpris et tués par les Parisiens, furieux de voir les barbares, en dépit du traité conclu, ravager les rives de la Marne et mettre le siège devant Meaux. »

Quoique j'aie pour principe de ne citer qu'à la dernière extrémité des documents politiques pour établir la formule psychique, je suis bien obligé de recourir à cette induction pour Robert le Fort, puisque l'on manque de base.

Section 4. — Femme de Robert le Fort.

§ 1. Sur la femme de Robert, qui n'est pas fille de Louis le Débonnaire (comme on le croyait autrefois) mais probablement (cf. Kalckstein, *Geschichte d. franz. Kœnigsthums*, p. 466) sœur d'un comte Adalelm de Laon, les renseignements font défaut.

CHAPITRE II

DEUXIÈME GÉNÉRATION

PARTIE I.

§ 1. **Robert Ier**, second fils de Robert le Fort.

La date exacte de la naissance de Robert Ier nous est inconnue. Nous savons seulement qu'elle est postérieure à 860, année de la naissance d'Eudes, fils aîné de Robert le Fort (cf. Favre, *Eudes*, p. 12), — et antérieure à l'automne de 866 (date de la mort de Robert le Fort à Brissarthe), Robert Ier n'ayant point été posthume (Réginon, *Chron.* ann. 867, éd. Kurze, p. 93 : « Odo et Ruotbertus filii Ruotberti, *adhuc parvuli erant* quando pater extinctus est et idcirco non est illis ducatus commissus »).

Abbé laïque de Saint-Martin de Tours et comte de Paris (887 ? cf. Favre, *Eudes*, p. 96) ; — marquis de Neustrie (893 ? Favre *l. c.* p. 71, 96) ; duc des Francs (après 893 ? Favre, p. 97) ; élu roi de France (922) contre le roi légitime carolingien Charles le Simple (893-920), comme son frère aîné Eudes l'avait été déjà une fois contre ce même Charles le Simple alors enfant de huit ans.

SECTION 1. — Anamnèse collatérale.

§ 1. *Sœur aînée* (Voir ci-dessus, hérédité collatérale de Robert le Fort, section 1, § 2). Kalckstein croit pouvoir restituer son existence par l'indication du nom de son fils (Reginon, an. 892. « Megingandus comes » [1]).

§ 2. *Frère aîné.* **Eudes,** comte de Paris (860-898), le héros de la défense de Paris contre les Normands au siège de 885. — Duc des Francs (octobre 886; cf. Favre, p. 71). — Élu roi de France (888).

A. *Antécédents physiologiques* : «... virum strenuum, cui pre ceteris formae pulchritudo et proceritas corporis, et virium sapientiae que magnitudo inerat » (Reginon, *Chron.* ann. 888, éd. Kurze, p. 130).

B. *Antécédents pathologiques.* Pas de renseignements.

C. *Mort.* Des trois premiers princes de la Maison de France le seul qui ne soit pas mort de mort violente, — son père Robert le Fort, son frère cadet Robert Ier ayant péri l'un et l'autre les armes à la main. On sait d'ailleurs que, pour avoir été naturelle, cette mort du fils aîné de Robert le Fort n'en reste pas moins jusqu'à ce jour une énigme insoluble pour l'histoire. Des chroniqueurs carolingiens qui relatent la fin d'Eudes, l'un ignore la nature de la maladie terminale, — l'autre affirme que le roi robertien est mort fou, — le troisième qu'il a été empoisonné, — le dernier qu'Eudes a succombé à une affection fébrile.

Ce problème de la mort d'Eudes a été volontairement laissé de côté par les trois derniers biographes du premier roi de la Maison de France : Dümmler, *Geschichte des ostfränkischen Reichs* (2ᵉ éd. Leipzig 1887, III, 437), — von Kalckstein, *Geschichte des französischen Kœnigsthums unter den ersten Capetingern* (Leipzig 1877, I, 106), — Favre, *Eudes comte de Paris et roi de France* (1893, p. 193). Ils ont pensé que la solution de cette énigme ne constituait guère qu'une curiosité pathologique ressortissant aux *infiniment petits* de l'histoire médicale des Rois de France.

---

1. « Item eodem anno, mense Augusto V. Kalendas Septembr. Megingaudus comes, nepos supradicti Odonis regis, dolo interfectus est ab Alberico et sociis eius in monasterio sancti Xisti, quod vocatur Rotila. » (Reginon, *Chronicon*, ann. 892, édit. Kurze, p. 140.)

Étrangers aux disciplines biologiques, ces distingués mé-
diévistes n'ont point soupçonné qu'à cette question, — en
apparence d'intérêt si restreint, — se rattachait un second
problème, capital pour l'histoire de la lutte de la maison de
Robert le Fort contre la royauté légitime, je veux dire
l'explication rationnelle des derniers actes politiques du roi
Eudes.

Pour rendre raison de ces actes si difficiles à interpréter,
plusieurs historiens n'ont pas craint « *de dépasser* (pour
employer l'expression de Lot) *ce que nous apprennent les
sources* » et de recourir à l'emploi antiscientifique de la
critique subjective. Avant d'en venir à cette extrémité, il eût
été plus conforme à la bonne méthode : 1° de rapprocher de
la maladie terminale les actes qui précèdent immédiatement
la mort du roi; — 2° de rechercher s'il n'existe point entre ces
deux ordres de faits un lien de causalité au lieu d'un simple
rapport de succession.

Ce n'est point incidemment et à la fin d'un paragraphe consacré aux anamnestiques de Robert Ier qu'on peut procéder à
une recherche de ce genre et résoudre le double et difficile
problème de la mort d'Eudes. Pour l'étude de cette énigme
psychologique du premier roi de la Maison de France, nous
renvoyons le lecteur à la deuxième partie du présent chapitre
(p. 109).

SECTION 2. — **Anamnèse personnelle.**

§ 1. *Antécédents physiologiques.* Pas d'autre renseignement
que celui de l'extrême vigueur physique déployée par Robert
(alors âgé d'une vingtaine d'années) pendant le siège de Paris
par les Normands (885-886).

Au premier rang des comtes coiffés de ce casque à aigrette
qui a le don de terrifier les Vikings (*Cristatosque vident
cunctos,* etc... — Abbon, I, 138) figure toujours le jeune Robert
combattant au côté de son aîné Eudes :

> Arx nutat, cives trepidant, ingensque tubarum
> Vox resonat, cunctosque pavor cum turribus intrat.
> Hic proceres multi, fortesque viri renitebant :
> Antistes Gozlinus erat primus super omnes ;
> Huic erat Ebolusque nepos, mavortius abba,
> Hic Rotbertus, Odo, Ragenarius, Utto, Erilangus :
> Hi comites cuncti ; sed nobilior fuit Odo,
> Qui totidem Danos perimit quot spicula mittit.
>
> (Abbon, I, 240.)

Le 26 novembre 885, les Normands s'élancent de leurs barques
(*Nempe ruunt omnes ratibus, turrique properantes...* Id. I, 63)
à l'assaut de la tour qui ferme l'entrée du Grand Pont de la
Cité, sur la rive droite de la Seine. En tête des assiégés,
accourant pour repousser les Danois, « *rayonnent* » (nous dit
le témoin oculaire Abbon) les deux fils de Robert le Fort :

> Urbs resonat, cives trepidant, pontesque vacillant ;
> Concurrunt omnes, turrique juvamen adaugent.
> Hic comites Odo, fraterque suus *radiabant*
> Rotbertus, pariterque comes Ragenarius ; illic
> Pontificisque nepos Ebolus, fortissimus abba...
> Hic vitæ multis extrema dedere ; sed acres
> Pluribus infligunt plagas, tandemque recedunt,
> Exanimes Danos secum multos referentes.
>
> (Abbon, I, 64-75.)

§ 2. *Antécédents pathologiques*. Pas de renseignements.

§ 3. *Mort*. Tué en 923 à la bataille de Soissons, d'un coup
de lance selon Flodoard : « Commissoque praelio, multis ex
utraque parte cadentibus, Rotbertus quoque Rex lanceis per-
fossus cecidit. » (Flodoard, *Annales*. ann. 923.)

Suivant Réginon, un coup de lance fut porté à Robert dans
la bouche par Charles le Simple lui-même : « DCCCCXXII.
Suessionis inter Ruodbertum et Karolum tanta pugna commissa est, ut pene ex utraque parte victores esse viderentur.
Karolus tamen ori sacrilego Ruodberti ita lancea infixit, ut
diffissa lingua cervicis posteriora penetraret. » (Réginon,
Continuatio ann. 922.) Selon Adhémar de Chabannes, Robert
aurait eu la tête fendue par le porte-enseigne de Charles.

§ 4. *État psychique*. Il est qualifié de « vir industrius atque
audatia plurimus » (Richer, édit. Waitz, I, 14).

Section 3. — **Femme de Robert Ier.**

Béatrix de Vermandois, fille de Héribert Ier, comte de Vermandois, épouse Robert Ier.

§ 1. *Anamnèse héréditaire.* La mère de Hugues le Grand descend de Charlemagne.

Pépin, roi d'Italie, fils de Charlemagne, † 810 à Milan, d'une maladie indéterminée : « Pippinus filium ejus, regem Italiae idus Jul. de corpore migrasse. » Einhard, *Annales*, ad ann. 810 (Monum. German. p. 197). — « Pippinus rex Italiae *morbo* vitam finivit acerbo. » Poeta Saxo, *Annales*, lib. IV, 271 (Monum. German. I, p. 264) et aussi Sigebert de Gembloux, HF. V, 379.

Bernard, roi d'Italie, arrière-grand-père de Béatrice; fils naturel de Pépin, roi d'Italie, † 818. Révolté contre Louis le Débonnaire et fait prisonnier par ce dernier, il fut condamné à avoir les yeux arrachés et mourut trois jours après l'exécution de cet ordre. « Bernhardus... luminibus et vita privatur » (Nithard, II, 3). — « Tertio die post amissionem luminum Bernhardus obiit » (Thegan. *De gestis Ludovici pii*, §23). — « Anno dominicae incarnationis DCCCXVIII. Bernardus filius Pippini, rex Italiae, Aquis evocatus ad imperatorem dolo capitur et primo oculis, post vita privatur. Habuit autem iste Bernardus filium nomine Pippinum, qui tres liberos genuit, Bernardum, Pippinum et Heribertum » (Réginon, édit. Kurze, p. 73).

Pépin II, seigneur de Péronne et de Saint-Quentin, grand-père de Béatrix; fils de Bernard roi d'Italie, † ?

Père : Héribert Ier, comte de Vermandois, † 902, assassiné par Baudouin II, dit le Chauve, comte de Flandre. « Habuit autem iste Bernardus filium nomine Pippinum, qui tres liberos genuit, Bernardum, Pippinum et Heribertum; qui Heribertus Rodulfum comitem filium Balduini interfecit nostris temporibus et non multum post occisus est a Balduino, satellite Balduini fratris Rodulfi, qui Balduinus hucusque in Flandris ducatum tenet. » (Reginon, édit. Kurze, ad ann. 818, p. 73.) — (D'Arbois de Jubainville, *Hist. des comtes de Champagne*, t. I, p. 76.)

§ 2. *Anamnèse collatérale.* Frères : Héribert II, comte de Vermandois, et Peppin, comte de Senlis (Kalckstein, p. 53), sur ce dernier pas de renseignements.

Héribert II, comte de Vermandois, Ier de Troyes, 943, Épouse sa nièce, fille de Robert Ier, roi de France, et de Béatrice sa sœur. (Flodoard, *Annales*, ann. 946 et 952 ; — D'Arbois, *l. c.*).

A. *État somatique.* « Erat enim pinguissimus Heribertus », dit le *Chronicon Sithiense*, HF. IX, 78.

B. *Mort.* Des trois sources qui parlent du genre de mort de Héribert II, seul le *Chronicon Sithiense* le fait mourir de mort violente, mais cette version ne repose sur aucun document précis. Il aurait été pendu à un arbre sur l'ordre de Louis d'Outremer, fils de Charles le Simple, qui aurait ainsi vengé son père : «...Tunc rex extracto fune de sella, praecepit eum in arbore vicina suspendi ligatum sub ascellis ; cumque adhuc palpitaret pendens, rex jussit praescindi funem, sicque cadens de arbore, crepuit medius ; erat enim pinguissimus Heribertus » (*Chron. Sithiense*, HF. IX, 78).

Les deux autres sources, Richer et Raoul Glaber, s'accordent à montrer Héribert succombant à une affection cérébrale, mais ils diffèrent sur la forme et la durée de la maladie. Richer[1], avec la précision du médecin, attribue la mort à une attaque d'apoplexie foudroyante, et sa description, quoique galénique comme pathogénie (*ob superfluitatem humorum captus*), est d'une rare exactitude comme tableau symptomatique d'une affection de ce genre : « Vers le même temps, Herbert roulait

---

1. Richer, II, 37, éd. Waitz, p. 58 : « *Interitus Heriberti.* His ita sese habentibus, cum Heribertus quaeque pernitiosa pertractaret ac de quorundam calamitate multa disponeret, cum inter suos in veste preciosa sederet atque apud illos extensa manu concionaretur, maiore apoplexia ob superfluitatem humorum captus, in ipsa rerum ordinatione constrictis manibus nervisque contractis, ore etiam in aurem distorto, cum multo horrore et horripilatione coram suis inconsultus exspiravit. Susceptusque a suis, apud Sanctum Quintinum sepultus est. »

dans son esprit de pernicieux desseins, et préparait le malheur de plusieurs personnes. Mais un jour que revêtu d'un habit précieux, il siégeait au milieu des siens, et qu'il exposait son sujet, il fut frappé d'une apoplexie foudroyante, causée par une trop grande abondance d'humeur : ses doigts se fermèrent, ses nerfs se contractèrent, sa bouche se tordit vers l'oreille, et il expira subitement, entouré des siens, saisis d'horreur et d'effroi. Ils l'enlevèrent et l'ensevelirent à Saint-Quentin. » (Richer, *Histoire de son temps*, éd. Guadet, t. I, c. 37, p. 181.)

Cependant ce tableau, basé sur un diagnostic vrai, a été fait *de chic*. On ne peut demander au malheureux moine Raoul Glaber [1] la précision médicale du médecin Richer :

Raoul Glaber, édit. Prou, p. 8; liv. I, chap. 3 : « Jam enim praedictus Heribertus morte crudeli obierat; nam cum diutino excruciatus languore ad vite exitum propinquaret atque a suis tam de salute anime quam de sue domus dispositione interrogaretur, omnino nihil aliud respondebat nisi hoc solummodo verbum : « *Duodecim fuimus qui traditionem* « *Caroli jurando consensimus.* » Hocque plurimum repetens expiravit. »

Selon lui, Héribert aurait souffert longtemps; aux demandes de ses proches qui l'engageaient à penser au salut de son âme et à prendre ses dispositions dernières, il se bornait à répéter : « Nous étions douze associés par serment pour trahir le roi Charles. » Après avoir dit ces paroles, il expira.

Une partie de ce récit doit retenir notre attention, c'est celle où Raoul Glaber rapporte des paroles qu'aurait proférées Héribert avant de mourir.

Ces paroles n'ont rien d'invraisemblable dans la bouche d'un moribond, et si Héribert les a réellement prononcées, nous serons en présence d'un cas de rétramnésie (monoï-déisme).

On sait que la réminiscence à l'article de la mort, de tous les actes de la vie, ou de quelques-uns d'entre eux, est un fait qui a été souvent observé.

« Quand le *moi* est constitué par tout un passé, par de longs souvenirs, le danger subit de la mort dont on se rend compte

---

1. Sur Raoul Glaber, voir l'édit. Prou, p. viii.

fait surgir soudainement, en une vision extrêmement rapide, le passé dans la conscience. Des observations nombreuses et concordantes, recueillies auprès des faux mourants, des mourants imaginaires, sauvés d'une noyade, d'une chute de montagne, de graves blessures reçues sur le champ de bataille, constatent et confirment ce phénomène d'un défilé kaléidoscopique ou d'une vue panoramique simultanée et extrêmement rapide de nombreux épisodes bizarrement enchevêtrés, souvenirs de l'enfance et de la jeunesse, rangés simultanément devant les yeux comme dans un miroir. On croit en quelques instants revivre toute cette vie qu'on est sur le point de perdre. » (J. Bourdeau, le *Moi* des mourants, dans le *Journal des débats*, 1897, 8 juin, revue philosophique.)

« Quelquefois, dit Féré, cette représentation *panoramique* paraît comprendre presque tous les événements de l'existence ; d'autres fois, elle ne porte que *sur des épisodes* qui peuvent être sans importance. » (Féré, *Pathologie des émotions*, 1892, p. 171-173.)

A cet égard, Féré rapporte (*loc. cit.*) des observations personnelles qu'il a faites, celle-ci entre autres : « Il s'agissait, dit-il, d'un ataxique qui mourait de phtisie pulmonaire. Il avait eu plusieurs lipothymies et ne répondait plus aux interpellations ; la respiration était rare et superficielle, le pouls à peine sensible. Six ou sept minutes après une injection d'éther, le pouls s'était relevé et la respiration avait repris un peu d'énergie ; il tourne la tête vers sa femme et dit brusquement : « Tu ne la trouveras pas cette épingle, tout le parquet a été « refait », allusion à un fait qui s'était passé dix-huit ans auparavant. Cette phrase dite, la respiration s'arrêta. Ces faits, qui ne sont sans doute pas isolés, semblent indiquer que la réminiscence est un phénomène normal au moment de la mort naturelle.... Ces exemples nous montrent d'ailleurs des réminiscences brusques, spasmodiques en quelque sorte, et analogues à celles qui se produisent dans le cas de submersion ou d'aura épileptique. »

C. *État psychique.* Violent et fourbe. Il met toute sa valeur et sa fourberie au service de son beau-frère robertien et s'efforce de remettre sur la tête de Robert Ier la couronne carolingienne qui à la mort d'Eudes avait fait retour au roi légitime; après avoir aidé Robert à Soissons, où celui-ci fut tué, dans sa lutte contre Charles le Simple, il travaille et réussit à faire sacrer à la place de Robert le gendre de ce dernier, Raoul, duc de Bourgogne. Il s'empara par trahison de Charles le Simple qu'il avait attiré à Saint-Quentin et le fit enfermer à Péronne; ce malheureux prince y mourut en 929 après six années. La légende fit même du roi prisonnier un roi martyr, et du traître comte de Vermandois un bourreau : « Ann. 929. *Karolus rex Francorum sub custodia Heriberti exsul et martyr moritur* » (Sigebert, *Chronic.* HF. VIII, 312). On alla jusqu'à raconter qu'Héribert l'avait fait énerver, afin qu'il ne pût plus jamais se tenir à cheval : « Ne unquam Carolum equo insidere posset, debilitavit : qui nec multo post obiit et Perronae sepultus est » (*Chronic. Turonens.* HF. IX, 51).

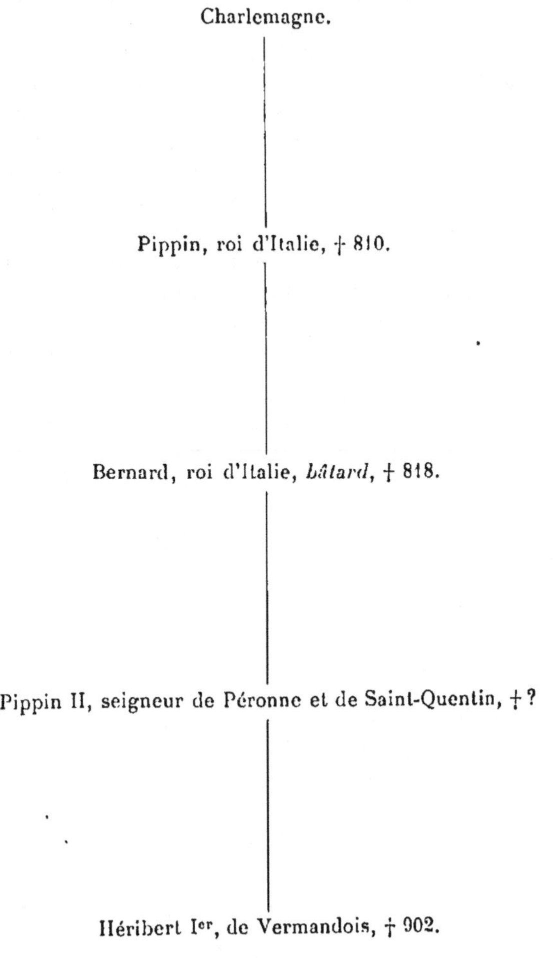

Charlemagne.
Pippin, roi d'Italie, † 810.
Bernard, roi d'Italie, bâtard, † 818.
Pippin II, seigneur de Péronne et de Saint-Quentin, † ?
Héribert Ier, de Vermandois, † 902.
Béatrix,
épouse de Robert Ier,
roi de France.
Héribert II,
comte de Vermandois,
† 943.
Pippin,
comte de Senlis.

Partie II. — Le Problème de la mort d'Eudes.

La fin du roi franc soulève un problème psychopathique également intéressant pour la clinique et pour l'histoire : « Le héros de la défense de Paris contre les Normands *est-il mort fou*, comme l'affirment certains textes carolingiens ? »

L'intérêt de cette question, nous l'avons dit, ne paraît avoir été soupçonné jusqu'ici par aucun des historiens d'Eudes. Ni Kalckstein, dans sa *Geschichte des franzœsischen Kœnigsthums unter den ersten Capetingern* (1877, p. 106) ; ni Dümmler, dans la 2ᵉ édit. de sa *Gesch. des ostfränkischen Reichs* (1888, t. III, p. 435-437), ne s'attardent à étudier l'état mental du roi. Favre, dont la récente biographie d'Eudes (1893) est si supérieure au livre de Kalckstein, ne semble pas davantage se douter de l'existence du problème.

Dans cette monographie qui (le point que nous étudions excepté) épuise le sujet, l'auteur suisse se borne à fixer brièvement la *date* de la mort du roi. Étranger comme ses prédécesseurs aux disciplines biologiques, ce distingué médiéviste reste muet, et sur la nature de la maladie terminale et sur le genre de mort d'Eudes, se privant ainsi du secours que pouvait lui apporter l'étude de l'affection finale pour fixer la formule mentale du roi franc.

Section 1. — **Les Sources.**

§ 1. Des deux ordres de textes — sources diplomatiques, sources narratives — qui forment le protoplasma de l'histoire, le premier nous fait défaut pour la maladie et la mort d'Eudes. Les sources narratives elles-mêmes sont rares et la critique des renseignements pathologiques qu'elles nous fournissent n'a point été effleurée encore.

Si on laisse de côté celles des Annales carolingiennes qui se bornent à la simple notation chronologique de l'événement, on peut diviser en deux catégories les sources relatives à la maladie d'Eudes, suivant qu'elles émanent d'écrivains médicaux ou d'annalistes étrangers aux sciences biologiques.

Ce serait faire d'ailleurs, en critique historique, une inférence erronée (est-il nécessaire de l'ajouter) que de conclure du fait de cette différence d'origine à une inégalité *a priori* de valeur probante entre ces deux ordres de documents.

A cette division en textes *médicaux* et en textes *non médicaux* correspond seulement la nécessité pour la critique d'appliquer à chacune de ces deux catégories de sources un mode distinct de traitement. Aux règles de la critique historique pure, — suffisantes pour les sources non médicales, — il est nécessaire d'ajouter pour les sources médicales la contre-vérification par les méthodes cliniques.

§ 2. *Textes non médicaux.*

Des sources de cet ordre, les unes enregistrent sans commentaire la mention, brève ou détaillée, de la maladie. Les autres, moins réservées, croient nécessaire de compliquer cette symptomatologie indécise d'un diagnostic imaginaire.

1° Les sources de la première espèce sont au nombre de deux, l'une et l'autre contemporaines de la mort d'Eudes :

A. Les *Annales* du monastère de S. Waast d'Arras. « Composées par un auteur inconnu elles ont toute l'exactitude d'annales officielles du royaume Franc de l'Ouest et sont pour le règne d'Eudes un guide absolument sûr. » (Favre, *Eudes* p. VIII.)

Sans rien apporter à la symptomatologie de l'affection, le récit de l'annaliste nous a conservé seulement quelques détails chronologiques. — *Annales Vedastini*, ann. 897-898 : « Odo vero rex venit ad quoddam castrum super fluvium Ilisam quod Fera dicitur; ibique graviter infirmari cœpit. Qui dum languor per dies singulos incresceret, omnes rogare cœpit ut Karolo servarent fidem. »

B. Le *Chronicon* du Lorrain Réginon, abbé de Prum près Trèves (t. 915). — « Contemporain d'Eudes il donne sur ce règne quelques renseignements précieux » (Favre, *Eudes*, p. x). Malheureusement pour la clinique, cet exact annaliste s'est borné à nous transmettre la simple mention de la maladie du roi : « Odo rex *egritudine pulsatur* et diem clausit extremum » (Reginon, *Chron.* éd. Kurze, p. 145).

2° La seconde espèce de sources n'est ici représentée que par le *Chronicon Sithiense* de l'hagiographe Folcuin, abbé de Lobbes (t. 990, cf. Wattenbach, I, 383). A la mention de l'affection terminale du roi ce chroniqueur ajoute un diagnostic étiologique dont nous aurons ci-dessous à rechercher la valeur et la provenance. *Chron. Sith.* (HF, IX, 73) : « Et sic Eudoni Regi multiplicatis inimicis, Franci Carolo legitimo heredi fortius adhærentes, veneno vitam Eudonis extinguere moliuntur, et complent. Eudo Rex postea venit ad quoddam castrum super fluvium Oysiam, quod dicitur Fera, ubi graviter infirmari cœpit : ubi convocans Optimates et Principes omnes Francorum, obtestatus est eos ut Carolum juvenem Regem verum et legitimum heredem in regno reciperent. Sicque mortuus est, et ad S. Dionysium delatus, ibique sepultus. »

§ 3. *Textes médicaux.*

Le médecin carolingien Richer, moine de S. Rémi (né entre 940 et 950, Monod *Rev. Hist.* 1885, XXVIII, 248), — et qui composa ses *Historiarum libri IV* un siècle après la mort d'Eudes, — nous a laissé au chap. xiii du livre I de sa Chronique, l'*observation* de la maladie du roi. Il se borne au tableau symptomatique et réserve d'ailleurs ses conclusions.

Le médecin carolingien se limite à l'affirmation d'un diagnostic purement suspensif qui nous donne le choix, comme maladie terminale, — entre un accès de folie essentielle (*mania*) — et un simple délire fébrile (*phrenesis*) concomitant d'une maladie organique (notre « délire aigu » des grandes pyrexies infectieuses, — variole, pneumonie, typhoïde, etc...) :

Richer (I, 13, éd. Waitz, p. 11) : « Quod factum Odo rex

comperiens, ab Aquitania redit. Urbemque Turonicam
petens, sanctum Martinum donis regalibus honorat. Sicque
Parisii receptus, sanctos martires Dionisium, Rusticum et
Eleutherium magnifice donat. Tandem fluvio Matrona
remenso, Belgicam ingreditur. Ac oppido receptus quod
dicitur Fara, præ nimia anxietate insomnietatem pati cœpit.
Quæ cum nimium succresceret, mentis alienationem operabatur. Superantibusque humoribus, anno regni sui decimo,
ut quidam ferunt mania, ut alii frenesi, finem vitæ accepit. »

§ 4. Quelle valeur peut-on accorder à ce texte de Richer
pour l'histoire de la maladie d'Eudes? Cette question, les
modernes historiens du roi franc (Kalckstein, Favre, etc...)
ont cru pouvoir la trancher *a priori* par l'unique secours de
la règle voltairienne et purement subjective du « *sens commun* ». Aucun d'eux n'a remarqué que toute affirmation sur
ce document soit dans un sens, soit dans l'autre, était frappée
de nullité tant qu'on n'avait point fixé le degré d'autorité que
comporte chacune des deux parties de cette « observation »
clinique, — le *tableau symptomatique* de l'affection, — l'*inférence diagnostique* qui en forme la conclusion.

La première tâche de l'historien consiste « à extraire des
documents les parcelles de vérité qu'ils renferment » (Ch.-V.
Langlois). Pour y réussir il faut traiter, suivant les règles
fixes de la critique historique, les divers ordres de textes par
des réactifs appropriés à la nature de chacun d'eux. Le fragment de minerai que nous avons à analyser ici est un document de nature *médicale*. Son étude présuppose la solution
de ces deux problèmes préliminaires :

1º L'auteur présente-t-il au point de vue technique la compétence requise ? Richer est-il en état de formuler scientifiquement une conclusion diagnostique sur un tableau symptomatique à lui présenté, tel que celui de la maladie d'Eudes ?
Ou — pour donner à la question toute son étendue — quelle
valeur le clinicien peut-il accorder aux dix-sept *observations*
médicales ainsi réparties dans la Chronique de Richer :

Livre I. Chapitres : 11 (mort d'Ingon), — 13 (mort du roi

Eudes), — 18 (mort de Winemare),— 49 (maladie du roi Raoul),
— 56 (mort du roi Charles le Simple), — 65 (mort du roi
Raoul).

Livre II. Chapitres : 37 (mort d'Héribert de Vermandois),
— 46 (mort de l'archevêque de Tours Théotilon), — 59 (maladie du médecin Derold), — 99 (maladie du roi Louis IV d'Outremer), — 103 (mort du même roi).

Livre III. Chapitres : 14 (mort de l'archevêque Artold), —
96 (mort de l'empereur Otton II), — 109 (mort du roi Lothaire).

Livre IV. Chapitres : 5 (mort du roi Louis V), — 24 (mort
de l'archevêque Adalbéron), — 94 (mort d'Eudes comte de
Chartres).

En ces 17 diagnostics ou descriptions cliniques avons-nous
affaire à un praticien autorisé, — ou à un simple amateur,
chroniqueur frotté de vagues notions pathologiques et précurseur de nos modernes *reporters* par la poursuite (et souvent par l'invention) du détail biographique intime ?

2° Le témoignage de Richer n'ayant qu'une valeur *médiate*
puisque l'auteur écrivait un siècle après l'événement qu'il
rapporte, — à quelle source a-t-il puisé les éléments de ce
tableau symptomatique de la maladie d'Eudes ?

§ 5. C'est seulement après solution de ces deux questions
préalables — compétence médicale de l'auteur, degré d'exactitude du tableau symptomatique — que l'historien pourra
se prononcer sur la valeur documentaire du texte de Richer.
Pour avoir dédaigné de s'arrêter à ces préliminaires cliniques,
— qu'ils jugeaient sans doute indifférents à l'histoire, — les
récents biographes du roi franc, von Kalckstein et Favre
après lui, ont échoué dans la recherche du problème d'Eudes.
Il n'en pouvait être autrement, la pathologie historique ne
constituant, après tout, qu'un cas particulier de la critique
du témoignage. Manquer, en ce domaine, aux règles de la
méthode médicale est manquer encore aux règles de la critique historique. Qu'est la recherche du degré de compétence
clinique de Richer sinon un chapitre banal de la critique intrinsèque, celui de l'autorité de l'auteur ? Où ranger l'examen

des sources de la symptomatologie d'Eudes sinon dans la critique de provenance ?

Section 2. — Critique intrinsèque du texte de Richer. — Ire partie : l'auteur.

§ 1. *Du degré de compétence médicale de Richer.* On peut l'établir directement par l'examen du *training* médical de l'auteur. Nous savons par Richer lui-même qu'il fit en 991 le voyage de Chartres pour étudier la médecine, sous la direction du prêtre Héribrand, à l'École cathédrale de cette ville (célèbre à cette date dans toute la Gaule par l'excellence de son enseignement médical) : « In *Aphorismis* Yppocratis vigilanter studui, apud domnum Herbrandum magnæ liberalitatis atque scientiæ virum. In quibus cum tantum prognostica morborum accepissem, et simplex egritudinum cognitio cupienti non sufficeret, petii etiam ab eo lectionem ejus libri qui inscribitur *De concordia Yppocratis, Galieni et Surani.* Quod et obtinui; cum cum in arte peritissimum, dinamidia, farmaceutica, butanica, atque cirurgica non laterent. » (Richer, l. III, cap. 50, éd. Waitz, p. 153.)

Sur l'activité scientifique des hautes écoles de Chartres au xe siècle, cf. le précieux travail de l'abbé Clerval, *Les Écoles de Chartres du* vi^e *au* xvie *siècle* (1895, p. 13-234). L'auteur note en particulier l'enseignement médical comme constituant aux temps carolingiens « une *spécialité* chartraine » (p. 25, 108).

C'est en effet de ce Montpellier de la Beauce que sortirent la plupart des médecins fameux de cette période : — l'homme d'État Fulbert, qui exerça la médecine jusqu'à son élévation au siège épiscopal de Chartres (cf. Pfister, *De Fulberti Carnotensis episcopi vita et operibus,* 1885, p. 24) ; — Jean le Sourd médecin du roi de France Henri Ier, qui fut la cause indirecte de la mort de son maître (cf. ci-dessous *Chapitre* VI) ; — saint Ive de Chartres, l'adversaire du roi de France Philippe Ier

et le conseiller de son successeur le roi Louis le Gros, etc...

La Bibliothèque nationale (L. Delisle, *Cabinet des Manuscrits*, II, 11), — la Bibliothèque municipale de Chartres (*Catalogue général des Manuscrits des Bibliothèques de France*, t. XI, Chartres, 62 et *passim*) conservent encore plusieurs manuscrits médicaux du x⁰ siècle (provenant du *Trésor* de la cathédrale de Chartres), — exemplaires qui servaient à l'enseignement au temps d'Héribrand et que « Richer a pu toucher » (Daremberg, I, 257).

Nous avons à préciser la nature des leçons reçues par Richer. Cette recherche de l'enseignement de l'école de Chartres à la date de 991 ne peut être qu'un cas particulier de l'étude de l'enseignement médical en Occident depuis la chute de l'Empire romain jusqu'à la renaissance gréco-arabe de la médecine au xiᵉ siècle. Nous aurons donc à examiner successivement : — l'enseignement médical européen pendant cette période, — l'enseignement chartrain.

§ 2. *Les écoles de médecine en Occident du* viᵉ *au* xiᵉ *siècle.* Pas de solution de continuité (moins encore en ce domaine scientifique qu'en aucun autre, de par les nécessités pratiques) entre les écoles impériales, municipales, palatines, ecclésiastiques (cathédrales ou monastiques) et enfin les universités.

Pour l'étude de l'enseignement médical pendant cette période les travaux didactiques modernes ne sont d'aucun secours. Le livre classique sur le sujet, la *Geschichte des medicinischen Unterrichts von den æltesten Zeiten bis zur Gegenwart* du Prof. Puschmann (Leipzig, 1889), est excellent pour l'époque gréco-romaine et pour les temps modernes. Le chapitre consacré à la période du haut moyen âge (P. 156-166 : « *Der Unterricht in den Klosterschulen*) n'est pas digne de l'auteur. Le médecin allemand a négligé les sources, et ses renseignements de seconde main sont inexacts. Il range par exemple Gerbert (le maître de Richer en mathématiques et en dialectique) au nombre des célébrités de l'enseignement *médical* (!) du xᵉ siècle (P. 163 : « *Manche Lehrer der Heilkunde erlangten grossen Ruf... An der bischöflichen Schule zu Reims*

*wirkte Gerbert d'Aurillac, als Pabst unter dem Namen Sylves-
ter II bekannt, eine Zeitlang als Lehrer der Medicin.* »). Dans
sa correspondance (*Epistolae Gerberti* éd. Havet, lettres 151,
169, etc...) le futur pape nous apprend au contraire qu'il ne
connaît pas l'art de guérir. (Sur ces affirmations de Gerbert
au sujet de son incompétence médicale, cf. Pfister, *Robert le
Pieux*, p. 31.) — L'éminent professeur d'histoire de la médecine nous indique, il est vrai, comme source de ses renseignements, un livre vieux de cent trente années : l'*Essai historique
sur la médecine en France* par J.-B.-L. Chomel, Paris, 1762
(Puschmann, *l. c.* p. 162, note 3). La simple étude des *Lettres*
de Gerbert lui eût sur ce point été plus profitable.

Plus utiles ici que les livres didactiques, sont les collections
de textes médicaux (et spécialement les cinq volumes de la
Collectio Salernitana, Naples, 1852) qui nous permettent de
suivre la tradition et l'enseignement de la médecine pendant
cette période du haut moyen âge. Le détail de cette histoire se
trouve presque reconstitué par les remarques des éditeurs de
ces différents textes, Henschel, Littré, Daremberg, Renzi,
Puccinotti, etc... (Il faut y joindre les utiles réflexions de
Haeser dans sa 3e édit. Iéna 1875, t. I, p. 632-650.)

Nous ne donnerons ici que l'essentiel de ces conclusions
quant aux *programmes* et aux *livres* en usage dans les écoles.

A. *Programmes.*

Dans ces écoles médicales du haut moyen âge (qu'après le
xiie siècle viendront successivement remplacer Montpellier,
Paris, Oxford, Bologne, Padoue, Naples, Valence, etc...),
l'enseignement, réduit partout, comme il est naturel, à sa plus
simple expression, comprend uniformément :

1° Un cours pratique de médecine élémentaire se bornant
aux notions essentielles de la clinique (fondée sur les seuls
livres hippocratiques), — et à un formulaire thérapeutique
sommaire (simple résumé de Dioscoride).

2° Un cours supérieur de médecine scientifique comprenant
l'étude comparative des deux grands systèmes de la métaphysique médicale antique, l'*humorisme* hippocratique (ou
dogmatisme) avec Galien, — le *solidisme* (ou *méthodisme*) avec
Soranus d'Éphèse. Rien ne nous aidera mieux à fixer le degré ,

de culture médicale de Richer que la définition de ces deux systèmes adverses.

Le *dogmatisme* galénique (le philosophe Galien fut professeur de dialectique avant d'aborder l'étude de la médecine) n'est que l'humorisme systématisé par un aristotélicien, — œuvre analogue et par la rigueur de la méthode et par la solidité de la structure à la systématisation opérée au xiiie siècle dans la théologie catholique par l'aristotélisme de S. Thomas d'Aquin.

Littré a donné du *méthodisme*, dont le grand clinicien Soranus « fut le plus important représentant », la meilleure des caractéristiques : « Galien a poursuivi à outrance l'école méthodique : il combattait le *strictum* et le *laxum*, c'est-à-dire l'astriction et le relâchement, dualité par laquelle cette école expliquait la pathologie, et qui a survécu jusqu'à ces derniers temps dans le défaut ou l'excès d'*incitabilité* de Brown, le défaut ou l'excès d'*irritation* de Broussais; il y substituait *la doctrine hippocratique des quatre humeurs, qu'il avait systématisée*. Il est inutile d'examiner qui des deux avait raison, puisque le temps et les éclaircissements qu'il amène ont démontré que les deux hypothèses, en tant qu'*hypothèses patho-* *logiques, étaient également illusoires*. Mais il faut ajouter qu'à côté et indépendamment de l'idée systématique et nécessairement métaphysique qu'elle s'était faite pour se donner une conception générale, l'école méthodique se distingua par d'excellents travaux de pathologie, par une description précieuse des maladies, et par un soin remarquable de rassembler historiquement les opinions anciennes sur chaque point. A part certains livres hippocratiques tout à fait hors ligne, tels que le *Pronostic*, le traité des *Fractures* et des *Articulations*, et certaines portions des *Épidémies*; à part aussi le livre de Galien sur les *Lieux affectés*, les œuvres de l'école méthodique priment toute l'antiquité médicale, du moins ce que nous en connaissons. Il n'est donc pas malheureux que le haut moyen âge l'ait eue pour institutrice. » (Littré, *Études sur les Barbares et le Moyen âge*, p. 268-270.)

B. *Livres*. Dans leur passage des écoles impériales aux écoles barbares, ces sources médicales — toutes grecques

— subissent une double transformation de forme et de fond :

1° Dès le vi⁰ siècle elles cessent d'être abordées dans la langue originale. Après avoir engagé ses moines à étudier la clinique dans Hippocrate, la botanique médicale dans Dioscoride, la pathogénie philosophique dans Soranus et dans Galien, Cassiodore († 562) se hâte d'ajouter pour les encourager (cf. Littré, *l. c.* p. 265) qu'ils trouveront des traductions latines de tous ces maîtres dans la bibliothèque du couvent. (Notons ici la juste remarque de Hahn au sujet de cette traduction de Soranus d'Éphèse par Cœlius Aurelianus que Cassiodore recommande dans le même passage à ses étudiants. L'original grec s'étant perdu et des traductions de Soranus celle que nous venons de citer ayant seule survécu, — l'œuvre de Cœlius Aurelianus est aujourd'hui l'unique document qui nous permette de juger, du point de vue de la clinique interne, l'œuvre du grand médecin éphésien.)

2° Le but que visait Cassiodore en favorisant ainsi l'usage des traductions latines, était de permettre aux étudiants de reporter leur temps et leur effort sur la méditation des textes eux-mêmes étudiés dans leur intégralité.

Cette étude directe et intégrale des classiques ne tarde point, à son tour, elle-même, à représenter une dépense cérébrale supérieure à la capacité d'effort des écoles mérovingiennes et carlovingiennes. Du vii⁰ au xi⁰ siècle, on conservera en apparence le programme médical traditionnel des écoles impériales (tel que nous le retrouvons dans Cassiodore) ; mais, le principe de la moindre action aidant, à l'étude directe des quatre grands classiques précités on substituera partout des manuels, des sommes, des abrégés synoptiques (*concordentiæ, synopsis*) — maigres précis scolaires dont Henschel, Renzi et Daremberg ont publié, dans les cinq volumes de leur collection, tant de lamentables spécimens.

§ 3. *Enseignement de l'école de médecine de Chartres.* Nous avons ici cinq facteurs à considérer : — le maître, — l'élève, — l'enseignement à cette date de 991, — l'effort personnel de

Richer comme étudiant, — le choix doctrinal fait par Richer
(une fois médecin) entre les seuls deux systèmes pathogéniques dont la science médicale était fonction du vi⁰ au xi⁰
siècle.

A. *Le maître*. « Vigilanter studui apud domnum Heribran-
dum magnae liberalitatis atque scientiae virum ;... cum eum in
arte peritissimum dinamidia, farmaceutica, butanica atque
cirurgica non laterent. » (Richer, IV, 50, éd. Waitz p. 153).

Richer note chez son maître le prêtre Héribrand : —l'étendue
de la science théorique (magnæ *scientiæ* virum) ; — le coup d'œil
clinique du praticien (in *arte* peritissimum) ; — la connaissance
complète (cum eum... *non laterent*) des quatre branches de la
science dénommées *dinamidia, farmaceutica, butanica, cirurgica*. Les traducteurs et les commentateurs de Richer n'ont
point manqué (en Allemagne comme en France) de rendre ici
farmaceutica, butanica par *pharmaceutique, botanique* : il
suffisait pour éviter ce contre-sens :

1° De rapprocher ce passage de Richer, du l. II, cap. 59 du
même auteur : « Quo tempore (946) Ambianensium episcopus
Deroldus ab hac vita decessit, vir spectabilis ac palatinus et
quondam et regi admodum dilectus, in arte medicinae peritis-
simus. De quo etiam fertur, quod, cum adhuc in palatio regi
serviret, a quodam Salernitano medico deceptus sit eumque
deceperit. Etenim cum uterque in arte medicinae optime posset, et iste regi potior, Salernitanus vero reginae peritior videretur, commento regis repertum est, quis eorum rerum natu-
ras magis dinosceret. Iussit etenim coram se illos consedere
convivas, causam rei penitus dissimulans ac sepe eis questiones
proponens. Quisque ut poterat proposita solvebat. Deroldus
quidem, utpote litterarum artibus eruditus, probabiliter
obiecta diffiniebat. Salernitanus vero, licet nulla litterarum
scientia preditus, tamen ex ingenio naturae multam in rebus
experientiam habebat. Regio itaque iussu cotidie consident,
ac mensa regia continue una potiuntur. Et die quadam de
dinamidiarum differentiis disputatum est ; tractatumque uberius, quid efficiat farmaceutica, quid vero cirurgica, quid
etiam butanica. At Salernitanus, etc... » (éd. Waitz p. 68).

2° D'appliquer à ces deux textes les règles de la division de

la médecine à cette date (cf. Kuehn, *De loco Celsi in praef.
male intellecto* in *Opuscula* II, 227; — Sprengel, *Gesch. der
Arzneik.* I, 540; — Hecker, *Gesch. d. Heilkunde* I, 314; —
Daremberg *l. c.* I, 199).

Richer ne parle pas plus ici de *pharmacie* que de *botanique*.
Il se borne à rappeler la division, classique au x⁰ siècle, de la
thérapeutique clinique en trois branches :

1° La médication *interne* (butanica) fondée sur l'emploi à
l'intérieur, et sous différentes formes, des plantes médicinales.

2° La médication *externe* (farmaceutica) par les *topiques*
(fomentations, épithèmes, cataplasmes, révulsifs, vésicatoires,
ventouses, etc...) appliqués *loco dolenti* par des infirmiers
spéciaux dits *pharmaceutes* analogues aux *aides* des Asclé-
piades, ou à nos modernes ventouseurs.

3° La médication *externe* par le procédé *opératoire* (cirurgica).

Le sens de la phrase de Richer est donc celui-ci : « Des
trois médications (interne, externe, opératoire) qui composent
notre arsenal clinique aucune n'avait de secret pour lui, — non
plus que l'étude comparative des effets et de la puissance
(*dinamidia*) de chacun de ces trois systèmes thérapeutiques. »

B. *L'élève.* « Né entre 940 et 950... Richer fut un des
élèves les plus assidus de Gerbert [le futur pape Sylvestre II],
lorsque celui-ci fut appelé en 972 par l'archevêque Adalbéron
à diriger l'école cathédrale de Reims. Il suivit sans nul doute
les leçons de dialectique, de rhétorique, de logique,
d'arithmétique, de musique, d'astronomie et de géométrie
dont il nous fait connaître la substance et les principales
divisions ; nous voyons en même temps par son ouvrage qu'il
prenait un intérêt tout spécial à la stratégie et à la mécanique
appliquée à l'art militaire. Cette variété de connaissances
l'avait fait remarquer par Gerbert [archevêque de Reims
depuis 991], qui l'invita à écrire l'histoire des derniers Carolingiens. » (Monod, *Rev. Histor.* 1885, XXVIII, 249.)

C'est précisément à cette date que Richer vint suivre les
cours de l'école de Chartres. En 991 il touchait à la
cinquantaine. Sans être déjà un *senex abecedarius*, cet infatigable encyclopédiste avait depuis longtemps dépassé l'âge

au delà duquel Hippocrate interdit au débutant l'accès des études médicales (cf. Hippocrate, éd. Littré t. IV, p. 640 : *La Loi*, § 3).

C. *L'enseignement*. « Unde mox equis remissis, ab urbe Meldensi puerum revocavi. Quo reducto, et omni sollicitudine amota, in aphorismis Yppocratis vigilanter studui apud domnum Herbrandum, magnae liberalitatis atque scientiae virum. In quibus cum tantum prognostica morborum accepissem, et simplex egritudinum cognitio cupienti non sufficeret, petii etiam ab eo lectionem eius libri. qui inscribitur de concordia Yppocratis, Galieni et Surani. Quod et obtinui; cum eum in arte peritissimum dinamida, farmaceutica, butanica atque cirurgica non laterent. » (Richer, IV, 50, éd. Waitz, p. 153.)

Comme il était aisé de le prévoir, ce *training* médical de Richer n'est que la banale répétition des méthodes d'enseignement en usage dans toutes les écoles d'Europe au xᵉ siècle. A Chartres — (comme à Ravenne, à York, à Saint-Gall et dans la première école anté-arabique de Salerne) — c'est toujours (on le voit) la clinique hippocratique qui fait le fonds du cours élémentaire (consacré à l'étude de la *prognose*, pronostica), — tandis que la comparaison du dogmatisme hippocratique selon Galien et du méthodisme selon Soranus compose à elle seule tout le cours supérieur de philosophie médicale.

L'enseignement d'Héribrand est un exemple de plus à l'appui de la loi de décadence de la culture médicale au xᵉ siècle, posée par Littré. Aux temps mérovingiens, Cassiodore exige encore de ses moines de faire cette étude *directement* de Soranus et de Galien ; — à l'époque carolingienne toute cette métaphysique médicale se réduit pour Héribrand (réputé le « magnae scientiae vir » du temps!) à l'étude d'un simple manuel, abrégé synoptique des deux doctrines adverses (liber qui inscribitur *De concordia Yppocratis, Galieni et Surani*).

D. *L'effort personnel de Richer*. Avec sa soif d'apprendre, de savoir, et sa culture encyclopédique, cet étudiant quinquagénaire s'impatienta vite des longueurs et du terre-à-terre du

cours élémentaire limité à l'enseignement de la pratique
hippocratique. Il lui tardait d'aborder l'étude de la médecine
scientifique et de la métaphysique médicale, réservée, comme
nous l'avons vu ci-dessus, au plus petit nombre des étudiants.
La phrase dans laquelle Richer formule les motifs de cette
impatience (« In *Aphorismis* Yppocratis vigilanter studui. In
quibus cum tantum *prognostica morborum* accepissem, et
simplex egritudinum cognitio cupienti non sufficeret, petii
etiam ab eo lectionem hujus libri, etc... ») a été, jusqu'ici,
rendue à contre-sens par tous les traducteurs ou commentateurs de Richer.

Celui-ci dit expressément : « L'étude approfondie des
Aphorismes me mit en possession des *prognostica morborum*
selon Hippocrate. Mais *cette connaissance tout élémentaire de
l'ensemble des maladies* ne pouvait suffire à mon désir
et je priai mon maître de me permettre d'aborder l'étude
plus scientifique de la pathologie dans le livre, etc... »

Dans cette phrase de Richer les deux incises *prognostica
morborum* et *simplex egritudinum cognitio* sont nettement
présentées comme équivalentes et synonymes.

Que peuvent bien être ces *prognostica morborum* d'Hippocrate signifiant ici — non une branche spéciale ou une division
déterminée de la recherche pathologique — mais au contraire
une vue d'ensemble de la pathologie, embrassant, dans une
forme élémentaire, l'étude des maladies sous tous leurs
aspects (*cognitio* egritudinum) ? Pour le savoir, il eût suffi
aux historiens d'ouvrir l'*Hippocrate* de Littré, où l'illustre
éditeur a défini avec tant d'ampleur cette doctrine fameuse
de la *prognose*, germe de tous les futurs progrès de la clinique
et qui a valu à juste titre au praticien de Cos le nom de
père de la médecine.

Au lieu de se conformer à cette règle de la méthode scientifique, les traducteurs et les commentateurs de Richer ont
fait de la pathologie de fantaisie subjective, et se sont avisés
(sans être en état d'en fournir les raisons) de traduire *prognostica* par *pronostic*; cette traduction erronée de la locution hippocratique constitue un anachronisme qui donne aussitôt à
la pensée de Richer la tournure suivante : « Je débutai par
l'étude exclusive des *Aphorismes* d'Hippocrate. Or des cinq

parties dont se compose la pathologie, — l'étiologie, la symptomatologie, le diagnostic, la pathogénie, le *pronostic*, — ce livre ne pouvait jamais me faire connaître que la *dernière*. Je demandai donc, etc... ».

Est-il nécessaire de montrer à quel degré ce contre-sens des traducteurs de Richer déforme la pensée de l'auteur ? Loin de se plaindre d'être confiné dans l'étude approfondie mais par trop spéciale d'un *seul* chapitre de la science, celui du *pronostic*, — Richer s'impatiente au contraire d'être retenu si longtemps à l'étude d'un tableau d'ensemble, superficiel et élémentaire, de toute la pathologie.

E. *Choix doctrinal de Richer*. — Des deux écoles médicales contemporaines de Richer, les cliniciens purs étaient *soranistes* ; les philosophes logiciens, plus sensibles au développement dialectique qu'au contrôle expérimental, étaient *galénistes*, c'est-à-dire aristotéliciens.

Richer ayant, comme Galien, la tare d'une longue éducation dialectique antérieure, et ayant comme lui abordé la médecine alors qu'il était déjà vieux philosophe, toutes ses préférences devaient aller à l'aristotélisme. De même de nos jours un professeur de philosophie de lycée aimera mieux lire un livre de médecine sur l'hérédité, par exemple, dans la transcription d'un autre professeur de philosophie tel que Ribot, que de l'aborder directement dans l'ouvrage d'un clinicien comme Dejerine, que celui-ci n'aura pas pris la peine de mettre à la portée d'un lecteur habitué au cadre philosophique.

Notre hypothèse se vérifie dans les tableaux symptomatologiques de Richer, où il se révèle galéniste[1].

§ 4. *Conclusion*. Des deux questions qu'avait à se poser la critique intrinsèque au sujet du texte de Richer, la première — celle qui a trait au degré de compétence médicale de l'auteur — est résolue.

---

1. M. Brachet avait étudié tous les tableaux symptomatologiques de Richer, mais il n'a pas donné à ses notes leur forme définitive (A. B.-K.).

Nous savons désormais que nous avons affaire en Richer non à un simple « laïque » friand de curiosités physiologiques, mais à un praticien ayant consciencieusement épuisé le cycle complet de l'enseignement médical de son temps.

§ 5. De cette conclusion découle aussitôt la double conséquence suivante :

A. Nous ne pouvons dès lors dénier à Richer le droit d'émettre, en toute autorité, des réflexions cliniques tant pronostiques que diagnostiques sur les symptomatologies de ses personnages (la source de chacune de celles-ci restant, bien entendu, à vérifier).

B. D'autre part, nous pouvons désormais appliquer en toute sa rigueur la méthode clinique à l'examen des descriptions pathologiques de l'auteur, — et substituer des arguments scientifiques précis aux vagues *à peu près* littéraires, dont Kalckstein et tous les historiens allemands ou français qui l'ont suivi se sont contentés jusqu'ici dans leur critique médicale de Richer.

Section 3. — Critique intrinsèque du texte de Richer. — IIe partie : les sources de l'auteur.

§ 1. Pour la commodité de la discussion, nous replaçons sous les yeux du lecteur le chapitre 13 du livre I de Richer contenant le récit de la mort d'Eudes. Ce récit qui forme la seconde partie du chapitre est imprimé ici en *italiques*.

C'est cette partie seule que nous aurons à étudier, en examinant successivement : l'autorité accordée à ce récit par les historiens qui nous ont précédés, — la structure interne du texte, — sa date et sa provenance : Richer, *Cap.* 13. — Odonis reditus ab Aquitania eiusque obitus. « I. Quod factum Odo rex comperiens, ab Aquitania redit. Urbemque Turonicam potens [892], sanctum Martinum donis regalibus honorat. Sicque Parisii receptus, sanctos martires Dionisium, Rusticum et Eleutherium magnifice donat. Tandem fluvio Matrona remenso, Belgicam ingreditur.

II. *Ac oppido receptus quod dicitur Fara, prae nimia anxietate insomnietatem pati coepit. Quae cum nimium succresceret, mentis alienationem operabatur. Superantibusque humoribus, anno regni sui decimo* [898, Jan. 1], *ut quidam ferunt mania, ut alii frenesi, finem vitae accepit.* »

Pour ne point allonger outre mesure cet examen du texte de Richer, nous supposerons connues du lecteur les motifs des conclusions suivantes admises par la science.

1° La valeur historique de la Chronique de Richer considérée dans son ensemble (Sur l'autorité fort inégale de Richer, cf. Monod, *Études sur l'histoire de Hugues Capet*, Rev. Hist. 1885, XXVIII, 248 : — Lot, *Derniers Carolingiens* 1891, p. XVII ; — Pfister, *Rev. Critique* 1891, II, p. 389-390), — et surtout :

2° La valeur historique de la partie de la Chronique de Richer consacrée à l'Histoire d'Eudes (à l'exception du chapitre XIII que nous nous réservons d'étudier ci-dessous). — Pour l'examen de ces neuf chapitres de Richer, cf. l'excellente dissertation de Favre (*Eudes* p. 231 : — Appendice IV. *De la valeur du témoignage de Richer pour l'histoire d'Eudes*).

3° La valeur historique de la *première* partie du chapitre XIII précité, où Richer déforme, en un violent raccourci, les six dernières années de la vie du roi depuis le passage d'Eudes à Tours en 892, jusqu'à son arrivée à la Fère en 897. Pour la critique détaillée de cette première partie du chapitre je renvoie le lecteur aux pages 147-192 du livre de Fabre.

§ 2. *Du degré d'autorité accordé par les historiens à la seconde partie du chapitre XIII de Richer.* On peut dire que la caractéristique commune de tous les modernes historiens du IXe siècle, — en ce qui touche ce passage du médecin rémois, — est d'avoir, à l'unanimité, passé ce texte sous silence.

L'improbation par le silence est une arme excellente dans la discussion théologique et dans la polémique diplomatique, politique ou judiciaire. Dans la critique des textes elle constitue un argument insuffisant ; le *Posui custodiam ori meo* n'a point encore trouvé place dans l'arsenal de la méthodologie historique.

§ 3. *Structure du texte de Richer*. L' « observation » d'Eudes telle que nous l'a transmise la Chronique de Richer est irréprochable au point de vue des règles de la construction clinique :

1° Elle commence par poser le tableau symptomatique dans les trois « moments » de l'évolution morbide : — *Période prodromique* (« Prae nimia anxietate insomnietatem pati coepit »), — *Période d'état* (« Quae cum nimium succresceret, mentis alienationem operabatur »), — *Période terminale* (« Superantibusque humoribus... finem vitae accepit »).

2° De cette symptomatologie traitée suivant les règles diagnostiques de la médecine carolingienne elle dégage la double hypothèse (*mania?* — *frenesis ?*) à laquelle aboutit la clinique du temps, — après épuisement des ressources (à cette date) du diagnostic différentiel.

§ 4. *Date et provenance du diagnostic*. Des deux composants, — *symptomatologie*, — *diagnostic*, — dont la juxtaposition constitue l'observation de Richer, nous pouvons déjà noter que le second est expressément donné par l'auteur comme emprunté par lui à une source antérieure (« ut *quidam ferunt* mania, ut *alii* frenesi, finem vitae accepit »).

Comme nous l'avons vu ci-dessus, M. Favre trouve difficile d'admettre que Richer n'ait pas eu sous la main, pour la rédaction de ce chapitre xiii « quelques notes contemporaines, quelques documents... » (Favre, *Eudes*, p. 233). — M. Pfister, dont on sait l'autorité en matière d'historiographie médiévale, estime de son côté que Richer a emprunté à une chronique du temps d'Eudes certains détails insérés par lui dans le chapitre précité (la date, le lieu de la mort du roi). On ne peut douter que Richer n'ait aussi puisé à cette catégorie de sources le diagnostic divergent et suspensif qu'il nous dit avoir emprunté à des documents antérieurs.

Si le *quidam ferunt* nous aide à fixer la chronologie du diagnostic, la distinction du *delirium maniacum* et du *delirium phreneticum* suffit, d'autre part, à nous révéler la provenance de cette hypothèse étiologique sur la mort du roi. Au temps d'Eudes un simple chroniqueur (*laïque*, au sens allemand du mot, en matière médicale) eût été aussi incapable de formuler ce diagnostic divergent de la *mania* et de la *frenesis* qu'en 1897 un « reporter » de construire la pathogénie d'une psychose.

En enregistrant cette double hypothèse diagnostique, l'auteur du document utilisé un siècle plus tard par Richer ne faisait que noter le souvenir d'une controverse contemporaine survenue entre les médecins d'Eudes, divisés en deux camps au sujet du diagnostic à porter sur la mort si étrange du souverain.

Quels étaient ces médecins? On peut le découvrir: 1° soit *a priori*; 2° soit *a posteriori*.

A. *A priori*. Nous savons par l'histoire de l'enseignement médical qu'il n'y avait que deux écoles médicales à cette date : les *humoristes* et les *solidistes*, ou, par les noms de leurs auteurs, les *galénistes* et les *soranistes*. On pourrait donc affirmer qu'ils n'ont pu être que l'un ou l'autre, mais cette démonstration purement dialectique n'entraîne pas la certitude et reste *indirecte*.

B. *A posteriori*. Si on rapproche les deux diagnostics émis, du tableau symptomatique, on voit que de ces deux diagnostics l'un n'a pu être formulé qu'en appliquant à la symptomatologie le système pathogénique du *galénisme*, et l'autre le système pathogénique du *soranisme*. Il devient sûr que ces deux camps de médecins étaient des *soranistes* et des *galénistes*.

§ 5. *Date et provenance du tableau symptomatique.* Toute symptomatologie est au diagnostic, dans le rapport de l'antécédent au conséquent. La conclusion ne pouvant pas, plus ici qu'ailleurs, dépasser les prémisses, un clinicien n'hésiterait pas à faire bénéficier la critique du tableau symptomatique des résultats obtenus dans l'examen de la provenance du diagnostic.

Cette inférence obtenue par la méthode clinique, nous amènerait à conclure à l'identité de date et de provenance entre les deux parties de l'*observation* de Richer, qui aurait ainsi emprunté à des sources contemporaines d'Eudes la symptomatologie de l'affection comme il avait fait pour le diagnostic.

Cette conclusion, vraie pour le clinicien, est inadmissible pour l'historien qui ne peut accorder, à l'argument *analogique* et dans le cas de Richer en particulier, qu'un très faible coefficient de probabilité.

Nous nous limiterons donc (provisoirement) aux conclusions suivantes comme résultat de l'examen intrinsèque du texte de Richer :

1. Tableau symptomatique : *de provenance médicale, date et origine inconnues.*

2. Diagnostic : *divergent, de provenance médicale mais n'appartenant pas à Richer. Date antérieure à Richer et sans nul doute contemporaine du malade.*

Cette remarque se vérifiera plus loin par l'étude directe du diagnostic carolingien : elle trouve déjà une confirmation dans l'objectivité avec laquelle Richer enregistre les deux hypothèses contradictoires que suggère la symptomatologie (nous verrons ci-dessous quelle hardiesse clinique dénote ce doute d'attente de Richer). Si ces hypothèses avaient été l'œuvre d'annalistes étrangers à la médecine, Richer (jaloux de son art comme tout clinicien, et de nature assez peu indulgent) n'eût pas manqué de railler ces imaginations des chroniqueurs et d'opposer un diagnostic ferme à cette pathologie de fantaisie.

Section 4. — Transposition de la symptomatologie carolingienne en symptomatologie moderne.

§ 1. *Symptomatologie carolingienne.* Pour appliquer utilement nos règles diagnostiques du xix⁰ siècle à cette descrip-

tion symptomatique des médecins du ixe, il faut lui faire
subir l'opération préalable de la transposition en symptomatologie moderne. Rien de plus aisé à opérer que cette traduction,
quand on a la clef du système générateur, toute médecine
dérivant d'une conception initiale de la vie et de la maladie
dont elle n'est, au point de vue nosographique et thérapeutique, que l'application.

Selon les médecins du temps d'Eudes, le roi est mort, soit
de *mania*, soit de *phrenesis*.

La *mania* est la folie essentielle, la *phrenesis*, le délire
fébrile consécutif aux grandes maladies. Dans le premier cas
Eudes a été fou ; il y a délire sous l'empire de la fièvre dans
le second.

De quel résidu symptomatique ces deux affections sont-elles
l'expression dans la doctrine pathogénique enseignée aux
médecins du ixe siècle ?

Nous avons dit que l'École, aux temps carolingiens, était
partagée entre les deux doctrines adversaires de Galien et de
Soranus.

Le diagnostic *mania* ne peut émaner d'un galéniste, puisque
l'existence du diagnostic antagoniste *phrenesis* implique, à
elle seule, l'apparition chez Eudes d'un syndrome (délire
pyrétique) exclusif de la *mania* dans la conception galénique
de cette psychose.

Le diagnostic *phrenesis* ne peut émaner d'un soraniste,
puisque l'existence du diagnostic antagoniste *mania* implique,
chez le malade, l'apparition d'un syndrome (délire apyrétique)
exclusif de la phrenesis dans la conception soraniste de ce
trouble cérébral (qui doit toujours être *pur*, c'est-à-dire sans
avoir été à aucun moment mélangé de délire sans fièvre).

De cette double impossibilité, il résulte nécessairement que
le diagnostic *mania* émane d'un disciple de Soranus, le diagnostic *phrenesis* d'un disciple de Galien.

La vraie traduction de la phrase de Richer, « Vitae finem
accepit, ut quidam ferunt mania, ut alii phrenesi », sera donc :
« Il y eut naturellement sur la mort du roi deux hypothèses
étiologiques contradictoires suivant la conception pathogénique de chacune des deux écoles médicales régnantes. Nous

savons que ceux des médecins qui se réclamaient du méthodisme de Soranus affirmèrent le diagnostic *mania* ; ceux qui
professaient la dogmatique de Galien attribuèrent au contraire la mort à la *phrenesis.* »

Reste maintenant à reconstituer à l'aide de ce diagnostic
pathogénique divergent, obtenu par la voie pathogénique, le
tableau symptomatique moderne de l'affection du roi franc
(qui y est si clairement écrit).

Le diagnostic galénique *phrenesis* indique en toute certitude la coexistence, chez le malade, de la fièvre et du délire
aigu pyrétique, — à un certain moment de l'affection. Ce
diagnostic ne laisse d'ailleurs rien préjuger quant à l'existence
ou à l'absence, chez Eudes, d'une période de délire antérieur
sans fièvre, cet antécédent étant sans intérêt pour les
galénistes, et dépourvu à leurs yeux de toute signification
clinique.

Le diagnostic soraniste *mania* va nous servir : 1° à confirmer l'assertion galénique de la présence chez Eudes d'un
état fébrile coexistant avec le délire aigu ;

2° A limiter cette phase en la précisant, puisque, grâce à ce
diagnostic, nous pouvons *silder* cette phase pyrétique en
affirmant qu'elle n'a pu être que postérieure, et nécessairement précédée d'une période de délire sans fièvre.

Le diagnostic des médecins du temps d'Eudes nous permet
donc d'affirmer chez le malade l'existence d'une affection dont
l'évolution peut être fixée chronologiquement :

Période \{ initiale. Délire apyrétique.
de fastigium. Hyperthermie. Fièvre. Délire aigu.
Mort.

Les symptômes morbides relevés chez le patient sont au
nombre de quatre et successivement dans l'ordre chronologique de leur apparition :

1° *L'insomnie* (« Prae nimia anxietate insomnietatem pati
coepit »). A cette prolongation de l'excitabilité cérébrale, la
pathologie galénique assignait des causes multiples (cf. Ber-

nard de Gordon, *Lilium medicinae*. Part. II. De passionibus capitis. Cap. 18, *De Vigiliis*) : « Causae vigiliarum sunt istae : 1. Prima causa est, sicut sunt *accidentia animae*, sicut est ira, *tristitia, sollicitudo et similia*. — 2. Secunda causa fluxus ventris. — 3. Tertia causa est febr. et earum molestationes. — 4. Quarta causa est dolor. — 5. Quinta causa est nimia claritas, etc... »

Curatio : « 1. Si vigiliae fuerint propter accidentia animae curentur cum laetitia, et ordinentur instrumenta musica et cantilenae. —2. Si fuerit ex fluxu ventris, fiat suppositorium ex opio. — 3. Si autem fuerit ex febr., curetur sicut ea quae dicta sunt capitulo *De febribus*. — 4. Si autem fuerit ex dolore, mitigetur evacuando et narcotica apponendo... »

En indiquant la *nimia anxietas* (c'est-à-dire les *accidentia animae*) comme la cause unique de l'insomnie du roi, la relation médicale du temps d'Eudes écarte *ipso facto* les autres facteurs étiologiques (*la* ou *les fièvres*, le *fluxus ventris*, la *douleur*, etc.).

2° *Alienatio mentis* (« Quae cum nimium succresceret, « mentis alienationem operabatur »). Délire consécutif à la persistance de l'insomnie et, au dire de l'auteur, provoqué par elle. On retrouve ici la théorie de Galien qui voit dans l'insomnie la cause efficiente de la folie, —alors que, pour les modernes, l'insomnie constitue seulement l'un des signes prodromiques (essentiels) de l'affection. Cet emploi du sophisme de confusion (*post hoc, ergo propter hoc*) est d'usage courant dans la médecine, toujours prête à transformer en rapports de causalité les simples rapports de succession. Laissant aux médecins leur explication pathogénique, nous nous bornerons à enregistrer la chronologie séméiologique qu'ils nous apportent, c'est-à-dire l'apparition du délire consécutivement à l'insomnie seule et sans concomitance d'aucun autre symptôme morbide.

3° *Superantibus humoribus* (finem vitae accepit). On sait que, dans le système hippocratique, l'état normal repose sur l'équilibre humoral ; la pathogénie, à son tour, dérive naturellement de cette conception fondamentale. Il y a passage de l'état physiologique à l'état pathologique (ou en termes d'école, de l'humeur *naturelle* à l'humeur *peccante*) lorsqu'il y a trouble de l'équilibre humoral, soit quantitativement, soit qualitativement :

A. *Quantitativement* (l'humeur, au point de vue qualitatif, restant *naturalis* c'est-à-dire normale). Au premier degré l'humeur se porte en excès (adventus humorum ; c'est l'*hypérémie* des modernes) vers un point déterminé du corps qui est *toujours* le *locus minoris resistentiae* (« le superflu accumulé de l'humeur se porte en règle vers les parties le plus débilitées », dit Galien, *Méthode thérapeutique à Glaucon*, II, v). Dans le cas d'Eudes, c'est au cerveau déjà frappé d'*alienatio mentis* que l'afflux humoral va se produire. — Au second degré, la *pléthore* humorale est complète (*superatio humorum*). C'est notre *inflammation cérébrale* avec ses symptômes concomitants (ascension thermique, fièvre, délire, etc...).

B. *Qualitativement*. C'est l'altération humorale (*cacochymia*), d'où la purulence, la malignité, etc... De même qu'à l'altération quantitative la thérapeutique opposait la saignée, à l'altération qualitative elle opposait la purgation. Le symptôme d'altération humorale qualitative n'est pas en question dans l'étude pathologique du roi franc.

4° Consécutivement à l'hyperthermie et à l'état fébrile concomitant, *délire aigu qui emporte le malade* (« ut quidam ferunt mania, ut alii frenesi ». L'état délirant étant également symptomatique des deux affections, nous ne retenons ici que le symptôme, nous réservant de fixer plus loin le diagnostic différentiel du *delirium maniacum* et du *delirium phreneticum*). Pour le rapport exact de l'hypérémie à la manie, cf. la remarque de Soury (*Fonctions du cerveau*, 2° éd. p. 374). .

§ 2. *Symptomatologie moderne*. Nous avons réduit au dénominateur commun de la séméiologie moderne la symptomatologie galénique. Il ne reste plus qu'à opérer sur le cas du roi Eudes comme nous le ferions sur celui d'un malade contemporain et, procédant à l'examen du patient selon les règles habituelles de la clinique, à considérer successivement : 1° le malade ; — 2° la maladie.

A. *Le malade.* Pas de renseignements. Anamnestiques héréditaires nuls (père, frère tués à l'ennemi ; mère inconnue). — Les antécédents personnels font défaut.

B. *La maladie.* Le roi tombe malade à la Fère sur l'Oise, non loin de Laon, et meurt le 1er janvier 898.

La maladie peut être divisée en quatre périodes : — 1. Inquiétude et tristesse extrêmes avec insomnie concomitante. — 2. Aggravation de l'insomnie. — 3. Délire apyrétique. — 4. Délire aigu fébrile et mort.

§ 3. *Diagnostic.* Ce tableau clinique fixe le diagnostic. Le doute n'est plus possible entre la manie aiguë et le délire fébrile.

Si le malade avait survécu à l'accès, le diagnostic (en cas de non-guérison) eût été basé — pour la manie, sur le passage à la chronicité avec formes maniaques et rémissions, — pour le délire fébrile, sur la disparition de l'hyperthermie et sur la transformation du délire aigu en psychose à confusion mentale, du type des psychoses post-infectieuses (l'*amentia* ou l'*asthenische Verwirrtheit* des Allemands).

Au cas où, comme Eudes, le malade succombe dans l'accès le diagnostic différentiel se base sur l'évolution des symptômes.

	Manie aiguë.	Délire fébrile.
Période prodromique.	Insomnie persistante (inquiétude, tristesse).	Troubles somatiques spéciaux (pneumonie, fièvre typhoïde, méningite, etc.). Fièvre.
Période délirante d'état.	Délire apyrétique.	Aggravation des troubles somatiques. Délire pyrétique.
Période délirante terminale.	Fièvre. Délire aigu. Mort.	Troubles somatiques. Délire pyrétique. Mort.

La comparaison de ce schéma et de la symptomatologie relevée au § 2, nous permet d'affirmer que le roi franc a succombé à un accès de folie aiguë. Ce fait, qui doit prendre place désormais dans l'histoire de la Maison de France, ne sera pas inutile aux historiens de la période carolingienne pour éclaircir plus d'un point obscur de la biographie d'Eudes.

Nous avons assuré le diagnostic : reste à fixer l'étiologie de ce délire maniaque. La *nimia anxietas* invoquée par Richer n'a tout au plus que la valeur d'une cause occasionnelle ou provocatrice (si même cette *anxietas* n'est pas simplement un signe prodromique, avant-coureur habituel ou premier effet de l'affection). Quant à la cause *véritable* qui est, aux yeux de l'aliéniste, la cause atavique prédisposante, nous sommes condamnés à l'ignorer tant que l'anamnèse héréditaire continuera de nous faire défaut.

§ 4. *Le diagnostic moderne et les diagnostics carolingiens.* C'est ici que va nous servir l'éducation de Richer chez Héribrand, qui nous donnera la clef de ce *diagnostic suspensif.* Possible au x⁰ siècle, il eût été impossible à partir du xı⁰, où le triomphe du galénisme par l'influence arabe a amené l'oubli du principe de Soranus.

Ignoré de la médecine mentale jusqu'à la fin du xvııı⁰ siècle, et entrevu par Esquirol, le rôle du délire fébrile dans la manie aiguë n'a été définitivement établi que par l'ancienne école de la Salpêtrière (Morel, Falret, Baillarger) et l'école somatique allemande (Jacobi, Griesinger, etc...). C'est la découverte de ce symptôme qui nous a permis de fixer la nature de l'affection d'Eudes. Les psychiâtres du ıx⁰ siècle, enserrés dans les formules de la pathologie galénique, ne pouvaient qu'échouer dans le diagnostic de la maladie du roi.

Hippocrate avait déjà esquissé la distinction de la *mania* et de la *phrenitis*. C'est Galien qui, le premier, eut le mérite de classer les délires en *idiopathiques* (mania) et en *sympathiques* (phrenitis, phrenesis). Cette division était excellente et elle a survécu, mais Galien eut le tort de fonder (et d'affirmer contre Soranus) le diagnostic différentiel de la *mania* et de la *phrenitis* sur un seul symptôme, celui de l'évolution thermique, distinction dont la clinique moderne devait montrer l'insuffisante étroitesse : « On dit qu'un homme est pris de *manie* (μαίνεσθαι) quand il a du délire *sans fièvre*, mais qu'il a le φρενῖθις quand il a de la fièvre. » (Galien, *In Hippocr. Prorrhetic. Comment.*, éd. Kuehn, I, 492.)

Adopté par l'École de Salerne puis par les Arabes, ce faux principe de Galien, que tout délire fébrile est *ipso facto* étranger à la *mania*, a dominé toute la médecine du moyen âge (le grand maître de la pathologie interne au xive siècle, Bernard de Gordon, dit très nettement dans son *Lilium medicinae*, p. 202, 316 : « *Mania* corruptio animi sine febre.... *Phrenesis* signa : alienatio, febris continua »).

Quant au diagnostic *mania*, il était sans base pour l'époque. Ses tenants ne pouvaient justifier de l'apyrexie que pour la période initiale du délire, et ils durent être, à bon droit, taxés de légèreté, puisque leur diagnostic éludait (faute de pouvoir en rendre compte) les deux symptômes capitaux de la mort et du délire pyrétique aigu qui l'avait précédée. Nul comme vertu démonstrative, ce diagnostic reste néanmoins pour nous très précieux par la séméiologie qu'il invoque. Il confirme indirectement les données de la symptomatologie, en ajoutant une preuve nouvelle à l'existence chez le malade d'un délire initial apyrétique.

La médecine galénique concluait, on le voit, de l'identité des symptômes à l'unité étiologique : « La *phrenesis* étant caractérisée par le délire fébrile, tout délire fébrile relève de la *phrenesis* ». Ce sophisme de conversion était sans réplique au ixe siècle. Les médecins carolingiens ne pouvaient prévoir que, mille ans plus tard, un Claude Bernard viendrait affirmer, à l'encontre de Galien, qu' « en pathologie, malgré la multiplicité des causes, la nature n'a à sa disposition qu'un petit nombre d'effets ou de réactions morbides, c'est-à-dire de symptômes ».

Cette condamnation de la pathologie générale galénique (cf. sur ce point les observations de Nicaise, *Introduction à Guy de Chauliac*, et de Hahn, *Not. s. Galien*) eût étonné Richer. On ne peut toutefois s'empêcher de rendre justice au sens médical dont il fait preuve dans ce diagnostic de la maladie d'Eudes. L'élève d'Héribrand était trop rompu à la méthode clinique pour ne pas être frappé du fait que chacune des deux hypothèses, *mania* ou *phrenesis*, était obligée d'abandonner un résidu symptomatique (le délire pyrétique dans le premier cas, — le délire apyrétique dans le second) dont aucun des deux diagnostics ne parvenait à rendre compte. De là le doute d'attente que Richer exprime dans sa chronique, doute dont on mesurera la hardiesse si l'on songe qu'en posant ce diagnostic suspensif Richer rompait avec les maximes de la science galénique, et qu'il osait contester l'axiome, indiscuté dans l'école, que « le délire fébrile est pour la *mania* le signe négatif *pathognomonique* ».

Cette objectivité unique dans l'œuvre si partiale, passionnée et anti-scrupuleuse du médecin rémois révèle encore autre chose qu'une perspicacité de clinicien : comme galéniste, Richer ne pouvait que repousser l'aliénation mentale d'Eudes; — comme politique et *légitimiste*[1] rancunier, il eût été heureux de pouvoir adopter l'opinion de la folie du roi, usurpateur, aux yeux du carolingien Richer, du trône de Charlemagne aux dépens de l'héritier légitime Charles le Simple (dont il fait un portrait si flatteur, I, 14). Mais l'*invidia medicorum pessima* eût rendu ceci impossible et humiliant.

S'il eût fabriqué ou *même retouché* la symptomatologie, il l'eût sûrement fait dans le sens de sa rancune, c'est-à-dire de l'établissement d'un diagnostic *galénique* de la folie. Pour cela il lui eût suffi de garder le délire final, en enlevant le concomitant fébrile du dernier moment.

Donc la symptomatologie n'est pas de lui, et il a *tout* pris dans la chronique de 898.

§ 5. *Comparaison du diagnostic moderne avec les versions des chroniqueurs autres que Richer.* Reste à passer en revue les autres chroniqueurs que nous avions intentionnel-

---

1. Il ment au profit de Charles le Simple relativement à l'issue de la bataille de Soissons (I, 46). Alors même qu'il donne à Charles de Lorraine le nom de *tyran*, il souligne la légitimité de sa cause et dit que Hugues Capet avait *conscience* d'avoir agi *criminellement* et *contre tout droit* en écartant Charles de Lorraine du trône pour s'en emparer lui-même (IV, 37-39).

lement laissés de côté au début de cette discussion comme étrangers à l'art médical.

Ces sources narratives se partagent en deux catégories :

A. Les chroniques (telles que les *Annales Vedastini*, le *Chron.* de Reginon, etc...) qui, muettes sur la symptomatologie et l'étiologie, se bornent à la simple mention de la maladie du roi, — soit que ces annalistes aient manqué de renseignements pathologiques, — soit que leur attention n'ait point été attirée par la nature si banale de l'affection d'Eudes, telle que la diagnostiquait la médecine classique du xie siècle (simple délire consécutif à une affection fébrile).

B. Le *Chronicon Sithiense* de Folcuin (HF, IX, 73), qui conclut à l'empoisonnement : « Et sic Eudoni regi multiplicatis inimicis, Franci Carolo legitimo heredi fortius adhaerentes, veneno vitam Eudonis extinguere moliuntur et complent... » Comment concilier cette intoxication avec l'accès de délire aigu auquel succomba le fils de Robert le Fort ?

Les seules substances en état de produire l'aliénation mentale suivie de mort sont les solanées vireuses (belladone, datura stramonium, jusquiame, etc...). Mais ce délire toxique est immédiatement consécutif à l'absorption du poison, très violent, sans prodromes d'aucune sorte, bientôt suivi de vomissements, de refroidissement des extrémités et d'un coma mortel. Aucun de ces symptômes ne correspond au tableau clinique de la maladie d'Eudes (cf. § 2).

Était-il nécessaire de faire, à l'assertion de Folcuin, l'honneur d'une réfutation toxicologique en règle ? Cette affirmation de l'empoisonnement (que nous retrouverons invariablement à l'occasion de chacun des personnages historiques cités dans ce volume) doit sa naissance à deux causes également puissantes chez le vulgaire : le besoin du merveilleux et la haine de l'agnosticisme. Ce phénomène psychologique reste d'ailleurs aussi vivace au xixe siècle qu'au xe (cf. la mort du général Skobeleff, celle du général de Miribel ; voir les journaux français d'août 1893, etc...).

Section 5. — Application de la pathologie d'Eudes à l'étude des points inexpliqués de l'histoire d'Eudes.

§ 1. Nous avons montré comment, de la définition précise de la formule de l'éducation médicale de Richer, on éclaircit son diagnostic sur la mort d'Eudes et ses causes, et comment on arrivait à prouver qu'on avait eu *affaire à la folie.*

Dans la conclusion de sa biographie d'Eudes, M. Favre note que les deux derniers actes politiques de la vie du roi restent, jusqu'à ce jour, sans explication suffisante, à savoir :

1º Le « honteux traité » signé par Eudes, quelque temps avant sa mort, avec les Normands.

2º La prière faite par lui à ses fidèles, pendant sa dernière maladie, de reconnaître comme roi, après sa mort, son compétiteur, le prétendant carolingien Charles le Simple. (On sait que, dix ans auparavant, à la déposition de l'empereur Charles le Gros, l'aristocratie franque avait élevé à la dignité royale le héros de la défense de Paris, par manière de protestation contre la lâcheté dont le Carolingien avait fait preuve dans la lutte avec les Normands.)

Voici en quels termes M. Édouard Favre énonce les inconnues de ce double problème psychologique qu'il s'avoue contraint de laisser sans solution (Favre, *Eudes*, chap. VI, page 189-195) :

« Après Pâques (27 mars 897), les partisans de Charles le Simple, voyant leur petit nombre et considérant qu'ils n'avaient plus aucun lieu sûr où ils pussent se réfugier, envoyèrent de nouveau une députation à Eudes pour lui rappeler que leur seigneur était fils de celui qui avait été son seigneur, et pour le prier de lui céder la partie du royaume de son père, à cause de laquelle il l'avait expulsé. Autrement dit et plus clairement : Charles et ses partisans voulaient renouer les négociations rompues en 896 ; Raoul de Cambrai étant mort, la négociation peut être reprise ; de plus, Charles a perdu beaucoup de terrain ; traiter aux mêmes conditions qu'un an auparavant, il ne peut pas espérer mieux.

« Eudes, après avoir pris conseil des siens, répondit *qu'il était disposé à prendre pitié de Charles* si on lui en donnait l'occasion, c'est-à-dire si les partisans de ce dernier ne se montraient pas trop exigeants.

Cette restriction semble prouver qu'il n'entendait pas rétablir tout simplement le traité de 896. Après quelques allées et venues des négociateurs, Charles vint en personne auprès d'Eudes, *qui le reçut avec bienveillance et lui donna la parcelle du royaume qui lui sembla convenable, tout en lui promettant de lui en donner davantage.* Puis, après avoir réconcilié Héribert avec Charles, il renvoya celui-ci dans son territoire.

« *L'humiliation profonde de Charles* ressort des termes mêmes des *Annales de Saint-Vaast.* Nous ne savons rien de plus du traité de 897 ; il semble cependant que les clauses peuvent, avec quelque vraisemblance, en être démêlées des circonstances dans lesquelles il fut conclu.

« Il ne fut nullement aussi favorable à Charles qu'aurait été celui de 896 ; d'après ce dernier, un royaume aurait été constitué en faveur de Charles ; mais depuis lors, Eudes s'est fait reconnaître dans presque toutes les parties qui lui étaient encore rebelles de ce royaume projeté, soit à Reims, dans le Vermandois, dans le comté de Boulogne.....

« Au lieu de recevoir un petit royaume, comme c'eût été le cas en 896, Charles ne reçoit Laon que comme un lieu de refuge (*locus refugii*) ; c'est à cela qu'en une année ont été réduites les prétentions de ses partisans, c'est cela seul qui leur est accordé. Eudes avait, durant le cours de la dernière année, reconquis son royaume. Il ne veut pas le démembrer. Il promet à Charles, il est vrai, de lui faire de plus amples concessions ; mais il faut entendre par là (?) l'engagement pris par Eudes de désigner Charles comme son successeur, à sa mort...

« Charles pourra, après la mort d'Eudes, dater son règne de 893 ; néanmoins, depuis 897, le nom de roi n'est plus pour lui qu'un vain nom ; ses droits royaux sont suspendus, *il n'en a plus aucun* ; il n'est pas associé à la royauté d'Eudes, *mais il l'a reconnu roi et il s'est constitué son fidèle.....*

« *La pacification est maintenant complète :* seuls, les Normands portaient encore le trouble dans le royaume et *c'est ici un triste épilogue à la vie du défenseur de Paris.* Confiants dans leur nombre, qui avait beaucoup augmenté, les hommes du Nord étendent leurs ravages au loin sur tout le bassin de la Seine, au-dessous de Paris ; ils portent le fer et le feu dans les contrées qui leur avaient échappé lors de leur arrivée. *Mais Eudes et les siens sont toujours plus las de combattre ; il semble qu'une fois la concorde rétablie dans le royaume, ils eussent pu facilement les écraser ;* sont-ils effrayés par le nombre toujours croissant des ennemis ? Bref, le roi leur envoie des négociateurs, il veut racheter son royaume. On réunit un plaid et, comme si la « Francia » se considérait maintenant comme le royaume proprement dit, comme si l'antagonisme entre la « Francia », d'une part, et la Neustrie et l'Aquitaine, d'autre part, subsistait toujours, les Normands vont, après ce plaid, hiverner sur la Loire, probablement en laissant leur flotte sur la Seine. *Curieuse manière pour Eudes de racheter son royaume* que d'en libérer une partie aux dépens de

l'Aquitaine et *surtout aux dépens de la Neustrie qui lui a été cons-*
tamment fidèle..... Quel qu'en ait été le motif, cette mesure ne rappelle
que trop l'abandon de la Bourgogne fait aux Normands par l'empereur
Charles III après le siège de Paris.

« Eudes, lorsqu'il signait *ce triste traité,* était dans le nord, en
« Francia »...

« Le séjour d'Eudes dans le nord se prolongea encore ; tandis qu'il
était à la Fère, sur l'Oise, non loin de Laon, il tomba malade ; durant
plusieurs jours, la maladie alla en empirant ; alors, sentant que
c'était sa fin, il mit à exécution la promesse qu'il avait faite très probablement (?) lors de la paix avec Charles et il demanda à tous de
reconnaître celui-ci comme roi et de lui être fidèles ; c'était une sorte
de « designatio ».

« Le 1er janvier 898, il mourut...

« Ainsi finit le règne d'Eudes.

« Ce souverain semble avoir constamment cherché à réaliser l'idéal
que rêvaient tous ceux qui vivaient à cette époque troublée, soit la
protection contre les Normands et la paix du royaume ; à côté de ces
deux buts *il en entrevoyait un troisième au bout de la carrière, la
grandeur de sa maison.* Jusqu'à quel point réalisa-t-il ces trois
desseins ?...

« *Son règne finit dans le découragement et la limite est difficile à
tracer* entre les actes qu'on peut attribuer à une sage temporisation
et ceux qui ne sont que le résultat d'une extrême lassitude. Le traité
qu'il conclut avec les Normands en 898 *ne peut être le symptôme que
de ce dernier sentiment, quelque pénible qu'il soit à constater dans le
cœur du défenseur de Paris.*

« S'il renonça à protéger son royaume contre un ennemi dont les
constantes attaques lassaient sa bravoure, il réussit, après des années
cruellement troublées, à établir momentanément une paix relative
dans le royaume. Est-ce pour maintenir la concorde, est-ce dans
l'espérance d'éteindre la guerre civile et pour éviter toute compé-
tition au trône que, sur son lit de mort, il semble avoir sacrifié la
grandeur de sa maison ? Nous n'osons pas l'affirmer. Est-ce par politique qu'il n'a pas voulu rompre avec le prestige carolingien et donner
à son frère un titre contesté sans un pouvoir suffisant ? Les quelques
paroles par lesquelles Eudes désigne Charles le Simple comme son
successeur, et qui sont un trop court testament politique, *ne sont-
elles pas inspirées par un profond découragement ?*

Kalckstein (*Gesch. des franzœsischen Kœnigsthums unter
den ersten Kapetingern,* p. 106) et Dümmler (*Gesch. des ost-
frankischen Reichs,* 2e édit. 1888, t. III, p. 435-437) passent
cette double question sous silence. L'un des meilleurs repré-
sentants de la jeune école historique, M. Labande, en présence des difficultés du problème, n'hésite point à se rallier à

l'hypothèse proposée par M. Favre (Labande, *Moyen âge*, 1894, p. 163 : « Ce roi fier et énergique dans ses débuts, fatigué et épuisé à la fin de sa vie... »).

En résumé, la formule du système de MM. Favre et Labande est celle-ci : « Rien, dans la situation politique d'Eudes, ne justifiant le découragement dont les derniers actes du roi sont l'expression, il est nécessaire de *supposer* qu'aux derniers mois de son existence le roi *a dû* tomber dans un état d'épuisement et de dépression qui peut seul expliquer cette politique d'abandon. »

Cette commode hypothèse de la *dépression* suffit en effet à rendre compte de tout. Le seul défaut de cette explication est qu'elle ne trouve aucun point d'appui dans l'histoire. Antérieurement à la mort du roi, aucun texte ne nous parle d'une maladie d'Eudes. Jusqu'au dernier jour, ses voyages témoignent d'un état physiologique normal. Dès lors, comment expliquer, en l'absence de tout antécédent pathologique, l'explosion subite de cet état psychopathique chez un homme âgé seulement de trente-huit ans (et aussi vigoureux que l'était le héros de la défense de Paris)?

C'est ici qu'intervient la pathologie mentale : en nous montrant qu'Eudes a succombé à un accès de manie aiguë, la psychiatrie vient en aide aux deux historiens et fournit à MM. Favre et Labande, à l'appui de leur fine hypothèse psychologique, la preuve indirecte qu'ils avaient en vain demandée à l'histoire.

On sait, en effet, que tout accès de manie aiguë est précédé d'une période latente de dépression mélancolique. La folie étant essentiellement non une maladie intellectuelle mais une maladie morale, le trouble intellectuel n'est que secondaire et consécutif à un stade prémonitoire caractérisé, comme l'a dit Maudsley, par l'altération du *tonus* psychique, la perversion dans la manière de sentir (d'où l'inversion graduelle du caractère), l'émotivité morbide, l'affaiblissement de la volonté, l'absence croissante d'énergie (avec inquiétude pathologique consécutive à l'impuissance d'agir), la tristesse, l'anxiété, le *taedium vitae* : « Le sujet n'est plus le même dans ses rapports sociaux : ses sentiments affectifs sont modifiés. Ce changement de caractère passe souvent inaperçu sur le moment ou est attribué à des causes accidentelles ou banales. Ce n'est qu'après coup, lorsque la maladie est déclarée, que l'entourage du malade s'explique bien des choses et les interprète dans leur véritable sens. » (Sollier, *Maladies mentales*, p. 39.)

Or, c'est précisément dans cette période prodromique de dépression que viennent se placer, au point de vue chronologique, ces deux actes d'Eudes, dont la science historique n'a point encore expliqué l'étrangeté. L'historien ne peut donc se dispenser de les examiner à nouveau à la lumière de la pathologie mentale.

§ 2. En ce qui concerne la dernière négociation d'Eudes avec les Normands, il ne peut y avoir d'hésitation. Il est visible qu'entre l'état d'aboulie du roi à cette date et la signature du « honteux traité » normand, il n'y a pas seulement rapport de coexistence, mais lien de causalité.

Quant à la « *designatio* » faite par Eudes en faveur de Charles le Simple, les textes sont trop obscurs pour que nous puissions rien affirmer sur la nature de cette singulière restitution. Cet acte fut-il simplement l'exécution d'une promesse antérieure, comme le croient les historiens qui prêtent ce sens précis à la très vague formule des *Annales Vedastini* « promisitque ei majora » [1] (l'âge relativement peu avancé du testateur donnait à cette promesse un caractère fort aléatoire)? Cette restitution fut-elle, au contraire (comme l'affirment d'autres érudits), le résultat de tardifs scrupules nés subitement chez Eudes pendant sa dernière maladie? Nous l'ignorons. On peut croire toutefois que, dans les deux cas, l'état psychopathique du roi (état inconnu jusqu'ici et dont la pathologie mentale nous a permis d'affirmer l'existence) ne pouvait que fortifier Eudes dans cette idée de renonciation à la couronne pour sa maison.

---

1. M. Luchaire n'attache, avec raison, *aucune importance à la promesse de 897*. Il ne la cite même pas, et il précise la date de la renonciation d'Eudes à la royauté pour sa maison; il ne la fait dater *que du lit de mort*. Et c'est une vue très juste, rien n'expliquant cet acte (dans la situation d'Eudes) à la date de 897.

CHAPITRE III

TROISIÈME GÉNÉRATION

§ 1. **Hugues** *dit* **le Grand**, duc des Francs. Né au plus tard (Kalckstein, *Geschichte*, p. 467) en 900 ; — † 956.

Le premier prince de la maison de France ayant (par les femmes, cf. ci-dessus chap. II, sect. 3) du sang de Charlemagne dans les veines. Il est vrai que l'hérédité impériale de ce *Carolide* est illégitime.

Section 1. — Anamnèse héréditaire.

§ 1. *Anamnèse collatérale.* Deux sœurs : — nous ignorons le nom de l'aînée (Kalckstein, *Geschichte*, p. 167, 468) qui épouse vers 914 Héribert II de Vermandois ; — une sœur cadette, Emma.

§ 2. *Emma.* Épouse (avant 919, Kalckstein, p. 468) Raoul duc de Bourgogne puis roi de France (923-936). — † 936.

A. *État somatique et mort.* Pas de renseignements (Flodoard, *Ann.* : « 934. Emma regina defungitur »).

B. *État psychique.* Kalckstein (p. 161) vante « le courage, la résolution, la prudence de la belle reine Emma ». — On ne peut accorder aucune créance, partant aucune signification psychologique, à l'anecdote rapportée par Raoul Glaber non plus qu'à la réponse prêtée à la reine Emma par ce chroniqueur très postérieur, au sujet de l'attribution de la couronne de France à la mort de son père le roi Robert Ier [1].

Section 2. — **État somatique.**

§ 1. *Antécédents physiologiques.* Pas de renseignements.

§ 2. *Antécédents pathologiques.* Pas de renseignements.

§ 3. *Mort.* De juin à octobre 955 campagne du duc en Poitou contre Guillaume d'Aquitaine. Après un grave échec devant Poitiers, Hugues rentre à Paris. Dans la première semaine d'avril 956 il y célèbre les fêtes de Pâques avec Gislebert duc de Bourgogne (*Ann. Sanctae Columbae Senonensis* Monum. SS. I, 102, 105 : « Cum quo [Hugone] sequenti anno [956] dies sollempnes Pascham letos ducens Gislebertus princeps Burgundionum, prima ebdomada post Pascha, feria tertia, subita morte praeventus, diem clausit extremum, regni sui monarchiam manibus praedicti committens Hugonis »).

Postérieurement à cette date Hugues tombe malade à son tour. Il meurt à Dourdan (près de Rambouillet), soit le 16, soit le 17 juin 956 (*Ann. S. Columbae Senon.* l. c. : « Quem [sc. Gislebertum] ipse dux brevi subsecutus Hugo, filios suos principatus sui relinquens heredes, apud villam que *Dordinga* vocatur, die dominica 16 Kal. Iulii viam universae

---

1. Radulfus Glaber, *Historiarum libri V* (éd. Prou, p. 7) : « Erat igitur tunc temporis Rodulfus, Richardi ducis Burgundiae filius, aptus videlicet corpore et intellectu idoneus. Qui etiam uxorem duxerat Emmam nomine, sensu scilicet atque aspectu insignem, sororem videlicet magni Hugonis, cujus siquidem militari industria regnum dirigebatur Francorum. Is quoque Hugo cernens regnum rege destitutum ac sciens regis instaurationem suo pendere arbitrio, misit ad sororem consulens illam quem potissimum ad regale eligeret culmen, se videlicet suum fratrem, an potius maritum praedictum scilicet Rodulfum. Illa igitur prudenter, ut fuerat consulta, respondit *magis se velle regis mariti genu osculari quam fratris.* Audiens autem Hugo gratanter annuit regnique solium Rodulfo habere concessit. »

carnis ingressus est. » — *Necrol. S. Germani Prat.*, éd. Bouil-
lart, p. cxiv : « 15 Kal. Iul. Depositio Hugonis ducis Francorum ») consécutivement à une affection innommée (Flodoard,
Annales : « 956. Hugo princeps obiit ». — Sur cette mort
d'Hugues le Grand cf. en outre Dümmler, *Otto der Grosse*,
1876, p. 283-284).

Pouvons-nous suppléer ici au silence des documents
contemporains et reconstituer, au moins dans une certaine
mesure, le diagnostic étiologique de la mort du duc ?

Dans sa *Geschichte des franzœsischen Kœnigsthums unter
den ersten Capetingern*, — travail digne d'estime au point de
vue de l'histoire politique, mais que je trouve en défaut (sans
exception) sur tous les points qui touchent à la pathologie
des Robertiens, — von Kalckstein prétend (p. 290) que le duc
(encore à cette date « *in den besten Mannesjahren* ») a dû
mourir de la *peste*... l'année de sa mort ayant été marquée par
un retour de cette infection épidémique tant en Gaule qu'en
Germanie.

C'est là proprement de la pathologie à la Michelet. Pour
rendre sensible au lecteur la légèreté de l'historien allemand,
il nous suffira d'examiner cliniquement : — 1° les textes qui
relatent spécialement la peste de 956 ; — 2° les textes qui relatent spécialement la mort du duc.

A. *Textes relatifs à l'épidémie de 956.* Rien ou presque
rien dans les sources diplomatiques (Cas de mort à Cologne
par la peste le 19 mai 956, *Regestes* de Trèves d. Lersch, *Geschichte der Volksseuchen nach und mit den Berichten der Zeitgenossen*, p. 66). — La *Continuatio Reginonis* et les *Annales*
de Flodoard sont pour l'histoire de l'épidémie des sources
narratives qui méritent créance. Seules elles remplissent la
double condition nécessaire et suffisante imposée pour cette
recherche :

1° Elles enregistrent avec précision les événements généraux
du xe siècle (sur l'exactitude de ces deux sources cf. Wattenbach, *Deutschlands Geschichtsquellen*, 6e éd. 1893, I, 409, 260).

2° Elles sont renseignées sur la famille Robertienne : la
Chronique de Reginon note la mort de tous les parents d'Hu-

gues le Grand (page 92 celle de son grand-père Robert le Fort,
— page 156 celle de son père Robert Ier, — page 145 celle de
son oncle le roi Eudes). Quant à Flodoard, il écrivait à Reims,
au centre même des informations politiques du temps et sous
l'inspiration des archevêques rémois, les grands électeurs des
rois carolingiens.

a. [*Adalberti*] *Continuatio Reginonis,* éd. Kurze 1890, p. 168 :
« *Ann.* 956. Rex in pace et otio degens maximo suorum fidelium conventu Coloniae placitum regale habuit. — Ea tempestate gravis per omnes regni partes pestilentia grassabatur,
quae innumeram populi multitudinem passim extinxit. Ex
qua Rodbertus archiepiscopus Treverensis et Hadamarus
abbas Fuldensis obierunt ; quibus Heinricus in episcopatu et
Hatto in abbatia successerunt. — Eodem anno Liudolfus in
Italiam ad deprimendam Berengarii tirannidem dirigitur et
in brevi expulso Berengario totius pene Italiae possessor efficitur. — Abbatia sancti Nazarii in Lauresham electioni resti-
tuitur. »

b. Flodoard, *Annales* : « 956. Rex Otto placitum habuit apud
Engulenheim cum Lothariensibus, a quibus et obsides accepit
de cunctis pene ipsorum oppidis. Item aliud placitum ab eo
post pascha Coloniae habitum est ; ubi non paucos a Lothariensibus thesauros accepit. — Moxque pestilentia super Ger-
maniam omnemque Galliam effusa, interiere nonnulli, plures
gravi sunt langore confecti. Rotbertus Trevirensis episcopus,
et Baldericus Leodiensis, et duo alii episcopi ex ea peste sine
mora defuncti sunt. — Lotharius rex munitionem quandam
super Charum fluvium, quam Ragenarius comes Ursioni cuidam Remensis aecclesiae militi abstulerat, pugnando recepit ;
et infantes Ragenarii ac milites quosdam ibidem inventos
secum abduxit ; ipsumque castrum direptum incendit. —
Hugo princeps obiit. — Gerberga regina colloquium habuit
cum Brunone fratre suo, ubi praedicto Ragenario sui milites
et infantes redduntur ; reginae vero possessiones, quas illi
quondam Gislebertus dux dotis nomine dederat, restituuntur.
— Episcopatus Trevirensis cuidam Haynrico, regis Ottonis
propinquo, datur. — Fulbertus Camaracensis episcopus

defungitur; et ipsum episcopium cuidam Berengario Trans-
rhenensi clerico tribuitur, etc... »

c. De ces deux textes nous pouvons conclure qu'Hugues
le Grand n'est pas mort de la peste. Dans aucune des deux
chroniques il ne figure au nombre des victimes ; — à cet
argument d'ordre négatif, l'exact Flodoard ajoute une preuve,
pour nous positive, en reléguant expressément la mort de
l'évêque de Cambrai et celle d'Hugues le Grand dans un paragraphe distinct de celui où le chroniqueur relate l'histoire de
l'épidémie et donne le nom des personnages notables enlevés
par l'infection. L'affirmation sans preuves de Kalckstein
n'est, au point de vue dialectique, qu'un bel exemple de para-
logisme historique.

B. Textes relatifs à la mort du duc. Ils sont au nombre
de trois :

a. La Chronique du médecin Richer, dont la rédaction (pour
la partie relative au duc des Francs) remonte (Pertz, p. IX,
n. 3) aux années 996-998. — Richeri *Historiarum* L. III,
cap. v (éd. Waitz, p. 88) : « Dux vero Parisii receptus, in
egritudinem decidit, qua nimium affectus, vitae finem accepit. Sepultusque in basilica sancti Dionisii martiris. »
Si le duc des Francs était mort de la peste, Richer l'eût su
par deux sources d'information l'une et l'autre fort sûres :
1° Par son propre père Raoul (agent personnel et conseiller
intime du roi de France Louis IV d'Outremer) qui avait acti-
vement servi le Carolingien dans sa lutte contre Hugues le
Grand (Richer, II, 87), et qui avait survécu à l'adversaire de
la dynastie légitime.
2° Par ses professeurs de l'École cathédrale de Chartres (où
Richer avait étudié la médecine en 991). — D'une part plusieurs d'entre eux étaient nécessairement contemporains de
l'épidémie de 956. D'autre part Hugues le Grand était suzerain
du comte de Chartres ; en outre il était venu mourir à quelques lieues de cette ville, à Dourdan en Hurepoix.
Si le plus puissant prince français du xᵉ siècle, — le « duc
des Gaules » (*dux Galliarum*, Richer, II, 2), — le « grand duc

des Francs, des Bourguignons, des Bretons et des Normands » (*Hugo magnus princeps Francorum, Burgundionum, Brittonum atque Normannorum* Ann., Floriac. 956), — était mort de la peste dans leur voisinage, ses vassaux, les professeurs chartrains, n'eussent point failli à la règle épidémiologique de l'ancienne médecine qui individualisait une infection épidémique en la rattachant au nom de sa plus illustre victime (la peste d'Athènes et le fils de Périclès, — le choléra de 1832 et Casimir Périer, — le choléra de 1849 et le maréchal Bugeaud, etc...).

Non seulement Richer est muet sur tous ces points, mais lui — si prompt d'ordinaire à formuler un diagnostic ferme sur la mort de la plupart de ses personnages — pousse ici la réserve jusqu'à s'abstenir de tout détail précis même sur le tableau symptomatique.

b. Le *De Moribus et Actis primorum Normanniae ducum* de Dudon, chanoine de Saint-Quentin. Ce chroniqueur était le familier du duc Richard Ier de Normandie (gendre d'Hugues le Grand) qui lui demanda en 994 d'écrire l'histoire des premiers ducs normands, — et ce fut le propre frère de Richard, Raoul comte d'Ivri, qui fournit oralement à Dudon tous les renseignements sur l'époque relative à Hugues le Grand (cf. l'excellente édition de Lair, p. 26).

Malgré la boursouflure ridicule du style de Dudon, sa chronique n'en constitue pas moins un témoignage « souvent unique et toujours précieux » (Monod, *Ét. sur Hugues Capet*, Rev. Histor. 1885, XXVIII, p. 268). Le caractère nettement panégyrique de son Histoire nous est une garantie de plus que, si le beau-père du duc Richard était mort de la peste, Dudon l'eût précieusement enregistré. Les hommes du xe siècle étaient bien incapables de concevoir la maladie comme un simple processus biologique. A leurs yeux la mort dérivant d'une cause externe (blessure, foudre, mystérieux fléau épidémique, etc...) était moins dégradante pour un prince que la disparition banale consécutive à l'humiliante déchéance pathologique de l'être.

Dudonis Sancti Quintini *De Moribus et Actis primorum Normanniae ducum* éd. Lair 1865, p. 263 : « § 101. Quum

autem Ricardus marchio, celebris videlicet columba Christi,
sine felle amaritudinis, eniteret omnium bonorum titulis, quie-
tumque et solidum ab inimicis teneret regnum Northmannicae
Britannicaeque regionis, nullaque gens auderet feritare cum
Ricardidis, Hugo, dux magnus et mirabilis, coactus imbecillitate sui corporis, coadunatis pariter militibus suis, antequam
defungeretur, in extremis positus, dixit : « Ricardo North-
mannorum duci praepotentissimo, filiam meam, licet tenerae
aetatis sit, futuris nuptiis connubio, sacramento vestro consilio
tradidi ; quam quum congrua habilisque viro fuerit, largiri illi
nullatenus differatis. Ipse vero uxoris meae filiique mei, dum
in id aetatis erit, advocatus sit, vosque consiliis ejus saluber-
rimis et mandatis ultronei inhaereatis. » Defuncto vero Hugone
Francorum duce, omnes unanimes ad Ricardum, tantae potestatis marchionem, convenere, seque commiserunt sub patrocinio consilii ejus et tutelae. Incumbebant autem omnes
voluntarie ejus servitio, et famulabantur libenter ut Domino
ipsi. »

c. L'*Historia Normannorum* de Guillaume Calcul (*Willelmus Gemmeticus monachus*), au xie siècle, bénédictin de
Jumièges. Pour le début de sa Chronique Guillaume de
Jumièges a largement utilisé Dudon (« Principium namque
narrationis usque ad Ricardum II a Dudonis, periti viri,
historia collegi, qui quod posteris propagandum chartae
commendavit a Rodulpho comite, primi Ricardi fratre,
diligenter exquisivit » *Willelmus Gemmeticus* ap. Duchesne,
p. 215 B). Toutefois, comme l'a très bien montré Lair, *Dudon
de S. Quentin*, p. 28, l'historien bénédictin « n'a point
copié servilement Dudon », et les divergences des deux textes
ne doivent point être négligées par l'historien (cf. Lair *l. c.*
p. 143, note *b*).

Willelmi Calculi Gemmeticensis monachi *Historiae North-
mannorum* L. IV, cap. xii : « *Quod Hugo Magnus ad extrema
veniens filium suum Hugonem patrocinio ducis Richardi commendavit ; et quod idem dux filiam praedicti Hugonis Emmam
post mortem patris uxorem accepit.* Hugo denique dux senio
fessus, cum novissimum sui exitus diem cerneret imminere,
ascitis principibus sui ducatus, eorum consulto flore juven-

tutis vernanti Richardo duci filium suum nomine Hugonem commendare studuit, ut, ejus patrocinio tutus, inimicorum fraudibus non caperetur. »

d. De ces trois textes relatant spécialement la mort du duc ressort la pleine confirmation des conclusions auxquelles nous a déjà conduit l'examen des textes relatifs à l'épidémie, à savoir que la maladie terminale d'Hugues le Grand n'a rien eu de commun avec l'infection épidémique de 956.

§ 4. *Nature et forme de l'affection.* Nous avons démontré la fausseté de l'assertion de Kalckstein sur la mort d'Hugues le Grand (assertion reproduite de confiance depuis vingt ans par tous les historiens). Cette part faite à la biographie *négative* — (chapitre essentiel de la critique historique), — pouvons-nous aller plus loin et tenter de rechercher la nature et la forme de l'affection à laquelle a succombé le père d'Hugues Capet ?

Toute hypothèse sur la *nature* de l'affection nous est interdite, étant donné le vague absolu du tableau symptomatique — tant dans la relation de Richer (« ... *in egritudinem decidit qua nimium affectus, vitae finem accepit* »), — que dans celles de Dudon (« ... *coactus imbecillitate sui corporis, coadunatis mililibus suis, antequam defungeretur, in extremis positus dixit...* »), — et de Guillaume de Jumièges (« ... *dux senio fessus, cum novissimum sui exitus diem cerneret imminere* »).

Section 3. — État psychique.

§ 1. L'absence de documents autres que les documents d'ordre purement politique rend impossible tout essai d'un portrait psychologique d'Hugues le Grand. L'historien ne peut suppléer à cette lacune que dans une mesure très restreinte, en substituant à cette recherche directe de la formule mentale du prince une simple caractéristique de son œuvre politique.

C'est ce qu'a fait avec succès Marius Sepet dans l'une des meilleures pages de son Histoire de la lutte de la Maison de

France et des rois carolingiens au xe siècle (*Gerbert et le changement de Dynastie*, Revue des Questions Historiques, 1869,
VII, 460) : « La mort de Robert et les dissensions qui avaient
troublé le règne de Raoul lui demeuraient présentes. Il sentait
que sa Maison, si puissante qu'elle fût, aurait encore beaucoup
de peine à faire accepter comme un droit aux autres Maisons
féodales, la supériorité dont elle jouissait en fait, et que ce
titre de roi, que l'on reconnaissait sans trop de peine à un
Carolingien, destitué de tout moyen de le faire valoir, exci-
terait bien des ombrages, quand on le verrait définitivement
attaché à la plus forte, à la plus riche des dynasties seigneu-
riales. Or, qu'on ne s'y trompe point, la Maison de France,
issue de la féodalité, songeait dès lors non pas seulement à
devenir la tête de la hiérarchie nouvelle, mais à contenir, à
dominer et, j'ose le dire, à ruiner peu à peu cette hiérarchie,
au profit du pouvoir central reconstitué entre ses mains.
Hugues le Grand donc, à mon avis, avec cette patience et
cette prudence qui furent à travers les siècles deux caractères
très marqués dans la politique de ses descendants, résolut
d'attendre soit l'extinction de la dynastie ancienne, soit le
complet effacement de son prestige, et provisoirement de se
couvrir lui et ses successeurs de ce prestige, en faisant des
ducs de France les lieutenants ou pour mieux dire les tuteurs
héréditaires des rois carolingiens. Unissant la force qu'il avait
entre les mains au droit dont Louis d'Outremer lui devait,
dans sa pensée, laisser diriger l'exercice, nul doute, à mon
sens, qu'il n'eût, dès lors, commencé le travail de réaction
antiféodale qui, de Louis le Gros à Louis XIV, fut poursuivie
avec persévérance et, pour dire toute ma pensée, avec excès,
et menée à bonne fin, à trop bonne fin, par la dynastie Capétienne. Mais si Hugues avait tout ce qu'il fallait pour jouer
admirablement le rôle de maire du palais, il se trouva que
Louis d'Outremer, prince très bien doué, hardi, intelligent
et actif, n'avait rien d'un roi fainéant, et que ni lui, ni son fils
Lothaire, ni son petit-fils Louis V, ne purent se résoudre à ce
rôle effacé... »

Avec la fermeté de son sens critique, Sepet a très bien
vu qu'il est impossible à l'histoire d'aller plus loin dans l'ap-

proximation de la formule psychique d'Hugues le Grand. Cette réserve n'a point été imitée de l'autre côté du Rhin. Dans sa *Geschichte des franzœsischen Kœnigsthums unter den ersten Capelingern* — dont la partie physiologique fait songer trop souvent aux fantaisies médicales de Michelet, — Kalckstein n'a pas craint de reconstituer l'embryogénie psychique d'Hugues le Grand. La psycho-physiologie du professeur allemand est d'ailleurs *simpliste* : le cauteleux Hugues le Grand étant par sa mère Béatrix de Vermandois le petit-fils du cauteleux Héribert de Vermandois, c'est au grand-père maternel et « *à lui seul* » (Kalckstein, p. 211) qu'incombe la responsabilité de cette genèse.

L'auteur oublie que par son père Robert Ier, Hugues le Grand est petit-fils de Robert le Fort et que l'ambitieux fondateur de la Maison de France a autant de droits qu'Héribert à porter le surnom de Riche-Cautèle. Du moment où la cautèle d'Hugues le Grand est un legs atavique en ligne directe (?), on ne voit pas pourquoi le professeur allemand l'attribue plutôt à la ligne directe de la Maison de Vermandois qu'à la ligne directe de la Maison de France ou qu'à toutes les deux en même temps.

Section 4. — Femme d'Hugues le Grand.

§ 1. **Hathuide**, fille de Henri l'Oiseleur, duc de Saxe puis roi de Germanie, — sœur de l'empereur Otton Ier, — épouse en 937 (Kalckstein, *Gesch.* p. 208) Hugues le Grand. (Tandis qu'Hathuide devient la femme du chef de la famille Robertienne, — la sœur aînée d'Hathuide, Gerberge, épouse l'adversaire carolingien d'Hugues, le roi de France Louis IV d'Outremer.)

§ 2. *Antécédents pathologiques* et *Mort*. Pas de renseignements. Lot (*Derniers Carolingiens*, p. 48, n. 3) a démontré que même l'année de la mort d'Hathuide — arbitrairement fixée à 960 par Dümmler (*Otto der Grosse*, p. 371) et Kalckstein (*l. c.* p. 315) — nous est inconnue.

§ 3. *Anamnèse héréditaire.* La mère d'Hugues Capet étant issue de la maison saxonne des *Liudolfings*, l'anamnèse héréditaire d'Hathuide se confond avec l'histoire des origines de la Maison impériale de Saxe et doit être étudiée conformément au tableau ci-dessous :

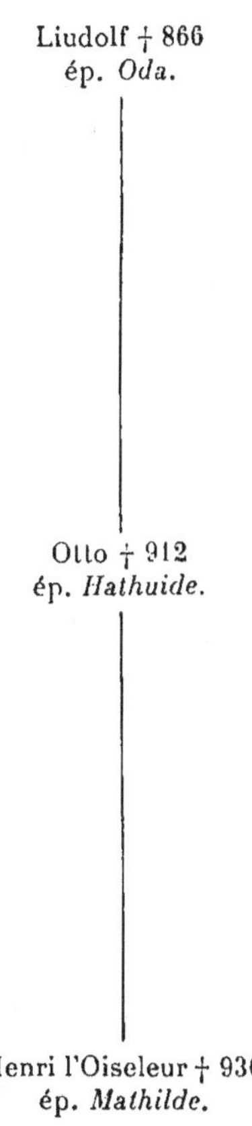

Otto Ier	Gerberge	**Hathuide**	Henri Ier	Brunon
empereur.	ép.	ép.	duc	arch.
	Louis IV.	*Hugues le Grand.*	de Bavière.	de Cologne.

§ 4. *Anamnèse paternelle d'Hathuide.* — Arrière-grand-père Liudolf, — grand-père Otto, — père Henri Ier :

A. *Arrière-grand-père.* Liudolf († 866). Pas de renseignements biologiques. Sa femme Oda morte à cent sept ans (?), cf. Hrotsuit Gandersh. v. 568 sqq. *Monum. Sô.* IV, p. 316.

B. *Grand-père.* Otto duc de Saxe († 912). Sur la date de sa mort cf. l'*Excurs* 3 de Waitz *Jahrbücher des deutschen Reichs unter Kœnig Heinrich Ier* (p. 194, 3e édit.). Pas de renseignements biologiques.

C. *Père.* Henri Ier l'Oiseleur (876-936), duc de Saxe, puis (919) roi de Germanie :

1. *Antécédents physiologiques.* Widukindi *Rerum gestarum Saxonicarum,* L. I, cap. 39 (éd. Waitz p. 34) : « Et cum ingenti polleret prudentia sapientiaque, accessit et moles corporis, regiae dignitati omnem addens decorem. In exercitiis quoque ludi tanta eminentia superabat omnes, ut terrorem caeteris ostentaret. In venatione tam acerrimus erat, ut una vice quadraginta aut eo amplius feras caperet; et licet in conviviis satis iocundus esset, tamen nichil regalis disciplinae minuebat; tantum enim favorem pariter et timorem militibus infundebat, ut etiam ludenti non crederent ad aliquam lasciviam se dissolvendum. »

2. *Antécédents pathologiques.* — En 924, maladie innommée qui persiste pendant tout l'été (Flodoard, *Annales* : « 924. Heinricus aegre in ipsis Sarmatarum finibus valitudine corporis tota detinetur aestate »). — En 933, selon l'assertion assez peu sûre de Liudprand, maladie grave du roi pendant l'invasion hongroise et quelques jours avant qu'il sauvât l'Allemagne à Mersebourg (Liudprand, II, 25 : Rex Heinricus gravissima valetudine detinetur, et Hungariorum ei adventus proxime nuntiatur. Vix finetenus nuntiantis verba audierat, cum, directis per Saxoniam nuntiis, post quatriduum quotquot poterat capitali sententia se adire commendat. Validissimo igitur per quatriduum congregato exercitu... etsi corporis invalidus viribus, mentis tamen vigore animatus, prout valuit aequum conscendit, atque collectis in unum copiis.

hujusmodi eos verbis ad pugnandi rabiem excitavit »).

3. *Mort.* En 935, chassant dans le Harz, à Botfeld, le roi est frappé d'une attaque (Reginon, *Continuatio.* éd. Kurze, 1890, p. 159 : « 935. Heinricus Rex paralisi percutitur »). L'année suivante, à Memleben, deuxième attaque et mort du roi consécutive à cette lésion circonscrite du cerveau (*Vita Mahthildis post.* cap. 7 : « Rex Heinricus perrexit ad Imilebun, secum comitantibus paucis. Illic iterata est ejus infirmitas et non multo post sequebatur mortis asperitas [2 juillet 936] »).

4. *État psychique.* Sur la valeur intellectuelle et la sagacité politique de ce premier roi de la maison de Saxe qui fut le véritable fondateur du *royaume* d'Allemagne, cf. Waitz, *Jahrbücher* p. 112-113 (3ᵉ édit. 1885), et Dümmler, *l. c.*, p. 19.

§ 5. *Anamnèse maternelle d'Hathuide.* — Mère : Mathilde (893-968) fille du comte Theoderich (descendant du fameux chef saxon Widukind) [1].

A. *Antécédents physiologiques et pathologiques.* Pas de renseignements.

B. *Mort* consécutive à la cachexie sénile.

Vita Mahthildis cap. 22 sqq. 22, 23. *De ægrotatione Mahthildis.* Jamjam appropinquavit hora multis luctuosa, in qua Deus animam inclitæ reginæ de carnis ergastulo voluit dissolvi, ut perciperet præ-

---

1. *Widukindi Rerum gestarum Saxonicarum* lib. I, cap. 31 : « Erat namque ipsa domina regina filia Thiadrici, cuius fratres erant Widukind, Immed et Reginbern. Reginbern autem ipse erat qui pugnavit contra Danos multo tempore Saxoniam vastantes vicitque eos, liberans patriam ab illorum incursionibus usque in hodiernum diem ; et hi erant stirpis magni ducis Widukindi, qui bellum potens gessit contra Magnum Karolum per triginta ferme annos. »

Vita Mahthildis cap. 1 (Migne 151, col. 1315) : « Nam Widekindi ducis Saxoniae originem traxit a stirpe, qui quondam daemonum captus errore, praedicatorum pro inopia idola adorans, christianos constanter persequebatur. »

Id. *ibid.* cap. 2. (col. 1316) : « Ab hujus (Widukind) quoque posteris, postquam christianae se submiserunt religioni, praedictae pater puellæ prodiit nomine Tiedericus, cui nobilissima juncta erat uxor Reinbalda, Fresorum Danorumque genere progrediens. »

mium laboris et gloriam æternæ remunerationis. Per circulum totius
anni laborabat ægrotatione gravi, sed tamen circuibat loca regalia
quamvis deficerent corporis vires. Cum autem peragrasset civitates
Saxoniæ regionis, et quæque necessaria singulis impendisset monas-
teriis, iterum, Northusunensem civitatem adiit, quam nimium dilexit,
ut videret Richburgam, quam nuper constituerat abbatissam. Statim
autem ut venit, hanc ad se vocari præcepit, multa interrogans de
congregatione sibi commissa. Post hæc ipsa monasterium est
ingressa, diligenter investigavit quali studio disciplinæ unaquæque
fuisset exercitata..... Post sollempnitatem vero sancti apostoli
Thomæ (*Dec.* 21) iterum abbatissam ad se vocavit, et hunc sermonem
cum ipsa habuit: « O nobis semper fida et nostrorum laborum
maxime conscia! jam cognoscimus frequentia infirmitatis, nostræ
dissolutionis diem nobis appropinquare, et idcirco expedit nobis
hinc iter accelerare, ne hic præveniat nos ultimus dies præsentis
vitæ. »

« 24. *De unctione reginæ.* Igitur discessit Deo dilecta regina de
civitate Northusunense in 11 Kalendarum Januarii (*Dec.* 22), et
maximum mœrorem illic commorantibus reliquit sanctimonialibus,
quas semper materno dilexit amore; quia illam in hoc mortali
corpore, pro dolor! ulterius non erant visuræ, quæ illarum fuit honor,
lætitia, decus et gloria. Tunc in Quitilingoburc properabat, ubi Deus
sanctam animam de carnis ergastulo dissolvi præordinaverat; ibique
nimia ægritudine correpta, usque ad obitus diem infirmabatur
(*an.* 968). Appropinquante autem dissolutionis die, ad se vocari
præcepit supra memoratam abbatissam Richburgam, cui omnia ejus
secreta tunc fuerant notissima, ut diem obitus sui illic exspectaret,
et in extremis, sicut antea, fideliter ministraret. Sentiens autem
sancta domina diem ultimum sibi advenire, episcopis et presbiteris
omnem censum erogabat, quem utilitati pauperum nondum accom-
modaverat, et munifica manu inter monasteria dividebat.

« Post hæc duodecim dies mortalis vitæ spiritum duxit. — Sancto
autem sabbatho (*Mart.* 14) in quo Christi famula recessura erat à
seculo, ut primum persensit lucescere, omnes in cubiculo secum
commorantes admonuit, etc.... Post hæc verba præcepit presbiteros
et sanctimoniales propius accedere, ut ejus confessionem audirent
sibi a Deo remissionem postularent. Quo facto, jussit missam celebrari et corpus Christi sibi afferri..... His omnibus rite peractis,
sibi astantes admonuit, ut psalmos vigilanter decantarent et evan-
gelium legerent, usque dum anima jussu Dei de corpore disce-
deret. Post hæc nullum verbum protulit, sed oculis expansis et
manibus elevatis, animo et spiritu in cœlum intendit. Appropinquante autem hora nona, jussit cilicium humi poni, corpus moribun-
dum supra collocari, propriis manibus cinerem imponens capiti:
« Non decet, inquit, christianum nisi in cilicio et cinere mori. »
Dein sanctæ crucis se muniens signaculo, cum pace et requie obdormivit in Domino 2 Idus Martii. »

C. *État psychique.* « Singularis prudentiae regina. » (Widukind, I, 31). — « Domesticos omnes famulos et ancillas variis artibus, litteris quoque instituit ; nam et ipsa litteras novit quas post mortem regis lucide satis didicit. Ergo si omnes virtutes eius velim narrare, hora deficeret ; facundia Homeri vel Maronis michi si adesset, non sufficeret. » (Widukind, III, 74.)

Sur l'extrême avidité (réelle ou supposée) de la reine, cf. *Vita Mahthildis post.* cap. 11 :

« *De tribulatione quam a filiis sustinuit regina Mahthildis.* Tunc diabolicae fraudis astutia, semper invidens operanti bona, studuit Deo dilectam reginam a servitio Christi impedire sua callidissima temptatione et contra venerandam Christi fabulam quosdam excitavit perversos, ejus vitae et virtutibus invidos, quid ad aures filiorum pervulgabant quod innumerabiles pecunias congregasset, et regalis census opulentiam penitus consumpsisset. Cum autem haec et alia istiusmodi pervulgarentur regi Ottoni, graviter commotus, totum imperialiter reposcebat, quod sancta Dei pauperibus distribuebat ; ubique mittens exploratores, qui ejus nuntios, indigentibus munera portantes, expoliarent et contumelia affectos remitterent. Haec et his similia cum immerito sustineret Christi famula, quod illi videbatur molestius, haut minus gravem injuriam sibi intulit Heinricus, quem miro affectu amoris cunctis praeposuerat filiis. Ad extremum cogebant eam, dotales regiones relinquere et sacro velamine se consignare. O beatam Dominam, quae in multis temptata, nec tamen temptationi succubuit evicta ! Quid creditur illi inesse moeroris, dum undique angebatur tanta vi tribulationis ? Minus moleste ferret, si Heinricus, quem egregie amavit, fratri non concordasset. Impia ergo discordia, quae inter ipsos versabatur ab infantia, illos tunc consociavit ad iniquitatem, quos prius prohibuerat fraternam gerere pacem. Contra haec omnia venerabilis regina miram in cunctis exhibuit patientiam et fortem in adversis constantiam ; custos oris sui, ne quid proferret incongrui, studiosa ad continuae orationis usum, ut vinceret insidias adversantium, immo illata sibi injuria constantior... »

§ 6. *Anamnèse collatérale d'Hathuide.* — Frères : Otton, Henri, Brunon ; — Sœur (aînée) : Gerberge.

A. *Otton Ier* (912-973). Duc de Saxe (936) ; roi de Germanie (même année) ; empereur (962) ; dit *le Grand.*

Habitus extérieur. La chronique du moine Widukind note sa vigoureuse stature, sa force musculaire, son teint coloré et la caractéristique remarquable de ses yeux *rutilants* et de l'éclat fulgurant de son regard. *Widukind* éd. Waitz, lib. II, 36 : « In venationibus creber, tabularum ludos amat, equitatus gratiam regia gravitate interdum exercens. Accessit ad haec et moles corporis, omnem regiam ostendens dignitatem, capite cano sparsus capillo; oculi rutilantes et in modum fulguris cita repercussione splendorem quendam emittentes ; facies rubicunda et prolixior barba, et haec contra morem antiquum; pectus leoninis quibusdam sparsum iubis ; venter commodus ; incessus quondam citus, modo gravior; habitus patrius, et qui numquam sit peregrino usus. »

Les contemporains comparèrent fréquemment Otton à un lion, tant pour la vivacité de son regard que pour sa longue barbe retombant comme une crinière sur sa poitrine (Ekkehard, ch. cxxviii et cxxxi).

1. *Antécédents physiologiques.* A noter, chez ce fils d'apoplectique, l'état de la circulation encéphalique pendant le sommeil (Widukind, II, 36 : « Dormiendi parcus, et inter dormiendum *semper* aliquid loquens, quo eum *semper vigilare* aestimes »).

2. *Antécédents pathologiques.* En 959, maladie innommée : « Eo tempore imperator et ipse aegrotare coepit, sed meritis sanctorum, quibus fidele iugiter obsequium prebet, maximeque patrocinio incliti martiris Viti, cui aperuit os suum, de infirmitate convalescit, et mundo ut sol lucidissimus post tenebras ad omnem decorem et delicias condonatur » (Widukind, III, 62).

3. *Mort :* subite (Herimanni Aug. *Chron.* 973 : « Otto imperator per ipsum tempus Non. Mai. subito mortuus. » — *Gesta episc. Halberstad.* Mon. Germ. SS. XXIII, 85 : « Otto autem magnus... in Mimmeleve morte occubuit repentina. Non. Mai. »). La mort a été consécutive à une syncope par trouble circulatoire (Widukind, éd. Waitz, 1882, p. 87 : « Tertia autem feria ante Pentecosten locum devenit qui dicitur Miminlevu. Proxima nocte, iuxta morem, diluculo de lecto consurgens, nocturnis et matutinis laudibus intererat. Post haec paululum requievit. Missarum deinde officiis celebratis, pauperibus iuxta morem manus porrexit, paululum gustavit iterumque in lecto requievit. Cum autem hora esset, processit laetus et hilaris ad mensam resedit. Peracto ministerio, ves-

pertinis laudibus interfuit. Peracto cantico evangelii, *aestuari*
atque *fatigari iam coepit.* Quod cum intellexissent principes
circumstantes, *sedili* eum imposuerunt. *Inclinantem autem*
caput, quasi iam defecisset, refocillaverunt; expetitoque sacramento divini corporis ac sanguinis et accepto, sine gemitu
cum magna tranquillitate ultimum spiritum cum divinis officiis pietati Creatoris omnium tradidit »).

Sur ces cas de mort subite chez les fils d'ascendants apoplectiques, cf. l'intéressant mémoire de Cullerre, *Des morts*
subites dans leur rapport à l'hérédité névropathique. Annales
médico-psychologiques, 1892, II, 192.

4. *État psychique.* Widukind, II, 36 : « Ipse denique dominus
rerum, fratrum natu maximus optimus, inprimis pietate erat
clarus, opere omnium mortalium constantissimus, preter
regiae disciplinae terrorem semper iocundus, dandi largus....
Ingenium ei admodum mirandum ; nam post mortem Edidis
reginae, cum antea nescierit, litteras in tantum didicit, ut
pleniter libros legere et intelligere noverit. »

Rerum Germanicarum. *Liutprandi opera,* éd. Pertz (Liudprandi Antapodosis) lib. IV, 15 : « *Ottonem,* istum, inquam,
cuius mundi partes aquilonaris et occidua potentia reguntur,
sapientia pacificantur, religione laetantur, iustique iudicii
severitate terrentur. »

Id. *ibid.* 16 : « Blandus et mitis patiensque sanctis, pestifer
durus rabidusque saevis. »

Rerum Germanicarum. *Liudprandi opera,* éd. Pertz (Liudprandi Relatio de legatione, 40) : « Francorum rex contra
pulchre tonsus, a muliebri vestitu veste diversus, pileatus,
verax, nil doli habens, satis ubi competit misericors, severus
ubi oportet, semper vere humilis, nunquam parcus.... »

Voir l'excellent portrait d'Otton tracé par Dümmler, *l. c.,*
liv. IV, ch. 4.

B. *Henri Ier* (921-955). Duc de Bavière (945) [1].

1. *Antécédents physiologiques.* Sur la beauté d'Henri (le fils
préféré de la reine Mathilde) et sur sa ressemblance avec son
père Henri l'Oiseleur, cf. *Vita Mahthildis post.* cap. 6 :

---

1. *Widukindi Rerum gestarum Saxonicarum,* éd. Waitz, note 1 :
« Heinricus inter annos 918 et 922 natus ».

« *De procreatione liberorum suorum*. Deus autem omnipotens, sibi servientes numquam derelinquens, clementer inspexit bona opera regis Heinrici et beatissimæ Mahthildis, atque illis multiplicavit excellentiam nobilissimæ prolis. Beatus etiam partus, qui in utroque sexu enituit pulcherrimus, nec particulatim comprehenditur, nec penitus reticetur. — *Otto* præclarus, ante regalem dignitatem procreatus, natu fuerat maximus, forma insignis et moribus illustris. — *Heinricus* autem, in regali solio natus, junior fuit annis, sed haud inferior excellentia probitatis. Huic nimirum tanta inerat pulchritudo, ut tunc temporis vix posset alicui comparari viro. Industria, armis, vultu patri fuerat consimilis ; in omni autem tolerantia adversitatis caute observabat vestigia inclitæ genitricis, et propter hæc specialiter dilectus sanctæ Dei ; quasi esset unicus illius, confovens cum omnibus deliciis, ceteris in amore præposuit filiis, atque desideravit ipsum regno potiri post obitum incliti regis Heinrici, si permissu Dei voluntas illius posset adimpleri. Hinc etiam venit puero prima labes mali, et ob hoc Otto egregius contra fratrem parumper est commotus, talique modo inter ipsos crescebat invidia et lis assidua. — *Bruno* vero, ætate minimus, sed honestate morum haud infimus, in annis puerilibus scolasticæ deditus censuræ, divino famulatui insudabat die tenus. »

2. *Antécédents pathologiques*. En 944, maladie innommée que l'annaliste présente comme un châtiment infligé par la Providence au fils de Mathilde, en punition de sa conduite envers sa mère.

Vita Mahthildis, cap. 11 : « Cum autem sancta Dei vidisset molestias filiorum sibi non minui, sed de die in diem plus augeri, relinquens quidquid rex Heinricus sibi dederat in dotem, in occidentali regione adiit Angerinensem, cupiens adversantibus parcere filiis, ne incurrerent iram divinæ ultionis. Illic, Deo cooperante, haud minus quam consueverat quodque bonum exercebat. Post hæc divina dispositione regi innumerabilia supervenere flagella, retroversis victoriæ triumphis (*an.* 944), aliisque rerum nihilominus secundis. Heinricum autem invasit morbi gravedo, quæ et illum purgavit a delicto. Et tamen superna miseratio illi pepercit feriendo, quasi Christus satisfaceret voto matris, quæ sedula prece ei exoravit veniam remissionis. »

3. *Mort*. Consécutive à un état cachectique causé par une blessure ancienne et incurable (Thietmar II, 40 [25], et Liudprand, *Ant.*, IV, 24). Sur l'épuisement graduel du malade, cf. *Vita Mahthildis*, cap. 16 :

« *De infirmitate et obitu Heinrici ducis, filii Mahthildis.* Igitur venerabilis regina multum hilaris effecta, quia filii de finibus Italiæ
venerant incolumes, et in utroque sexu clara suæ sobolis multipli-
cabatur progenies ; sed insperate dolor ingens accidit, qui hoc
gaudium in mœrore penitus consumpsit, et quem oblivioni non
tradidit, quamdiu mortalis vitæ spiritum traxit. Heinricus, dux
Bajowariorum præclarus, nimia infirmitate correptus est. Qui cum
sentiret morbi gravedinem non minui, sed magis magisque augeri,
iter festinavit in Palidi, piam matrem videndi. Illic et sanctam Dei
postremo vidit, atque in propriam regionem proficiscendi licentiam postulavit. Regina vero ægrotantem filium secum paucos dies
retinuit, ejusque infirmitati omnem curam et medicinam adhibuit.
Appropinquante autem die quo abire decreverat, sancta mater illi
plurima prædixit, ac postremo his salutaribus verbis admonuit: « Fili
mi karissime, matris tuæ verba diligenter attende, et pœnitentiam
tuorum age peccatorum, ut a Deo consequaris veniam. Nam versatur
in dubio, quorsum hæc spectet ægritudo; ut enim timemus, tuam
desiderabilem faciem ultra non videbimus.» Præter hæc per spiritum
prophetiæ multa illi prædixit, quæ eventus rei postmodum compro-
bavit. Postea sese invicem amplectentes, oscula dederunt, multum
lacrimantes. Quid plura? Heinricus in regionem Bajowariorum perrexit, et ibi quam plurimos dies ægrotando laboravit, usque dum Deo
jubente anima de corpore exivit, et ut speratur, paradisi januam
introivit (*an.* 955, *Nov.* 1). »

Widukind, III, 44 : « Primam et secundam tertiamque legionem
direxerunt Boioarii, quibus prefuerunt prefecti ducis Heinrici ; nam
ipse bello interim aberat, eo quod valitudine corporis laborasset,
qua et mortuus est. »

4. *État psychique.* Widukind, lib. II, 12. « Heinricus autem
erat eo tempore nimis adolescens fervens animo et nimia
regnandi cupiditate illectus » (Note 1 : « Heinricus inter annos
919 et 922 natus »). Id. *ibid.* lib. II, 36 : « Heinricus vero
morum gravitate pollebat, et ob id ab ignotis minus clemens
iocundusque predicabatur, constanti admodum animo, fidelis
et ipse amicis, ita ut mediocris substantiae militem coniugis
suae sororis matrimonio honoraret, socium sibi amicumque
faceret. Erat corpore prestanti, et qui in adolescentia omnem
hominem egregia forma ad se inclinaret. »

Rerum Germanicarum. *Liudprandi opera*, ed. Pertz (Liudprandi Antapodosis) lib. IV, 15 : « Heinricum, facetia satis
ornatum, consiliis providum, vultus nitore gratiosum, oculorum vigilantia placidum.... »

Les chroniqueurs vantent son incontestable bravoure. Wi-

dukind, I, 31 : « Virum fortem et industrium Heinricum ».
Hrotsvith, *Gesta Oddonis*, v. 48-52 : « Ceu murus jaculis obstans
fortissimus hostis ». Ruotger, *Vita Brunonis*, p. 17 : « Heinricum... Bauwariorum ducem et marchionem inclitum, barbaris
et omnibus id locorum gentibus, ipsis etiam Graecis formida-
bilem ».

Sur le caractère jaloux et vindicatif d'Henri cf. Riezler, I,
344-350, — et *Vita Mahthildis* cap. 9 :

« *De electione Ottonis regis*. Post excessum incliti regis Heinrici
ductores primi conveniebant et de statu regni consilium habebant.
Perplures dijudicabant Heinricum regno potiri, quia natus esset in
aula regali ; alii vero desiderabant Ottonem possidere principatus
honorem, quia ætate esset major et consilio providentior. Quid plura?
Disponente providentia Dei, sceptrum regiminis cessit Ottoni (*Aug.*
8). Inde magis ac magis inter fratres convalescebat discordia, quæ
inter ipsos versabatur ab infantia. Assidue litigantes, nil pacificum
mutuo loquebantur, etc.... »

Liudprand, *Ant.*, IV, 18 : « Quo in tempore regis eiusdem
frater Heinricus quorundam perversorum instinctu eidem
est nimium adversatus. »

Sur la cruauté du duc de Bavière (excécation de l'archevêque Herold — castration du patriarche Engelfried d'Aquilée)
cf. Thietmar, lib. II, 40 (25) [1] et Riezler, I, 349. A sa mort,

---

1. Thietmari *Chron.* éd. Kurze. lib. II, 40 (25) : « De prefato autem
duce Heinrico quaedam dico, quae impie fecit in suimet regno, et in
quibus valet considerari, quod supradictis omnibus non valet contra-
dici. Patriarcham de Aquileia castrari et archiepiscopum Salzbur-
giensem precepit excecari. Causas preponere nolo, quia ad haec
promerenda non esse idoneas in veritate scio. Is cum in fine suo a
Michaele, Ratisbonensi episcopo, de tali commisso amoneretur, se in
priori peccasse solum fatetur et in archipresule nichil ; ignorans,
quam parva res est, in qua flagitium deest. Unde Davit supplex loquitur : *Ab occultis meis munde me, Domine.* Huius coniunx, Juthitta
nomine, cum presens adesset, hanc confessionem audivit et mox viro
suimet moriente, corpus eiusdem in aecclesia, quam ipse in honorem
sanctae Mariae semper virginis construcxit, cum magno memore
deposuit, et in quocumque animum eius umquam deliquisse ipsa
scivit vel ab aliis comperit, lacrimis ac ineffabilibus emendavit elemosinis. »
45. « Sollempni vero die beatorum martyrum Gereonis et sociorum

il n'est regretté que de sa mère et de sa femme Judith (Voir
Thietmar, ci-dessous, et *Vita Mahthildis post.*, c. 16). Cf. également, sur le caractère d'Henri, Dümmler, *l. c.*, et Kalckstein,
Gesch. Tous les défauts d'Henri se retrouvent hypertrophiés
chez son fils Henri II de Bavière dit *le Querelleur* (der Zänker,
rixosus).

C. *Brunon* (925-965). Chancelier de l'Empire' (940), archevêque de Cologne (953), duc de Lorraine (954).

1. *Antécédents physiologiques*. Pas d'autres renseignements
que celui de son extrême austérité (Ruotgeri *Vita Brunonis*,
éd. Pertz, 1874, p. 30 :

« Nam ille popularis plerumque quasi solitarius vixit ; mirum dictu,
inter convivas laetissimo laetior ipse frequenter abstinuit. Molles et
delicatas vestes, in quibus nutritus ei ad hominem usque perductus
est, etiam in domibus regum multociens declinavit ; inter purpuratos
ministros et milites suos auroque nitidos vilem ipse tunicam et rus-
ticanas ovium pelles induxit. Lectuli delicias vehementer aspernatus
est. In balneis cum lavantibus cutisque nitorem quaerentibus vix

---

eius iam vergente, subito mentis excessu raptus, episcopis, ducibus,
comitibus, et cunctis qui aderant, luctum movit ingentem, quia dissolutionem optatissimi corporis instare putabant praesentem. Ille, ut
solebat, paululum convalescens tumultum manu sedabat, fletus et
rugitus astantium mitigabat, maiores et hoc affatu ultimo digniores
ex nomine vocabat : *Nolite*, inquiens, *nolite, fratres, hac mea sorte
tristari. Divinae animadversionis iudicio cunctis mortalibus imposita
est ista conditio ; non licet nolle, quod Omnipotens sanxit inevitabile.
Tristibus istis in brevi laeta succedunt. Illuc non assumpta vita, set
mutata in melius, pergo, ubi viros longe plures et clariores, quam hic
umquam viderim, cito videbo.* Nec plura his locutus, lectulo fessa
mox membra reposuit. Consuetum paulo post, luce adhuc integra,
vespertinae laudis officium, nocte iam profunda completorium ipse
cum fratribus consummavit ; domino Deo suo sanctorumque eius
precibus sese quasi mox iturum attentius commendavit ; iter suum
magno illo viatico, sancto videlicet et unico redemptionis nostrae
pignore, munivit ; episcopos seipsumque et eos qui praesto erant
benedictione consignavit. Ita tremendam dissolutionis suae horam
animo intento ad Creatoris sui imperium expectavit. Et in media
nocte transacta, conversus nisu quo poterat ad episcopum Theoderi-
cum nepotem suum : *Domine*, inquit, *ora !* et mox inter psallentes
Domino et orantes nimiumque flentes spiritum exalavit. »

aliquando lotus est ; quod co magis mirum est, quia ab ipsis cuna
bulis eiusmodi munditiis et pompa regia educatus est. »

2. *Antécédents pathologiques.* Pas de renseignements.

3. *Mort.* Brunon mourut à Reims (10-11 octobre 965),
après cinq jours de maladie, au cours d'un voyage qu'il avait
fait à Compiègne pour réconcilier ses neveux. Il conserva jusqu'au dernier moment toute la plénitude de ses facultés, faisant preuve de grand calme et de résignation [1].

4. *État psychique.* Widukind, lib. II, 36 : « Iunior vero
fratrum domnus Brun magnus erat ingenio, magnus scientia
et omni virtute ac industria. Quem cum rex prefecisset genti
indomitae Lothariorum, regionem a latronibus purgavit et in
tantum disciplina legali instruxit, ut summa ratio summaque
pax illis in partibus locum tenerent. » — Id. *ibid.* 38 : « Ipse
enim erat vir magnae prudentiae ac industriae. » — Voir aussi
Ruotger, p. 5, 8 et 9.

Sur la valeur politique de cet oncle d'Hugues Capet cf.
Pfeiffer, *Hist. Krit. Beiträge zur Geschichte Bruns I*, 1870 et
Dümmler, *l. c.*, p. 397-399. — Lot, *Derniers Carolingiens*, p. 19
et surtout p. 51, a très bien montré l'importance du rôle de
médiateur joué par Brunon depuis la mort de son beau-frère
Hugues le Grand, entre les deux familles rivales auxquelles
Brunon était allié au même degré.

D. *Gerberge.* Née postérieurement à 912 et antérieurement à 919 (Waitz, *Jahrbücher* p. 114, 3ᵉ édit. 1885), —

---

1. Ruotgeri *Vita Brunonis* éd. Pertz, 1874, p. 43-47 : « Et mox in
occidente Compendium adiit, ut ibidem nepotes suos ab invicem
dissidentes ad concordiam revocaret, in fide et gratia stabiliret, aecclesiae religionem, regi honorem, et quae sua essent dictante aequi-
tatis ratione, annuente Domino, singulis confirmaret. Eo intentus
negotio infirmari coepit ; et sic Remensium civitate gravi corporis
molestia detentus, quinto demum die postquam invasit, aegritudo
eum praevenit. Quibus diebus in itinere non minus quam in hospitio,
lectione assidua, nullo pene alio cibo refocilatus est. Interrogatus
autem familiariter ab episcopo Wicfrido, ut ipse testis est, cuius
morbi gravedine urgeretur, non morbum set dissolutionem sui cor-

épouse (929) Gislebert duc de Lorraine, puis (939) le roi de France Louis IV d'Outremer. — † 969.

1. *État somatique* et *Mort*. Pas de renseignements.

2. *État psychique*. Sur l'intelligence, l'extrême énergie et l'influence politique de cette fille d'Henri l'Oiseleur, de cette sœur de l'empereur Otton le Grand, cf. Lot, *Derniers Carolingiens*, p. 62.

---

poris esse, respondit.... Quod cum perdolenter et lacrimabiliter valde excusarent, valitudinem optatam in brevi pollicentes futuram, ille animi industria, qua semper viguit, econtra renisus : *Dum tempus est*, inquit, *hoc fiat ; multa nobis alia post haec restant agenda*. Ingravata est deinde infirmitas et invaluit : iamque anhelitus intercluso faucium meatu vitalium lassitudinem praemonstravit. Tunc vocato notario, coram memoratis testibus testamentum suum ipse dictavit ; res omnes quas habuit, a sese,... inferius scriptum in promptu habebit. Ingenium, quod mundo corde et iugi exercitatione politum dono Dei reddidit et inlustre, illum, ut liquido apparet in eius verbis, non defecerat in extremis.

44. « Post haec pauper Christi, collecta animi virtute, iterum semotim episcopos advocavit. Quibus assidentibus et interioribus factis, haec verba gemitu exuberante et fletu inundante profudit : *Tria mihi videntur genera esse confessionis, quibus se cor hominis domino Deo suo, renum testi et scrutatori cordium, patefacit, non ut ipsi, qui nihil non novit, lucidius innotescat, sed ut ille, qui se parum novit, veracius semet ipsum agnoscat, et aut Deum in benefactis laudet, aut se in malefactis quaero. Spero autem, quod advocatum habemus apud Patrem Iesum Christum iustum, et ipse est propitiatio pro peccatis nostris*. Deinde postquam his se coram Domino totum effudit, corporis et sanguinis dominici sacramentum, virtutis eiusdem sacramenti non inscius, expetivit. Quod cum fuisset allatum, vir ille Domini, quid animo senserit, toto corpore prostratus ostendit. Refectus autem hac vitali alimonia, spe validior lectulo restitutus est, dies postquam non minus quam quinque in eodem corporis languore et spiritus fervore permansit.

CHAPITRE IV

QUATRIÈME GÉNÉRATION

§ 1. **Hugues** *dit* **Capet**, duc des Francs (960), roi de France (987). Né au plus tôt au commencement de 938 (Kalckstein, *Gesch.* p. 469); — † 996.

SECTION 1. — **Anamnèse héréditaire.**

§ 1. *Hérédité collatérale.* Deux frères : *Otton, Eudes-Henri* deux sœurs : *Béatrix, Emma* (en outre, selon Kalckstein p. 468, une troisième sœur sur laquelle tous les renseignements font défaut et qui aurait épousé Héribert III de Troyes).

A. *Otton* duc de Bourgogne. Né vers 940 (Kalckstein, p. 468) — † 965 (Flodoard, *Ann.* : « 965. Otto, filius Hugonis, qui Burgundiae praeerat, obiit ». Chronicon Virdunense HF. X, 206 : « Otto in adolescentia mortuus absque liberis »).
Pas de renseignements biologiques sur ce cadet d'Hugues Capet mort à vingt-cinq ans.

B. *Eudes-Henri* duc de Bourgogne. Né postérieurement à 941 (Kalckstein, p. 469). Mort en 997-998 selon Prou, *Raoul Glaber*, p. 41, note 5, — en 1002 selon Pfister, *Robert le Pieux*, p. 255 (Raoul Glaber, *Historiarum Libri V*, éd. Prou, p. 41 : « Igitur anno tertio de supradicto millesimo moritur in Burgundia dux Heinricus apud Castrum Pulliacum super Ararim fluvium »); en 1001 selon une autre source :

« Anno Incarnationis Domini MI obiit Heinricus dux Burgundiae sine filiis. » (Hug. Floriac. *Chronic.* HF. X, 221.)
Pas de renseignements biologiques.

C. *Béatrix.* Née au plus tard en 939 (Kalckstein, p. 468).
— Épouse en 954 Frédéric comte de Bar puis duc de Haute-
Lorraine (Flodoard, *Ann.* 954).
1. *État somatique* et *Mort.* Pas de renseignements.
2. *État psychique.* Sur l'habileté, l'énergie, le sens politique
de Béatrice (véritable héritière du grand homme d'État de la
dynastie Robertienne) cf. Kalckstein, *Geschichte,* p. 366, 371 ;
— Lot, *Derniers Carolingiens,* passim.

D. *Emma.* Née antérieurement à 945 (Kalckstein, p. 469).
— Épouse en 960 (Flodoard, *Ann.* 960) Richard Ier duc de Nor-
mandie. — Meurt sans enfants (Dudon de Saint-Quentin, éd.
Lair, p. 288 : « Illius vero temporis cursu, Emma uxor ejus,
filia scilicet Hugonis magni ducis, defungitur absque libe-
ris... » *Orderic Vital,* lib. I : « sine liberis obiit ») vers 968
(Kalckstein, I, 320, — Lot, *Derniers Carolingiens,* p. 57).
Pas de renseignements biologiques.

Section 2. — État somatique.

§ 1. *Antécédents physiologiques.* Pas de renseignements.

§ 2. *Antécédents pathologiques.* Affection non définie
(juillet 995) dont nous ne connaissons l'existence que par le
pèlerinage hagiothérapique fait à cette date par le roi au
tombeau de saint Maïeul de Cluny (Mabillon, *Annales ordinis
Sancti Benedicti,* IV, 7) ; — consécutivement à ce pèlerinage
amélioration de l'état du malade (*Mirac. S. Maioli abbatis
Cluniacensis* HF. X, 363 : «... Rex ad sancti Maïoli expeten-
dum auxilium veniens *super infirmitatis suae graviludinem*
invenire promeruit aliquantulam levigabilitatem »).

§ 3. *Mort.* Pas d'autres renseignements sur la maladie terminale que la symptomatologie assez obscure relatée par le
contemporain du roi, le médecin Richer (éd. Waitz, p. 180 :
« Hugo rex *papulis toto corpore confectus*, in oppido Hugonis
Judeis extinctus est »).

Bien que ce témoignage du moine de Saint-Rémi soit le
seul que nous possédions sur la nature de l'affection finale
d'Hugues, on peut lui accorder créance. Dans sa sévère et
presque toujours exacte appréciation de l'autorité historique
de Richer, Wattenbach (*Deutschlands Geschichtsquellen* I,
414) est allé trop loin en ne distinguant pas dans la Chronique
entre la partie antérieure au règne d'Hugues Capet et celle
consacrée à l'histoire de ce prince. Richer était le disciple de
Gerbert l'ami et le protégé d'Hugues ; il avait pu voir plus
d'une fois ce dernier à Reims. La critique, comme l'a très
bien montré Monod (*Revue Hist.* 1885, XXVIII, 253), ne peut
se dispenser de tenir le plus grand compte des renseignements
de Richer sur ces dernières années du x⁰ siècle. (Sur l'autorité de Richer pour toute cette période cf. aussi les fines
remarques de Lot, *Derniers Carolingiens*, p. XVII.)

Au point de vue clinique, le diagnostic symptomatique résultant du texte de Richer indique bien une maladie éruptive,
mais la seméiologie est trop rudimentaire pour permettre au
diagnostic différentiel d'affirmer chez le roi la présence de la
variole à l'encontre d'autres affections exanthématiques. Sur
la distinction des *variolae* et de la rougeole ou *morbilli* depuis
l'époque de Grégoire de Tours jusqu'à celle de Richer, cf.
outre le *Traité* classique de Rhazès, l'Hippocrate arabe du
IX⁰ siècle (*Variole et rougeole*, trad. Leclerc 1866, p. 7), l'excellente dissertation de Haeser (*Lehrbuch der Geschichte der
Medicin*, 1876, III, 18, 59) ainsi que les remarques de Hirsch
(*Handbuch der Historisch-geographischen Pathologie*, 1881,
I, 89) — et de Hecker (*Die grossen Volkskrankheiten des
Mittelalters*, Berlin, 1865, p. 12-19).

A l'appui du diagnostic *variole* on peut toutefois citer ce
passage que je relève dans un traité du IX⁰ siècle, le *Liber
therapeuticus* découvert par Daremberg au British Museum
(*Notices et extraits des manuscrits médicaux des Bibliothèques*

d'Angleterre, 1853, p. 96) : « Papulae quas... vocant *volaticas*, alii *variolas*, eo quod de homine in hominem transeunt. »

Quant à l'affirmation qui termine la phrase de Richer (« ... *in oppido Hugonis* Judeis *extinctus est* ») la critique doit renoncer provisoirement à l'interpréter. Pertz et Waitz (*l. c.*, p. 180, note 2) prétendent qu'il faut ici sous-entendre [*medicis*], attribuant ainsi la mort du roi aux manœuvres criminelles ou à l'inintelligence des médecins juifs d'Hugues Capet.

Mais dans tous les passages de sa Chronique où il parle de médecins royaux, Richer leur donne invariablement leur titre (*medicus* L. II, cap. 59; — *physicus* L. III, cap. 109; L. IV, cap. 5). Pourquoi l'historien eût-il omis de le faire pour les médecins d'Hugues? La conjecture de Pertz et de Waitz est donc jusqu'à présent sans fondement.

<h2 style="text-align:center">Section 3. — État psychique.</h2>

Les difficultés que nous avons rencontrées en étudiant l'état psychique des trois premiers Robertiens, sont les mêmes pour Hugues Capet. Giry (Préface à Lot, *les Derniers Carolingiens*) dit qu'à son avis « il faut renoncer à voir clair dans l'âme des personnages de cette époque et à discerner jamais les mobiles de leur conduite : les témoignages sont trop rares et trop pauvres ».

La pathologie mentale peut-elle modifier cette excellente conclusion, et dispose-t-elle ici de ressources inconnues à l'historien? Non, mais elle peut compléter l'affirmative de Giry et dire pourquoi le problème est insoluble. C'est que l'insuffisance documentaire n'est pas seulement *quantitative* comme semble le croire Giry, mais *qualitative*.

Les documents sont *rares* et d'ordre *uniforme*, c'est-à-dire *diplomatique*. Or la question de l'état mental d'Hugues Capet relève non seulement de l'historien, mais du psychologue; dès lors la nature des documents que nous possédons sur Hugues Capet, fussent-ils même moins rares, ne nous permet pas de résoudre le problème de sa formule psychique.

Section 4. — Femme d'Hugues Capet.

§ 1. *Adélaïde*, fille de Guillaume III duc d'Aquitaine, selon Kalckstein, *Gesch.* p. 469 ; Luchaire, *Hist.* 1, 17 ; Lot, *Derniers Carolingiens* p. 360. — Cette origine aquitaine d'Adélaïde, combattue en 1885 par Pfister (*Robert le Pieux*, p. 390), a été postérieurement adoptée par cet historien (cf. *Revue crit.* 1891, II, 390). — Épouse entre 968 (Kalckstein, p. 469) et 970 (Monod *l. c.*) Hugues Capet. — ✝ entre 1004 et 1005 [HF. X, 587].

§2. *Antécédents biologiques.* Pas de renseignements. Le « *Lac tibi sugenti dat nutrix* [Adelais] », que l'évêque Adalbéron (HF. X, 65, 74) rappelle au roi Robert, est insuffisant comme anamnestique.

§ 3. *État psychique.* Pas de renseignements.

CHAPITRE V

CINQUIÈME GÉNÉRATION

§ 1. **Robert II** *dit* le **Pieux**, roi de France. — Né soit en 970 (Pfister, *Robert le Pieux*, p. 1 et 229, note 6), soit plus probablement (Lot, *Mélanges Havet*, p. 156) en 972. — † 1031.

Section 1. — **Anamnèse collatérale.**

§ 1. *Deux sœurs :*

A. *Hathuide.* Épouse (vers 996, Pfister, *Robert le Pieux*, p. LXV, — Lot, *Derniers Carolingiens*, p. 82) Rénier III comte de Hainaut. Sigebert de Gembloux (*Chronogr.* éd. Bethmann ann. 977 : « Raginerus quippe Hathuidem filiam Hugonis postea regis, Lantbertus vero Gerbergam filiam Karoli ducis, ducere uxores ») a placé à tort le mariage antérieurement à l'avènement d'Hugues Capet. — Pas de renseignements biologiques.

B. *Adèle* — (que le chroniqueur contemporain Raoul Glaber a prise par erreur pour une fille du roi Robert : « Similiter Rainaldus comes civitatis Autisiodorensis qui *filiam* Roberti regis duxerat uxorem... » *Historiar.* L. IV, cap. 9, éd. Prou p. 113) — épouse (postérieurement à 996, Kalckstein, *Gesch.* p. 469) Renaud comte de Nevers (*Hist. Comitum Nivernensium* HF. X, 259; — *Chron. Vezeliacense, ibid.* 320). — Pas de renseignements biologiques.

Section 2. — État somatique, état psychique.

§ 1. *Antécédents physiologiques :*
A. *Habitus extérieur.* Helgaud *Vita Regis Roberti Pii* IIF.
X, 99 : « Hujus igitur statura corporis eminens, caesaries
admodum plana et bene ducta, oculi humiles, nares porrectae
et patulae, os suave et dulce ad dandum sanctae pacis osculum, barba satis honesta, humeri ejus in altum porrecti.
Corona, capiti imposita, decernebat eum avis et atavis stirpe
processisse regia. » — Gerbert (*Lettres*, édition Havet) men
tionne également la « *Rotberti clara facies et laetus adspectus* ».
B. *Nutrition.* Sur l'état dystrophique de Robert, cf. le
témoignage de l'évêque Adalbéron : « Quamvis *mole gravis*,
tamen es cum robore levis » (*Carmen ad Rotbertum regem
Francorum* v. 17. — IIF. X, 65).
C. *Motilité.* Malformation anatomique des deux pieds
(Quand le roi était à cheval, les doigts de ses pieds se réunis-
saient presque au talon. Helgaud *Vita Roberti regis* l. c. 99 :
« Sedens equo regio, mirabile dictu, pene jungebant pedum
digiti calcaneo, et hoc erat videntibus in sacculo pro mira-
culo »).
Sur ce genre d'anomalies, cf. Walsham, *Deformities of the
human Foot*, London 1896, p. 540 ; — Weissenberg, *Formes
de la main et du pied chez l'homme* (Zeitschrift für Ethnologie
1895, XXVII, n° 2); — Stewart Norwell, *Malformation héréditaire des pieds* (British Medical Journal, 17 juillet 1894) ; —
Ottolenghi et Carrara, *Le pied préhensile au point de vue de la
médecine légale et de la psychiatrie* (Acad. de Médecine de
Turin, *mars-avril* 1892, — et Lacassagne, *Arch. d'Anthropol.
crimin.* 1892, p. 480).
Chez ce roi obèse (*mole gravis*), voûté (*humeri in altum
porrecti*), aux pieds présentant la particularité que nous avons
signalée[1], les fonctions motrices sont d'ailleurs parfaitement

---

1. Cette particularité du pied n'implique, de l'avis des médecins
qui ont bien voulu me donner leur opinion, ni une maladie nerveuse, ni une déformation chirurgicale, mais seulement une extrême

·normales. Les contemporains ont noté — la vigueur corporelle (*es cum robore levis*), — l'ardeur cynégétique (Fulbert de
Chartres, *Epistola* LXXI, Anno 1021, *Clarissimo duci Aqui-
tanorum Guillelmo* : « Sed quia rex proximo rugitu, ut dicitur, venire habet in silvam Legium, quae vicina est, ut scitis,
monasterio sancti Benedicti, illuc ire disposui... ». — Raoul
Glaber, éd. Prou, p. 58 : « ut die quadam rex in silva venatum iret...), — l'activité militaire (Richer, IV, 13 : [Rober-
tum] tanta industria atque sollertia clarum ut etiam rebus
militaribus praecellerct) de ce prince, alors que l'histoire
traditionnelle a transformé Robert en un roi-moine uniquement occupé à chanter au lutrin.

D. *Système nerveux*. Pas de renseignements.

E. *Fonctions génésiques*. Pas de renseignements. Son
contemporain Adémar de Chabannes déclare Robert « non
seulement roi de ses peuples mais de ses mœurs » (Rex non
tantum populorum sed etiam morum suorum. III, 32). —
Voy. au contraire sur les entraînements conjugaux du roi
les remarques de Pfister, p. 47, ainsi que celles de Luchaire,
Hist. des Institutions Capétiennes, II, 219, — et de Lex, *Eudes
comte de Blois*, p. 21.

§ 2. *Antécédents pathologiques*. Maladie grave (antérieure
à 976 : sur la date probable de l'affection, cf. Pfister, p. 1).
— Toute symptomatologie fait défaut[1].

---

souplesse des articulations. Noter d'ailleurs ce passage d'Adalbéron
(*Carmen ad Rotbertum regem Francorum*, HF. X, p. 65, vers 15-19) :

> Forma super cunctos nobis speciosa videtur
> Debilis in nulla membrorum parte videris.
> Quamvis mole gravis, tamen es cum robore levis.

Les mots : *Debilis in nulla membrorum parte*, montrent que son
pied n'était pas difforme.

1. Helgaldi *Vita Roberti regis*, HF, X, 105 : « Quæ autem hæc
ancilla Dei, mater prudentissimi Regis Rotberti, opera bona fecerit,
paucis adnotare libet. Ipse juvenis laborabat forti infirmitate corporis, de qua erat patri et matri in timore periculum. Pro quo fecit
in seniori Ecclesia Aurelianensis civitatis, quam sanctus Evurtius
per Dei dexteram fundavit, et more Ecclesiastico benedixit in sanctæ
·et vivificæ Crucis honore, imaginem Domini et Salvatoris nostri Jesu

En mars 1031 (cf. Raynal, *Hist. du Berri*, I, 378) — quatre mois avant la mort de Robert — dernier pèlerinage du roi au tombeau de saint Maïeul (Helgaldi *Vita Roberti*, HF. X, 114 : « Proficiscente eo quadam Quadragesima ad Sanctos... adit, orat, honorat... Intrans fines Bituricum suscipit eum S. Prothomartyr Stephanus, cum S. Maiolo meritis praecipio... Ipsum jam revertentem ad propria sancto iterum reddit incolumem Stephano glorioso cum quo terris laetum deducens diem Palmarum, properat Aurelianis »). — Ce pèlerinage ne relève-t-il que d'un motif d'ordre général (religieux ou politique) [1] — ou a-t-il été accompli (comme celui d'Hugues Capet au même sanctuaire ; cf. ci-dessus p. 168) dans une intention hagiothérapique déterminée (auquel cas le pèlerinage deviendrait symptomatique d'un état morbide du roi) ? Nous l'ignorons.

§ 3. *Mort.* Consécutive à une maladie fébrile non définie (Helgaldi *Vita Roberti Regis*, HF. X, 116 : « His vero aliisque refertus bonis virtutibus, sexagenarius, ut credimus, opperiebat mortem intrepidus. Et *invalescente validae febris languore*, petiit viaticum salutare. Sumpto eo, et parvo intervallo facto, ad Regem Regum et Dominum Dominorum demigrans, felix feliciter felicia promeruit regna »).

Sur la date de la mort de Robert (20 juillet 1031) cf. Pfister p. 81.

§ 4. *État psychique.* Si nous laissons de côté la caractéristique de l'œuvre politique de Robert (cf. sur ce point Pfister, p. 387, — Luchaire, *l. c.* I, 219, note 3) la psychologie de ce prince courtois, pusillanime (toutefois « plus charitable que doux », magis beneficus quam blandus), n'offre à l'observateur qu'une matière plutôt « *infertile et petite* ».

Christi pendentis in cruce, ex auro puro, ut liberaretur à mortis periculo, quem Deus omnipotens jam apud se decreverat regnaturum in mundo ; nam et ejus virtute liberatus est. »

1. Ce pèlerinage final, accompli pendant le Carême de 1131, fais partie de toute une série de pèlerinages dont voici la liste : Bourget, Souvigny, Conques, Aurillac, Bourges et Orléans où le roi rentre pour Pâques. Il meurt ensuite à Melun le 20 juillet.

Notre connaissance de la formule psychique de Robert reste imprécise et ne dépasse guère le portrait si connu et d'ailleurs à demi légendaire (cf. Hirsch, *Jahrbücher des deutschen Reichs unter Heinrich II*, I, 397) d'Helgaud de Fleury (*Vita Roberti regis* HF. X, 99 : « Nunquam injuria accepta ad ulciscendum ductus. Amabat simplicitatem ; communi se affatu et convivio et incessu praebebat. Eloquentiae tantum incumbens, ut nullus laberetur dies, quin legeret Psalterium et exoraret cum sancto Davide Deum altissimum. Extitit mitis, gratus, civilis animi et lepidi, magis beneficus quam blandus, etc... »).

Section 3. — Femme de Robert II.

Constance d'Arles. Née postérieurement à 982 (Pfister, *Robert le Pieux*, p. 63). — Mariée après 1001 et avant 1003 (Id. *ib.* p. 64, note 1) au roi de France Robert II. — † 1032.

L'étude des deux premières femmes du roi Robert le Pieux (l'Italienne *Suzanne* répudiée vers 990, — *Berthe*, comtesse de Blois, répudiée en 1001) ne relève pas de l'histoire *héréditaire* de la Maison de France.

Section 4. — Anamnèse héréditaire de Constance (Ascendance directe).

§ 1. *Père.* Guillaume Ier comte d'Arles (cf. Lot, *Derniers Carolingiens*, p. 364-365). Pas de renseignements biologiques.

§ 2. *Mère.* Adélaïde surnommée *Blanche.* L'origine si controversée de la mère de Constance a été définitivement fixée par Pfister (p. 62) et Lot (p. 367) qui ont établi — contre Mabille (*Introd. à la Chron. des Comtes d'Anjou*, p. LXXVI) et K. Norgate (*England under the Angevin Kings*, 1887, I, 190) — l'héré-

dité angevine maternelle de la reine de France : Adélaïde, fille
du comte d'Anjou Foulques II le Bon (et par conséquent sœur
du fameux comte Geoffroi Ier *Grisegonelle*, le héros angevin
des chansons de geste) épouse — en première noces Étienne
comte de Gévaudan († 961), — en secondes noces le jeune
roi Louis V fils de Lothaire, — en troisièmes noces (vers 982,
Pfister p. 63) le comte d'Arles Guillaume Ier.

Les sources diplomatiques ont permis aux historiens de
reconstituer la généalogie de Constance : elles n'apportent
rien à l'anamnèse biologique de la maison d'Anjou. Nous
sommes donc réduits, pour la recherche des antécédents héréditaires, aux seules sources narratives : — les unes (*Chroniques
des Églises d'Anjou*) simples notices annalistiques précieuses
par leur exactitude chronologique, sont stériles au point de
vue pathologique ; — les autres (*Chroniques des Comtes d'Anjou, Gesta Consulum Andegavorum*, l'*Historia Andegavensis*
du faux Foulques le Réchin, etc...) toutes postérieures à
l'an 1100 (cf. Monod, *Rev. Hist.* XXVIII, 264) ne peuvent être
utilisées qu'avec *la plus grande* réserve (Mabille, *Introd. aux
Chron. des Comtes d'Anjou* p. LXIV ; et surtout Lot, *Derniers
Carolingiens* p. xxi, et *Romania* XIX, 377 et suiv.).

Les anamnestiques d'Adélaïde s'établissent comme suit :

A. *Anamnèse personnelle.* Pas de renseignements.

B. *Père.* Foulque II dit le *Bon* ou le *Pieux* comte d'Anjou
(† 960, Kalckstein, *Gesch.* p. 304).

1. *Antécédents physiologiques et pathologiques.* Pas de
renseignements.

2. *Mort.* Foulque II meurt subitement (à l'âge d'environ
cinquante ans) dans la basilique de Saint-Martin de
Tours :

Chronica de Gestis Consulum Andegavorum, éd. Marchegay,
p. 75 : « Contigit quodam tempore in festo beati Martini
hiemalis, cum de manu episcopi missam canentis corpus et
sanguinem Christi susciperet, rediensque in choro, levi tactus
incommodo, inter manus clericorum sociorum suorum expi-

ravit; sepultusque est in eadem ecclesia juxta patrem suum[1]. »

Si l'on rapproche l'état physiologique *normal* du duc — (manifesté par l'incessante activité militaire de Foulque) — du tableau symptomatique de l'affection terminale, le diagnostic par exclusion impliquera ici la probabilité du syndrome apoplexie, indice d'une lésion circonscrite (plus probablement hémorrhagique qu'ischémique). Pour le rapport de la maladie terminale de Foulque à l'hérédité de Constance cf. Cullerre, *De la mort subite dans ses rapports avec l'hérédité névropathique* (Annales Médico-psychologiques, 1892, t. XV, p. 33).

3. *État psychique.* Normal. Les jugements portés par les chroniqueurs sur le caractère de Foulque le Bon sont contradictoires et, comme nous l'avons dit ci-dessus, la critique moderne est impuissante à les contrôler : « Fulco Pius fuit pacifici, tranquilli et mitis ingenii », dit la laudative *Chronique des Comtes d'Anjou* (éd. Marchegay, p. 356). L'assertion opposée de l'incertaine *Chronique de Saint-Brieuc* sur la cruauté de Foulque (« ille comes Fulco Andegavensis, vir diabolicus et maledictus » *Chron. Brioc.* d. Morice, *Hist. de Bre-*

---

1. *Chronicon Turonense magnum* (éd. Salmon, p. 114) : « Anno Othonis xxi° et Lotharii regis Francorum ii°, Fulco Bonus comes Andegavensis ad festum Beati Martini veniens, in portu de Cordum super fluvium Carum leprosum horribilem invenit, qui rauca voce singultuoso gemitu comiti supplicavit, ut eum in gremio suo per aquam transferret usque ad ecclesiam Beati Martini, quia tot et tantis ulceribus plenus erat, quod nihil incommodi sustinere poterat. Quo audito, comes eum leviter in gremium recipiens, aquam intrat; cumque in medio aquæ esset leprosus, miserabiliter ingemiscens, ait supplicans, ut suggendo ore suo leniter removeret salivas quæ de illius naribus effluebant. Quo benigniter adimpleto, leprosum usque ad Beati Martini ecclesiam deportavit, et ex quo comes eum ad portam ecclesiæ posuit, ab eo disparuit, et ultra videri non potuit. Nocte sequenti apparuit comiti Beatus Martinus, dicens eum Jesum Christum sub leprosi specie portavisse, et ob hoc cœlorum gaudia meruisse. Cumque in crastinum in choro Beati Martini missam dominicam audisset, et de manu archiepiscopi accepta Eucharistia, in sede sua, quæ nunc decani dicitur, resedisset, spiritum exhalavit anno comitatus xviii° et in ecclesia Beati Martini Turonensis sepultus est; cui successit Gaufridus Grisa Tunica. »

lagne, Preuves I, col. 30) [1] vise évidemment l'assassinat commis par le comte d'Anjou (et Thibaut comte de Chartres) sur la personne du jeune Drogon, fils d'Alain Barbetorte. Cf. Lot, *Derniers Carolingiens* p. 347, et Merlet, *Chron. de Nantes*, Paris, 1896, p. 110, note.

C. *Grand-père*. Foulque Ier dit *le Roux* comte d'Anjou († 938).

1. Pas d'autre renseignement biologique que celui de sa mort (*Gesta Consulum Andegavorum*, p. 67 : « Fulco Rufus senex et plenus dierum mortuus est in senectute bona, sepultusque in ecclesia Beati Martini »).

2. Pour la formule psychique de Foulque I[er] (le vrai fondateur de la maison d'Anjou) cf. le portrait des *Gesta Consulum Andegavorum*, p. 65 :

« Vastus animus istius immoderata et incredibilia nimis et alta saepe faciebat. Nam ipse audax, patiens erat inediae, algoris et vigiliae ; sed tamen ardens in cupiditatibus, parum subdolus, varius cujuslibet rei simulator ac dissimulator exstitit. Contra etiam istum pleraque nobilitas invidia aestuabat, et quasi pollui consulatum credebat si eum novus homo, quamvis esset egregius, adeptus totum foret. Sed licet diu disturbarent, ubi periculum Normannorum atque Britonum omnia turbantium advenit, invidia atque superbia postfuere : nam semper complures bonis invident, malos et inertes extollunt, nova optant, odio mutari plura turba atque seditionibus nituntur. Is vero, adepto toto consulatu, quoscumque moribus idoneos credebat et bello usui fore notos noverat, hos omnes sibi alliciebat. »

Section 5. — Anamnèse héréditaire de Constance
(Ascendance collatérale).

§ 1. L'ascendance collatérale de Constance n'offre à étudier que son oncle maternel Geoffroi Ier *Grisegonelle*, comte d'Anjou. A côté de ce premier rôle dans l'histoire biologique de la Maison de France, Geoffroi Grisegonelle en joue un

---

1. Cette chronique de Saint-Brieuc est une copie, du xive siècle, de la *Chronique de Nantes*, éditée par Merlet (Paris, 1896, in-8°).

second, plus direct encore (cf. p. 201), puisqu'il est doublement l'ancêtre de Saint Louis (le père et la mère de Louis IX étant, chacun de son côté, descendants en ligne directe de ce même comte d'Anjou).

§ 2. Dans l'impossibilité où est la clinique — tenue au respect de la classification physiologique — de scinder cette double anamnèse suivant les divisions artificielles de l'histoire politique (qui renvoie les anamnestiques personnels de Geoffroi Grisegonelle à Constance et ses anamnestiques héréditaires à Blanche de Castille et à saint Louis) — nous réunirons en un seul chapitre l'ascendance angevine de la Maison de France. Au début de cette étude (pour le détail de laquelle le lecteur devra se reporter au tableau ci-dessous p. 201) nous rappelons ce qui a été dit au paragraphe 2 p. 178 quant au degré d'autorité qu'il convient d'accorder aux sources narratives de l'histoire d'Anjou.

§ 3. *Geoffroi I*er dit *Grisegonelle* — (« agnomen *Grisa tunica* referens », *Gesta consulum Andegavorum*, p. 76) — comte d'Anjou, gonfalonier du roi de France Lothaire (Lot, *Derniers Carolingiens*, p. 101, 162, 172; — *Romania*, juillet 1890) — † 987.

A. *Hérédité collatérale. Frère :* Bouchard le Vénérable (Burcardus *venerabilis comes*, comte de Vendôme et de Paris, le conseiller et l'ami intime d'Hugues Capet) au dire de Mabillon (*Ann. ordinis sancti Benedicti*, IV, 57) suivi par dom Bouquet (*Hist. des Gaules*, X, 350, n. 1), — Auguste Le Prevost (*Orderic Vital*, III, 154, n. 3), — d'Arbois de Jubainville (*Hist. des comtes de Champagne*, I, 195). Sur la non-réalité de cette parenté cf. de la Roncière, *Vie de Bouchard*, Introd. p. v :

« Cette théorie a été universellement admise jusqu'à nos jours. Malheureusement elle ne résiste pas à la critique : Vendôme faisait partie du pays chartrain et non de l'Anjou. La filiation prétendue entre Foulques le Bon et Bouchard n'est constatée ni dans la plus ancienne généalogie de la maison de Vendôme, ni par les généalogistes postérieurs des Ingelgériens, Foulques le Rechin et l'auteur des *Gesta Consulum Andegavensium* [xiie s.]. Bien plus, elle doit être rejetée par ce fait que la fille de Bouchard épousa un petit-fils de Foulques le Bon ; les deux conjoints ne pouvaient être cousins germains ou même parents, sans quoi le mariage eût été empêché par l'Église. »

B. *Antécédents physiologiques*. Pas de renseignements.

C. *Mort*. Consécutive à une maladie innommée : « Et postea fuit Gosfridus *Grisa Gonella* cum duce Hugone in obsidione apud Marsonum ubi *arripuit eum infirmitas qua exspiravit* ; et corpus illius allatum est Turonum et sepultum in ecclesia Beati Martini » (Fragmentum Historiae Andegavensis auctore Fulcone Richin comite Andegavorum d. *Chron. des Comtes d'Anjou*, éd. Marchegay, p. 376).

Sur la mort de Geoffroi Grisegonelle cf. Kalckstein *Gesch.* p. 392.

D. *État psychique*. Normal. Sur l'ascendant et l'autorité ersonnelle prêtés à Geoffroi par les *Gesta episcoporum Cameracensium* (I, c. 98) cf. les précises remarques de Lot, *Derniers Carolingiens*, p. 101, 105.

E. *Femme de Geoffroi Ier dit Grisegonelle*. Adèle, fille d'Héribert II, comte de Vermandois, I de Troyes et de Meaux. Cf. Pfister, *Robert le Pieux*, p. 234, note, et Mabille, *Introduction aux Chroniques des Comtes d'Anjou*, LXX.

§ 4. *Foulque* III dit *Nerra* † 1040.

A. *Antécédents pathologiques*. Grièvement blessé en 1016 au combat de Pontlevoy : « Ipse Fulco equo cadens graviter verberatur » (*Gest. Consulum Andegavensium*, p. 470).

Mort de maladie innommée. « Bis jam Jerosolymis perrexerat : tertio autem itinere in eundo peracto... veniensque Mettensem urbem, levi tactus incommoditate, diem clausit extremum. »

B. *État somatique*. Pas d'autre renseignement que celui de la mort naturelle de Foulque (plus que septuagénaire) et consécutivement à une maladie non définie (*Chron. d'Anjou, l. c.* 472 ; — *Chron. de Touraine*, éd. Salmon, p. 120).

C. *État psychique*. On sait toutes les accusations portées

par l'histoire traditionnelle contre ce féroce et étrange personnage, l'un des types les plus singuliers du moyen âge (meurtre de sa femme : « Post mortem primae uxoris, cum Helisabeth quoque causa adulterii concremasset » *Hist. Sancti Florentii Salmurensis*, Chron. des Églises d'Anjou, p. 260, etc...).

Pfister (*Robert le Pieux*, p. 224-225) a très heureusement réussi à dégager de ces récits légendaires la formule mentale du terrible comte d'Anjou :

« Foulque Nerra, comte d'Anjou depuis 987, est assurément l'un des personnages les plus curieux du règne que nous étudions. On a voulu faire de lui un grand tacticien dans la guerre, un politique profond dans la paix. On nous l'a montré émancipant les esclaves *d'un souffle civilisateur*, défrichant les forêts, veillant à l'instruction des pauvres écoliers du Maine et de l'Anjou, rédigeant des chartes *libérales qui portent d'une manière irrécusable le cachet de sa personnalité.* En un mot, on nous l'a dépeint comme un grand homme dominant son siècle de toute la hauteur de son génie. Ce sont là de ces exagérations qui font sourire et qu'on pardonne aux biographes trop enthousiastes. Foulque ne fut pas supérieur à son époque. Faut-il dire au contraire qu'il en fut la personnification ? En aucune façon, car ce serait la calomnier. Foulque frappa ses contemporains de stupeur ; il les effraya par ses crimes et excita leur admiration par l'éclat de ses repentirs, si bien qu'on ne sait quel sentiment domine chez eux lorsqu'ils nous parlent du comte d'Anjou. Foulque était un de ces hommes qui passent sans transition d'un extrême à l'autre. Il commet des massacres épouvantables ; il ne recule devant rien, et tout d'un coup l'immensité de sa faute se présente à son esprit, le remords tourmente son cœur, la superstition la plus grossière le saisit ; alors il s'abaisse et son repentir ne connaît pas de bornes. Mais le repentir passe vite, à cause de son excès même, et l'homme nous apparaît de nouveau, avide et sanguinaire. La légende avait beau jeu avec un tel personnage. Aussi la voyons-nous se former rapidement, si bien qu'aujourd'hui il nous est très difficile de voir où la vérité s'arrête et où la fable commence : — Foulque, dit-on, poignarda de sa main sa première femme, Elisabeth, accusée d'adultère : *légende.* — Lors de son second voyage à Jérusalem, il ne put voir le Saint-Sépulcre qu'en se soumettant à des conditions humiliantes (« Cumque Sarraceni audiissent quod vir nobilis esset, eum intrare non permiserunt, nisi prius promitteret, quod super Sepulchrum et crucem Jesu Christi mingeret. » *Chron. Turonense magnum* éd. Salmon, 118) et n'échappa à cette humiliation que par une pieuse fraude : *légende.* — *Légende* aussi ce châtiment qu'il aurait infligé à son fils Geoffroi, en le réduisant, après une révolte, à faire plusieurs milles une selle sur le dos. — Mais à travers ces fictions on saisit le vrai caractère de l'homme, mélange de férocité et de superstition, qui n'égala la grandeur de ses crimes que par la grandeur de ses pénitences. »

Si nous voulons donner de la formule historique de Pfister une traduction physiologique, nous dirons que Foulque Nerra, petit-fils de l'apoplectique Foulque le Bon (section 4, § 2, B, 2) et grand-père du fou Geoffroi le Barbu (section 5, § 6, A, 3) n'est qu'un impulsif dépourvu de toute inhibition sur ses réflexes.

§ 5. *Hermengarde* (née? — † postérieurement à 1040, K. Norgate, *l. c.* p. 348). Épouse : Geoffroi (ou Albéric ?) comte de Gâtinais. Les historiens (Mabille, *Introd. aux Chron. des Comtes d'Anjou*, p. LXXXVI ; — K. Norgate, *England under the Angevin Kings*, 1887, I, 249) ne sont point d'accord sur le nom de ce comte de Gâtinais, l'un des premiers ancêtres des Plantagenets. Geoffroi et Albéric sont-ils deux personnages (Aug. Le Prévost, *Orderic Vital*, II, 92, n. 2) ou simplement les deux noms d'un seul et même personnage? Dans tous les cas le pathologiste doit noter qu'au nom d'Albéric (Albericus *Contractus*) est attachée la tare névropathique de paralysie (soit congénitale, soit acquise. *Chronicon Sancti Maxentii Pictavensis*, dans Chron. des Églises d'Anjou éd. Marchegay, p. 402 : « MLX. Goffredus quoque comes, filius Fulconis, [obiit] XVIII° kalendas decembris, feria tertia, hora diei prima, monachali habitu prius suscepto ab Airaudo, abbate Sancti Nicolai. Huic successerunt nepotes ejus filii Alberici *Contracti*, comitis de Gastina, Goffredus et Fulco Rechin »).

A. *Hérédité collatérale. Frère aîné :* Geoffroi II Martel (1006-1060) comte d'Anjou.

1. *Antécédents pathologiques*. Pas de renseignements. Il avait été blessé en 1047 au combat de Valesdunes (*Chron. de Normandie*, HF. XI, 337) : « ... dont ledit duc [Guillaume de Normandie] fut si iré qu'il corut sus de si grant force audit Geffroi et le féri de son espée tellement qu'il lui froissa le heaume et lui coppa la coiffe et *lui trencha* l'oreille et de ce cop l'abatit à terre. »

2. *Mort. Chronica de gestis Consulum Andegavorum*, éd. Marchegay, p. 31 :

« Gosfridus Martellus, filius Fulconis, cum filios non haberet comitatum suum, scilicet Andegaviam et Turoniam quam jam, sicut supradictum est, conquisierat, nepotibus suis Gosfrido Barbato et Fulconi Richin reliquit : Andegaviam et Santonas Fulconi, Turoniam cum Landonensi Castro Barbato donavit. Martellus morbo repentino occupatus irremediabiliter, languore per dies ingravescente, ad mortem usque perurgetur et inter suos, non sine grandi dolore, defungitur. »

Chronicon Vindocinense seu de Aquaria (Chron. des Églises d'Anjou, p. 167) : « MLX. — Obiit Henricus Francorum rex, anno ordinationis suæ xxix ; et eodem ipso anno obiit Gausfredus comes, Fulconis filius, xviii° kalendas decembris feria iiiª, hora diei prima : monachili habitu prius suscepto a domno Adraldo, abbate Sancti Nicholai. »

Le tableau symptomatique de l'affection aiguë (*morbus repentinus*) et celui de la maladie chronique consécutive (*languor* = vieux franç. *maladie langoureuse*) font défaut.

3. *État psychique.* Normal : *Fragmentum historiae Andegavensis auctore Fulcone Richin comite Andegavorum*, éd. Marchegay, p. 379 : « Propter quæ omnia bella, et propter magnanimitatem quam ibi exercebat, merito Martellus nominatus est, quasi suos conterens hostes. » — *Chron. des Comtes d'Anjou*, p. 358 : « Iste Martellus, præ omnibus generis sui animosior, consilio et impetu ordinato, negotia sua agebat. Cui cum diceretur : « Male de te loquuntur homines ; » aiebat : « Faciunt quod solent, non quod mereor ; bene enim loqui nesciunt. » — Orderic Vital, *Hist. Eccles.* (éd. Le Prévost, II, 92) : « Per idem tempus Goisfredus Martellus Andegavensium comes post multa in rebus saeculi fortia gesta obiit. » — Albéric de Troisfontaines, *Chron.* (HF. XI, 357) : « Gaufridus Martellus *simplex fuit et imbecillis.* » Ce texte est précieux, car il contredit pleinement les louanges des *officielles* chroniques et doit être plus exact.

B. *Anamnèse personnelle.* Pas de renseignements.

§ 6. *Foulque IV* dit *le Réchin* (le hargneux) 1033-1109. — K. Norgate (*Angevin Kings*, t. I, p. 219) : « His very surname tells its own tale ; in one of the most quarrelsome families known to history, he was preeminently distinguished as *the Quarreller.* »

A. *Hérédité collatérale. Frère aîné :* Geoffroi III *le Barbu* (1031-1107).

1. *État somatique.* Pas de renseignements.

2. *Mort.* Pas de renseignements. Jeté en prison (avril 1068) par son frère cadet Foulque le Réchin qui s'empare du pouvoir à sa place [1], Geoffroi le Barbu, délivré en 1106 par son neveu Geoffroi Martel II, meurt quelques mois après d'une maladie non définie (*Gesta Consulum Andegavorum* d. Chroniques d'Anjou, p. 141).

3. *État psychique.* Il faut distinguer dans la vie psychique de ce prince deux périodes : une période *normale* (antérieure à 1068), — une période *psychopathique* (postérieure à 1068 et s'étendant jusqu'à la mort de Geoffroi en 1107).

Période *normale.* Orderic Vital, attendri peut-être au souvenir du traitement infligé à Geoffroi par son frère cadet, oppose à l'infamie de Foulque le Réchin les qualités morales de son aîné (Orderic Vital, II, 253 : « Goisfredus simplex et tractabilis moribus erat. » — Id. III, 323 : « Fulco [cognomento Richinus] infamis erat, etc... »). Les chroniques angevines, moins sentimentales, mettent au même niveau le bourreau et la victime (*Chronique des Comtes d'Anjou,* éd. Marchegay, p. 359 : « De Gausfrido *Barbato.* Iste cupidus et avarus, crudelis et superbus, non Deum timens nec homines reverens... » — Id., *ibid,* p. 360 : « De Fulcone *Richin.* Sicut

---

1. Orderic Vital, éd. Le Prévost, II, 92 : « Per idem tempus, Goisfredus Martellus Andegavensium comes post multa in rebus sæculi fortia gesta obiit, et quia liberis caruit, Goisfredo nepoti suo Alberici Wastinensium comitis filio honorem suum reliquit. Quem Fulco frater ejus cognomento Richinus post aliquot tempus fraudulenter cepit, principatum ejus arripuit, ipsumque in castro, quod Chinon vocatur, per triginta annos carceri mancipavit. »

Id., *ibid.,* II, 253 : « Defuncto Goisfredo Martello fortissimo Andegavorum comite, successerunt ex sorore duo nepotes ejus filii Alberici comitis Wastinensium, e quibus Goisfredus jure primogeniti obtinuit principatum. Non multo post Fulco, cognomento Richinus, contra Goisfredum fratrem dominumque suum rebellavit, eumque per proditionem cepit, et plus quam xxx annis in carcere Chinonis castri clausum tenuit. » — Id., *ibid.,* IV, 216 : « Gosfrido perjurus Fulco dignitatem consulatus abstulerat, ipsumque apud Chinonem castrum fere xxx annis in carcere reclusum tenuerat. »

frater ejus Barbatus, male incoepit, pejus vixit, pessime vitam finivit »).

Période *psychopathique*. Postérieurement à 1068, Geoffroi devient fou dans sa prison. Cet état psychopathique persiste jusqu'à sa mort (*Gesta Consulum Andegavorum* dans Chron. des Comtes d'Anjou, p. 141 : « Martellus ipsum, vinculis solu-, tum, per urbes et oppida, sua tamen sub custodia, libere ire permisit; ipse vero, in carcere turbato cerebro, sensu aliquantulum minutus erat, nec diu post haec vixit. » — *Chronicon Turonense magnum*, éd. Salmon, p. 130 : « Hic Martellus Gaufridum Barbatum patruum suum de carcere liberavit, tamen eum bene servare faciebat »).

B. *État somatique :*

1. *Antécédents physiologiques.* Orderic Vital, *Hist. Eccles.*, éd. Le Prévost, III, 323 :

« Ipse nimirum, quia pedes habebat deformes, instituit sibi fieri longos et in summitate acutissimos subtolares ; ita ut operiret pedes, et eorum celaret tubera, quæ vulgo vocantur *uniones*. Insolitus inde mos in occiduum orbem processit, levibusque et novitatum amatoribus vehementer placuit. Unde sutores, in calceamentis, quasi caudas scorpionum, quas vulgo *pigacias* [souliers à la poulaine] appellant, faciunt, idque genus calceamenti pene cuncti, divites et egeni, nimium expetunt. Nam antea omni tempore rotundi subtolares ad formam pedum agebantur, eisque summi et mediocres, clerici et laici, competenter utebantur. At modo sæculares perversis moribus competens schema superbe cupiunt ; et quod olim honorabiles viri turpissimum judicaverunt, et omnino quasi stercus refutaverunt, hoc moderni quasi mel dulce aestimant, et veluti speciale decus amplectentes gestant. »

2. *Fonctions génésiques. Gesta Ambaz. Dom.* (Chron. d'Anjou), p. 191 : « Pernimium libidinosus ». — *Chron. de gestis Consulum Andegavorum*, éd. Marchegay, p. 140 : « Libidinosus Fulco ». — En 1089 Foulque, âgé de près de soixante ans, répudie sa troisième femme (la seconde, Hermengarde de Bourbon, également répudiée, étant encore vivante) pour épouser Bertrade de Montfort *adhuc tenera virgo* (Orderic Vital, III, 321). — Cf. l'appréciation de l'honnête et exact chroniqueur anglo-normand tant sur ce dernier mariage de Foulque (Orderic Vital, III, 322 : « Deinde Andegavensis

consul concupitam puellam gaudens suscepit, et viventibus adhuc duabus uxoribus, tertiam desponsavit, quae filium ei, nomine Fulconem, peperit ») — que sur la suite ultérieure de cette quatrième épouse qui se fit enlever en 1093 par le roi de France Philippe Ier [1].

3. *Mort.* Pas de renseignements (*Chronicon Turonense magnum*, éd. Salmon, p. 131 : « Anno Domini MCIX° obiit Fulco Rechin comes Andegaviae »).

C. *État psychique. Chronique des Comtes d'Anjou*, éd. Marchegay, p. 360 : « De Fulcone Richin. Hic licet in juventute strenuus Fulco haberetur, ad annos viriles veniens, gulositati, ebrietati, libidini, inertiae et pigritiae subjacuit. Quamobrem nec ipse justitiam, nec alii per ipsum vel pro ipso faciebant, sed magis contra justitiam in Andegavensi vel Turonensi solo multi insurrexerunt raptores, vel depraedatione mercatorum euntium et redeuntium, debilium disturbantes negotia. Qui, sicut frater ejus Barbatus, male incoepit, pejus vixit, pessime vitam finivit. » — *Gesta Ambaz. Dom.* (*l. c.* p. 195) : « Comes protervus ». — Orderic Vital (III, 323) n'est pas plus indulgent : « Hic in multis reprehensibilis et infamis erat, multisque vitiorum pestibus obsecundabat. »

Sur les singuliers procédés de gouvernement employés par Foulque cf. la même chronique anglo-normande (IV, 216) :

---

1. Orderic Vital, III, 387 : « Circa haec tempora in regno Galliae foeda turbatio exorta est. Bertrada enim, Andegavorum comitissa, metuens ne vir suus quod jam duabus aliis fecerat, sibi faceret, et relicta contemptui seu vile scortum fieret, conscia nobilitatis et pulchritudinis suae, fidissimum legatum Philippo, regi Francorum, destinavit, eique quod in corde tractabat, evidenter notificavit. Malebat enim ultro virum relinquere, aliumque appetere, quam a viro relinqui, omniumque patere despectui. Denique mollis princeps, comperta lascivae mulieris voluntate, flagitio consensit, ipsamque, relicto marito Gallias expetentem, cum gaudio suscepit. Porro generosam et religiosam conjugem suam, Bertam, nobilis Florentii ducis Fresionum filiam, quae Ludovicum et Constantiam enixa fuerat ei, dimisit, et Bertradam, quae fere quatuor annis cum Fulcone Andegavensi demorata fuerat, sibi copulavit. Odo, Bajocensis episcopus, hanc exsecrandam desponsationem fecit, ideoque dono moechi regis pro recompensatione infausti famulatus, ecclesias Madanti oppidi aliquandiu habuit. »

« Eodem mense, Goisfredus Martellus, Andegavorum comes, Condatum oppidum super Normannum de monte Revelli obsedit, et viriliter expugnavit. Erat enim idem strenuus et fortis justitiarius, et cum virga disciplinae acriter imminebat furum atque praedonum cervicibus, *quibus pater ejus parcere jamdudum erat solitus, quia in praedis eorum et latrociniis cum eisdem laetabatur crebrius, acceptis inde sibi portionibus.* Deinde, postquam adolescens crevit, et ingentem nequitiam per patris sui *detestabilem incuriam* in Andegavensi provincia ebullire prospexit, zelo Dei compunctus, miserae regioni, quae omnibus bonis abundaret, si pace potiretur, condoluit. »

D. *Femme de Foulque le Réchin. Bertrade*, fille de Simon Ier seigneur de Monfort-l'Amauri et d'Agnès d'Évreux (née? — † après 1108).

1. *État somatique*. Pas d'autre renseignement biologique que celui de l'extrême beauté de l'adultère comtesse d'Anjou, et pseudo-reine de France[1].

2. *État psychique*. Sur la psychologie de la comédienne consommée que fut Bertrade d'Anjou — (Suger, *Gesta Ludovici VI*, éd. Molinier, p. 57 : « Virago faceta et eruditissima illius admirandi muliebris artificii, etc... ») — cf. la *Vie de Louis le Gros* de Suger, l'*Historia eccles.* d'Orderic Vital, et surtout les *Lettres* de saint Ives (l'évêque de Chartres que Bertrade fit emprisonner en 1092 au château du Puiset, ce prélat s'étant opposé à son mariage avec le roi de France). Ces textes suffisent à mettre hors de doute la cupidité, la ruse, l'ambition (peut-être poussée jusqu'au crime, *Orderic Vital*, IV, 196-198) de l'astucieuse maîtresse de Philippe Ier.

§ 7. *Foulque V* dit *le Hiérosolymitain* (1092-1144. — Wilken, *Gesch. der Kreuzzüge*, II, 716, et Kugler, *Gesch. d. Kreuz.* p. 127 placent la mort de Foulque en 1143. Pour la date de 1144, voy. la démonstration décisive de Dodu, *De Fulconis*

---

1. *Gesta Consulum Andegavorum* d. Chron. des Comtes d'Anjou (éd. Marchegay, p. 140) : « Libidinosus Fulco sororem Amalrici de Monte Forti adamavit, *cujus praeter formam nihil unquam bonus laudavit*, pro qua matrem Martelli dimisit, affirmans eam de genere suo fuisse ; quam dimissam Guillelmus Jallinniacensis, vir ex nobilioribus Arvernorum, uxorem duxit. Ex sorore Amalrici, Fulco filium genuit qui, similiter ut pater, Fulco vocatus fuit, de quo in subsequentibus loquemur. »

Hierosolymitani regno, 1894, p. 60) comte d'Anjou (1109), — roi de Jérusalem (1131 ; par son second mariage avec Mélisende, fille de Baudoin II roi de Jérusalem`.

A. *État somatique :*

1. *Habitus extérieur*. Guillaume de Tyr, L. XIV, cap. 1 : « Vir rufus instar David... statura mediocri ».

2. *Antécédents physiologiques*. Gesta consulum Andegavorum p. 143 : « Fulco armis strenuus ».

3. *Antécédents pathologiques*. En 1137 maladie non définie, en Palestine, consécutive aux souffrances du siège de Montferrand. Orderic Vital, V, 101 : « Ego gravi detineor infirmitate. Unde non possum consanguineo meo succurrere. Nam propter aestus, et curas, atque labores, quos perpessus sum, et infirmas escas, quibus infeliciter inclusus in Monte regali nuper usus sum, lethiferam aegritudinem cum sodalibus meis incurri. »

Wilken (*Geschichte der Kreuzzüge*, II, 656) accorde ici toute créance au dire du chroniqueur anglo-normand. Le dernier éditeur d'Orderic (V, 99, n. 1) a sagement révoqué en doute l'autorité de cette affirmation de l'annaliste anglais.

4. *Mort*. Consécutive à un accident de chasse[1].

---

1. Guillaume de Tyr, L. XV, cap. 27. *Rex in campestribus Acconensibus leporem agitans, de equo ruit praeceps; moritur.* « Accidit autem illis diebus, quod cum dominus rex, una cum domina regina transcurso autumno, in civitate Acconense moram faceret, voluit regina, sublevandi gratia fastidii, extra urbem ad loca quaedam suburbana, fontibus irrigua, causa recreationis exire : quo dominus rex, ut solatium reginae non deesset, adjecit etiam ipse, cum solito comitatu proficisci. Dumque inter eundum esset, accidit casu ut qui agmina et comitatum praeibant pueri, leporem in sulcis jacentem excitarent, quem fugientem clamor prosecutus est universorum. Rex autem, arrepta lancea, ut eumdem leporem insectaretur, sinistro actus casu, equum ad illas coepit urgere partes, et cursui vehementer instare. Tandem inconsulte festinans equus in praeceps agitur; corruensque in terram, regem dedit praecipitem, jacentique prae casus dolore attonito, sella caput obtrivit, ita ut cerebrum tam per aures, quam per nares etiam emitteretur. Ad hunc casum, universus qui praeibat et qui sequebatur, facti acerbitate perterritus, conversus est comitatus, et jacenti opem ferre volentes, exanimem reperiunt, cui neque vox erat, neque sensus. Regina vero, comperta mariti morte tam inopi-

Le *Chronicon Turonense magnum* (éd. Salmon, p. 134) voit
dans la mort de Foulque (arrivée au dire inexact du chroniqueur le jour même de la fête de saint Martin) une punition
céleste infligée par Dieu à l'oppresseur du chapitre de Saint-
Martin de Tours : « Anno Domini MCXLIII° et Conradi imperatoris VI° et Ludovici regis VI°, in festo Beati Martini æstivalis,
dum Fulco rex Jerosolymitanus venatum iret et leporem
insequeretur, equo cespitante ruens, *mortuus est per mira-
culum*, rupto collo. Ipse enim quandiu comitatum Andegavensem tenuit, ecclesiam Beati Martini Turonensis in quantum potuit infestavit. »

B. *État psychique. Gesta Consulum Andegavorum*, p. 143 :
« De Fulcone rege Jerusalem. Verum est : *Pater non portabit
iniquitatem filii nec filius iniquitatem patris.* Hinc est quod,
mortuo Fulcone Richin, filius ejus Fulco, vias patris et matris
suae deserens, honestam vitam deducens, prudenter terram
suam rexit... Vir honestus, armis strenuus, fide catholicus,
erga Dei cultores benevolus, amicos exaltans, malignos et
sibi adversarios opprimens, gloria et optima fama impar nulli
in brevi effectus est. »

A cette plate caractéristique de la *Chronique des Comtes
d'Anjou* il faut opposer le portrait du roi de Jérusalem tracé
avec tant de relief par Guillaume de Tyr, XIV, 1 :

« *Quis moribus fuerit dominus Fulco, tertius Hierosolymorum rex.*
Vocato igitur ex hac luce domino Balduino, Hierosolymorum ex Lati-
nis rege secundo, successit in regno dominus Fulco gener ejus, comes
Turonensium, Caenomanensium et Andegavensium, cui praedictus

---

nata, et sinistro saucia casu, veste et capillo lacera ejulans, et doloris
immensitatem suspiriis contestans et lamentis, in terram corruens,
corpus amplectitur exanime. Non sufficit humor oculis, prac fletus
ubertate continui; et vox, doloris interpres, crebris interrumpitur
singultibus; nec dolori satis fit, licet nihil aliud sit sollicita quam
dolori satisfacere. Familia quoque lacrymis, voce et habitu moerorem
contestans, anxietatis nimiae lugubria praetendit argumenta. Nuntiatur
interea, et fama circumvolante divulgatur per urbem Acconensem
regis miserabilis interitus; et ad partes illas certatim turbae con-
fluunt, intueri volentes factum inauditum quod acciderat. Inde cum
lacrymis in praedictam urbem deportatus, triduo, sine sensu, tamen
adhuc palpitans, protraxit vitam. »

dominus rex filiam suam primogenitam Milisendem nomine dederat uxorem, ut praemisimus. Erat autem idem Fulco vir rufus, sed instar David, quem invenit Dominus juxta cor suum ; fidelis, mansuetus, et *contra leges illius coloris* affabilis, benignus et misericors; in operibus pietatis et eleemosynarum largitione liberalis admodum; secundum carnem princeps potens, et apud suos felicissimus, priusquam etiam ad regni vocaretur gubernacula; rei militaris experientissimus, et in bellicis sudoribus patiens et providus plurimum ; statura mediocri... Inter alios vero, quos lege mortalitatis patiebatur defectus, fluidam et labilem catenus habebat memoriam, *ut suorum domesticorum etiam non teneret nomina*, nec vultus nisi paucorum agnosceret : ita ut de eo cui paulo ante supremum impenderat honorem et familiaritatis gratiam, diligenter postmodum quaereret, quisnam esset si ex improviso se praesentem daret. Unde multos de ejus familiaritate praesumentes, ad confusionem compulit, cum ipsi aliis se defensores dare proposuerant, et ipsi patrono apud eum indigerent. »

La remarque chimérique de Guillaume de Tyr sur la formule *éthologique* des gens roux dérive des théories bien connues de Galien sur l'embryogénie, la physiologie, la pathologie du *rufus* (Galeni *Opera*, I, 37. De Spermate : « *De natura pueri concepti in horis sanguinis*. In tribus horis sanguinis, sperma conceptum a muliere in sanguinis mutatur et informatur. Homo inde editus ruber est : supercilia ejus gravia, — venae temporum graves et plenae, — oculi sanguinei, nebulosi, passionibus semper abundantes, — facies rubra, labia tenera, gingivae sanguineae ; — saepe fluit sanguis a naribus, — guttur sanguine impeditur, inde vox gravis, rauca, debilis, — os, dentes, guttur et caput soepe dolent, — *capilli tendunt in rubedinem*, — ambulatio moderata. Passiones ex rheumate sanguinis, et synochus, et alia ex sanguine procedentia »).

Plus intéressante pour le clinicien est la remarque de l'archevêque de Tyr sur le degré d'amnésie ou mieux d'*hypomnésie* du roi, cas pathologique rare chez un sujet n'ayant pas encore atteint la quarantaine.

Il ne faut point oublier que ce singulier *hypomnésique* est le neveu d'un fou (sect. 5, § 6 A) et le fils d'un impulsif (sect. 5, § 6).

La clinique psychique n'a rien à conclure du passage où Orderic Vital nous dépeint les fautes commises par Foulque

au début de son gouvernement[1]. Selon la juste remarque
d'Aug. Le Prévost, toutes ces assertions d'Orderic Vital
relatives aux affaires de Palestine sont sans valeur (Orderic
Vital, V, 94, note 1) et Dodu a eu raison de les passer sous
silence dans son intéressante étude sur la politique du roi de
Jérusalem (*De Fulconis Hierosolymitani regno*, Paris, 1894,
p. 21 sqq.)

C. *Femme de Foulque V. Éremburge* (? — † 1126), fille de
Hélie seigneur de La Flèche et de Mathilde de Château-du-
Loir, épouse en 1110 Foulques V comte d'Anjou.

Chronicon Turonense magnum éd. Salmon, p. 131 : « Anno Domini
MCX° et Henrici imperatoris IV° et Ludovici regis II°, Fulco comes
Andegavensis duxit in uxorem Eremburgim filiam Helyae comitis
Cenomannensis, de qua genuit Gaufridum, qui ei successit, et
Helyam postea comitem Cenomannensem, quem Gaufridus frater
suus postea usque ad mortem Turonis in carcere mancipavit. »

1. *Anamnèse héréditaire paternelle. Père*: Hélie seigneur de
La Flèche et comte du Maine (? — † 1110). Orderic Vital, IV,
36 : « Helias de paterna haereditate Flechiam castrum possedit, quatuor vero castella de patrimonio uxoris suae obtinuit,
id est, Ligerim et Maiatum, Luceium et Ustilliacum. Uxor
ejus ei filiam, Eremburgem nomine, peperit ; quae nubilibus
annis Fulconi, Andegavorum tunc comiti, nunc Jerosoly-

---

1. Orderic Vital, IV, 499 : « Diadema quoque maturus socer illi
obtulit, sed, illo vivente, junior ferre recusavit. Potestatem tamen
per unum annum, quo postea senior supervixit, ut gener et haeres in
toto imperio tutus agitavit. In primis minus callide quam decuisset
futura praevidit, nimisque festinus praeposituras, aliasque dignitates
irrationabiliter mutavit. Primores enim qui ab initio contra Turcos
obnixe certaverunt, et cum Godefredo ac duobus Balduinis urbes ac
municipia sibi laboriose subegerunt, novus princeps a sua familiaritate removit, et, suffectis Andegavensibus advenis, aliisque rudibus
qui nuper accesserant, obaudivit, consiliisque regni et custodiis mu-
nitionum modernos adulatores, veteribus patronis repulsis, praefecit.
Rancor inde nimius exortus est, et in rudem officiorum immutatorem
cervicositas magnatorum damnabiliter elata est. Studium bellandi,
quod unanimes debuissent in ethnicos exercere, spiritu nequitiae
inflati, diutius in sua viscera moliti sunt agitare. Secum etiam gen-
tiles utrinque contra se conglomeraverunt. Unde multa millia hominum et oppida nonnulla perdiderunt. »

morum regi, nupsit. » — *État somatique*. Orderic Vital, IV,
39 : « Corpore praecellebat, fortis et magnus, statura gracilis
et procerus, niger et hirsutus, et instar presbyteri bene
tonsus. » — *Mort*. Pas de renseignements. — *État psychique*. Orderic Vital, IV, 39 : « Erat enim probus et hono-
rabilis, et multis pro virtutibus amabilis. Eloquio etiam
erat suavis et facundus, lenis quietis et asper rebellibus,
justitiae cultor rigidus, et in timore Dei ad opus bonum
fervidus. Quantae pietatis esset in orationibus ac devotionis, indicabant ejus genae, crebro madentes lacrymis. De-
fensionibus ecclesiarum, eleemosynisque pauperum et jejuniis admodum vacavit, et singulis hebdomadibus feria vi,
in veneratione passionis Christi, ab omni cibo et potu ex
integro abstinuit. »

Quelle est la signification pour la psychophysiologie de
cette hypersécrétion lacrymale (*genae crebro madentes lacrymis*), d'origine émotive, signalée par le biographe d'Hélie
comme l'une des particularités de la ferveur religieuse du
seigneur de La Flèche ?

La sécrétion lacrymale est consécutive, comme on sait, à
une action réflexe (excitation des filets sécrétoires de la glande
lacrymale contenus, pour la plus grande partie, dans le nerf
lacrymal, branche de l'ophtalmique). Cette action réflexe a
elle-même pour point de départ une irritation, produite — soit
par une cause d'ordre physique ou chimique, — soit par une
impression psychique. La sécrétion exagérée de l'appareil
lacrymal ne peut relever chez Hélie — que d'une excitation
psychique initiale hyperintensive — ou d'un pouvoir d'arrêt
insuffisant des centres modérateurs.

A cette interprétation de la clinique, l'historien doit ajouter un correctif tiré de la considération que le sujet appartient au xiie siècle.

Or la sécrétion lacrymatoire fait partie des rites sociaux
du moyen âge. Tandis que l'homme du xixe siècle fait de
l'initiative de ses réflexes, de la réserve poussée jusqu'à
l'impassibilité, l'un des rites de l'homme de bonne compagnie, l'homme du moyen âge, en réalité si peu pitoyable
aux souffrances d'autrui (on le voit par la dureté de sa justice),
affecte au contraire la sensibilité lacrymatoire : « A plours

et a lermes » est une expression constante (Voir sur ce point
les fines remarques de Bernheim [1]).

La psychologie doit faire entrer cette considération en ligne
de compte dans l'appréciation de l'hypersécrétion lacrymatoire d'Hélie.

---

1. « C'est surtout dans la sphère des sentiments et de leur expression que se rencontre cette différence entre notre époque et les
époques passées. Lorsque par exemple, dans la biographie d'un prélat du moyen âge, on nous raconte qu'il ne pouvait célébrer la messe
sans répandre d'abondantes larmes, cela donne à penser à l'homme
moderne, au point de vue de sa conception de la vie, ou bien que le
fait a été faussement exagéré, ou bien que le prêtre en question exa-
gérait hypocritement les manifestations de sa piété, et par conséquent
était lui-même un hypocrite. On interpréterait ainsi ce caractère si
l'on ne se rendait compte que la conception de la vie au moyen âge
diffère de la nôtre sous ce rapport, à savoir que la vigueur des sentiments religieux était généralement plus grande que chez l'homme
moderne, et par suite beaucoup plus développée aussi chez les gens
particulièrement pieux que de nos jours.
On laissait notamment à chaque sentiment une plus large expan-
sion, de telle sorte que l'homme du moyen âge pleurait déjà, là où
nous nous bornons à montrer un visage ému. Si l'on demandait d'où
nous pouvons savoir cela, nous pourrions répondre que c'est le fait
même de l'observation psychologique des peuples : elle nous apprend
que ce n'est pas seulement dans ce cas particulier qu'il s'agit d'un
mouvement d'âme si puissant, mais que dans d'innombrables cas
concernant les sujets les plus divers, chez les hommes les plus différents, au moyen âge, nous rencontrons, eu égard à notre niveau, une
expression de sentiments d'une intensité disproportionnée. La même
observation nous montre ensuite que cela arrive surtout dans la
sphère religieuse, où l'effusion de larmes plus abondante et plus fréquente, durant les cérémonies du culte, de la part des membres du
clergé, est presque constamment mentionnée dans les biographies
de ce temps comme un indice louable de piété. On se rappellera ici la
belle dissertation sur les différentes expressions de la douleur, au
début du *Laocoon* de Lessing. Il en est de même, pour prendre un
autre exemple, des démonstrations d'humilité et de dévotion chez les
puissants laïques au moyen âge. Celui qui ne considère pas la surprenante disposition psychique de ce temps, laquelle s'était trans-
formée en mœurs habituelles, mais envisage les cas particuliers au
point de vue de notre disposition et de nos mœurs, tiendra la pénitence d'Henri IV à Canossa, prise en dehors de sa signification politique, pour une humiliation inouïe.... De même dans une infinité de
cas. » (Bernheim, *Lehrbuch der historischen Methode*, Leipzig, 1894,
in-8, p. 508-509.)

Grand-père : Jean de Beaugency, seigneur de La Flèche (Orderic Vital, éd. Le Prévost, III, 331) [1].

Arrière-grand-père : Lancelin de Beaugency, mari de Paule du Mans, fille du batailleur comte du Maine Herbert Ier *Éveille-chien* († 1036. — Orderic Vital, II, 252 : « Herbertus Cenomannorum comes, vulgo, sed parum latine, cognominari *Evigilans-Canem* pro ingenti probitate promeruit. Nam post mortem Hugonis patris sui, quem Fulco senior sibi violenter subjugarat, in eumdem arma levans nocturnas expeditiones crebro agebat, et Andegavenses homines et canes in ipsa urbe vel in munitioribus oppidis terrebat, et horrendis assultibus pavidos vigilare cogebat »). — Sur le caractère d'Herbert Ier cf. Pfister *De Fulberti Carnotensis episcopi Vita*, p. 91.

2. *Anamnèse héréditaire maternelle.* — *Mère :* Mathilde († 1099 Orderic Vital éd. Le Prévost, IV, 35, n. 3) fille de Gervais seigneur de Château-du-Loir et de Mayet (Orderic Vital, IV, 35 : « Helias generosam conjugem Mathildem filiam Gervaisii accepit... »). Pas de renseignements biologiques.

3. *État somatique. État psychique.* Pas de renseignements.

4. *Mort.* Consécutive à une maladie chronique non définie (*Gesta Pontificum Cenomannensium*, cap. 36, HF. XII, 552 : « Heremburgis enim comitissa uxor ejus..., prolixo macerata languore, citra ejusdem anni curriculum in pulverem resolvitur »).

§ 8. Geoffroi V dit *le Bel* ou *Plantagenêt* (1113-1151) comte d'Anjou, — tige de la maison angevine d'Angleterre par son mariage (1127) avec Mathilde, fille du roi d'Angleterre Henri Ier Beauclerc et veuve de l'empereur d'Allemagne Henri V.

Geoffroi Plantagenêt (cf. le tableau p. 201) est donc en ligne directe le bisaïeul de Blanche de Castille, le trisaïeul de saint Louis.

A. *Hérédité collatérale.*

1. *Frère.* Hélie d'Anjou comte du Mans († 1151). Pas de renseignements biologiques.

---

1. Une note mise à cet endroit de son manuscrit par M. Brachet, montre qu'il désirait compléter ses renseignements sur Jean de Beaugency, mais je n'ai rien trouvé là-dessus dans ses papiers. (A. B.-K.)

2. *Sœur*. Mathilde d'Anjou morte (1154) abbesse de Fontevrault. — *État somatique*. Pas de renseignements. — *État psychique*. Orderic Vital, IV, 439 : « Erat enim prudens et pulchra, eloquens et bene morigerata, multisque decenter honestatibus redimita. »

3. *Sœur*. Sibylle d'Anjou, fiancée en 1122 à Guillaume Cliton, fils du duc de Normandie Robert Courte-Heuse, — épouse (1134) Thierry d'Alsace, comte de Flandre, — † 1158. La petite-fille de Sibylle, Isabelle de Hainaut (cf. ci-dessous *Chapitre* x) ayant épousé le roi de France Philippe-Auguste, Sibylle d'Anjou est donc trisaïeule de saint Louis en ligne directe (cf. ci-dessus sect. 5, § 2). — Sibylle suivit son mari dans ses deux derniers voyages à la Terre Sainte. Elle y resta la dernière fois malgré lui (Orderic Vital, IV, 484, n. 4) et prit le voile au couvent de Saint-Lazare de Béthanie (*Magnum Chronicon Belgicum* éd. Struve, III, 189, — Guillaume de Tyr, XVIII, 27, — Wilken, *Geschichte der Kreuzzüge*, III, ii, 54) où elle mourut.

B. *État somatique*.

1. *Antécédents physiologiques*. Chron. des Comtes d'Anjou, éd. Marchegay, p. 361 : « Statura procerus, vultu decorus ». — *Chronicon Turonense magnum* éd. Salmon, p. 136 : « Gaufridus forma decorus ». — Joann. Monachus Majoris Monasterii (HF. XII, 520) : « Corpore procerus, pulcher aspectu et rufus, macer ac nervosus, oculis fulmineus ».

2. *Antécédents pathologiques*. Pas de renseignements. Blessé en octobre 1136 à l'assaut d'un château fort normand (Orderic Vital, V, 73 : « Tandem Kalendis Octobris dum in arcem Sappi impetum facerent, et muniones illius acerrime resisterent, Joffredus comes pilo in pede dextro fortiter percussus est, gravique laesura pedis cum suorum ruina Normannorum animositatem aliquantulum expertus est »).

3. *Mort*. « Geoffrey *the Handsome* » meurt, âgé seulement de trente-huit ans, le 7 septembre 1151, à Château-du-Loir d'une maladie *a frigore* (Gesta consulum Andegavorum d. *Chron. des Comtes d'Anjou*, éd. Marchegay, p. 156 : « Gosfridus dum quodam tempore a colloquio regis Francorum, in confinio Normanniae et Franciae facto, rediret, nimio calore ipso urgente, balneo cujusdam fluvii usus, febri peracuta occu-

patus apud Castrum Lidii pervenit, ibique, non sine dolore et
luctu suorum, interiit, corpusque ipsius Cenomannum dela-
tum est. » — Robert de Torigni, *Chron.* éd. L. Delisle, I, 255 :
« Cum igitur a civitate Parisius uterque, scilicet pater [Gau-
fridus] et filius [dux Henricus] laeti discessissent... apud
Castrum Ledi pater pluribus diebus gravi febre vexatus,
viam universae carnis ingressus est »).

C. *État psychique.* « *De Gaufrido Plantegenest.* Fuit
iste probitate admirabilis, justitia insignis, militiae actibus
deditus, optime litteratus, inter clericos et laicos facundis-
simus, in consilio providus, fere omnibus bonis moribus
repletus ; et quamvis multas tribulationes a suis sit perpessus,
attamen ab omnibus est dilectus. » — *Chronicon Turonense
magnum* éd. Salmon, p. 136 : « Erat autem idem Gaufridus
militia insignis, et ita largitate omnibus antepollens, quod in
quacumque villa arma sua nova fiebant, statim ut de villa
exibant omnia arma militum, quae in villa illa facta pro pre-
tiis tenebantur, militibus etiam non quaerentibus redde-
bantur, et de bursa dicti comitis pretia creditoribus solve-
bantur. » *Historia abbreviata* d. Chron. des Comtes d'Anjou,
p. 361. — Robert de Torigni, *Chron.* éd. L. Delisle, I, 255 :
« Gaufridus, vir magnae probitatis et industriae, suis indefi-
nite plangendus ». — Orderic Vital, V, 162. *Appendix :* « Vir
rectus, armis, animis et eloquentia singularis ».

Sur la psychologie de Geoffroi Plantagenêt, cf., en outre,
K. Norgate *England under the Angevin Kings* 1887, I, 260.

D. *Femme de Geoffroi Plantagenêt.* Mathilde († 1167), fille
du roi d'Angleterre Henri Ier Beauclerc et veuve de l'Empereur d'Allemagne Henri V.

1. *État somatique.* En 1133, consécutivement à la naissance
de son fils le futur Henri II, Mathilde reste longuement
ébranlée : « *Mathildis.... ibi diu gravi detenta est infirmitate* ;
quae formidans sui dissolutionem, excessum suorum sumpta
penitentia, inter caetera quae pauperibus et Ecclesiis larga
liberalitate distribuit, tria pretiosissima dorsalia cum tapeto
ad decorem domus Dei nostrae contulit Ecclesiae. » *Gesta
Pontificum Cenomannensium* (HF. XII, 553). — Sur la même

maladie, cf. Guillaume de Jumièges, lib. VIII, cap. 27, et
Robert de Torigni, édit. Delisle, I, p. 193.

2. *État psychique.* Pas d'autres renseignement que celui
du caractère hautain et acariâtre de la fille d'Henri Ier. Cf. K.
Norgate, *l. c.*, p. 280. On sait qu'elle fut très promptement
répudiée par Geoffroi (« Fluxerant dies pauci, cum ecce nuntiatur Regi filiam suam a marito repudiatam, abjectamque
sine honore paucis admodum comitibus rediisse Rotomagum,
quae res animos Regis acriter turbavit. » Simon de Durham,
HF. XIII, 83).

3. *Mort.* « Anno 1167. His diebus Mathildis imperatrix,
Monacha Fontis-Ebraudi, obiit. » (*Chron.* Gaufredi Vosiensis.
HF. XII, 441).

Section 6. — Hérédité collatérale de Constance.

Frère : Guillaume II, comte d'Arles puis comte de Provence (1008 ?), — † 1018.

Pas de renseignements biologiques. (Sur la valeur politique
de ce prince cf. Bresslau, *Jahrbücher des deutschen Reichs
unter Konrad II*, t. II, 18 sqq.)

Section 7. — Anamnèse personnelle de Constance.

§ 1. *Antécédents physiologiques.* Pas de renseignements.
§ 2. *Mort.* Pas de renseignements.

Chronica de gestis Consulum Andegavorum d. Chr. d'Anjou, éd.
Salmon, p. 111 : « Anno quoque sequenti, in mense julio, Robertus
rex apud castrum Meledunense diem clausit extremum, delatumque
est corpus ejus ad ecclesiam Sancti Dionisii martyris ac in eadem
sepultum. Tunc rursus oritur inter matrem et filios rediviva discordiae crudelitas, ac praeteritarum irarum frena laxant inveterata odia.
Diu multumque vastando res proprias debacchatum est, donec Fulco

Andegavorum comes, avunculus scilicet ipsorum, matrem redarguens cur bestialem vesaniam erga filios exerceret, utrumque parentem in pace reduceret. Sequenti vero anno, eodem mense atque in eodem castro quo rex obierat, et ipsa obiit; indeque portata est ad Sancti Dionisii basilicam ac juxta regem sepulta. »

3. *État psychique*. Caractère violent et acariâtre de la Reine. Elle crève de sa canne l'œil de son ancien confesseur Étienne (*Gesta Synodi Aurelianensis*, HF. X, 539 : « Qui cum ejicerentur, Regina Stephani sui olim Confessoris cum baculo, quem manu gestabat, oculum eruit »).

L'évêque Fulbert de Chartres avoue que « la méchanceté de la Reine » lui « fait peur » (*si non absterreret saevitia reginae* S. Fulberti *Epist.* CII, ann. 1027. — « Quand la reine promet du mal », ajoute l'évêque de Chartres, « on peut la croire sur parole, toutes ses actions en faisant foi », *cui satis creditur cum mala promittit, fidem facientibus multis et memorabilibus gestis ejus* l. c. *Id.* ib. — Cf. Pfister, *De Fulberti vita* p. 127 et *Robert le Pieux*, p. 77). — Véritable marâtre pour ses enfants (*Mater muliebri animositate agitata*, dit Raoul Glaber, III, 9, éd. Prou, 84), elle va jusqu'à fomenter la guerre civile contre son fils aîné (cf. § 20). Le comte d'Anjou Foulque Nerra, cousin germain de Constance, lui reproche la *bestialis vesania* dont elle fait preuve à l'égard de ses enfants (cf. § 2).

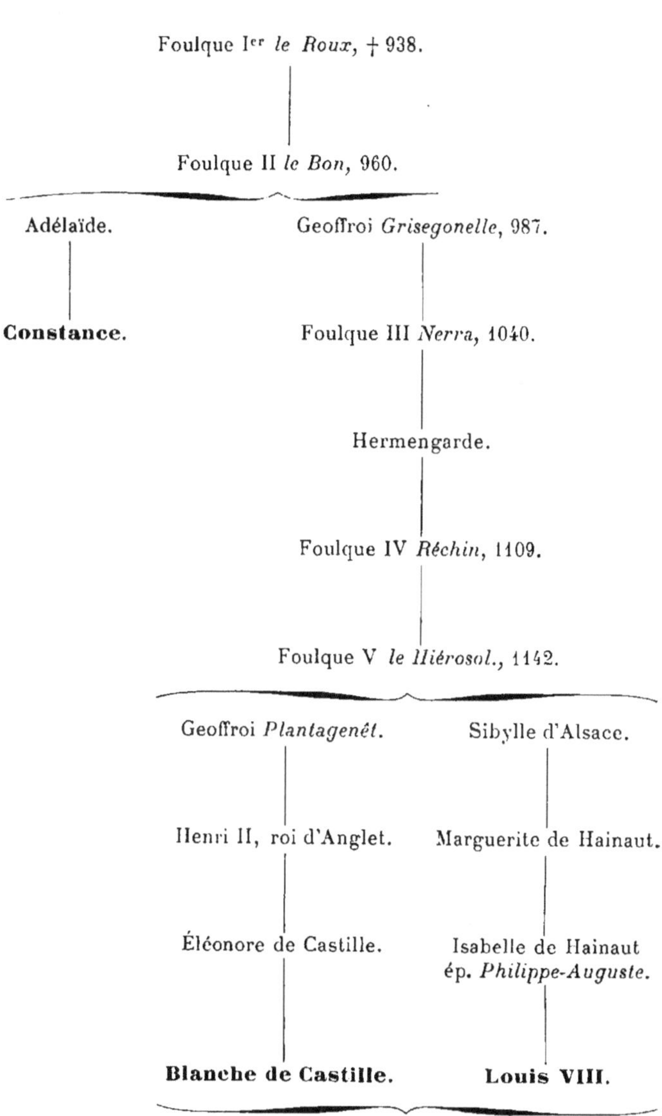

Foulque Ier *le Roux*, † 938.

Foulque II *le Bon*, 960.

Adélaïde.

Constance.

Geoffroi *Grisegonelle*, 987.

Foulque III *Nerra*, 1040.

Hermengarde.

Foulque IV *Réchin*, 1109.

Foulque V *le Hiérosol.*, 1142.

Geoffroi *Plantagenêt*.

Sibylle d'Alsace.

Henri II, roi d'Anglet.

Marguerite de Hainaut.

Éléonore de Castille.

Isabelle de Hainaut
ép. *Philippe-Auguste*.

Blanche de Castille.

Louis VIII.

Saint Louis.

CHAPITRE VI

SIXIÈME GÉNÉRATION

§ 1. **Henri I**er roi de France (1008?-1060).

SECTION 1. — **Anamnèse collatérale.**

Une chronique manuscrite des rois de France, du xve siècle
ou du xive, donne la liste des fils du roi Robert : Hugues,
mort jeune, Henri roi de France, Robert duc de Bourgogne
« et Eudes qui mourut en enfance » (HF. X, 315). — *Brev.
Chron. S. Martin. Turon.* (HF. X, 225). — Guillaume de
Malmesbury, *De Gestis regum Anglorum*, éd. Stubbs, 1887, t. I,
226-227. — La chronique de Guillaume Godellus, moine de
Saint-Martial de Limoges, HF. X, 260, dit : « Regebat eo
tempore regnum Francorum Heinricus Roberti regis ex Constantia filius. Accepit ex hac filios : Hugonem regem qui coronatus est, et post VIII annos ante patrem suum mortuus est.
Deinde habuit alios filios, Odonem scilicet et Heinricum qui
post eum Regnum obtinuit : Odo namque nimis stultus
fuerat. » — Répétée par la *Chronicon Autissiodorense*, HF.
X, 275.

1° *Hugues*, né 1007. — Associé à la couronne dès l'âge de
dix ans, le 9 juin 1017, *Chronicon Virodunense* (HF. XI, 144) :
« Hugo, qui adhuc decennis coronatus est, immatura morte
preventus est. » Il meurt par une maladie intempestive, dit la
préface des HF. Historia regum Francorum (HF. X, 277) :
« Valetudine intempestiva praeventus, duobus annis ante

patrem occubuit. » Il meurt jeune, n'ayant encore que du poil follet (Préface des HF. t. X) et *Breve chronicon* (HF. X, 169) : « Propter seditionem Principum Francorum Robertus adhuc eo vivente Hugonem sublimavit in regem ; videlicet *sapientem juvenem, justum et fortem bellatorem*. Quod nequeo dicere nisi cum *magno dolore : pube tenus erat quando mortuus est*. »

2° *Eudes*. « On ne connaît ni la date de sa naissance, ni celle de sa mort », dit très justement Franklin (Généalogie des rois de France). D'après *Brev. chronic. S. Martini Turon.* (HF. X, 225) : « Robertus rex habuit filios : Odo erat major, sed quia stultus erat, non fuit Rex » ; répété, avec en plus la mention de « hebes » par Guillaume de Malmesbury, *De Gestis* (éd. Stubbs, t. I, p. 226-227) : « Habebat duos filios, Odonem et Henricum ; Odo major natu hebes, *alter astutus et vehemens*. » — D'autres textes qualifient Eudes de *nimis stultus*. — *Chronicon Turonense* (composé en 1226), HF. X, 283 : « Et primogenitum Odonem, qui *nimis stultus* fuit, et ob hoc regnum perdidit. » — Chronique de Guillaume Godellus, moine de Saint-Martial de Limoges (vers 1150) HF. X, 260 : « Deinde habuit alios filios, Odonem scilicet et Heinricum qui post eum Regnum obtinuit : Odo namque *nimis stultus* fuerat. »

Ce dernier texte se retrouve exactement dans la *Chronicon Autissiodorense* (écrite vers 1212), HF. X, 275. Eudes est ailleurs traité de « fou ». *Abrégé de l'Histoire de France*, composé par l'ordre d'Alphonse de Poitiers. HF. X, 280 : « Huedes estoit droiz folx ». Pfister (*Robert le Pieux*, 84) et Luchaire (*Hist. des Capét.*, II, 293) ont fait justice de cette légende de l'imbécillité d'Eudes. Toutefois, les circonstances qui ont précédé sa mort (et cette dernière orgie du prince éclairée par le cierge pascal enlevé à l'église voisine) ne nous permettent guère de conclure au parfait équilibre mental de ce fils du roi devenu par degrés voleur de grand chemin et brigand sacrilège[1].

---

1. *Miracula S. Benedicti* (éd. Certain, p. 277) : « Rege Francorum Henrico feliciter sceptra tenente, ejusque germano [Rotberto] Ducatum Burgundiae utcunque administrante, frater ipsorum Odo privatus degebat, nullius dignitatis fastigio sublimatus. Qui quoniam

La Chron. ms. des Rois de France du xve ou du xive siècle
dit en parlant d'Eudes qu'il « mourut en enfance » (HF. X,
315).

A la table analytique, on a traduit : *obit in pueritia*. Le
fait qu'il a commandé en chef l'armée française à la bataille
de Mortemer en 1054 prouve que le passage ci-dessus ne peut
être interprété au sens de *mort en bas âge*. Sa lâcheté à la
bataille de Mortemer, livrée contre le duc Guillaume le
Conquérant en 1054, nous est révélée par Guillaume de
Jumièges, *Historia Normannorum*, lib. VII, cap. 24, ann. 1254

---

non habebat propria, inhiabat subripere aliena, rapinis et depraeda-
tionibus operam impendens. Unde factum est die quadam, ut valida
manu militum collecta, Soliacensium [Sully] sibique contiguorum
agros depraedatum iret. Inde revertens onustus spoliis et praedâ, contigit ut etiam quorumdam pauperum Patris Benedicti res cepisset.
Divertens vero in quoddam rus ejusdem Patris, Germiniacus vocabulo, mansionem violentam ibidem accepit, contradicentibus sibi
ejusdem ruris officialibus, et referentibus quam severe ulcisceretur
Omnipotens violatores illius loci, meritis Patris Benedicti. Qui floc-
cipendens eorum dicta, praecepit circa Ecclesiam, in honore Salvatoris mundi ibidem dicatam, rapinas includi pauperum. Siquidem
habebat eadem Ecclesia coemeterium valli munimine circumdatum.
Porro famulis jam dicti Patris ab eo sibi subrepta repetentibus,
animo obfirmatus nihil reddere voluit penitus, insuper comminatus
est eos verberibus ut tacerent afficiendos : erat enim nimiae ferocitatis
et extollentiae. Igitur praeparari amplum sibi suisque de rebus pauperum jubet convivium. Cumque deesset cera unde deberent fieri
luminaria epulaturis necessaria, interrogat utrum in Ecclesia illa can-
delae haberentur. Cui cum responsum esset nihil cerae illic haberi
praeter Paschalem cereum, in honorem videlicet Dominicae Resurrec-
tionis a Parrochialibus solemni oblatum more, jubet eum propere
afferri, et exinde candelas copiose suppeditari, non veritus injuriam
Salvatoris, cui santificata erant cereus et Ecclesia. Proinde vino diver-
sisque ciborum ferculis cum suis accurate refectus, sanus et incolumis, post morose protractas in vanum sermonem vigilias, dor-
mitum vadit : et dum levi sopore quiescens, aliquas noctis
pertransisset horas, subita incommoditatis angustia perturbatus,
inclamat suos, quibus circumsistentibus, indicat se mortifera invali-
tudine detineri. Itaque per reliquum ejus noctis, eadem ingravescente molestia, in eo loco mansit. Facto autem mane, recognoscens
manifeste Patris Benedicti res neminem quamvis generoso con-
cretum sanguine impune temerare posse ; quo valuit modo equum
ascendens, recessit ; et eodem invalescente morbo, diem ultimum
clausit. »

(HF. XI, 47) : « Odo signifer Francorum *turpiter fugatus est.* »
— Guillaume de Malmesbury, *De Gestis regum Anglorum,*
éd. Stubbs, t. II, p. 290 (il écrivait au xii⁰ s.) : « [Odo] *terga
nudavit,* omen fugae prismus auspicatus ». — De même
Orderic Vital, lib. VII, ann. 1054 (III, 160) : « Odonem vero
et Radulfum comitem de Monte-Desiderii, pluribus peremptis,
fugaverunt. »

3° *Robert,* duc de Bourgogne, ✝ 1076. — Tue, dans un
accès de colère, son beau-père Dalmace, comte de Semur
(« Defuncto autem patre suo, quem Dux Burgundiae, gener
ejus, propria manu peremerat... » Hildeberti *Vita S. Hugonis,*
cap ii, 9. Migne, *Patrologie latine,* t. CLIX, p. 921); —
répudie sa femme Hélie de Semur pour vivre (au dire d'Hil-
debert du Mans, archevêque de Tours) dans des liens incestueux. « Sa mort (dit E. Petit, *Hist. des ducs de Bourgogne,*
I, 165, répétant ici une simple affirmation de D. Plancher)
répondit à ce genre de vie, puisqu'il mourut (à soixante-huit
ans) d'un accident *honteux et tragique,* sur lequel on n'a aucun
détail. » L'absence de preuves à l'appui de l'assertion de
D. Plancher frappe celle-ci de nullité au point de vue historique, *a fortiori* au point de vue clinique ; — excommunié à
propos du vol d'une vache par ses hommes d'armes (Garnier,
Charles Bourguignonnes, t. I, p. 28-29).

4° *Adèle,* mariée (1027) à Richard III duc de Normandie.

Veuve en 1027. Remariée (1028) à Baudoin comte de Lille.

Veuve de Baudoin en 1067, elle fonde le monastère de
Messinez près d'*Ypres* et y meurt en 1079, non sans avoir
visité Rome en habit de veuve.

Genealogia comitum Flandrensium (Martène, t. III,
Anecdot. col. 380, num. 5) : « Venerabilis autem comitissa,
scilicet Adela, nocte et die orationibus instabat : unde et apud
Messinas Sanctimonialium feminarum construxit cœnobium,
et in lectica duobus equis portabili, et propter ventos et plu-
vias ne vel ab eis a meditatione sancta impediretur, decenter
concamerata, usque Romam Apostolorum et aliorum Sanctorum patrocinia requisivit : et a Domino Papa veste vidui-
tatis benedictioneque percepta, Flandrias repetivit, et apud
Messinas novissima tuba excitanda in Christi pace obdormivit. »

Section 2. — **Anamnèse personnelle.**

§ 1. *Antécédents pathologiques* (de Henri Ier). Pas de renseignements.

§ 2. *Mort.* Pas d'autres renseignements que le texte d'Orderic Vital[1], dont Littré a donné (*Journal des Savants*, 1869,
p. 272; et *Médecine et Méd.*, 1872, p. 474) un commentaire
clinique trop important pour ne pas être reproduit ici intégra-
lement. Après avoir cité le passage du chroniqueur anglo-
normand, Littré ajoute :

« Voilà une purgation de précaution qui tourne d'une manière bien
funeste ! Et voilà un archiatre qui s'absente bien mal à propos ! Ce
Jean de Chartres fut, dit l'annaliste, surnommé le Sourd d'après
l'événement, sans doute parce qu'il n'entendit pas les plaintes de son
royal patient et qu'il ne vint pas à son secours.

« L'annaliste attribue la mort du roi à une imprudence, à savoir
que, tourmenté par la soif avant que le médicament eût commencé
son opération, il but secrètement, à l'insu de son médecin, de l'eau
que lui donna son chambellan. Cette infraction, dans l'opinion de
l'annaliste, met complètement à couvert la responsabilité de l'archiatre ; et il est probable qu'il ne l'a pas inventée, mais que l'archiatre la mit en avant aussitôt qu'il vit les accidents mortels se
déclarer.

« Mais pouvons-nous la recevoir comme fait Orderic Vital ? Pour
que, le purgatif étant ingéré dans l'estomac et, avant le commencement de l'évacuation, de l'eau bue déterminât des accidents graves
au point de devenir promptement mortels, il faudrait que la substance purgative fût telle que, mise en contact avec de l'eau, elle se
décomposât et laissât libre un agent rapidement toxique. Or il n'est

---

1. Orderic Vital, II, 79 : « Anno ab incarnatione Domini [MLX]
Henricus rex Francorum post multas probitates, quibus in regno gloriose viguit, potionem a Joanne medico Carnotensi, qui ex eventu
Surdus cognominabatur, spe longioris et sanioris vitae accepit. Sed
quia voto suo magis quam præcepto archiatri obsecundavit, et
aquam, dum veneno rimante interiora nimis angeretur, clam a cubiculario sitiens poposcit, medicoque ignorante ante purgationem bibit,
proh dolor ! in crastinum cum magno multorum moerore obiit. »

aucun purgatif salin ou autre, simple ou composé, qui soit tel. Et
dans un cas pareil, de la soif étant survenue, l'eau que l'on boira
sera inoffensive. Soit ignorance, soit mauvaise foi, l'archiatre a couvert d'une fausse excuse l'imprudence qu'il avait commise et dont le
roi fut si promptement la victime.

« Bien que l'observation, qui n'est pas médicale, soit fort incomplète, on y reconnaît cependant un trait qui indique une meilleure
explication que celle de cet archiatre, à la fois imprudent et négli-
gent. Le malade, quand il eut pris le purgatif, en ressentit très vivement l'action immédiate (*veneno rimante interiora*), et fut rapidement en proie à une extrême angoisse (*nimis angeretur*). Avec cela
et l'issue prompte et fatale, il est possible de compléter l'observation; le purgatif était drastique, la soif et l'anxiété devinrent très
fortes; soit qu'il survînt des évacuations dont, il est vrai, l'annaliste
ne dit rien, soit qu'il n'en survînt pas, une inflammation interne
s'alluma, et le roi succomba à l'action du purgatif administré. Il serait
mort, quand bien même il n'aurait pas bu cette eau qui lui fut repro-
chée. Il est heureux pour l'archiatre que le patient lui ait fourni cette
excuse, fausse mais acceptée, pour le disculper. Maintenant, quelle
fut la nature du médicament administré? Y eut-il erreur dans la dose,
ou le roi se trouva-t-il susceptible d'une manière excessive à l'effet
du médicament? C'est ce qu'il est impossible de dire. Mais on lit dans
la Collection hippocratique des cas qui, par leur similitude, éclair-
cissent celui de Henri Ier : « Une femme en santé, est-il dit dans le
« V^e livre *des Épidémies*, t. V, p. 233, fut prise, à la suite d'un pur-
« gatif administré pour conception, de douleurs dans le ventre; tor-
« tillements dans l'intestin; elle gonfla; la respiration devint gênée;
« anxiété avec douleur, elle n'avait guère vomi; elle resta morte
« cinq fois au point de paraître avoir passé. Le vomissement par l'eau
« froide ne lui procura aucun relâche, pas même, quand la douleur
« était pressante, pour la dyspnée. On lui fit des affusions d'eau
« froide sur le corps, environ trente amphores; et cela seul parut
« la soulager.... Elle réchappa. »

« Elle réchappa, oui; mais combien près fut-elle de la mort! Un
autre n'eut pas la même chance. « Antandre, à la suite d'un pur-
« gatif, n'éprouvant rien du reste, parut avoir de la douleur à la vessie;
« aussitôt il rendit rapidement beaucoup d'urine; à partir du milieu
« du jour, une très forte douleur se fit sentir dans le ventre;
« étouffement, anxiété, jactitation; il vomissait, ne rendant rien par
« le bas; il souffrit la nuit, et le sommeil ne vint pas. Le lendemain,
« il rendit beaucoup par le bas, le sang en dernier lieu, et il mou-
« rut (t. V, *ibid.*). » Un auteur hippocratique (t. VI, p. 241) dit qu'avec
les évacuants cholagogues et phlegmagogues commencent les dan-
gers et les accusations contre les médecins. Le fait est que, dans
l'antiquité et sans doute aussi dans le moyen âge, la pharmacie ne
savait pas doser suffisamment les substances énergiques qu'elle
faisait entrer dans ses médicaments composés. »

§ 3. *Légende de l'empoisonnement.* « Male fuit potionatus »
(*Chron.* Alberici Trium-Fontium monachi, HF. XI, 357 ; —
et de même Guillaume de Malmesbury, éd. Stubbs, t. I,
p. 276).

§ 4. *État psychique.* Il y a sur le caractère d'Henri, deux
opinions : 1° Celle de la reine Constance qui le représente
comme *fourbe* (*simulator*) et va jusqu'à l'accuser d'*indolence*
(*segnis*) et de *mollesse* (*mollis*). Cf. la lettre où Odolric, évêque
d'Orléans, écrit à Fulbert évêque de Chartres, que *lui Fulbert*
s'est attiré la haine de la reine en soutenant contre elle la
candidature de Henri au trône comme roi associé, candidature appuyée par le roi Robert, — tandis que la reine
Constance soutenait la candidature de son second fils Robert
duc de Bourgogne : *Odolrici episcopi Aurelianensis ad Ful-
bertum Carnotensem* (ann. 1027) HF. X, 504 « ... Scilicet
incurrisse te gravissimum Reginae odium, faventem potius
marito suo, de constituendo Rege majore filio, quem dicunt
simulatorem esse, *segnem, mollem,* in negligendo jure patris
futurum : fratri suo juniori attribuentes his contraria. »
Raoul Glaber rapporte la même opinion de la reine Constance sur son fils Henri Ier, lib. III, cap. 9 : « Sed rursum
mater muliebri animositate agitata, tam a patre quam a ceteris, qui parti illius favebant, dissentit, dicens tertium ad
regni moderamen prestantiorem fore filium, qui et Rotberti
patris nomine censebatur. Hoc quippe inter fratres semina-
rium discordiae fuit. Coadunatis denique rex metropoli
Remis regni primatibus, stabilivit regni corone Heinricum
quem delegerat. »
2° L'opinion des historiens qui contredisent toutes ces
accusations ; toutefois celle de *fourberie* émise par Constance
semble être vraie puisque Guill. de Malmesbury appelle Henri
astutus et *vehemens* (rusé et violent), cf. édit. Stubbs, I, 226-
227, cité p. 204. Noter la qualification de *vehemens* qu'il faut
opposer à celle de *mollis* que lui donne Constance. Les historiens parlent aussi de sa *bravoure* et de son *habileté militaire.*
Ann. 1060. « Eodem anno Henricus Rex Francorum, miles
strenuus et bonus, potionis haustu interiit » (Guill. de Malmesbury, éd. Stubbs, t. I, p. 276) ; témoignage précieux de la

bouche d'un Anglais. Même jugement de l'Anglais Orderic
Vital, II, 79, dans le récit de sa mort (cité plus haut § 2, p. 207,
note 1). — *Historiae Francicae Fragmentum*, HF. X, 212 (écrit
vers 1110) : « Rex Ainricus, in rebus militaribus exercitatus,
manu promptus, consilio provisus, inconstantem Constantiam
sua superavit constantia ». — *Abbreviatio Gestorum Franciae
Regum* (écrite vers 1140) HF. X, 228 : « Henricus *miles auda-
cissimus* ». — Guillaume de Jumièges (*Historia Normannorum*,
lib. VII, cap. 28). Ann. 1060 : « Henricus Rex valde fuit *militaris, magnaeque fortitudinis* et *pietatis*. Qui postquam regnum
Galliae fere XXX annis rexit, causa corporeae salutis a Joanne
medicorum peritissimo potionem accepit : sed veneno nimiam
sitim inferente, jussum archiatri sprevit ; et a cubiculario
potum accipiens, dum medicus abesset, ante purgationem
bibit. Unde nimis infirmatus, eodem die post perceptionem
sacrae Eucharistiae obiit. »

En réduisant à leur exacte valeur les assertions malveil-
lantes des chroniqueurs du xie siècle sur les premiers Capétiens, MM. Pfister (*Robert le Pieux*, 339) et Luchaire (*Hist.*, II,
230) ont montré que ces accusations de lâcheté ou de paresse
presque pathologiques[1], exagérées en ce qui concerne
Robert, sont fausses à l'endroit de son fils, — le *roitelet* (regulus) des Chroniques d'Anjou, — dont M. Luchaire a dit très
justement (II, 230) : « Les chroniques ne fournissent aucun

---

1. *Chron. des Églises d'Anjou*, éd. Mabille (Chron. de Aquaria)
p. 163 : « DCCCCLVI. — Obiit Hugo, dux et abbas Sancti Martini, filius Rotberti pseudo-regis, pater alterius Hugonis qui et ipse
postea factus est pseudo-rex simul cum Rotberto filio suo, quem vidimus ipse inertissime regnantem ; a cujus ignavia neque praesens
Henricus *regulus*, filius illius, degenerat. »
Il y a au tome XI des HF, l'opinion d'un autre contemporain de
Henri Ier, non moins dure pour le roi et pour ses deux ancêtres :
« Hugo Dux Rex factus per tirannidem simul cum Rodberto filio ; qui
ambo ex perfidia sua ad contemptum et invalitudinem redacti, inertissime et solo nomine regnaverunt : *quod usque hodie itidem fieri
conspicimus in illorum sobole.* » (*Genealogia Regum Francorum*, HF.
XI, 170.)
On voit par ce passage de l'auteur inconnu de cette généalogie
anonyme, quelles étaient les passions légitimistes Carolingiennes, un
demi-siècle après l'usurpation des Capétiens.

trait précis sur la personnalité d'Henri Ier; mais elles sont à
peu près unanimes à rendre témoignage de son activité et de
sa bravoure. Au roi-moine a succédé le roi-soldat. A ce point
de vue le règne d'Henri Ier peut être considéré comme une
première ébauche de celui de Louis le Gros. »

Section 2. — Femme de Henri Ier.

§ 1. **Anne,** fille de Iaroslaw Wladimirowitch, grand-duc de
Russie, et d'Ingegred de Suède (1024 — † après 1075. Sur la
date de la mort de cette reine, cf. le mémoire du prince Loba-
noff, *Recueil de pièces historiques sur la reine Anne de Russie,*
Paris, 1825, p. XV). — Épouse, en 1051, le roi de France
Henri Ier.

§ 2. *Antécédents héréditaires.* Père : *Iaroslaw le Boiteux.*
Pas d'autres renseignements pathologiques que celui de sa
claudication (d'ailleurs fort douteuse, selon Kostomarow,
Rousskaïa Istoria, Saint-Pétersbourg, 1888, 3e éd. I, 11). —
Grand-père : *Saint Wladimir* (le Clovis des Russes, 972-1015).
Selon les uns (Schiemann, *Russland, Polen und Livland,*
Berlin, 1885, p. 66, suivi par Rambaud, *Hist. de Russie,*
p. 56), névropathe à excès génésiques (outre cinq femmes
légitimes, il aurait eu en même temps trois harems per-
manents, l'un de trois cents femmes à Vychégorod, l'autre
de deux cents femmes à Bielgorod, le troisième de trois cents
femmes à Bérestof). Selon les autres (Kostomarow, *Rousskaïa
Istoria,* I, 4-5) tous ces récits sur Wladimir ne seraient que
des légendes édifiantes composées par des hagiographes très
postérieurs dans le but d'opposer les mœurs de Wladimir avant
le baptême à celles de Wladimir devenu chrétien.

§ 3. *Antécédents personnels.* Pas de renseignements. Rien à
tirer, comme indication clinique, de l'enlèvement d'Anne de
Russie par le comte Raoul de Valois, ni de son mariage avec
son ravisseur (HF. XI, 197, 564, etc...), mariage qui mécon-

tenta si vivement le fils d'Anne, le jeune roi Philippe Ier
(Cf. la lettre de l'archevêque de Reims, Gervais, au pape
Alexandre II : « Regnum nostrum non mediocriter contur-
batum est. Regina enim nostra comiti Radulpho nupsit, quod
factum rex noster quam maxime dolet. » HF. t. XI, p. 499).
La brochure de Caix de Saint Aymour (*Anne de Russie*,
Paris, 1893, 16 p. 8º) n'étudie Anne qu'au point de vue poli-
tique et n'apporte rien qui puisse intéresser la pathologie. Le
travail de Roussof dans la revue russe *Le Fils de la Patrie*
(Sinn Otietchestva, 1824, 46-47) est sans valeur.

§ 4. *Mort.* Pas de renseignements.

CHAPITRE VII

SEPTIÈME GÉNÉRATION

§ 1. **Philippe Ier**, roi de France (1053-1108).

Section 1. — **Anamnèse collatérale.**

§ 1. Frères :

1° *Robert*. Mort en bas âge. *Chron. Hugonis de Sancta
Maria* (HF. XI, 159) : « Robertus puer mortuus est » ; — *Miracula S. Benedicti* (HF. XI, 486) : « Anna filia regis Russorum ei
peperit tres filios.... quorum Rotbertus *adhuc puerulus decessit* ». — *Libellus Hugonis Floriacensis monachi* (HF. XII, 796) :
« Rotbertus immatura morte decessit. »

2° *Hugues* dit le Grand, comte de Vermandois, 1057 — ✝ 1102.
Mort à Tarse pendant la première croisade, d'une blessure de
flèche au genou. *Gesta Tancredi* (Histor. occidentaux des
Croisades, t. III, p. 680) : « In quo saucius femur Tharsum
fertur curandus, immo humandus. » — *Foucher de Chartres*
(*Ibid.*, .t. III, p. 399) : « Qui autem evaserunt Iherusalem
venire non distulerunt, excepto Hugone Magno, quem in
Tharso Ciliciae defunctum sepelierunt. » — *Chron. Hugonis
de Sancta Maria* (HF. 159) : « Hugo vero factus juvenis...
divino amore succensus, Ierosolymam profectus est et in hoc
itinere defunctus est. » — Guibert de Nogent, lib. VII, c. 20,
« Hugo magnus, genu sagitta percussus, languore protacto,
tandem occubuit, apud Tharsum Ciliciae sortitus jura sepul-
chri. »

Section 2. — **Anamnèse personnelle.**

§ 1. *Antécédents physiologiques.*

A. *Fonctions de nutrition.* Obésité à forme grave. Orderic Vital, IV, 20 : « Philippus enim rex, piger et corpulentus, belloque incongruus erat. » — *Miracula S. Benedicti* (éd. Certain, p. 314) : « Philippus vero in primis multa strenue gessit annis, sed aetate procedente, mole carnis aggravatus, ampliorem operam cibo indulsit et somno quam rebus bellicis. Hic ducis Frisiae filiam, nomine Bertham, in matrimonium accepit, quae ei genuit Ludovicum. » — Henri de Huntington (édit. Arnold, 1879, p. 312) : « Quid de Philippo rege Francorum et Lodoveo filio ejus, qui temporibus nostris regnaverunt [dicam]? quorum Deus fuit venter, immo funestus hostis fuit. Adeo namque voraverunt, ut se ipsos pinguedine amitterent, nec sustinere se possent. Philippus olim pinguedine defunctus est. Lodovicus adhuc juvenis pinguedine tamen jam mortuus est. »

B. *Système nerveux.* Excès génésiques [1]. — Somnolence

---

1. Guill. de Malmesbury, *De Gestis regum Anglorum* (édit. Stubbs, t. II, p. 479) : « Philippus Rex Francorum Regi nostro nec utilis, nec infestus fuit, propterea quod esset ventri magis quam negotiis deditus, nec praeterea in castellis ejus collimitaneus pauca enim, quae tunc habebat in Normannia, magis Britanniae quam Franciae vicina erant : adde quod, ut superius dixi, Philippus accedente senio, libidine gravis, comitissaeque Andegavensis [Bertradae] specie lusus, illicitis ardoribus defoeneratus famulabatur. Quocirca ab apostolico excommunicatus, cum in villa qua mansitabat nihil divini servitii fieret, sed, discedente eo, tinnitus signorum undique concreparent, insulsam fatuitatem cachinnis exprimebat : « Audis, » inquiens, « bella quomodo « nos effugant! » Adeo erat omnibus episcopis provinciae suae derisui, ut nullus eos desponsaret proeter Willelmum archiepiscopum Rotomagensem ; cujus facti temeritatem luit multis annis interdictus, et vix tandem aliquando per Anselmum archiepiscopum apostolicae communioni redditus. Philippo interea nulla mora insanae temulentiae satietatem fecit, nisi quod in extremo vitae tactus morbo, monachicum apud Floriacum accepit habitum. »

Cf. Suger, *Vie de Louis le Gros*, éd. A. Molinier, p. 37-38 :

chronique (*Miracula S. Benedicti*, éd. Certain, p. 314, cité plus haut).

§ 2. *Antécédents pathologiques.* Consécutivement au ralentissement de la nutrition marqué par l'obésité, apparition de symptômes herpétiques et arthritiques.

A. *Dermatoses.* — Orderic Vital, III, 390 : « Eruditissimus quoque Ivo Carnotensi praeerat ecclesiae, cui perhibet evidens testimonium laus bonae vitae et rectae doctrinae. Walo etiam praeerat Parisiensibus, aliique plures episcopi fulgebant in suis regionibus, quorum religione admodum Gallia gaudebat, et sacris dogmatibus. Rex tamen Philippus eorum admonitionibus de corrigenda vita procaciter obstitit, adulterioque putridus, in malitia perduravit, ideoque dolori dentium et scabiei, multisque aliis infirmitatibus et ignominiis merito subjacuit. »

B. Douleurs dentaires, si vives que les contemporains les notent comme un châtiment céleste.

C. Les chroniqueurs ajoutent à cette liste (sans les désigner autrement) des maladies *multiples* et *longues* auxquelles le roi aurait fini par succomber. Orderic Vital, IV, 283 : « Anno ab Incarnatione Domini m° c° viii°, indictione iª, Philippus, rex Francorum, in lectum decidit, et post diutinas infirmitates, ut sibi mortem imminere vidit, data fideliter confessione, proceres Francorum, suosque amicos convocavit... »

Le texte d'Orderic Vital montre Philippe atteint de paludisme, pour lequel il se rendit au tombeau de saint Josse à Parnes près de Beauvais [1]. Sur la spécificité de saint Josse

---

« Deinceps in diem proficiente filio, pater ejus rex Philippus in diem deficiebat, neque enim post superductam Andegavensem comitissam quicquam regia majestate dignum agebat, sed, rapte conjugis raptus concupiscentia, voluptati sue satisfacere operam dabat. Unde nec reipublice providebat, nec proceri et elegantis corporis sanitati plus equo remissus, parcebat. Hoc unum supererat quod timore et amore sucessoris filii regni status vigebat. Cumque fere sexagenarius esset, regem exuens, apud Milidunum castrum super fluvium Sequane, presente domino Ludovico, extremum clausit diem. »

1. Orderic Vital, éd. Le Prévost, II, 295, p. 142 : « Philippus rex Francorum biennio febricitavit, nec ulla medicorum arte sanari potuit. Unde post biennium Parnas venit, aquam tactu reli-

contre le paludisme, cf. Du Broc de Ségange, t. II, p. 547.

Le fait qu'à partir de 1197 (et n'ayant à cette date que quarante-quatre ans, cf. Luchaire, I, 63), Philippe se décharge sur son fils Louis le Gros de la plus grande partie des affaires, confirme ces assertions des chroniqueurs sur la précoce valétudinarité du Roi (Suger, dans la traduct. des *Grandes Chroniques*).

§ 3. *Mort.* Pas d'autres renseignements que ceux donnés au § 2.

§ 4. *État psychique.* Rien à signaler au point de vue psychique chez ce gros homme glouton[1], débauché[2], indolent[3] et caustique, non dépourvu toutefois de sens politique ni même d'une certaine activité militaire, fort intermittente, il est vrai (Orderic Vital, IV, 20, déjà cité).

Notons aussi sa précocité pour un roi, et surtout pour un roi de l'époque (il sait lire et écrire à sept ans). Cf. Relation

---

quiarum sancti Judoci sanctificatam bibit, et binis noctibus ante sanctum corpus in orationibus pernoctavit, ibique sanitatem, dolore cessante, recuperavit. Sanatus autem rex i. solidos Pontesiensium sancto Judoco obtulit, et nundinas feria tertia Pentecostes celebrari singulis annis ibidem in honore sancti Judoci annuit, et regalis auctoritatis praeceptione constituit.

« Praeterea meritis sancti Judoci multa Parnis miracula facta sunt, quotidieque fiunt ; quorum nonnulla scripta sunt, et plura per incuriam scientium seu per imperitiam videntium vel expertorum silentio occultata sunt. Nos autem, quamvis alia referre festinaremus, pauca de te, sancte Judoce, libenter perstrinximus, et charismata tibi coelitus data huic opusculo inseruimus, et pro modulo parvitatis nostrae devote attollimus. Oramus itaque, gloriose fili regis Britonum et consors angelorum, ut nos Deo commendes tuorum efficacia meritorum, obtineasque nobis societatem sanctorum, cum quibus contemplantes in decore suo Creatorem cunctorum, laeti collaudemus per omnia saecula saeculorum. Amen. »

1. Cf. Miracula S. Benedicti ; — Henri de Huntington ; — Guill. de Malmesbury déjà cités.

2. Cf. Orderic Vital ; – Guill. de Malmesbury et Suger déjà cités.

3. Cf. Orderic Vital ; — Guill. de Malmesbury et Suger déjà cités.

de Gervais, archevêque de Reims, qui le couronna en 1059 (*Ordo qualiter Philippus I in regem coronatus est*. HF. XI, 32) : « Inchoata Missa, antequam Epistola legeretur. domnus Archiepiscopus vertit se ad Regem et exposuit ei fidem Catholicam ; sciscitans ab eo utrum hanc crederet et defendere vellet. Quo annuente, delata est ejus professio : quam accipiens, *ipse legit, dum adhuc septennis esset; eique subscripsit.* Erat autem professio haec : « Ego Philippus Deo propitiante mox futurus Rex Francorum, etc..... » — Sur son *extrême habileté* au début de son règne, voir Suger et *Libell. Hugonis Floriacensis monachi*, HF. XII, 799 : « Ann. 1108. Rex Francorum Philippus, *vir mitis et sapiens* », et aussi *Chronicon Mauriniacense*, HF. XII, 68 : « Philippus Rex fuit vir *mirae prudentiae et altioris ingenii.....* successit autem ei in regnum Ludovicus filius ejus... » Sa mauvaise réputation lui vient surtout du clergé, à cause de l'excommunication provoquée par son divorce.

Section 3. — Femme de Philippe Ier.

§ 1. **Berthe**, fille de Florent Ier, comte de Hollande, et de Gertrude de Saxe. Épouse (1072) Philippe Ier, roi de France ; répudiée (1092) ; ✝ 1094.

§ 2. *Anamnèse héréditaire*. Pas de renseignements.

§ 3. *Antécédents physiologiques*. Obésité excessive. Guill. de Malmesbury (t. II, p. 315) : « Pacem cum Philippo rege comparavit, data sibi in uxorem privigna, de qua ille Lodowicum tulit qui modo regnat in Francia ; nec multo post, pertaesus connubii, *quod illa praepinguis corpulentiae esset*, a lecto removit, uxoremque Andegavensis comitis contra fas et jus sibi conjunxit. »

§ 4. A noter l'infécondité de ce mariage entre obèses pendant près de dix années (1072-1081)[1]. Pour la faire cesser

1. Sur le rapport de la stérilité avec l'obésité, voir Charcot-Bouchard, *Traité de médecine*, p. 358.

les époux durent recourir (Luchaire, *Louis le Gros*, xii) à l'intercession et aux prières du pieux Arnoul, abbé de Saint-Médard de Soissons. La naissance de leur premier enfant (Louis le Gros) ne remonte qu'aux derniers jours de 1081.

§ 5. *Antécédents pathologiques* et *Mort*. Pas de renseignements.

CHAPITRE VIII

HUITIÈME GÉNÉRATION

§ 1. **Louis VI** dit **le Gros**, roi de France (1081-1137. Sur la
date de sa naissance, cf. Luchaire : *Louis le Gros*, p. 285).

SECTION 1. — **Anamnèse personnelle.**

§ 1. *Antécédents physiologiques*.

A. *Habitus extérieur :* obèse, de haute stature, au teint
blême (Orderic Vital, *Historia Ecclesiastica*, éd. Le Prévost,
IV, 377 [octobre 1119] : « Ludovicus rex, cum principibus
Francorum, synodum introïvit. Erat enim ore facundus,
statura procerus, pallidus et corpulentus »), surnommé le *Roi
aux yeux chassieux*. Gervais de Tilbury (HF. XIV, 13) :
« Philippo successit Ludovicus Lippus. »

B. *Fonctions de nutrition*. Obésité congénitale. Liber de
compositione Castri Ambaziae (*Chron.* d'Anjou, éd. Salmon,
p. 32) : « Philippus rex annis XLVII regnavit, qui obiit anno
incarnati Verbi millesimo centesimo septimo ; cujus regnum
Lodovicus Pinguis, filius ejus, suscepit, qui uxorem duxit
filiam comitis de Moriana, ex qua genuit duos filios Philippum et Lodovicum. » Henri de Huntington (éd. Arnold,
p. 312) : « Philippus olim pinguedine defunctus est. Lodovicus

adhuc juvenis pinguedine tamen jam mortuus est [1]. » Père et mère obèses (cf. ci-dessus, Chap. VII).

C. *Motilité*. Doit renoncer de bonne heure à l'usage du cheval. Plus tard, immobilisé au lit par le développement presque monstrueux de la polysarcie et la faiblesse consécutive (Suger, éd. Molinier, p. 123 : « Ea tamen corporis debilitatus gravitate, etiam lecto rigidissimus »).

D. *Système nerveux*. Surnommé *l'Éveillé* (« A multis *non dormiens* cognominaretur.* » *Chronicon Gaufredi Vosiensis*, HF. XII, 430).

E. *Fonctions génésiques*. Obèse à excès sexuels [2], comme

---

1. Suger, *Vie de Louis le Gros* (éd. Molinier, p. 108) : « Verum temporum lustro peracto, cum Alvernorum comitum perfida levitate solveretur, recidiva episcopi et ecclesie calamitas recidivam reportat regi querimoniam. Qui se casso labore adeo defatigatum dedignans, collecto primo multo majore exercitu, terram repetit Alvernorum. Jamque gravis corpore et carnee spissitudinis mole ponderosus, cum alius quislibet, pauper etiam, tanta corporis periculosi incommoditate equitare nec vellet nec posset, ipse contra multorum amicorum dissuasionem mira animositate rapiebatur, et quod ipsi etiam juvenes horrebant, estivos junii et augusti tolerans calores, impatientes calorum deridet, cum sepius cum angustiis paludum, locis fortissimis suorum lacertis sustentari oporteret. »

2. *Epistolae* Ivonis Carnotensis episcopi (HF. XV, 161). Lettre 138 : « Lupovico, *Dei gracia Francorum, Regi, Ivo, eadem gratia humilis Carnotensis ecclesiae minister, in eo vivere et regnare, cui servire regnare est.* Quod fama vulgante audivimus, hoc ex literis vestrae excellentiae certius didicimus : videlicet quod neptem Flandrensis comitissae, puellam aetate nubilem, genere nobilem, honestis moribus ut dicitur laudabilem, in uxorem ducere disponatis. Quod nos et Deo placitum esse credimus, et hominibus vestrae famae honestatem et regni vestri soliditatem sincere diligentibus gratum esse cognoscimus.... Ad haec, si spiritus Dei in vobis est, sicut utilitati vestrae, ita stabilitati regni et paci ecclesiarum providere debetis. Quae omnia, si sine successore de hac vita migraveritis, in multas scissuras dividentur, et fiet quod Dominus dicit : *Omne regnum in seipsum divisum desolabitur, et domus supra domum cadet.* Quae ruina quanta sit futura, quamque miserabilis, nec lingua potest dicere, nec humanus animus sufficit cogitare. Ut ergo haec omnia vitentur incommoda, ad ineundum vitae conjugalis ordinem nolite moras innectere, ne de eo quod saepe proposuistis, et saepe distulistis, cadat in vos hostilis illa irrisio, *Hic homo coepit aedificare, et*

son père (cf. ci-dessus, p. 214). Sur Louis le Gros, au point de vue génésique, cf. Luchaire, *Annales*, p. xxxvi).

§ 2. *Antécédents pathologiques.*

A. En 1101, maladie grave. Orderic Vital, IV, 196-197 : « Deinde procax noverca veneficos adhibuit, magnorumque pollicitationibus praemiorum sollicitavit et regiam sobolem veneno infecit. Praeclarus itaque juvenis in lectum decidit, et per aliquot dies nec manducare, nec dormire potuit. Pene omnes Galli contristabantur, quod regis genuinus heres periclitaretur. Tandem, cunctis Francorum archiatris fatiscentibus, quidam hirsutus de Barbarie venit, et apodixen medicinalis peritiae super desperatum juvenem exercere coepit, Deoque volente, indigenis medicis invidentibus, profecit. Denique regia soboles convaluit, sed omni postmodum vita sua pallidus extitit. »

B. Diarrhée chronique (fréquente dans certaines formes d'obésité). Grave attaque en 1135 [1] (ou 1133 selon les HF.) [2] ; — en 1137 (Suger, 124 : « ventris profluvio, sicut aliquando consueverat, graviter cepit anxiari »).

---

non potuit consummare. Festinate ergo, ut de lumbis vestris exeat, qui vanam spem tot ambitiosorum hominum destruat, et ad unius spem mobilitatem reducat. Quae res et illicitos motus carnis compescet, et detractores vestros atque irrisores in conspectu vestro silere faciet. Valeat Celsitudo vestra, et non desistat a bono proposito. »

1. Orderic Vital, V, 48 : « Tunc Ludovicus rex Francorum xxviii regni sui annum agebat, et exinanitione diarriae attenuatus aegrotabat. Metu igitur mortis, domum suam et quaeque habebat disposuit, et praecipuos Gallorum optimates Tedbaldum Blesensem atque Radulfum Parronensem accersiit, eosque, quia discordes erant, pacificavit. Filio quoque suo Ludovico Floro regnum Galliae commisit, quem ante triennium regem Remis constituerat, et ab Innocentio papa cum tota synodo xiii archiepiscoporum et cclx episcoporum x kalendas novembris coronari fecerat, cum tripudio multitudinis quae aderat. Desperantibus siquidem de rege archiatris, omnipotens Adonai, qui ter quinos annos Ezechiae regi ad vitam donavit, aegrotanti Ludovico spatium vitae prolongavit, et meliorationem transacti status pro correctione vitae ex insperato contulit. »

2. Une note de M. Brachet montre qu'il comptait vérifier cette date. (A. B.-K.)

C. En 1130, blessure à la cuisse. Suger, éd. Molinier,
p. 117 : « Qua guerra ipse etiam rex, quia militaris vir erat,
semper promptus in hostes, balistarii immissione quadri crure
perforatus, lesus valde, multa animositate vilipendebat, et
tanquam si regie majestatis thronus vulneris dolorem dedi-
gnaretur, rigide angustiam quasi non sustinens sustinebat. »

Il en souffrait encore sept années après, au moment de sa
mort (Suger, 124, ann. 1137 : « leso crure et vix depor-
tato »).

§ 3. *Mort*. Consécutive à plusieurs rechutes de dysenterie [1].

---

1. Suger, éd. Molinier, p. 125 : « Cum autem de die in diem
gravi diarrie turbaretur motu, tantis et tam molestis medicorum
potionibus, diversorum et amarissimorum pulverum susceptionibus
ad restringendum infestabatur, ut nec etiam ipsi incolumes et vir-
tuosi sustinere prevalerent. Qui inter has et hujusmodi molestias,
innata dulcedine benivolus, omnibus ita blandiebatur, omnes
admittebat, omnes demulcebat ac si nichil molestie pateretur.
Asperrimo itaque profluvii motu et longo macerati corporis defectu,
dedignatus viliter aut inopinate mori, convocat religiosos viros,
episcopos et abbates et multos ecclesie sacerdotes, querit, rejecto
pudore omni, ob reverentiam Divinitatis et sanctorum angelorum,
coram devotissime confiteri et securissimo Dominici corporis et sanguinis viatico exitum suum muniri. Cumque idipsum preparare fes-
tinant, rex ipse, etc.

« Cum autem cunctis admirantibus, facta primum peccatorum confessione, devotissime corpori et sanguini Jesu Christi communicasset,
tanquam ilico convalescere incipiens, ad cameram rediit, omnique
secularis superbie rejecta pompa, sola linea culcitra decubuit.
Cumque eum de tanto tantillum, de tam alto tam humilem humano
more me deflere conspicaretur : « Noli, inquit, karissime amice,
« super me deflere, quin potius exultando gaudere, quod Dei miseri-
« cordia prestitit me in ejus occursum, sicut vides, preparasse. »

« Cum autem paulatim ad incolumitatem respiraret, quo potuit
vehiculo prope Milidunum ad fluvium Sequane, occurrentibus et
concurrentibus per viam ei obviam et Deo personam ejus com-
mendantibus a castellis et vicis et relictis aratris devotissimis
populis, etc.... »

Id. *ibid*. p. 129 : « Estuabant eo tempore estivi calores solito
nociviores, quorum consumptione aliquantisper soluti et valde
contriti defatigabamur. Quorum intolerabili solutione cum dominus
rex Ludovicus Parisius recidiva profluvii dissenteria gravissime
fatigaretur, omnino deficiebat. Qui nunquam super his impro-

§ 4. *Légende de l'empoisonnement* en 1101 (Orderic Vital,
IV, 196, cité plus haut).

§ 5. *État psychique.* A relever chez Louis VI l'instinct de
combativité (Louis dit *le Gros* ou *le Batailleur*, — et Suger,
75 : « Ultra quam regiam deceret majestatem miles emeri-
tus ») ; une candeur bienveillante allant jusqu'à la simplicité
(Suger, 9 : « Benivolus, quo etiam a quibusdam simplex
reputabatur » ; — Ive de Chartres, HF. XV, 160 : « Homo
simplicis naturae », et aussi *Chronicon Mauriniacense*, HF.
XII, 68 : « ...homo *simplicis naturae*, magnanimus atque in
militia praeclarus ») ; — de la débonnaireté (Suger, 125 :
« Innata dulcedine benevolus » et aussi : « Rex erat dulcis et
ultra humanam opinionem mansuetus. » Suger, 79) alliée à
une extrême cupidité (Guibert de Nogent, HF. XIII, 251 :
« Armis strenuus, pro negotio inertiae impatiens, animo
sub adversis intrepidus, cum alias bonus esset, in hoc non
aequissimus erat, quod vilibus et corruptis avaritia personis
nimie aurem et animum dabat... » et Luchaire, *Louis le Gros*,
p. xxxv-xxxvi).

Section 2. — Femme de Louis le Gros.

§ 1. **Adélaïde**, fille d'Humbert II, comte de Maurienne et
de Savoie, et de Gisèle de Bourgogne. Épouse, en 1115,
Louis VI. — † 1154. La sœur d'Adélaïde, Agnès, mariée à

---

vidus, accito venerabili Parisiensi episcopo Stephano, et religioso
Sancti Victoris abbate Gilduino, cui familiarius confitebatur eo quod
monasterium ejus a fondamine construxerat, et confessionem repetit
et exitum suum viatico Dominici corporis muniri devotissime satagit.
Cumque se deferri ad ecclesiam sanctorum Martirum faceret, ut quod
votum sepius spoponderat humillime persolveret egritudinis antici-
patus angustiis, quod opere non potuit, corde et animo et voluntate
complevit. Precipiens ergo tapetum terre et cineres tapeto in modum
crucis deponi, ibidem manibus suorum depositus, signo sancte crucis
presentiam suam muniens, tricesimo regni administracionis, etatis
vero ferme sexagesimo anno, kalendis augusti, spiritum emisit. »

Archambaud VII [1] de Bourbon, fut l'aïeule de Henri IV.

§ 2. *Anamnèse héréditaire.* Pas de renseignements.

§ 3. *Anamnèse personnelle.* Pas d'autre renseignement que celui de l'extrême laideur de la Reine. Elle avait été fiancée à Baudouin III comte de Hainaut, mais lorsque celui-ci l'eut vue il reprit sa parole et fut obligé de laisser la ville de Douai aux mains de son oncle Robert, qui se l'était fait donner en gage pour le cas, qu'il prévoyait, où Baudouin romprait son engagement [2].

---

1. Archambaud VII d'après l'édit. Chantelauze-Steyert, et d'après Stockviss ; Guichenon (I, 219) le nomme Archambaud VI.

2. Gilbert de Mons (HF. XIII, 419, note *d*) : « Balduinus, miles juvenis, comes Hanoniensis, pace cum Flandrensibus inita, quamdam Roberti comitis neptem, quam necdum viderat, *nec de ejus deformitate nimia aliquid audierat*, promisit et juravit ducere in uxorem. Unde Robertus, vir astutus, ne Balduinus posset resilire, Duacum castrum quod proprium est comitis Hanoniensis, sibi exinde obligari fecit, acceptis obsidibus qui castrum illud custodirent ; et si comes Hanoniensis a nuptiis juratis retrocederet, ipsum castrum ei pro quadam summa pecuniae magna traderent. Contigit autem Balduinum illam vidisse, *quam visam nimia turpitudine indecentem sprevit* ; et a pacto recedens nuptiali, duxit Idam in uxorem, Lamberti comitis Lovaniensis sororem. Unde Duacum ita in manus Roberti Frisionis et suorum successorum multorum Flandriae comitum devenit, nec ab Hanoniensibus per pecuniae solutionem, nec per justitiam retrahi poterat. »

CHAPITRE IX

NEUVIÈME GÉNÉRATION

§ 1. **Louis VII** *dit* **le Jeune**, roi de France (1120-1180).

Section 1. — Anamnèse collatérale.

§ 1. *Frères*. 1° **Philippe**, frère aîné, né en 1116, associé au
trône en 1129, tué en 1131, d'une chute de cheval, causée par
un porc : « Regis enim Ludovici filius, floridus et amenus puer,
Phylippus, bonorum spes timorque malorum, cum quadam
die civitatis Parisiensis suburbium equitaret, obvio porco dia-
bolico offensus equus gravissime cecidit, sessoremque suum
nobilissimum puerum silice consternatum, mole ponderis
sui conculcatum, contrivit. » (Suger, *Vie de Louis le Gros*, édit.
Molinier, p. 121). Voir aussi Roger de Hoveden, éd. Stubbs,
I, p. 185 : « Contigit etiam quod filius regis Francorum, qui
diademate regni fuerat (ut praedictum est) decoratus, dum
caballum ludens agitaret, obvium suem habuit, cui cum pedes
equi currentis offenderent, rex novus cecidit, et fractis cervicibus expiravit. »

2° **Robert** *dit* **le Grand**, comte de Dreux, 1132 ou 1137,
† 1188. Se révolte contre l'autorité de Suger pendant que le
roi Louis VII est en Palestine.

« Secundus filius Robertus fuit purus idiota et regno totus
inhabilis, et ideo per Regem et Proceres a regni solio refutatus
et armis, et sibi datus est comitatus Drocarum. » (*Chronicon
Sithiense S. Berlini*, IIF. XIII, 469.)

« Robert fut conte de Dreux (lequel Robert estoit ainsné dudit Loys), mais pour ce que ycelui Robert *estoit sot*, il fut fait conte de Dreux. » (Abrégé de l'Hist. des Rois, HF. XII, 229.)

Ceci est une légende. Robert n'était pas l'aîné, mais le cadet de Louis VII. Il a pu être *sot*, mais la légende qui, en le faisant l'aîné, dit qu'il a été écarté du pouvoir à cause de cet état, a pu naître du fait de la rébellion de Robert pour s'emparer du pouvoir.

3° **Pierre de Courtenay** [1].
Pas de renseignements biologiques.

4° **Henri**, religieux cistercien à Clairvaux (1146), ensuite évêque de Beauvais (élu 1149), puis archevêque de Reims, † 13 novembre 1175 : « 1175. Hoc anno decessit Domnus Francorum regis filius, bonae memoriae Remorum Archiepiscopus. » (*Chronicon Remense*, HF. XII, 275.)

5° **Hugues**, mort en bas âge : « Hugo... qui et puer decessit » (*Gesta Franciae Regum*, HF. XII, 67).

6° **Philippe**, fut évêque de Paris en 1159, résigna cet évêché et mourut en 1161 doyen de Saint-Martin de Tours : « Philippus... in juventute decessit » (*Chronicon Turonense*, HF. XII, 468).

§ 2. *Sœur :* **Constance**, épouse en 1141 Eustache de Blois, comte de Boulogne, et en 1154, Raymond V, comte de Toulouse, marquis de Provence, qui la répudie en 1164-65 ou 1166 ; † après 1176.

« Soror istorum regis filia fuit Constantia, quae primo tradita est Eustachio comiti Boloniensi, filio regis Stephani, ac

---

1. Le P. Anselme fait naître Pierre de Courtenay en 1127, et mourir entre 1179 et 1183 ; il le classe septième parmi les enfants de Louis le Gros. L'*Art de vérifier les dates* cite Pierre comme le quatrième.

On voit d'après cette note que M. Brachet comptait faire d'autres recherches à ce sujet (A. B.-K.).

postmodum Raimundo, comiti Sancti Aegidii, quam postea repudiavit. » (Radulfi Coggeshall abbatis *Chronicon Anglicanum*, éd. Stevenson, p. 6.)

Section 2. — Anamnèse personnelle.

§ 1. *Antécédents physiologiques :*

A. *Nutrition, Système nerveux.* Pas de renseignements.

B. *Fonctions génésiques.* Étant données les mœurs d'Aliénor de Guyenne, la femme répudiée de Louis VII, nul compte à tenir pour la clinique des allégations de l'épouse divorcée contre son mari, relatives à la question des rapports sexuels (« *causante se monacho, non regi nupsisse* », HF. XIII, 102). On ne peut utiliser davantage, comme document génésique pathologique, l'apostrophe à Louis VII, mise dans la bouche de la reine par le conteur fantaisiste du xiiie siècle, le Ménestrel de Reims (« En nom Dieu, dist la roine... vous ne valez pas une pomme pourrie »).

Au dire du Gallois Giraud de Barri, auteur du *De Principis instructione liber*, l'extrême continence de Louis VII aurait été jusqu'à provoquer chez le roi des troubles morbides [1].

---

1. Silv. Girald. Cambrens., *De Instructione Principis* (éd. Warner, 1891, t. VIII, p. 131-132) : « Ut autem ad moderna tempora regnaque vicina propius accedamus, Christianissimi Francorum regis et nostro tempore feliciter regnantis Lodowici, patris scilicet regis Philippi sub quo Normannorum in Neustria evanuit gloria, gesta quædam memoratu digna recolemus. Dictus itaque Rex Lodowicus, cum in castri cu jusdam Burgundiae finibus expugnatione, peregrinis et viatoribus infestissimi, cui nomen Nunenta, duobus fere mensibus expeditionem pertraxisset, reversus Aurelianis gravi morbo et fere desperato decubuit. Cujus cum medici, tam proprii quam undique confluentes, causas aegritudinis subtilius inquisiissent, tandem in hoc omnes convenerunt quod ex longa continentia et defectu coitus incommodum ei illud acciderat ; erat enim hoc circa prima tempora quibus reginam, scilicet Alam nomine, duxerat, de qua postea Philippum regem susceperat, quam non mediocriter diligebat. Hoc igitur ei exposito coram urbis ejusdem episcopo, abbatibus quoque et prioribus, personis quoque plurimis ac viris religionem habitu praeferentibus ad hoc

Cette anecdote du pamphlétaire anglais du xiiie siècle n'est qu'un conte édifiant dépourvu de valeur historique.

§ 2. *Antécédents pathologiques :*

A. Maladie aiguë (1151) non définie : Robert de Torigny, édit. L. Delisle, I, 255 : « Interim, credo dispositione divina, quae videbat negotium illud non posse finiri sine multa effusione humani sanguinis, si uterque exercitus hinc inde convenirent, rex Ludovicus in civitate Parisius acuta febre interceptus, lecto prosternitur. Hac de causa, sapientibus viris ac religiosis intercurrentibus, ex utraque parte dantur et accipiuntur induciae, donec rex convalesceret. Quo convalescente, Dei misericordia serenitas pacis refulsit; reddito Geraldo Berlai, pro quo in maxima parte discordia erat, et rege assumente hominium Henrici ducis de ducatu Normanniae. »

B. Au commencement de l'année 1179, sûrement avant la fin d'avril (Cartellieri, *L'avènement de Philippe-Auguste, Rev. Hist.* LII, 246), légère attaque de paralysie (Rigord, édit. Delaborde, 10 : « Rex sentiens se adversa valetudine paralysi *aliquantulum* pregravari, convocavit Parisius generale concilium... »), *sûrement* limitée à une simple monoplégie brachiale, puisque la motilité du membre inférieur reste normale (« *solus rex Ludovicus capellam ingressus* primo... » Rigord, 10). A cette date, Louis VII a cinquante-neuf ans (et non soixante, comme le dit Cartellieri).

C. A la fin d'août de la même année, attaque d'hémiplé-

---

adductis, incontinenti rex respondit : « Mittatur ergo propter reginam. » Sed quia in remotis tunc forte fuerat abinde partibus et morbus instabat, consilium omnium in commune fuerat quod puella ei aliqua interim, qua sibi remedium compararet et quasi vitam redimeret, adduceretur. Quod cum ei proponerent, hanc solam fore curam ejus asserentes, episcopus etiam et personae quae aderant omnes peccati impunitatem ei promitterent et erga Deum super hoc se sponsores darent, respondit vir bonus, « Si non est alia quam haec « valetudinis hujus cura, faciat de me Dominus voluntatem suam, « quia malo mori castus quam vivere adulter. » Et sic Deo totum committens, ejusdem miseratione, qui non derelinquit sperantes in se, brevi convalescens, remedio divinitus dato morbi malitiam exsuperavit. O quam sanum, quam salutiferum, memoratuque dignissimum, principis verbum! »

gie droite avec aphasie motrice concomitante. Le refroidissement subit est nettement indiqué comme cause provocatrice.

D. Aggravation des troubles moteurs, spécialement des troubles aphasiques (d'août à octobre 1179). Abolition complète de la motilité dans le membre inférieur droit.

E. 1180, 5 mars. Constatation d'un état de dépression profonde du roi.

F. 1180, commencement de juin. Philippe-Auguste enlève à son père le sceau royal.

G. Mort (1180, 18 septembre) consécutive à la lésion circonscrite du cerveau et à la cachexie paralytique.

Nous allons reprendre tous ces points avec les textes à l'appui.

L'examen de la pathologie de Louis VII nous amène à étudier ici un acte de Philippe-Auguste qui n'a pas reçu encore de solution satisfaisante. Nous voulons parler de la reprise des sceaux par Philippe à son père en 1180. Ce fait ne pouvant à notre avis s'expliquer que par la pathologie de Louis VII, nous sommes obligés d'intervertir ici l'ordre chronologique des événements pour étudier l'acte de Philippe-Auguste en même temps que la pathologie de son père.

SECTION 3.

§ 1. *Le 1er novembre 1179, le roi de France Louis VII (alors âgé de cinquante-neuf ans) avait associé à la couronne (suivant la tradition des rois capétiens) son fils Philippe-Auguste et l'avait fait sacrer à Reims. — Moins de huit mois après (juin 1180), le jeune roi associé enlève à son père le sceau royal, marque principale de la souveraineté, et confisque le pouvoir à son profit. — Louis VII, relégué à l'abbaye de Saint-Port, meurt trois mois après son exclusion des affaires (18 septembre 1180).*

§ 2. Quel jugement l'histoire doit-elle porter sur ce coup d'État de Philippe-Auguste contre son prédécesseur?

Le très exact chroniqueur anglais Raoul de Dicet qui nous
rapporte cet acte du jeune roi français, son contemporain,
se borne à dire que « Philippe enleva à son père le sceau royal
afin que Louis VII ne pût, à l'insu de son fils, décréter quoi
que ce fût dans le royaume » : « Ludovicus rex Francorum
ne quid in regno statueret citra filii conscientiam, sigilli sui
potestate privatus est » (éd. Stubbs, t. II, p. 6).

Tenus à moins de réserve, les modernes historiens français
n'hésitent point à accuser l'ambitieux Philippe d'ingratitude
et d'impiété filiale.

Dans la critique allemande les opinions sont divisées. Des
historiens d'outre-Rhin les uns, comme Davidsohn, auteur
de l'excellent livre *Philipp II August und Ingeborg*, enché-
rissent sur leurs prédécesseurs français (« A peine couronné,
le jeune roi démasqua la violence de caractère qui formait le
fond de sa nature ; il dépouilla du sceau royal son père... qui
n'avait plus que peu de temps à vivre, etc... » Davidsohn, p. 2).

D'autres, au contraire, excusent l'acte de Philippe par des
raisons d'État, — comme vient de le faire Alexander Cartellieri de Carlsruhe dans le Mémoire déjà cité (*Rev. Hist.* LIII,
277 sqq.) qui est un modèle d'exactitude historique et de
contre-sens psychologique. L'auteur explique l'usurpation du
jeune roi par la nécessité où se trouvait Philippe-Auguste de
couper court aux intrigues politiques de sa mère, l'ambitieuse
Alix de Champagne, dont l'ascendant allait chaque jour croissant sur Louis VII affaibli par des maux « corporels » et par
la « vieillesse » (il avait alors cinquante-neuf ans !).

Ces maux restent d'ailleurs purement « corporels ». Louis VII
peut être « brisé par l'âge et par la maladie » (*loc. cit.* p. 269),
mais l'intégrité de son état mental est pour l'historien allemand hors de discussion :

« *Rien ne nous force à croire* que, dans sa conduite vis-à-vis de
son père, Philippe-Auguste ait dépassé les limites de la nécessité
absolue. *Il paraît même...* qu'on a voulu oublier cet épisode au plus
vite.... *Nulle part on ne trouve trace* d'une mauvaise intelligence entre
le père et le fils.

Déjà affaibli par des maux corporels et par la vieillesse... Louis
chercha un refuge dans la communauté de Saint-Bernard. *Renonçant*

aux splendeurs du monde profane, il se retira dans l'abbaye cistercienne de Barbeaux, appelée aussi Saint-Port, qu'il avait fondée lui-même. Cette *démarche répond* tout à fait au caractère du roi, à sa grande piété et à *son désir* de trouver enfin la paix *vainement cherchée* jusqu'alors. »

(Alexandre Cartellieri, *L'avènement de Philippe-Auguste*. Rev. Hist. LIII, 279.)

On voit par ces citations qu'en dépit des méthodes scientifiques, la mauvaise herbe de la critique subjective pousse en Allemagne aussi vigoureusement qu'ailleurs.

§ 3. Les jugements émis jusqu'à ce jour par les historiens (qu'ils soient favorables ou hostiles à Philippe-Auguste) sont également frappés de nullité, — leurs auteurs ayant *tous* omis de préciser la variable dont le jugement à porter sur Philippe-Auguste est fonction, à savoir l'état mental de Louis VII *à la date* de la saisie du sceau royal. De la formule mentale du père à cette date précise de juin 1180 découlera le véritable jugement à porter sur l'acte du fils.

Cette formule, la neuropathologie est-elle en état (à sept siècles de distance) de la reconstituer pour l'histoire, par l'interprétation clinique des textes originaux ? C'est le problème que nous avons à résoudre par la recherche successive de la symptomatologie et du diagnostic.

§ 4. *Symptomatologie* (Années 1179-1180) :

A. En 1179 (avant la fin d'avril, *Rev. Hist.* LII, 246) attaque prémonitoire de paralysie notée chez Louis VII par le médecin Rigord son contemporain. Très affecté de son état, le roi convoque à Paris un certain nombre de prélats et de barons et leur exprime son désir d'associer son fils à la couronne :

Anno Dominice incarnationis MCLXXIX, Ludovicus christianissimus Francorum rex..., considerans humane vite brevitatem sentiensque se adversa valetudine paralysi aliquantulum pregravari, convocavit Parisius generale concilium omnium archiepiscoporum, episcoporum, abbatum necnon et baronum totius regni Francorum in palatium venerabilis patris nostri Mauricii Parisiensis episcopi ; ubi residentibus omnibus, solus rex Ludovicus capellam ingressus primo, ut in omnibus operibus suis facere consueverat, oratione fusa ad Dominum, deinde vocatis singulatim archiepiscopis, episcopis, abbatibus, et omnibus regni principibus, communicavit eis consilium, quod dilectissimum filium suum Philippum a Deo datum in instanti Assumptione beate virginis Marie, cum consilio eorum et voluntate, in regem Francorum sublimare volebat. Audientes autem prelati et principes voluntatem regis, omnes unanimiter clamaverunt dicentes : « Fiat, fiat. » Et sic solutum est concilium. (Rigord, éd. Delaborde, I, 9, ann. 1179.)

B. A la fin d'août de la même année, au retour d'un voyage en Angleterre (du 28 au 31 août, Benoît de Peterborough, éd. Stubbs, II, 243), attaque d'hémiplégie droite :

« Cum Lodowicus ab Anglia rediret et Parisius veniret, maximo fluctuans gaudio ad Sanctum Dionysium iter arripuit : in quo itinere, subito percussus frigore, incidit in paralysim, ita quod usum dexterae partis corporis sui amisit. » (Benoît de Peterborough, éd. Stubbs, II, 243.) [1]

Nous savons d'autre part qu'à la même date la phonation était profondément troublée :

« Nunc ad Regem Francorum revertamur. Praedictus Ludovicus Rex coepit aegrotare, qui percussus est paralysi in lingua et in toto corpore, sed maxime in lingua » (HF. XII, 286).

L'interprétation de ces troubles articulatoires chez un malade du xiie siècle est assez complexe. Avons-nous simplement affaire à une hémiplégie totale avec dysarthrie concomitante, — ou sommes-nous ici en présence de troubles moteurs d'origine aphasique (liés si fréquemment à l'hémiplégie droite) ?

Si, dans certains cas d'anarthrie liée à l'hémiplégie, la distinction de l'aphasie motrice et de la paralysie est parfois malaisée (comme l'ont montré Féré et Brissaud *in* Charcot-Bouchard, *Traité de médecine*, VI, 420), on peut juger de la difficulté qu'éprouve le clinicien à différencier rétrospectivement ces deux affections, — alors que la pathologie médiévale réunit invariablement sous la même formule les troubles de la phonation liés à une paralysie des organes périphériques

---

1. Hyperémotivité (août 1179) : « Rex vero, malens vitam suam finisse quam videre filium suum ita torqueri, die ac nocte fletibus et continuis suspiriis indulgebat, nolens consolari. » (Benoît de Peterborough, éd. Stubbs, t. I, p. 240.)

de la parole et ceux qui résultent de la perte des images motrices d'articulation (avec intégrité de l'appareil phonateur).

C. D'août à octobre (1179) aggravation des troubles moteurs. L'état du roi est tel qu'il ne peut être transporté à Reims pour le couronnement de son fils (1ᵉʳ novembre 1179).

« In initio aegritudinis suae, Philippus filius ejus inunctus est in Regem Remis, a Willelmo avunculo suo Remensi Archiepiscopo anno MCLXXIX in festo omnium Sanctorum, cujus unctioni pater aegrotare incipiens non interfuit. » (HF. XII, 286.)

« Sed Lodowicus rex pater ejus, *morbo laborans paralytico*, coronationi illius interesse non potuit. » (Roger de Hoveden, éd. Stubbs, II, 1 94.

« Ita quod in anno quinto decimo sue etatis in regem est inunctus, in festo scilicet Omnium Sanctorum, adhuc vivente patre suo christianissimo rege Ludovico, tamen adversa egritudine nimis gravato, videlicet paralysi que ei gressum prorsu negaverat. » (Rigord, éd. Delaborde, I, 13.)

D. Infructueuse entrevue (5 mars 1180) des envoyés du roi d'Angleterre Henri II avec Louis VII, par suite de l'état de dépression profonde du roi paralytique et déjà alité (*Rev. Hist.*, LIII., p. 269).

E. Au commencement de juin 1180 (*loc. cit.*, p. 278) « Ludovicus rex Francorum, ne quid in regno statueret citra filii conscientiam, sigilli sui potestate privatus est » (Raoul de Dicet, *l. c.*, II, 6).

Le vieux roi relégué à l'abbaye de Saint-Port y meurt trois mois après, le 18 septembre 1180.

§ 5. *Diagnostic.* De ce tableau symptomatique ressort aussitôt le diagnostic général de lésion cérébrale en foyer. Reste à fixer le diagnostic différentiel de l'hémorrhagie cérébrale et du ramollissement. Lorsqu'on ne possède que les symptômes de la période d'état, les éléments du diagnostic, comme l'a dit Charcot, doivent être tirés de l'histoire clinique tout entière, car il n'y a pas de signe pris isolément qui ait, à cette période, une valeur diagnostique réellement indiscutable. L'hémiplégie est un syndrome commun aux deux lésions, et l'aphasie elle-même (en admettant son existence chez Louis VII) n'est nullement pathognomonique de l'ischémie.

C'est donc aux symptômes de la période prodromique qu'il faut, de préférence, demander le vrai diagnostic de l'affection (cf. sur ce point les excellentes remarques du Prof. Strümpell d'Erlangen, *Pathol. int.* II, 357). L'hémorrhagie cérébrale, consécutive à une rupture d'anévrisme miliaire, fait subitement explosion, tandis que le ramollissement offre toujours une période prémonitoire (troubles moteurs, etc.). — Ce dernier cas est précisément celui de Louis VII, et les troubles paralytiques présentés par le roi pendant les six mois qui précédèrent l'*ictus* sont nettement symptomatiques de l'ischémie cérébrale. On peut donc affirmer que le père de Philippe-Auguste a succombé à un ramollissement par thrombose, comme l'indiquent les prodromes, d'une durée d'environ dix-huit mois (mars 1179-septembre 1180).

Nous avons diagnostiqué un *ramollissement* ; ajoutons qu'un des signes prodromiques constants est l'*hyperémotivité* dans la période prémonitoire, souvent d'une année ou deux.

Nous avons pu faire remonter les premières attaques de Louis VII à la fin de l'hiver de 1178-1179. Or nous trouvons à la date de novembre 1177, soit dix-huit mois avant, une scène lacrymatoire politique, très intéressante.

Il s'agit de la conférence de Graçay qui eut lieu en novembre 1177, entre Louis VII et Henri II, et dont Giraud de Barri nous a laissé ce récit :

« Lodowicus itaque Francorum rex, post multas inter ipsum et Anglorum regem variis ex causis motas discordias, et ex discordiis graves interdum inimicitias, ex utrisque vero gravissimos quoque bellorum plerumque conflictus, demum in ultimo quod inter ipsos fuerat colloquio, senio jam et valetudine confectus, Anglorum regem coram Willelmo Remensi archiepiscopo et duobus ejusdem fratribus, comite Theobaldo et comite Flandrensium Philippo, in haec verba convenit : « In multis mihi, rex, ab initio regni vestri et ante, spreta « fidelitatis et hominii reverentia — sed, ut de aliis taceam, super « terris praeter jus et aequum occupatis — injurias irrogasti. Sed « prae cunctis injuriis illa de Alvernia longe major est et manifestior ;

« quam citra jus omne contra coronam Franciae tam impudenter
« detinere praesumitis. Porro viribus de caetero et armis ob aetatis
« ingruentiam hanc terram vel alias recuperare non praevaleo,
« querelae tamen et causae non renuntio. Quin immo coram Deo et
« baronibus his regni nostrisque fidelibus jura coronae publice pro-
« testor, et hoc ex nomine, Alverniam in primis, Berri cum Castello
« Radulfi, Gisortium cum Vigesino Normannico, supplicans regi
« regum, qui mihi haeredem dedit, quatinus, qui mihi peccatis exi-
« gentibus jura coronae revocare non dedit, saltem haeredi meo
« illud indulgeat. Causam itaque regni Deo et haeredi meo ac baro-
« nibus coronae de caetero committo. » Et sic reversus ad suos cum
lacrimis colloquium terminavit. » (Giraldus Cambrensis, édit.
Warner, 1891, t. VIII, p. 226-227.)

Un médecin s'empresserait de s'emparer de ce fait et de le
transformer en symptôme de la période prodromique.

Je vais en profiter pour donner aux médecins une leçon de
méthode en pathologie historique, et montrer qu'on ne peut
tenir compte de ce fait :

1° Par l'*insécurité historique*. Giraud de Barri est plus
pamphlétaire qu'historien. Mais il ne faut pas cependant
exagérer : s'il ignorait les secrets d'État, il était familier des
deux cours de France et d'Angleterre, et au courant des
choses de cour; or cette entrevue et la physionomie de
Louis VII, à cette occasion, étant une chose publique, il a très
bien pu la savoir exactement. Il faut de plus prendre en considération que Louis VII lui était sympathique.

2° Par l'*inutilisation*, au cas où cette première difficulté est
vaincue, et où l'attitude lacrymatoire du roi est vraie.

Ce symptôme, capital en 1896, est inutilisable (je ne dis pas
nul) en 1196, à cause des rites du moyen âge, si bien décrits
par Bernheim (*Lehrbuch der historischen Methode*, cité ci-
dessus, p. 195).

De nos jours, l'acteur politique ne pleure plus que dans les
grandes circonstances. M. Albert Sorel l'a très finement
montré dans le parallèle qu'il fait de l'émotion de Jules Favre
et de celle de Talleyrand, dans son récit de l'entrevue de
Ferrière entre Bismarck et Jules Favre (*Histoire diplomatique de la guerre franco-allemande*, t. I, p. 362, note) :
« Ce trait rappelle celui de M. de Talleyrand dans une de ses
discussions de Vienne avec l'empereur Alexandre, en 1814.

Alexandre voulait la Pologne pour lui et la Saxe pour la
Prusse ; Talleyrand ne voulait point céder la Saxe. Alexandre
menaçait de rompre l'alliance et de recommencer la guerre :
« *Les convenances de l'Europe sont le droit* (disait l'Empereur). — Ce langage, sire, n'est pas le vôtre, et votre
cœur le désavoue. — Non, je le répète, les convenances
de l'Europe sont le droit. » — « Je me suis alors tourné vers les
lambris près desquels j'étais (poursuit Talleyrand), j'y ai
appuyé ma tête, et, frappant la boiserie, je me suis écrié :
« *Europe ! malheureuse Europe !* » (Lettres au roi, 4 octobre 1814.) Le désespoir de Talleyrand était tout diplomatique, celui de M. J. Favre était fort sincère ; le premier était
habile, le second n'est qu'émouvant. C'est, en politique, toute
la différence qui sépare l'art du réalisme. »

Au moyen âge, l'attitude de Talleyrand était *normale* et
faisait partie des rites sociaux. La double difficulté que nous
venons de signaler peut faire sentir aux médecins combien
il est délicat de constituer une symptomatologie, la critique
historique exigeant d'abord qu'on ait satisfait aux règles de
l'authenticité, de l'autorité, c'est-à-dire de la valeur *historique*
du texte, et ensuite de sa valeur *psychologique*.

§ 6. *État psychique* avant 1179. Prince dévot et mou. HF.
XII, 226 : « Pou savoit lettres mais bon nourrissieres de gens
estoit et essampleres de pitié. Il se fioit plus tos dis en oroisons qu'en armes. » — Pertz, *Script.*, XXV, 800 : « Vir
satis sensatus, pius tamen et mollis ». — « Vir columbinae simplicitatis[1] ». — « Paulo autem simplicior quam
deceret principem[2] ». — « A multis deceptus, nullumque

---

1. HF. XV, 723 : « Comes autem taliter ab Imperatore instructus et
informatus ad propria rediit ; et accedens sicut tentator ad dominum suum Regem Francorum, *virum siquidem pium et columbinae
simplicitatis*, fraudulenter suggessit ei ex parte ipsius Imperatoris
bonum simulatum de reformanda pace Romanae Ecclesiae, in haec
verba : *Vult Imperator*, etc.... »

2. Guillaume Newborough (éd. Howlett, 1884, I, 223) : « Anno a
partu Virginis M°C°LXXX°, qui fuit Henrici regis Anglorum vicesimus
septimus, et Lodovici regis Francorum quadragesimus quartus, idem
rex Francorum hominem exuit. Homo intepidae devotionis in Deum, et
eximiae lenitatis in subditos, sacrorum quoque ordinum praecipuus
venerator ; paulo autem simplicior quam deceret principem. »

decipiens, in sancta simplicitate transivit ad Dominum [1]. »

Avare : « Rex, sicut vero Israelitae, in quo dolus non est, in bona simplicitate sua consensit, etc. » (HF. XV, 723). Il favorise les Juifs et les protège tant qu'il peut, pour en tirer de l'argent : « Iste Ludovicus Francorum Rex *piissimus*, in hoc tamen graviter Deum offendit, quod in regno suo Judaeos ultra modum sublimavit et eis multa privilegia, Deo et sibi et regno contraria, *immoderata deceptus* cupiditate, concessit » (*Vita Ludovici VII*, HF. XII, 286).

§ 7. *État psychique*, 1179-1180. Cette découverte du diagnostic (Voy. § 5) va nous donner du même coup la formule mentale de Louis, après 1178. C'est la notion étiologique, on le sait, qui bien plus que la manifestation symptomatique fixe ici le degré d'importance des troubles psychiques.

Tumeurs cérébrales, — hémorrhagie, — ramollissement, — tel est l'ordre ascendant dans lequel la neuropathologie a distribué les lésions circonscrites, selon le degré de gravité des troubles mentaux qu'elles engendrent.

De toutes les lésions en foyer le ramollissement est donc la forme la plus redoutable au point de vue de la déchéance intellectuelle. Sur la marche de l'amnésie et de l'aboulie dans cette affection, — sur l'hébétude et le gâtisme de cette classe de malades cf. l'excellent travail du médecin russe Lwoff, *Troubles intellectuels dans les lésions circonscrites du cerveau*, p. 94. — « C'est dans le ramollissement, dit également Strümpell, que la démence fait les progrès les plus rapides. »

L'étude du traité du Dr Legrand du Saulle sur les *Testaments contestés*, et du livre du même auteur sur l'*Interdiction* forme le meilleur commentaire clinique des remarques pré-

---

1. Gervais de Tilbury (HF. XIV, 13) : « Philippo successit Ludovicus Lippus. Cui successit Ludovicus piissimus, amator cleri et verus Dei cultor; qui a multis deceptus, nullumque decipiens, in sancta simplicitate transivit ad Dominum, relicto filio Philippo, qui *paternam postponens simplicitatem, materni generis astutias duxit in usum*. Hic regni sui nobilissimos vi atque ingenio suppeditans, terminos avitae proprietatis, intra sui tamen regni metas, ampliavit. Quid de cœtero de futura successione sit per futura tempora venturum, judicare nescio; cum apud me spiritus non sit prophetiae, satisque sit narrasse prœterita, et ignorasse futura. »

cédentes. Ces deux monographies, classiques en médecine
légale, nous éclairent pleinement sur la loi de régression dans
la démence paralytique et sur le mode de désintégration
mentale chez les ramollis.

L'étendue du ramollissement (comme l'a noté Marcé,
Démence et troubles paralytiques, p. 7) est toujours en raison
directe de l'intensité des phénomènes paralytiques, et dans
cette affection « les désordres de l'intelligence et ceux de la
« motilité marchent parallèlement » (Id. *ibid.*, p. 8). Or, plus
de neuf mois avant que Philippe exclût son père des affaires,
l'abolition des fonctions motrices était si complète chez
Louis VII que le roi ne put assister à Reims au couronnement de son fils le 1er novembre 1179.

§ 8. Un malade qui présenterait, en 1896, l'état mental
qu'offrait Louis VII en juin 1180 serait interdit *de plano* par
tous les tribunaux d'Europe. À la date de la reprise du sceau
royal, le roi, en enfance depuis bien des semaines, n'était plus
qu'un jouet aux mains de son entourage. S'il y avait, en cette
circonstance, un reproche à adresser à Philippe-Auguste, ce
serait plutôt celui d'avoir tardé si longtemps à prendre une
mesure qu'exigeait la sécurité de la couronne, surtout en
présence des intrigues de sa mère, l'ambitieuse Alix de
Champagne.

Lorsque M. Luchaire écrira cette vie de Philippe-Auguste
que la science attend du maître de l'histoire capétienne, il
pourra, — grâce à l'aide que nous a fournie la pathologie, —
décharger en sécurité Philippe-Auguste de tout reproche. Le
dossier de ce grand souverain est d'ailleurs assez lourd au
point de vue moral sans qu'il soit nécessaire de le grossir
par des accusations imaginaires.

§ 9. Pour achever de nous conformer aux règles de la
méthodologie, il ne nous reste plus qu'à mettre en regard des
solutions de la clinique les assertions psychologiques des
historiens.

Traités par l'interprétation pathologique, les textes originaux
nous ont révélé qu'à la date de juin 1180 Louis VII ramolli
n'est plus qu'un être inconscient des phénomènes extérieurs et

réduit, pour employer le langage de la neuropathologie, à l'état de *détritus* psychologique. Son biographe allemand Alexander Cartellieri, qui en est encore à

> Peindre Caton galant et Brutus dameret,

fait de cette reprise du sceau royal (comme on l'a vu ci-dessus) une lutte diplomatique du père et du fils : l'ambitieux Philippe « ne *souffre* aucune *puissance* à côté de lui » (*loc. cit.* p. 278) ; il estime que la situation politique « ne *comporte* plus l'existence de *deux rois* en même temps » : (p. 277). Toutefois, dans cette usurpation du pouvoir paternel, Philippe ne « *dépasse pas les limites* de la nécessité absolue » (p. 278). De part et d'autre on s'efforce « *d'oublier au plus vite* cet épisode » (p. 278). Les rapports du père et du fils restent excellents : « nulle part *on ne trouve trace d'une mauvaise intelligence* entre le père et le fils » (p. 278). Désabusé enfin des vanités du monde, le père « *renonce* » au siècle et se retire dans le cloître de Saint-Port. Cette « *démarche* répond tout à fait à son *caractère* » (p. 279) et à « son *désir* de trouver enfin la paix *vainement cherchée* jusqu'alors » (p. 279).

Ces lourdes erreurs du plus récent et du meilleur des historiens allemands de Philippe-Auguste ne justifient-elles pas la remarque de P-. Lacombe dans son livre sur *l'Histoire considérée comme science* (p. 28) :

Les rapports de la psychologie avec l'histoire, le parti à tirer de celle-là pour celle-ci, reconnus souvent principe par des historiens et des moralistes clairvoyants, restent pourtant déniés ou méconnus par beaucoup d'esprits.

Il y a d'abord les érudits. Quand ces érudits bornent de parti pris leur ambition à la tâche méritoire d'établir les faits, nous n'avons rien à dire ; la psychologie leur est inutile. Mais ceux d'entre eux qui, *sous les faits, cherchent les motifs de leurs auteurs*, ont besoin de cette science. S'ils ne sont pas munis des notions générales que la psychologie renferme et que leur tâche exige, ils sont aussi mal préparés et aussi blâmables que l'érudit, voué aux faits, peut l'être quand il néglige d'apprendre une langue ou de lire des documents indispensables. Il n'y a cependant dans le monde de l'érudition que cette dernière faute qui soit sentie et qui soit reprise. On peut commettre l'autre complètement sans que personne y prenne garde.

§ 10. La pathologie ne nous servira pas seulement à justifier la conduite politique de Philippe-Auguste. C'est encore elle qui nous donnera la clef d'un autre problème relatif à la diplomatique de ce souverain.

Avec sa sagacité accoutumée, M. Léopold Delisle, dans son *Catalogue des Actes de Philippe-Auguste* (n°⁵ 1-5), avait supposé que certains actes royaux de l'année 1180, bien qu'expédiés au seul nom de « Philippe roi des Français » à l'exclusion de celui de son père, devaient néanmoins être rapportés à la période antérieure à la mort de Louis VII.

Cette hypothèse restait inexplicable tant qu'on admettait, avec tous les historiens, la conservation de l'intégrité mentale chez Louis VII. En nous donnant la preuve que la déchéance psychique du roi était complète dès le printemps de 1180, la pathologie a justifié psychologiquement la supposition de M. Delisle et nous permet d'expliquer comment Philippe Auguste (contrairement aux traditions de la royauté capétienne) a pu se substituer à son père encore vivant.

Section 4. — Femme de Louis VII.

§ 1. **Alix**, fille de Thibaut le Grand, comte de Champagne, et de Mahaud de Carinthie. Épouse (1160) Louis VII, roi de France. — † 1206.

§ 2. *Anamnèse héréditaire.*
Père : *Thibaut* IV † 1152 (janvier, d'Arbois, *Hist. des Comtes de Champagne*, II, 398).

Par l'entremise du fameux chanoine westphalien Norbert, aumônier de l'empereur Henri V, fondateur de l'abbaye de Prémontré, épousa en 1124 (d'Arbois, *l. c. t.* II, p. 263, n. 1) Mathilde (fille d'Engelbert, duc de Carinthie et marquis d'Istrie, et de Utha de Sultzbach) :

« Domnus Norbertus Praemonstratensis Ordinis institutor, missus ad partes Alemannorum a Comite Theobaldo Campaniae ad acquirendam et deducendam sibi uxorem Mathildem filiam cujusdam Ingelberti nobilis Marchionis Forojuliensis. » (*Chronicon* Alberici, HF. XIII, 696.)

Sa cautèle: « Theobaldus comes Blesiensis, *prae cunctis Principibus Galliae* magno pondere justitiae eminet in Francia..., in commerciis negotiatorum *cautus* et discretus... » (Anselmi Gemblacensis *Chronicon*, HF, XIII, 270).

Sa réputation d'homme d'État et sa grande influence politique: « Ann. 1152. Decessit et Theobaldus comes, Princeps pacis et justitiarum, *utilissimus in moderanda Republica* totius regni Franciae. » (Joh. Hagustaldensis *Chron.* HF, XIII, 91.)

« Ann. 1252. *Famosus in nostro saeculo* Comes Campaniae Theobaldus moritur. » (Willelmi Godelli *Chronicon*, HF, XIII, 676.)

§ 3. *Anamnèse collatérale:*

Quatre frères : *Henri le Libéral,* — *Thibaut V, comte de Blois,* — *Étienne de Sancerre,* — *Guillaume, archevêque de Sens* (1134-1202).

1° *Henri* le Libéral (1127-1181).

D'Arbois, t. III, p. 110 : « Le 10 mars 1181 est atteint à Troyes d'une maladie mortelle (cf. *Catalogue des actes d'Henri,* n° 319, 320, — à la fin du même volume de D'Arbois, p. 382).

Il meurt le 16 mars 1181, huit jours après son retour d'Orient: « 1181. Henricus comes infra septem dies suae reversionis, apud Trecas diem obiit. » (*Annales Aquicinctensis monasterii,* HF, XVIII, 534.)

« Ann. 1181. Henricus comes Campaniae de Jerosolymis per Asiam redit, a Turcis captus: sed ab Imperatore Graeciae liberatus est. Ut demum suam terram attigit, quos ex reditu laetificaverat, ex celeri obitu mox contristat. » (*Chronologia Roberti Altissiodorensis,* HF, XVIII, 248.)

2° *Thibaut,* comte de Blois, sénéchal de France, meurt de l'*arnoldia* en juin 1191 devant Acre (voir ci-dessous sur l'*arnoldia* au chapitre de Philippe-Auguste).

3° Sur les deux autres frères pas de renseignements.

4° Outre ces quatre frères, Alix avait encore (d'Arbois, II, 403) *cinq* sœurs sur lesquelles nous n'avons aucun renseignement biologique.

§ 4. *Antécédents physiologiques.* Pas de renseignements. (HF, XII, 204: « Ale estoit bele et plaisant et trop bien faite de cors. »)

§ 5. *État psychique.* Valeur mentale de la reine qui contraste avec la nullité, la faiblesse et l'indécision du roi. HF, XII, 204 : « Elle estoit de trop grant sens ». — Alix avait hérité de la *cautèle* paternelle. Au dire des contemporains, la fourbe de Philippe-Auguste serait même d'héritage maternel (Gervais de Tilbury, HF, XIV, 13 : « Paternam postponens simplicitatem, Philippus *materni* generis *astutias* duxit in usum »).

Section 5. — Rapports des deux facteurs.

§ 1. Mariage à faible consanguinité. Pour la discussion du rapport des deux facteurs, voy. Longnon, *Atlas historique*, p. 221 ; — Pfister, *Robert le Pieux*, p. 234 ; — Lot, *Derniers Carolingiens*, p. 377.

La parenté des deux époux s'établit comme suit :

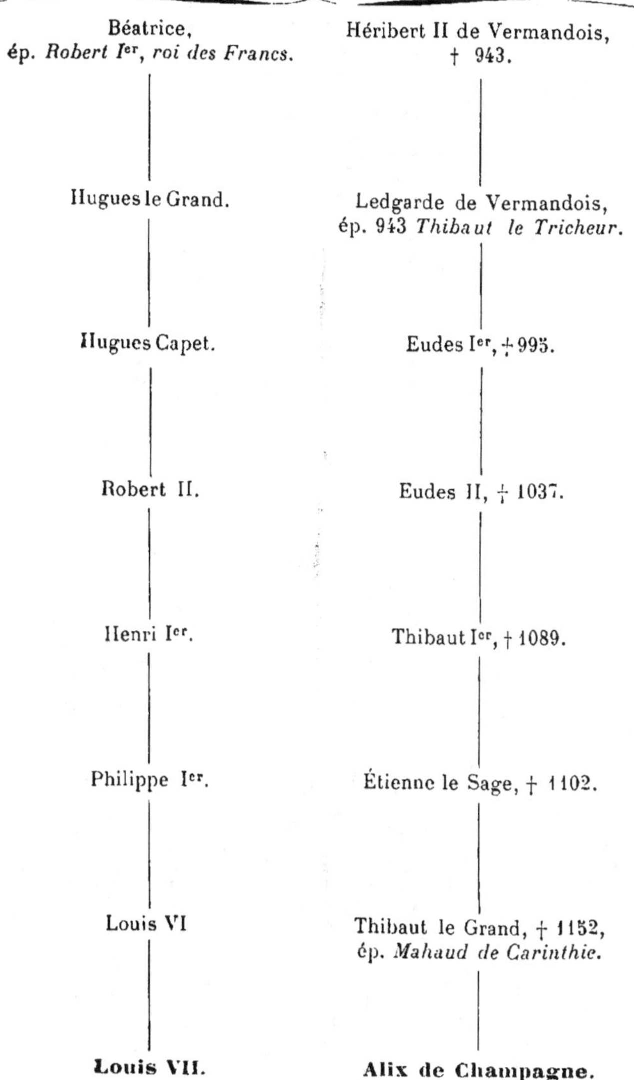

Héribert Ier, comte de Vermandois.

Béatrice,
ép. Robert Ier, roi des Francs.

Héribert II de Vermandois,
† 943.

Hugues le Grand.

Ledgarde de Vermandois,
ép. 943 Thibaut le Tricheur.

Hugues Capet.

Eudes Ier, † 995.

Robert II.

Eudes II, † 1037.

Henri Ier.

Thibaut Ier, † 1089.

Philippe Ier.

Étienne le Sage, † 1102.

Louis VI

Thibaut le Grand, † 1152,
ép. Mahaud de Carinthie.

Louis VII.

Alix de Champagne.

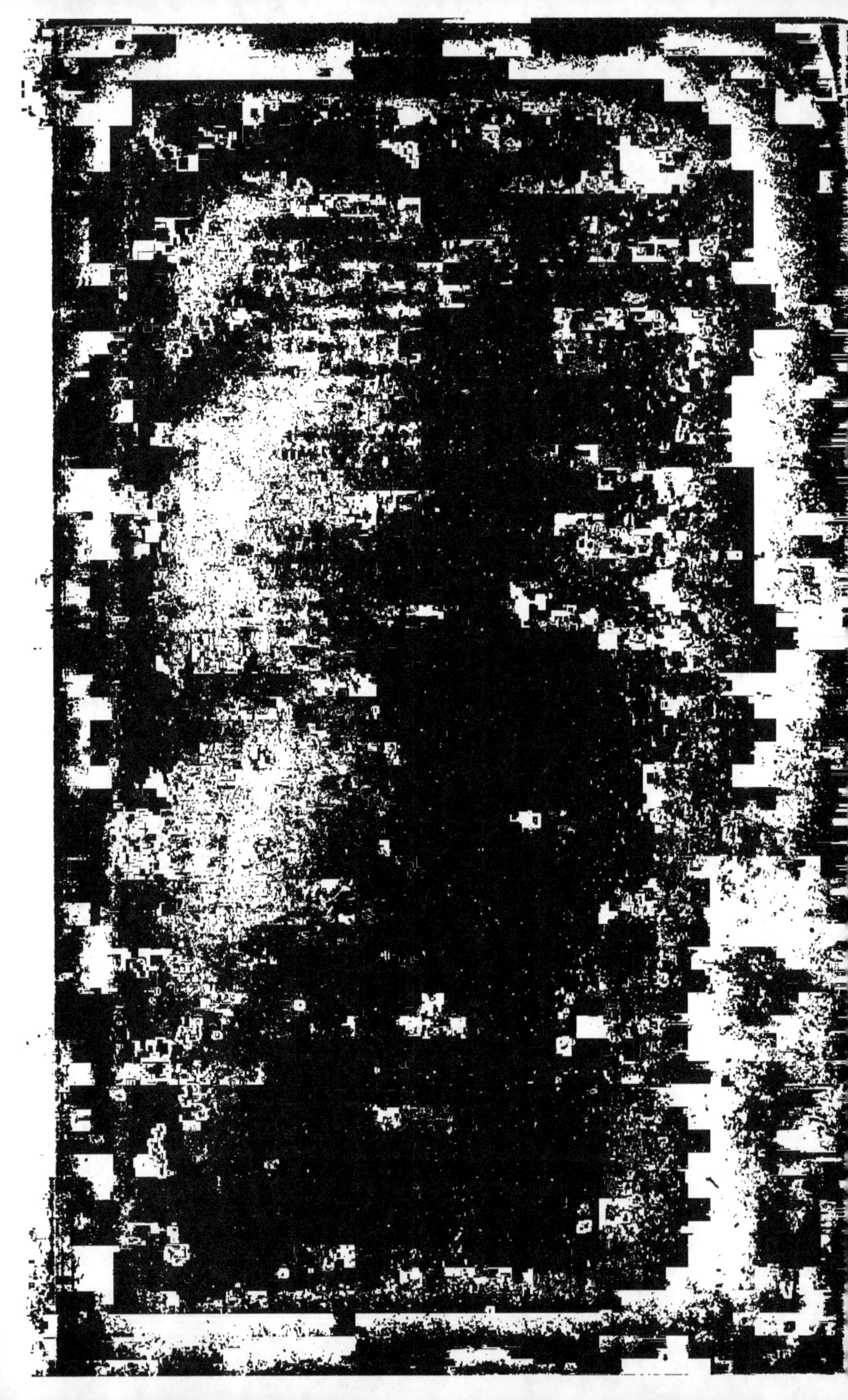

CHAPITRE X

DIXIÈME GÉNÉRATION

§ 1. **Philippe II** *dit* **Auguste**, roi de France (1165-1223).
L'hérédité collatérale de Philippe ne nous apporte rien. Elle
se réduit à une sœur du même lit, Agnès de France (née en
1171) trois fois mariée (1180, 1183, 1204) et sur laquelle tous
les renseignements biologiques font défaut.

SECTION 1. — **Antécédents physiologiques.**

§ 1. *Habitus extérieur :*
A. Qualifié d'*hurepel* (aux cheveux touffus et hérissés,
arrecta coma) par le chroniqueur Philippe Mousket (éd. Reiffenberg, II, vers 19239 et 19242). — Cf. Paul Meyer, *Les
premières compilations françaises d'histoire ancienne* dans
Romania, 1885, p. 7; Extrait du ms. *fonds français* n° 23083;
les faits des Romains, folio 4 c :
Après avoir rapporté le mot de Sylla[1]: Guetiez vous de cel
vallet mauceint. Mousket ajoute : « Quant je lis de Julius
Cesar que Luce Silla apeloit *le vallet mauceint*, si me menbre
de Monseigneur le roi Phelippe de France que l'en pooit bien
apeler *le vallet maupeigné*, quand il estoit juenes, car il estoit

---

1. Voici la citation de Suétone, à laquelle fait allusion le chroniqueur : « ... Cingeretur... fluxiore cinctura. Unde emanasse Sullae
dictum, optimates saepius admonentis : « *ut male praecinctum puerum*
« *caverent.* »

tous jours hericiez ; ne il n'ot pas mcins de sens en lui qu'an
Julius Cesar, fors seulement de letres ; ne n'ot pas mains a
faire que Julius Cesar ot. Et encontre ce que Julius fu letrez,
iert li rois sanz malice. »

B. Chronique anonyme de Saint-Martin de Tours (dont
l'auteur est sûrement le chanoine Péan Gatineau, cf. Salmon :
Chroniques de Touraine, p. XVIII) : « Forma venustus, corpore decens, faciae laetus, capite calvus, colore rubens ».

§ 2. *Fonctions de nutrition.* Péan Gatineau : « Potui ciboque
deditus[1] ».

§ 3. *Fonctions génésiques.* Dans la première rédaction de sa
Chronique qu'il fut admis à présenter à Philippe-Auguste en
1196 (Delaborde : *Bibl. de l'École des chartes*, 1884, p. 590)
Rigord énumère les vertus du roi (Delaborde, *Rigord*, II,
p. vii) : « Le roi aima l'équité comme sa propre mère ; il fit
« tous ses efforts pour que la clémence l'emportât sur la
« justice ; jamais il ne permit que la vérité lui devînt étran-
« gère ; *quant à la continence conjugale, il l'observa dans sa*
« *maison plus que tous les autres rois* (continentiam conju-
« galem pre omnibus aliis regibus in domum suam transtu-
« lit). » Moins aveugle sur les défauts de Philippe que ne l'était
à cette époque le moine de Saint-Denis, le chanoine Péan
Gatineau ne cherche point à dissimuler les excès sexuels du
roi : « Erat luxuriae pronus [1] ». — Sur la demoiselle d'Arras,
l'une des maîtresses de Philippe-Auguste, voici ce que dit
la *Chronique* de Philippe Mousket (édit. Reiffenberg), vers
20723-20725 :

---

1. *Chronicon Turonens.* auctore anonymo S. Martini Turon. cano-
nico (HF, XVIII, 304) : « Erat enim forma venustus, corpore decens,
facie laetus, capite calvus, colore rubens, potui ciboque deditus,
luxuriae pronus, amicis largus, inimicis avarus, in machinis peritissi-
mus, fide catholicus, consilio providus, dicti tenax, judex velox et
rectissimus, in victoriis fortunatissimus, vitae timidus, de facili
motus, de facili mitigatus, malignos regni primates opprimens,
eorumque discordias volens, nullum in carcere occidens, minorum
consilio utens, nullum nisi parumper odiens, superborum edomitor,
defensor ecclesiae, pauperum enutritor. »

> « Li rois de France, à son solas,
> Une damoisiele d'Arras
> Prist, si en ot I biau fil
> Ki bien sembloit estre soutil. »

Sur le bâtard de Philippe-Auguste, Pierre Charlot, évêque de Noyon, cf. Davidsohn, *Philipp II August und Ingeborg*, p. 212, note 1, et Delaborde (Rigord, II, p. LXXII et LXXX).

4. Système nerveux.

A. A noter l'intensité et la fréquence des réactions émotives « de facili motus, de facili mitigatus » (cf. ci-dessus, p. 246 note). A ce trait caractéristique se rattachent :

1° La thanatophobie du roi. Son admirateur, le chanoine l'éan Gatineau, avoue que ce grand souverain était *craintif pour sa vie*, « vitae timidus », cf. ci-dessus, p. 246 note. — On peut rapprocher de cette remarque, croyons-nous, la précaution qu'il prit de se faire faire une solide maison de pierre à son arrivée en Palestine à la fin d'avril 1191, malgré la clémence du climat. Roger de Hoveden qui rapporte ce fait (édit. Stubbs, p. 213) ne dit rien de semblable du roi Richard. Nous verrons cette *timiditas vitae* se manifester nettement, à l'annonce de l'envoi d'assassins par le Vieux de la Montagne.

2° Son impatience, son impulsivité, son irritabilité. En 1199, son contemporain Gilles de Paris, tout en faisant l'éloge de ce roi de trente-quatre ans, regrette de voir son maître aussi dépourvu de mansuétude chrétienne, aussi peu patient, aussi inabordable, aussi redouté pour ses emportements ; il souhaite, pour le bien du royaume, que Philippe, tout en gardant son infatigable activité, apprenne désormais à être calme, et qu'il montre, à l'avenir, autant d'empire sur soi-même qu'il témoigne de hâte à saisir, quand il le peut, l'objet de ses désirs. Gilles de Paris, *Carolinus* (HF, XVII, 291) :

> « Verum, divino si de dulcore bibisset
> Plus modicum ; scilicet, si mansuetudine patris
> Sese informaret; si tam sufferret adiri
> Quam fit in oppositum ; si tam tractabilis esset,
> Tam patiens, tamque exspectans, quos rarius audit,
> Quam tolerans paucos, quam formidatus et urgens

Consilium; si tam placidus quam strenuus, et se
Tam moderans circumspecto moderamine, quantum
Vota premens, ubi nunc in votis accidit illi,
Majus adhuc meliusque sui sperare liceret
Proficuum regni, nisi fallor. »

Sur la nature colérique de Philippe, voy. ce que rapportent l'*Itinerarium Ricardi* et Roger de Hoveden : « Turci pertinacia vehementi dejicientes a muris ligni siccioris struem supra cattum congerebant ; nec mora, ignis Graeci copiam desuper jaculabantur, et super craticulam, quam tanto opere praeparaverant, et insuper petrariam eo versus jacientem erexerunt ; et ecce! subito correpta sunt omnia igne, et petrariae jactibus dissipata. *Unde rex Franciae immoderato turbatus furore, in universos suae ditioni addictos, cœpit horrifica imprecatione maledicere, et probrosis dehonestare conviciis, quod non expeterent condignam ullionem a Saracenis in se talia perpetrantibus.* In ipsius iracundiae fervore, eadem die jam advesperascente, sub voce praeconis proposuit edictum in crastino faciendum assultum » (*Itinerarium Regis Ricardi*, édit. Stubbs, p. 221, lib. III, ad ann. 1191). — « Eodem anno... Rex autem Franciae novum genus grassandi in populo reperiens, fecit quamplures de hominibus regis Angliae, quos captivos tenebat, excaecare ; et sic provocabat regem Angliae, licet invitum, ad consimile impietatis opus » (Roger de Hoveden, édit. Stubbs, t. IV, 54, ad. ann. 1198, Augusto). Voir aussi l'allusion faite par Saint Louis à l'irritabilité de son grand-père (*Vie de Saint Louis* par le confesseur de la Reine Marguerite, HF, XX, 105) : «... Avint que ledit Jehans la guete desaviseement tenant la chandele sus la jambe [*de Saint Louis*], une goute pleine de feu chéi sus la jambe du benoiez Rois qui... pour la doleur que il ot... dist : « *Ha, Jehan!* » et celui Jehan respondi aussi : « *Ha! je vos ai mal fet* » et li benoiez Rois respondi : « *Jehan, mon aieul vos donna pour mendre chose congié de son hostel*» car li diz Jehans avoit dit au saint Roy et a monseigneur Pierres de Laon et a autres de la chambre, que li Rois Phelipes l'avoit bouté hors de son hostel pource que il avoit mis busches eu feu qui croissoient en ardant »). — « Prince à la fois dévot et fourbe, emporté, dur jusqu'à la cruauté, jovial et sensuel... », a dit, de Philippe-Auguste, Petit-Dutaillis, *Louis VIII*, p. 11.

Tandis que la fourberie s'allie au mutisme absolu chez l'énigmatique Philippe le Bel, au sang-froid chez le valétudinaire Charles V, Philippe-Auguste nous offre un phéno· mène psychique plus rare, la coexistence de la dissimulation et de l'esprit politique avec l'excitabilité impulsive et un pouvoir d'arrêt insuffisant sur ses réflexes.

3° *Tic nerveux* : Giraud de Barri nous raconte que dans un moment de préoccupation, on vit Philippe-Auguste ronger nerveusement une baguette de coudrier en jetant des regards durs autour de lui. Si ce récit est exact, peut-être serait-il permis de conclure à l'existence d'un tic chez le roi.

« Item facit ad haec etiam evidentissime, quod in regis ejusdem regnantis initio, patre felicissimo jam rebus humanis exempto, et ipso adolescentulo adhuc existente tenello, cum exercitu[m] Franciae apud urbem Ambianensem in comitem Flandriae Philippum coadunasset, qui Viromanniae comitatum, comitissa et haerede comitis sponsa absque liberis et haerede defuncta, detinere praesumpsit, consertis viribus et ad congrediendum hostiliter jam paratis, barones Franciae, scientes, juxta Comici sententiam, omnia priusquam arma sapienti tentanda, de pace tractatum habendum communiter censuerunt. Erant quippe quam plurimi vel prece vel pretio vel dilectione seu cognatione comitis parti, qui vir erat virium magnarum grandisque potentiae, nimis fautores existentes. Cum igitur super hoc tractando magnates jam consedissent, rege seorsum interim parumper amoto, sedebat ipse virgam de corulo viridi manu tenens eamque dentibus rodens, et acriter undique circumspiciens. Quod cum barones conspexissent statumque juvenis illius et gestum in hoc articulo cum admiratione notassent, dixit unus eorum quod equum bonum illi daret, qui cogitatum principis ei revelaret. Quod audiens lecator quidam statim exiliens ad regem accessit rogans et petens, quantinus mentis suae conceptum aperiendo equum sub tali tenore promissum sibi tanquam ex dono suo datum conferret. Rex autem illi, quem non ignotum habebat, illico mentis arcana sic aperuit : «Volvebam hoc », « inquit, animo, utrum ullo unquam tempore mihi, vel alii Francorum « regi, Deus hanc gratiam dare dignetur, quod Franciae regnum in « statum pristinum eamque celsitudinem et amplitudinem quam tem — « pore Karoli quondam habuerat reformare queat. » Quo verbo regis baronibus relato, et protinus equo juxta promissionem dato, statim in haec verba communiter omnes proruperunt : « Pereat ergo, qui « tali principi et tam magnanimo ad revocanda regni jura impedimen— « tum opponit. Iis aut aliis unquam juribus Deo opitulante defe— « cerit ! » (Giraldus Cambrensis, De principis instructione distinctio, III, éd. Warner, p. 292-293.)

B. Fonctions sensorielles : *Vision*. Au dire de son chapelain Guillaume le Breton, et à la date de 1180 ou de 1181, Philippe, assistant à la messe à Saint-Léger en Yveline (dans la forêt de Rambouillet), aurait vu un enfant à la place de l'hostie, illusion sensorielle qui confine à l'hallucination.

Guill. le Breton, *Philippide* (éd. Delaborde, II, 26) :

« In castro silvis Aquilina quod undique cingit,
Cui sanctus nomen Leodegarius aptat
Dum forte audiret misse mysteria, vidit
Presbyteri in manibus qua sacra levantur in hora,
Miri splendoris puerum, studioque frequenti
Angelicos cives assistere cominus illi.
Quo viso, in faciem lacrymis procumbit obortis,
Et Domino cordis totum se mactat in ara,
Qui sua, quando vult, cui vult, secreta revelat.
Sed nec de populo qui circumstabat, idipsum
Promeruit quisquam vidisse, nec ipse sacerdos :
Soli se regi detexit mystica virtus,
Cui soli digne poterat res tanta patere ;
Ut qui promptus erat clerum ecclesiamque tueri,
Promptior et signo longe devotior isto,
Ad virtutis opus reliquo se accingat in evo [1]. »

---

1. Selon M. Delaborde, Robert d'Auxerre aurait dit que le roi constata un miracle analogue à Orléans vers la Saint-Laurent (le 10 août) 1181. Voici le texte de cet auteur : « Apud Aurelianis urbem insigne prodigium divinitus est ostensum. Circa festum beati Laurentii die dominica sacerdos quidam missam celebrans duas paraverat hostias, alteram quam reponeret, alteram vero quam sumeret. Iam usque ad dominicam oracionem processerat, cum repenti ipsam quam tenebat in manibus hostiam rubeo conspicit colore suffusam. Videt deinde ebullientem ex ea sanguinem iamque sibi inter digitos profluentem. Mox eam super corporale deponens, per tria loca transposuit, et in singulum quantum loci ipsa continuit, tantumdem sanguine purpuravit. Dum hec cernens sacerdos, repletus extasi, moram facit, ut more causam inquireret, propius minister accessit. Qui videns rem tam mirabilem, mox convocat populum tunc astantem. Accurrunt universi, et in re tam stupenda nimio sunt stupore percussi. Porro sacerdos, ut sacrificium ex more perageret, alteram libavit eukaristiam, quam paraverat reponendam. Percrebrescente fama miraculi, ad tantum spectaculum urbs tota confluxit ; *rex quoque, qui non longe tunc aberat, festinus advenit.* Plerosque vidimus qui viderunt ipsam hostiam in formam carnis lividae et supra corporale ipsas sanguinis notas, cum transponeretur hostia, ad modum hostiae circulatas. »

M. Delaborde fixant vers 1180-1181 le miracle raconté par la Phi-

C. Fonctions sensorielles : *Olfaction*. Rigord (*Gesta Philippi*, éd. Delaborde, I, 53) : « Factum est autem post aliquot dies quod rex Philippus Parisius aliquantulum moram faciens, dum sollicitus pro negotiis regni agendis in aulam regiam deambularet, veniens ad palatii fenestras, unde fluvium Sequane pro recreatione animi quandoque inspicere consueverat, rhede equis trahentibus per civitatem transeuntes fetores intolerabiles lutum revolvendo procreaverunt, *quos rex in aula deambulans ferre non sustinens*, arduum opus sed valde necessarium excogitavit.... Convocatis autem burgensibus cum preposito ipsius civitatis, regia auctoritate precepit quod omnes vici et vie totius civitatis Parisii duris et fortibus lapidibus sternerentur. » C'est à titre de simple renseignement pour les physiologistes futurs que nous enregistrons ce détail donné par Rigord. Quoiqu'elle reste dans la limite des réactions normales, cette délicatesse d'odorat chez un homme de 1186 est pour étonner si on la rapproche de la tolérance bien connue du nerf olfactif chez les primitifs (et sous ce rapport l'homme du xiie siècle était un être aussi « hypoosmique » que peut l'être le paysan russe d'aujourd'hui).

---

lippide, la date de la fête de saint Laurent donnée par Robert d'Auxerre prouve que c'est bien le même miracle que celui dont parle M. Delaborde. On voit par ce texte que Robert d'Auxerre ne cite pas le roi. En revanche la chronique de Pippino dit que le roi fut seul à voir l'enfant, et il faut croire ici Guillaume le Breton, confident du roi, qui déclare que de tout le public rassemblé dans l'église, nul autre, pas même le prêtre, ne fut appelé à voir cet enfant.

Chronicon Francisci Pipini, cap. xxvii. *De Philippo rege Francorum hujus nominis II et gestis ejus* (dans Muratori, t. IX, col. 612) : « ... Hic Philippus fortunatissimus fuit... Ipso autem Regni sui anno secundo, qui fuit annus Domini MCLXXXI, apud Aurelianum, die Dominica circa Festum Beati Laurentii, Presbyter quidam celebrans paraverat duas hostias propter viaticum, et processerat usque ad orationem Dominicam : videt illam, quam manibus tenet, rubeo colore suffusam, et sanguinem ex ea inter digitos profluentem, eamque super altare in tribus locis transposuit, ut in singulis, quantum ipsa continet, tantumdem sanguine purpuretur. Populus accurrit, miratur. Sacerdos illam sumit, quam ipse paraverat reponendam. Rex autem Philippus occurrit, *et vidit hostiam in formam carnis vividae*, et super corporale sanguinis guttas, sive etiam notas, quum transponeretur hostia, ad modum hostiae circulatas. »

Section 2. — Antécédents pathologiques.

§ 1. *Maladie de 1179.* En août 1179 maladie grave, de
cause psychique, consécutive à l'hyperémotivité du jeune
prince. La veille de son couronnement (fixé au 15 août,
Philippe s'égare en chassant dans la forêt de Compiègne,
passe une partie de la nuit à errer dans l'obscurité, en proie
à la plus vive terreur, jusqu'au moment où il fait la rencontre
d'un charbonnier qui le ramène au château : « *Ex hoc enim*
« *timore* (nous dit son contemporain, le médecin Rigord),
« *Philippus graviter tunc acuto morbo laboravit* : qua de
« causa protelata est ejus sublimatio usque ad sequens
« festum omnium Sanctorum. »

Rigord (éd. Delaborde, I, 10) : « Adveniente autem festivitate
jam dicta beatissime virginis Marie, christianissimus rex Ludovicus
cum dilectissimo filio suo Philippo Karnopolim venit, ubi Domino
ordinante aliter quam sperabat evenit; quia, dum ibi rex moram
faceret, prout fama multorum referente didicimus, inclytus Philippus
a patre accepta licentia, cum venatoribus regis nemus causa venandi
intravit. Confestim ingressus aprum invenit; quo viso, mox venatores,
discopulatis canibus, insecuti sunt aprum per devia nemoris et vaste
solitudinis, clangentes cornibus, diversas semitas nemoris prose-
quentes. Interea Philippus, equo velocissimo insidens segregatus
ab aliis, cursu rapidissimo diu aprum insecutus est solus per
aliam secretiorem semitam, et post paululum respiciens, decli-
nante jam die, nullum de venatoribus adesse cognovit. Videns autem
se esse solum relictum in illa vasta solitudine nemoris, non immerito
timere cœpit; pergens huc et illuc solivagus quo equus eum ferebat,
tandem nimis sollicitus hac et illac prospiciens et neminem videns,
cum gemitu et suspiriis Deo et beatae Mariae virgini, et beatissimo
Dionysio Regum Francorum patrono et defensori, signum sanctae
crucis fronti imprimens, se affectuosissime commendavit. Finita oratione, ad dexteram partem respiciens, eminus rusticum quemdam,
statura procerum, prunas in igne sufflantem, subito prospexit, aspectu
horribilem, carbonum nigredine infectum, vultu deformem super
collum securim magnam tenentem. Quem ut vidit primo, sicut puer,
aliquantulum timuit : sed, timorem illum magnitudine animi superans,
propius accessit, et hominem illum benigne salutavit; et cognito quis
erat, et unde et quare venerat, protinus dimisso rusticus negotio,
per viam compendii, dominum suum ipsum esse cognoscens, Karno-

polim festinus reduxit. Ex hoc enim timore Philippus a Deo datus
graviter tunc acuto morbo laboravit : qua de causa protelata est ejus
sublimatio usque ad sequens festum omnium Sanctorum. Sed Dominus noster Jesus Christus, qui nunquam relinquit sperantes in se, per
orationes et merita sanctissimi patris sui Ludovici, qui die ac nocte
incessanter pro eo Dominum deprecabatur, et per orationes universalis Ecclesiae, effluxis aliquot diebus, pristinae sanitati restituit. »

Si la maladie fut grave, elle ne fut pas de longue durée,
puisque l'exact Benoît de Peterborough place la guérison du
jeune prince antérieurement au 26 août (« *Interim* Philippus
filius suus precibus et meritis beati Thomae martyris pristi-
nam adeptus est sanitatem ». Benoît de Peterborough, éd.
Stubbs, II, 242).

§ 2. *Maladie de 1190* (à Gênes). La symptomatologie fait
défaut. Benoît de Peterborough (éd. Stubbs, II, 113) : « Ter-
tiadecima die Augusti (1190), rex Ricardus transivit per
castellum quod dicitur Seune (Savone) ; et eodem die venit
ad Januam, ubi locutus est cum rege Franciae, qui ibi infirmabatur »; et Hoveden (éd. Stubbs, p. 39) : « Tertia decima
die Augusti transivit rex per castellum quod dicitur Suwene :
et eodem die venit rex Geneues, ubi locutus est cum rege
Franciae, qui ibi infirmabatur in aedibus juxta ecclesiam
Sancti Laurentii. »

§ 3. *Maladie de 1191*. En juin 1191, maladie infectieuse
devant Acre.

Parti de Saint-Denis pour la troisième croisade, le
24 juin 1190, Philippe-Auguste débarque à Acre le 20 avril 1191
(Guill. de Newborough, éd. Howlett, 1884, p. 347 ; Rigord, 74,
éd. Delaborde, p. 108, note 1). Il trouve l'armée chrétienne qui
assiégeait la place, décimée par une épidémie qui avait éclaté
pendant l'hiver 1190-1191, consécutivement, — à l'empoisonnement *cadavérique* des eaux (*Itinerarium Ricardi*, éd. Stubbs,
p. 72 : « Salahadinus Christicolarum cadavera comportari, et in
fluvium praetermeantem projici jubet; ut undarum devoluta
impulsu, vel metum conspecta incutiant, vel aquas resoluta
corrumpant »), de l'air (*Ibid.* p. 74 : « Vere quidem martyres,
quorum non minor pars in brevi decessit, tum foetore cadave-
rum, *aere corrupto*, tum vigiliis sollicitis consumpta, aliis inju-

riis et penuriis afflicta, quia non dabatur requies vel tempus respirandi, sine intermissione insistentibus Turcis nostris fossam operantibus, et inopinatis insultibus irruentibus, et ad amaritudinem perducentibus animas eorum, quousque tandem perfecta est fossa »), — à la durée de la famine et à l'*alimentation* par les cadavres d'animaux (*Ibid.* p. 124-133), — à la continuité des *pluies* (*Ibid.* p. 127) de l'hiver syrien.

Cette épidémie dont parle l'*Itinerarium*, p. 127-128, est nettement le scorbut. Le fait que les *dents* et l'*enflure des jambes* y sont mentionnées suffit à le montrer : Ambroise, *L'estoire de la guerre sainte*, éd. G. Paris, 1897, p. 111 :

    4265. La curut une maladie,
             Si atendez que jo la die :
             Par unes pluies qui donc plurent,
             Que tantes ne teles ne furent,
             Ke tote l'ost d'iaue naiot,
    4270. Chescons tusset e enroot,
             E emfloent jambes e chieres.
             Le jor aveit en l'ost mil bieres,
             E de l'emfle qu'es chiefs avoient
             Les denz des buches lor chaieient.
    4275. Tels i aveit ne repassoient
             Quant il viande ne trovoient.

Elle éclata avant l'arrivée de Philippe-Auguste et de Richard Cœur-de-Lion, et parmi les victimes qu'elle fit, on cite le duc Frédéric de Souabe, emporté par le fléau le 20 janvier 1191 (Wilken, *Geschichte d. Kreuzzuges*, IV, 314). Il est important de constater dès à présent que cette épidémie régnait avant l'arrivée des deux rois Philippe et Richard, et nous y reviendrons.

Dès le mois de mai ou juin apparaît une nouvelle maladie épidémique (*Itinerarium Ricardi*, éd. Stubbs, p. 363 : « Memento, domine rex, obsidionis Achonensis, ad quam tempestive comprehendendam advenisti, et te oppugnante reddita est : et quod ab ægritudine, quam dicunt Arnaldiam, qua nimium laboraveras, miserante Deo, convaluisti, aliis quam plurimis principum eadem infirmitate morientibus ») qui frappe plusieurs seigneurs français, parmi lesquels Philippe d'Alsace, comte de Flandre, qui succombe le 1er juin 1191 (*Itinerarium Ricardi*, cap. vi, p. 217 : « Igitur ex regum lan-

guoribus contabescebat exercitus, ex nimia mœstitudine et
desolatione, quia non erat jam princeps aut dux, qui praeliaretur bella Domini. Comes Flandrensis, in cumulum mœroris,
jam immatura morte decesserat. Hinc nimium conturbato
exercitu, hoc tantummodo accessit ad consolationem plurium
adventus nectarum »).

Le 8 juin, Richard Cœur-de-Lion et le contingent anglais
débarquent, et vers le milieu du mois les deux rois sont successivement frappés par le fléau (Benoît de Peterborough,
éd. Stubbs, 1867, II, 170) : « Et paulo post adventum regis
Angliae, statim uterque regum Angliae et Franciae, in infirmitatem quae dicitur Arnaldia inciderunt, in qua fere usque ad
mortem laborantes capillos suos deposuerunt. Nec tamen
machinae bellicae cessabant lapides mittere die et nocte,
super turres et muros civitatis. Per misericordiam Dei,
uterque regum convaluit de aegritudine illa, facti robustiores
et animosiores in Dei servitio. »

Nous ne pouvons dégager le diagnostic de l'affection
qu'après examen de la dénomination, de la forme, de la durée
et des symptômes.

A. — *Sources historiques.*

Avant de faire cette étude, commençons par donner les
principales sources qu'il convient de consulter, pour fixer le
degré d'autorité que comporte chacune d'elles, point capital
pour la reconstitution *critique* du tableau symptomatique.

I. *Sources anglaises :* 1° Ambroise, L'*Estoire de la guerre
sainte,* éd. G. Paris, 1897. — « L'*Estoire de la guerre sainte*
est, en somme, un journal de l'expédition de Richard Cœur-de-
Lion, depuis son commencement jusqu'à sa fin. » (G. Paris,
Introd., p. L.)

Ce récit constitue la source occidentale la plus importante
pour l'histoire du siège d'Acre en 1191, parce que l'auteur
a accompagné le roi Richard depuis l'embarquement de ce
prince le 10 avril 1191 jusqu'en 1192 probablement. Il a donc
assisté à cet événement et il a dû, comme le remarque

M. Paris, rédiger son poème d'après des notes prises au fur et à mesure que les faits se passaient devant lui.

Sa vie est inconnue, mais M. Paris a conjecturé qu'il devait être jongleur, n'ayant pas eu d'ailleurs auprès des principaux acteurs une place lui permettant de connaître les dessous de la politique.

2° *Itinerarium peregrinorum et gesta Regis Ricardi.* — Cet ouvrage d'abord attribué à Geoffroy Vinisauf, sous le nom de qui Wilken le cite, est aujourd'hui regardé comme l'œuvre de Richard, chanoine de la Sainte-Trinité à Aldgate. Sa narration s'étend de 1187 à 1199, et M. Paris a conjecturé qu'il l'écrivit en 1196 ou 1197.

On a cru longtemps qu'il avait vu lui-même les faits qu'il rapportait, et son dernier éditeur M. Stubbs s'est efforcé de le prouver ; M. G. Paris démontre (Ambroise, L'estoire de la guerre sainte, *Introduction*) qu'il avait traduit d'Ambroise sans le citer, les livres II-VI de son ouvrage et qu'il a emprunté à d'autres sources son livre I.

M. Paris le considère par conséquent comme le plus effronté des plagiaires; cependant il admet (p. lxxviii) que Richard a pu consulter les documents qui lui sont communs avec Ambroise. La remarque de l'auteur de l'*Itinerarium* relative à la réaction morbide de la constitution cosmique du pays sur la température du roi d'Angleterre, porte à croire ou que Richard de la Trinité connaissait la médecine, ou qu'il avait eu des renseignements d'un médecin, car cette remarque manque dans le jongleur Ambroise.

L'édition que nous citons est celle de Stubbs (collection du Master of rolls), Londres, 1864-65, in-8°.

3° Benoît de Peterborough, *Gesta regis Henri II et Ricardi I.* — La chronique qui nous est parvenue sous son nom est en réalité, comme l'a démontré M. Stubbs, de Richard Fitz-Neal, trésorier de Henri II, et l'auteur du traité bien connu : *Dialogus de Scaccario.* Cette chronique est la plus importante de cette époque.

Elle s'étend de 1170 à 1191 et rapporte les événements les plus remarquables avec tant de précision et d'exactitude que rarement l'auteur oublie d'en marquer l'année et le jour. Il était vice-chancelier et garde des sceaux, ce qui a pu lui permettre d'être bien informé. De plus, le roi Richard l'estimait à ce point, qu'il le manda auprès de lui pendant sa captivité en 1193. Il est vraisemblable qu'il a pu recueillir de la bouche même du roi d'exacts renseignements.

4° Roger de Hoveden. — La plus grande partie en a été reproduite par Roger de Hoveden dans sa Chronique qui va de 732 à 1201. La partie qui s'étend jusqu'à l'année 1169 paraît être principalement une compilation. La partie correspondante aux *Gesta* de Benoît de Peterborough (entre les années 1170 et 1192) montre que les deux auteurs ont puisé aux mêmes sources, mais qu'ils les ont utilisées de façon différente. De 1192 à 1201, la Chronique peut être regardée comme l'œuvre personnelle de Hoveden et elle constitue pour cette période une source de première importance. On ne sait d'ailleurs sur lui que fort peu de chose. Nous citons pour Benoît de Peterborough l'édition de Stubbs, Londres, 1867, in-8°, 2 vol.; et pour Roger de Hoveden, l'édition de Stubbs, Londres, 1870, in-8°, 4 vol.

II. *Sources françaises.* — 1° Rigord, Chronique : *Gesta Philippi Augusti.* — Rigord, né entre 1145 et 1150, mort après 1207. On sait de lui qu'il était médecin et qu'il devint moine à l'abbaye de Saint-Denis après 1185.

Il n'a pas été, comme le dit Franklin (*La Vie privée d'autrefois. Les médecins*, 1892, p. 12), le médecin de Philippe-Auguste, et il n'a pu rien savoir comme *médecin* de ce qui concernait le roi, mais en sa qualité de chronographe du roi de France, il a pu travailler sur des documents de première main, des actes publics, des lettres, etc., que l'abbaye de Saint-Denis lui fournissait. M. Delaborde reconnaît qu'il peut être considéré comme un historien officiel (*La Vraie Chronique de Saint-Denis*, Paris, 1890, in-8°, p. 6).

Il a servi de source à plusieurs autres historiens contemporains ou postérieurs et il constitue, bien qu'il ne soit pas un témoin oculaire, la meilleure source française pour la partie de l'histoire que nous examinons.

L'édition dont nous nous sommes servis est celle publiée pour la Soc. de l'histoire de France, par M. Fr. Delaborde, Paris, 1882-1885, in-8°, 2 vol.

2° Guillaume le Breton, né entre 1159 et 1169. Il avait de trente à quarante ans lorsqu'il vint à la cour. Philippe-Auguste l'employa dans les négociations qu'il avait entamées pour obtenir du pape la rupture de son mariage avec Inge-burge ; Guillaume le Breton se montra dans cette circonstance courtisan dévoué.

On a de lui deux ouvrages historiques, une chronique et le poème en douze livres de la *Philippide*.

Sa *Chronique* se compose de deux parties : 1° une abréviation des *Gesta Philippi* de Rigord ; 2° une continuation qui va jusqu'à la mort de Philippe-Auguste, pour laquelle l'auteur a utilisé ses souvenirs personnels.

Bien qu'on retrouve dans ses ouvrages son parti pris de courtisan préoccupé de glorifier ou d'excuser Philippe-Auguste, Guillaume le Breton n'en constitue pas moins une source importante, parce qu'il a vécu dans l'entourage du roi, dont il fut le chapelain. Aussi, quoique *étranger à la médecine*, il est mieux documenté symptomatiquement que Rigord, parce qu'il a eu les *confidences* de son maître que Rigord n'abordait pas.

La *Philippide*. Ce poème, dit M. Delaborde (p. LXXII), contient très peu de faits qui ne soient pas déjà racontés dans la Chronique, que Guillaume paraît avoir prise pour source à peu près unique de son dernier ouvrage. M. Delaborde remarque cependant qu'à un certain point de vue il l'emporte sur la Chronique, à cause d'une foule de renseignements sur la topographie, les usages des pays qui s'y trouvent mentionnés.

L'édition à laquelle nous renvoyons est celle de M. Fr. Delaborde, *OEuvres de Rigord et de Guillaume le Breton*, Paris, 1882-1885, in-8°, dans laquelle se trouve une excellente notice de M. Delaborde sur la vie et les ouvrages de ces deux auteurs.

3° Ernoul de Giblet, écuyer de Balian d'Ibelin.
Il a écrit ou fait écrire une chronique qui est une conti-

nuation de Guillaume de Tyr. Peut-être même n'avons-nous
qu'un abrégé de cet ouvrage. Bien qu'il convienne de se défier
de sa chronologie qui n'est pas toujours exacte, c'est une
source très utile, d'abord à cause de l'abondance des faits
qu'elle renferme, mais surtout parce que l'auteur résidait en
Palestine et qu'il a été témoin des événements dont il parle.

4º Bernard le Trésorier, trésorier de Saint-Pierre-de-Corbie,
a composé une chronique en français qui porte sur les années
1100 à 1231.

C'est un abrégé de diverses chroniques antérieures, notamment d'une abréviation de Guillaume de Tyr, et de celle
d'Ernoul de Giblet, auxquelles Bernard a fait de légères
additions. Jusqu'à la nouvelle édition donnée par M. de
Mas-Latrie, on ne la connaissait que par la traduction latine
qu'en fit vers 1320 Francesco Pippino, insérée par Muratori
dans ses *Scriptores rerum italicarum*, t. VII et IX. Elle a été
publiée par D. Martène, *Ampliss. Collectio*, t. V, puis par Guizot,
sous le nom de Bernard le Trésorier, par Migne à la suite de
Guillaume de Tyr, et dans les *Hist. des Croisades*, t. II, 1859,
p. 1-381. Nous avons utilisé l'édition de M. de Mas-Latrie pour
la Soc. de l'histoire de France, 1871, in-8º, qui contient une
longue préface et une classification des continuateurs de
Guillaume de Tyr.

Bernard a peut-être vécu en Palestine, mais on ne peut
inférer d'aucun passage de sa chronique, qu'il ait assisté aux
événements dont il parle.

III. *Source arabe.* — Behâ ed-Dîn Ibn Cheddad (Abou'l Meha-
cen Youssof Ibn Cheddad, surnommé Behâ ed-Dîn), 1145-1234.

Il se rendait en pèlerinage à Jérusalem, alors au pouvoir des
Musulmans, quand sa réputation le fit rechercher par Saladin.
Celui-ci le nomma successivement cadi de son armée puis de
Jérusalem ; il l'employa ensuite dans plusieurs missions de
confiance. Lorsque Saladin fut mort, Behâ ed-Dîn devint premier ministre d'Ed Malec ed Daher, roi d'Alep, troisième fils
de Saladin.

Les fonctions qu'il remplit, ainsi que la confiance que lui
témoignait Saladin, le mettaient à même d'être bien renseigné

et son témoignage est d'autant plus précieux qu'il a souvent
été le témoin oculaire de beaucoup de faits qu'il rapporte. Il
a laissé une chronique intitulée : *Histoire anecdotique renfer-
mant les beaux faits de Saladin Youssof Salâh ed-Din*, qui a
été publiée d'abord par Schultens en 1732, puis dans la Collection des Historiens des Croisades, historiens orientaux,
t. II. C'est de celle-ci que nous avons fait usage.

B. — DÉNOMINATION DE LA MALADIE.

Tandis que tous les chroniqueurs français ignorent le nom
de cette affection épidémique [1], les chroniqueurs anglais la

---

1. Rigord, éd. Delaborde, I, 116 : « Gravabatur enim rex tunc morbo
gravissimo, et ex alia parte regem Anglie valde suspectum habebat,
quia rege celato frequentes nuncios ad Salahadinum mittebat, et
mutua dona ab eo accipiebat Qua de causa habito cum principibus
suis familiari consilio, ordinato suo exercitu, acceptaque a suis
licentia, cum fletu et lacrymis ventis et mari se committens, cum
tribus tantum galeis quas Rufus de Volta Januensis ei paraverat, ad
partes Apulie, Deo volente, transvectus est. Ubi recuperata quantulacumque sanitate, satis debilis, cum paucis iter arripuit et transi-
tum faciens per Romanam civitatem, visitatis Apostolorum liminibus
et accepta benedictione a romano pontifice Celestino, in Franciam
rediit circa Nativitatem Domini. »

Guillaume le Breton, éd. Delaborde, I, 193 : « Interea Richardus Rex
Angliae frequentes mittebat nuncios ad Saladinum, et mutua dona
recipiebat ab eo, et ideo Philippus Rex eumdem Richardum Regem
suspectum habebat. Postea idem Philippus Rex morbo gravissimo
detinebatur. Nam, ut quidam dicunt, venenum a proditoribus porrectum hauserat, unde et tanta infirmitate gravatus est, quod et ungues
manuum et pedum, et capillos et fere omnem cutis superficiem
amisit. »

Chron. d'Ernoul et de Bernard le Trésorier, p. 277 : « Apriès çou
qu'Acre fut prise, ne demoura gaires que grans maladie prist al roi
de France. [Li rois de France] quant il commença à garir, il fist
apparellier une galye et prist congié as barons de l'ost et entra en le
galye, si s'en vint en France. Et laissa le duc de Bourgoigne en sen
liu ; et se li laissa son avoir et ses homes. Dont aucunes gens disent,
quant li quens de Flandres dut morir, qu'il manda le roi et se li dist
qu'il s'en venist en [France], c'on avoit se mort jurée. Et aucunes
gens disent, quant il fu malades, c'on l'avoit empuisonné. »

reconnaissent tous pour la maladie qu'on appelait en anglais *arnaldia, arnoldia* : Roger de Hoveden (éd. Stubbs, p. 113) : « Deinde uterque rex incidit in aegritudinem, quam Arnaldiam vocant. » — *Itinerarium regis Ricardi* (éd. Stubbs, p. 214) : « Rex Ricardus gravissimam incurrit aegritudinem, quae *vulgo* arnoldia vocatur. » — Id. *Ibid.*, 363 : « ... et quod ab aegritudine, quam dicunt Arnaldiam... » et Benoît de Peterborough (II, 170) : « ... infirmitatem quae dicitur Arnaldia... ». Dans l'*Estoire de la guerre sainte* cette affection est nommée *leonardie* (vers 4608), *len naudie* (vers 9650)[1].

L'Estoire de la guerre sainte, p. 123 :

> 4600. Lors li manda le rei de France,
> Qui des après Pasche iert venuz
> E s'esteit mult bien contenuz,
> Que bien sereit qu'il assaillisent
> E que l'assalt crier feissent.
> 4605. Mais li reis Richarz iert malades
> E aveit boche e levres fades
> D'une emferté que Deu maudie
> Qu'en apele leonardie....

Ibid., p. 258 :

> « Remembre tei d'Acre e del siege
> 9645. « Ou tu venis a tens a prendre,
> « Ou Deus te fist del tuen despendre
> « Tant que la citié fud rendue,
> « Bon reis, don n'as tu entendue
> « L'espargne de la maladie
> 9650. « Qui au siege ert, [len naudie],
> « Dont li autre prince mureient,
> « Dont nuls mires nes sucureient? »

Au point de vue philologique, l'histoire du mot reste à faire : la lexicographie anglaise du moyen âge ne nous apporte ici aucun secours. Son identification a cependant été tentée.

I. *Opinions antérieures.*

A. *Non médicales.*

1. *Anglaises.* Stubbs, dans son édition de Benoît de Peterborough (II, 170, note), rejette l'interprétation proposée par Du Cange.

---

1. Voy. *Histoire de la guerre sainte*, éd. G. Paris, Glossaire, p. 502.

2. *Françaises*. Du Cange, voyant *arnoldia* dans le texte de Benoît de Peterborough et ne comprenant pas, propose *alopecia*, et cette correction inintelligible a été adoptée par les éditeurs des *Historiens des Gaules* (HF. XVII, 520), où M. Luchaire l'a prise. En admettant qu'elle fût possible au temps de Du Cange, où on ne connaissait que ce texte, comment la concilier aujourd'hui avec l'*Itinerarium* (p. 214) où il est dit nettement « quae *vulgo* Arnoldia vocatur... » ; alopécie n'a aucun sens clinique.

Il faut donc conserver *Arnoldia*, nom propre de maladie, comme nous dirions une Philipp*ite*, une Arnold*ite*.

3. *Allemandes*. Wilken (*Geschichte der Kreuzz.*, t. IV, p. 314, note 148), confond l'*Arnoldia* avec l'épidémie de scorbut de l'hiver de 1190-91, dont nous avons parlé. « Es ist wahrscheinlich dieselbe Krankheit, welche Vinisauf, l. III, c. IV, p. 333, *Arnaldia* nennt. » (C'est vraisemblablement cette même maladie que Vinisauf appelle plus loin *Arnaldia*.)

Ce raisonnement n'est pas soutenable. Si pour Vinisauf (qui est, on le sait, le même que l'*Itinerarium Ricardi*, par conséquent anglais) cette deuxième épidémie n'était qu'une rechute de la première, il n'eût pas attendu à cette rechute pour lui donner ce nom. Il l'eût au contraire appelée *Arnoldia* dès Frédéric de Souabe, et il eût ajouté à la rechute : « Six mois après les deux rois furent atteints d'une seconde épidémie du même mal. » Le raisonnement de Wilken n'eût été possible que si la description de ces deux épidémies avait été de deux auteurs différents.

L'erreur de Wilken a été reprise par Kugler (*Geschichte der Kreuzz.*, ch. VII, Belagerung von Akkon, p. 236) qui l'applique à la maladie de Frédéric de Souabe (chute des dents et enflure des membres) et dit qu'elle était appelée Arnoldia. Seulement Kugler a le tort d'affirmer là où Wilken ne fait qu'une hypothèse. L'identification de *l'arnoldia* avec le *scorbut* est impossible, le point capital au point de vue du diagnostic différentiel est l'*absence* de fièvre chez le scorbutique (Laveran et Teissier, *Pathologie*, I, 356, 359).

B. *Médicales*. — 1. *Anglaises et allemandes*. Silence de Creighton, Hirch, Haeser, Lersch, Hecker, etc.

2. *Françaises*. Le docteur Corlieu conclut à la vraisemblance d'une affection léproïde ou syphilitique (*La médecine
aux Croisades*, dans Revue scientifique, 1895, n° 22, 1er juin,
p. 681).

Cette opinion repose sur une erreur d'un système préconçu.
Ce savant, d'ailleurs fort estimable, poursuit la chimère de la
solution du problème presque insoluble de l'ancienneté de la
syphilis, en la renouvelant à l'aide des belles recherches de
Zambaco Pacha sur la parenté de la lèpre et de la syphilis, et
il pose le problème sous cette forme nouvelle, sans oser l'ac-
centuer : Philippe-Auguste perdit ses cheveux, donc lèpre :
il a eu la lèpre orientale ; or Zambaco a démontré la parenté
de la lèpre orientale avec la syphilis ; donc Philippe-Auguste
a eu la syphilis.

Nous avons montré, dans l'Introduction, que Corlieu a été
amené à cette solution pour n'avoir pas appliqué à ses recherches la méthode vraiment scientifique.

C. — Forme.

Maladie épidémique (*Itinerarium*, 363 : « aliis *quamplurimis*
principum *eadem infirmitate* morientibus ») ; — de nature
grave (*Itinerarium*, 214 : « gravissimam aegritudinem » ; —
Benoît de Peterborough, t. II, 170 : « Infirmitatem... in qua
fere usque ad mortem laborantes » ; — Guillaume le Breton,
I, 193 : « tanta infirmitate gravatus est »[1]) ; — à forme aiguë,
fébrile (Guill. le Breton, t. II, 107 : « Febre gravi tactus » ; —
l'*Itinerarium*, p. 220, qualifie la fièvre du roi de *ferventissima*).

---

[1]. Guillaume le Breton, *Philippide*, l. IV (éd. Delaborde, II, 109) :
317. In toto locus est regno rarissimus in quo
    Non habeat causam lacrymandi quilibet, aut ob
    Amissum dominum, vel fratrem, sive propinquum :
    Natos hic queritur amissos, ille parentem ;
    Hic ejulatur cognatos, alter amicos ;
    Hic famulum, hic socium ; patruos hic, ille nepotes ;
    Tanta peste cadunt proceres in funera nostri,
    Quos omnes sibi mors Acharon ascivit in urbe.

D. — Durée.

Le début est postérieur au 8 juin, date du débarquement de Richard en Palestine (*Itinerarium*, 214 : « Cum autem *per aliquot dies* ibi moram fecisset, gravissimam incurrit aegritudinem » ; — Benoît de Peterborough, II, 170 : « *Paulo post* adventum regis Angliae, statim uterque regum in infirmitatem inciderunt »). — Nous ignorons la date exacte de la guérison (Benoît de Peterborough, II, 170 : « Per misericordiam Dei, uterque regum convaluit de aegritudine illa... »), mais nous savons qu'au commencement de juillet, le 6, selon l'*Itinerarium*, p. 224, — le 7, selon Benoît, II, 176 (sur ces dates, cf. Wilken, *Gesch. der Kreuzzüge*, IV, 337), les deux rois assistèrent à la reprise des opérations contre la grande tour d'Acre, *facti robustiores et animosiores in Dei servitio*, dit Benoît de Peterborough. Cependant le roi Richard dut se faire porter au pied des murailles sur un matelas de soie (*Itinerarium Ricardi*, 225 : « Seque illuc fecit deportari in culcitra serica, ut Saracenos sua oneraret praesentia et suos animaret ad pugnandum. Inde sua utebatur balista, cujus erat peritus et plures jaculis peremit emissis et pilis »); quant au roi de France, l'affection avait eu chez lui une moins longue durée que chez Richard (*Itinerarium*, 218 : « Rex Franciae citius convaluit »). Il était encore valétudinaire six mois plus tard (Guillaume le Breton, I, 194 : « Paucis diebus ante Nativitatem domini... sanitati aliquantulum restitutus »); mais nous verrons plus loin que son état n'était que la suite de l'infection, et non plus la maladie en elle-même. On peut donc évaluer à trois semaines au maximum la durée de l'affection. Nous reviendrons là-dessus.

E. — Symptomatologie.

I. *Symptômes positifs*. 1° Invasion subite de la maladie (Benoît de Peterborough, II, 170). Fièvre intense et frisson violent: Guill. le Breton, *Philippidos*, éd. Delaborde, libr. IV, vers 263 :

Solus cum paucis hec inter agenda Philippus,
Febre gravi tactus, crebroque tremore fatiscens,
Infirmabatur, Acharonque jacebat in urbe ;
Tantaque scaturies, tantus calor illius ossa
266. Totaque membra fuit ita depopulatus, ut omnes
A digitis ungues caderent, a fronte capilli ;
Unde putabatur, et nondum fama quiescit,
Illum mortiferi gustum sensisse veneni.

Et l'*Itinerarium Ricardi*, éd. Stubbs. p. 220 : « Rex vero
acrius febribus molestatus, lecto decubuerat, plurimum desolatus, quod Turcos videret nostros frequentius provocantes,
et importunius se ingerentes, quibus prae infirmitate congredi
nequibat : gravius enim torquebatur ille Turcorum importunis
irruptionibus, quam ferventissimis quibus urebatur febribus. »

2° Alopécie unguéale et capillaire : « Ut omnes a digitis ungues caderent, a fronte capilli » (Guill. le Breton, *Philippidos*,
l. IV, vers 267), et *Chronica*, I, p. 193, § 62 : « Interea,
Richardus rex Anglie frequentes mittebat nuncios ad Saladinum, et mutua dona recipiebat ab eo, et ideo Philippus rex
eumdem Richardum regem suspectum habebat. Postea idem
Philippus rex morbo gravissimo detinebatur. [Nam, ut quidam
dicunt, venenum incaute a proditoribus porrectum hauserat,
unde et tanta infirmitate gravatus est, quod et ungues manuum et pedum, et capillos et fere omnem cutis superficiem
amisit]; » — et Philippe Mousket (éd. Reiffenberg, t. I, p. 282) :

19730. « ... Il mesmes ert teus menés
Qu'ongles ne li estoit remés,
Ne à painne ceviaus el cief.
Ains estoit là à grant mescief
. . . . »

Id. *ibid*. p. 283 :

19747. « Li rois ot sa carge atornée
Quar trop avoit gén en trés ;
En une galie est entrés
Et li quens Pières vint à lui :
« Sire, dist-il, en grant anui
Nos laisiés, quant vous en alés. »
— « Pières, dist li rois, tort avés »
Atant li a moustrés ses dois
Et son cors, ki tant fu destrois
Qu'il n'i avoit ongle remés
Et del cors fu li quirs ostés. »

3° Desquamation épidermique en grands lambeaux : Guill. le Breton, I, p. 193, § 62 « ... et fere omnem cutis superficiem amisit ». — *Récits d'un Ménestrel de Reims*, p. 38 : « Les ongles li chéirent des piez et des mains et *pela touz* » ; — Philippe Mousket cité ci-dessus.

4° Sueurs profuses : « Tantaque scaturies » (*Philippidos*, lib. IV, vers 265). Ce sont des flots de sueur, source abondante coulant à flots (cf. Châtelain, *scaturire*, *scaturex*) et non *sueur* simplement.

II. *Symptômes négatifs.* Pas d'angine (scarlatine); — pas de catarrhe laryngo-bronchique (rougeole); — pas de pustules suppurées (variole, très connue dans sa forme d'éruption, donc connue de Rigord).

Des quatre symptômes positifs il y en a deux, la chute des ongles et l'alopécie, qui liés aux troubles de la nutrition gé-nérale, sont communs à la plupart des pyrexies infectieuses : la chute des ongles a été notée dans la fièvre typhoïde (Lallier, Hutinel), dans les maladies éruptives, rougeole (Vogel), scarlatine (Graves en Angleterre, Lorain en France). De ces deux affections exanthématiques, il ne peut être ici question de la première : la forme *non furfuracée* de la des-quamation écarte la rougeole. D'ailleurs le nom d'*arnoldia* n'eût point été appliqué à cette maladie que le moyen âge connaissait fort bien (cf. Dr Levillain, *Hist. des fièvres éruptives avant le XVIIe siècle*); dès le xe siècle, l'Hippocrate des Arabes, Rhazès, avait donné de la rougeole une description célèbre (*Traité de la rougeole et de la variole*, trad. Leclerc, Alger, 1866) et la médecine du moyen âge la désigne invaria-blement sous le nom de *morbillis* (Guy de Chauliac, *Grande Chirurgie*, éd. Nicaise, p. 422 : « Des rougeolles (De *Morbillis*), que les Grecs appellent exanthemata ». — H. de Mondeville, *Chirurg.*, éd. Pagel, III, 1, 22 : « De *morbillis* et variolis »). La desquamation en grands lambeaux écarte la fièvre typhoïde.

L'alopécie ne peut-pas nous servir davantage de symptôme différentiel. Les médecins du moyen âge avaient déjà noté sa fréquence consécutivement aux grandes pyrexies. « *De casu*

capillorum : Casus capillorum est fluxus capillorum paula-
tinus sine humoris vitio... sicut in nimis jejunantibus, et exte-
nuatis, et *in fine febrium acutarum* », écrivait, à la fin du
XIIIe siècle, Bernard de Gordon dans son *Lilium medicinae*,
II, 2. — « La chute des cheveux (dit le professeur Hardy,
p. 755) survient souvent à la suite des maladies aiguës
graves; c'est au moment de la convalescence qu'elle se manifeste; les affections après lesquelles on observe les alopécies
les plus considérables sont la fièvre typhoïde et les fièvres
éruptives, et peut-être plus particulièrement la scarlatine.
Dans ces différents cas, l'alopécie qui survient est un des
symptômes de l'anémie qui accompagne la convalescence.
Elle est d'ailleurs susceptible de disparaître avec les autres
symptômes d'affaiblissement général ; chez quelques personnes, cependant, les cheveux qui repoussent ne sont pas en
aussi grand nombre que ceux qui sont tombés. »

Le troisième symptôme, desquamation en grands lambeaux,
est caractéristique de la scarlatine, mais ne lui appartient pas
en propre (Thoinot, p. 341, note).

Le quatrième symptôme nous permettra enfin de poser le
diagnostic. La *diaphorèse* dans les proportions que nous
avons données et qui est comparée par les historiens à une source
jaillissant à flots du corps du patient, est pathognomonique
de la suette. Thoinot (Étude sur quelques points de l'hist. de
la suette, dans *Revue de médecine* [Charcot-Bouchard], 1889,
n° 3) l'indique comme le symptôme constant et souvent initial.

F. — RÉSUMÉ CHRONOLOGIQUE.

« Celui des caractères de la suette qui a le plus vivement
frappé l'attention, dit Léon Colin (art. *Suette*, dans le Dict.
Charcot-Bouchard, 3e série, t. XIII, p. 8), c'est la rapidité
excessive de l'évolution de la maladie dans la majorité des cas. »
— « La durée moyenne, dit Doléris (dans le Dict. Jaccoud,
t. 34, p. 75) est comprise entre un minimum de sept à huit jours
(cas légers) et un maximum de quinze à seize (cas intenses). »

Il est important de rechercher, par un résumé chronologique des dates fournies par les chroniqueurs, quelle fut la

durée de l'accès d'arnoldia dont furent atteints Philippe-Auguste et Richard. Le résultat fournira un argument de plus pour l'identification que nous proposons.

La maladie ayant été épidémique, il ne faut pas présenter le tableau successif de chaque malade, mais donner simultanément leurs symptômes (puisque nous ne l'avons que double, ceux du *vulgum pecus* n'ayant point été jugés dignes d'être notés). Le problème est donc celui qui se présenterait dans une épidémie en 1897, pour laquelle on n'aurait que les observations sur deux malades seulement de race différente.

Le début de la maladie, nous l'avons vu, est postérieur au 8 juin, date du débarquement de Richard (*Itinerarium Ricardi*, p. 210, 211; — Benoît de Peterborough, II, 170; — et après lui Roger de Hoveden, p. 113) :

« Rex vero Franciae, qui Sabbato in hebdomada Paschae ad obsidionem venerat, jam ante adventum regis Angliae domum lapideam turritam fecit sibi, et perrarias suas, et hurdicios suos, et alias machinas suas bellicas paraverat, et in locis congruis locaverat. Sed nihil in eis operatus est; expectabat enim adventum regis Angliae. Qui cum venisset, statim erexit machinas suas bellicas. Pisani vero et Januenses venerunt ad eum, et obtulerunt ei servitia sua ; et ipse Pisanos recepit, et Januenses refutavit, quia ipsi fidelitatem juraverant regi Franciae, et Conrado Marchioni. Pisani vero fecerunt regi Angliae homagium et fidelitates : et rex Angliae confirmavit illis carta sua libertates et consuetudines quas habere solebant in terra Jerosolimitana.

Tertia autem die post adventum regis Angliae, rex Franciae dimisit omnes servientes quos prius habebat ad machinas suas bellicas custodiendas; et rex Angliae retinuit ad servitium suum, quos rex Franciae dimiserat. Unde factum est, quod pagani qui erant in civitate, invenientes machinas regis Franciae sine custode, combusserunt eas.

Deinde uterque rex incidit in aegritudinem, quam Arnaldiam vocant; in qua ipsi fere usque ad mortem laborantes capillos suos deposuerunt. Sed hoc Dei fit misericordia, quod ambo convaluerunt de infirmitate illa, et facti sunt robustiores, et animosiores in servitio Dei. »

Behâ ed-Dîn, p. 220 : « Le samedi 13 djomada premier (8 juin 1191), le roi d'Angleterre arriva chez les Francs... »

Le 9 juin (dimanche), les Pisans présentent leurs hommages à Richard.

Le 10 juin, il prend à son service les gens du roi de France, que celui-ci avait renvoyés, et qui gardaient des machines de guerre (Hoveden, p. 113). Les rois sont donc encore bien portants et ce n'est que postérieurement à cette date qu'ils sont atteints. Le premier frappé est Richard. Le jour exact n'est pas connu, l'*Itinerarium* dit que ce fut après être arrivé à Acre depuis quelques jours: « Cum autem per aliquot dies ibi moram fecisset, gravissimam incurrit aegritudinem, quae vulgo Arnoldia vocatur, ex ignotae regionis constitutione, cum ejus naturali complexione minus concordante. Nihilominus vero, petrarias suas interim et mangunellos, et castellum ante portam civitatis fecit erigere, omnem adhibens sollicitudinem conficiendis machinis et expediendis. » (*Itinerarium*, p. 214.) — Benoît de Peterborough, éd. Stubbs, II, 170: « Et paulo post adventum regis Angliae, statim uterque regum Angliae et Franciae, in infirmitatem quae dicitur Arnaldia inciderunt.... » — et après lui, Hoveden, p. 113: « Deinde uterque rex incidit in aegritudinem, quam Arnaldiam vocant.... »

Ces trois chroniqueurs font coïncider le début de la maladie de Richard avec l'établissement par lui de pierriers et de mangonneaux. Cette date ne peut être reculée au delà du 17 juin. Avant ce jour le roi Philippe-Auguste, pressé d'avancer le siège, propose à Richard de commencer l'attaque, mais celui-ci le prie de différer, et parmi les deux raisons qu'il donne, il cite le mauvais état de sa santé: « Rex autem Ricardus his exsequendis significavit adhuc se non posse vacare, tum propter urgentem corporis molestiam.... » (*Itinerarium Ricardi*, p. 214. — Ambroise, *Estoire*, vers 4600-4609). Philippe se décida à attaquer seul. L'*Itinerarium* dit que ce fut le lundi le plus proche *après* la fête de saint Jean-Baptiste: « Die Lunae itaque proxima post festum Nativitatis sancti Johannis Baptistae, rex Franciae, erectis machinis, omnes suos jussit armari. » Wilken (*Geschichte der Kreuzz.*, IV, 337) a démontré que cette date est trop tardive; elle placerait en effet cette attaque au 1er juillet. Il faut admettre avec Stubbs (*Itinerarium*, p. 215, note 1) que le mot *post* est une erreur de copiste pour *ante*, ce qui donnerait alors comme date le 17 juin. C'est à ce moment qu'il est question d'une entrevue entre Saladin et Richard (*Itinerarium*, Introduction,

p. cxxxii et note 1 ; — Behâ-ed-Din, p. 223), et que celui-ci
déclina. Saladin avait envoyé à Richard malade de la neige
et des fruits (*Itinerarium*, ibid. p. cxxxii, et Hoveden, p. 114)[1].

On peut conclure que le roi d'Angleterre est tombé malade
vers le 16 ou le 17 juin[2]. L'assaut donné ce jour-là par
Philippe-Auguste seul, pris à dos par Saladin qui tenait la
campagne, et ayant en face les assiégés qui résistent et détrui-
sent les machines de guerre par le feu grégeois, est honteuse-
ment repoussé. Cet insuccès agissant sans doute comme

---

1. Behâ ed-Din rapporte ce fait à la date du 10 de djomada second
(5 juillet), *Hist. or. des croisades*, t. II, p. 234.

2. Il faut noter qu'à ce moment Richard était bien portant. Pendant
son voyage, il avait été souffrant, de maladies indéterminées mais
sans gravité : à Rhodes au mois d'avril (Ambroise, *Estoire*, vers 1303-
1305 :

> « Et por ço que li reis esteit
> Malades, e lui mesesteit,
> Nos convint a Rodes atendre. »

et *Itinerarium*, p. 180 : « Et quia rex infirmabatur, ibi morati sumus
aliquot diebus... ») — puis à Nicosie au mois de mai (Ambroise,
vers 2009 et 2010 :

> « Li reis Richarz a Nicosie
> Aveit geu de maladie. »

et *Itinerarium*, p. 201 : « Ibi rex se sentiens aliquantulum morbo
gravari ut quiete reficeretur moratus est », et p. 202 : « ... Inde cum
exercitu reversus est [*Rex Guido*], ubi rex Ricardus, sicut supradictum est, aegrotaverat »).

Mais il était complètement rétabli avant la fin du mois de mai, et,
après la prise de Chypre, Ambroise nous le dépeint comme étant en
parfaite santé (vers 2129-2132):

> « Le rei devant, ço iert sa custume
> Sain et legier comme une plume ;
> Si tost come correit uns cerfs,
> Traversa la mer en travers. »

Et *Itinerarium*, p. 210 : « Ricardus cum omni sua sequela, *gaudenter*
et alacriter versus Achon,... properabat. »

On ne peut donc supposer que la maladie dont Richard souffrait au
mois de juin fût la continuation de celles dont il avait été atteint
auparavant et dont il n'aurait pas été complètement guéri.

cause *occasionnelle*, et la fatigue du combat s'y joignant, le roi français est à son tour frappé de l'*arnoldia* à la suite de cet échec (*Itinerarium*, p. 217 : « Unde rex ipse Franciae tanto irae furore turbatus est, quod prae tristitia decidit in languorem, sicut dicebatur, et equum non ascendebat ex desolatione et confusione ». Ambroise, *Estoire*, vers 4687 à 4692[1]). Ce fait qu'il ne pouvait se tenir à cheval indique la faiblesse qu'on remarque au début de la suette (Thoinot, p. 358). Les opérations du siège restent interrompues par la maladie des deux rois (*Itinerarium*, p. 217 : « Igitur ex regum languoribus contabescebat exercitus, ex nimia moestitudine et desolatione, quia non erat jam princeps aut dux, qui praeliaretur bella Domini », et p. 218 : « Duo reges infirmabantur ») [2].

Behâ-ed-Din (p. 224-225), place vers la même date la maladie des deux rois, mais il donne comme cause de la maladie de Philippe, une blessure : « Ensuite ce prince [*Richard*] fut atteint d'une maladie si grave qu'il faillit en mourir ; le roi de France aussi souffrait d'une blessure ; mais cela ne fit qu'accroître l'opiniâtreté et l'arrogance des assiégeants. » —

---

1. *L'Estoire de la guerre sainte*, p. 125 :

    4685. E quant noz genz se desarmouent,
        E li Sarazin alumouent
        Al rei de France tote veies
        E ses engins e ses cercleies,
        Dont il li prist al quor tel ire
    4690. Que l'em le sot, e l'oi dire,
        Qu'il en chai en maladie
        Issi qu'il ne chevalchot mie.

2. Ambroise, *Estoire*, p. 125.

      « Issi fud l'ost en tele estate,
        Triste et pensive e morne e mate,
    4695. Des deus reis qui malade esteient,
        Qui la citié prendre deveient ;
        E li coens de Flandres ier morz,
        Dont l'ost iert en grant desconforz.
        Que fereie ici autre conte ?
    4700. Li mals des reis, la mort del conte.
        Mistrent l'ost si en grant destresce
        Qu'il n'i ot joie ne leesce... »

Ibidem, p. 226 : Le 3 du même mois *djomada second* [27 juin],
un second détachement [*musulman*] arriva de l'Égypte.
L'aggravation de la maladie du roi d'Angleterre préoccupait,
à ce moment, les Francs au point de leur faire suspendre
leurs attaques contre la place. Ce fut là une grande faveur de
Dieu... »

Le roi de France entra le premier en convalescence : « Rex
Franciae citius convaluit de infirmitate, et machinis intendebat conficiendis et petrariis locis aptis applicandis, quas et
nocte dieque incessabiliter instituit jaculari » (*Itinerarium*,
p. 218)[1]. Le jour exact de la première sortie de Philippe-Auguste
n'est pas connu (Benoît de Peterborough, II, 170 : « Per misericordiam Dei uterque regum convaluit de aegretitudine illa... »).

Il avait déjà repris les attaques contre Acre, de concert
avec les troupes anglaises, que le roi Richard est encore
souffrant : « Rex vero acrius febribus molestatus, lecto
decubuerat, plurimum desolatus, quod Turcos videret nostros frequentius provocantes, et importunius se ingerentes,
quibus prae infirmitate congredi nequibat : gravius enim torquebatur ille Turcorum importunis irruptionibus, quam ferventissimis quibus urebatur febribus. » (*Itinerarium*, p. 220 ;
— Ambroise, vers 4801 à 4808 cités ci-après p. 277, note). [2]

Nous pouvons juger par ce que dit Behà-ed-Din (Cf. ci-
dessus) qu'à la date du 27 juin (3 djomada second), le roi
d'Angleterre est très souffrant. Richard avait en effet demandé

---

1. Ambroise, *Estoire*, p. 127.

    4737. Li dou rei malade giscient.
           Al siege a Acre ou il esteient.
           Deus ne velt pas que il murussent,
    4740. Mais que la cité sucurussent.
           Li reis de France repassez
           Fud ainz que li autre d'assez.

2. « De tout temps on a remarqué la prédilection de la suette pour
les gens vigoureux, à constitution athlétique (Thoinot, p. 335), et
Colin (p. 20) dit que l'affection atteint son maximum chez les individus
arrivés à l'âge du summum de la force et de la vigueur. Des deux
malades dont nous avons l'observation, Richard, le plus atteint, est
également le plus vigoureux. Rappelons encore ce que dit Ambroise :... *ço iert sa custume sain....*

une nouvelle entrevue à Saladin et celui-ci l'avait acceptée, mais le roi d'Angleterre ne s'y rendit pas, non parce que les Francs l'en dissuadaient, comme on le croyait dans le camp musulman, mais à cause de son état de santé. Behâ-ed-Din (p. 226) rapporte qu'il fit dire à Saladin : « Ne croyez pas aux bruits qu'on a fait courir sur les causes de mon retard : je n'ai à répondre de ma conduite que vis-à-vis de moi-même; je suis le maître de mes actions et personne n'a d'autorité sur moi. Seulement, ces jours derniers, une indisposition m'a empêché de faire aucun mouvement : voilà la cause unique de mon retard ».

Nous savons que le 2 juillet Philippe-Auguste se trouve dans les fossés (donc probablement guéri depuis deux ou trois jours) et lance lui-même des traits contre la ville : *Itinerarium*, p. 220 : « Aliud quoque confecerat instrumentum ex cratibus virgis rigentibus firmissime consolidatis, quod cercleiam vocabant. Sub hac craticula crudis coriis vestita rex ipse sedere consuevit, balistae jacula sollicite contorquens, et Turcorum explorans super murum eminentium adventum, quos inter propugnacula feriret improvidos. » Il semble bien, d'après Hoveden (p. 117 : « Rex vero Angliae et homines sui interim custodiebant fossata exteriora, quae erant inter exercitum Christianorum et exercitum Saladini»),que Richard était en convalescence dès ce même jour.

Le 3 juillet, les Français font une brèche à la Tour Maudite (Benoît de Peterborough, II, 173 : Mense Julii, tertia die mensis, feria quarta, cecidit pars magna murorum civitatis Acrae, juxta Turrem Maledictum... ». — De même Hoveden p. 117 ; *Itinerarium*, p. 222).

Le 5 juillet les Anglais en font une autre, et le 6 selon l'*Itinerarium*, le 7 selon Benoît de Peterborough, II, 176, les Croisés montent à l'assaut. Ce jour-là Richard est dans la période de convalescence :

Itinerarium, p. 224 : « Rex Ricardus *nondum plene de infirmitate convaluerat*. Verum tamen gerendorum sollicitus, magnopere vacabat urbi capiendae. Procurabat igitur civitatem a suis oppugnari, si forte gratia divina pro voto proficeret. Fecit itaque fieri craticulam, multiplicatis nexibus consolidatam, vulgo dictam cercleiam, studiosissimo compactam apparatu, quam in fossatum extra murum civii tatis statuit producendam. Subtus erant sui balistarii peritissim-

seque illuc fecit deportari in culcitra serica, ut Saracenos sua oneraret praesentia, et suos animaret ad pugnandum. Inde sua utebatur
balista, cujus erat peritus, et plures jaculis peremit emissis et pilis. »

Il avait fait confectionner de nouvelles machines de guerre,
mais c'est à tort que Benoît de Peterborough a exagéré en
disant des deux rois : « facti *robustiores* et animosiores in Dei
servitio » — (et après lui Roger de Hoveden, p. 118 : « Et
in crastino rex Angliae et exercitus ejus accesserunt ar-
mati... »). En réalité, le roi Richard dut se faire porter au
pied des murailles sur un matelas de soie, — *Itinerarium,*
p. 225 ; et Ambroise, *Estoire,* p. 132, vers 4935-4937 :

> 4927. Li reis Richarz giseit encore
>   Malades, si com jo dis ore ;
>   Mais il velt que de sa baillie
> 4930. Fust la citié d'Acre assaillie.
>   Lorst fist une cercloie traire
>   As fossez de trop riche affaire ;
>   La crent si arbalester,
>   Qui bien fesoient lor mester.
> 4935. Il meimes, si Deu me voie,
>   Se fist porter soz la cercloie
>   En une grant coilte de paile
>   Por faire a Sarazins contraille,
>   Ei fist mein trait d'arbaleste
> 4940. De sa main qui mult en iert preste
>   A la tur ou li Turc traiouent
>   E ou ses pereres jetouent.

Il tue ainsi un Turc qui s'était revêtu de l'armure du croisé
Albéric Clément, tombé à l'assaut du 3 juillet (*Itinerarium,*
p. 223-224) : « Unus Turcorum supermemorati armatura
Alberici Clementis, qua se munierat, male glorians, dum in
eminentiori muri loco, in nostrorum invidiam jactanter pro-
mineret, rex Ricardus vulnere lethali jaculo balistae pectoris
ampla transfixit » (*Itinerarium Ricardi,* p. 226).

L'obligation où il fut de *se faire porter* venait non pas d'un
état anémique, puisqu'il pouvait supporter la dure fatigue de
l'arbalète, mais de la faiblesse des membres inférieurs, que
l'on observe à la période de convalescence de la suette (Forestus d'après un auteur ancien [le juif Isaac], note cette *paraly-*

sis pedum. Voir aussi Thoinot, p. 201 et 355, et Anglada, *Étude sur les maladies éteintes et les maladies nouvelles*, Paris, 1869, p. 469). Jaccoud (*Path. int.*, III, 366) note « l'engourdissement et même la paralysie momentanée de certains groupes musculaires ».

Il ressort, des dates que nous avons données, que la durée de la maladie fut chez Richard d'environ vingt jours, et qu'elle dura chez Philippe une quinzaine de jours, entre le 17 juin et le 2 juillet. Toutefois la convalescence de ce dernier, qui avait commencé avant celle du roi d'Angleterre, se prolongea longtemps encore (Guill. le Breton, I, 193 : « Paucis diebus ante Nativitatem Domini in Franciam est reversus, sanitati aliquantulum restitutus »).

G. — Définition médicale de la suette.

Étude symptomatologique et clinique. — Dans le remarquable travail qu'il a consacré à la suette[1], M. Thoinot dit (p. 358), en rappelant les divisions proposées par ses devanciers dans leurs études sur l'évolution de cette affection : « Il nous semble que toutes ces divisions sont singulièrement complexes : ce qu'il faut traduire en somme, c'est la marche si typique et si simple de l'affection.

« L'individu est saisi brusquement, et pendant quelques jours, jusqu'à l'éruption, il présentera une série de phénomènes caractéristiques : c'est la première période, l'*invasion*. A un moment donné la scène change : une éruption, des éruptions successives apparaissent ; et le malade sort de cette *période éruptive*, seconde période, pour entrer dans la *convalescence* qui mérite une description particulière.

« La *desquamation* n'est pas et ne peut pas être une période ; elle suit pas à pas l'éruption, paraît déjà sur certains points quand d'autres sont encore en pleine activité éruptive, et se

---

1. *Étude critique sur quelques points de l'histoire de la suette*, dans la *Revue de médecine* (de Bouchard et Charcot), 1889, p. 185-207, 325-361, 421-558.

prolonge dans la convalescence pendant une assez longue période : rien dans la réalité ne sépare la période éruptive de la convalescence.

« Le malade chez lequel l'éruption est achevée est bientôt, et sans aucun stade intermédiaire, un convalescent.

« Nos trois périodes se trouvent maintenant nettement définies : I. Période d'invasion ; II. Période éruptive ; III. Convalescence.

« Nous allons esquisser rapidement la physionomie de ces trois périodes ; nous dirons d'abord quelques mots de l'*incubation*.

« L'incubation est aussi difficile à préciser pour la suette que pour la plupart des infections. Nous disposons de trois faits où la mesure exacte de cette période donne une durée de moins de vingt-quatre heures. Tous les auteurs inclinent d'ailleurs à accepter une durée *minima* très courte pour l'incubation de la suette. Quant à la durée *maxima*, nous l'ignorons. »

A. *Première période, d'incubation ou de début* : « I. Invasion.—La maladie s'annonce parfois par un embarras gastrique, un malaise général qui peut précéder la suette de quelques jours. Mais le plus souvent les choses se passent tout autrement. En pleine santé, au milieu de la journée, le malade sent ses jambes se dérober sous lui ; il s'alite avec un malaise, une faiblesse générale très marqués, et au milieu de la nuit il est réveillé par des sueurs abondantes. Ce mode de début avec apparition nocturne des premières sueurs est des plus fréquents : quelquefois cependant, à peine le malade s'est-il alité qu'il est couvert de sueurs. Les symptômes majeurs de la première période sont les *sueurs*, la *fièvre*, un état de *faiblesse générale*, et les *phénomènes nerveux* spéciaux ou banals étudiés ci-dessus [p. 342]. Ajoutons les *épistaxis*, dans quelques cas la toux, la constipation, l'embarras gastrique, et la diminution des urines.

« La première période prend fin avec l'apparition de l'éruption, c'est-à-dire en moyenne vers le troisième ou quatrième jour, quelquefois le deuxième, plus rarement le cinquième ou sixième. » (Thoinot, p. 353.)

Parmi les symptômes de cette première période, nous avons vu signaler par les chroniqueurs, *la fièvre* (Guillaume le Breton, II, 15; *Philippidos*, lib. IV, vers 263; — Ambroise, *Est. de la guerre sainte*, vers 4808, qui parle du *mal qui faisait trembler* Richard [1]), — *les sueurs* (*Philippidos*, lib. IV, vers 265), — *les phénomènes nerveux*. Parmi ceux qu'énumère Thoinot (p. 197) se trouve l'*agitation*. Il semble bien que ce soient des phénomènes de cette nature qui ont été observés chez Philippe-Auguste (le plus nerveux des deux malades) : sa précipitation à donner l'assaut le 17 juin, sans la coopération de Richard (*Itinerarium*, p. 215) ; sa colère à la suite de l'échec de son attaque (*Ibid.*, p. 217) qui est le prodrome, noté par les chroniqueurs, de la maladie chez lui.

Thoinot cite, parmi les symptômes accessoires, l'embarras gastrique. Ce symptôme est considéré comme capital par Foucart (*de la Suette miliaire*, Paris, 1854, in-8°). « Il se traduit par de l'*anorexie*, une *soif vive*, des *nausées*, quelquefois même des vomissements alimentaires ou bilieux, une sensation pâteuse et âcre dans la bouche, et surtout par l'*état de la langue* couverte d'un enduit épais, blanc et sale, rarement jaunâtre » (Thoinot, p. 345).

Ces symptômes ont-ils existé chez Philippe-Auguste ? Nous l'ignorons, en l'absence de tout tableau *symptomatique*, — mais on serait porté à l'admettre, en présence des accusations répétées d'*empoisonnement* chez le roi de France; les vomissements constituent, pour les *laïques*, un soi-disant signe pathognomonique de l'empoisonnement (cf. Guillaume le Breton, éd. Delaborde, I, 193 ; — *Philippidos*, éd. Delaborde, II, 107, et Chronique d'Ernoul et de Bernard le Trésorier, p. 277, déjà cités.

---

1. *L'Estoire de la Guerre Sainte*, p. 128 :

4801. Mais li reis giseit contre lit,
Trop malades e sanz delit,
E aloit veoir les batailles
Des Sarazins e des chenailles
4805. Si pres de l'ost e des fossez
Que ço li grevoit plus d'assez
Que il ne poeit assembler
Que li mals quil feseit trembler.

Remarquons qu'Ambroise (*Estoire de la guerre sainte*, vers 4605 et 4606) dit que Richard « avoit boche et levres fade ». L'un des sens donnés à ce mot *fade*, par Godefroy, est *dégoûté*.

B. *Deuxième période. Éruptive.* « Elle se montre généralement le quatrième jour à dater du début ; plus rarement elle apparaît le deuxième ou le troisième jour, ou bien elle est retardée jusqu'au cinquième ou sixième » (Thoinot, p. 197). Les éléments à considérer sont : 1° l'éruption proprement dite, et 2° l'exanthème.

1° *Éruption.* Certains auteurs, entre autres Rayer, Borsieri, Dubun de Peyrelongue, Foucart, Barthez, Landouzy, Guéneau de Mussy, admettent que l'éruption peut faire défaut, ou passer inaperçue (Thoinot, p. 337). On peut donc considérer l'éruption comme un phénomène non constant. Thoinot (p. 339) conclut par ces paroles : « Polymorphie de l'éruption variable de malade à malade, variable sur un même malade, suivant les jours, suivant le siège : telle est la caractéristique de l'exanthème de la suette. »

L'éruption, dit Thoinot (p. 353), « s'annonce par des démangeaisons, du prurit, mais surtout par un redoublement de tous les grands phénomènes nerveux de la suette : *agitation*, étouffement, barre épigastrique, palpitations qui acquièrent, dans la période qui précède immédiatement l'exanthème, leur maximum d'intensité ».

La forme de l'éruption n'est pas mentionnée expressément par les chroniqueurs, mais elle résulte de la desquamation complète scarlatiniforme, notée par eux.

2° *Desquamation.* « Elle se présente sous deux formes principales : 1° Desquamation par *points isolés*, ou desquamation en *collerette*. 2° Desquamation à *grands lambeaux* ; desquamation *écailleuse*, desquamation en *doigts de gant*..... La forme de la desquamation en doigts de gant, qui reproduit entièrement le phénomène si connu de la scarlatine[1]... » (Thoinot, p. 341). Voy. aussi Dieulafoy, *Pathologie*, t. III, p. 228 ; — Jaccoud, *Pathol. interne*, III, p. 353.

La desquamation est indiquée, nous l'avons dit, par les

---

1. Voy. la note ci-dessous Liv. IV (Utilité pour la pathologie).

chroniqueurs (Guillaume le Breton, p. 193, § 62 ; *Récits d'un Ménestrel de Reims,* p. 38, cités p. 266). En outre ils ont parlé de la chute des cheveux et des ongles (Guillaume le Breton, *Philippidos,* vers 266, et *Chronica,* p. 193, § 62, cités p. 265). Les médecins modernes n'ont pas fait cette observation, mais Pierre Forestus d'Alcmar qui publia les observations faites par Tyengius, médecin d'Amsterdam, pendant l'épidémie de 1529, remarque : « Ungues potissimum excruciat » (D. Petri Foresti Alcmarini *Observationum et curationum medicinalium opera omnia,* Francfort, 1623, p. 157).

D'ailleurs la chute des ongles, substance cornée épithéliale, est due au même processus d'élimination que la desquamation de la peau.

C. *Troisième période. Convalescence.* « Les convalescents se présentent avec une teinte anémique trés prononcée, leur visage est blafard. *Ils sont mal assurés sur leurs jambes et ne peuvent rester longtemps debout* ; il y a souvent de l'œdème des membres inférieurs, *des pieds surtout.* Les muscles de la face sont agités de tremblements fibrillaires... » (Thoinot, p. 355).

« L'atteinte portée au système nerveux a été souvent trop profonde pour *ne pas laisser de trace au delà du terme de l'affection : c'est d'ailleurs ce qui se voit, on le sait, après toutes les grandes infections.* Nous avons signalé dans la *convalescence des crises rectales,* analogues à celle de l'ataxie, des crises de *névralgie intercostale,* et surtout un phénomène sur lequel Rayer avait déjà appelé l'attention, lorsqu'il parlait du *délire sans fièvre* de la convalescence, c'est-à-dire de la *folie.* Nous avons vu en 1887 deux cas où, pendant plusieurs semaines, des *femmes qui relevaient de suette eurent des troubles mentaux très marqués....* » (Thoinot, p. 344 ; — et aussi pp. 354-355).

« Rien n'est plus caractéristique, dit encore Thoinot (p. 354), que la *convalescence* de la suette, et il nous semble qu'il est bien peu d'affections aiguës — la grippe épidémique exceptée — *suivies d'un rétablissement aussi lent, aussi difficile, et cela quelque bénigne qu'ait été l'atteinte morbide.*

« La convalescence de la suette se marque en effet par des

traits tout spéciaux qu'il faut rapidement mettre en relief. Ce qui la caractérise surtout, c'est sa lenteur, son incertitude ; c'est une convalescence des plus pénibles : il semble que le malade *ne parviendra jamais à retrouver la santé*. Et ce qu'il faut bien noter, c'est que ce n'est pas seulement après une atteinte grave ou longue que la convalescence est ainsi difficile : la suette miliaire la plus bénigne, celle même qui reste à l'état d'ébauche, est suivie d'une convalescence longue et pénible. Nous avons vu dans une ferme près de Montmorillon, la ferme du Léché, quatorze malades qui ne purent reprendre leurs travaux, et avec bien des ménagements, qu'après six semaines de convalescence : leur maladie avait pourtant duré moins d'une semaine. »

Galtier (Rapport sur l'épidémie de suette miliaire qui a régné dans l'arrondissement de Castelnaudary en 1861) dit également : « La convalescence était longue et pénible, entravée par des céphalalgies, des gastralgies rebelles, des battements épigastriques, des palpitations, des défaillances.... Plusieurs ont gardé pendant deux mois entiers *une couleur jaune et terreuse de la peau*. J'ai observé quelques cas d'œdème à la face et *aux membres inférieurs*. » — Forestus (*Op. laud.*, p. 157) note que la maladie guérit : « Post se relinquens in extremitatibus corporis pustulas parvas admodum exasperantes. »

« La convalescence de la suette est analogue à celle des *maladies générales* et elle est plus pénible *que dans aucune autre*, ce qui prouve *la profonde atteinte portée à l'organisme, l'infection générale* » (Thoinot, p. 554).

Parmi les symptômes caractéristiques de la convalescence, les chroniqueurs ont remarqué :

1° *La longueur de la convalescence* de Philippe-Auguste (Guillaume le Breton, éd. Delaborde, II, 107 : « Languit ergo diu : sed enim per tempora longa Paulatim gradibus cœpit revalescere lentis. » — Récits d'un ménestrel de Reims, p. 38 : « Et fut tout lan malades ».)

Il souffre encore lorsqu'il débarque à Otrante le 18 octobre 1191 : « satis debile, recuperata *quantulacumque* sanitate », selon le médecin Rigord (éd. Delaborde, I, 116) et lorsqu'il

arrive à Fontainebleau à la fin de décembre 1191 (« paucis diebus ante Nativitatem Domini ») Philippe-Auguste est seulement « sanitati *aliquantulum* restitutus » au dire de son
chapelain Guillaume le Breton (éd. Delaborde, I, 194). Donc
six mois après la terminaison de sa maladie, la convalescence
du roi n'était pas encore achevée.

2° *Les troubles moteurs.* L'*Itinerarium Ricardi* (p. 225)
raconte, nous l'avons vu, que Richard *se fit porter* dans les
tranchées pour tirer de l'arbalète.

3° *Phénomènes nerveux.* « Tous les historiens de la suette
ont été vivement frappés, dit Thoinot (p. 343), par ces étranges
phénomènes qui ne se rencontrent à un degré égal dans
aucune autre affection, et donnent ainsi à cette maladie un
cachet tout à fait spécial.... Orillard a parlé de la terreur profonde, de la sensation de mort fatale qui accablait la plupart
des sujets au début de la suette de 1845. »

Cette terreur se remarque chez Philippe-Auguste. « Si le
roi de France ne se hâte pas de quitter la Palestine, *il est un
homme mort* (« Dicit enim nisi celerius a terra ista recesserit,
morietur. » Benoît de Peterborough, éd. Stubbs, II, p. 182).
Nous verrons plus loin que ce fait n'est pas isolé, et que la
suette porta à son système nerveux des atteintes profondes.

4° Thoinot (p. 349-350) signale aussi des hémorrhagies intestinales : « Les *hémorrhagies intestinales* s'observent aussi
quelquefois, et ici nous ne faisons pas allusion aux *selles* à
consistance de *poix* ou de *goudron* apparaissant à la *deuxième
période* et qui contiennent sans doute du *sang intimement mélangé*, mais nous parlons de véritables hémorrhagies intestinales, que nous avons notées dans l'épidémie de 1887. M. Par-
mentier a vu cinq de ces cas dans lesquels l'hémorrhagie, constituée par du sang rouge, apparut à la date même de l'éruption.
Tous ces malades guérirent. »

C'est peut-être le symptôme qu'a présenté Philippe-Auguste.
Rigord (éd. Delaborde, I, 111) raconte que le 23 juillet 1191,
le jeune Louis de France (le futur Louis VIII), alors âgé
de quatre ans, guérit à Paris « morbo gravissimo qui a physicis *dissenteria* vocatur... et pater suus Philippus rex in transmarinis partibus existens, eodem die et eadem hora, a consimili morbo curatus ».

H. — Légende de l'empoisonnement.

Admise par les chroniqueurs français, — Guillaume le Breton. cf. ci-dessus, p. 260, Bernard le Trésorier, cf. ci-dessus, p. 260, *Récits d'un ménestrel de Reims*, p. 38 : « Mais li rois ne se gardoit pas du bevrage que li traiteur li avoient fait boivre ; mais Dieu merci li enherbemenz ne fu mie à mort. Mais les ongles li chéirent des piez et des mains, et pela touz, et fu tout l'an malades ; et puis revint à sa santei, et fu touz haitiez et liez et joianz ». (Sur Rigord, cité p. 260, voy. Delaborde, 1, p. 116, note 3.)

Elle est rejetée par tous les chroniqueurs anglais (*Itinerarium Ricardi*, p. 214 ; — Benoît de Peterborough, II, 170) qui tiennent la maladie des deux rois pour naturelle. Cette opposition dans le diagnostic étiologique n'est pas l'indice d'une crédulité moindre chez les seconds (les accusations d'empoisonnement sont au moyen âge aussi nombreuses chez les chroniqueurs anglais que chez les nôtres). Elle prouve simplement que dès le xie siècle la maladie de Philippe était plus familière aux Anglais qu'aux Français.

I. — Géographie c'est-a-dire origine et naissance de l'affection.

Le point inconnu et délicat est de savoir à quelle affection est due la mort des princes français : Philippe, comte de Flandre, Thibaut, comte de Champagne, le comte de Clermont, le comte de Perthois, etc., cités par Guillaume le Breton et les autres chroniqueurs.

Ceux-ci ne disent pas si ce fut l'*arnoldia* ou l'épidémie de scorbut, dont avaient souffert pendant l'hiver de 1190-1191 les croisés allemands et dont était mort Frédéric de Souabe.

La date du 1er juin, fournie par Benoît de Peterborough et Roger de Hoveden et acceptée par les meilleurs historiens, nous autorise à penser qu'ils ont succombé à l'*arnoldia* dont l'apparition coïnciderait avec la présence du contingent français. Dans ce cas, cette épidémie de suette, la première que l'on puisse dater, serait *française* et non anglaise. Les Alle-

mands y échappèrent parce qu'ils s'étaient graduellement
acclimatés par une année de marches *par terre*, étant venus
d'Allemagne à Acre par le Danube, la Bulgarie, Constantinople,
l'Asie Mineure, Iconium et Antioche ; tandis que les Anglo-
Français se trouvèrent jetés sans transition sur la terre d'Asie
(de là le mot du médecin de Richard : « *constitutione* ignotae
regionis ») [1].

Plaçons-nous dans une hypothèse identique. Les musulmans
ont repris l'Algérie, il ne reste aux colons qu'Oran que vient
secourir un corps d'Anglo-Français débarquant d'Europe sans
avoir jamais habité l'Afrique auparavant, ce qui est essentiel
pour l'identité de la comparaison médicale. — Les *colons* correspondent ici aux latins qui depuis 1099 habitaient le royaume
chrétien de Jérusalem. Ce contingent *est frappé d'une épidémie*. Il y a à résoudre un premier problème : la maladie est-
elle *A*. une maladie connue et ancienne, ou *B*. une maladie
nouvelle, apparaissant pour la première fois en cette
circonstance ?

L'hypothèse A *comporte trois cas* :

1° La maladie connue et classique peut être exclusivement
propre à l'*Orient*, par exemple la dermatose ulcéreuse dite
Bouton d'Alep, maladie *endémique* ; en ce cas, il y aura lieu
d'invoquer le témoignage des *habitants ordinaires* de la région,
soit *colons algériens* (ici c'est le cas d'Ernoul vivant dans le
royaume chrétien de Jérusalem depuis plusieurs générations
et familier avec les maladies), soit *indigènes musulmans* (ici c'est
le cas de Behâ ed-Din qui ne manquerait pas de dire : les
Francs [que Dieu les maudisse] furent punis par *l'ange qui
leur envoya le mal du pays*). Or ni Ernoul, ni Behâ ed-Din n'ont
rien dit de semblable. Le premier croit même au poison.
D'ailleurs l'*Itinerarium* eût dit « quod *Turci* vocant ».

2° La maladie peut être *européenne générale et classique*
comme la *variole*, la *rougeole* (hypothèse impossible ici, puisque le roi de France et *Guillaume le Breton* croient au poison,
et que le *médecin* Rigord ignore sa nature).

---

1. Il est vrai que le comte de Flandre était déjà venu en Palestine,
mais les autres.....

3° La maladie peut être *spécialement anglaise* et apportée par les Anglais, et qui d'*endémique* devient *épidémique* dans la circonstance (comme serait la *pellagre* pour des Lombards). — *Argument pour :* les Anglais sont seuls à la reconnaître comme une maladie et à la trouver *naturelle*. — *Argument contre :* si le comte de Flandre et les Français morts avant le 8 juin, sont morts de l'*arnoldia* et non du *scorbut*, l'hypothèse de l'origine anglaise de l'épidémie de 1191 tombe. Je penche pour l'origine *non anglaise* (donc française) de cette explosion de la suette venant du fait commun aux deux contingents, de la *non-acclimatation* graduelle.

Reste l'hypothèse B :

Maladie nouvelle engendrée par la réaction d'une constitution *cosmique*[1] nouvelle sur un organisme *européen*. C'est ce

---

1. *Constitution médicale* (non d'un *particulier*, mais d'un *pays* ou d'une *époque*).

Littré (*Dict. de la langue française*) dit : 1. « *Constitution cosmique* (*atmosphérique ou tellurique*) : état de l'atmosphère (ou du sol) considéré relativement à son influence sur l'économie médicale. 2. *Constitution médicale :* rapport qui existe entre les constitutions cosmiques, atmosphériques (telluriques) et les maladies régnantes. »

La constitution cosmique (atmosphérique, tellurique, etc.) est la cause *prédisposante* (par exemple, le sous-sol d'argile de Relizane, Saint-Germain *conserve* les microbes, d'où *paludisme*, — le sol vaseux de Venise, les microbes *typhiques*, — l'*absence de vent* à Pau diminue les chances de *bronchite*, — la *fréquence* du vent à Chartres, Versailles *les augmente*, — l'*humidité de l'air* sur la côte d'Afrique crée le *rhumatisme*).

La *constitution médicale* est la résultante de la constitution cosmique (atmosphérique, tellurique, saisonnière, etc.).

On peut définir la *constitution médicale*, la résultante *morbide* en *une région* et en *un temps* donnés de la réaction du milieu, c'est-à-dire cosmique, de la constitution cosmique (atmosphérique, tellurique), sur l'organisme. Cf. le mot *Constitution* dans *Dict. Jaccoud, Dechambre et Sarda*. Il faut à cette division en ajouter une autre :

A. La *constitution médicale* peut être *normale*, c'est-à-dire *fixe*.

1° Soit dans le temps : les constitutions *saisonnières* (par exemple l'*été* est plus que l'hiver la saison des *rhumatismes* par le refroidis-

qu'indique nettement l'*Itinerarium* : « ex constitutione ignotae regionis » (ce qui exclut l'hypothèse d'une simple prise de maladie endémique exotique, et confirme le silence d'Ernoul ; ce qui confirme aussi l'exclusion de l'hypothèse d'une maladie européenne générale, éclose à la suite du trouble apporté à l'organisme par le milieu cosmique ; exclusion qui explique le silence de Rigord.

Par la réaction cosmique, 1º les humeurs s'altèrent ou se déminéralisent, deviennent moins *bactéricides* ; 2º le système *nerveux* s'anémiant et étant moins vibrant, la puissance de la phagocytose diminue ; 3º des microbes, soit extérieurs, soit intérieurs, jusque-là indifférents s'exaltent et, devenus virulents par la réaction cosmique, plus vitaux et agressifs, s'emparent de l'organisme.

Cette *conception*, comme toutes les conceptions *simplistes*, éveille un doute. De même que la suette de 1486, qu'on croyait *autochtone* et *originelle*, n'était qu'une banale répétition de celle de 1191, qui sait si la suette de 1191 est elle-même ce produit simpliste d'une réaction morbide de l'organisme sous l'influence d'une constitution *cosmique* donnée, celle d'Acre ? Qui sait si elle n'est pas la résultante de cette réaction morbide sous l'influence d'une *épidémie antérieure*, le scorbut, à laquelle elle a immédiatement *succédé* (comme d'ailleurs en 1486).

Cette maladie, rapportée en Europe par les *Franco-Anglais*, reste *endémique*, latente et insignifiante. Cf. dans Thoinot (pp. 538, 539, 540, 541 et 545), l'exposé des observations faites dans divers départements, où pendant longtemps quelques cas seulement étaient signalés chaque année et qui

---

sement ; l'*hiver* est plus que l'été la saison des congestions cérébrales et des apoplexies).

2º Soit dans l'*espace*, c'est ce qu'on appelle l'*endémie* (*paludisme* à Relizane, *typhoïde* à Venise, clou à Biskra, *pellagre* en Lombardie).

B. La *constitution médicale* peut être *anormale*, c'est-à-dire passagère. C'est ce qu'on appelle l'*épidémie*.

Si l'on combine A, B, et la constitution *personnelle* de l'individu (c'est-à-dire le *tempérament*, les *aptitudes morbides* individuelles, dont nous n'avons pas encore parlé), on a tous les *éléments* de la maladie d'un *individu* donné, à une *date* donnée, en un *pays* donné.

tout à coup devenaient des foyers d'épidémies terribles de miliaire. Cette endémie de 1191 reste latente et s'épidémise : en 1486 en Angleterre, — en 1718 en France (en subissant une double variation).

K. — RAPPORTS ÉPIDÉMIOLOGIQUES DE LA SUETTE.

Reste à fixer un point délicat et impossible à trancher, celui de savoir si la suette éclatant ainsi est une maladie liée à *une autre épidémie antécédente* et spécialement au scorbut[1].

On sait que la forme antique dite *morbus cardiacus* renferme les doubles symptômes de la *suette* et du *scorbut*, à tel point qu'il semble que la maladie s'y soit dédoublée et que Seidlitz (Hecker, p. 337) la dit *cardite scorbutique* (cf. Anglada, *Étude sur les maladies éteintes et les maladies nouvelles*, p. 519 à 532 ; — Littré, *Gazette médicale de Paris*, t. III, 1835, p. 336 ; — Hecker, *Die Volkskrankheiten des Mittelalters*, Berlin, 1865 ; *Der Englische Schweiss*, p. 199 ; Léon Colin, art. SUETTE, p. 44-49).

Or il faut signaler qu'en 1191, l'explosion de *suette* succède immédiatement à une épidémie scorbutique terrible (mille personnes par jour); qu'en 1486, l'explosion de *suette* était contemporaine d'une terrible épidémie de *scorbut* (Hecker, *Der Englische Schweiss*, Berlin, 1836, p. 214).

Y a-t-il ici mieux qu'un simple rapport de succession et doit-on y voir un rapport de causalité ? Dans ce cas, *l'origine de la suette* serait encore reculée et à chercher ailleurs qu'en 1191. En tout cas, le résultat acquis, c'est que l'épidémie de 1486, loin d'être *primaire* et originelle, n'est qu'une longue répétition d'épidémies antérieures inconnues, moins fortes.

De ce rapprochement, ou plutôt de ce rapport de succession avec le scorbut naîtra une autre question :

---

1. Les médecins ont noté que la suette a été consécutive au choléra d'une part, à plusieurs fièvres éruptives, rougeole, scarlatine, et, à un moindre degré, variole, varicelle (?) d'autre part (voir Thoinot, p. 421-448 ; Léon Colin, art. SUETTE, dans le *Dict. encyclop. de méd. et de chir.*, 3e série, XIII, p. 23-27, etc.).

1° Les suettes *morbus cardiacus*, les suettes de 1191, 1486, 1718 à Röttingen [1], constituent-elles un seul et même tableau généalogique d'*endémies* silencieuses redevenant *épidémiques*, puis redevenant *muettes* et endémiques?

2° Ou constituent-elles autant d'épidémies isolées et sans lien généalogique, suscitées seulement par l'apparition d'une épidémie de *scorbut* dont elles seraient une forme secondaire (comme on voit cette succession en 1191, 1486, 1718, etc.)?

Autant de questions en suspens.

L. — Note sur la possibilité d'une démonstration purement clinique de l'unicité de la suette anglaise et de la suette miliaire.

On sait la division des théories (*dualiste* et *uniciste*) sur les deux formes de suette :

1° La suette anglaise (apparue en 1486, disparue en 1551).

2° La suette miliaire qui deux siècles plus tard apparaît en Picardie (1718) et s'implante désormais en Europe. La présente étude apporte à cette discussion une contribution purement clinique, non une nouvelle argumentation.

Pour résumer les objections, rappelons brièvement les éléments du diagnostic différentiel des deux affections, je veux dire les éléments essentiels à la discussion.

Symptômes communs à la suette anglaise et à la suette picarde. — Sueurs, oppression, anxiété précordiale, frisson et tremblement, troubles gastriques, maladie épidémique.

Symptômes divergents. — Nous laisserons de côté la léthalité (signe sans valeur scientifique : comparer la lourde léthalité de la suette anglaise à la bénignité de la miliaire, n'a pas de sens au point de vue du diagnostic différentiel. Des innombrables épidémies de miliaire depuis deux siècles, la plupart sont bénignes, d'autres accusent jusqu'à 80 p. 100 de mortalité).

---

1. Sinner, *Darstellung eines rheumatischen Schweissfiebers welches zu Ende des Novembres 1802 in Röttingen an der Tauber endemisch herrschte*. Würzburg, 1803, in-8°.

Le symptôme différentiel par excellence est ici l'*exanthème*. En règle générale, on peut dire que la *suette anglaise* est anexanthématique, — tandis que la *miliaire* est essentiellement exanthématique.

Répartition géographique. — Ici encore la divergence s'accentue de la plus bizarre façon.

La suette anglaise, après avoir envahi les Flandres, les Pays-Bas, l'Allemagne, disparaît sans avoir jamais fait d'apparition en France.

La France est au contraire le pays d'origine de la suette miliaire qui s'est répandue en Europe, mais en respectant l'Angleterre, et en gardant pour notre pays une prédilection si marquée, que Haeser a pu dire qu'elle était une maladie essentiellement française.

Le tableau ci-dessous fera voir d'un coup d'œil les opinions émises sur la question de l'unicité de la suette, par ceux qui l'ont spécialement étudiée :

UNICISTES.	DUALISTES.	SUSPENSIFS.	POUR L'UNITÉ APRÈS AVOIR ÉTÉ CONTRE.
Foucard. Aufaure. Jaumes. Fleury et Monneret (ils font remarquer que si l'on supprimait l'éruption de la suette des Picards, sa symptomatologie se confondrait avec celle de la suette anglaise). Guérin. Littré (en 1865). Hirsch. Léon Colin. Daremberg.	Ozanam. Hecker. Tessier (1773). Anglada. Gruner. Littré (en 1833).	Rayer (penche pour). Grisolle. Requin. Brouardel et Thoinot.	Littré. Haeser.

Les deux écoles de l'*unicité* et de la *dualité* ne peuvent également invoquer Littré, quoiqu'il ait successivement professé les deux opinions.

En 1835, sous l'influence de la lecture du *mémoire* d'Hecker, il était *dualiste*.

Trente ans après, dans le Dictionnaire de Nysten, il était *uniciste*, tout en avouant que l'*éruption* faisait presque toujours *défaut* dans la suette anglaise (difficulté capitale et *non résolue*)[1].

Les unicistes n'avaient trouvé qu'une solution pour prouver l'*identité* des deux maladies : c'était, ou de montrer des exceptions exanthématiques qui *restreignaient* la portée absolue de la loi *anexanthématique* du *sudor anglais* — ou de montrer dans la maladie moderne, *essentiellement exanthématique*, des cas authentiques de suette *miliaire* sans *miliaire*, c'est-à-dire sans exanthème.

A quoi les dualistes ont répondu que ces éruptions miliaires rares pouvaient être des *sudamina* naturelles dans une si colossale diaphorèse, — et que d'ailleurs il n'était nulle part question dans ces cas de *desquamation*, seul signe pathognomonique de l'éruption non résolue.

En outre, Fernel signalait l'absence d'*exanthème* comme caractère de la suette anglaise, et la plaçait hors du cadre de la pestilence.

Ces discussions théoriques sont sans issue.

Les unicistes ne peuvent empêcher la suette anglaise d'avoir été anexanthématique, — et le fait qu'il y a eu des cas

---

1. Dict. Littré-Nysten, éd. 1855, v° *Suette :* « Fièvre éruptive, contagieuse, presque toujours épidémique. Cette maladie éclata en Angleterre en 1486 *pour la première fois* et y renouvela ses ravages à quatre reprises jusque vers le milieu du xvie siècle : de là son nom de *sudor anglicus*.

« *Dans les premiers temps*, cette fièvre offrait une sueur extraordinairement profuse, *mais peu ou point d'éruption*. Le danger en était très grand, et les épidémies de suette anglaise doivent être comptées parmi les plus formidables qui ont désolé les populations. *Dans les siècles suivants*, la *suette* eut *une éruption miliaire bien plus caractérisée*, et elle perdit de sa malignité. Aujourd'hui elle règne fréquemment dans certaines contrées de la Picardie. »

On voit qu'en 1855, Littré adoptait la théorie de l'*unité* des deux suettes, qu'il avait *combattue en 1835* dans son article sur Hecker.

rares de suettes miliaires sans exanthème ne dégage pas le cadre des possibilités.

Reste l'argument géographique.

Pourquoi le *sudor anglais* ne sévit-il pas en France — et pourquoi ce dernier pays voit-il éclore la suette miliaire et devient son *habitat* ?

La question en est là.

Avec son coup d'œil médical, Littré m'a déclaré que la question était insoluble par ces discussions *théoriques* toujours et nécessairement *subjectives*.

Il fallait trouver un autre mode d'argumentation qui fût compréhensif, c'est-à-dire qui pût résoudre à la fois ces trois questions. Que cette suette :

a. Ait été anglaise (forme clinique grave);

b. Ait été exanthématique vraie, c'est-à-dire avec desquamation;

c. Ait sévi sur les Français autant que sur les Anglais.

Mon maître me répétait que la *clinique seule* pourrait un jour trancher cette discussion théorique par la découverte d'une épidémie de suette anglaise (*au plus tard* contemporaine de la période de la suette anglaise, de 1486) dans laquelle figureraient les symptômes de cette suette, *plus l'éruption* de la suette *miliaire*, et l'éruption dans sa forme *indiscutable*, c'est-à-dire non dans son *stadium eruptionis* ou le *stadium floritionis* (toujours discutables comme *sudamina* ou *péléchies*), mais dans son *stadium desquamationis* qui est le degré ultime et la forme la plus élevée de l'évolution éruptive.

L'épidémie de 1191 réunit ces conditions. En outre, elle est de près de trois cents ans antérieure et laisse entrevoir que la maladie était *familière* aux Anglais (donc plus ancienne encore) ; — et d'autre part, *elle ressemble beaucoup* plus à la miliaire *qu'à l'anglaise*, sauf le degré de sévérité indiquée par la chute des cheveux et des ongles.

Donc, aux conclusions de l'école dualiste ainsi formulées :

a. la suette anglaise apparaît pour la première fois en 1486;

b. elle est anexanthématique et antifrançaise, — il faut

objecter que c'est une lacune de renseignements d'archives, et non une loi *clinique* (ce que les médecins s'empressent toujours d'ériger en loi, n'est qu'un accident documentaire, comme dans les fossiles, où l'on érigeait les lacunes d'espèce en dogme morphologique).

Dès lors, cette épidémie de 1191 peut être envisagée comme la forme originaire, dont les formes *avec* ou *sans* exanthème sont des dégénérescences.

Richard Cœur-de-Lion et Philippe-Auguste sont donc par rang de date les plus anciens *suettiques connus*.

M. Troubles consécutifs a l'infection.

Étant donné le nervosisme congénital de Philippe-Auguste, on est en droit de se demander, après la guérison de la maladie de 1191, quel va être, sur le système nerveux du roi, le retentissement consécutif à cette infection.

Si l'on considère d'une part le *terrain*, c'est-à-dire le tempérament névropathique de Philippe et son hérédité lourde d'arthritisme nerveux (*père* lésion cérébrale en foyer, ch. IX ; — *grand-père* polysarcie congénitale avec excès génésiques, ch. VIII ; — *arrière-grand-père* obésité pathologique avec manifestations arthritiques et herpétiques, excès génésiques, ch. VII ; — *arrière-grand'mère* « praepinguis corpulentia », ch. VII ; — d'autre part le *choc* de cette infection sur un organisme de vingt-six ans, choc si violent que Philippe en ressentait encore l'ébranlement six mois après, comment va réagir le système nerveux du roi ?

On sait ce qu'est la *loi des névroses post-infectieuses chez les héréditaires* (l'une des plus précieuses conquêtes de la clinique moderne dans le domaine du pronostic et qui complète la belle loi des psychoses post-infectieuses dont nous sommes redevables à Kraepelin et à Ladame de Genève).

Ces névroses post-infectieuses — (qui ne doivent point être confondues avec les complications nerveuses survenant pendant la période aiguë de l'affection) — n'apparaissent qu'après l'extinction de la maladie, soit pendant la période de convalescence (troubles secondaires), soit plusieurs mois après la guérison et longtemps après l'épuisement du poison infectieux (ces troubles nerveux lointains et tardifs ont été par analogie dénommés troubles tertiaires).

Les formes cliniques que peuvent revêtir ces accidents lointains de l'infection ont été résumés par le professeur Teissier (*Leçons cliniques sur la grippe*, p. 154). C'est d'abord la *neurasthénie* typique avec tous ses symptômes généraux. C'est ensuite l'*hystérie* simple ou combinée à la neurasthénie (hystéro-neurasthénie de Charcot). C'est enfin les *psychoses* : délire aigu (Jeoffroy, Holst), délire chronique (Kraepelin), lypémanie (Mairet et Blocq), avec toutes les variétés de nosophobie et de nécrophobie.

Ces phénomènes morbides éclatent chez des sujets à hérédité chargée (jusque-là indemnes, en apparence, de toute tare cérébropathique ou névropathique). L'éclosion de ces accidents est due à la prédisposition héréditaire du sujet, et nullement à la modalité nosologique de l'infection, dont le rôle est réduit à celui d'une simple cause provocatrice.

C'est d'ailleurs l'opinion de Grasset, pour lequel un grand nombre d'accidents nerveux, variés et multiples dans leur manifestation, sont « tributaires de l'infection, qui résume ou domine leur étiologie » (Grasset, *Traité des Maladies du système nerveux*, t. II, p. 1008, 4ᵉ éd.).

Ces données de pathologie étiologique appliquées à l'étude du système nerveux de Philippe-Auguste dans la période postérieure à l'infection, peuvent expliquer une série de manifestations, dont nous aurons à nous occuper. Il est utile de rappeler à cette place la démonstration de Teissier (*ibid.*) que la forme de la névrose post-infectieuse est fonction, non de la nature de l'infection, mais de l'hérédité du sujet. Ainsi au cas où le roi eût présenté dans son ascendance directe des tares psychopathiques, la maladie infectieuse qu'il vient de traverser aurait pu provoquer chez Philippe des troubles mentaux (cf. Kraepelin, *Ueber den Einfluss acuter Krankheiten auf die Entstehung von Geisteskrankheiten*, Archiv für Psychiatrie, XII; — Baillarger, *Folie des grandeurs consécutivement à une attaque de scarlatine*, Annales Médico-Psychologiques 1879, II, 76; — Crespin, *Pathogénie des névroses 1893*, Observation XIV, p. 32).

L'hérédité de Philippe ne relevant que de l'arthritisme (trois générations d'arthritiques nerveux; cf. ci-dessus), — le roi (si la loi des névroses est exacte) devra, consécutivement à l'infection suettique, faire de la neurasthénie.

Si l'infection a ce pouvoir de dégager de la prédisposition l'énergie potentielle morbide pour la transformer en énergie actuelle, et de provoquer l'explosion d'un trouble nerveux qui serait resté à l'état latent, — on ne s'étonnera pas que, plus aisément encore, elle réveille, en les accentuant, les tares pathologiques chez ceux des héréditaires qui, antérieurement à l'infection, relevaient déjà de la neuropathologie.

Ce dernier cas est, à notre avis, celui de Philippe-Auguste. C'est seulement par l'explosion des troubles nerveux post-infectieux que peuvent s'expliquer les trois épisodes les plus étranges de la vie du roi, incidents restés inexpliqués jusqu'ici par les historiens et dont nous tenterons d'éclaircir le mystère à la lumière de la neuropathologie.

Les trois points de la biographie de Philippe-Auguste auxquels je fais allusion sont :

1° Le départ précipité de Palestine en 1191 ;

2° Le singulier accès de thanatophobie qui, en novembre 1192, s'empare du roi de France à la nouvelle que le *Vieux de la Montagne* envoie du Liban en Europe des émissaires pour le poignarder ;

3° L'aversion subite de Philippe, au lendemain de ses noces, pour sa femme Ingeburge de Danemark, — le divorce immédiat qui en fut la conséquence et la lutte de vingt ans qui suivit entre les deux époux.

Quel secours la pathologie peut-elle apporter à l'histoire pour l'étude de ce triple et jusqu'ici insoluble problème ? Ces troubles étant les uns et les autres de l'ordre affectif, non de l'ordre intellectuel, nous les réunirons, pour la commodité de la recherche, dans un même chapitre, puisqu'ils ressortissent tous les trois à la pathologie des émotions [1].

---

1. Voy. ci-dessous la note 1 aux *Additions* (A. B.-K.).

Partie I. — *Départ de la Palestine en 1191.*

A peine convalescent de la suette, Philippe-Auguste, sous l'empire de la dépression causée par la maladie, et au mépris du serment solennel qu'il avait fait de ne pas revenir de Terre-Sainte jusqu'à ce que Jérusalem et le bois de la vraie croix eussent été reconquis, se décide à partir.

Le 22 juillet 1191, il envoie demander à Richard Cœur-de-Lion la permission de quitter la Palestine, disant que s'il ne s'éloigne pas sans délai de cette terre funeste, *il est un homme mort*[1].

---

1. Benoît de Peterborough (éd. Stubbs, II, 182) : « Die mensis Julii vicesima secunda, in festo Sanctae Mariae Magdalenae, cum rex esset in palatio et principes exercitus sui convenissent coram eo ad audiendum praeceptum ejus ; venerunt ad eum ex parte regis Franciae Robertus Belvacensis episcopus et Hugo dux Burgundiae, et Drogo de Amiens et Willelmus de Merlou, et cum steterunt coram rege et salutassent ex parte regis Franciae, proruperunt in fletum ita quod unum solum verbum proferre non potuerunt. Quibus flentibus caeteri provocabantur in fletum propter motum animi quem viderant in eis. Cumque perstarent in fletum rex Angliae conversus ad eos dixit : « Nolite flere, scio quod petituri estis. Dominus quidem vester, rex Franciae, desiderat repatriare ; et venistis ex parte ejus ut habeat inde consilium a me et licentiam redeundi. » Tunc illi vultu demisso, « Domine », inquiunt, « vos nostis omnia ; et nos ex parte ejus ad vos venimus pro licentia et consilio vestro ut possit redire. Dicit enim nisi celerius a terra ista recesserit, morietur. » Quibus rex Angliae respondit : « Dedecus est et opprobrium sempiternum illi et regno Franciae, si imperfecto negotio pro quo venit recesserit : et per consilium meum hinc non recedet. At si oportet eum mori, vel in patriam suam ire, liceat ei facere quod velit, et quod sibi et suis commodius videtur. »
Die vicesima tertia mensis Julii, cum divulgatum esset per exercitum quod rex Franciae recederet, venerunt ad eum principes exercitus sui, et postulaverunt, ne ita impudenter a servitio Dei recederet ; sed ut respiceret actus praedecessorum suorum, et dignitatem regis Francorum custodiret illaesam. Consensit tunc consilio fidelium suorum, et quaerens occasionem remanendi iterum postulavit a rege Angliae medietatem insulae Cyprae, sed nihil impetravit ; et exinde orta est discordia magna inter eos ; tamen per consilium sapientum virorum utriusque quievit indignatio, et facti sunt amici.
Vicesima nona die mensis Julii rex Franciae, contra consilium et

Tous les historiens ont raconté cette scène célèbre de l'entrevue des ambassadeurs de Philippe-Auguste, conscients de

---

voluntatem principum suorum, iterum, quaesivit a rege Angliae licentiam redeundi in patriam suam, et obtinuit petitionem suam. »

Roger de Hoveden, *Chronica* (éd. Stubbs, I, p. 123-124) : « Vicesima secunda die mensis Julii, festo Sanctae Mariae Magdalenae,
rex Franciae misit ad regem Angliae Belvacensem episcopum,
et Hugonem ducem Burgundiæ, et Drogonem de Amiens, et Willelmum de Merlou ; et per illos petiit ab eo licentiam redeundi in regionem suam. Quibus rex Angliae respondit : « Dedecus erit et opprobrium domino meo, si ipse, imperfecto negotio propter quod huc
venit, recesserit. Attamen si ipse senserit se infirmum aut debilem,
et timuerit hic mori, fiat voluntas sua. »
Vicesima tertia die mensis Julii, cum divulgatum esset per exercitum quod rex Franciae recederet, venerunt ad eum principes exercitus sui, et cum lacrymis petierunt, ne ipse a servitio Dei ita impudenter recessisset. »
(*Id. ibid.*, p. 129-130) : *Epistola Ricardi regis Angliae de recessu
regis Franciae de Accon.* « Ricardus Dei gratia rex Angliae, et dux
Normanniae et Aquitanniae, et comes Andegaviae, N., dilecto et
fideli suo, salutem. Scias quod post captionem Accon, et post recessum domini regis Franciae a nobis apud Accon, qui ita turpiter
peregrinationis suae propositum et votum, contra voluntatem Dei
dereliquit, in opprobrium aeternum sui et regni ipsius, iter arripuimus versus Jopen. »

(*Itinerarium regis Ricardi*, p. 236-237) : « Sic se rebus habentibus, exeunte jam mense Julii post redditum civitatem, infra
quem Crux sancta promittebatur a Turcis, pro liberandis obsidibus, reddenda ; ecce ! rumor per exercitum increbruit, regem
Franciae, in quo pendebat spes populi, velle repatriare, et iter
suum magnopere praeparare. O quam probrosum, quamve contume-
liosum, adhuc imminente tanto et pendente negotio, ipsum velle
abire, cujus intererat tantam populi multitudinem regere, et in opus
tam pium populo Christiano tam necessarium instigare, et negotii
tam ardui procurare processum ! O quid tantopere viam longissimam
eam avida pene inutiliter pervenerat intentione, praepropere reditu-
rus ! O quam egregie votum absolutum, terram scilicet tantum
intrasse, et tam brevibus in Turcos decertasse triumphis ! Sed quid ?
Rex Franciae morbum allegavit suae causam esse peregrinationis, et
in quantum dabatur, jam votum persolutum ; sed maxime quia sanus
et incolumis exstitit, quando crucem cum rege Henrico inter Triam
et Gisortium suscepit, huic ejus assertioni non comparuit, qui testimonium perhiberet. Verumtamen non est quidem inficiandum ipsum
regem Franciae, in eadem terra, civitati expugnandae plurimam ope-

la honte de leur maître, avec Richard, et l'insultante réponse
qu'inspira à celui-ci la lâcheté du roi de France. L'*Itinera-*

---

ram impendisse, simul et impensam, et quod quampluribus opem
praebuerit, et auxilium, et auctoritate praesentiae suae demandaverit
executioni festinantius expediendae, operis tanti consummationem,
circa obtinendam civitatem, tanquam videlicet regum Christianorum
potentissimus et excellentissimae dignitatis merito acquisivisse....
Verum cum jam regis Franciae regrediendi cunctis innotuisset inflexi-
bilis voluntas, ut nec suorum acquiesceret gemitibus, vel lacrymosis
supplicationibus, ejus, si fieri possit, Franci renunciarent ditionis
subjectionem, et abominarentur dominium : et jam recessuro impre-
cabantur quicquid adversitatis vel infortunii potuerit in hac vita
miseranda cuiquam mortalium ingruere. Rex nihilominus iter suum,
quam potuit properantius expediebat, et in loco suo reliquit in terra
illa ducem Burgundiae cum gente plurima. »

Ambroise, *L'Estoire de la guerre sainte*, p. 140-42 :

> « Après ço qu'Acre fud rendue,
> Eth vos la novele espandue
> Par tote l'ost al rei de France,
> 5250 Ou li poples ot tel fiance
> Que en France voleit retorner,
> E faiseit son eire atorner.
> E ! merci Deu, quel retornee !
> Tant fud malement atornee,
> 5255 Quant cil qui deveit maintenir
> Tantes genz s'en voleit venir !
> Il s'en vint par sa maladie,
> Li reis ço dist, que que l'en die ;
> Mais nus n'ad de ço testimoine
> 5260 Que maladie en seit essoigne
> D'aler en l'ost le rei demaine
> Qui toz les reis conduit e maine. »

> . . . .

> « Li reis de France iert sor son eire,
> 5290 Si qu'il n'en voleit home creire
> De faire illoc plus demorance
> Qu'il ne s'en retornast en France ;
> Si s'en retorna par s'esmuete
> De barons e de genz grant muete. »

Guillaume de Newborough, I, 356 : « Tunc Rex Francorum, delicati
sibi hominis tempore belli notam inurens, aestus causando molestiam, et quod illius terrae aerem sustinere non poterat publice protestatus, repatriare disposuit ; quod Christiano exercitui multum

rium nous a rapporté l'impression que causa cette nouvelle dans le camp des croisés[1].

Malgré les prières de ses barons et le blâme de tous les chefs alliés, Philippe s'embarqua le 3 août pour retourner en France. HF. XIX, 242 (*Selecta ex variis chronicis ad Phil. Aug. pertinentibus*) : « Post haec Rex Franciae, assoldatis pro se quingentis militibus, et armis quae sibi obvenerant, Templo et Hospitali et marchioni distributis, repatriavit cum opprobrii tamen immenso ubique in faciem acclamato : *Vah! qui fugis, et terram Domini derelinquis !* »

En débarquant en France Philippe, ulcéré de ces moqueries, se vante de faire payer à Richard la honte qu'il a jetée sur la maladie et le départ du roi de France[2].

Les historiens sont divisés sur la cause de ce départ précipité de la Terre-Sainte, survenant après un séjour (trois mois et demi) si peu proportionné avec les longs préparatifs que Philippe-Auguste avait faits pour cette expédition.

Les uns (Kohler ; Luchaire, *Philippe-Auguste*, p. 70 ; A. Molinier, article *Acre* dans la *Grande Encyclopédie du* XIXe *siècle*) croient à la sincérité du motif invoqué par Philippe-Auguste. Les autres (Monod ; Lavisse ; Corréard, *Les Croisades*, p. 221) n'y voient qu'une comédie, une ruse diplomatique imaginée par le roi de France pour s'emparer des terres de Richard en l'absence du roi d'Angleterre.

M. Luchaire, qui a si bien vu (*Philippe-Auguste*, p. 70) que

---

displicuit, et fœda res visa est personae tanti principis : praesertim cum plurimi aliter, et forte veries, ejus interpretarentur discessum. »

1. Ambroise, *Estoire*, p. 142 :

> « Li rei de France prist congié ;
> 5330 Mais une chose vost cont gié,
> Que il ot plus malaiçons
> Al partir que beneiçons. »

2. Voy. Sismondi *Histoire des Français*, t. VI, p. 135, sur l'excommunication qu'encourait Philippe à attaquer les propriétés d'un croisé, tant que ce dernier était retenu par l'accomplissement de son vœu.

Philippe était réellement malade, admet que ce ne fut qu'un *prétexte*, lorsqu'il dit (p. 73-74) : « Il sacrifiait à son vif désir de revenir en France sa réputation de chevalier ; car les barons chrétiens, qu'il abandonne après la prise de Saint-Jean-d'Acre, se moqueront de lui, l'appelleront un homme délicat et ne seront nullement dupes de ses prétextes. »

Comment concilier un départ aussi maladroit, qui n'était qu'une fuite honteuse, avec les ressources de l'esprit diplomatique que les historiens reconnaissent à Philippe-Auguste ? Cette explication est insuffisante au point de vue politique. Quand on prête aux gens des combinaisons machiavéliques, il faut aussi leur prêter de la logique. Que gagnait Philippe à cette fuite où il perdait *sa réputation de chevalier* ?

Si la raison qu'il tirait de l'état de sa santé n'était qu'une ruse diplomatique, il eût préparé de plus loin son départ. Tout l'art est dans la préparation, et il eût trouvé un meilleur prétexte que la raison, sotte au point de vue diplomatique, de la peur de la mort.

La précipitation du départ de Philippe-Auguste prouve la sincérité du motif, et elle est bien la conséquence d'un accès de thanatophobie.

Un historien contemporain, Jacques de Vitry (*Historia Hierosolymitana*), dans le récit qu'il nous a laissé du départ de Philippe-Auguste, dit que la cause principale fut l'état de maladie du roi : « *maxime quia aegritudine quadam laborabat* [1] ». A ce témoignage vient s'ajouter celui de Behâ-ed-Din. Cet auteur rapporte que dans le mois de Ramadan

---

1. Jacques de Vitry (*Historia Hierosol.*, p. 1122, dans Bongars, *Gesta Dei per Francos*) : « Adeo autem ab initio rancor, invidia et discordia inter Reges invaluerunt, quod plerumque quando Rex Francorum contra civitatem assultus ex una parte faceret, Rex Angliae ne civitatem impugnaret, suis inhibebat. Quotquot autem de Principibus et Baronibus Franciae muneribus vel promissionibus sibi allicere poterat, latenter attrahebat, et in partem suam inclinabat. Unde Rex Franciae perturbatus valde et commotus, et MAXIME *quia aegritudine quadam laborabat*, relicto Duce Burgundiae cum parte exercitus loco sui, statim post captionem Acconensis civitatis, recessit. In hoc tamen minus sapienter egit, quod suum praepropere nimis reditum propalavit. »

[septembre], le bruit parvint au camp musulman que Philippe-Auguste était mort de maladie à Antioche (p. 271) : « ... Parmi ces nouvelles était celle de la mort du roi des Français qui, arrivé à Antioche, avait succombé à une mala die dont il avait été atteint. »

Une autre preuve que Philippe-Auguste retournait en France comme convalescent, et non en hâte pour des affaires politiques, c'est qu'au lieu d'aller directement d'Acre à Messine ainsi qu'il l'avait fait en venant, il prit *le chemin des écoliers*. Les lenteurs de son voyage de retour contrastent avec l'impatience qu'il montre à s'embarquer.

Parti d'Acre le 29 juillet selon Roger de Hoveden, le 1ᵉʳ août d'après l'*Itinerarium*, il s'arrête successivement à Tripoli, Antioche, Rhodes, Corfou et il aborde à Otrante le 10 octobre « satis debilis, recuperata *quantulacumque* sanitate » selon le médecin Rigord (cf. ci-dessus, p. 281). D'Otrante il gagna Rome, puis la France. Il arrive à Fontainebleau à la fin de décembre 1191 (« paucis diebus ante Nativitatem Domini ») et le royal convalescent est seulement « sanitati *aliquantulum* restitutus » au dire de son chapelain Guillaume le Breton (éd. Delaborde, I, 194). Nous savons donc que cinq mois après son départ d'Orient, Philippe-Auguste n'avait point encore recouvré la santé.

Mieux pourvu d'orthographe psychologique que les historiens rationalistes, César disait que trois jours de jeûne suffisent pour faire d'un homme normal un poltron. Qu'eût-il dit d'un névropathe, par surcroît *vitae timidus* ?

Or l'effet dépressif de l'infection peut être comparé à celui du jeûne : dans l'inanition il y a intoxication par les poisons normaux de l'organisme (abaissement thermique, diminution du glycogène dans le foie, partant de l'action neutralisante de la cellule hépatique sur les poisons) ; — dans l'infection, l'intoxication est le produit des poisons microbiens. Mais, dans les deux cas, il y a détermination morbide, par toxémie, sur la cellule nerveuse. On peut dire que l'infection était aussi *malesuada* et qu'elle fut la cause provocatrice de cette fuite honteuse.

Partie II. — *Épisode du Vieux de la Montagne.*

A. *Sources.* — Les sources françaises sont au nombre de deux : les *Gesta Philippi* de Rigord (II, nº 23) et le *Guillelmi Armorici liber* (II, nº 24). Pour l'autorité de ces deux chroniqueurs, je ne puis que renvoyer le lecteur aux excellents travaux de M. Fr. Delaborde (*Notice sur la vie et les travaux de Rigord, moine de Saint-Denis*, dans *Biblioth. de l'Éc. des Chartes*, 1884, p. 586-614 ; — *Étude sur la chronique en prose de Guillaume le Breton* dans *Biblioth. des Écoles françaises d'Athènes et de Rome*, fascic. XXII, 1881 ; — *Notice sur les œuvres et sur la vie de Rigord et de Guillaume le Breton*, 1885).

M. Delaborde a démontré que le moine de Saint-Denis avait été admis à puiser aux sources officielles, dépêches diplomatiques, documents politiques, etc., et que les « dessous » de son récit sont toujours solidement établis. Rigord appartenait « à cette sage école de Saint-Denis où la vérité historique était si respectée » (Berger, *Saint Louis et Innocent IV*, p. 158). Son admiration pour son maître nous est un sûr garant de la réalité des choses quand par accident il est contraint d'enregistrer un fait humiliant pour le caractère du roi. Quant à Guillaume le Breton, on sait que ce chapelain de Philippe-Auguste fut en même temps l'intime confident de son maître, qui l'employa dans ses négociations secrètes, en cour de Rome, pour la rupture de son mariage avec Ingeburge.

Les sources anglaises, au nombre de trois (Guillaume de Newborough, p. 366 ; — *Itinerarium Regis Ricardi*, 341 ; — Benoît de Peterborough, II, 181), sont, comme il est naturel, assez mal renseignées sur cet incident purement français. Des détails qu'elles nous apportent, ceux qui diffèrent des renseignements donnés par les chroniqueurs français sont difficilement vérifiables et ne doivent être utilisés qu'avec réserve.

Donnons la description de l'accident psychique, telle que le récit de Rigord nous l'a conservée. A l'absence de tout commentaire médical, il est visible que ce phénomène pathologique lui est resté inintelligible. — Rigord (éd. Delaborde

I, 120): « Eodem anno, crescente inter christianos iniquitate, allate sunt Philippo regi apud Pontisaram littere de transmarinis partibus quod ad suggestionem et mandatum regis Anglie Richardi mittebantur Arsacide ad Philippum regem interficiendum. Interfecerant enim eo tempore Marchisium regis consanguineum, in transmarinis partibus, virum in armis strenuum, qui viribus suis et potentia Terram Sanctam, antequam reges isti illuc venirent, mira strenuitate regebat. Rex vero Philippus, auditis litteris ira inflammatus, statim ab eodem castro recessit, et plurimum sollicitus multis diebus permansit. Et quia animus ipsius regis pro hujusmodi rumoribus multum turbabatur, et sollicitudo magis ac magis crescebat in dies, habito cum familiaribus consilio, misit nuncios suos ad Vetulum Arsacidarum regem, ut per ipsum rei veritatem diligentius et plenius cognosceret. Interim tamen instituit rex ad majorem cautelam custodes corporis sui, clavas ereas semper in manibus portantes, et per totam noctem alternatim circa ipsum vigilantes. Reversis nunciis ad regem, per litteras Vetuli rumores falsos esse cognovit, et per relationem nunciorum suorum, ab ipsis diligentius inquisita veritate et cognita, animus ejus, abjecto falso rumore, a falsa suspicione quievit. » — Guillaume le Breton (éd. Delaborde, I, 194) : « Incarnationis Dominice anno MCXCII, mense novembri, vigesimo die mensis, fuit eclipsis Lune particularis in septimo gradu Geminorum, et duravit per duas horas.

Postmodum, crescente iniquitate et malitia hominum, intimatum est Regi Philippo, quod, ad suggestionem Richardi Regis, missi erant de populo Arsacidarum quidam ut eum occiderent, eodem modo quo Corradum marchionem Montisferrati apud Acharon illis diebus occiderant. Propter quod idem Rex Philippus sui corporis habuit de caetero custodes fidelissimos, et ipse fere semper clavam aeream vel ferram in manu gestavit, et sui custodes similiter habuerunt de caetero consuetudinem gestandi clavas in manibus usque in hodiernum diem. Rex vero, valde turbatus, misit nuncios ad Vetulum Regem Arsacidarum ut significaret ei per certo, etc. [1]. »

---

1. Ernoul, *Chronique* (éd. Delaborde, p. 290). « Ensi tesmoignent cil de le tiere que li marcis fu mors. Aucunes gens disent que c'avoit

B. *Symptomatologie.* — Du double récit de Rigord et de Guillaume le Breton, il ressort :

---

fait li rois d'Engletiere faire, et qu'il avoit tant fait vers le seigneur des Hassasis qu'il avoit envoiiet en France pour faire tuer le roi Phelippon de France. Dont, encore ne fu çou mie voirs, fist on savoir le roi de France qu'ensi avoit fait li rois d'Engletiere. Quant li rois de France ot oï les noveles, si en ot grant paour et bien se fist garder, et si fu lonc tans que il ne laissa nului venir devant lui c'on ne conneust mout bien. »

Guillaume de Newborough (éd. Howlett, 1884, pag. 366) : « Cumque in propriis esset finibus tam longe a Syria constitutus, illius in Oriente consistentis vel frustra timebat vel potius se, ad augendam in vidiam, timere fingebat insidias ; et tanquam ab eo subornati imminerent sicarii, præter morem majorum suorum non nisi armata vallatus custodia procedebat, in tantum ut quidam familiari ausu propius accedentes, non sine periculo hoc ausi dicantur. Mirantibus hanc novitatem regiam plurimis, ut pro ea satisfaceret gentemque suam in regem Anglorum accenderet, praesulum procerumque suorum concilium Parisius convocavit. Ubi allegans contra eundem regem plurima tanquam certa, atque, inter cetera, quod virum illum nobilissimum nequissime per diros satellites peremisset, literas quoque protulit a quibusdam potentibus sibi, ut dicebat, transmissas, quibus monebatur propensiorem suimet habere cautelam ; sciens quod rex Anglorum insidiaturos animae suae ab Oriente jam direxisset sicarios. « Quamobrem », inquit, « nemo debet mirari, quod praeter solitum « diligentiorem mei ipsius curam habeam ; quam tamen si reputatis « vel indecentem vel superfluam, decernite amovendam. » Adjecit etiam, cordi sibi esse de manifesto proditore proprias mature ulcisci injurias. Ad haec plurimi adulatorie responderunt, bonum honestumque esse et quod pro cautela faciebat et quod pro ultione disponebat. »

Itinerarium Regis Ricardi (p. 341) : « Capitulum XXVII, *Franci quidam ex invidia infamant regem Ricardum super occisione Marchisi.* In illa populi tanta confusione jam succrescentia triticum corruperant, quae superseminaverat inimicus homo zizania. Exiit enim susurrium a quibusdam Francis, Francorum nequitiam tali fictione velare putantibus, lingua virosa confictum, sibilus scilicet invisus popularibus auribus infusus, quod rex Ricardus nequiter procuraverat mortem Marchisi, et mercede conductos Hausassisos ad id agendum duos illos destinaverat homicidas. O livor infamis ! semper carpens meliora, dente corrosivo bonum zelat, et quam nequit exstinguere claritudinem gestorum intendit denigrare. Nec sic regem Ricardum in partibus illis defamasse contenti sunt invidi ; immo regi Franciae mandaverunt, ut sibi caveret ab Hausassisis, satellitibus senioris illius de Musse, quoniam Marchisus ab eis occisus est, et quod hujus superstitionis ministros rex Ricardus in Franciam direxerit quatuor ad regem Franciae

1º Que vers le mois d'août 1192, Philippe reçoit la nouvelle de l'assassinat du marquis de Montferrat (roi désigné de Jérusalem), poignardé à Tyr le 28 avril par les émissaires du Vieux de la Montagne, le chéik des *Assassins* (à l'instigation, disait-on, de Richard Cœur-de-Lion).

2º Qu'en novembre de la même année Philippe, alors en villégiature au château de Pontoise, reçoit de Palestine une lettre l'avertissant qu'*ad suggestionem Richardi regis* le Vieux de la Montagne vient d'expédier en Europe des séides chargés de poignarder le roi de France.

3º Que le roi quitte aussitôt Pontoise pour rentrer à Paris, où il reste *multis diebus* extrêmement inquiet pour sa vie (*audilis litteris ira inflammatus... et plurimum sollicitus multis diebus...* dit Rigord).

4º Que dans sa terreur (*interim*), il crée une garde spéciale d'hommes armés de masses de bronze qui jour et nuit veillent sur lui, précaution jusque-là inconnue à la cour de France : « *praeter morem majorum suorum* », et qui étonna beaucoup (*mirantibus hanc novitatem regiam plurimis*, dit Guillaume de Newborough).

Son confident le chapelain Guillaume le Breton ajoute que, dans sa terreur, le roi en vint à porter lui-même une de ces masses d'armes à la main (*et ipse fere semper clavam aeream vel ferram in manu gestavit*).

---

perimendum. O cujus aestimandi sunt meriti qui fuerunt hujus adinventionis auctores, cujus occasione, sicut creditur, tot conturbatae sunt gentes et concussae provinciae. Hujus autem suae malignitatis commento arbitrabantur infames sic robur addidisse, fucumque palliasse nequitiae. »

Ambroise, *L'Estoire de la guerre sainte*, p. 238 :

> 8890 « E cil distrent que porchacié
>   Aveit le rei Richarz e quis
>   Par luiers la mort al marchis,
>   E manderent al rei de France
>   Que il pot aveir grant dotance
> 8895 E se guardast des Harsasis,
>   Car li marchis en iert ocis,
>   E qu'en France la dulce terre
>   En aveit li reis de Engletere
>   Quatre enveiez por lui oscire. »

5° Que le roi est si épouvanté en songeant au sort du marquis de Montferrat (*et quia animus... multum turbatur*) que pour mettre un terme à ses terreurs — son angoisse allant en croissant tous les jours, — il se décide, après avoir pris l'avis de ses familiers, à envoyer des messagers au Vieux de la Montagne afin de savoir de lui la vérité.

Au retour de ses envoyés, Philippe-Auguste apprit, tant par leurs récits que par la réponse du Vieux de la Montagne, la fausseté des lettres qu'il avait reçues à Pontoise et il se rassura.

Quelle a été la durée de cet accès de thanatophobie ? Le calcul ne peut être qu'approximatif. Rigord dit que Philippe-Auguste resta bien des jours (*multis diebus*) en proie à la terreur et que celle-ci ne prit fin qu'avec le retour des messagers qu'il avait envoyés au Vieux de la Montagne.

Les lettres de menaces n'arrivèrent pas à Pontoise avant le 20 novembre; si l'on estime *multis diebus* à deux mois environ, les messagers de Philippe (probablement des Templiers, dont on connaît les relations avec le Vieux de la Montagne), quittèrent Paris dans le courant ou vers la fin de janvier.

Le voyage de Paris au Liban ne pouvant durer, à cette époque, moins de trois mois, il faut placer à la fin de juillet ou au commencement d'août le retour des messagers.

Pour évaluer la durée de ce voyage, prenons comme exemple le retour de saint Louis en France *dans la belle saison*. Sternfeld (*Karl von Anjou*, p. 105) dit que saint Louis quitta Saint-Jean-d'Acre le 25 avril (1254) et débarqua à Hyères le 17 juillet (Joinville, § 652) [1], soit un total de douze semaines (sans parler du voyage d'Hyères à Paris, trois semaines au maximum).

Il faut donc compter quinze semaines de Paris à Acre, soit trente semaines, et une ou deux semaines de séjour, soit trente-deux semaines ou environ sept mois, c'est-à-dire du 1er janvier au 31 juillet.

---

1. Ch.-V. Langlois (*Saint Louis*, p. 138), donne pour ce retour la date du 8 juillet.

C. *Opinion des historiens.* — Dans l'impossibilité où ils sont de nier les faits rapportés par Rigord, les historiens modernes ont, ou passé sous silence ce singulier événement, ou l'ont expliqué d'une façon qui ne résout aucune des difficultés du problème.

Augustin Thierry (*Hist. de la conquête de l'Anglet. par les Normands*, t. II, l. XI, p. 245) ne voit dans cette histoire qu'une feinte de Philippe-Auguste pour exciter les Français à la haine contre le roi d'Angleterre.

Michelet, toujours avisé et prudent sous sa fougue apparente, qui avait vu la lourde erreur d'Augustin Thierry, a passé la question sous silence.

Luchaire a répété l'erreur d'Augustin Thierry. Il eût été alors nécessaire d'y ajouter une discussion critique.

Les historiens accusent Philippe d'avoir exploité l'incident de la mort de Conrad de Montferrat et la terreur des Assassins qu'elle fit naître, en feignant d'avoir reçu des lettres le mettant en garde contre des assassins. Or Rigord, qui est bien informé et qui a pu voir les documents, dit que ces lettres furent apportées de Palestine (allatae sunt... litterae de transmarinis partibus), et nous savons en effet, par l'*Itinerarium Ricardi*, que les chefs français restés à Acre écrivirent à Philippe pour le mettre en garde contre des satellites envoyés contre lui par le Vieux de la Montagne à l'instigation de Richard (« immo regi Franciae mandaverunt, ut sibi caveret ab Hausassinis satellitibus senioris illius de Musse... », *Itinerarium*, p. 341).

Reste à décider si l'envoi de ces lettres d'avertissement a été spontané, ou si elles ont été écrites à l'instigation de Philippe-Auguste, qui aurait voulu ainsi produire un effet sur le public en exploitant contre Richard la terreur causée en Europe par la mort du marquis de Montferrat assassiné, disait-on, à l'instigation du roi d'Angleterre. Ici encore la question est aisée à trancher. Conrad de Montferrat fut tué le 27 ou le 28 avril 1192 [1] ; d'autre part, les lettres envoyées à Philippe-Auguste de Palestine arrivent à Pontoise après le 20 novembre, donc un peu moins de sept mois après la mort de Conrad. Le voyage de Paris en Palestine étant à cette époque d'un peu plus de trois mois (ainsi que nous l'avons dit, p. 304), dans les conditions les plus favorables, l'arrivée à Paris de la nouvelle de l'assassinat de Conrad, l'échange de lettres à la suite de cette nouvelle, entre Philippe et les chefs français restés en Palestine, et la réponse de ceux-ci, eussent exigé au minimum dix mois. Or, entre la mort du marquis de Montferrat (27-28 avril) et l'incident de Pontoise (deuxième quinzaine de novembre), il y a tout au plus sept mois ; donc on peut conclure que l'envoi de ces lettres était spontané.

Il restait encore aux historiens à donner la solution d'une contradiction inexplicable, à savoir : comment Philippe-Auguste n'a pas utilisé les lettres contre Richard, et pourquoi il a pris la peine d'écrire au Liban, et de *faire annoncer le contraire* dans la réponse, c'est-à-dire que les menaces étaient *sans fondement*, et cela au moment même où il tâchait d'envahir la Normandie, et où il eût pu accumuler les prétextes.

Or sa hâte à rassurer les siens prouve la sincérité de ses paroles, et combien il était plus préoccupé de se sentir la vie sauve que de calomnier Richard.

De même que *par peur* Philippe avait, dans sa fuite, perdu sa réputation de chevalier (Luchaire, cité ci-dessus, p. 298), de même il lui était indifférent d'être, à cause des précautions inusitées qu'il prit, la risée de ceux qui l'entouraient et qui risquaient leur vie à vouloir l'approcher.

Les historiens qui représentent Philippe-Auguste comme le premier diplomate de son temps, et qui voient dans tous ses actes une ruse et un calcul, en font ici un imbécile.

Comment admettre que ce roi qui vient de se couvrir de honte devant l'Europe, par sa fuite, va ne trouver d'autre *truc* diplomatique, pour se venger de Richard, que de mourir une seconde fois de peur devant lui ?

En réalité, il agit dans un accès de thanatophobie consécu-

---

1. Voir *Itinerarium*, éd. Stubbs, p. 341, note 1.

tif à une menace de mort, dont l'annonce de l'envoi d'assassins
a été la cause occasionnelle.

La *fuite* de Philippe-Auguste de Palestine et l'épisode des
assassins coïncident exactement avec le trait essentiel de son
caractère — *timidus vitae* — signalé par le chanoine de Tours
(cf. ci-dessus, p. 247).

Les historiens auraient beau jeu s'ils avaient chez Philippe le trait de caractère inverse.

Partie III. — *Épisode du mariage de Philippe-Auguste
et d'Ingeburge.*

Arrivons maintenant à l'étude du mystérieux problème de
psycho-physiologie conjugale qui a vainement exercé depuis
six siècles la sagacité des historiens de Philippe-Auguste. Je
veux parler de l'étrange union du roi avec Ingeburge :
abandon de la princesse danoise par son mari aussitôt après
le mariage ; — lutte consécutive de vingt ans entre les deux
époux (1193-1213) ; — emprisonnement d'Ingeburge pendant
douze années dans la forteresse d'Étampes (1201-1213) ; —
réconciliation finale (feinte ou réelle) des deux époux, qui
persiste jusqu'à la mort du mari (1223).

Quelle a pu être la cause de cette subite et invincible répulsion du roi? C'est en vain que, dans l'espoir de la découvrir,
Géraud (*Ingeburge de Danemark*, Biblioth. de l'École des
Chartes, 1844) a fouillé les archives de France, — Davidsohn
(*Philippe II, August von Frankreich und Ingeborg*, Stuttgart,
1888) celles de Danemark et d'Italie, — la question n'a pas
fait un pas. Comme l'a remarqué M. Pfister (*Revue critique*,
1888, II, p. 491-492) avec sa pénétration accoutumée, cet
énorme travail est jusqu'à présent resté sans résultat.

L'histoire s'étant montrée impuissante à résoudre ce délicat problème, nous sera-t-il permis d'appeler à notre aide les
sciences biologiques? Quand même leur méthode (si différente de celle de l'histoire) ne nous fournirait qu'une solution partielle du problème, le gain n'en serait pas moins

précieux dans une question classée depuis longtemps au nombre des *loci desperati* de l'histoire.

Avant d'aborder la discussion des faits, précisons brièvement la position de la question. Le lundi 14 août 1193, arrivée à Amiens, sous escorte des envoyés danois, de la *belle* princesse (*pulcherrima* : Rigord, éd. Delaborde, I, p. 124) Ingeburge, sœur du roi Kanut de Danemark ; elle y retrouve son fiancé venu à sa rencontre jusqu'en Picardie.

Philippe-Auguste, dans son impatience, exigea que le mariage fût célébré en hâte le jour même de l'arrivée de la jeune princesse à Amiens, 14 août : « Rex ipsius praestolabatur adventum dilationis impatiens, ipso die desponsavit eamdem[1] » ; la cérémonie du couronnement dut être renvoyée

---

1. HF. XIX, 342. Ex gestis Innocentii III papæ fragmentum, de Divortio Regis Philippi Augusti, auctore incognito, sed coætaneo : « XLVII. Innocentius Petrum, diaconum cardinalem, quem ipse postmodum in presbyterum ad titulum S. Marcelli promovit, direxit in Galliam, tria sibi præcipiens et injungens, videlicet ut exhortaretur et induceret populos ad Terræ sanctæ succursum ; ut pacem vel treugas inter Francorum et Anglorum Reges componeret et firmaret; et ut ipsum Regem Francorum, ad dimittendam superinductam et recipiendam uxorem propriam, quam injuste dimiserat, commoneret et cogeret, si necessitas postularet. Ipse vero profectus, circa primum capitulum usque adeo, divina gratia favente, profecit, quod innumera tam militum quam peditum multitudo, ad verbum exhortationis ipsius, signum crucis suscepit ad obsequium Crucifixi, cum quibus et quidam episcopi et abbates ac alii multi clerici peregrinationis propositum assumpserunt : inter quos principales fuerunt Theobaldus Comes Trecensis, Ludovicus Comes Blesensis, Balduinus Comes Flandriæ ac Haynoniæ, et Comes de Sancto-Paulo, Suessionensis et Trecensis episcopi, et quidam ordinis Cisterciensis abbates. Circa secundum quoque capitulum idem legatus ita processit, quod Philippus Rex Franciæ, in manu ejus data fide, promisit se ad mandatum ipsius pacem vel treugas cum Rege Angliæ initurum. Richardus autem Rex Angliæ, se difficilem ostendebat ; sed cum idem legatus ei cœpit rigorem ecclesiasticum intentare, saniori ductus consilio acquievit, et quinquennales treugas composuit inter Reges, faciens quædam castella, quæ tunc unus firmaverat contra alium, demoliri.

« XLVIII. Circa tertium vero capitulum ad pleniorem intelligentiam est notandum quod, defuncta prima uxore Philippi Regis Francorum, filiâ Balduini Comitis Hannoniæ, nepte videlicet Philippi Comitis

au lendemain des noces et eut lieu en effet au jour et à l'heure
fixés en l'église cathédrale d'Amiens : en présence des douze

---

Flandriæ, de qua susceperat unum filium nomine Ludovicum,
tractatum est inter ipsum et Canutum Regem Danorum, ut Ingebur-
gim sororem ipsius idem Rex Franciæ duceret in uxorem; missoque
Stephano Noviomensi episcopo cum regio apparatu, ut illam addu-
ceret, ipse Rex eam cum multo desiderio expetebat. Cumque de
ipsa suscipienda in conjugem et tenenda præstitæ fuissent sufficien-
tes et idoneæ cautiones, frater ejus transmisit cum ea Petrum
Roschildensem episcopum cum idoneo comitatu. Quæ cum transvecta
per mare pervenisset Ambianis, ubi Rex Franciæ ipsius præstolaba-
tur adventum dilationis impatiens, ipso die desponsavit eamdem ; et,
congregatis principibus tam ecclesiasticis quam mundanis, sequenti
die per manum Willelmi Remensis archiepiscopi fecit eam secum
solemniter coronari. Sed inter ipsa coronationis solemnia, suggerente
diabolo, ad aspectus ipsius cœpit vehementer horrescere, tremere ac
pallere, ut nimium perturbatus vix sustinere posset finem solemnitatis incœptæ. Statimque motum est verbum divortii celebrandi
propter affinitatis obstaculum quod inter eos quidam existere mussi-
tabant, dicentes quod secunda contigerat primam uxorem in gradu
consanguinitatis quarto vel quinto : sed, aliis asserentibus quod id
sine turpi nota subito fieri non valeret, aliquantulum est dilatum ; et
interim suggestum est Regi ut ad illam accederet, si, forsan affectu
mutato, carnaliter illam cognoscere posset. Accessit igitur Rex ad
illam apud Fossatum prope Parisius, quo fecerat illam adduci, et,
torum ejus ingressus, post paululum ab illa recessit, in tantum
habens illam exosam, ut vix sustineret coram se de illa fieri men-
tionem. Asserebat autem Regina quod Rex carnaliter illam cognoverat; Rex vero e contrario affirmabat quod ei non poterat carnaliter
commisceri.

« XLIX. Convocatis igitur præfato Remensi archiepiscopo, in sua
provincia tunc apostolicæ sedis legato, et aliis quibusdam episcopis,
coram eis accusatum est matrimonium, ipsa Regina quid ageretur
penitus ignorante, utpote quæ, compatriotis remissis ad propria,
quasi sola remanserat, linguæ Francorum prorsus ignara, et affini-
tate per quosdam testes incontinente jurata, mox idem archiepiscopus sententiam divortii promulgavit ; quæ cum Reginæ per quemdam
exponeretur interpretem, illa, ultra quam dici posset admirans, flens
et ejulans exclamavit : *Mala Francia! mala Francia!* et adjecit,
Roma! Roma! Non enim aliter noverat Gallicis verbis talem expro-
brare sententiam, aut sedem apostolicam appellare. Protinus ergo
Rex illam a regno Francorum emisit, et in quodam cœnobio monialium extra regni fines fecit utcumque deponi.

« L. Turbati sunt multi, quin et pene omnes qui Deum timebant et
justitiam diligebant, super sententia tam iniqua ; pervenitque fama
vel magis infamia hujus facti ad Cœlestinum tunc temporis Papam :

évêques de la métropole de Reims, des envoyés du roi de Danemark, d'une brillante assemblée de seigneurs et de chevaliers
et d'une immense multitude de peuple (*Annales Aquicinct.
monast.* HF. XVIII, 546). Ingeburge est sacrée en grande
pompe par l'archevêque de Reims Guillaume de Champagne [1].

La cérémonie terminée (*eodem die quo coronata fuerat, ab*

---

qui cum per magistrum Meliorem, tituli sanctorum Johannis et Pauli
presbyterum cardinalem de Francia redeuntem, veritatem plenius et
certiùs cognovisset, quia factum erat notorium quod nulla poterat
tergiversatione celari, sententiam illam divortii, contra ignaram et
indefensam inordinate et impetuose prolatam, auctoritate apostolica
irritavit, interdicens Regi per nuncios et apices suos ne aliam sibi
præsumeret copulare. »

1. Rigord (éd. Delaborde, I, 124) : « Iisdem temporibus Philippus rex misit Stephanum Noviomensem episcopum, virum venera-
bilem, ad Kanutum regem Danorum, rogans eum et deprecans quod
unam de sororibus suis, quam ipse legitimam haberet uxorem, ei
mittere dignaretur. Quo audito, rex Danorum Kanutus gratanter
accepit, et Ingeburgem sororem suam pulcherrimam, puellam sanctam et bonis moribus ornatam, nunciis regis Francorum tradidit et
muneribus suis honoravit ; et accepta licentia, ventis et mari se
committentes, apud Atrebatum venerunt, ubi rex Francorum Philippus cum episcopis et regni proceribus cum maximo accurrens
gaudio, Ingeburgem diu desideratam in legitimam duxit uxorem et
in reginam Francorum coronari fecit. Sed mirum ! eodem die, instigante diabolo, ipse rex, quibusdam, ut dicitur, maleficiis per
sorciaras impeditus, uxorem tam longo tempore cupitam, exosam
habere cepit ; et, paucis revolutis diebus, linea consanguinitatis per
Carolum comitem Flandrensium ab episcopis et baronibus computata,
per censuram ecclesiasticam hujusmodi matrimonium est separatum.
Regina tamen Ingeburgis, ad Danos redire nolens, in partibus
Galliarum in locis religiosis manere decrevit, malens continentiam
conjugalem cum orationibus toto tempore vite sue servare, quam,
alteri juncta, prima matrimonii federa maculare. Sed quia hujusmodi
matrimonium injuste dicebatur fuisse dissolutum, Romanus pontifex
Celestinus ad conquestionem Danorum misit legatos suos in Franciam, Meliorem scilicet presbyterum cardinalem et Cencium subdiaconum ; qui Parisius venientes, convocaverunt concilium omnium
archiepiscoporum et episcoporum, necnon abbatum totius regni, in
quo tractaverunt de reformando matrimonio inter Philippum regem
et uxorem ejus Ingeburgem. Sed quia facti sunt canes muti non
valentes latrare, timentes etiam pelli sue, nihil ad perfectum
deduxerunt. »

ipso rege cepit jure thori et carnis debito privari) [1], le roi
délaisse subitement la reine à l'étonnement de tous : sans
donner le motif de cette répulsion, il veut même remettre sa
femme aux mains des Danois et la renvoyer en Danemark.
Refus des ambassadeurs qui s'empressent de quitter
Amiens (cf. ci-dessous p. 314, note).

Le 5 novembre 1193, quatre-vingt-deux jours après son
mariage, le roi, avec la connivence de son oncle l'archevêque
de Reims, fait, par une assemblée de prélats et de barons
réunie à Compiègne, prononcer le divorce entre les époux
pour affinité au degré prohibé. Pour établir cette prétendue
affinité à laquelle il ne croyait pas lui-même, Philippe fit présenter à l'assemblée une généalogie fausse démontrant qu'Ingeburge était parente au degré prohibé de sa première femme
Isabelle de Hainaut. Cette décision de l'assemblée ayant été
communiquée à Ingeburge, celle-ci toute en pleurs s'écria :
« *Mala Francia! Mala Francia! Roma! Roma!* », faisant ainsi
appel en cour de Rome (*Gesta Innocentii*, XLIX ; cf. ci-dessus
note, p. 309). Après examen de la généalogie d'Ingeburge,
le pape Célestin III casse la sentence de divorce (mars 1195).
Cette décision est confirmée par son successeur qui va jusqu'à
mettre le royaume de France en interdit. Sept années plus
tard, Innocent III, qui avait besoin de l'aide de Philippe-
Auguste pour entreprendre la croisade contre les Albigeois,

---

1. Guillaume le Breton (éd. Delaborde, I, 195) : « Eodem anno,
Philippus magnanimus duxit in uxorem Indeburgim sororem Kanuti
regis Dacorum, [in civitate Ambianensi] ; que, eodem die quo
benedicta et coronata fuerat, per sortiarias, ut dicunt, maleficiata,
[ab ipso rege cepit minus diligi, et jure thori et carnis debito
privari] et demum ab ipso, consanguinitate probata, separata est.
Tamen a Francia non recessit [necessaria vite a fisco recipiens]. »
Idem, *ibidem*, p. 246-247 : « Anno itaque ab incarnatione Domini
mccxiii navigio ad eundum in Angliam jam parato, Philippus rex
magnanimus recepit in gratiam Isamburgim reginam, uxorem suam,
filiam regis Danorum a qua jam per annos sexdecim et amplius dis-
senserat, et facta est letitia magna in populo ; quia in ipso rege nihil
aliud culpa dignum inveniebatur, nisi hoc solum quod dicte uxori
sue carnis debitum subtrahebat, licet ei omnia necessaria alia honorifice ministraret. Unde, et ipsa in ipsius gratiam recepta, merito
gavisi sunt universi, qui prius illum in ea dissensione tante virtuti
contrarium esse dolebant. »

se relâche de son opposition dans la question du mariage du roi. Puisque le roi persiste à déclarer qu'il ne peut avoir commerce avec Ingeburge, le pape est disposé (*Epist. Innocent.*, HF. XIX, pp. 496-497) à autoriser une enquête sur la base du *maleficium*, c'est-à-dire à admettre la possibilité du divorce pour cause de sorcellerie.

La suite et les péripéties de cette lutte entre les deux époux n'intéressent plus que l'historien. Pour le biologiste, les éléments de la recherche sont circonscrits dans la période initiale du mariage.

La première question à résoudre est celle de l'anaphrodisie du roi, durant la nuit de ses noces, du lundi 14 août 1193 au mardi 15 août; elle s'établira par l'enquête papale sur le divorce du roi, les dépositions des parties, le témoignage des contemporains, etc. La réalité de l'impuissance établie, restent à fixer :

1° Les causes psycho-physiologiques de l'impuissance, telles que les concevait la science médicale du xii° siècle.

2° De ces causes *scientifiques* de l'impuissance, quelles sont celles que l'Église retient comme causes *légales* de divorce? On sait que le droit canon n'admet pas l'impuissance *en soi* comme motif dirimant : les *espèces* sont soigneusement distinguées.

3° Les motifs qu'a invoqués Philippe-Auguste dans ses deux procédures de divorce, et ceux qu'il a passés *intentionnellement* sous silence.

Quand ces trois questions auront été résolues, la physiologie pourra utilement formuler ses conclusions sur le cas du roi et d'Ingeburge.

A. — *Réalité de l'anaphrodisie de Philippe-Auguste dans la nuit du lundi 14 août au mardi 15 août 1193 :*

1° Affirmations du mari. — Le médecin Rigord (éd. Delaborde, I, 124) : « Sed mirum!... instigante Diabolo, ipse Rex, quibusdam, ut dicitur maleficiis per sorciarias *impeditus*... ».
— *Gesta Innocentii*, III, cap. 48 : « Asserebat autem regina quod rex carnaliter illam cognoverat. Rex vero e contrario

affirmabat quod ei *non potuerat carnaliter commisceri.* »

2° Affirmations de la femme. — Lettre du Pape à Philippe (*Epist. Innocent.*, HF. XIX, p. 512) : « Saepefata vero regina constanter asseruit, etiam in judicio, quod tu eam carnaliter cognovisti. » — *Lettre d'Ingeburge au pape Célestin III* (août 1196 d. Langebeck, *SS. Rer. Danic.* VI, 85 et HF. XIX, 320) : « Jam triennium est elapsum, quod Rex Franciae me in aetate nubili desponsavit et, prout naturalis ordo requirit, debitum reddidit maritale. » — « Et *etiam cognita* », dit le pape Célestin III dans sa lettre à l'archevêque de Reims. — Baluze, *Miscell.* I, 422. — Guillaume de Newborough (éd. Howlett, 369) : « Solemniter nuptiali sibi fœdere copulatam, etiam thoro accivit. Verum post *initi fœderis*, ut dicitur, *noctem unam* (incertum unde offensus) abjecit eam[1]. »

---

1. Guillaume de Newborough, p. 369 : « Rex autem Francorum occurrit ei Ambianis, ibique sollemniter nuptiali sibi fœdere copulatam, etiam thoro accivit. Verum post initi fœderis, ut dicitur, noctem unam, incertum unde offensus, abjecit eam : rem plane faciens non tantum illicitam, sed etiam personæ regiæ multum indecoram. Causa sane pudendæ levitatis hujus varie assignatur. Dicunt enim quidam, quod propter fœtidum oris spiritum, alii, quod propter latentem quandam fœditatem · repudiaverit eam, vel quia non invenit eam virginem. »

Roger de Hoveden, *Chronica* (éd. Stubbs), t. IV, p. 85-86 : « Defuncto papa Cœlestino, et Innocentio papa loco illius substituto, Cnut rex Dacorum misit nuncios suos Romam ad Innocentium papam, et conquestus est ei de Philippo rege Franciae, qui Botildam sponsam suam, sororem illius, injuste reliquerat, et aliam loco ejus in uxorem duxerat : conquestus est etiam domino papae de Willelmo Remensi archiepiscopo, et de aliis episcopis, et comitibus et baronibus Franciae, per quos divortium factum fuit inter ipsum regem Franciae et Botildam reginam, post appellationem ab ipsa ad dominum papam factam. Ad instantiam igitur Cnut regis Dacorum, dominus papa Innocentius dedit in mandatis Petro de Capua, cardinali et apostolicae sedis legato, ut ipse modis omnibus induceret Philippum regem Franciae ad dimittendam adulteram suam, et ad resumendam Botildam uxorem suam ; et nisi fecerit, daret sententiam interdicti in regnum Franciae. »

Idem, *ibidem*, t. III, p. 224-225 : « *Philippus rex Franciae duxit sibi in uxorem Botildam, filiam Waldemiri regis Dacorum.* — Eodem anno Philippus rex Franciae desponsavit sibi Botildam, filiam Waldemeri quondam regis Dacorum, sororem etiam Cnut regis Dacorum modo regnantis, mense Septembris, apud Amiens, Sabbato : et in

3° Conclusions de l'enquête papale. — A l'aide des distinctions classiques : *Nec solum coeundi potentia sufficere videtur, sed potentia seminis quoque emittendi requiritur* et *An facta sit emissio, ubi, quid,* etc...*, —* Innocent III serre de très près la vérité entre les affirmations intéressées et opposées des deux époux. Dans une série de lettres (qui forment, par la finesse de l'observation, un remarquable chapitre de *theologia*

---

crastino fecit eam coronari et consecrari in reginam Franciae, coram nunciis regis Dacorum, qui eam ad eum duxerant : scilicet ea intentione, quod praedictus rex Dacorum veniret in Angliam cum navali exercitu. Sed in crastino primae noctis, qua praedictus rex Franciae illam uxorem suam cognoverat, voluit eam dimittere secreti sui conscius. Et cum ipse vellet eam tradere in manus nunciorum fratris sui, ad reducendam in patriam suam, noluerunt eam recipere, sed abeuntes cum festinatione, reversi sunt in regiones suas, et illa remansit in custodia regis Franciae mariti sui. Et paulo post factum est inter illos divortium per Willelmum Remensem archiepiscopum, et per sacramentum Reginaldi Carnotensis et Philippi Belvacensis episcoporum ; et per sacramentum Roberti comitis de Drues, et comitis de Nevers, et Walteri camerarii regis Franciae, et aliorum multorum ; qui juraverunt quod praedicta filia regis Dacorum erat consanguinea comitis de Hainou, cujus filiam idem rex Franciae uxorem habuerat : sed idem rex Franciae hoc fecit fieri, ut acciperet sibi in conjugem filiam comitis Palatini de Reno in Alemannia, avunculi supradicti Henrici Romanorum imperatoris. Quae cum regi Franciae a patre et aliis parentibus suis esset concessa, refutavit eum : et consilio matris suae nupsit Henrico duci Saxoniae nepoti Ricardi regis Angliae. »

Idem, *ibidem*, t. III, p. 306-307 : « Eodem anno Philippus rex Franciae duxit sibi in uxorem filiam ducis de Genest in Alemannia : quo facto Cnut rex Dacorum, frater praedictae Boltidae reginae Francorum, conquestus est Cœlestino papae de injuria quam praefatus rex Franciae fecerat sorori suae, qui eam dimisit sine causa cognita. Conquestus est etiam de Willelmo Remensi archiepiscopo, qui sine auctoritate apostolica, sedens pro tribunali, divortium fecit inter praedictum regem Franciae et Botildam sponsam suam, sine cognitione causae. Conquestus est etiam de... episcopis... comitibus, et... baronibus ; qui juraverunt coram Remensi archiepiscopo, quod praedicta Botilda, et filia comitis de Haynou, quae fuerat uxor praedicti regis Franciae, ita affines erant in consanguinitate, quod idem Philippus rex Franciae nulla ratione debuit aut potuit praefatam Botildam habere uxorem. Et quamvis praedictus rex Dacorum paratus esset probare, illos falsum dixisse adversus eam testimonium, et quod divortium illud nullum fuit, nec teneri debuit ; tamen, propter favorem regis Franciae, noluit eum Cœlestinus papa in hac parte exaudire. »

moralis), il blâme durement le roi de se prévaloir de motifs honteux pour un chrétien, mais il ne peut s'empêcher d'admettre *in petto* l'hypothèse de la non-consommation possible du mariage. Lettre du pape à Philippe-Auguste (*Epist. Innocent.*, HF. XIX, p. 512) : « Cui licet te asseras, non potuisse carnaliter commisceri, fortasse tamen in ipso tali commercio aliquid circa eam extraordinarie peregisti. » — Lettre du pape à Guérin, vice-chancelier de France et plus tard évêque de Senlis : « [Rex] in eum errorem inductus ut credat se licite posse jurare quod reginam uxorem suam carnaliter non cognovit, pro eo forte, quod, etsi commixtio sexuum in eorum carnali commercio intercesserit, commixtio tamen seminum in vase muliebri non exstitit subsecuta [1] ... »

B. — *Causes de l'impuissance selon la science médicale du XIIe siècle.*

Nous les résumerons, pour la rapidité de la discussion, dans le tableau suivant :

---

1. Lettre d'Innocent III à Guérin, vice-chancelier de France (HF. XIX, 554) : « FRATRI *Guarino*. ILLIUS testimonium invocamus qui scrutator est cordium et cognitor secretorum, quod carissimum in Christo filium nostrum Philippum, Regem Francorum illustrem, tam sincera diligimus caritate, ut nihil ei negare velimus quod esset alicui concedendum. Verum, cum ea petit a nobis quae in salutis suae dispendium redundare noscuntur, quo sincerius illum diligimus, eo cautius ea negare debemus, ne videamur ipsum non diligere, sed odire. Cum ergo per quosdam adulatores, veritatis et justitiae inimicos, in eum sit errorem inductus, ut credat se licite posse jurare quod Reginam uxorem suam carnaliter non cognovit, pro eo forte quod, etsi commixtio sexuum in eorum carnali commercio intercesserit, commixtio tamen seminum in vase muliebri non exstitit subsecuta ; nos confessiones ejusdem Reginae sub jurejurando factas subtiliter attendentes, et salutem ipsius Regis paterno zelantes affectu, per nostras eum litteras exhortamur ut suum de caetero ab hujusmodi falsis insaniis avertat auditum, et praefatam Reginam pro Deo et propter Deum habeat commendatam, quae pro servata lege conjugii, quam Deus in paradiso ante peccatum constituit, longo est martyrio macerata : quam et tibi recommendatam esse volumus et mandamus, etc.... »

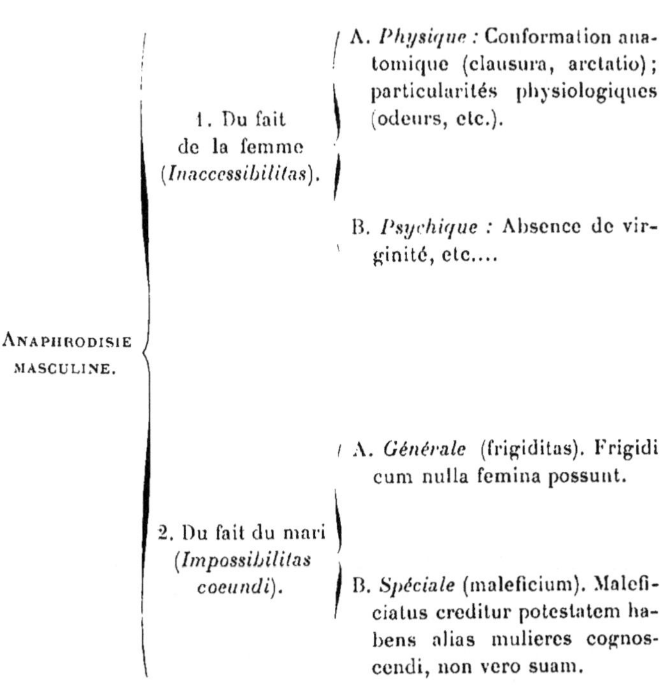

C. — *Causes de l'impuissance admises par l'Église pour le divorce.*

De ces causes de l'impuissance (selon la médecine du moyen âge) quelles sont celles que l'Église retient comme causes légales de divorce ? Au premier rang est la *frigiditas* (expérimentalement vérifiable par le *congrès*). Quant à la répulsion du mari pour sa femme, l'Église pose en principe que cette antipathie ne doit jamais être admise comme motif dirimant.

Dans la pratique, le droit canon distingue suivant les causes :

L'*inaccessibilitas* n'est jamais recevable en l'espèce : elle est toujours imputable au mari qui n'a pas pris la peine de déployer dans ce cas une volonté suffisante pour triompher de sa répulsion.

Le *maleficium*, au contraire, est rangé, de plein droit, parmi les causes d'annulation de mariage. La répulsion inconsciente qui le constitue est considérée non comme l'acte volontaire d'une puissance humaine, mais comme l'œuvre du démon. La principale difficulté du *maleficium* au point de vue juridique est la constatation de son existence (« Frigidos aliquos posse certo pro frigidis cognosci et pro frigidis pronuntiari, maleficiati nequaquam »). En 1195 le pape Célestin III renforce la procédure et décide qu'en cas de *maleficium*, la preuve est préalablement soumise à un *triennium cohabitationis* pour ne pas laisser de doute sur la réalité du *maleficium* (Bœhmer, *Corp. jur. canon*. II, 671. Decretale Cœl. III d. Decret. Grég. IX. lib. 4, tit. 15 : « Si frigiditas prius probari non possit, secundum authenticum legale cohabitent per triennium »).

D. — *Motifs invoqués par Philippe-Auguste.*

a. *Inaccessibilitas.* — Dans aucune de ses requêtes de divorce en cour de Rome, Philippe ne fait allusion à un cas d'*inaccessibilitas* chez Ingeburge; il lui eût été difficile d'avancer sur ce point une allégation fausse : Ingeburge eût demandé aussitôt au pape d'ordonner une enquête au légat qu'il avait délégué pour étudier la cause. Nous verrons plus loin que Philippe-Auguste formule, par son chapelain, des reproches très précis contre la reine au point de vue génésique, mais qui n'ont aucun rapport avec l'*inaccessibilitas*. Donc nul compte à tenir des commérages des chroniqueurs anglais qui se sont demandé si et comment Ingeburge était *inaccessibilis*, leurs suppositions n'ayant aucune base [1]. »

b. *Frigiditas.* — Philippe-Auguste, veuf d'Isabelle de Hainaut qui lui avait donné le futur Louis VIII, était *ipso facto* exclu de la catégorie des *frigidi* (« Frigidi cum *nulla* femina

---

1. Conclure du silence du roi sur ce point, à l'absence de toutes tares chez la reine, serait d'ailleurs aussi peu logique que de conclure du procès de Louis VII et d'Éléonore d'Aquitaine, à l'absence d'adultère, celui-ci n'étant pas admis comme motif de divorce, pas plus que la laideur ou le manque de virginité.

possunt, maleficiati cum una », dit la définition du droit
canon). On ne doit pas d'ailleurs perdre de vue que Péan Gatineau le qualifie de *pronus luxuriae* (cf. ci-dessus p. 246).

   c. *Maleficium*. — Avant d'entrer dans la discussion, fixons
d'abord le sens des textes. Le roi, nous dit le médecin Rigord,
fut, le soir du mariage, à l'instigation du diable, rendu
impuissant par certains maléfices (« instigante diabolo, quibusdam maleficiis per sociarias impeditus »). Dans sa lettre à
Ingeburge, le pape range le cas du roi au nombre des *maléfices*. Quel est, au xıı° siècle, le sens physiologique et juridique de *maleficium* ? Dans quelle mesure Philippe-Auguste
fut-il *impeditus* le soir du 14 août 1193 ? Pour comprendre les
limites de ce mot *maleficium*, et savoir comment cette impuissance génésique de Philippe-Auguste peut s'accorder avec
l'épithète de *pronus luxuriae*, que lui donne le chanoine de
Saint-Martin, il faut songer à la définition du droit canon.

   Sens de « maleficium ». Il s'établit par l'examen du tableau
des causes de l'*impotentia*, tel que l'avait fixé la science du
moyen âge :
   « Maleficiati *porro sunt qui, vel arte daemonum aut auxilio, redduntur ad venerem impotentes.* » Cette définition du
maleficiatus le différencie nettement du *frigidus* : « Maleficiatus creditur potestatem habens *alias mulieres* cognoscendi,
non vero *suam* » (Bœhmer, *Corp. jur. canon.*, II, 718).

   C'est à Hincmar, qui fait entrer dans le droit canon
l'impuissance dérivant du maléfice, qu'est due la belle distinction de l'*impossibilitas coeundi* en *frigiditas* et *maleficium*.
   A l'*impotentia* provenant d'une cause permanente (*frigiditas*)
et s'étendant à toutes les femmes, Hincmar en a ajouté une
autre : l'*impotentia accidentalis*, qui se produit en l'absence
de toute cause répulsive apparente chez la femme, et limitée à
une seule femme, celle-ci n'étant d'ailleurs pas *inaccessibilis*.
La cause de cette *impotentia* est le *maleficium*.
   Les légistes modernes qui ont raillé la division d'Hincmar
à cause de l'étiologie (sortilège), montrent qu'il était meilleur
clinicien qu'eux en pathologie nerveuse.
   Si nous laissons de côté l'erreur étiologique de Hincmar,

qui est celle de son temps, pour nous en tenir à la clinique,
nous ne pouvons nous empêcher d'admirer sa puissance psychologique.

On voit que le *maleficium* doit donc être défini comme une
antipathie instinctive et invincible, non motivée physiologique-
ment (étant donnée l'ignorance du moyen âge en matière de
système nerveux), se produisant toujours en l'absence de
toute cause répulsive apparente chez la femme.

Au point de vue de la neuropathologie moderne, le *maleficium* est, au contraire, réductible à l'*inaccessibilitas* dont il
n'est qu'un cas particulier (à la conscience près). Si l'on voulait traduire en langage moderne le tableau ci-dessus des
causes de l'impuissance selon la médecine du xiie siècle, il
faudrait recourir à la transposition suivante :

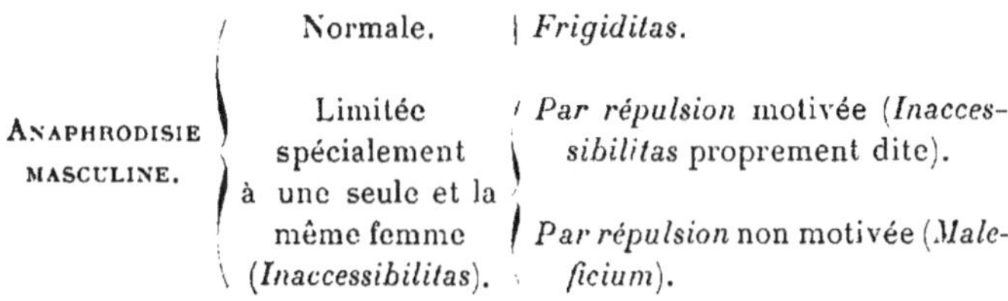

De même que Philippe-Auguste avait omis dans sa requête
de divorce de 1193, d'exciper de l'*inaccessibilitas* d'Ingeburge,
il garde un égal silence sur le *maleficium*. C'est seulement,
comme on sait, au bout de dix années qu'il a recours à
cette cause d'annulation (en 1203, dans sa seconde requête
de divorce).

d. Outre ces causes tirées de l'impuissance, il y a les causes
légales, entre autres la parenté; c'est cette dernière qu'invoque le roi.

E. — *Opinions des historiens.*

La conclusion qu'ont tirée de ce fait les historiens rationalistes, peut être ramenée à cette formule : « Nous ignorerons
toujours les causes de ce drame, et nous ne saurons jamais

quels des défauts cachés d'Ingeburge ont pu provoquer chez le roi cette répulsion. »

La simple lecture de cette phrase suffit pour montrer combien ceux qui l'ont écrite sont étrangers à toute discipline biologique. Croire que de la seule existence d'une réaction répulsive on peut conclure à la réalité de causes de répulsion n'est pas une mince erreur physiologique. Autant vaudrait dire que l'intensité de la réaction égale l'intensité de l'excitation, alors qu'entre les deux s'exerce l'action cérébrale tantôt modératrice, tantôt excitatrice des centres.

Si nous appelons x les défauts d'Ingeburge, R la réaction répulsive de Philippe qui s'est traduite par le divorce, — l'équation ne sera pas $x = $ R, comme le croient les historiens, mais

$$xy = \text{R}$$

y désignant le coefficient d'émotivité du roi, puisque toute réaction à l'excitant est toujours le produit de deux facteurs : une cause prédisposante qui est le terrain (le système nerveux du sujet), — une cause provocatrice qui est l'excitation.

Conclure, comme l'ont fait les historiens, de la répulsion et du divorce de Philippe à l'existence de tares proportionnelles chez Ingeburge est à peu près aussi scientifique que d'évaluer l'intensité absolue d'un son par la réaction nerveuse de l'auditeur.

Pour un agoraphobe, la place de la Concorde est aussi terrifiante que peut l'être pour un homme à réactions nerveuses normales un précipice de trois cents pieds. Les historiens iront-ils conclure de la terreur de l'agoraphobe à la réalité du danger qui l'a provoquée ?

Nous devons demander à la neuropathologie la formule de la cause prédisposante à la date de la célébration du mariage, c'est-à-dire l'équation personnelle du roi.

Nous savons d'une part (cf. ci-dessus, p. 303) qu'en juillet 1193, quelques jours avant son mariage, Philippe-Auguste était encore sous l'empire d'un grave accès de neurasthénie post-infectieuse. D'autre part, à l'état grave (et elle est toujours grave quand elle éclate chez un prédisposé à hérédité chargée), cette névrose présente des stigmates, stigmates classiques dont les plus généraux sont :

A. Système nerveux : phobies, faiblesse irritable, hyper-émotivité, etc.

B. Fonctions génésiques : il y a, en règle, diminution de la puissance génitale (cf. les travaux du professeur Guyon, ceux de Levillain, Bouveret, Mathieu, Meynert, *Handbuch der Neurasthenie*) pouvant aller de la simple parésie géné-sique à l'impuissance temporaire complète ; cette anaphro-disie masculine, qui survient en l'absence de toute cause objective de répulsion, s'accroît par l'émotivité morbide qui joue successivement le rôle de cause après avoir joué celui d'effet. L'absence de cause apparente effraye précisément d'autant plus le malade, et cette diminution de la virilité amène chez les sujets névropathes une inquiétude qui va jusqu'à l'obsession. L'humiliation de l'amour-propre mascu-lin, le souvenir cuisant de l'échec provoque un état hypocon-driaque spécial (Meynert, *Handbuch der Neurasthenie*) qui par l'application à faux du *post hoc, ergo propter hoc*, va dans un certain nombre des cas, jusqu'à provoquer chez le malade une antipathie invincible pour le témoin de son insuccès.

De quelle utilité, vont nous demander les historiens, peut être cette constatation de l'état neuropathique de Philippe pour nous aider à fixer la part de responsabilité d'Ingeburge dans ce désastre conjugal du 14 août 1193 ?

Il faut, pour répondre à cette question, reprendre l'exemple de l'agoraphobe donné ci-dessus. Si nous désignons par R l'intensité de la réaction émotionnelle provoquée par la vue d'un précipice (x) de 300 pieds chez un homme sain dont le coefficient d'émotivité (y) est normal ; si d'autre part les deux termes R et y nous sont connus, il est clair que cette double donnée nous permettera d'abord d'affirmer l'existence du péril, ensuite de nous faire une idée suffisamment précise de son intensité x.

Dans le cas de la place de la Concorde, on ne doit pas se borner à dire que x a, comme signification périlleuse, une valeur minima, mais on peut même affirmer qu'en ce sens x n'existe pas. Il n'en va pas autrement dans le cas de Philippe-Auguste.

On voit maintenant quelle a été l'erreur des historiens d'Ingeburge qui, partant de la seule réaction R ont cru pouvoir établir l'existence de x alors que l'équation

$$xy = R$$

implique que la connaissance de x suppose la fixation préalable de y. Ce ne sont donc pas les tares hypothétiques d'Ingeburge qu'il faut commencer par chercher, mais la formule psychique de Philippe-Auguste à la date précise de la soirée du 14 août 1193.

La femme étant *accessibilis* et le mari portant à la date du mariage tous les stigmates des neurasthéniques, il y a une très forte présomption clinique pour que cette impuissance temporaire non motivée ne soit qu'une simple manifestation de la névrose neurasthénique.

Toute clinique (et surtout la clinique conjugale) n'étant qu'un calcul de probabilités, exige que chaque conjecture satisfasse à un certain nombre de conditions nécessaires.

Pour conclure à l'étiologie neurasthénique dans le cas de l'impuissance de Philippe, hypothèse à laquelle l'enquête papale donne un si grand appui, la neuropathologie ne se contente pas de l'affirmation qu'apporte l'épisode des *Assassins* sur l'hyperémotivité de Philippe-Auguste. Elle exige qu'il soit préalablement démontré : 1° qu'au moment du mariage, la neurasthénie avait acquis chez le roi un degré de morbidité qui rendait la déséquilibration manifeste; 2° que le roi, à l'exemple de tous les neurasthéniques génitaux, a masqué son échec et que, au lieu d'accepter en silence cette constatation d'impuissance temporaire établie par l'enquête papale, — et qui innocente Ingeburge de toute part de responsabilité dans ce désastre conjugal, — il a cherché à donner le change au public sur son anaphrodisie.

On ne peut d'ailleurs en cette occurrence aller jusqu'à exiger de Philippe la négation complète qu'opposerait le neurasthénique vulgaire, à la question de son échec.

Le roi n'a pas seulement à sauvegarder son amour-propre masculin, il a en même temps à veiller aux intérêts de son divorce.

Ainsi partagé entre la nécessité de confesser la non-consommation du mariage, — aveu décisif pour le succès final du procès en cour de Rome, — et le souci (dominant chez tous les neurasthéniques) de sauvegarder sa réputation de virilité, il ne lui sera pas facile de nier son échec, ou s'il n'a pas hésité à le faire, ce sera là une preuve pour le clinicien.

Examinons donc successivement ces deux points essentiels pour le diagnostic étiologique de l'anaphrodisie de Philippe-Auguste, consécutive à la neurasthénie : A. Quel était à la date du mariage l'équilibre psychique du roi. — B. Quelle est la version royale sur les causes de la non-consommation du mariage.

A. — *Équilibre psychique de Philippe-Auguste le 13 août 1193.*

Le problème se ramène donc à chercher la formule mentale de Philippe-Auguste au 13 août 1193.

Cette formule mentale, nous l'avons définie ci-dessus (p. 321). A la date d'août 1193, Philippe-Auguste présentait, au point de vue émotionnel, une déséquilibration profonde, liée à la neurasthénie post-infectieuse greffée sur une prédisposition nerveuse : il était à cette date, on peut le dire, au point de vue de la sensibilité, à la frontière des réactions pathologiques.

L'incident d'Amiens survenu quelques jours à peine après qu'il eut été rassuré de la terreur causée par le prétendu envoi d'assassins, il était sûr que la moindre contrariété chez Ingeburge allait grossir dans sa tête, et qu'il ferait un cas de divorce d'un incident qui pour un sujet à réactions nerveuses normales eût été une simple contrariété.

Dans ces conditions, a très bien dit Charcot, le neurasthénique est un émotif à la vingtième puissance. Il y a en outre cercle vicieux : l'émotivité le rend impuissant, et à son tour, l'insuccès devient cause.

Le *quid inaccessibilis* qu'il a trouvé chez Ingeburge a réveillé toute son émotivité.

Si les historiens me demandent sur quelle base je puis établir cette assertion que la déséquilibration du roi, au point de vue émotif, continue à cette date, je les renverrai au texte de l'enquête papale. Elle ne laisse aucun doute sur l'état de folie partielle de Philippe-Auguste.

Le mariage ayant eu lieu le 14 août, le lendemain 15 fut consacré au couronnement d'Ingeburge, le légat et les princes étaient réunis dans l'église d'Amiens. Voici le récit de l'attitude du roi pendant le couronnement :

Pendant la première partie de la cérémonie le roi garde sa sérénité [1], puis soudain il commence à regarder sa femme avec les signes de la plus profonde *terreur*, il est saisi de tremblements, il pâlit et tombe dans un trouble nerveux si profond qu'il peut à grand'peine rester jusqu'à la fin du couronnement. Son attitude est telle que le rédacteur des *Gesta* ne peut l'attribuer qu'à la suggestion du diable : « ... Sed inter ipsa coronationis solemnia, suggerente diabolo, ad aspectus ipsius cœpit vehementer horrescere, tremere ac pallere ut nimium perturbatus vix sustinere posset finem solemnitatis incœptae... » (*Gesta Innocentii*, c. XLVIII.)

Aussitôt le mot *divorce* courut dans l'assemblée.

Rien de plus décisif, au point de vue clinique, que ce texte des *Gesta Innocentii* [2]. Cette phrase dans chaque mot révèle pour le neuropathologiste les différentes phases de l'état cérébral de Philippe-Auguste : troubles circulatoires (vaso-moteurs : pâleur), — troubles musculaires (tremblements, frissons), — troubles cérébraux (arrêt de l'action modératrice). L'idée morbide s'exaltant, l'incendie gagne tous les réflexes.

Si l'on songe à la puissance réactionnelle des émotions à

---

1. Cf. Géraud, *Ingeburge de Danemark reine de France* (dans Bibl. de l'école des Chartes, t. I, 1re série, 1844, p. 10).

2. Le Dr A. Boissier, auquel je raconte la scène du couronnement à l'église et la terreur dont Philippe-Auguste n'est plus le maître, me dit que c'est un des exemples les plus beaux de neurasthénie.

Il ajoute qu'à sa connaissance, l'épidémie de suette de 1865 a donné chez les prédisposés, des troubles nerveux *post-suettiques* qui sont terribles, et qui ressemblent à s'y méprendre aux troubles nerveux consécutifs à l'*influenza*.

l'état normal et chez un sujet doué de la force normale d'inhibition, on voit ce que doit être l'état réactionnel chez un
névropathe et un hyperémotif comme Philippe-Auguste, et ce
spectacle extraordinaire du roi livré à cette mimique émotionnelle s'explique parfaitement.

Philippe à la date de la cérémonie était visiblement un
malade; il l'était donc *sûrement* la veille, comme je l'ai dit ci-
dessus.

La scène du couronnement nous fait comprendre en même
temps la suite. Que peuvent signifier les décisions consécutives d'un homme à demi fou, temporairement, à l'état de délire
partiel ? A lieu de se laisser ramener à la sortie de l'église, il
s'exalte davantage et, *ab irato alienato*, veut renvoyer la princesse en Danemark.

Dès lors comment vouloir sérieusement essayer de conclure
de ces actes d'un délirant partiel à l'intensité d'une cause ou
même simplement à l'existence d'une cause ?

Philippe est bien ici dans la situation de l'agoraphobe.

Un second fait, aussi probant que l'incident d'Amiens,
prouve cette assertion ; c'est que sur l'insistance de son
entourage le roi ayant consenti à une nouvelle tentative,
quelque temps après, à Saint-Maur-des-Fossés où il avait fait
venir Ingeburge, il sortit complètement troublé par un
nouvel échec, assurant qu'Ingeburge ne pouvait être sa
femme, et tellement rempli d'aversion pour elle qu'à peine
pouvait-il supporter que l'on prononçât son nom devant
lui (*Gesta Innocent.*, cap. XLVIII, cité ci-dessus p. 308).

Cette seconde visite prouve surabondamment que Philippe-
Auguste n'avait *rien* contre Ingeburge au point de vue moral
(absence de virginité, etc.).

La déclaration de la reine (« asserebat autem Regina quod
rex carnaliter illam cognoverat; Rex vero e contrario affirmabat quod ei non poterat carnaliter commisceri ». *Gesta*,
cap. XLVIII) prouve d'autre part que la visite du roi était
faite dans un but sincère de rapprochement.

Krafft Ebing (*Traité clinique de Psychiatrie*, p. 80 et 227),
identifie ce *processus psychique* (de l'*impotentia psychica
coeundi*) d'une façon complète avec l'*agoraphobie*.

*B. — Version de Philippe-Auguste sur la non-consommation
de son mariage.*

Notre solution que ce cas d'antipathie hypochondriaque,
consécutif à l'impuissance transitoire chez un neurasthénique,
était celui de Philippe-Auguste, nous paraît fortifiée par un
passage de Guillaume le Breton, dont l'importance a été
jusqu'ici inaperçue des historiens, trop étrangers à la biologie.
Il nous révèle la profondeur de la blessure d'amour-propre de
Philippe-Auguste, à la suite de son insuccès, et l'effort que
fait ce mari de vingt-huit ans pour donner le change au
public, sur les causes de son échec amoureux.

La chronique du moine-médecin Rigord dit que le roi
impeditus fut *maleficiatus* :

« Sed mirum ! eodem die, instigante diabolo, *ipse rex*, quibusdam
ut dicitur, maleficiis per sorciarias *impeditus*, uxorem tam longo
tempore cupitam, exosam habere cepit ; et, paucis revolutis diebus,
linea consanguinitatis per Carolum comitem Flandrensium ab episcopis et baronibus computata, per censuram ecclesiasticam hujusmodi matrimonium est separatum. Regina tamen Ingeburgis, ad
Danos redire nolens, in partibus Galliarum in locis religiosis manere
decrevit, malens continentiam conjugalem cum orationibus toto tempore vite sue servare, quam, alteri juncta, prima matrimonii federa
maculare. Sed quia hujusmodi matrimonii *injuste* dicebatur fuisse
dissolutum, Romanus pontifex Celestinus ad conquestionem Danorum
misit legatos suos in Franciam, Meliorem scilicet presbyterum cardinalem et Cencium subdiaconum ; qui Parisius venientes, convocaverunt concilium omnium archiepiscoporum et episcoporum,
necnon abbatum totius regni, in quo tractaverunt de reformando
matrimonio inter Philippum regem et uxorem ejus Ingeburgem. Sed
quia facti sunt canes muti non valentes latrare timentes etiam pelli
sue, nihil ad perfectum deduxerunt. » (Rigord, éd. Delaborde, p. 125.)

Cette opinion sur le cas des deux époux devint celle qui
prédomina et elle fut adoptée par le pape Innocent III.

Dans la *Philippide*, Guillaume le Breton se tait (Delaborde,
Étude sur la Chron. en prose de Guil. le Breton, 1881, pp. 38-39).
On sent combien ce silence est accusateur pour Philippe-
Auguste.

Dans sa chronique où il prend pour base le travail de
Rigord, Guillaume le Breton, qui connaissait l'opinion du

pape Innocent III, substitue à cette phrase : *maleficiata*, et rendant Philippe-Auguste indemne du maléfice, il l'attribue à Ingeburge :

« Eodem anno, Philippus magnanimus duxit in uxorom Indeburgim, sororem Kanuti regis Dacorum [in civitate Ambianensi] ; que, eodem die quo benedicta et coronata fuerat, per sortiarias, ut dicunt, *maleficiata*, [ab ipso rege cepit minus diligi et jure thori et carnis debito privari] et demum ab ipso, *consanguinitate probata*, separata est. Tamen a Francia non recessit [necessaria vite a fisco recipiens].» (Guillaume le Breton, éd. Delaborde, p. 195.)

Pourquoi Guillaume le Breton a-t-il cru nécessaire de modifier si profondément l'affirmation du moine-médecin ? Prêtre, ecclésiastique important, canoniste délié, pesant la valeur précise des nuances juridiques et leurs conséquences, quel intérêt avait ce complaisant intermédiaire de Philippe à substituer à l'opinion du *maleficium* du roi, qui était l'opinion de tous les gens compétents et de la cour de Rome [1], l'opinion opposée, l'affirmation du *maleficium* de la reine ?

Pour faciliter à Philippe la réussite de son divorce en cour de Rome ?

En droit canon, pour que le maléfice fût un motif valable comme cause de divorce, il était indifférent de savoir de quel

---

1. Lettre d'Innocent III à Ingeburge (HF, XIX, 478) : « Reginæ *Francorum*. Novit ille qui nihil ignorat, quod super articulo matrimonii pro te fecimus quicquid homo facere potuit ; sed, peccatis exigentibus, parum profecimus, quoniam ad exhibendum tibi maritalem affectum animus carissimi in Christo filii nostri Philippi Regis Francorum illustris non potest aliquatenus inclinari, neque nos ejus animo amorem possumus inspirare, cùm hoc solus Deus facere possit, in cujus manu cor Regis existit. Putat igitur ipse Rex, et multi etiam opinantur, quod perpetuo sit maleficio impeditus. Unde non solum propter affinitatem, verum etiam propter maleficium, a te postulat separari. Licet igitur tibi deesse nolimus, immo, quantum cum Deo possumus, semper velimus adesse, quia tamen dispositionem Dei mutare non possumus, nec expedit ut in hoc miserabili statu tu et Rex ipse diutius maneatis, mittimus ad te dilectum filium magistrum P. capellanum nostrum, virum providum et fidelem, qui tibi solatium nostræ visitationis impendat, et animum tuum subtiliter investiget, cui secure tuam aperias voluntatem nobis fideliter intimandam, ut, ea cognita, melius tibi providere possimus. Datum Romæ, apud Sanctum-Petrum iii nonas julii (1205). »

côté il était, et c'est pour cela que, en 1202, Innocent III con.
seille à Philippe d'exciper du maléfice.

Du moment où il était indifférent pour obtenir le divorce
que le maléfice atteignît l'un ou l'autre des époux, il est évident que le roi avait encore un intérêt à faire dire, contre
l'opinion commune et contre la cour de Rome, que c'était
Ingeburge et non lui qui a été maléficiée.

Quel était cet autre intérêt ?

L'interprétation physiologique va nous le donner.

Si Philippe prend à son actif le *maleficium*, c'est un aveu,
il est publiquement convaincu d'*impotentia coeundi*.

Si le *maleficium* est du fait de la reine, au contraire (la
reine étant déclarée *maleficiata* et non *inaccessibilis*, il n'y a à
invoquer ni *clausura* ni *arctatio*), l'honneur masculin est
sauf. Philippe peut affirmer que les efforts quoique normaux
sont restés vains, et que la reine par son état nerveux (qui
est la traduction moderne du mot *maléfice*) est seule responsable de l'échec.

En chargeant la femme du maléfice le chapelain de Philippe-
Auguste sauvait l'amour-propre du jeune mari et rétablissait
la réputation de virilité de son maître (ce qui est la grande
préoccupation du neurasthénique) ; il mettait la non-consommation du mariage sur les troubles nerveux de l'épouse
maleficiata par l'œuvre du diable.

Si l'on songe que le chapelain de Philippe-Auguste était
un canoniste délié, que pour ce motif le roi l'employa dans
toutes ses épineuses négociations en cour de Rome contre
Ingeburge [1], on comprendra la valeur de cette correction.

----

1. Gilles de Paris, *Carolinus*, IIF., XVII, p. 292-295, vers 172-303,
insère dans son poème une longue apostrophe à Guillaume le Breton,
et lui fait honte de sa conduite d'entremetteur, de courtier en divorce
entre Rome et Philippe contre l'admirable Ingeburge ; il le raille
d'être toujours sur les routes entre Rome et Paris pour cette vilaine
besogne :

> « At quid agis contra, qui Papam Urbemque revisis
> Tam crebro, Willelme, gradu? quid te exigit istud
> Ire frequens illuc? . . . .
> . . . . . Sed forte necesse est

En chargeant intentionnellement la reine pour disculper le roi, il savait où était la blessure cuisante de l'amour-propre de Philippe-Auguste.

C'est par cet amour-propre blessé qu'il faut expliquer la brutalité et l'inhumanité du roi envers Ingeburge (voir HF., XIX, 428-429), attitude que Guillaume le Breton a également modifiée dans son récit.

Cette correction de Guillaume le Breton indique à elle seule la scène du mariage : elle n'eût pas été faite si l'impuissance de Philippe n'avait pas existé.

Nous pouvons affirmer que cette version du chapelain du roi est celle que désirait Philippe-Auguste et qu'il voulait qu'on fît accepter par le public. Guillaume le Breton qui a utilisé la chronique de Rigord, la revise dans le sens favorable au roi. Dans les endroits difficiles il se tait. Dans les endroits où il peut expliquer, il affirme et ses affirmations sont toujours mensongères.

Nous avons vu ci-dessus que le divorce avait été obtenu par la complicité de l'oncle du roi, qui avait présenté à l'assemblée une prétendue généalogie ; le pape Innocent qualifie plus tard cette décision de *sententia illa divortii quin potius ludibrii fabula* (Innocentii epist. HF., XIX, p. 381).

Tandis que l'honnête Rigord (malgré son attachement pour le roi) dit que le mariage fut injustement dissous (« Sed quia hujusmodi matrimonium injuste dicebatur fuisse dissolutum », édit. Delaborde, p. 125), Guillaume le Breton, au contraire, trouve l'arrêt valable et affirme le bien fondé du divorce (« consanguinate *probate* separata est », édit. Delaborde, p. 195).

De même lorsqu'en 1213 Philippe-Auguste reprend Ingeburge, il écrit : « quia in ipso rege nihil aliud culpa dignum inveniebatur, nisi hoc solum quod dicte uxori sue carnis debitum subtrahebat, licet *ei omnia necessaria alia honorifice*

Ut placeas domino : debes virtute placere,
Non vitiis. . . . .
. . . . Per illum
Nil age quod tibi sit vel ei fecisse pudendum. »

ministraret (édit. Delaborde, p. 247), qui croirait que cet euphémisme désigne les treize années de prison de la malheureuse reine, manquant de vêtements, de la nourriture et de l'hygiène nécessaires, ainsi que de consolations.

Les *Grandes chroniques de France* reflètent l'opinion de Guillaume le Breton [1].

On voit la valeur morale de ces deux hommes. Le médecin Rigord, honnête moine, déclare que le roi a été impuissant et personnellement sous l'empire d'un maléfice; l'officieux Guillaume qui trouve tout parfait se fait l'écho des mensonges conjugaux de Philippe et déclare que c'est Ingeburge qui est *maleficiata*.

---

1. *Grandes chroniques de France*, édit. P. Paris, t. IV, p. 93. « En ce temps envoya le roy Phelippe au roy Chanu de Dannemarche, homme honnourable et honneste, Estienne, évesque de Noyon ; et luy manda qu'il luy envoyast une de ses sœurs pour espouser et pour couronner à royne de France. Moult fu le roy Chanu lie quant il oï qu'il mandoit sa sœur pour tel honneur; aux messages livra sa sœur qui avoit nom Ingebour, belle pucelle, bonne et religieuse et aournée de bonnes graces et de bonnes mœurs. Les messages honnoura moult de dons et de présens. Congié prisrent et puis se misrent au retour et si errèrent tant qu'il vindrent à Arras. Le roy qui moult désiroit sa venue ala encontre à moult grant compaignie de prelas et de barons : là fu espousée et couronnée à royne de France. Mais le roy qui par sorcerie fu empeschié, si comme l'en disoit, la cueilli en haine en celle journée meisme qu'il l'eut congneue. Et en pou de temps après fu le mariage desjoint par l'esgart de saincte églyse, pour ce que leur lignié fu nombrée, et prouchaineté de lignage trouvée par les prélas et par les barons du royaume de France. Mais la bonne dame ne voult oncques puis retourner en son pays; ains eut plus chier à garder continence, et mettre sa cure en la saincte dévocion d'oroison et ès sains lieux d'oroison et de religion. »

Id. ibid., t. IV, p. 153 : « En celle année reçut le roy en grace et en amour Ingebour, la royne s'espousée, fille au roy de Dannemarche ; de luy avoit esté dessevré de son auctorité, seize ans et plus. Moult eut le peuple grant joie de ceste chose, car en la personne le roy n'avoit nul autre vice né chose qui fist à blasmer, fors seulement que il luy soustraioit la debte de sa char. *Car il luy faisoit amenistrer toujours assez largement et honnourablement toutes ses nécessités :* si n'est mie de merveille sé ceux orent joie de ceste conjunction qui avant se douloient de la dissencion qui est contraire à si grant vertu. »

F. — *Conclusion.*

A la conclusion des historiens (que nous ne savons quels défauts d'Ingeburge ont pu provoquer chez le roi cette invincible répulsion), nous opposons la conclusion de la clinique.

A. Ce ne sont pas les défauts d'Ingeburge qu'il faut commencer par chercher, mais le degré d'équilibre psychique de Philippe au moment du mariage, point que les historiens n'ont point songé à vérifier avant de raisonner et de se livrer à des suppositions, rendues vaines par l'absence complète de textes sur les défauts que pouvait avoir Ingeburge.

B. La formule psychique du roi étant à cette date celle d'un neurasthénique à état grave avec stigmates, il n'y a pas plus à conclure sur l'existence ou l'absence de défauts d'Ingeburge, que sur l'intensité de ces tares. Le roi est exactement dans la situation d'un agoraphobe au retour d'un voyage racontant les périls qu'il a courus.

Ceci est capital au point de vue psychique et physiologique et devient un des éléments essentiels du problème.

Par le seul fait de ce diagnostic, le témoignage du roi est dépourvu de toute valeur critique et doit être récusé.

C. De la situation d'Ingeburge nous ne pouvons affirmer qu'une chose : c'est qu'elle n'était point *inaccessibilis*, la *clausura* donnant lieu au divorce. On n'accuse que le *maleficium*, c'est-à-dire l'état nerveux de l'un des époux. L'opinion publique et le pape ont établi que c'est le roi qui était *maleficiatus*. Philippe-Auguste fait dire par son chapelain Guillaume le Breton que c'est sa femme qui est frappée de maléfice et que lui est viril. Tous les textes et la longue correspondance du pape ont établi le contraire, et je crois avoir prouvé que c'est lui qui avait le trouble nerveux, cause de son impuissance.

Donc il n'y a rien à conclure de l'état nerveux de Philippe-Auguste, pour ou contre les défauts d'Ingeburge, et même à leur existence.

D. Voilà ce que la science peut affirmer de l'état psychopathologique de Philippe-Auguste, tandis qu'avant nous on affirmait sans examen l'état normal du roi, et l'on concluait à l'existence de tares chez Ingeburge.

Voici donc le terrain solide où je m'arrête.

E. A ceux que la solution négative ne satisfait pas, et que l'agnosticisme salutaire du savant impatiente, nous dirons, à titre de simple hypothèse personnelle, — et la clinique nous permet d'émettre un avis sur la question, — que Philippe-Auguste, qui était un neurasthénique irritable, a eu une impuissance temporaire de cause neurasthénique et qu'Ingeburge n'est pour rien dans ce désastre conjugal.

Que dirait aujourd'hui le bon clerc, qui, au Concile de Soissons, prenait si chaudement la défense de la pauvre reine, s'il voyait que la physiologie innocente Ingeburge et que le mystérieux drame entre les époux se réduit à un cas clinique des plus banals?

Que si l'on me chicane sur cette hypothèse de ce qui s'est passé entre Ingeburge et Philippe-Auguste dans la soirée du 14 août 1193, je dirai: « Videant acutiores ».

§ 4. *Maladie de 1208.* Affection innommée en mai (?) 1208 (HF, XVIII, 347), assez grave pour arrêter le roi dans sa campagne de Guyenne et pour le forcer de rentrer en France (cf. L. Delisle, *Catal. des actes de Phil.-Auguste*, p. 252, n° 1088; — Rigord, éd. Delaborde, p. 165, note 4).

§ 5. *Maladie de 1222.* En septembre 1222 graves accès de fièvre quarte (« Invadit febris regis quartanica corpus », *Philippid.* XII, 494, éd. Delaborde, p. 366)[1]. Jusqu'en juillet 1223

---

1. Guillaume le Breton, *Philippidos*, lib. XII, édit. Delaborde, p. 366-367.

> *De cometa que prevenit infirmitatem et mortem regis.*
> Terruerat populos radio nova stella minaci;
> 490 Nec vulgus cessabat adhuc variare tumultus,
> Quid portenta novi non intellecta sequatur.
> Necdum mensis erat post hoc elapsus, et ecce
> Invadit febris regis quartanica corpus,
> Quem cum quarta dies estu torqueret anhelo,
> Cessabat mediis tamen egrotare diebus;
> Et sic febris erat intervallata, vigorem

persistance de cette rechute de paludisme. Philippe rédige dès le 7 septembre 1222 son testament (L. Delisle, *Catal. des actes de Ph.-Aug.*, p. 478, n° 2172) dans le préambule du quelle roi fait une allusion expresse à son état : « Si aliquid humanitus nobis contigerit in hac presenti aegritudine[1] ».

§ 6. *Mort*. État cachectique du roi consécutif à ces onze mois d'infection malarienne (Guillaume le Breton, *Philippid.* l. XII, v. 529-530, éd. Delaborde, II, 368[2]). — Saigné après un

---

Quod nec membra suum perdebant sive colorem;
Nec minus ipse sua levitate et viribus utens,
Sollicitusque sui curare negotia regni,
500 Oppida more suo diversa studebat et urbes
Visere, presertim quibus ille reedificandis
Impendens operam, muros fabricabat et arces.

Idem. Gesta, ann. 1222 : « Eo tempore quo Philippus Rex cœpit infirmari, cometes horribilis apparuit in Occidente, praetendens signum mortis ejusdem. »

1. Testament de Philippe-Auguste fait à Saint-Germain-en-Laye, septembre 1222 : « In nomine sanctae et individuae Trinitatis. Philippus Dei gratia Francorum rex, omnibus praesentis et futuris salutem. Noveritis quod nos anno Domini MCCXXII, mense septembri, de rebus nostris (si aliquid humanitus nobis contigerit *in hac praesenti aegritudine)* ordinavimus in hunc modum..... Actum anno Domini MCCXII, mense septembri, *apud Sanctum Germanum* de Laya. » (Cité d'après l'original des Archives, par les Éditeurs de HF, XVII, 114.)

2. Guillaume le Breton, *Philippidos*, éd. Delaborde, p. 367-369 :

517 Qui postquam primos frigores sensit, et ejus
Sacra repente tremor febrilis viscera torsit,
Continuo scopat hominis vas interioris,
Hospitiumque parat mundum quo celicus hospes
Gaudeat adveniens placita sibi sede morari,
Delicias reputat qui corde quiescere mundo,
Nec venit ad mentes nisi lotas, sorde fugata.
Mox testamento finali, quicquid habebat
Mobilis ipse rei, proprio determinat ore,
Et dispensandum terre Hierosolymitane
Pauperibusque Dei scripto designat aperto,
Divisim faciens quis quid ferat inde notari.
Inde fere totum vexatus febre per annum,

nouvel accès, Philippe meurt des suites d'une imprudence diététique au dire des chroniqueurs (Péan Gatineau : « Cum Philippus diuturno tempore quartanis febribus premetur, et de consilio peritorum minutus à consuetis cibis minime abstineret, proh dolor! apud Mantuam spiritum exhalavit[1] ») — et Guillaume le Breton *Chron.* I, 324, *Philippid.* II, 369 (ci-dessous note); — Raoul de Coggeshall[2]; plus probablement de l'épui-

---

530 Nec minus officio membrorum gnaviter utens,
    Attigerat quintum mensem, quo Sirius egris,
    Ingeminare solet solis cum febre calores,
    Et postquam Verbum caro factum est tertius annus
    Currebat cum quinque quater post mille ducentos....
546 Totius et regni sanctorum concio patrum
    Concilium tunc Parisius generale tenebat,
    Procurante statum ecclesie reparare Philippo,
    Quem mare perverti citra lugebat et ultra ;
550 Quo sine cum reliqui nil diffinire valerent,
    Quamvis torreret ipsum intolerantia febris
    Continue, proprio geminata et temporis estu,
    Communi propriam postponens utilitatem
    Parisius medicis contradicentibus ibat,
    Paciacoque movens ad concilium properabat,...
559 Quem fidei similis Martini fervor agebat,...
    Ecclesie pacem cleroque relinquere gaudens.
    Voto haud dissimili properans rex usque Meduntam
    Venerat ; hic illi, sacra post mysteria, postquam
    Vitalis vite dedit Eucharistia pastum,
    Occurrit suprema dies evique beati
    Terminus ; hic illum speciosa morte resolvi,
570 Hic sancte voluit anime Deus esse receptor,
    Crastina quintiles data cum produceret idus.

1. *Chron. anonyme de Tours par un chanoine de S.-Martin* (HF, XVIII, 303) : « Per hos dies, fere octo diebus continuis ante noctis crepusculum, cometes apparuit per totum regnum Franciae, regni denuncians detrimentum : nam, cum Philippus Rex Franciæ diuturno tempore quartanis febribus premeretur, et de consilio peritorum minutus a consuetis cibis minime abstineret, proh dolor! apud Mantuam, pridie idus julii, scilicet feria sexta, rebus bene dispositis, spiritum exhalavit, anno regni XLV, et ætatis LIX, et in crastino die sabbati. »

2. Radulph Coggeshal. abb. *Chronic. Anglican.* (éd. Stevenson, p. 195) : « Eodem autem tempore quo concilium illud ab episcopis celebratum est, rex Philippus, apud castellum *de Pasci*, cum multis

sement causé par la cachexie palustre : 5. — « Eo tempore quo
Philippus rex Francorum magnanimus cepit infirmari, cometes
horribilis apparuit in Occidente, pretendens signum mortis
ejusdem et debilitatem regni Francorum ; pro cujus morte
dolendum, si funus haberet amicum. 6. — Anno ab incarnatione
Domini mccxxiii, pridie idus Julii, obiit Philippus rex Francorum illustris apud castrum quod vocatur Medunta ; qui
sensu et industria vir prudentissimus, virtute strenuus, gestis
magnificus, fama preclarus, victoriosus in bellis, ac triumphis
multis et magnis plurimum gloriosus, jus et potentiam regni
Francorum mirabiliter dilatavit, et regalem fiscum ampliavit
in multis ; multos etiam preclaros principes terris, militibus,
armis et opibus prepotentes, regno suo et sibi graviter adver-
santes, debellavit viriliter et devicit. Ecclesiarum quoque
defensor maximus et protector. » (Guillaume le Breton, édit.
Delaborde, p. 323.)

Section 3. — Femme de Philippe-Auguste.

§ 1. **Élisabeth** ou **Isabelle** de Hainaut, fille de Baudoin V
comte de Hainaut et de Marguerite d'Alsace. Née en 1170 ;
épouse en 1180 Philippe-Auguste ; — ✝ 1190.

---

nobilibus principibus suis habuit colloquium de quibusdam baronibus
qui contra eum conspiraverant. Cumque esset ibi, subito invasit eum
quædam lethalis ægritudo, ex qua ab hac luce subtractus est. Nam,
cum sentiret hanc aegritudinem, consilio medicorum suorum phlebo-
omatus est, die scilicet Martis in crastino Septem Fratrum martyrum ;
sed diaetam competentem non observavit, eo quod se melioratum
asserebat. Sequenti vero die, cum morbus invalesceret, confessus
sacram communionem devote accepit, et filios suos, Lodovicum scilicet
atque Philippum, paterno affectu admonere curavit ut pacem inter se
et erga sanctam ecclesiam conservarent. Tertia autem die, cum Parisius adiret, morbo invalescente, ad Mantuam castellum divertit, et
post testamentum magnifice factum feliciter obdormivit in Domino,
anno ætatis suæ lix, ii idus Julii. »

§ 2. *Anamnèse héréditaire.* A. *Père :* Baudoin V comte de Hainaut. Mort d'infection palustre [1]. B. *Mère :* Marguerite d'Alsace. Pas de renseignements.

C. *Grand-père maternel :* Thierry comte de Flandre † 1168. « Theodericus comes Flandriae, strenuus armis, provectus aetate, post plurima periculorum certamina, postque praecla - ros nonnullos actuam suorum labores (nam Jerusalem quater vir nobilis repetiit) hoc anno (1168) praeventus morte, felix Princeps dormitionis diem à Domino felix feliciter accepit. » (*Chronicon Cameracense Aulbert.* IIF, XIII, 526.)

D. *Oncle maternel :* Philippe d'Alsace, comte de Flandre meurt de l'*arnoldia* devant Acre le 1er juin 1191 (voir ci-dessus, p. 255).

§ 3. *Antécédents pathologiques.* Pas de renseignements.

§ 4. *Mort.* La reine accouche de deux jumeaux et meurt

---

1. Gislebert, *Chron. Hannoniae* (IIF, XVIII, 425) : « Quibus peractis, dominus Comes Hanoniensis cum filio suo Balduino Comite Flandrensi... profectus est, ut pro filio suo Comite Flandrensi apud dominum Imperatorem efficere mereretur, ut filius ejus... quaedam feoda quae Comites Flandrenses ab Imperatoribus tenere solent... reciperet. Venientesque in Teutoniam circa Rhenum apud Argentiam civitatem, quae vulgariter *Strabor* dicitur, dominum Imperatorem invenerunt, ibique Balduinus Comes Flandrensis, Comitis Hanoniensis et Marchionis Namurcensis filius, à domino Imperatore debita feoda recepit, et ei hominium cum fidelitate debitum exhibuit; et cum in terra illa aestivo tempore etiam indigenis aëris et aquarum corruptio nimiam afferat infirmitatem, tempore illo, mense augusto, tanta in partibus illis inoleverat infirmitas, quod ipsi indigenae quamplures, relictis civitatibus et domibus suis, ad montana secedebant. Unde dominus Comes Hanoniensis et archiepiscopus Coloniensis et Dux Lovaniensis, multique de eorum comitatu tam milites quàm servientes, nimia occupati sunt infirmitate, quorum quidam ad festinam mortem inde pervenerunt : sed dominus Comes Hanoniensis, præ aliis principibus graviore accepta infirmitate, ad propria rediit; et cum languere cœpisset, Montibus propter meliorem aëris sanitatem venit. Infirmitas autem illa post languores nimios ipsum principem potentissimum et prudentissimum ad mortem usque perduxit. Post longos satisdictae infirmitatis languores in Montibus ibidem a saeculo migravit, anno Dominicae incarnationis MCXCV, mense decembri, XII kal. januarii, octava scilicet die ante diem festum Nativitatis Domini. »

des suites de l'accouchement (15 mars 1190. *Geneal. Com. Flandriae* HF. XVIII, 562 B : 1190. « Quo anno mortua est Elisabeth Francorum regina, neptis Philippi comitis Flandriae. Mortua est autem de duobus geminis. » — Cf. Rigord, I, 97, note 6). — Raoul de Dicet (éd. Stubbs, II, 77) : « Regina Francorum Parisius *laborans in partu* diem clausit extremum. »

§ 5. *État psychique.* Seul renseignement : « Eodem anno Elisabeth Francorum regina... Francis tam militibus quam clericis, et cujuscumque conditionis viris amatissima, a saeculo migravit » (Gisleberti Montensis *Hannoniae chronicon*, HF. XVIII, 402).

SECTION 4. — **Rapport des deux facteurs.**

Consanguinité éloignée par la maison d'Anjou. Cf. le tableau ci-contre.

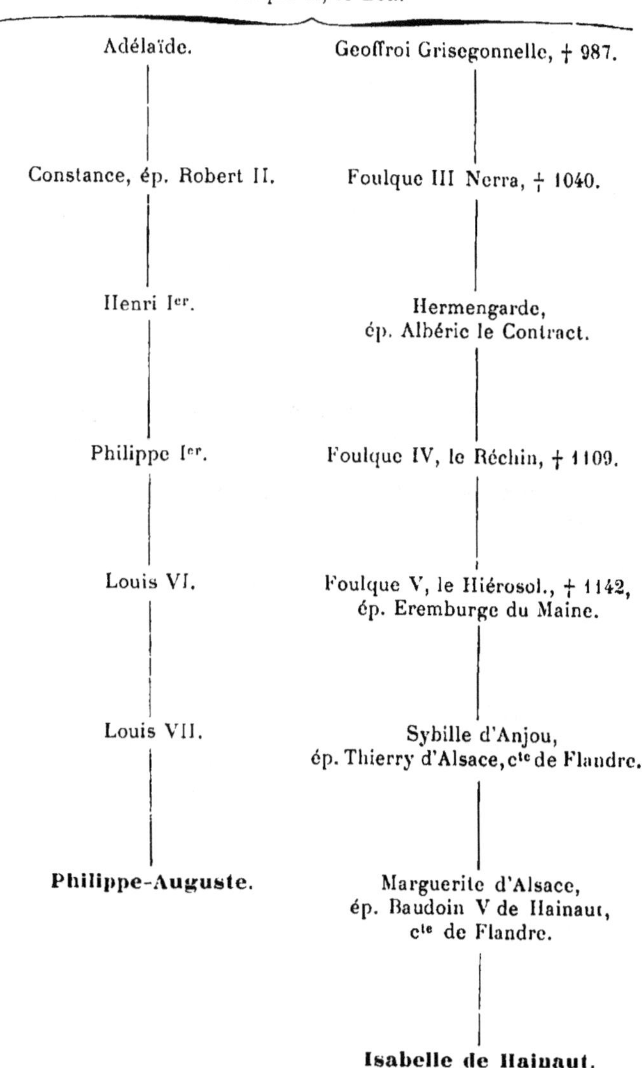
Foulque II, le Bon.
Adélaïde.
Geoffroi Grisegonnelle, † 987.
Constance, ép. Robert II.
Foulque III Nerra, † 1040.
Henri Ier.
Hermengarde,
ép. Albéric le Contract.
Philippe Ier.
Foulque IV, le Réchin, † 1109.
Louis VI.
Foulque V, le Hiérosol., † 1142,
ép. Eremburge du Maine.
Louis VII.
Sybille d'Anjou,
ép. Thierry d'Alsace, cte de Flandre.
Philippe-Auguste.
Marguerite d'Alsace,
ép. Baudoin V de Hainaut,
cte de Flandre.
Isabelle de Hainaut.

CHAPITRE XI

ONZIÈME GÉNÉRATION

§ 1. **Louis VIII** *dit* le **Lion**, roi de France (1187-1226).

SECTION 1. — **Anamnèse personnelle.**

§ 1. *Antécédents physiologiques.*

A. *Habitus extérieur. Chronique* de Péan Gatineau, chanoine de Saint-Martin-de-Tours : « Corpore decens, statura
mediocris, vultu constans, colore pallidus [1]. »

B. *Nutrition et motilité.* Chétive constitution et faiblesse
de Louis VIII : « Nec cibo, nec potui deditus. » — A l'âge
de trente-cinq ans, est qualifié par son père Philippe-Auguste
d' « *homo delicatus et debilis* », incapable de résister au
moindre choc pathologique [2], prévision justifiée par l'évé-

---

1. Chron. anon. d'un chanoine de Saint-Martin-de-Tours (HF.
XVIII, 317) : « Erat enim corpore decens, statura mediocris, vultu
constans, colore pallidus, non de levi motus nec leviter mitigatus,
nec cibo, nec potui, nec luxuriæ deditus, sed in castitate sola uxore
contentus ; in sermone lenis et verax, in judicio justus, sed erga
milites, ut dicebant, avarus ; et quod supereminet, fide catholicus
et literis admodum eruditus. »

2. Guillaume de Puylaurens, *Historia Albigensium* (HF. XIX, 216) :
« Sic inter eventus belli varios et guerræ, duobus fere annis labentibus, comes Amalricus, videns incolarum terræ inconstantiam, et
quod de die in diem in contrarium abirent, terram illustri Regi
Franciæ Ludovico resignavit, et in jure suo fecit totaliter successorem. Cujus pater Rex Philippus negotium ipsium nunquam voluerat

nement, puisque trois ans après le maladif Louis VIII mourait au retour de la croisade contre les Albigeois (à noter la jeunesse des géniteurs au moment de la conception de Louis : la mère, Isabelle de Hainaut, n'avait que seize ans; le père, Philippe-Auguste, vingt et un). Un chroniqueur contemporain, le Tournaisien Philippe Mousket, a remarqué (*Chr. Rim.*, II, vers 27687) que Louis VIII avait hérité de la constitution de sa mère et du teint blond d'Isabelle de Hainaut. Nous verrons cette particularité ethnique de Louis VIII se perpétuer chez son fils saint Louis (cf. Lenain, I, 125).

C. *Fonctions génésiques.* Sévère continence du roi affirmée par Péan Gatineau (voir p. 339, note 1) et par le compilateur postérieur des *Gesta Ludovici VIII* [1]. Sur la chasteté de Louis VIII en Angleterre en 1216, cf. le douteux récit de Giraud de Barri, *De principis instructione*, 133.

§ 2. *Antécédents pathologiques.*
A. Juillet 1191. Dysenterie grave [2].

---

acceptare, defunctus anno Domini mccxxiii, qui dum viveret, quasi futurorum præsagus, sicut referebat dominus Fulco episcopus, qui hoc se ab ipso audivisse dicebat : « Scio, inquiebat, quod post « mortem meam insistent clerici, quod filius meus Ludovicus assu- « mat negotium Albigensium ; et ipse, cum sit homo delicatus et « debilis, laborem illum non poterit ferre et breviter morietur, et « tunc remanebit regnum in manu feminæ et infantium, et periculo « non carebit » ; et ex parte quæ dicebat ex providentia sunt secuta. »

1. *Gesta Ludovici* VIII (HF. XVII, 310) : « Vir catholicus et miræ sanctitatis omnibus diebus vitæ suæ ; nam nunquam carnem suam maculavit, præterquam cum unica uxore sua sibi legitimo matrimonio copulata. »

2. Rigord (éd. Delaborde, I, 111) : « 77. — Sequenti mense, x kalendas augusti, Ludovicus filius Philippi regis cepit egrotare morbo gravissimo qui a physicis dissinteria vocatur, omnibusque de vita desperantibus, factum est de communi consilio, quod sacer conventus Beati Dionysii, jejuniis et orationibus devote premissis, portans secum clavum et spineam coronam Domini et brachium sancti senis Simeonis, cum processione cleri et populi nudis pedibus incedentes et preces cum lacrymis Domino fundentes, ...ad palatium regis, ubi puer egrotabat, venerunt ; et facto ibi sermone ad populum et cum multa lacrymarum effusione, oratione populi fusa pro eo ad Dominum, ad tactum clavi et spinee corone et brachii sancti Simeonis

B. En juin 1206, à Orléans, maladie innommée (Rigord,
éd. Delaborde, p. 164 : « Quo tempore Ludovicus Aurelianis aliquantulum temporis egrotavit, sed per Dei misericordiam cito convaluit »).

§ 3. *Mort.* De juin à septembre 1226 (troisième croisade
contre les Albigeois), Louis VIII assiégea Avignon ; des milliers de Français (22 000 selon l'affirmation exagérée de Roger
de Wendover, éd. Luard, III, 118) périrent, en ces trois mois
d'été, de dysenterie et d'infection palustre. Le retour des
croisés en France eut lieu en octobre par le Languedoc et
l'Auvergne. Mais l'armée emportait avec elle les germes de
l'épidémie ; beaucoup de jeunes seigneurs de l'entourage du
roi succombèrent en route. Frappé l'un des derniers par le
fléau (sans doute le 29 octobre, cf. Lenain, I, 413), le roi dut
s'aliter, le 3 novembre, dans la petite ville de Montpensier en
Auvergne ; il y mourut cinq jours après [1], le 8 novembre 1226,
emporté par une fièvre à forme dysentérique. (Pour le symptôme *dysenterie*, cf. Roger de Wendover, éd. Luard, III, 116 :
« Licet alii asserant, ipsum non veneno, sed morbo dissin-
terico exspirasse ». — Pour le symptôme *délire aigu*, cf. Vincent de Beauvais : *Specul. hist.* HF. XXI, 71 : « Die martis sequenti, apud Montpancier labitur in frenesim [2] ».)

per totum ventrem pueri in modum crucis, eodem die ab imminenti
periculo est liberatus ; et pater suus Philippus rex in transmarinis
partibus existens, eodem die et eadem hora, a consimili morbo curatus. » — Cf. également Guillaume le Breton, édit. Delaborde,
p. 192, n° 57.

1. *Grandes Chron. de Saint-Denis* (IV, 225) : « Après ces choses le
roy issi d'Avignon à tout son ost et s'en vint par Provence. Les
cités et les chastiaux et les forteresces se rendirent a luy en paix
sans guerre faire jusques à quatre lieues assés près de Thoulouse.
Le jeudi devant la feste de Toussains s'esmu pour retourner et
chevaucha tant qu'il vint à Montpencier en Auvergne ; là acoucha
malade d'une moult grant enfermeté, et mourut le dimence emprès
les octaves de Toussains. Jhésucrist en ait l'ame ! »

2. Vincent de Beauvais, *Speculum hist.* (HF. XXI, 71) : « Die jovis
ante festum Omnium Sanctorum, regem ad propria redeuntem infirmitas mortalis invadit. Die martis sequenti, apud Montpancier labitur
in frenesim. Subsequenti autem Dominica, videlicet in octava
Omnium Sanctorum, anno Domini M.CC.XXVI. migrat ibidem ad
Christum. »

Le chapelain de Raymond VII de Toulouse, Guillaume de Puylaurens, rapporte dans son *Historia Albigensium* le traitement qu'on tenta d'appliquer au roi dans sa dernière maladie. Si l'anecdote racontée par ce chroniqueur n'est pas une simple imitation des contes édifiants de G. de Barri (sur la valeur historique de l'exact Guill. de Puylaurens, cf. P. Meyer *Introd. à la chron. des Albigeois*, p. XIII-XVI), les médecins auraient cherché à éteindre le délire du malade par un procédé thérapeutique dont l'évêque de Toulouse Folquet († 1231) fit plus tard la confidence au chapelain de Raymond VII (« *sicut audivi a viro fide digno referri* »).

La *frenesis* ou délire aigu se présentant rarement dans la dysenterie pure, les médecins rapprochèrent ce trouble cérébral de l'excessive continence du roi (cf. ci-dessus, § 1 de cette section, *Antécéd. phys.*). En posant ce diagnostic étiologique de troubles nerveux d'origine génésique, ils cédaient à l'idée préconçue du moyen âge (chaque siècle médical a la sienne) qui voyait dans la fonction sexuelle le facteur essentiel de la neuropathologie. La conception médiévale du rapport entre l'acte génésique et les neuropathies était d'ailleurs l'inverse de la nôtre. Dans le trouble nerveux, c'est l'*excès* sexuel que nous incriminons aujourd'hui comme cause provocatrice : c'était au contraire la *continence* qu'incriminait la pathologie du moyen âge. Préoccupée d'accorder les prescriptions religieuses sur la chasteté avec l'équilibre psychophysiologique (cf. la locution *minuere monachum*), elle ne pouvait s'empêcher de retrouver partout cette action morbide de l'abstinence sexuelle. L'indication thérapeutique *contraria contrariis* ressortait ici du diagnostic. Pour le spécifique prescrit à Louis VIII (*virginem speciosam ac generosam*), je renvoie le le lecteur au texte de Puylaurens [1].

---

1. Guillaume de Puylaurens, *Historia Albigensium* (HF. XIX, 217) : « Erat autem quod relevari posset, ut dicebatur, usu feminæ ægritudo; quod, sicut audivi a viro fide digno referri, sentiens vir nobilis Arcambaldus de Borbonio, qui in ejus erat societate, posse juvari Regem amplexu feminæ, quæsitam virginem speciosam ac generosam, atque edoctam qualiter Regi se offerret et loqueretur quod non libidinis desiderio, sed auditæ infirmitatis auxilio advenisset, dormiente Rege, a cubiculariis ejus de die fecit in thalamum

Au lieu de rechercher de quelle conception physiologique cette méthode thérapeutique pouvait découler, Voltaire, avec son intelligence habituelle de l'histoire du moyen âge, a trouvé plaisant de résumer à la façon des Encyclopédistes cette anecdote médicale du xiiie siècle : « C'est ici le lieu de relever un étrange conte que font tous nos historiens. Ils disent que Louis VIII étant au lit de la mort, les médecins jugèrent qu'il n'y avait d'autre remède pour lui que l usage des femmes ; qu'ils mirent dans son lit une jeune fille, mais que le roi la chassa, aimant mieux mourir, disent-ils, que de commettre un péché mortel. Le P. Daniel, dans son histoire de France, a fait graver cette aventure à la tête de la vie de Louis VIII comme le plus bel exploit de ce prince. Cette fable n'est, comme tous les autres contes de ce temps-là, que le fruit de l'ignorance. Mais on devrait savoir aujourd'hui que la jouissance d'une fille n'est point un remède pour un malade ; et, après tout, si Louis VIII n'avait pu réchapper que par cet expédient, il avait Blanche sa femme, qui était fort belle et en état de lui sauver la vie. Le jésuite Daniel prétend donc que Louis VIII mourut glorieusement en ne satisfaisant pas la nature, et en combattant les hérétiques. Il est vrai qu'avant sa mort il alla en Languedoc pour s'emparer d'une partie du comté de Toulouse que le jeune Amauri, comte de Montfort, fils de l'usurpateur, lui vendit. Mais acheter un pays d'un homme à qui ce pays n'appartient pas, est-ce là combattre pour la foi ? Un esprit juste, en lisant l'histoire, n'est presque occupé qu'à la réfuter. » (*Essai sur les mœurs*, III, 252.)

§ 4. *Légende de l'empoisonnement.* Au dire de Roger de Wendover (III, 316), Louis aurait été empoisonné par le comte Thibaut de Champagne, épris de la reine Blanche de

---

introduci : quam Rex evigilans, cum vidisset aspirantem, quæsivit quæ esset et qualiter introïsset ; quæ, sicut edocta erat, ad quid advenerat reseravit ; cui regratiatus Rex ait : *Non ita [necesse] erit, puella ; non enim peccarem mortaliter ullo modo* ; et, convocato dicto viro domino Arcambaldo, mandavit eam honorifice maritari. Rex autem iste et re et nomine dignus alios regere, qui tanta virtute se regebat, qui, si possibile esset mortem [eluctari] corporalem, per peccatum noluit evitare. »

Castille (« Tunc comes, ut fama refert, procuravit regi venenum propinari ob amorem reginae ejus, quam carnaliter
illicite adamavit ; unde libidinis impulsu stimulatus moras
ulterius nectere non valebat »).

MM. Petit-Dutaillis (*Louis VIII*, p. 326) et Élie Berger
(*Hist. de Blanche de Castille*, p. 44) ont nettement établi
(contre Michelet, VI, 411) la non-existence de ce crime
passionnel.

§ 5. *État psychique*. Pour l'étude du caractère de Louis VIII,
nous renvoyons le lecteur à la récente monographie où
M. Petit-Dutaillis vient de révéler de si rares qualités d'historien. Rien à relever au point de vue psychopathique
chez ce prince placide, d'intelligence médiocre, de caractère
indécis, « étranger (dit son contemporain l'Anglais Roger de
Wendover) aux ruses et à la perfidie de son père », — et
qui — à l'inverse de Philippe-Auguste (*de facili motus, de
facili mitigatus* (voir Ch. X, 246, note) — était, selon Péan
Gatineau — « *non de levi motus, nec leviter mitigatus* »
(voir p. 339, note 1).

Nous avons vu ci-dessus (*Section* 1, § 1, B) Philippe
Mousket noter que Louis VIII avait hérité non seulement
le teint blond d'Isabelle de Hainaut, mais encore le tempérament flamand de sa mère (« Philippo successit Ludowicus
filius ejus; sed multum dissimiles hic vir et ille puer. »
Math. Paris, éd. Luard, III, 82). L'observation du chanoine de Tours sur la lenteur et la persistance des réactions
nerveuses chez le roi confirme la remarque du chroniqueur
tournaisien.

SECTION 2. — **Femme de Louis VIII.**

§ 1. **Blanche de Castille** (1188, Élie Berger, p. 3, note 1.
— † 1252), fille d'Alphonse VIII le Noble, roi de Castille, et
d'Éléonore d'Angleterre. Épouse (1200) Louis, plus tard
Louis VIII roi de France.

§ 2. *Anamnèse héréditaire paternelle*. Père : Alphonse VIII,
le Noble, roi de Castille.

A. *Antécédents physiologiques*. Motilité, Nutrition, Système
nerveux, pas de renseignements. — Fonctions génésiques :
Contrairement au dire de Florez (*Reynas Catholicas*, I, 413)
et à celui de Mondejar (*Memorias del rey Don Alonso*, 68)
répétés par Lafuente (*Hist. de Esp*. V, 134), — Amador de los
Rios (*Hist. de los Judios de España*, I, 335) et Schirrmacher
(*Geschichte Castiliens im 12. und 13. Jahrhundert*, Gotha,
1881, p. 681) ont définitivement établi l'exactitude de l'assertion de la *Crónica general* du roi Alphonse X relative à la
longue liaison du père de Blanche de Castille avec une belle
juive de Tolède, liaison impie aux yeux des contemporains et
que Dieu punit en laissant écraser Alphonse à Alarcos par
les Musulmans (*Crónica general*, éd. Docampos, P. IV, 345) :
« en guisa, que non se podie partir della por ninguna manera,
nin se pagava tanto de otra cosa ninguna : e estovo encerrado
con ella poco menos de siete años, que non se membrava de
si nin de su reyno, nin de otra cosa ninguna. » Pour le rapport de cette affirmation de la *Crónica general* à la réalité,
cf. Amador de los Rios, *l. c.*

B. *Antécédents pathologiques*. Pas de renseignements.

C. *Mort*. Relatée sans aucun détail biologique dans Mondejar, *Memorias*, p. 274.

§ 3. *Anamnèse héréditaire maternelle*[1]. Elle s'établit conformément au tableau ci-contre.

§ 4. *Antécédents physiologiques*.

A. *Habitus extérieur* : « Eleganter composita in corpore,
in aspectu, in pulchritudine ». Math. Par. II, 128.

B. *Motilité, Nutrition, Système nerveux*. Pas de renseignements.

----

1. Voy. ch. V, pp. 178-199, l'anamnèse héréditaire maternelle de
Blanche de Castille du côté de la maison d'Anjou.

Ici devait se placer, dans cette nouvelle édition, l'anamnèse héréditaire maternelle de la reine du côté de la maison d'Angleterre. J'en
ai trouvé l'étude inachevée dans les notes de M. Brachet. (A. B.-K.)

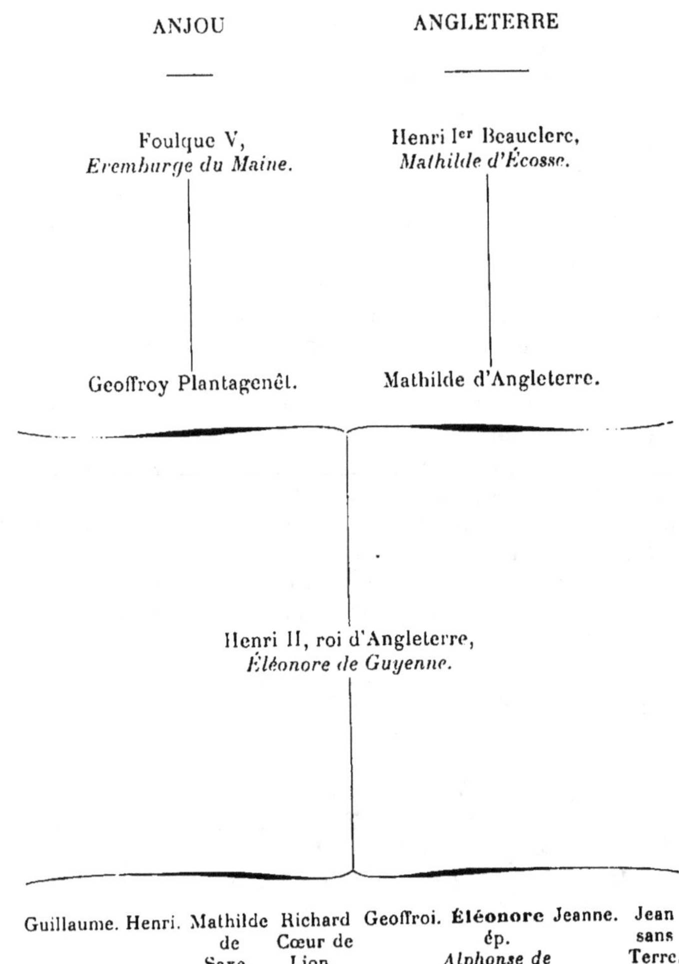

ANJOU

ANGLETERRE

Foulque V,
Eremburge du Maine.

Henri Ier Beauclerc,
Mathilde d'Écosse.

Geoffroy Plantagenêt.

Mathilde d'Angleterre.

Henri II, roi d'Angleterre,
Éléonore de Guyenne.

Guillaume. Henri. Mathilde   Richard   Geoffroi.   Éléonore   Jeanne.   Jean
de   Cœur de   ép.   sans
Saxe.   Lion.   Alphonse de   Terre.
                                   Castille.

C. *Fonctions génésiques*. Les désordres de sa grand'mère
Éléonore de Guyenne, les excès sexuels de son grand-père
Henri II pèsent sur l'hérédité de Blanche. On sait, d'autre
part, combien la mère de saint Louis rappelle le grand roi
anglais par le côté autoritaire et impérieux de son caractère :
existerait-il encore une autre trace de cet atavisme dans
l'héritage physiologique de Blanche envisagé au point de vue
sexuel?

Les mœurs de Blanche furent, durant sa régence, l'objet
des plus vives attaques de la part de certains de ses contemporains. Ligués contre la reine pendant la minorité de saint
Louis, les grands vassaux s'efforcèrent de discréditer la régente
espagnole, l'accusant d'avoir été successivement la maîtresse
du comte Thibaut de Champagne et du légat du pape, Romano
Frangipani, cardinal de Saint-Ange (Roger de Wendover,
Luard, III, 196 : « Quocirca magnates, se a regis fidelitate
subtrahentes et reginae, Francorum regnum per guerram tur-
bare coeperunt. Indignabantur enim talem habere dominam,
quae, ut dicebatur, *tam dicti comitis quam legati Romani
semine polluta*, metas transgressa fuerat pudicitiae vidua-
lis »).

En ce qui concerne Thibaut de Champagne (Roger de
Wendover, III, 116 : « Comes Campaniensis, ut fama refert,
procuravit regi venenum propinari ob amorem reginae
ejus, quam *carnaliter* illicite adamavit »), MM. d'Arbois de
Jubainville (*Hist. des comtes de Champagne*, IV, 215, 280) et
Élie Berger (*Hist. de Blanche*, 145-150) ont, par de bons arguments, conclu à la négative.

Quant à la prétendue liaison de Blanche de Castille et du
légat, cette outrageuse accusation qui ne repose pour nous
sur aucun texte sérieux trouva, comme on sait, plus d'un
écho parmi les contemporains. Cf. l'épigramme (Mathieu
Paris, éd. Luard, III, 169) des clercs parisiens chassés de
l'Université par la Reine (1229) sur le conseil du légat :

« Heu morimur strati, vincti, mersi, spoliati :
   « *Mentula legati nos facit ista pati*.»

Cf. également la bizarre légende recueillie par le conteur

populaire le Ménestrel de Reims [1] et qui nous montre Blanche « rétablissant (comme dit Natalis de Wailly) sa réputation aux dépens de sa pudeur ».

Cette accusation contre Romano et contre la Reine (le moine Mathieu Paris, III, 119, n'en défend Blanche et le légat qu'en insinuant ce correctif peu charitable : « benignus autem animus *dubia* in melius interpretatur ») fut-elle portée jusqu'au conclave ? Lorsqu'à la mort de Grégoire IX (1241) Romano prétendit à la tiare, l'empereur Frédéric II, en s'opposant à l'élection du cardinal, excipa (au dire du chroniqueur anglais) de l'indignité du prélat : « Tres cardinales elegerunt Romanum, cui electioni opposuit se Imperator : habuit enim ipsum infamem... quinetiam dicebatur corrupisse reginam [Franciae Blanchiam] » (Mathieu Paris, éd. Luard, IV, 165).

§ 5. *Antécédents pathologiques.* En février-mars 1251, grave maladie de la Reine (Raynaldi ann. 1251, art. 20) ; la symptomatologie fait défaut.

Sur cette affection de Blanche, cf. lettre du pape Innocent IV à la reine (18 mars 1251), et Élie Berger (*Saint Louis et Innocent IV*, 364, — *Hist. de Blanche de Castille*, 389).

---

1. *Récits d'un Ménestrel de Reims* (éd. Wailly, p. 96) :

« 185. — Et encor fist il pis car il enmist la roïne qu'elle estoit grosse dou chardenal Romain, dont il se mentoit. Mais la roïne n'en faisoit nul semblant, ainsois... fist la roïne semonre touz ses barons fievoiz et prelaz et l'evesque ausi de Biauvais ; et tuit vinrent au parlement.

« 187. — Et la bonne roïne sage se pensa de grant sens, et n'avoit oublié la vilonnie que li evesque de Biauvais avoit dit de li ; car elle se despouilla en pure chemise, et s'afubla d'un mantel, et issi de sa chambre ainsi. Et s'en vint en la sale où li prince et li prelat estoient, et fist faire pais par les huissiers ; et quant la noise fu abaissie, elle monta sour une table dormant à deus piez, et dist, oiant l'evesque de Biauvais qui estoit presenz : « Seigneur, esgardeiz « moi tuit ; aucuns dit que je sui enceinte d'enfant. » Et lait cheoir son mantel sour la table, et se tourne devant et derriere tant que tuit l'orent veue ; et bien paroit qu'elle n'avoit enfant en ventre.

« 188. — Quant li baron virent leur dame qui nue estoit, si saillirent avant et li afublerent son mantel, et la menerent en sa chambre, et la firent vestir ; et puis revint au parlement, et mout i ot parlei d'unes choses et d'autres. A la pardefin furent mandei li bourjois... »

§ 6. *Mort*. Consécutive à l'explosion de troubles cardiaques.
Grandes Chroniques (HF. XXI, 116) : « L'an de grace mil cc.lii,
avint que la royne Blanche estoit à Meleun-sur-Saine ; si li
commença le cuer trop malement à doloir, et se senti pesante
et charchiée de mal. Si fist hastivement trousser son harnois
et ses coffres et s'en vint hastivement à Paris : là fu si contrainte
de mal qu'il li couvint à rendre l'âme. » La durée de cette
affection (non autrement définie) semble avoir été d'une
semaine environ [1].

§ 7. *État psychique*. Rien à noter au point de vue clinique
chez cette femme énergique, habile, autoritaire et (sauf quel-

---

1. *Vie de Saint-Louis* par le confesseur de la reine Marguerite (HF.
XX, 64) : « En la maladie de laquele ele morut, ele reçut le benoiet
vrai cors Jhesu-Christ de l'evesque de Paris ; et avecques ce, par
cinq jours ou par six, ele reçut l'abit des nonnains de l'ordre de
Cystiax. En apres, comme ele aprochast à la mort et elle eust esté
par grand espace de tens sanz parler, ele fut tresportee à un lit où il
n'avoit point de coute, ainçois estoit ilecques mise une sarge sus le
fuerre sanz plus. Et comme ele eust esté un pou en cel lit, et les
prestres qui estoient devant li, fussent aussi comme tous esbahis, et
ne se pourveoient point de dire commendacion, ele meesmes
commença commendacion et dist ces paroles : *Subvenite sancti
Dei*, etc., et ele dist ce à mout grant grief et à voiz deliee et basse ; et
adonques commencierent les prestres commendacion ; et croit l'en
que ele dist d'une part six vers ou plus avec eux ; et ilecques ainçois
que la commendacion de s'ame fust finee, ele trespassa. »
Déposition de Charles d'Anjou pour la canonisation de saint Louis
(Notices et Documents pour la Société de l'Histoire de France, 1885,
p. 175) : « VII. Ipsa, per quinque vel sex dies ante mortem suam in
abbatia Pontisare, quam fundaverat, decubens, habitum monialium
petiit sibi dari, et accepit de manu episcopi Parisiensis, a quo sacram
comunionem receperat illa die ; et cum ille, dando sibi habitum,
adderet conditionem si moreretur, illa dixit quod ymo in vita
et morte volebat fieri monialis, et ex tunc abbatisse in omnibus
obedivit sicut quecumque minima monialis. Cumque, receptis
sacramentis, mori, loquela perdita, iam propinquaret, presentibus
sacerdotibus et clericis nescientibus quid agerent, ipsamet incepit
officium recommandationis anime sue, dicens : « *Subvenite sancti
Dei!...* » ; et illis prosequentibus, dum illa inter dentes paululum
prosecuta fuisset, sancta illa anima soluta est, unde sancta radix
sanctos ramos protulit, non solum regem sanctum, sed et comitem
Atrebatensem, martirem gloriosum, et comitem Pictavensem,
affectu... »

ques courts moments de violence) d'un si rare équilibre
mental : « Magnanima Blanchia, sexu femina, consilio mas-
cula, Semirami merito comparanda, » dit son contemporain
l'Anglais Mathieu Paris (V, 354), écrivain hostile à la France.
— Primat (HF. XXIII, 8) : « Blanche gouverna, non pas par
vertu féminine, mès vertueusement comme s'ele fust homme ».
Pour l'étude détaillée du caractère de Blanche, cf. le beau
portrait qu'a tracé de cette grande reine M. Elie Berger, aux
pages 417-423 de son *Histoire de Blanche de Castille*
(Paris, 1894).

Section 3. — Rapport des deux facteurs.

Louis VIII et Blanche de Castille descendent l'un et l'autre
du roi de France Robert le Pieux. Cf. tableau I, ci-contre.

Outre cette première consanguinité, il en existe une
seconde entre Louis VIII et Blanche par la maison d'Anjou
comme l'ont démontré Pfister (*Robert le Pieux*, p. 61) et Lot
(*Derniers Carolingiens*, p. 364-366) contre Mabille (*Introd. aux
Chroniques des comtes d'Anjou*, p. LXXVI). — Cf. ci-
dessus, p. 178-199; et le tableau II, ci-contre.

Enfin Louis VIII et Blanche sont une fois de plus consanguins par la maison d'Anjou, Louis VIII descendant également de cette maison par sa mère Isabelle de Hainaut (voy.
ci-dessus le tableau p. 201).

Saint Louis accumule donc trois hérédités de la maison
d'Anjou. Dans celle-ci on trouve (nous l'avons vu ci-dessus
pp. 177-200), si l'on peut se fier aux récits des chroniqueurs,
des phénomènes névropathiques à symptômes précis comme
l'impulsion et la férocité (p. 183-184), la violence et la méchanceté (p. 200), la langueur et l'imbécillité (p. 185), la folie
(p. 186-187), ou simplement l'irascibilité avec l'agitation
(p. 185-189), et des phénomènes somatiques précieux au
point de vue diagnostic, comme l'apoplexie (p. 178-179),
ou l'hypomnésie (p. 192).

L'étude que j'ai faite de l'hérédité paternelle de Louis IX
(branche capétienne), nous permet d'établir que cette hérédité se traduit par la formule du neuro-arthritisme.

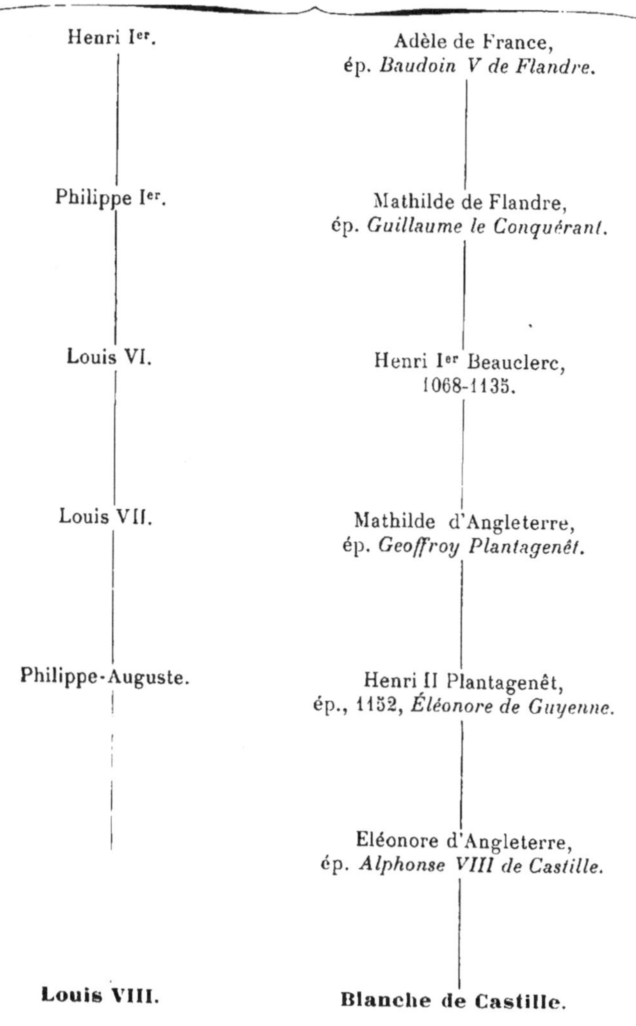

Robert II, le Pieux.

Henri Ier.

Adèle de France,
ép. *Baudoin V de Flandre*.

Philippe Ier.

Mathilde de Flandre,
ép. *Guillaume le Conquérant*.

Louis VI.

Henri Ier Beauclerc,
1068-1135.

Louis VII.

Mathilde d'Angleterre,
ép. *Geoffroy Plantagenêt*.

Philippe-Auguste.

Henri II Plantagenêt,
ép., 1152, *Éléonore de Guyenne*.

Eléonore d'Angleterre,
ép. *Alphonse VIII de Castille*.

Louis VIII.   **Blanche de Castille.**

Tabl. I.

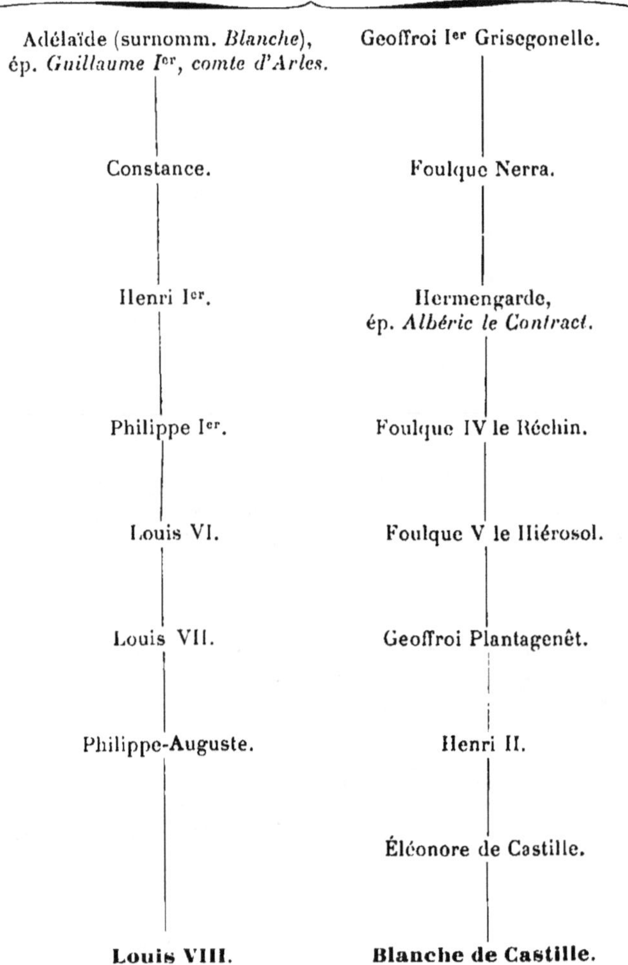

Foulque II le Bon,
comte d'Anjou.

Adélaïde (surnomm. *Blanche*),   Geoffroi Ier Grisegonelle.
ép. *Guillaume Ier, comte d'Arles.*

Constance.   Foulque Nerra.

Henri Ier.   Hermengarde,
                                         ép. *Albéric le Contract.*

Philippe Ier.   Foulque IV le Réchin.

Louis VI.   Foulque V le Hiérosol.

Louis VII.   Geoffroi Plantagenêt.

Philippe-Auguste.   Henri II.

                                         Éléonore de Castille.

Louis VIII.   **Blanche de Castille.**

Tabl. II.

CHAPITRE XII

DOUZIÈME GÉNÉRATION

§ 1. **Louis IX**, roi de France (1214-1270).

Avec saint Louis prend fin la série des douze générations
(852-1270) qui composent l'hérédité commune de Charles V et
de Jeanne de Bourbon, le père et la mère de Charles VI. Des
six fils du roi, l'aîné, Philippe III le Hardi, sera le trisaïeul de
Charles V, — le dernier, Robert de Clermont, l'arrière-grand-
père de la belle reine Jeanne de Bourbon.

C'est dire l'importance, pour l'anamnèse de Charles VI, de
l'histoire biologique de Louis IX, souche commune des géniteurs du roi fou. Après les travaux de Wallon, d'Élie Berger,
de Ch.-V. Langlois, d'A. Molinier, la formule mentale de Louis
est fixée et ce que Langlois a si bien appelé « la puissante et
charmante originalité du saint roi ». La formule somatique
de Louis IX reste à établir.

SECTION 1. — **Anamnèse collatérale.**

§ 1. Sur les douze enfants de Louis VIII et de Blanche de
Castille, cf. Élie Berger, *Hist. de Blanche*, p. 15, et Petit-
Dutaillis, *Hist. de Louis VIII*, p. 331. — De ces enfants :

1° Sept sont morts en bas âge : une fille née et † 1205 —
Philippe 1209-1218; — deux jumeaux nés en 1213, †avant 1218
(Berger, p. 15, note 1); — Jean 1219-1226; — Philippe
(Dagobert) né en 1222, †? — Étienne né et † 1226.

2° Une fille Isabelle (1224-1269) dépasse l'âge adulte. Pas de
renseignements biologiques (cf. *La vie d'Isabelle, sœur de*

Saint Louys, par Agnès de Harcourt, dans l'éd. de Joinville de Ducange, 1688, in-fol.).

3° Restent saint Louis, Robert d'Artois, Alphonse de Poitiers, Charles d'Anjou. Leur contemporain le franciscain Thomas de Pavie (Thomas Tuscus † 1283) a tracé, de ces quatre frères, dans ses *Gesta Imperatorum*, un parallèle caractéristique au double point de vue psychique et physiologique. Saint Louis et Alphonse « mansueti nimis fuerunt et plani, corpore debiles et armis imbelles » (*Monum. German.* XXII, 519), — Robert d'Artois et Charles d'Anjou « viri plurimum animosi, fortes corpore et robusti, armis strenui et nimium bellicosi » (*Id.* ibid.). Par la mort violente de Robert d'Artois (tué en 1250 à Mansourah), l'hérédité collatérale se réduit, au point de vue de l'anamnèse pathologique, à Alphonse de Poitiers et à Charles d'Anjou.

Partie 1. — Alphonse de Poitiers.

§ 1. **Alphonse** (1220-1271), comte de Poitiers (1241), puis comte de Toulouse (1249) par son mariage (1237) avec Jeanne, fille de Raymond VII, comte de Toulouse.

Section I. — Antécédents physiologiques.

§ 1. *Nutrition, Système nerveux, Fonctions génésiques.* Pas de renseignements.

§ 2. *Motilité.* Normale jusqu'à la date de 1252 : en 1241 est armé chevalier (HF. XX, 605, etc.); — en 1242, est blessé à l'assaut de Fontenay (HF. XX, 336, etc.); — sur l'ordre de saint Louis fait l'office d'ouvrier maçon pour la construction d'un mur à l'abbaye de Royaumont [1] ; — va rejoindre son frère en Palestine (1249-1250).

A partir de 1252, sous l'influence de causes que nous étudierons plus loin, troubles graves de la motilité.

Section II. — Antécédents pathologiques.

§ 1. En 1252, affection aiguë non définie. Antérieure au

---

1. *Vie de Saint Louis* par le confesseur de la reine Marguerite (HF. XX, 87) : « Encores, comme len feist un mur en labeie de

28 novembre (J. de Laborde, *Layettes du Trésor des Chartes*
III, 170, n° 4030 [1]), sans doute en juillet, à Saint-Germain-

---

Roiaumont, li benoiez Rois qui demoroit en cel tens en son manoir
d'Anieres, qui est assez pres de ladite abeie, venoit souvent a cele
abcie oïr la messe et lautre servise, et pour visiter le lieu : et comme
les moines ississent, selon la costume de leur ordre de Cistiax, apres
heure de tierce au labour et a porter les pierres et le mortier au lieu
ou len fesoit ledit mur; li benoiez Rois prenoit la civiere et la portoit
charchiee de pierres et aloit devant, et un moine portoit derrierre ;
et einsi fist li benoiez Rois par pluseurs fois el tens devant dit ; et
einsi en cel tens li benoiez Rois fesoit porter la civiere par ses freres
monseigneur Robert, *monseigneur Alfons* et monseigneur Challes,
et avoit avec chascun dels un des moines desus diz a porter la
civiere d'une part. Et pource que ses freres voloient aucune foiz
parler et crier et joer, li benoiez Rois leur disoit : « Les moines
tiennent orendroit silence et ausi la devon nos tenir. » Et comme les
freres du benoiet Roy charchassent mout leur civieres et se vosissent
reposer en mi la voie, ainçois que il venissent au mur, il leur disoit :
« Les moines ne se reposent pas, ne vous ne vos deves pas reposer. »
Et ainsi li sainz Rois enformoit sa mesniee a bien fere. »

1. J. de Laborde, *Layettes du Trésor des Chartes*, III, 170, n° 4030
(ann. 1252, avant le 28 novembre) : « Excellentissimo et reveren-
tissimo domino suo, Ludovico, Dei gracia Francie regi serenissimo, Philippus, capellanus domini comitis Pictavensis et Tholosani,
parvitatis sue devotum et humilem famulatum. Cum vestre celsi-
tudini sepius scribere proposuerim, substiti plerumque timidus, non
quia debita deesset devocio, set quoniam nondum mihi quidquam
occurrerat quod, meo judicio, vestris auribus dignum esset. Quippe,
si vestre preminencie scriberem statum regni, per dominam reginam
et dominos fratres vestros vobis pluries intimatum, superfluum
merito videretur; quod si meum offerrem obsequium, exilis et modi-
cus et tamen ex animo totus vester, rem parvam nec magestate
regia satis dignam inserere litteris judicarer. Nunc autem quod
scribam habeo, Deo gratum, ut arbitror, cujus creditur ordinatum
instinctu, quod videlicet dominus comes, gravi satis infirmitate
detentus, in actorem tamdem salutis respiciens, crucis caractere, in
honorem ipsius, voluit insigniri. Sicque salutaris signi presidio ab
egritudinis sue periclo liberatus, hanelat toto spiritu, quam cicius
poterit, in Terre Sancte reverti subsidium, ad vindicanda vobiscum
opprobria Crucifixi. Licet vero, si carnaliter saperem, in hoc
et in proposito perturbarer, comodum tamen attendens quod
jam sensit in corpore et quod aquiret in spiritu longe majus, desi-
derium eciam illud advertens, quod faciem vestram desiderat et
laboris participium non declinat, serenitati vestre hec duxi cum
gandio nuncianda ; vestre clementie supplicans quatinus mihi, vestro-

en-Laye (Élie Berger, *Hist. de Blanche de Castille*, p. 403).

Y a-t-il rapport de cause à effet entre les dix mois de séjour d'Alphonse en Palestine (1249-1250) et l'explosion de cette maladie aiguë? Nous l'ignorons. Selon Mathieu Paris (éd. Luard, V, 175) Alphonse revient de Palestine « *sanus et incolumis* ». De son côté le fantaisiste Ménestrel de Reims dit qu'en août 1250 saint Louis renvoya en France « le comte de Poitiers et le comte d'Anjou « qui estoient trop maladifs » (*Ménestrel de Reims*, éd. Wailly, p. 204). Ces « maladies » furent sans doute le prétexte qu'on invoqua pour masquer au public les raisons politiques du retour des deux frères en Europe. Plausible pour Charles d'Anjou (sur les graves accès palustres de Charles en Orient, cf. ci-dessous, p. 377), ce prétexte put-il être également invoqué en faveur d'Alphonse? Nous ne pouvons le dire, et dans l'état actuel de nos connaissances nul lien n'apparaît entre le séjour d'Alphonse en Orient (il quitte la Palestine en août 1250) et la maladie qui, deux ans plus tard, vient frapper ce prince à Saint-Germain-en-Laye (juillet 1252).

§ 2. Le chapelain d'Alphonse, chargé par saint Louis de le tenir au courant de la santé du prince, écrit au Roi en Palestine qu'Alphonse vient d'être gravement malade, sans toutefois joindre à sa lettre le diagnostic des médecins. Il ajoute qu'au moment où il écrit la convalescence du frère du roi marche sans incidents (« Ab egritudinis sue periclo liberatus, hanelat toto spiritus, quam cicius poterit, in Terre Sancte reverti subsidium, ad vindicanda vobiscum opprobria Crucifixi. » Voir la note 1, p. 355). — Postérieurement à cette lettre, la convalescence d'Alphonse est brusquement arrêtée par l'explosion d'une paralysie d'emblée (« paralisi *percussus* », Mathieu Paris, V, 311). Combien de temps encore se prolongea cet état de troubles paralytiques? Nous savons seulement que cette paralysie d'Alphonse persistait encore sans aucune modification à la date de la mort de Blanche de Castille (fin novembre 1252) :

---

rum minimo, indulgere, si placet, dignemini, si quid demerui quia nichil hactenus vobis scripsi. Conservet et salvet vos, reverendissime domine, ille qui regibus dat salutem ».

Mathieu Paris (éd. Luard, V, 311) : « *Andefulsus frater regis Francorum, comes silicet Pictaviae, irremediabiliter infirmatur*. Andefulsus autem, frater regis Francorum et comes Pictaviac, paralisi percussus, in dolorem tam fratris regis quam matris irremediabiliter infirmatus... »

Id. *ibid.* : « *Blanchia super his certificata inconsolabiliter dolet*. Haec autem audiens, dominarum excellentissima Francorum regina domina Blanchia, videlicet quod... tertius ejus filius Andephulsus, comes videlicet Pictaviae, incurabiliter aegrotaret... »

Id. *ibid.* « *De morte Blanchiae Francorum reginae*... Cujus mortem Francis lugubrem ac dampnosam dolor multiplex anticipavit, scilicet... Comitis insuper Pictavensis Andefulsi morbus incurabilis. »

§ 3. Combien de temps encore après la mort de Blanche persista cette paralysie de convalescence (forme clinique bien connue sur laquelle nous reviendrons plus loin)? Fut-elle incurable comme l'affirme l'écrivain anglais? Toute assertion de chroniqueur en général (et toute affirmation de Mathieu Paris relative à la France en particulier) ne doit être acceptée qu'après vérification par une source de contrôle. Or cette pierre de touche nous fait ici défaut.

Tant que M. Aug. Molinier ne nous aura pas donné le graphique de la motilité du prince pour les années 1252-1270 (c'est-à-dire l'*Itinéraire* d'Alphonse), l'examen critique de l'assertion de Mathieu Paris ne sera pas possible. Nous pouvons toutefois déterminer les limites extrêmes, au point de vue chronologique, de l'affirmation du narrateur anglais. Cet historien meurt en 1259 sans avoir eu le temps de pousser plus loin que l'année 1253 la révision de la dernière partie de sa Chronique (Luard, VII, 123 ; — Mullinger, *Rev. Hist.* XXVI, 334 ; — Bémont, *Rev. Crit.* 1884, art. 169, p. 287). On ne peut donc fixer plus bas que 1253 la valeur probante de l' « *incurabiliter aegrotans* ».

Nous pouvons même affirmer la guérison du prince très peu de temps après cette date, puisque nous le voyons en 1254 (Ledain, p. 43) faire le voyage de Poitou. Toutefois cette guérison resta fort incomplète et le prince ne recouvra jamais l'intégrité de ses fonctions motrices comme le prouvent :

A. Le contraste inexplicable entre l'activité d'Alphonse avant et après 1252. Tandis qu'avant sa maladie nous voyons Alphonse, simple comte de Poitiers, parcourir fréquemment son apanage, — le frère de saint Louis, devenu comte de Toulouse, n'accorde pas en dix-huit années une seule visite à ses possessions languedociennes. Depuis 1252 jusqu'à la croisade de 1270, Alphonse, sauf quelques rares voyages en Poitou (cf. Ledain, p. 47), ne quitte plus les environs de Paris. « Condamné au repos » (Stein, *Alph. de P.*), il s'astreint à administrer à distance ses immenses provinces méridionales (au prix de quel labeur, on peut le voir dans la monographie d'A. Molinier, *Ét. sur l'administration de S. Louis et d'Alphonse de Poitiers dans le Languedoc*, t. VII et VIII de la nouv. édit. de l'*Hist. du Languedoc* ; — et comme le montrera la suite de la *Correspondance administrative d'Alphonse de Poitiers*, t. I, 1894, in-4°).

Rapprochons de cette sédentarité persistante d'Alphonse pendant les dix-huit dernières années de sa vie la remarque de son contemporain Thomas Tuscus (*Monum. Germ.* XXII, 519) : « corpore debilis et armis imbellis ».

B. La persistance du prince pendant ces dix-huit années à vouloir retourner à Jérusalem pour obtenir la guérison de son état :

En 1252, dans l'espoir de recouvrer la santé, Alphonse reprend la croix (Voir plus haut, note 1, p. 355). Pour les préparatifs de cette nouvelle croisade d'Alphonse, cf. *Layettes du Trésor des Chartes*, l. c., 4080, 4081, 4082. Innocent IV place Alphonse pour la durée de ce pèlerinage armé, sous la protection du Saint-Siège (Berger, *Innocent IV*, 393).

En 1263, le comte de Poitiers appelle en France le Génois Bocca-Nigra qui avait été l'un des organisateurs de la première expédition d'Alphonse en Terre Sainte en 1249 (Boutaric, 113).

La même année, le pape Urbain IV écrit à Alphonse pour le prier de renoncer à ses projets de croisade (Rainaldi *Annales ecclesiastici* anno 1263, n° 14) ; il lui demande d'employer l'argent dont il peut disposer à venir en aide à Charles d'Anjou dans la conquête du royaume de Naples. Malgré l'offre du pape qui s'engage à le relever de son vœu, Alphonse refuse, et ce refus est à lui seul la preuve de la complexité des motifs qui poussaient Alphonse à retourner en Terre Sainte. Malgré l'état précaire de sa santé, Alphonse poursuit (Boutaric, 114) ses préparatifs de croisade. (Sur l'état de santé d'Alphonse à cette date, cf. lettre de Marguerite de Provence à son beau-frère Alphonse, 31 octobre 1263 (Boutaric, p. 106) : « Marguerita, etc… illustri viro Alfonso, etc… De statu vestro cupientes certitudinem obtinere, rogamus vos quatinus per latorem presencium, nos de eodem statu omnino, utinam proficuum sit ac florens, reddatis, cum vestro beneplacito, certiores. Datum apud Sanctum Germanum in Laia, in vigilia Omnium Sanctorum. » Et la réponse du comte de Poitiers : « Super hoc autem quod statum nostrum scire desideratis per vestras litteras exinde vobis scimus bonum gratum, scientes quod in confectione presentium eramus in bono statu, Domino concedente, quod de vobis scire sepius affectamus. Datum apud Corbolium die lune post festum Omnium Sanctorum. »)

En 1270, saint Louis décide de tenter une nouvelle croisade en Palestine ; Alphonse peut enfin remplir son vœu après dix-huit années d'attente, et malgré son état maladif, il part avec l'armée royale. Sur le conseil intéressé de son frère Charles d'Anjou, Louis IX se détourne de sa route pour s'arrêter devant Tunis. Le roi de France y trouve la mort ; son fils Philippe III veut d'abord se rembarquer pour se diriger vers la Terre Sainte et poursuivre l'expédition (*Gr. Chron. de S. Denis*, éd. P. Paris, V, 12 : « Le roy de France regarda qu'il ne pooit pas faire grant prouffit de demourer en ce païs, pour ce meismement que les Sarrasins ne le voulloient attendre à bataille, et ne finoient de glatir, d'abaier ainsi comme chiens, et ne faisoient que travaillier sa gent et puis s'en fuioient contremont les montaignes. De rechief il regarda que s'il prenoit la cité de Tunes par force, que il convendroit que il y laissast de ses barons et de son peuple grant partie, et que tuit cil qui demourroient seroient en peril, car il seroient avironnés de toute pars de leur ennemis, et que son ost en seroit moult amenuisié ; meismement que son propos estoit d'aler oultre en Surie, et de combatre aux Sarrasins que il y trouveroit, et delivrer la des ennemis de la foy crestienne »).

Charles d'Anjou ayant fait prévaloir au conseil l'avis contraire (Lenain, V, 191; — Primat, IIF. XXIII, 80-82; — Mas-Latrie, *Mém. Acad. des Inscript.* IX, 474, nouv. sér.), l'armée des croisés quitte l'Afrique pour rentrer en France (*Gr. Chroniques de S. Denis*, éd. P. Paris, V, 14: « Adonc fu paix criée parmi l'ost, et commandé que nul ne féist mal aux Sarrasins sur la vie perdre. Puis que paix fu faicte, le roy de France et ses barons ne vouldrent plus demourer, si prisrent conseil quelle part il iroient : si regardèrent que il ne povoient point bien accomplir leur pelerinage en manière que ce fust prouffit ; meismement que leur gent estoient trop faibles et tous langoureux des maladies qu'il avoient eues devant Tunes; et si estoit le légat mort qui les devoit adrecier et mener en la Sainte Terre. Et espéciaument que le roy avoit eu mandement par certains messages, de par monseigneur Simon de Neele, garde du roiaume de France, et de par messire Mathieu, abbé de Saint-Denis en France, que il se hastast de venir en sa terre. Et quant il seroit resvertué et reconforté et revenu en santé, si pourroit son veu et son pelerinage accomplir et retourner en la Saincte Terre »).

Tout entier à son rêve de guérison, Alphonse persiste au contraire dans l'accomplissement de son vœu et seul de tous les princes royaux déclare en débarquant à Trapani qu'il entend continuer sa route vers la Palestine (*Vie de Saint Louis* par le confesseur de la Reine Marguerite, IIF. XX, 64: « Messires Alfons, puis que il vint de Thunes à Trapes, pour tenir son dit, avoit en propos de passer tantost la mer, ainçois que il revenist en France ; pour ce qu'il aidast et secorust à la Sainte Terre. Et einsi eust il fet el tens que il trespassa, se il neust esté mené par meilleur conseil a ce que il eust ordoné a reperier un pou de tens en France, pour la volonté Dieu greigneur acomplir et pour fere plus grand proufit a la Terre Sainte. *De quoi il fu moult triste de ce qu'il ne passoit ;* mès que il nestoit pas besoin a la Sainte Terre que il passast adonc la mer si tost »). — Cf. également la déposition de Charles d'Anjou pour la canonisation de saint Louis (*Notices et documents publ. p. la*

Soc. de l'Hist. de France, 1885, p. 175) : « Comes vero Picta-
viensis martir extitit voluntate, cum, mortuo sancto Ludovico, omnes cum rege novo redirent de Tunitio et essent in
portu Trapanensi, et omnes proposuissent redire ad Terram
Sanctam, a festo sancti Johannis ad tres annos supposito
quod rex iret, et hoc omnes maiores preter regem iurassent
firmiter adimplere, ipse comes Pictavensis, non ferens a
Terra Sancta tamdiu absentari, dixit secrete dicto fratri suo
Karolo quod de loco illo volebat sine reditu in Terram Sanctam transfretare, non tamen propter hoc omitteret quin
termino statuto vel iterum iret, si redisset, vel ibi alios expec-
taret ; sed Karolus, iudicans quod pro tunc magis expediebat
Terre Sancte quod ipse plus rediret in Franciam quam ut
transfretaret, propter multas rationes quas ei dixit, sed in sua
depositione non scripsit, dissuasit ei tunc temporis transfretare ; super quo comes, turbatus, quia rationes eum cogebant a suo desiderio retardari... »

§ 4. Parallèlement à ces troubles paralytiques, apparition au
début de l'année 1253 de troubles oculaires graves et menaces
de cécité (J. de Laborde, *Layettes du Trésor des Chartes*, III,
182, n° 4055). Par l'entremise de Raimond-Gaucelin, seigneur
de Lunel, Alphonse recourt en mai 1253 aux conseils du
célèbre oculiste juif Habrahym (Abraham) venu « *de terra
Saracenorum* » (des royaumes mahométans d'Espagne selon
A. Molinier) et établi en Aragon (c'est-à-dire à Montpellier,
alors partie intégrante du royaume de Jacme Ier). Raimond-
Gaucelin dépêche à l'oculiste deux Juifs de Lunel, munis des
instructions nécessaires, en les chargeant de décrire au praticien la maladie du comte.

De la symptomatologie qu'on venait lui soumettre, Habrahym avait à dégager les deux inconnues cliniques du diagnostic et du pronostic. Nous ne possédons de cette
consultation que la seconde partie, soit qu'Habrahym n'ait pas
communiqué son diagnostic aux envoyés, soit — ce qui est
plus probable — que Raimond-Gaucelin n'ait transmis à
Alphonse que la partie qui était pour lui l'essentiel de cet avis
médical, à savoir que la maladie était curable. (« N'oubliez pas,
dit Trousseau dans sa *Clinique de l'Hôtel-Dieu*, que la clientèle

reste indifférente à une erreur de diagnostic ; elle ne vous
pardonne jamais une erreur de pronostic. ») Ce pronostic, que
nous a conservé la lettre du seigneur de Lunel à Alphonse,
vise seulement deux signes. L'oculiste se fait fort de guérir
le frère du roi de France, sous la double réserve :

1° Quant à l'amblyopie, que la diminution de l'acuité
visuelle n'ait pas encore atteint un degré tel que le malade ne
puisse plus distinguer de près de petits objets.

2° Qu'au point de vue chromatique, Alphonse n'ait pas
encore perdu la perception différentielle du vert et du bleu[1].

---

1. J. de Laborde, *Layettes du Trésor des Chartes*, III, 183, n° 4055
(ann. 1253, Lunel 31 mai) : « Serenissimo et Karissimo domino
suo Alfonso, filio domini regis Francie, Dei gratia illustri comiti
Pictavie et Tholose, marchioni Provincie, R(aimundus) Gaucelmi,
dominus Lunelli, fidelis suus, salutem cum parata in omnibus
ad sua placita voluntate. Literas vestre celsitudinis, quas Phy-
lipus Salsarius nobis attulit, recepimus crastina Asscentionis
domini, intellectis verbis, que ipse ex parte vestra nobis retulit diligenter, et incontinenti locuti fuimus cum illis duobus judeis nostris,
quos hostendit dictus Philippus, de quibus dictis judeis nos ad
plenum confidimus, et cum eis et quibusdam aliis inquisivimus diligenter qualiter ipsi sciebant quod ille judeus, pro quo nobis scripsis-
tis, haberet tantam scienciam in egritudinibus oculorum, et pro vero
invenimus quod dictus judeus diu et sepius expertus fuerat in egritudine supradicta ; et dictus judeus dixit predictis judeis nostris quod
*si inveniret tantam virtutem in vestro occulo quod possetis discernere
inter colorem viridem et lividum sive blavum, vel quod possetis discernere etiam rem parvam ab alia infra breve loci spacium*, promittit
dictus judeus, in capitis sui periculo, in brevi tempore vos sanare. Et
dictus judeus est de terra domini regis Aragonum, et vocatur Habrahym, et venit de terra Sarracenorum ad illas partes, causa mer-
cadarie, et est valde dives. Et, audita certitudine quam dicebat,
mittimus ad eum dictos duos judeos nostros, et dictum Phylipum,
ut procurent quod ad vos veniat, omni mora postposita, et nos ei
promittimus et etiam promittemus quascumque securitates ipse
voluerit. Ipse enim multum timet de suo corpore, quod ipsum
velletis, ultra voluntatem suam, penes vos diucius [retinere]. Et
sciatis quod, si dictus judeus venire noluerit propter eos, nos in
propria persona, tam ad eum quam ad [dominum] regem Aragonum
ire proponimus, pro ipso modis omnibus adducendo. Et sciatis quod,
inter alias securitates, ipse petit quod mittatis sibi vestras patentes
literas de conductu, sicut sub tenore quem vobis mittimus, et quod
mittatis domino regi Aragonum vestras literas deprecatorias, quod
dictus judeus ad vos veniat, si oportuerit ; nos tamen sine eo adven-

En dehors de ces deux symptômes, l'oculistique arabe du moyen âge connaissait encore bien d'autres *signa pronostica* de la cécité. Si Alphonse avait présenté dans sa symptomatologie oculaire l'un de ces indices avant-coureurs du mal (et vérifiables à l'examen macroscopique, tels que l'opacité de la cornée, celle du cristallin, etc...) nul doute qu'Habrahym ne l'eût aussi prémuni contre ces troubles fonctionnels, comme il venait de le faire pour la réduction de l'acuité visuelle et la confusion chromatique. En se bornant à incriminer les deux seuls symptômes de l'amblyopie et de la dyschromatopsie, Habrahym a précisé lui-même le degré de ses préoccupations à l'endroit du malade et délimité nettement la nature du danger qui menaçait le comte de Poitiers.

La double question d'Habrahym constitue en soi la meilleure preuve que ces deux symptômes étaient bien les seuls dont pût relever le cas du patient, et qu'aucun des autres signes avant-coureurs de la cécité ne s'adaptait à la séméiologie d'Alphonse.

Reste à vérifier cette déduction par l'étude directe de l'oculistique médiévale : 1º en montrant que les symptômes du comte de Poitiers sont exclusifs des autres signes pathognomoniques de la cécité au xiiie siècle ; — 2º en précisant la signification clinique que le moyen âge donnait à l'amblyopie et à la dyschromatopsie. La prognose étant en outre fonction de la nature et du degré des symptômes, le pronostic — quand il est motivé et conditionnel comme celui qu'a formulé Habrahym — nous servira ensuite à reconstituer par exclusion le diagnostic de l'affection.

Outre Galien et Avicenne (dont l'œuvre résume les travaux de ses devanciers arabes Mésvé, Rhazès, etc...), les sources essentielles pour l'étude de la pathologie oculaire médiévale sont :

---

tum suum credimus impetrare. Quas literas ambas predictas mittatis nobis, si placeat, per presentium portitorem, et sciatis quod judei nostri recesserunt a nobis cum dicto Phylipo, die dominica post receptionem literarum vestrarum, et nos in hiis et aliis, que possent cedere ad vestrum comodum et honorem, atenti sumus plusquam de nostris negociis perducere ad effectum. Et dictus judeus vult hec esse valde secreta. — Datum Lunelli, die sabbati post Assencionem Domini. — Et expediatis, si placet, cito cursorem. »

1° Au point de vue médical le manuel classique connu sous le nom de *Lilium medicinae* dont l'auteur Bernard de Gordon (contemporain d'Habrahym) professait à Montpellier (1285) la médecine arabo-galénique.

2° Au point de vue chirurgical le précieux *Corpus* des anciens chirurgiens français (Henri de Mondeville, Guy de Chauliac, etc...) si magistralement édité par le Dr Nicaise ; — les publications de Pagel (*Die angebliche Chirurgie des Johannes Mesuë jun.* Berlin 1893) et de Daremberg (*Glossulae quatuor Magistrorum super Chirurgiam Rogerii et Rolandi*, Naples 1854).

Pour rester intelligible, cette revue des principes ophtalmologiques du xiii° siècle ne peut être séparée de la théorie physiologique de la vision qui leur sert de base :

Gordon, *Lilium medicinae* (p. 252. Incipit III^a Particula quae passiones oculorum curare docet): « Sicut scribit Galen. (8, *De Juvamentis membrorum*) cerebrum factum est propter oculos, ut oculi essent in eminentiori parte corporis, sicut speculator in arce. Nunc autem a cerebro procedunt duo nervi secundum Galen. (4, *De Morbo*) qui appellantur nervi optici, per quos transit spiritus animalis visibilis usque ad oculum, qui diffundit se per totum oculum usque ad humorem crystallinum, deinde spiritus animalis ille visibilis, multiplicat se ab intus usque ad superficiem oculi, et tunc recipit speciem rei visibilis, quae jactata erat usque ad humorem crystallinum, ubi est prima immutatio colorum, et deinde reportat simulachrum usque ad sensum communem, ubi recipiuntur species receptae in aliis sensibus communibus. Ad hoc igitur servit nervus opticus, ut scilicet portet, et reportet simulachrum usque ad sensum communem. Isti autem duo nervi optici cum protenduntur ex dextro et sinistro conjunguntur per modum crucis, et efficitur in crucis signatione foramen unum tantum, in quo foramine cancellantur idola rerum visibilium : aliter enim contingeret videre unum duo. Deinde bifurcantur iterum post crucem, et dividuntur in duas partes, quarum una vadit ad oculum dextrum, et altera ad sinistrum... »

Mondeville (*Chirurgie*, trad. Nicaise, p. 39) : « Les nerfs des yeux sont creux comme un roseau, suivant Galien, au X° 1.

du *De accidenti et morbo*, chapitre i. Les raisons pour lesquelles ils sont creux sont au nombre de deux: 1º pour que
l'esprit visuel, *spiritus visibilis*, se rende facilement par leurs
cavités jusqu'à l'œil ; 2º pour que les formes des choses visibles arrivent librement par elles au *sensorium commune*. »

Guy de Chauliac *Grande Chirurgie*, éd. Nicaise, p. 44 :
« Les ners optiques sont pertuisez afin qu'ils fussent la voye
de l'esprit. » (Il faudra attendre plus de deux siècles encore
pour voir en 1561 un Pierre Franco s'inscrire en faux contre
la réalité de l'anatomie galénique du nerf optique. Franco,
Chirurgie, éd. Nicaise, p. 152: « Les yeux ont esté vestus et
envelopez de tayes ou membranes, lesquelles vers la pupille
ont esté faites reluisantes, afin de recevoir les images ou pre-
sentations des choses présentées à la cornée resplendissante
dans les humeurs, comme dans un beau miroir : duquel pénè-
trent et sont transportées de l'esprit visuel par les nerfs
optiques, au sens intérieur et commun.... On a escrit que les
deux nerfs des yeux sont caves manifestement. Ce qu'ayant
curieusement regardé et expressément recherché, n'avons
trouvé cavité à aucune en iceux : au moins que l'on puisse
juger au sens de la veuë. ») Sur l'anatomie galénique du nerf
optique cf. Nicaise, *Revue de Chirurgie*, 1893, XIII, 6.

Après la théorie physiologique la classification nosographique. Gordon, *Lilium medicinae*, p. 254: « Hanc autem
anatomiam posuimus multum breviter quantum fuit possibile,
ut melius aegritudines oculorum videamus, quoniam oculus
patitur omnia genera morborum. Et quia aegritudines conjunctivae citius adveniunt, ideo in primis dicemus breviter de
aegritudinibus conjunctivae, deinde de morbis qui veniunt in
lachrymali, deinde de illis qui veniunt in cornea, deinde de
illis qui veniunt in humore albugineo et crystallino, et spiritu
visibili, et nervo optico, deinde de morbis qui veniunt in pal-
pebris, deinde de illis qui veniunt in lacertis moventibus
oculum. Hoc autem faciemus per Dei gratiam breviter, et
bene et plene, quoniam passiones oculorum sunt multum
difficiles ad cognoscendum, et ad curandum. »

Les divisions cliniques du xiiiᵉ siècle sont, on le voit, sensiblement les mêmes que celles d'aujourd'hui : — maladies

des organes protecteurs de la vision (blépharite, conjoncti-
vite, etc...), — maladies des membranes (affections de la sclé-
rotique, de la cornée, de la choroïde, etc...), — maladies des
milieux réfringents (humeur aqueuse, cristallin, humeur
vitrée), — maladies du fond de l'œil (rétine, nerf optique).

De toutes ces affections décrites en détail par Gordon, nous
ne retiendrons que celles qui intéressent le cas du comte de
Poitiers, c'est-à-dire celles dont relèvent les signes pathognomoniques de la cécité dans l'oculistique du moyen âge :

1° Gordon, p. 254 : « *De passionibus conjunctivae* (1. De
ophthalmia : ophthalmia est apostema calidum conjunctivae, etc...) ». A l'ophtalmie purulente, l'auteur note les complications cornéennes par propagation (Id. p. 266 : « *De ulceribus
corneae* »), les kératites suppuratives d'où consécutivement
l'opacité puis la nécrose de la cornée, et la destruction consécutive du globe oculaire. L'absence de symptômes dyschro-
matopsiques dans cette classe d'affections exclut tout rapprochement entre elles et la maladie d'Alphonse.

2° Gordon, p. 271 : « *De passionibus pupillae* (1. De cataracta
seu aqua, etc...) ». Le moyen âge connaissait comme nous les
signes objectifs de la cataracte à l'éclairage simple (coloration
grisâtre, puis opacité du cristallin, etc...). Le silence sur tout
signe de ce genre est décisif pour la symptomatologie du
comte de Poitiers. D'ailleurs si Habrahym avait diagnostiqué
une cataracte, il eût précisément tenu aux envoyés du comte
un langage inverse de celui qu'il a employé. Loin de leur
dire que la cécité en puissance pour laquelle on venait le
consulter n'était curable que si le patient conservait un degré
suffisant d'acuité visuelle et de chromatopsie, — il eût déclaré
nécessaire au succès de la cure, d'attendre au contraire la
période de cécité complète pour les petits objets. C'est là
en effet une règle banale de l'oculistique arabe depuis Avicenne
(et qui a persisté dans le manuel opératoire moderne) d'ajourner
l'opération jusqu'à maturité de la cataracte (c'est-à-dire
jusqu'à l'opacification complète du cristallin). Cf. Gordon, *Id.*
p. 274 : « Si autem ex his remidiis cataracta non curetur,
tunc ad manum chirurgicam recurramus.... Eligatur diligens
restaurator et corpore mundificato fiat caverna in cornea

cum acu rotundi capitis et comprimatur aqua inferius cum acu et non extrahatur statim, sed maneat aliquantulum, sicut dicit Avicen., etc.... »

Lorsque le cristallin est complètement opacifié, il ne reste plus qu'une perception quantitative de lumière, c'est-à-dire la perception du jour et de la nuit. Chauliac, après Avicenne, déclare qu'il faut attendre, pour opérer, cette période de simple « *translueur* » et que l'opération est prématurée si le patient « *void encor les formes des choses* ». Guy de Chauliac (*Grande Chirurgie*, éd. Nicaise, p. 494) : « On juge que la cataracte qui ne se dilate, estant fermé l'autre œil, ne par aucune friction, et compression, ne par aucun soufflement, et que le patient n'y voit rien, elle est trop dure et trop vieille : parquoy elle n'est pas sousmissible à l'aiguille, et ne peut estre bien abbatuë. Et si on l'abbat, soudain elle retourne et remonte. On juge, que la cataracte, laquelle ne se restraint ou ramasse, ayant esté dilatée par friction, ains demeure esparse, et *que le malade void encor les formes de choses*, et qu'elle ne passe trois, quatre ou cinq ans, comme dit Acanamose, est *trop tendre*, et n'est confirmée : *et pource elle n'est sousmissible à l'aiguille*, ne à l'operation : car elle ne pourroit estre conduite avec l'instrument, parce que l'instrument passeroit à travers d'elle, comme par l'eau qui n'est pas bien gelée. On juge, que la cataracte qui est de bonne couleur (comme de l'air, ou du ciel avec quelque blancheur), et qui est ramenée à sa forme après que elle a esté dilatée, et à travers de laquelle on *void quelque clarté ou translueur*, est médiocre, et confirmée : *parquoy elle est obeyssante, et sousmissible à l'opération*. »

P. Franco (*Chirurgie*, éd. Nicaise, p. 159) : « Pour bien et vrayment connoistre quand la cataracte sera meure et apte à estre abatue, il fault froter un peu l'œil de ladite cataracte, ayant premierement fermé l'aultre. Alors si elle vient à se dilater, ou relargir, puis promptement retourner en son estre premier, c'est signe qu'elle est propre et idoine pour estre ostée : si autrement, non. »

3° Gordon, *Lilium medicinae*, p. 275 : « *De morbis qui veniunt in spiritu visibili et nervo optico*. » Dans ce chapitre consacré à la diminution de l'acuité visuelle, depuis l'amblyopie jusqu'à l'amaurose (dénommée *goutte sereine* dans la langue médicale du moyen âge) la distinction entre la pathologie du *spiritus visibilis* et celle du *nervus opticus* correspond à notre division moderne en troubles cérébraux (centre cortical visuel) et névrite optique :

A. Pathologie du *spiritus visibilis*. Les troubles de la « faculté visuelle », dit Gordon, doivent être étudiés quantitativement et qualitativement, c'est-à-dire dans l'acuité visuelle et dans la perception chromatique :

Quantitativement dans la diminution, l'augmentation, l'abolition du *spiritus visibilis*, Gordon, p. 275 : « Capit. V. *De debilitate visus, corruptione et ablatione ejusdem :* Debilitatur visus aut minuitur, aut corrumpitur propter dispositionem spiritus visibilis. Iste autem spiritus si fuerit multus, clarus et subtilis, facit quod res visibilis bene discernitur, et longe et prope. Si autem est multus et grossus, videt et discernit melius longinqua quam propinqua, et hoc est secundum illos qui dicunt spiritum extra emitti propter hoc, quia subtiliatur in via ; secundum autem illos, qui dicunt quod sumus intus suscipientes, et nihil extramittentes, fit hoc propter fortem motum in crystallina, et apprehensionem rei motae, et ratione motus subtiliatur spiritus. Si autem spiritus fuerit parvus et subtilis, bene videt propinqua et cernit, sed remota non : quia non potest angulum comprehendere. Si autem fuerit parvus et grossus, tunc male discernuntur propinqua et remota. » Chauliac (*Grande Chirurgie*, éd. Nicaise, p. 490) : « Foiblesse et nuisance à la veüe advient... à cause de *l'esprit*, non pas de ce qu'il est copieux et subtil, car pour lors il void loin les choses menuës, et les discerne : ains de ce qu'il est en petite quantité et subtil, et lors il discerne de prés, et ne void pas loin : ou parce qu'il est gros et abondant, et adonc il void loin, et discerne mal : ou parce qu'il est en petite quantité, et grossier, et lors il ne void pas loin, et ne discerne pas bien, ainsi qu'on lit ceci au quatriesme des *Maladies et symptômes*. De l'espesseur des humeurs et esprits vient le *Nyctalops*, qui est mauvaise veüe des que le Soleil est couché, comme dit Rhasis. Et à cause de leur subtilité et petitesse vient *Alihahar*, qui est voir de nuict, et non pas de jour, comme dit Avicenne. »

P. Franco (*Chirurgie*, éd. Nicaise, p. 199) : « *De foiblesse et autres maladies de la veuë*.... Au surplus estant bien disposez les yeux, la veuë est quelquefois dépravée par la faulte de l'esprit visuel ; lequel estant grand ou abondant ou subtil peut percevoir de loing les choses subtiles et les discerner. Mais estant rare et diminué et aussi subtil peult assez bien discerner de pres, non pas fort loing. Au contraire s'il est gros et abondant, voit les choses loingtaines, les discernant toutefois mal. Et s'il est en petite quantité et gros, alors ne voit et ne discerne les choses loingtaines. En somme nous pouvons reduire les causes de l'imbecillité de la veuë ou aux dispositions de l'œil, ou des humeurs d'iceluy, ou de l'esprit visuel. »

L'oculistique du xiii⁰ siècle ne trouve donc entre l'amblyopie et la myopie qu'une différence non de nature mais de degré. On voit à quelles lourdes erreurs étiologiques aboutit la médecine médiévale par l'application abusive des catégories scolastiques à l'étude clinique des symptômes.

Qualitativement par l'altération de la perception chromatique (Gordon, p. 278 : « Et colores diversi apparent rubei aut citrini aut nigri, et ita de aliis secundum diversitatem humoris »).

B. Pathologie du *nervus opticus*. Comme on l'a vu ci-dessus le nerf optique, dans la physiologie arabo-galénique, n'est pas un conducteur du *spiritus visibilis* mais un conduit, un simple tuyau « creux comme un roseau », dit Galien, à l'intérieur duquel circule le *spiritus visibilis* depuis la rétine jusqu'au cerveau. De cette structure anatomique inventée par Galien pour le besoin de ses théories optiques, on peut aisément déduire toute la pathologie du nerf. Elle consiste essentiellement dans l'obturation du conduit (oppilatio nervi optici) : quand le tuyau est obstrué par une secrétion humorale pathologique (*goutte* sercine), le *spiritus visibilis* ne peut plus transmettre les images de l'œil au cerveau et l'amaurose est constituée.

Chauliac, *Grande Chirurgie*, éd. Nicaise, p. 484 : « La cataracte est distinguée de la goutte seraine par ce que en la cataracte on void une macule en la prunelle ; mais en goutte seraine on n'y apperçoit rien et pource est ditte seraine.... L'esprit visible *ne vient pas* à cause de l'opilation du nerf optique. »

Id. *ibid.* p. 590 : Nuisance de la veuë provient à cause du nerf optique... parce qu'il est oppilé. »

Gordon, *Lilium Medicinae*, III, 5. « De passionibus oculorum : Visus debilitatur aut propter intrinsecas.... Causae intrinsecae : *oppilatio nervi optici*, etc... »

Cette courte revue des signes pathognomoniques de la cécité selon la doctrine arabo-galénique suffit pour nous permettre de reconstituer par voie d'exclusion le diagnostic d'Habrahym. Le praticien juif exclut du cas d'Alphonse l'ophtalmie, la kératite, la cataracte ; en écartant comme étrangères à la symptomatologie du patient ces trois causes de cécité, il délimite nettement l'affection du prince qui est une altération à la fois *quantitative* (amblyopie) et *qualitative* (dyschromatopsie) de la vision. Dans l'oculistique du moyen âge ce double symptôme ressortit à la pathologie du *spiritus visibilis* (dans ses deux modalités essentielles : altération de l'*esprit visuel* au cerveau par l'oppilation du nerf optique).

Si nous transposons dans la langue médicale du xixe siècle ces dénominations nosographiques du xiiie, nous voyons que la classification moderne a fondu en une seule la double affection du moyen âge et que nous avons affaire dans l'affection oculaire d'Alphonse à un cas très net de *névrite optique*.

§ 5. *Diagnostic*. Nous avons pu reconstituer à l'aide des textes l'anamnèse morbide d'Alphonse. Reste à dégager le diagnostic du tableau symptomatique suivant :

A. *État somatique*. A l'âge de trente-deux ans, dix-huit ans avant sa mort (juillet 1252), maladie aiguë dont nous ignorons la nature (section 2, § 1). Consécutivement à cette affection, paralysie d'emblée qui s'amende graduellement sans que le malade recouvre jamais l'intégrité du pouvoir locomoteur (section 2, § 2, 3). Persistance de l'usage du cheval, au moins dans les dernières années (section 2, § 3). — Parallèlement à ces troubles locomoteurs, névrite optique qui a dû ou rester stationnaire ou plus probablement rétrograder comme le prouve l'activité fonctionnelle oculaire d'Alphonse pendant les dix-huit années qui suivent l'apparition de ces désordres névritiques.

B. *État psychique.* Persistance de l'intégrité mentale chez Alphonse postérieurement à cette maladie de 1252, intégrité manifestée par l'immense effort administratif accompli par ce prince (1252-1270) pour assimiler le Languedoc à la France capétienne (« La supériorité de son administration sur toutes celles qui l'ont précédée et qui l'ont suivie, — a très bien dit Stein, *Notice sur Alph. de Poitiers*, — lui assure une place d'honneur dans l'histoire du moyen âge français »).

§ 6. Avant d'aborder l'étude du diagnostic différentiel, nous avons à écarter de la discussion toute une série d'affections étrangères au cas d'Alphonse. La névrite optique peut ressortir :

1° A une affection oculaire (décollement de la rétine, glaucome avec compression rétinienne subséquente, etc...).

2° A une maladie cérébrale (tumeurs de la base, etc. ; cf. Alb. Robin, *Des troubles oculaires dans les maladies de l'encéphale*, p. 318-328, 534-539).

3° A une infection spinale (tabes, sclérose en plaques).

4° A une névrite périphérique.

5° A la psychose « par insuffisance cérébrale » (P. Janet) si improprement dénommée *hystérie*.

L'hypothèse d'une affection idiopathique du nerf optique est incompatible avec l'activité fonctionnelle oculaire d'Alphonse pendant les dix-huit années subséquentes. L'intégrité mentale du malade et son immense labeur pendant la même période écartent également toute possibilité d'une tumeur de la base, soit d'une sclérose en plaques. Restent donc seulement en présence pour le difficile problème du diagnostic différentiel le tabes, la névrite périphérique, l'hystérie.

§ 7. Un historien de l'école de Michelet aurait bien vite fait de trancher la question dans le sens du pittoresque pathologique. Armé du double symptôme « névrite optique, troubles paralytiques », il n'hésiterait pas à affirmer qu'on doit tenir le frère de saint Louis pour le plus ancien ataxique connu. La science est un peu plus exigeante. Pour ce cas du xiiie siècle nous n'avons à notre service aucun des signes pathognomoniques dont dispose l'arsenal clinique de la neuropathologie moderne (signes de Romberg, de Westphal, d'Argyll-Robertson, etc...) ; le problème n'est pas aisé à résoudre puisqu'il s'agit de trouver une affection nerveuse qui satisfasse à cette quadruple donnée : — 1º être consécutive à une maladie aiguë (sûrement infectieuse par le symptôme paralysie de convalescence) ; — 2º paralysie d'emblée avec amendement partiel des troubles locomoteurs et persistance d'un degré très net d'impotence pendant dix-huit années ; — 3º névrite optique (concomitante de la paralysie) avec rétrogradation certaine et sans doute guérison des troubles oculaires ; — 4º intégrité mentale complète.

§ 8. Le *tabes* peut difficilement entrer ici en ligne de compte.

Compatible avec l'intégrité mentale et à la rigueur avec l'état stationnaire des troubles moteurs, peut-il coexister avec l'usage du cheval dans la période d'ataxie confirmée ? Cette question si controversée en séméiologie a été définitivement tranchée dans le sens de l'affirmative par le très distingué neurologiste le Dr Alfred Boissier de Lamalou. Dans son herbier clinique (l'un des plus riches d'Europe au point de vue du tabes) il a relevé plusieurs cas de cavaliers ayant conservé jusqu'à un certain degré, malgré l'affection spinale, la pratique de l'équitation (l'un de ces malades, officier de dragons et tabétique avancé, montait chaque jour à cheval, tout en présentant une particularité intéressante au point de vue de l'aberration et du défaut de localisation des sensations : il sentait l'impression de l'étrier sur le tibia).

Les deux autres symptômes de l'affection d'Alphonse (paralysie d'emblée, — guérison de la névrite optique) sont au contraire inconciliables avec l'hypothèse tabétique. Comme le nom de l'affection suffit à l'indiquer, le processus évolutif des troubles moteurs dans l'ataxie locomotrice *progressive* est tout juste l'inverse du « paralysi *percussus* ». La rétrogradation de la névrite optique et l'extrême activité oculaire du malade pendant les dix-huit années subséquentes ne concordent pas davantage avec ce que nous savons de l'amaurose tabétique. Berger, dont les travaux ont amené à un degré d'extrême précision la symptomatologie de l'ataxie locomotrice, n'évalue qu'au cinquième des cas (20 p. 100) la présence de la névrite optique, mais toujours comme symptôme à apparition précoce et à marche fatalement progressive.

L'*hystérie* et la *névrite périphérique* satisfont au contraire à toutes les conditions (élémentaires) du problème. L'une et l'autre peuvent éclater consécutivement à l'infection chez les prédisposés (ce qui est le cas d'Alphonse : — père chétif et débile mort à trente-huit ans, cf. chap. XI ; — grand-père phobique et neurasthénique, cf. chap. X ; — arrière-grand-père, lésion circonscrite du cerveau, cf. chap. IX ; — trisaïeul, arthritisme, nervosisme, obèse à excès génésiques, cf. p. 219, fils d'obèses, cf. p. 214 et 217). — La paralysie post-infectieuse, qui n'est d'ordinaire que temporaire dans ces deux affections, s'amende progressivement après un début brusque et tend à la guérison. Il en est de même de la névrite optique qui (à l'inverse de l'amaurose tabétique) n'aboutit jamais ici à la cécité.

Puisque la discussion du diagnostic différentiel a amené la mention de l'hystérie mâle, me sera-t-il permis (à propos de cette notion clinique vulgaire aujourd'hui en neuropathologie) de rappeler qu'en 1837 le Dr Brachet émit cette idée inintelligible pour l'époque que « l'hystérie n'est ni une maladie utérine, ni une maladie érotique ». Je profiterai en même temps de cette occasion pour remercier ici les Drs P. Janet et G. Ballet (qui ont, avec le prof. Mœbius, tant contribué à faire rentrer l'hystérie dans le cadre des psychoses) d'avoir bien voulu remettre en lumière les vues du Dr Brachet sur le rôle prépondérant de l'état mental dans le développement des troubles névropathiques de l'hystérie.

§ 9. Pouvons-nous aller plus loin dans ce diagnostic rétrospectif ? Sur le vivant l'hystérie ne se distingue pas toujours de la polynévrite (sur les difficultés du diagnostic différentiel, cf. le chapitre de Babinski dans Charcot-Bouchard, *Traité de médecine*, VI, 812-813). A six siècles de distance et avec un tableau symptomatique aussi pauvre que celui dont nous disposons, cette recherche ne devra être considérée que comme un simple calcul de probabilités, calcul dans lequel tout l'*ars conjectandi* se limitera nécessairement à raisonner sur les cas-types.

Or l'impotence, qui persiste chez Alphonse après guérison

de l'attaque paralytique, et qui impose de si étroites limites à l'activité locomotrice du malade pendant ses dix-huit dernières années, ne s'accorde guère avec la terminaison classique des troubles moteurs dans les cas-types de paraplégie hystérique. Ce mode très incomplet de guérison fait plutôt songer à la terminaison de certaines paralysies d'origine périphérique. Sur la pathogénie des névrites, cf. le mémoire classique de Déjerine (*Arch. de physiol.*, 1890, p. 248) et le travail de Mœbius (*Münchener medic. Wochenschrift*, 1892, n° 45).

Ces paralysies d'origine périphérique restent curables tant que le poison infectieux n'atteint pas le cylindre-axe du nerf (névrite péri-axile) : « Dans les cas favorables (dit Babinski, *Traité de médecine* Charcot-Bouchard, VI, 756) les nerfs et les muscles recouvrent leurs propriétés normales, et la guérison de la polynévrite serait complète s'il ne s'était développé dans le cours de l'affection, en vertu de certaines prédispositions spéciales, des rétractions fibro-tendineuses qui entravent le libre fonctionnement des membres.... Dans d'autres cas au contraire les troubles de la sensibilité et de la motilité, en particulier l'amyotrophie, peuvent se prolonger pendant une ou plusieurs années sans subir de modifications notables et ne rétrograder qu'avec une très grande lenteur. Thiroloix cite l'observation d'une femme atteinte de polynévrite des membres inférieurs et supérieurs, dont la guérison se fit attendre huit années. Il est vrai que dans ce cas il existait des rétractions fibro-tendineuses, qui doivent être considérées comme un facteur important dans la durée de l'affection. Si la ténotomie, qui ne fut faite que dans la septième année qui suivit le début de la polynévrite, eût été pratiquée plus tôt, il est vraisemblable que la guérison définitive eût été plus rapide.

« L'impotence qui résulte de la névrite périphérique peut, comme on le voit, après avoir duré plusieurs années, disparaître d'une manière complète.

« Chez d'autres malades moins heureux, l'amyotrophie liée à une névrite d'origine interne se maintient indéfiniment et donne lieu à des lésions indélébiles. »

§ 10. Le diagnostic de la polynévrite infectieuse (s'il est exact) permet en outre de remonter, par la forme des troubles

nerveux, à la nature de la cause provocatrice. Si nous laissons
de côté les formes névritiques *frustes* (Mœbius, *Nervenkrankheiten*, Leipzig 1893, p. 80: névrite variolique, paludique, érysipélateuse, etc...) les troubles paralytiques d'Alphonse ressortissent à la névrite typhique ou à la névrite diphtérique.
L'extrême activité mentale déployée par le prince un mois
après sa maladie (il était de fait régent de France dès janvier 1253 par la mort de sa mère et l'absence de saint Louis,
cf. Élie Berger, *Saint Louis et Innocent IV*, p. 386-389) ne
permet pas de songer à la fièvre typhoïde. Dans la névrite
post-typhique les troubles nerveux se compliquent de troubles
cérébraux et l'affection est toujours plus ou moins entachée
de confusion mentale. Le diagnostic final (relativement sché-
matique, répétons-le) nous amène donc à la diphtérie comme
cause provocatrice, et classe l'impotence d'Alphonse dans les
lésions de nature toxique qui constituent la *névrite diphtérique*.
(« Les troubles locomoteurs ataxiformes, — dit Babinski, *l. c.*
VI, 772, — sont *plus communs* dans la paralysie diphtérique
que dans les autres espèces de névrites. » — La paralysie
diphtérique, d'après la statistique de Landouzy, est plus
commune dans l'âge adulte que dans le jeune âge.)

Section III. Mort. Au retour de la croisade de Tunis,
Alphonse prend les fièvres dans les Maremmes, à Corneto
(*Chron.* de Primat, HF. XXIII, 88) et meurt (très probablement
à Savone, Bernard Guy, *Genealogia Comitum Tolosanorum*,
HF. XIX, 228) le 21 août 1271 [1].

---

1. *Chron.* de Primat (HF. XXXIII, 88) : « Et vraiment je ne
pense pas à delaissier que je ne die du trespassement Alfons, noble
conte de Poitiers et de Thoulouse, et de sa bonne fin. Car si comme
il retournoit de ce voiage, et le pelerinage d'iceli non parfait, il s'en
venoit arrière aveuques le roy et ses autres barons en France, il avint
que il et sa fame et sa noble mesniée vindrent ès parties de Tos-
quenne, et tournèrent à un chastel qui est appelez Cornet ; et là
senti il premièrement sa maladie, laquelle enforça tant que elle ne
prist pas tant seulement en li ne en sa fame, mais prist en toute sa
mesniée et hommes et fames, si que à painne y avoit il nul de toute
la mesniée qui peussent administrer les necessaires aus malades qui
se gesoient. Et quand le conte vit que le jour de son trespassement
approuchoit, il ordena son testament, et eslut sa sepulture en l'eglise

§ 1. *Légende de l'empoisonnement* (Annales Januenses, *Monum. Germ*. XVIII, 271).

Partie 2. — *Charles d'Anjou.*

§ 1. **Charles** (1226-1285) comte d'Anjou et de Provence, roi de Naples et de Sicile. Sur la date de la naissance de Charles, cf. Sternfeld, *Karl von Anjou als Graf der Provence*, Berlin 1888 (Exkurs I, p. 247-248); — Petit-Dutaillis, *Louis VIII*, p. 332; — Élie Berger, *Hist. de Blanche de Castille*, p. 15.

§ 2. *Habitus extérieur* et *Antécédents physiologiques.* Giovanni Villani (éd. Dragomanni, I, 319) : « Poco parlante e quasi non ridea se non poco..., di feroce riguardo, grande di persona e nerboruto, di colore ulivigno e con grande naso. Molto vegghiava e poco dormiva.... » Ce dernier trait à relever au point de vue de la physiologie nerveuse [1].

§ 3. *Antécédents pathologiques.*
A. En 1239 à l'âge de treize ans maladie grave innommée [2].

---

du benoit saint Denis avec ses parenz ; et pour faire chascun an son aniversaire en celle eglise, il donna rentes souffisanz à ce. »

1. Giovanni Villani (éd. Dragomanni, I, 319) : « Questo Carlo fu savio, di sano consiglio, prode in arme, e aspro, e molto temuto e ridottato da tutti i re del mondo, magnanimo e d'alti intendimenti, in fare ogni grande impresa sicuro, in ogni avversità fermo, e veritiere d'ogni sua promessa, poco parlante, e molto adoperante, e quasi non ridea se non poco, onesto com'uno religioso, e cattolico, aspro in giustizia, e di feroce riguardo, grande di persona e nerboruto, di colore ulivigno, e con grande naso, e parea bene maestà reale più ch'altro signore ; molto vegghiava e poco dormiva, e usava di dire, che dormendo, tanto tempo si perdea ; largo fu a'cavalieri d'arme, ma covidoso d'acquistare terra e signoria e moneta d'onde si venisse, per fornire le sue imprese e guerre ; di genti di corte, ministrieri, o giucolari non si dilettò mai. Questo Carlo quando passò in Italia era d'età di quarantasei anni, e regnò re di Cicilia e di Puglia, come faremo menzione. »

2. Comptes de l'année 1239 (HF. XXII, 598, 599, 606) : « 23-25 juillet. Pro collariis qui apportaverunt dominum Carolum a Sancto Germano usque ad Vicenas, xxvii s. per Dinisium, scutiferum. — Et pro batellis pro eodem Carolo per Dinisium, scutiferum, xxv s. —

B. En 1249, accès paludéens en Égypte pendant la septième croisade [1].

C. En 1259-1260 [2], maladies dont la nature et la gravité
nous sont inconnues (si ces affections ont toutefois existé
et ne sont pas de simples ruses et moyens dilatoires de
procédure inventés par Charles d'Anjou).

§ 4. *Mort*. Consécutive à une maladie fébrile non
définie [3] (*Chronographia regum Francorum*, éd. Moranvillé,
I, 19, et note 6; — Giovanni Villani, éd. Dragomanni, I,
428 : « Com'egli fu à Foggia in Puglia, e come piacque à
Dio *ammalo di forte malattia* e passo di questa vita... [4]. »
On peut affirmer l'intégrité de l'état mental chez le roi
jusqu'au dernier moment :

Et batelli, eadem die, per Dinisium, scutiferum, et pro domino Carolo
portando in leteriam a Parisius usque ad Vicenas, et pro elemosinis,
XLV s. — Pro uno pavillione facto pro domino Carolo, VI l. teste
Guillelmo de Braia. — Item, expensa domini Caroli quando ipse
jacuit ad Ruellium, LXXVIII s. VIII d. — Magister Guillelmus li Escouz,
de dono pro suo servitio quod fererat circa dominum Carolum, x l.
teste magistro Martino ».

1. Lettre de Robert comte d'Artois à Blanche de Castille (23 juin
1249, d. les *Additamenta* aux *Chronica majora* de Mathieu Paris, éd.
Luard, VI, 152) : « Excellentissimæ et carissimæ matri suæ B[lan-
chiæ], Dei gratia Franciæ reginæ illustri.... Carissimus autem frater
noster comes Andegavensis sentit adhuc quartanam suam, sed solito
leniorem. »

2. Beugnot, *Olim*, I, 460 : « *Arresta, judicia et concilia in Palla-
mento omnium sanctorum Parisius A. D. MCCLIX :*

« Cum, in causa que vertebatur inter comitem Andegavensem, ex
una parte, et dominum Robertum de Bosniez, ex altera, idem comes
contramandaret per literas suas, *propter infirmitatem proprii corporis*, quandam diem inter eos assignatam ad receptionem testium
suorum, etc... Judicatum fuit quod non valebat contramandacio, nec
fuit recepta. »

3. *Anc. Chron. de Flandre* (HF. XXII, 349) : «... Il régna depuis
haultement l'espace de trèze ans. Après luy prinst une forte maladie
de fièvres dont il jà tout anchien fut si uzé qu'il en rendi âme ou mois
de janvier l'an de grace mil CC IIII. XX et quatre. »

4. Ici devait se placer la discussion des textes de Muratori et des
historiens napolitains, restée inachevée par M. Brachet. (A. B.-K.)

A. La veille de sa mort, il écrit à son neveu Philippe III le Hardi pour mettre sous sa garde l'Anjou et la Provence, avec charge de les administrer jusqu'à la délivrance de l'héritier de Naples prisonnier du roi d'Aragon (Boutaric *l. c.* III, 456 : « Excellenti et magnifico principi karissimo domino et nepoti suo Philippo Francorum regi illustri, Karolus, etc. Cum humani fragilitate gravis laborentes quadam ad presens egritudine teneamur, volentes in vobis a quibus totalis spes nostra dependet, heredum nostrorum statui providere in discretione directa, locutione vera et sana memoria constituti, vobis tutelam comitatuum Andegavie, Provincie et Forcalquerii, usquequo Karolus primogenitus noster, princeps Salernitanus, de inimicorum carcere quo tenetur restituatur pristine libertate, vel eo nibi decedente, usque quo Karolus primogenitus suus, nepos noster, ad legitimam etatem pervenerit, vel ipso infra eam similiter moriente, donec alter liberorum ejusdem principis, primogenito ipsi proximior, legitimam similiter attingat etatem, fiducialiter duximus commendandam, majestati vestre humiliter supplicantes quatinus attendes, si placet, quod dictorum primogeniti et nepotum nostrorum in vobis, post Deum spes, constat atque refugium et sola vestri culminis protectione nitantur, dictam tutelam in nostris manibus assumatis et sanguinis communis intuitu gerere, si placet, et administrare velitis. Datum Fogie anno Domini m° cc° LXXXV, die VI januarii, XIII indictionis, regnorum nostrorum Jerusalem anno octavo, Sicilie vero vicesimo. »

B. Le jour de sa mort : « innanzi che morisse, con grande contrizione prendendo il corpo di Cristo, disse con grande reverenza queste parole : *Sire Dieu, comme je crois vraiment que vous êtes mon sauveur, ainsi je vous prie, que vous ayez merci de mon ame; ainsi comme je fis la prise du royaume de Cicile plus pour servir sainte Eglise que pour mon profit ou autre convoitise, ainsi vous me pardonniez mes péchés;* e passo poco appresso di questa vita » (Giov. Villani, I, 248).

§ 5. *État psychique.* Rien à relever au point de vue psychopathique chez ce prince énergique (Il « avoit vertu de

jaieant » Primat, HF. XXIII, 58 [1]), astucieux et cruel [2], le seul
des quatre fils de Blanche ayant hérité du génie politique
maternel (« Charles d'Anjou, a dit A. Molinier, *Rev. Hist.*
1895, II, 119, chez qui les défauts de la mère reparaissent
aggravés »).

SECTION 2. — Antécédents physiologiques.

§ 1. *Habitus extérieur.*

A. Blond et rappelant par son teint le côté flamand de
son père (« *Blons fu et s'ot visage blan Ausi com li hoir de
Hainnau*, dit de Louis VIII le chroniqueur tournaisien
Philippe Mousket, II, 27687) tandis que l'élément espagnol
maternel revivait plutôt dans l'olivâtre Charles d'Anjou
(« nerboruto, di colore ulivigno », cf. *supra*).

B. « Staturam ejus, qua ceteris præeminebat ab humero

---

1. Guillaume de Nangis, *Gesta Philippi III*; HF. XX, 466.
« Considerans autem et prudenter animadvertens, quod si in suis
signum moestitiæ sut doloris in vultu praetenderet, per hoc posset
eis metum aut desperationem incutere, et inimicis fidei videretur
ministrare materiam insultandi ; igitur magnanimitate cordis dolorem
reprimens intrinsecus, de necessitate fecit virtutem, et vultum
hilarem cunctis sibi obviantibus offerens intravit exercitum cum
tanta laetitia ac si fuisset ad nuptias invitatus. Accelerans autem ad
castra regalia, corpus regis exanime reperit aliquantulum adhuc
calore complexionali tepidum, cum quasi incontinenti spiritum exha-
lasset. Mox humo prostratus humiliter brevi oratione fratris animam
Deo recommendans, affectu carnis et dilectione praecipua qua
viventem dilexerat coactus est, ut dicitur, lachrymas fundere, si
fas est credere pectus tam nobile corque giganteum modum mulie-
brem saltem aliquantulum induisse. Tunc vultu moestitiae deposito,
ab oratione surgens, corpus regis condiri praecepit aromatibus
pretiosis. »
2. J. de Cermenate, éd. Ferrai, 1889, p. 122 : « ... de quo una
mater duos produxit natos, multum tamen natura et moribus varios,
humilem scilicet ac catholicum Ludovicum sola innocentia in regno
tutum, nec non Carolum superbum, qui ferocitate animi reliquos
mortales vicit. »

et supra, necnon et corporis venustatem proporcionali mode-
ratione protensam, caput sphaericum, vultum placidum et
serenum, protendentem superficie tenus quiddam angelicum,
columbinos oculos radiorum emissionibus graciosos, faciei
candorem pariter et nitorem, caniciem immaturam praesa-
gientem tamen maturitatem intrinsecam. » (IIF. XXIII, 173.)

« Frêle, mince, assez maigre, de haute stature, il avait un
air angélique et un visage plein de grâce », dit le franciscain
Salimbene qui le vit en juin 1248 chez les Frères mineurs de
Sens (*Chronica Fr. Salimbene Parmensis ordine Minorum*,
Parme, 1857, p. 94) : « Erat autem Rex subtilis et gracilis,
macilentus, convenienter et longus, habens vultum angelicum
et faciem gratiosam. » — Joinville (éd. Wailly, ch. XLVII,
§ 228) : « Onques si bel armei ne vi, car il paroit desur toute
sa gent dès les espaules en amont. » — IIF. XXIII, 173 : « Staturam ejus, qua ceteris praeeminebat ab humero et supra. »

Nul compte à tenir (comme l'a prouvé Lecoy de la Marche,
Société franç. au XIIIe s. p. 125) de la caricature allemande
de saint Louis par Thomas de Cantimpré (*Hist. litt.* XXIII,
160).

§ 2. *Constitution.*

A. A l'âge de vingt-sept ans : « Erat namque rex juvenis,
tener et delicatus ». Mathieu Paris, éd. Luard, IV, 225,
ann. 1242.

B. A l'âge de trente-cinq ans (à Damiette, en 1249). Cf. l'extrait de la *Relation* de Jean moine de Pontigny dans les *Additamenta* de Mathieu Paris, éd. Luard, VI, 163 : « Verum
idem rex attulit secum aratra, ligones, trahas, et alia rusticana
instrumenta. Quod cum audisset Soldanus Babiloniae, significavit eidem regi : « Ad quid huc ad incolendam terram
« nostram instrumenta ruralia afferri fecisti? Inveniam tibi
« sufficientiam bladi, quamdiu hic eris. » Et hoc ironice dictum
fuit, ac si diceret : « Tener es et delicatus ac juvenis, nec
« poteris penes Orientales diu commorari, quin pereas lique-
« factus ». Cui dominus rex respondit : « Vovi et juravi huc
« venire, et terminum prout in me erat praefixi; sed non vovi
« nec juravi hinc recedere, nec terminum mei recessus assi-
« gnavi. Ideo colonorum instrumenta mecum apportavi. »

C. A l'âge de trente-huit ans : « *De morte Blanchiae Fran-*
corum Reginae... Cujus mortem dolor multiplex anticipavit,
mariti sui scilicet regis Ludowici mors..., filii sui *aegrotativa*
teneritudo. » (Math. Paris, éd. Luard, V, 354, ann. 1252.)

D. « Mansuetus nimis et planus, *corpore debilis* », dit de
saint Louis son contemporain le franciscain Thomas de
Pavie (Thomas Tuscus, *Monum. German.* XXII, 519)[1].

§ 3. *Système nerveux :*
A. Sensoriel : 1. *Olfaction.* Anesthésie olfactive :

Vie de saint Louis par le confesseur de la reine Marguerite
(HF. XX, 97) : « Quant aucuns estoient plus malades que les autres,
il les servoit plus, en trenchant leur pain et char et les autres
viandes, et estoit a genouz devant eus et portoit le morsel tranchié
a leur bouches, et les pessoit et sostenoit, et terdoit leur bouches,
dune touaille que il portoit; et aucuns de ces malades estoient si
despis, que les privez serganz du benoiet Roi en estoient abominables
et se treoient arriere, et se merveilloient comment il pooit tele chose
souffrir; *et vraiement ses serganz ne poioent,* tele foiz estoit, *ilecques*
demorer, pour la corrupcion de l'air et pour la pueur et pour l'abo
minacion des malades; et non porquant *il demoroit ilecques ausi*
comme se il nen sentist rien, et les servoit si com il est dit desus. »

Id. *ibid.* (HF. XX, 99) : « Li benoiez Rois ala a Sydoine avecques
mout pou de genz et se mist en mout grant peril. Et quant il fu la, il
vit les cors des crestiens qui ilecques avoient esté ocis des Sarrazins,
gisanz par le rivage de la mer et dedenz ce lieu qui devoit estre
fermé, ou il avoit... cors mors, que il estoient pres de trois mile ocis.
Et li benoiez Rois ot deliberacion devant toutes choses que ces cors
fussent enseveliz; et lors ordena un cymentire et le fist bener ilecques
pres, et fist fouir granz fosses en ce cymentire, et il meemes a ses
propres mains, a layde de ceux qui avec lui estoient, prenoit les cors

---

1. Et Guill. de Nangis, *Vie de Saint Louis* (HF. XX. p. 405) à l'année 1255 : « Lonc temps porta li bons roys la hayre a sa char nue
tous les vendredis de l'Avent et de karesme, et ès IIII. vigiles des
festes Nostre Dame : mais pource que ceste penitance li grevoit moult,
il la laissa puis par le conseil de son confessour, et portoit en quaresme en lieu de haire une couraie de hayre ; et pource que il laissa
a fere ceste penitance, il voul que ses confessors receut tous les
vendredis de l'Avent XL. souls, et en quaresme en sa bourse pour
donner aux poures en secre. Acoustumé avoit li bons roys tous les
vendredis de lan a jeuner, ne ne mengoit point de char ne de sain
aus merquedis, ne aus lundis aucune foys; mais *pour ce qu'il estoit*
faibles de corps, celi jour de lundi entrelessa il par le conseil des
sages gens. »

des morz et les metoient en tapiz et puis les cousoient, et lors les
metoient sus chamex et sus chevaus, et estoient portez as dites
fosses, esqueles ils estoient enseveliz; mès aucuns de ces cors
estoient si porriz, que quant il et les autres qui li aidoient, prenoient
le braz ou le pié a metre eu sac, il se desseuroit de lautre cors; de
quoi il avoit ilecques si grant pueur, que pou i avoit de noz genz qui
la poissent soustenir ne soufrir; de quoi aucuns qui estoient de sa
mesniee n'i mistrent onques la main, ainçois estoupoient leur nés, et
se merveilloient de lui comment il pooit ce fere et soustenir si grant
pueur. Et les gentilz hommes et les riches qui la furent en cel tens
avecques lui, distrent par leur serement, que il ne virent onques ne
aperçurent que il estoupast son nés. Et comme les boiax dun mort
fussent ilecques espanduz delez le cors, li benoiez Rois mist hors ses
ganz de sa main et senclina a recueillir les boiax devant diz a ses
mains nues et a mettre eu sac. Et encore avoit il fet alouer vilains qui
conqueilloient ausiques les cors devant diz; mès il ne porent pas
estre concueilliz si tost touz, ainçois i mistrent bien quatre jours ou
cinq à ces cors conqueillir et ensevelir, et si avoient chascun jour
quinze bestes ou environ, qui les portoient à ces fosses devant dites.
Et pource que mout de cysternes dudit lieu estoient pleines des cors
desus diz, il les fist vuidier et ensevelir en ces fosses. Donc chascun
matin, quant il avoit oy messe en ces jours, il venoit tantost à ces
cors cherchier et semonnoit les autres et disoit : « Ralons ensevelir
ces martirs »; et quant il li sembloit que aucuns ne fust pas volenteiz
de ce fere, il disoit : « Ceus ont soufert la mort, nous poons donc
« bien ceste chose soufrir »; et a ceus qui estoient presenz eu lieu ou
les morz estoient, il disoit : « Naiez pas abominacion pour ces cors;
« car il sont martir et en paradis. » Et emprès les fosses devant
dites, estoient aucune foiz en cel tens larcevesque de Tyr, levesque
de Damiette et un autre evesque aornez de vestemenz d'evesque, et
li benoiez Rois avec eus; et fesoient, si comme len croit, le servise
des morz : *mès li arcevesques et les evesques estoupoient leur narines a
leur vestemenz*; et dist un riche et noble chevalier par son serement,
qui ce regardoit, que *il ne li vit onques adonques estouper son nés*. Et
quant les cors furent enseveliz, il fist fere pour eus sollempnex
exeques et lofice des morz. Et li diz arcevesques de Tyr dedens trois
jorz après ladite sepouture de ces morz, mourut, si comme cist nobles
hons susdiz dit par serement, qui le vit ensevelir; et disoit len là
communement quil avoit esté morz pour cele pueur et pour la
corrupcion de cel air; et ce disoit li arcevesques en sa maladie, si
comme sa mesniee et ses clercs disoient; et les autres deux evesques
susdiz furent griement malade et lons tens après ladite sepouture et
pour cele pueur, si comme len disoit là communement. »

Joinville (éd. Wailly § 582) « Nous trouvames que li roys ses
cors avoit fait enfouir les crestiens que li Sarrazin avoient occis, aussi
comme il est dessus dit; et il-meismes ses cors portoit les cors
pourris et touz puans pour mettre en terre es fosses, que jà ne se
estoupast, et li autre se estoupoient.

Cette anosmie est-elle le résultat de sa structure ou de son exaltation religieuse ? On sait l'influence des émotions sthéniques pour augmenter la force de résistance physiologique [1]. Il s'agirait donc, dans cette acceptation, d'un phénomène de même ordre que l'analgésie des martyrs.

2. *Goût.* Conservé :

Vie de St-Louis par le confesseur de la reine Marguerite, (HF. XX, 107) : « *De sa roideur de pénitence...* Mout foiz avint quant l'en portoit devant lui rost ou autres viandes et sauses delicieuses que metoit l'iaue en la saveur porce que il destruisist la bonté de la sausse ; et quant cil qui servoit devant lui, li disoit : *Sires, vos destruisiez vostre saveur,* il li respondoit : *Ne vos chaut, ele est meilleur einsi*; et croit l'en que il fesoit porce que il refrenast son propre apetit... Quant l'en li portoit brouet delicieus ou autre viande, il melloit l'iaue froide dedenz et ostoit le delit de cele viande de la saveur. »

3. *Vision.* Obnubilation de nature spéciale qui semble dépasser toutefois la limite du trouble sensoriel pur : « Il se levoit si par tens que matines estoient chantees grant piece devant le jour. Lors apres matines dites li benoiez Rois en oroison devant l'autel tout seul estoit, quand il estoit en lieu ou il eust chapele; et se il ni avoit chapele, il estoit en oroisons delez son lit si sovent, que ses esperiz estoient si afebloiés et sa veue, pour ce que il gisoit enclin a terre et le chief encliné delez terre, que quand il se levoit il ne savoit revenir à son lit, ainçois demandoit à aucun de ses chambellens qui l'avoit atendu quand il revenoit d'oroison et li disoit : « Où sui-ge? », à basse voix toutes voies, pour les chevaliers qui gisoient en sa chambre. » (*Vie de saint Louis* par le confesseur de la reine Marguerite, HF. XX, 80.)

B. Sympathique (troubles thermiques d'origine vaso-motrice). Le roi a toujours du feu dans sa chambre la nuit, même en été, malgré la présence des chambellans qui y couchaient avec lui (*Vie de saint Louis* par le confesseur de la reine Marguerite, HF. XX, 105) : « Et pluseurs chevaliers et un chambellenc ou deux gesoient en sa chambre, et de costume gesoit encore en sa chambre un ancien homme qui estoit apelé Jehan, qui avoit esté guete du roy Phelipe [Auguste]; et il

---

1. Cf. Féré, *Pathol. des Émotions*, p. 300.

gisoit por ce en sa chambre, que il gardast toziors le feu et
en esté et en yver. »

C. Irritabilité. Elle nous est révélée par le récit de Joinville. Voy. § 405 cité ci-dessus, p. 397, note 2; — § 630 cité
p. 408; — et aussi §§ 500 et 661.

Reste à se demander jusqu'à quel point les maladies infectieuses que nous allons étudier (Section 3), ont exercé leur
action sur la genèse des troubles nerveux présentés par
Louis IX.

§ 4. *Système musculaire et motilité.* État normal chez
Louis IX soit comme enfant[1], soit comme adulte (Sur les
chasses du roi, cf. HF. XXII, 594, *Comptes de 1239,* — et
Lenain, II, 330), sauf pendant les périodes de la maladie du
roi (voy. ci-dessous, p. 387).

§ 5. *Fonctions génésiques.* On sait la valeur séméiologique
des troubles génésiques comme indice de l'équilibre du système nerveux. Chez Louis IX les fonctions génésiques sont
normales. La continence du roi (comme l'a noté son confesseur Geoffroi de Beaulieu[2]) relève de scrupules religieux,
nullement de causes physiologiques.

---

1. *Vie de Saint Louis,* par le confesseur de la reine Marguerite
(HF. XX, 65): « Le temps de la juenece messires saint Loys ne trespassa pas vainement, ainz le passa très saintement; quar comme il fust de
laage de quatorze ans ou environ et fust en la garde de la noble
roine Blanche sa mere, a qui il obeissoit en toutes choses... Et quel
tens il metoit aucune fois entente pour soi jouer, a aler en bois et
en riviere, et en autres œvres de tele maniere, honestes toutevoies
et convenables. Pour ce nestoit il pas einsi que il neust touzjors son
mestre en icelui meesmes tens qui li ensegnoit les lettres et l'apre-
noit; et, si comme cil meesmes beneuré rois disoit, li devant diz
mestres le batoit aucune fois pour li enseigner cause de decepline. »
Id. *ibid.* (XX, 101) : « Il avoit jà quatorze ans et estoit Rois et
souffroit que son mestre le batist par cause d'enseignement. »
2. Geoffroy de Beaulieu confesseur du Roi, *Vita sancti Ludovici*
cap. 11 (HF. XX, 6) : « De consensu uxoris suae reginae, per totum
Adventum et per totam Quadragesimam, ab opere carnali mutuo
continebant, et nihilominus aliquot certis diebus qualibet septimana;
similiter in vigiliis et diebus magnorum festorum. Insuper et solemnitatibus, in quibus communicare debebat, pluribus diebus ante
communionem et pluribus post, ob reverentiam sacri mysterii

SECTION 3. — Antécédents pathologiques.

§ 1. La *phlebotomia* étant, au moyen âge, une mesure prophylactique saisonnière autant qu'une arme thérapeutique, rien à conclure des saignées inscrites dans les comptes du Roi sans indication étiologique : *Itinera, dona et hernesia* (HF. XXII, 606) : « ... 16 oct. 1239. Magister de Bouconvilla, de dono, quando Rex fuit minutus ad Melodunum, C s. » Quant à la biographie pathologique de saint Louis, on peut la résumer d'un mot en disant qu'elle n'est que la longue histoire de deux maladies chroniques dont nous aurons à établir l'origine infectieuse.

Partie I. — *Inflammation chronique des téguments.*

§ 1. Maladie chronique (Témoignages et Symptomatologie).

Nous connaissons cette maladie par trois passages de la précieuse Vie de Saint Louis rédigée par le confesseur de sa femme, la reine Marguerite de Provence (et publiée au t. XX du *Recueil des Historiens de France*, édité par l'Académie des Inscriptions). Cette sèche et plate compilation du

---

continebat. Si autem ipsum his continentiae diebus ex certa causa uxorem suam reginam visitare contingeret, et cum ea morari, et ex vicinitate uxoris pro humana fragilitate quandoque motùs carnis inordinatos sentiret, surgebat de lecto, per cameram deambulans, donec carnis rebellio quievisset. »

Vie de Saint Louis, par le confesseur de la reine Marguerite (HF. XX, 110) : « Li benoiez sainz Loys tint continence de mariage, si com il apert par les choses qui ensivent : car quant il fu joene et gracieus et amable a toute gent, par la porveance de sa mere et des sages du roiaume de France il prist à femme l'ainsnee fille au conte de Provence, c'est à savoir madame Marguerite. Et quant li benoiez Rois fu secreement avecques li, cil qui fu enseignié du conseil du grant ange, c'est du benoiet filz Dieu, et qui fu enfourmé de l'essample de Thobie, avant que il atouchast a li, il se mist a oroison trois nuiz, et li enseigna a fere ausi en oroisons ainçois que il aprochast, si comme ladite dame recorda apres. »

confesseur de la reine, rédigée d'après les documents de première main sur l'ordre du fils de saint Louis, Philippe III le Hardi, vaut par l'exactitude et la précision. C'est dire combien cette biographie du grand roi capétien l'emporte, au point de vue de la sûreté des informations, sur le livre charmant et parfois si fantaisiste de Joinville (Sur les inexactitudes de Joinville cf., outre l'article de G. Paris dans la *Romania* d'oct. 1894, les notes des deux derniers volumes de l'éminent historien de saint Louis, Élie Berger, — *Saint Louis et Innocent IV*, 1893 ; — *Hist. de Blanche de Castille*, 1895)

Vie de saint Louis par le confesseur de la reine Marguerite
1 (HF. XX, 105) : « Li benoiez Rois avoit une maladie qui chascun an le prenoit deux foiz ou trois ou quatre, et aucune foiz ele le tourmentoit une foiz plus que autre ; laquele
4 maladie estoit tele, que quant elle prenoit le benoiet Roy, il n'entendoit pas bien ne n'ooit endementieres que ladite maladie le tenoit, et ne pooit mengier ne dormir, et se com-
7 pleignoit en gemissant ; et einsi ladite maladie le tenoit trois jours, aucune foiz plus, aucune foiz moins, si que il ne pooit issir par soi du lit : et quand il commençoit a alegier de cele
10 maladie, sa destre jambe entre le gros de la jambe et la cheville, devenoit rouge comme sanc tout entour et estoit ilecques enflee ; et en cele rougeur et en cele enfle estoit
13 ladite jambe un jour jusques au soir ; et apres, cele enfle et cele rougeur s'en departoit petit et petit, si que au tiers jour ou au quart ladite jambe estoit ausi comme l'autre char, et
16 adonques estoit li benoiez Rois pleinnement gueriz. »
Vie de saint Louis par le confesseur de la reine Marguerite (HF. XX, 105) : « Avint une foiz comme li benoiez Rois eust cele maladie, que a un soir ainsi com il volt entrer en son lit,
19 il volt veoir la rougeur de la jambe desus dite ; de quoi li diz Jehans [*vieux serviteur de son grand'père Philippe-Auguste*]
22 aluma une chandelle de cire et la tenoit sus la jambe du saint Roy, et il veoit sa jambe et la regardoit, qui mout li doloit : car ele estoit adonques rouge et enflee, ausi com ele souloit
25 estre quant la maladie se declinoit : de quoi il avint que li dit Jehans desaviseement tenant la chandele sus la jambe, une goutte pleine de feu chéi sus la jambe du benoiez Roy eu lieu

qui estoit enfle et la ou il se douloit ; donc li benoiez Rois qui   28
se seoit eu lit, pour la doleur que il ot, s'estendi seur le lit et
dist : « *Ha, Jehan!* » et celui Jehan respondi ausi : « *Ha! je vos
ai mal fet* » et li benoiez Rois respondi : « *Jehan, mon aieul*   31
vos donna pour mendre chose congié de son hostel » ; car li diz
Jehans avoit dit au saint Roy et a monseigneur Pierres de
Laon et a autres de la chambre, que li Rois Phelipes l'avoit   34
bouté hors de son hostel, parce que il avoit mis busches eu
feu qui croissoient en ardant. »

Vie de saint Louis par le confesseur de la reine Marguerite   37
(HF. XX, 112) : « Ce commence li diseseptiemes chapitres, qui
est de s'onesté simple : Monseigneur Pierres de Laon, qui fu
son chambellenc et couchant à ses piez, et le deschauçoit et   40
li aidoit à entrer en son lit, si comme suelent fere les serganz
des nobles seigneurs, par quinze ans ou environ ne pot
onques veoir la char de cel benoiet Roy, fors les piez et les   43
mains ; aucune foiz seulement le braz quand il se fesoit sei-
gnier, et *sa jambe quant ele estoit malade.* »

§ 2. *Périodicité.* Maladie qui revient annuellement deux,
trois ou quatre fois (*ligne 2*), avec une intensité variable
(*ligne 3*). Si l'on calcule sur une base de trente-sept années,
c'est-à-dire sur les années de la vie du roi postérieures à l'âge
de vingt ans, — et si l'on prend trois comme nombre moyen
annuel des rechutes, on obtient le total de 111 récidives de
l'affection.

§ 3. *Symptomatologie.* Caractérisée par la succession de
deux périodes :
1° Une période *aiguë* (d'une durée de trois jours, *ligne 7*) et
dont la caractéristique était l'état purement *général* de la
manifestation morbide.
2° Une période *subaiguë* (d'une durée de quatre ou cinq
jours, *lignes 13 et 15*) à manifestation morbide strictement
locale.

§ 4. *Période aiguë.* Tableau symptomatique :
A. Troubles moteurs. Parésie transitoire (*ligne 8* : « Il ne
pooit issir *par soi* du lit »).

B. Troubles sensoriels (auditifs, *ligne 5* : « Il n'ooit »).

C. Troubles psychiques. État d'obnubilation mentale pendant ces trois jours de la période aigüe (*ligne 5* : « Il n'entendoit pas bien endementieres que la maladie le tenoit »).

D. Douleurs continues et insomnie complète (*lignes 6-7* : « Il ne pooit dormir et se compleignoit en gemissant »).

E. État gastrique (anorexie ? nausées ? *ligne 6* : « Il ne pooit mengier »).

§ 5. *Période subaiguë.* Tableau symptomatique :
Disparition des symptômes précédents auxquels succède un œdème douloureux, — à coloration écarlate, — de la portion de la jambe droite comprise entre le mollet et la cheville (*lignes 10-12* et *lignes 23-25* : « Quand il commençoit à alégier de cele maladie, sa destre jambe entre le gros de la jambe et la cheville devenoit *rouge comme sanc* tout entour et estoit ilecques enflée » ; — « il regardoit sa jambe qui *moul li doloit*; car ele estoit adonques rouge et enflée, ausi *come ele souloit estre quand la maladie se déclinoit* »). L'œdème reste stationnaire un jour (*lignes 12-13*), puis s'amende et disparaît en trois jours (*lignes 13-15*). Le lendemain de sa disparition guérison *complète* du roi (*lignes 15-16:* « Et adonques estoit li Rois *pleinnement* gueriz »).

§ 6. La nature infectieuse de la maladie ressort trop clairement du complexus symptomatique pour qu'il soit nécessaire d'insister. Pour la pathogénie de l'affection, voir ci-dessous, Partie III.

Partie II. — *Paludisme.*

§ 1. Année 1242. Campagne d'été contre les Anglais en Poitou et en Saintonge. Les fièvres et la dysenterie enlèvent en quelques semaines des milliers de Français. Aussitôt parti de Taillebourg (juillet 1242) le roi prend de graves accès paludéens dans les marais de la Saintonge [1]. Cf. Bémont, *La*

---

1. Matthaei Parisiensis *Chronica Majora* (éd. Luard, IV, 224) : « [*Rege Francorum disponente insequi regem Angliæ usque Blavium et inde*

Campagne de Poitiers de 1242-1243 (Annales du Midi, t. V).
C'est donc à la date de juillet 1242 qu'on doit placer le

---

usque Burdegalim orta est pestis inter Francos]. Rex interim Francorum, inito cum optimatibus suis consilio, quia vidit opus Martium in manibus suis feliciter prosperari, proposuit regem Anglorum, quem jam noverat Pictavensium viribus et solatio destitutum, et jam in proclivum desperationis declinantem, usque Blavium hostiliter insequi, et inde usque Burdegalim, si illuc foret migraturus, et negotium belli vel guerræ usque ad consummationem indefessa diligentia continuare. Ecce Dominus misertus regis et regni Anglorum, *qui dat salutem regibus* prout vult, corda Francorum tam intolerabiliter superbientium quodam dissentionis inter eos exorto scismate perturbavit. Præterea, alimentorum penuria eorum exercitum, qui numerosus nimis erat, adeo miserabiliter invasit, ut fame et siti invalescentibus tumuerunt, et infirmantes contabuerunt, et variis afflicti miseriis animas fatiscentes exhalarunt. Comprovinciales enim puteorum ora obturaverant, rivos et fontes intoxicaverant et exturbaverant, prata cum pascuis araverant, annonam amoverant; unde haustis aquis equi perierunt, et oblatrantibus diebus canicularibus, qui tunc desæviebant, homines infirmi decubuerunt, et carentes requiei solatio et curantium medicamine, citius obierunt. Mortui igitur sunt in exercitu Francorum magnates vexilla portantes quater viginti, et de pedestri manu circiter viginti milia. Rege autem Francorum simul graviter infirmato, cecidit timor gravis cum desperatione super Francos, timebant enim vehementer regem suum, morte interveniente quæ nulli parcit, amittere; sicut apud Avinionem patrem suum Lodowicum repentine perdiderunt. Erat namque rex juvenis, tener, et delicatus. Et jam dicta peste obierant milites strenui et incomparabiles, videlicet Robertus Malet, Normannus singulari dignus præconio, et Ricardus de Beumund, vir inter omnes Francos generosus, et gestis magnificis spectabilis, quem comes R[icardus] in Terra Sancta liberaverat. Coactus est igitur fatis sibi adversantibus treugas quinquennes a rege Anglorum caute tamen accipere petitas, et in Franciam quantocius ad solitum aera remeare. Quæ libenter, immo gaudenter illi sunt concessæ. » [A. D. 1242, *Rex Francorum infirmus acceptis treugis, ad propria remeavit*]. « Rex igitur Francorum, ut respiraret, tum quia rex Angliæ ad ulteriora se transferre præparabat, quem insequi erat difficile in sua se transferentem, tum quia hiemalis instabat importunitas, mutato ex inopinato eventu proposito, in Franciam est reversus. Regrediens tamen per Xantonam, praecepit eam ad opus regni Francorum novis et renovatis muris et antemuralibus communire. In octavis autem sancti Mathaei Apostoli [28 septembre] rex in Franciam veniens ab infirmitate sua convaluit. Multi tamen ex recepta materia in partibus Pictaviae nobiles, postquam in Franciam redierunt, et post diuturnos languores infirmitate correpti, viam universae carnis sunt ingressi. »

début de cette infection malarienne dont le roi ne guérira pas et qui provoquera dans le frêle organisme de Louis IX des désordres dont l'aboutissant sera la cachexie finale.

§ 2. Année 1243. La plupart des seigneurs qui avaient pris dans cette campagne le germe de l'infection palustre (« ex recepta materia in partibus Pictaviae », cf. note p. 389), meurent dès leur retour en France. Rentré à Paris le 28 septembre 1242 (Lenain, III, 464), Louis éprouve d'abord une amélioration passagère, mais l'anémie consécutive à l'infection fait de tels progrès (« nimis de corporis sui statu debilitatum et deterioratum et alacritate corporali potius indigentem ») que le roi est obligé de recourir aux prières des moines de Citeaux [1]

§ 3. Année 1244. Grave rechute de paludisme à Pontoise au mois de décembre (« ex reliquiis corruptelae, quam in Pictavia contraxerat, graviter infirmatus » [2]). Le roi reste

---

1. Matthaei Parisiensis *Chronica Majora* (éd. Luard, IV, 257) : « Circa idem tempus, scilicet postquam generale capitulum ordinis Cisterciensium solutum est, venerunt abbates recedentes ab eodem capitulo, hos rumores veraciter de adventu regis Francorum ad illos venientis nobis nuntiantes, videlicet quod, mutato more Romanorum, scripserat dominus Papa eorum capitulo, orans eleganter ut continue et instanter Domino preces funderent pro ecclesiæ statu vacillantis. Rex autem Francorum instantius aliis auxilium et precum instantiam postulabat, quia se senserat, postquam iter in Pictaviam moturus bellum arripuerat, nimis de corporis sui statu debilitatum et deterioratum, et alacritate corporali potius indigentem. »

2. Matthaei Parisiensis *Chronica Majora* (éd. Luard, IV, 397) : « [*Rex Francorum graviter infirmatus, et miraculose convalescens, cruce signatur.*] Eodem anno, in Adventu Domini, rex Francorum L[odowicus], ex reliquiis corruptelæ, quam in Pictavia, cum negotiis bellicis indulsisset, contraxerat, graviter infirmatus, in exstasim letalem raptus, jacuit aliquot diebus quasi mortuus, et assertione plurium circumsedentium, penitus exanimatus. Assistebant autem mater et frater ejus, et episcopus Parisiensis et quidam alii ejus familiares, credentes quod jam rex mortuus obriguisset. Sed mater ipsius, profundiora aliis trahens suspiria, singultibus ait sermonem prorumpentibus : « *Non nobis, Domine, non nobis, sed nomini Tuo da gloriam.* « Et salva hodie regnum Franciæ, quod hactenus honorifice semper « sustinuisti. » Et applicans crucem sanctam et coronam et lanceam

pendant plus de deux semaines en danger de mort.

Durée : du 10 décembre 1244 au milieu de janvier 1245 (Lenain, III, 97).

Symptomatologie : 1° *Fièvre double tierce : Vie de Saint Louis* par le confesseur de la reine Marguerite (HF. t. XX, p. 66) : « Lidiz benoiez Rois eu tens de sa joenece fust a Pontaise malade de tierçaine double, si fort que il cuidoit morir de cele maladie... Et lors il fu si forment malade que len se desespera de sa vie. Et adoncques quant il benoiez Rois fu einsi malades eu lieu devant dit, si furent en sa presence devant li li evesques de Paris et li evesques de Miaux ; et leur requist li benoiez Rois que la croiz d'outremer li fust donnee ; et combien que les evesques li desloassent lores, toutevoies, pource qu'il en estoit si engranz davoir la, li donna levesques de Paris la croix doutremer, et il la reçut a grant devocion et a grant joie, en besant la et en metant cele croiz seur son piz mout doucement. »

L'ancienne médecine appelait de ce nom la fièvre où le malade a tous les jours des accès alternativement semblables, de sorte que le premier répond au troisième, le deuxième au quatrième et ainsi de suite. — 2° *Dysenterie*[1] : Guillelm.

Christi, suo tempore adquisitas, corpori regis filii sui, et votum faciens pro eo, quod si ipsum dignaretur Christus visitare et sanum reddere et conservare, cruce signaretur, sepulchrum Ejus visitaturus et gracias Ei sollempnes redditurus in terra quam proprio sanguine consecravit. Et cum ipsa et omnes alii præsentes pro ipso corde sincero et perfecto orationem continuassent, ecce rex, qui mortuus credebatur, suspirans, brachia et tibias sibi attraxit et postea extendit, et voce præcordiali, quasi ex sepulchro resuscitatus, ait : « Visitavit me per Dei gratiam Oriens ex alto, et a mortuis revocavit. » Et inde plene convalescens, crucis sollempniter humero suo assumpsit signaculum. »

1. *La branche des Royaus Lingnages* (HF. XXII, p. 185, vers 9595) :

« Fu sainz Loïs le douz, le sade,
Dejouste Pontoise malade,
A Maubuisson, en l'abbaïe,
D'une très cruel maladie,
Très venimeuse et très amère,
Que l'en apèle dissintère

de Nangiaco, *Gesta Sancti Ludovici* (HF. XX, 343) : « Anno
1244. Sed parum antequam Lugdunum devenisset, cœpit
devotissimus rex Ludovicus Francorum, mense Decembri,
die Sabbati ante festum sanctæ Luciæ virginis, valida febre
et vehementi fluxu ventris apud Pontisaram vehementer infirmari.... Sed regis ægritudine postea ingravescente, creditus
fuit rex per magnum unius diei spacium spiritum exhalasse,
statimque totum palatium repletum fuit clamoribus dicen-
tium regem migrasse ad Dominum. Sed tandem ille qui
ventis et mari imperat...., regis infirmitati imperans, ipsum
aliquantulum alleviavit. Ut autem ab illa extasi ad seipsum
rediit, crucem protinus transmarinam instanter petiit et
accepit. »

3° *Coma :* « In exstasim letalem raptus », dit Mathieu
Paris (IV, 397). — Joinville (§§ 107, 108) : « Après ces choses
desus dites avint, ainsi comme Diex vout, que une grans
maladie prist le roy à Paris, dont il fu à tel meschief, si
comme on le disoit, que l'une des dames qui le gardoit, li
vouloit traire le drap sur le visaige, et disoit que il estoit mors.
Et une autre dame qui estoit à l'autre part dou lit, ne li souffri
mie ; ainçois disoit que il avoit encore l'ame ou cors. Et comme
il oyt le descort de ces dous dames, Nostre-Sires ouvra en li
et li envoia santei tantost, car il estoit esmuyz et ne pouoit
parler. Et si tost qu'il fu en estat pour parler, il requist que
on li donnast la croix, et si fist on. Lors la royne sa mère oy
dire que la parole li estoit revenue, et elle en fist si grant joie
omme elle pot plus. Et quant elle sot que il fut croisi

> Es livres des phisiciens.
> Cèle le tint en tiex liens,
> Et le justisa cel an si
> Qu'il fu ausi come transi.
> Le peuple entour lui amassé
> L'ot une heure pour trespassé.
> Mèx Diex, qui pécheeurs respite,
> Li remist el cors l'esperite,
> Si qu'il ot vive voiz et ferme ;
> Par quoi tantost, sanz querre terme
> Prist la croiz à pleurs et à crainte
> Et voua qu'en la Terre sainte
> Iroit ; dont adont li souvint. ›

ainsi comme il meismes le contoit, elle mena aussi grant duel comme se elle le veist mort. »

A en juger par les paroles de sa mère et de l'évêque de Paris, le roi aurait eu postérieurement à son réveil une sorte de poussée délirante.

En effet, voici les objections qu'opposèrent Blanche de Castille et l'évêque de Paris au vœu de se croiser que Saint Louis avait fait à ce moment : « Messire roi, dit le prélat, souviens-toi que quand tu as reçu la croix, en faisant inconsidérément et brusquement un vœu si difficile à accomplir, tu étais malade, et, pour dire la vérité, *peu sain d'esprit*; en effet le sang t'ayant monté au cerveau, tu n'étais pas maître de toi... », et la reine Blanche : « Tu es excusé suffisamment, mon fils, par l'infirmité que tu as éprouvée dans ta maladie, par *cette privation de raison, cet affaiblissement de tous tes sens*, qui était ou la mort même, ou une *aliénation* d'esprit [1]. »

---

1. Matthaei Parisiensis *Chronica Majora* (éd. Luard, V, 3) : « [*Rex Francorum resumit crucem.*] Et diebus sub eisdem, dominus rex Francorum, qui, ut notorium fuit, cruce signabatur, à suis magnatibus et specialibus correptus est et graviter redargutus et fere circumventus, eo quod votum suum per consilium et admonitionem suorum optimatum quomodolibet noluit redimere vel commutare. Inter quos mater ejus Blanchia et episcopus Parisiensis, scientes ejusdem regis imbecillitatem, instabant protervius et sermocinabantur diligentius, dicente episcopo : « Domine mi rex, recordare quoniam « [cum] crucem accepisti, tam arduum votum faciendo inconsulte et « subito, infirmus fuisti, et ut verum fateamur, mentis alienae ; rapta « quoque ad cerebrum materia compos tui non fuisti, unde verba « tunc prolata pondere caruerunt veritatis et cujuslibet auctoritatis. « Benigne dispensabit nobiscum dominus Papa, sciens regni neces « sitatem et corporis tui debilitatem. Ecce hinc Fretherici jam scis « matici robur formidandum ; inde insidiae nummosi regis Anglorum. « Ecce hinc Pictavensium proditiosa, quamvis nuper edomitorum, « dolositas; inde Albigensium suspecta cavillatio. Inquietatur Ale « mannia, Ytalia non quiescit; ad Terram Sanctam vix patet accessus, « vix in ea receptatio ; post tergum Papæ et Fretherici odium inexo « rabile, inimicitiæ implacabiles, quibus nos desolatos relinquis. » Mater autem efficacius ad hæc instinctus suos exaggerans, ait : « Fili « carissime, audi et exaudi amicorum tuorum consilia discretorum, « prudentiæ propriæ non innitens. Memento quanta virtus sit, quan « tumque Deo placeat, matri obedire matrique obsecundare. Remane, « nullumque inde Terra Sancta patietur detrimentum. Mittetur illuc « militaris expeditionis multitudo copiosior, quam si in propria per-

Jean de Garlande, contemporain de saint Louis, parle du
« magnifique espoir qu'inspire aux fidèles la (première) croisade du roi de France qui, dans un *heureux accès de fièvre*
(felix febris erat regis), a pris la croix, et qui va bientôt partir
avec ses trois frères, Robert d'Artois, Alphonse de Poitiers,
Charles d'Anjou » (*Hist. Litt.* t. XXII, 93).

Nous avons dans le cas de saint Louis un beau spécimen
de la fièvre malarienne à coma que l'ancienne médecine
appelle *comitée palustre* (febris intermittens comitata) et qui
constitue l'une des formes les plus redoutables de la *malaria*.
Un examen détaillé de la durée et de la nature des symptômes
montrerait en outre qu'on est ici en présence d'une forme
mixte typho-palustre, allure qu'affectent souvent les comitées.
Sur ces formes typhiques du paludisme depuis longtemps
signalées par Rochard, cf. une pénétrante observation de
Fraenkel dans le *Lyon médical*, t. LXX, 1892, p. 257.

Partie III. — *Pathogénie.*

§ 1. Nous savons, d'une part, que la formule morbide de
saint Louis est le paludisme chronique ; — de l'autre, que le
roi est sujet à des manifestations érysipélateuses périodiques.
Existe-t-il entre ces deux affections un lien de cause à effet,

---

« sona illuc pergeretis. Non enim Deus calumpniosus vel cavillosus.
« Excusat te, fili mi, sufficienter, quæ tibi evenit in infirmitate tua,
« rationis privatio, sensuum omnium hebetatio, immo etiam vel ipsa
« mors, vel mentis alienatio. » Quibus rex, non mediocriter commotus, respondit : « Protenditis sensus mei immutationem causam
« fuisse assumptionis crucis meæ; ecce prout desideratis et persua-
« detis, crucem depono, crucem vobis resigno ; » et mittens manum
suam ad humerum, discerpendo eam avulsit, dicens : « Domine epis-
« cope, ecce crux qua signabar, vobis eam ultro resigno. » Quo
facto, ineffabili gaudio cuncti circumsedentes congratulabantur. Et
ecce dominus rex, mutato vultu et sententia, ait : « Amici mei, pro-
« fecto nunc non sum expers rationis aut sensus, non mei impos aut
« infirmus. Reposco nunc mihi reddi crucem meam. Novit autem
« Qui nihil ignorat, non intrabit in os meum quicquam mandibile,
« donec ea reconsigner. » Quod cum viderent circumstantes, affir-
marunt *digitum Dei hoc fuisse.* »

— et doit-on voir dans leur apparition simultanée ou successive un simple accident de coexistence ou de succession, indépendant de tout déterminisme scientifique?

La nature infectieuse de la maladie périodique de la jambe droite est sûre par la forme de chacun des deux stades :

A. *Période d'état*. L'état pathologique est purement *général* (adynamie, — prostration, — troubles sensoriels et psychiques — douleurs généralisées, — insomnie, — état gastrique).
B. *Période de déclin*. Purement *locale* (enflure douloureuse et coloration écarlate de la portion inférieure de la jambe droite).

La netteté de la symptomatologie indique une maladie infectieuse analogue à l'érysipèle à répétition ; cette inflammation spécifique siège généralement à la face, mais rien ne s'oppose à ce qu'elle se localise à toute autre partie des téguments et notamment à la jambe, comme dans le cas, rare il est vrai, du roi Louis IX.

Nous pouvons donc raisonner dans l'hypothèse de la nature érysipélateuse de l'affection (ce qu'il est impossible d'affirmer, mais ce qui paraît, en l'état de la science, la seule hypothèse sur laquelle on puisse spéculer) — en précisant préalablement la signification de l'érysipèle à répétition.

§ 2. La médecine antérieure aux doctrines pastoriennes niait la spécificité de l'affection.

Assimilant l'érysipèle à répétition aux poussées lymphangitiques du pseudo-érysipèle des strumeux, elle le rangeait au nombre des signes pathognomoniques de la scrofulose.

En 1874 parut le travail de Renaut. L'éminent histologiste modifia profondément notre conception de la maladie. En 1885 Verneuil (*Bull. de la Soc. de chirurgie*, t. XI, p. 660 sqq.) affirma l'individualité de l'affection (il cite l'observation d'un malade ayant contracté 115 fois l'érysipèle; c'est une diathèse érysipélateuse identique que nous retrouvons chez saint Louis). Dans une observation capitale pour l'histoire

de l'érysipèle à répétition (*Arch. génér. de méd.*, janv. 1892)
Critzmann a donné, le premier, la démonstration *expérimentale*
de la nature de l'affection (dermo-lymphangite infectieuse,
contagieuse, causée par le *Streptococcus erysipelatus*). Un
seul point reste à éclaircir et Critzmann l'a signalé avec
sa précision accoutumée (p. 21) : « Après une première
atteinte d'érysipèle, le microcoque voit pendant un certain
temps, très variable d'ailleurs, sa virulence diminuer et
même disparaître ; mais *sous une influence encore obscure*
cette virulence, qui n'est que la propriété qu'ont les micro-
organismes de se développer dans un milieu animal vivant,
peut réapparaître, et l'érysipèle récidiver à un moment plus
ou moins éloigné de la première atteinte. » Existe-t-il un
rapport entre ce réveil de la virulence et l'apparition d'affections concomitantes ? Des médecins russes (Walther de Kiew,
Canstatt's Jahresber., 1857, III, 307) ont cru pouvoir affirmer
la réapparition en règle chez certains paludiques de l'érysipèle consécutivement à l'accès malarien (dans ce cas l'érysipèle est justiciable de la quinine : ils ont baptisé cette
forme intermittente du nom *d'erysipelas malaricum*). C'est
aux cliniciens qu'il appartient de nous dire le bien fondé
de cette intéressante hypothèse, et de décider si l'on peut
relier l'une à l'autre les deux infections de saint Louis sous
une formule génératrice.

Section 4. — Septième croisade.

§ 1. Le 5 juin 1249 le roi débarque à Damiette. Paludéen
chronique depuis sept années, saint Louis est fatalement
voué à toutes les maladies infectieuses de l'Orient. C'est ce
que n'ont remarqué aucun des nombreux historiens qui,
de Mézeray à Michelet, ont longuement dépeint les souffrances
de Louis IX en Égypte (trop ignorants qu'ils étaient de
toute pathologie pour savoir qu'au point de vue du pronostic
le *terrain* est aussi important que le *germe*).

Cette connaissance de l'existence de la cause *prédisposante*

nous permettra d'être brefs sur la cause *provocatrice*, c'est-
à-dire sur le détail des maladies de saint Louis pendant la
septième croisade.

§ 2. *Rechute de paludisme et dysenterie*. Joinville (éd. Wailly,
§ 10) : « Li roys avoit double tierceinne et menoison mout
fort. »[1]

Id. *ibid*. § 307 : « Le soir, se pasma par plusours foiz ; et,
pour la fort menuison que il avoit, il couvint coper le font
de ses braies toutes les foiz que il descendoit pour aler à
la chambre. »

Vie de saint Louis par le confesseur de la reine Marguerite
(HF. XX, 104) : « Sa char estoit pale et teinte, et avoit flux
de ventre trop grief ; et estoit si megres que les os de l'eschine de son dos estoient merveilleusement aguz ; et couvenoit que li diz Ysembarz portast li benoiet Roi à toutes ses
necessitez, et neis que il le descouvrit. »[2]

§ 3. *Scorbut*. Joinville (éd. Wailly, § 10) : « Li roys avoit
la maladie de l'ost en la bouche et ès jambes. »

A. Hémorrhagies cutanées et ecchymoses livides des
membres inférieurs. Joinville, § 291 : « La maladie de l'ost
estoit tex que la chars de nos jambes sechoit toute, et li

---

1. Guill. de Nangiaco, *Vita S. Ludovici* (HF, XX, 376) : « Denique
non est silendum, quod quando rex captus fuit, graviter aegrotabat
illa mortifera et generali infirmitate, qua maxima pars exercitus illis
diebus est defuncta, ita quod de vita ipsius modicum sperabatur.
Sed eo capto, providente ipso qui diligentibus se omnia cooperari
facit in bonum, soldanus per medicos suos, qui melius quam nostri
noverant artem curationis hujusmodi, fecit eum diligenter custodiri
et sanari, et omnia necessaria quaecunque rex petivisset abundanter
et curialiter ministrari. Unde vere de ipso atque suis potuit veraciter
dici : *Et dedit eos Dominus in misericordias in conspectu omnium qui
ceperant eos.* »

2. Joinville (éd. Wailly, § 405) : « Dou conte d'Anjou, qui estoit
en sa nef, se pleingnoit aussi à moy, que nulle compaingnie ne li
tenoit. Un jour demanda que li cuens d'Anjou faisoit, et en li dist
que il jouoit aus tables à monsignour Gautier d'Anemoes. Et il ala
là *touz chancelans pour la flebesce de sa maladie*, et prist les dez et
les tables et les geta en la mer, et se courouça mout fort à son frère
de ce que il s'estoit sitost pris à jouer aus deiz. »

cuirs de nos jambes devenoit tavelés de noir et de terre
aussi comme une vieille heuse[1]. »

B. Tuméfaction et fongosité des gencives avec ébranlement et chute concomitante des dents. Joinville, § 303 : « A
nous qui aviens tel maladie venoit chars pourrie ès gencives.
La maladie commença à engregier en l'ost en tel manière, que
il venoit tant de char morte es gencives à notre gent, que il
couvenoit que barbier ostassent la char morte, pour ce que
il peussent la viande maschier et avaler aval. Grans pitiés
estoit d'oïr braire les gens parmi l'ost ausquiex l'on copoit la
char morte ; car il breoient aussi comme femmes qui tra-
veillent d'enfant. »

Vie de saint Louis par le confesseur de la reine Marguerite
(IIF. XX, 104) : « Et li benoiez Rois estoit si malades que
les denz de bouche li hochoient et movoient. » — Cf. l'*Inventaire des reliques du trésor de Saint-Denis* dressé en 1634
(dans d'Ayzac, *Histoire de l'Abbaye de Saint-Denis*, II, 548) :
« La mandibule monsieur Saint Louys roy de France *tout
entière défaillant* à l'exception d'*une* dent ».

Sur l'épidémie scorbutique, cf. Laveran, *Traité des maladies
des armées*, 1875, p. 478.

Section 5. — État maladif du roi depuis le retour de la croisade.

§ 1. État cachectique consécutif aux maladies infectieuses
contractées en Palestine.

---

1. Joinville (éd. Wailly, § 291) : « Nous ne mangiens nulz
poissons en l'ost tout le quaresme, mais que bourbetes ; et les bourbetes manjoient les gens mors, pour ce que ce sont glout poisson. Et
pour ce meschief et pour l'enfermetei dou païs, là où il ne pleut
nulle foiz goute d'yaue, nous vint la maladie de l'ost, qui estoit teix
que la chars de nos jambes sechoit toute, et li cuirs de nos jambes
devenoit tavelés de noir et de terre, aussi comme une vieille heuse ;
et à nous qui aviens tel maladie venoit chars pourrie es gencives, ne
nulz ne eschapoit de celle maladie que mourir ne l'en couvenist... »

§ 2. Année 1256, le roi malade à Senlis, d'une maladie non définie (Odonis Rigaudi archiepiscopi Rothomagensis *Visitationes*. HF. XXI, 578 : « 1255. Id. Julii. Apud Silvanectum, ubi dominus rex infirmabatur »).

§ 3. Année 1259. Le roi gravement malade à Fontainebleau d'une maladie non définie. (Joinville, éd. Wailly, § 21 : « une mout grant maladie que il ot à Fonteinne-Bliaut... » — Od. Rigaud, *Visitat.* HF. XXI, 581 : « 1259. XII. kl. Maii. Recepimus litteras domini regis, continentes quod nos ad eumdem, visis eisdem litteris, apud Fontem Bliaudi graviter aegrotantem, remoto impedimento quolibet, festinaremus ; quod quidem, neglecta infirmitatis nostrae gravitate, fecimus tempestive, et apud Genevillam pernoctavimus ipsa die ; et ibidem alium nuncium habuimus specialem, nobis ejusdem domini regis litteras deferentem, per quas nobis remandavit quod ultra non progrederemur, quia ipse se alleviatum, per Dei gratiam, sentiebat et convalescebat ; et ibidem remansimus.

« X. kl. Maii. Tertio, habuimus litteras domini regis, continentes quod adeo infirmabatur quod valde sibi timebat de morte propinqua. Quibus visis, statim iter arripuimus ad eumdem, non tamen sine difficultate magna, cum adjutorio tam equorum quam currus festinando, et pernoctavimus Parisius ipsa die.

« IX. kl. Maii. Apud Fontem Bleaudi ; et ibidem invenimus dominum regem lecto decubantem, per Dei gratiam satis in bono statu ».)

Le royal malade écrit à l'archevêque de Rouen « quod adeo infirmabatur quod valde sibi timebat *de morte propinqua* ». En prévision de sa mort prochaine il va même jusqu'à donner à son héritier des instructions politiques (« Biau fiz, je te pri que tu te faces amer au peuple de ton royaume, car vraiment je ameroie miex que uns Escoz venist d'Escosse et gouvernast le peuple dou royaume bien et loialment, que tu le gouvernasses mal apertement. » Joinville, éd. Wailly, § 21).

§ 4. Année 1260. Le roi malade à Creil d'une maladie non définie (Od. Rigaud, *Visitat.* HF. XXI, 584 : « 1260. VII. kl. Novembris. Licet proposuissemus ibidem, cum Dei adjutorio,

sanctam synodum celebrare, oportuit nos nostrum propositum
mutare, pro eo quod dominus rex mandavit nobis per suas
litteras ut, ipsis visis, accederemus ad eum apud Kariolum
ubi infirmabatur. Quod quidem prætermittere non audentes,
dimissa majori parte nostrae familiae... et... ad dominum
regem festinanter ivimus, ipsa die, apud Kariolum, ubi pernoctavimus cum paucis de familia nostra, sine hernesio nostro.....

« Kl. Novembris. In festo Omnium Sanctorum, celebravimus
magnam missam in monasterio fratrum Minorum, Domino
adjuvante; et ibi infirmabatur dominus rex... »).

§ 5. Année 1264. Le roi malade à Pont de l'Arche d'une
maladie non définie (Od. Rigaud, *Visitat.*, IIF. XXI, 590 :
« 1264. XII. kl. Januarii. Audito quod dominus rex infirmabatur apud Pontem Archae, visitavimus eum; et pernoctavimus apud Bonum Portum...

« IX. kl. Januarii. Celebravimus, per Dei gratiam, festum
Natalis. Rex erat in villa... »).

Section 6. — **Mort.**

§ 1. Départ du roi pour la huitième croisade le 16 mars 1270.
À cette date l'état cachectique de saint Louis est tel qu'il ne
peut même plus monter à cheval. Joinville (éd. Wailly, § 737) :
« Grant pechié firent cil, qui li loèrent l'alée, à la grant
flebesce là où ses cors estoit ; car il ne pooit souffrir ne le
charier, ne le chevauchier. La flebesce de li estoit si grans,
que il souffri que je le portasse dès l'ostel au conte d'Ausserre,
là où je pris congié de li, jeusques aus Cordeliers entre mes
bras. »

§ 2. Arrivée devant Tunis le 17 juillet. La dysenterie, la
fièvre pernicieuse, le typhus des camps déciment bientôt
l'armée des Croisés. Le 3 août, apparition chez le roi du double

symptôme *fluxus ventris* et *febris* [1] (L. Delisle, *Litt. lat.* 1890,
p. 73. Lettre de Pierre de Condé à Mathieu de Vendôme, datée
de Tunis, 21 août 1270 : « Reverendo in patri Christo ac domino suo spirituali Matth., Dei gratia abbati Sancti Dyonisii in
Francia, P. de Condeto, humilis ejus clericus, quicquid potest
servicii, reverencie et honoris. Audita vestra, non diu est, per
vestrum nuncium sanitate, Deo gratias referens, teste Deo
modicum exultavi. De me vero sciat vestra Reverentia quod
usque ad confectionem presentium satis sanus extili, Deo disponente... Ceterum sciat reverencia vestra quod maxima fuit
caries victualium in exercitu nostro, nec fere per unum mensem postquam applicati fuimus potuerunt victualia quecumque in exercitu venalia inveniri, nisi forte de rebus paucis
nautarum val aliorum paucorum qui cum domino rege venerant. Sed in sabbato et dominica in invencione beati Stephani
[*2 et 3 août*] misit dominus in Sardoniam et Siciliam pro cibariis
recentibus comparandis ; et die dominicas sequenti, scilicet in
festo beati Laurencii [*10 août*], remissa fuit quedam navis de
Sicilia que porcos attulit et gallinas. Preterea marinarii circa
centum, cum quatuor militibus Cathalanis, die jovis ante
Assumptionem [*14 août*], in galeis exierunt ad quemdam
locum in quo Saracenorum animalia pascebantur, et interfectis
paucis custodibus eorumdem, et uno eorum capto vivo, ra-
puerunt centum tam multones quam bidentes, et circa lxx[a]
tam boves quam vitulos quadraginta. Tunc relevatus est multum exercitus noster, et pro cibariis recentibus convaluerunt

---

1. Guill. de Nangis, *Vie de Saint Louis*, (HF. XX, 457): « Morie-
bantur etiam plures fortes et juvenes in exercitu Christianorum, tam
propter aëris ac terræ intemperiem, quam propter ciborum sanorum
defectum et aquæ dulcis penuriam, alii febre acuta, alii fluxu ventris,
et alii diversis morborum generibus interfecti. Rex autem Ludovicus
fluxus ventris, qui eum arripuerat, molestiam sentiebat; et Philippus
ejus primogenitus quartanis febribus laborabat. Post modicum vero
tempus rex Deo devotus, febre *continua* infirmatus, lecto decubuit.
Qui sentiens sibi mortem imminere, convocato Philippo filio suo
primogenito, etc... »
Vie de Saint Louis par le confesseur de la reine Marguerite (HF.
XX, p. 120) : « Li benoiez rois... chei en griez maladies, cest a savoir
en fievres continue et en flux de ventre et jut malade trois semaines
ou environ. »

aliquantulum infirmi, qui multi erant et adhuc sunt in exercitu. Et ut de minoribus taceam, dominum regem arripuit
quidam fluxus, dominica predicta in inventione beati Stephani
[3 août], nec erat sine febri, ut dicebatur. Eadem die, arripuit
quedam febris dominum Philippum, et diu dubitatum fuit de
utroque. Paulo ante arripuerat quedam febris cum fluxu comitem Nivernensem, qui eadem die dominica expiravit. Quod
et domino regi et filiis suis celatum fuit usque ad octavum
diem dominicam [*10 août*]; *sed tunc ipsis per Dei gratiam
convalescentibus, non tamen ad plenum*, per fratrem Gaufridum
de Bello Loco, ad instanciam domini regis, hoc eidem extitit
revelatum. Qui more paterno condolens, dolorem tamen suum
ut sapiens non ostendit. Carnes vero dicti comitis decocte
fuerunt, sed ossa, ut moris est, condita in brevi sunt in Franciam deferenda. Dominus autem legatus die jovis ante festum
sancti Laurentii [*7 août*] expiravit, et subrogavit sibi fratrem
Bartholomeum de Curia, et missi sunt ad curiam Romanam
dominus Fulco de Londeimo et magister Gaufridus de Templo, ad legatum alium, ut creditur, procurandum. Die vero
mercurii post Assumptionem [*20 août*] mortuus fuit archidia-
conus Parisiensis cancellarius noster, et in confectione presencium frater Guillelmus de Carnoto gerebat sigillum. Quid
plura ? De exercitu nostro moriuntur cotidie et mortui sunt
infiniti. Super premissis autem, et super aliis que pretermisi,
per magistrum Martinum, domini regis phisicum, sicut et per
multos alios qui Galliam revertuntur, si placet, vestra poterit
habere reverentia nocionem. Valeat paternitas vestra in Domino, qui vos conservet ecclesie sue longiora per tempora.
Actum in castris justa Cartaginem, die jovis post Assumptionem beate Marie virginis [*21 août*]). »

§ 3. Le 10 août l'état du roi s'améliore (cf. la lettre ci-
dessus de P. de Condé, § 2 et Primat, ci-dessous[1]. — Le 17,

---

1. Primat, *Chronique* (HF. XXIII, 51). 3 août 1270 : « Et le roy
estoit forment grevez par le fluns de ventre, qui l'avoit pris la
nuit devant ; et Phelippe, son premier filz, estoit malade de fièvre ; et
pour ce n'osoit nul parler de la mort de celi ; ne monseigneur Pierre,
conte d'Alençon, filz du roy, ne voult pas demonstrer ceste piteuse mort
à son père ne à son frère devant atant que il furent assouagiez de leurs

saint Louis peut encore donner des ordres relatifs aux mouvements des troupes[1]. — Aggravation de la dysenterie et de la fièvre.

Après avoir reçu l'extrême-onction, le roi eut un trouble de la parole qui se transforma en un mutisme absolu, lequel dura quatre jours, avec conservation intégrale de la conscience et de l'intelligence : « Li benoiez rois requist la derrenière onction, et fu ennuilié ainçois que la parole li faillist. Et ja soit, ce que il fust mout aggreve endementieres que len lennuilioit, si que il parloit mout pou haut; non pourquant, quant les autres disoient les siaumes endementieres que en lennuilioit, li benoiez rois mouvoit les levres. A la parfin il fu quatre jors que il ne parloit pas ; mès il avoit adonques bone memoire, et tendoit ses mains jointes au ciel, et batoit son piz aucune foiz, et connaissoit les genz, si com il aparoit par les signes que il fesoit; et menjoit et bevoit, tout fust ce pou,

---

maladies. » — Id. *ibid.* (p. 52), 10 août 1270: « Le jour du dimenche ensuiant, que il fu feste saint Lorens, le roy commença à garir aucun poy de sa maladie ; et recordoit moult et complaignoit la maladi[e] de Jehan, son filz, conte de Nevers, et demandoit moult forment à frère Gieffroy de Biaulieu comment il li estoit. Le frère estoit de l'ostel du conte de Nevers, et estoit adonques en la presence du roy ; et li dit que il voulsist moult savoir la vérité comment il li estoit, car il en estoit trop malement en doubte. Et adonques commença frère Goffroy à plourer moult tendrement et à souspirer trop fort ; et aprez, li dist toute la vérité de la mort du conte de Nevers, son filz. »

1. Primat, *Chron.* (IIF. XXIII, 60). 17 août 1270 : « Le dimenche ensuivant, c'est assavoir l'endemain de la feste de l'Assumption Nostre Dame la Vierge Marie, les Sarrazins s'assemblèrent pour assaillir aussi comme il avoient acoustumé, et vindrent quant les serjans du roy estoient encore séanz au disner. Et adonques aucun des noz qui virrent que chascun jour il vegnoit à demourer. Et adonques l'ost fu tout esmeu, et en ce point messire Pierre le Chambellenc retournoit des champs, qui estoit allé veoir tout desarmé la contenance des Sarrazins. Et s'en couru au roy, qui estoit encore moult feible pour sa maladie, et li dist tout ce qu'il avoit veu. Et tantost le roy commanda que sa bataille et toutes les autres fussent tantost armées et issisent hors des tentes, et que les batailles ordenées courussent sus les anemis aveuques sages conduis et meneurs qui allassent devant les batailles ; et il fu ainsi fait comme le roy l'avoit commandé. »

et fesoit signe de sa main quant il ne voloit nule chose, si comme font cil qui aucune chose desirrent. » (*Vie de Saint Louis* par le confesseur de la reine Marguerite. HF. XX, p. 121.)

Ce mutisme ne cessa que la veille de sa mort, lorsque lui fut apporté le Saint-Sacrement; son confesseur, Geoffroy de Beaulieu, trouva le roi à genou, les mains jointes, devant son lit : « Et le jour du dyemenche, le jour prochain devant s[a] mort, frère Giefroy de Biaulieu li porta le cors Jhesu-Crist; et com il fust entré en la chambre en laquele li benoiez rois gesoit malades, il estoit hors de son lit a genouz a terre, a mains jointes devant son lit, ou il se confessa audit frère et reçut Nostre-Seigneur. Et cinsi en la nuit devant le jour que il trespassast, endementieres que il se reposoit, il souspira et dist bassement : O Jerusalem ! o Jerusalem ! » (*Vie de Saint Louis* par le confesseur de la reine Marguerite. HF. XX, p. 121.)

S'agit-il là d'un mutisme morbide produit sous le coup de l'émotion causée par l'extrême-onction, et disparaissant sous l'influence de l'émotion due à l'apport du Saint-Sacrement?

Mort du roi le lundi 25 août[1].

---

1. *Vie de Saint Louis* par le confesseur de la reine Marguerite HF, p. 121) : « Et eu jour du lundi, lendemain de la Saint Bertelemi, li benoiez roi tendi ses mains jointes au ciel et dist : Biau Sires Diex, aies merci de ce pueple qui ici demeure, et le condui en son pays, que il ne chiee en la main de ses anemis, et que il ne soit contreint a renier ton saint non. Et apres ce un pou de tens, icelui benoiet roys dist ces paroles en latin : Père, je commant mon esprit en ta garde. Et quant il ot ce dit, il ne parla puis; mès un pou de tens apres trespassa de cest siecle a Nostre-Seigneur, lendemain de la feste du benoiet apostre saint Bertelemi, en lan de grace mil deux cens sexante et X, entour leure de nonne, en laquele li fiuz Dieu Jhesu-Crist mourut en la croiz pour la vie du monde, auquel toute loenge est, enneur et gloire par les siècles perdurables. Amen. »

Primat, *Chron.* (HF. XXIII, 58) : « Le roy de France, si comme il est dit par dessus, estoit forment malade de fièvre et de flun, et fu si grevé de maladie que la nuit du samedi devant dit les medecins furent du tout desesperez de sa garison. Et environ celle mienuit, il fu oint de la derrenière onction de frère Gieffroy de Biaulieu; et au matin, par la volenté de Dieu, la fièvre s'alenti un poy, si que il reprist son esperit. Et jà soit ce que moult souvent et un poy avant

SECTION 7. — Femme de Louis IX.

§ 1. **Marguerite** de Provence (1219-1295, cf. Boutaric, *Marg. de Prov.* dans *Revue des Quest. hist.* 1867, III, 430) fille de Raimond Bérenger V, comte de Provence, et de Béatrix de Savoie. Épouse (1224) Louis IX roi de France.

§ 2. *Anamnèse héréditaire (paternelle).* Raimond Bérenger V (1198-1245) :

A. *État somatique.* Pas d'autre renseignement que celui de la vigueur du comte. Mathieu Paris (éd. Luard, III, 335) : « Erat autem ille praedictus comes vir illustris et in armis strenuus ; sed per praelia continua fere quicquid habuit ex aerario ventilavit. » — Mort à l'âge de quarante-sept ans.

B. *État psychique.* Normal. Giovanni Villani (éd. Dragomanni, I, 315) : « Signore fu savio e cortese, e di nobile stato, e virtuoso, e al suo tempo fece onorate cose, e in sua

---

il eust receu le corps Nostre Seigneur Jhesu Crist, il requist que on li aportast Celi de qui il estoit porté et soustenu. Et adonques il se sourdi contre son très noble Createur et issi de son lit, et vesti sa chemise et son mantel dessus, et puis dist son *confiteor* à très grant devotion si comme il avoit accoustumé, et encore à greigneur, et bati sa poitrine, et reçut son Sauveeur à lermes et à pleurs. Et quand il ot ce fait, il fu en travail de sa fièvre plus fort que il n'avoit accoustumé, toute celle nuit et le jour ensuivant.

« Le lundi ensuivant, une galie vint au port environ l'eure de prime, qui estoit au roy de Cecille, et cil qui l'amenoient distrent que le roy de Secile vendroit, li et ses nez et ses galies, environ l'eure de nonne. Et les chambellens si portèrent celle nouvelle au roy le plus tost que il porent, et cuidièrent que par si joieuses nouvelles il fust aucun poy allegié de sa maladie et de ses doleurs. Et le roy ouvri les yeux quant il li distrent, et dient que il commença à rire ; mais il estoit jà si prez de la mort que il ne povoit son courage acliner à nulle leesce. Et que plus ? Si comme cil qui menoient la galie avoient dit du roy de Secille, ainsi avint ; car il vint au port de Thunes à l'eure de nonne, et il avoit esté avant tant desirré de touz. Et si comme il hastoit de descendre de la nef, la très felonnesse et hardie Atropos ne doubta pas rompre en nulle manière et le fil et la vie du très noble roy des Frans. »

corte usarono tutti i gentili uomini di Proenza e di Francia e Catalogna per la sua cortesia e nobile stato, e molte cobbole e canzoni provenzali di gran sentenzie fece ».

C. *Mort.* Pendant un voyage de sa femme Béatrix en Angleterre (1244), le comte de Provence est subitement frappé (*irremediabili morbo percussum*) et meurt quelques mois après, le 19 août 1245. Mathieu Paris (éd. Luard, IV, 284) : « *Recedit ab Anglia comitissa Beatrix.* Tanti igitur convivii sollempnitate completa, rex, comitante dicta comitissa B[eatrice], cum aliis multis nobilibus Angliae et Provinciae utriusque sexus, instante festo Circumcisionis, Londoniam properavit, ut ibidem in praesentia et conspectu Provincialium sollempnizans festivitatem sancti Aedwardi miro apparatu celebraret. Qua peracta, memorata comitissa versus mare lora dirigens ad partes nativas remeavit ; rege, cum numerosa regni multitudine, officiose usque ad miris litora pedetentim comitante. Sed antequam navem comitisse apud Doveram ascendisset, ne aliquando mundi prospera non admisceantur adversis, occurrerunt ei lugubrium rumorum portitores, nuntiantes Reimundum comitem Provinciae maritum suum, irremediabili morbo percussum, solum expectare sepulchrum ; qui in omni tribulatione efficax Romanae ecclesiae praestitit subsidium, imperatori nocumentum procurando. Quod cum audisset dominus rex, inconsolabiliter dolens, quod potuit in precibus et elemosinis, Dei misericordiam pro eo interpellavit. »

Une variante de Mathieu Paris (Luard, IV, 284, note 1) donne « insanabili morbo languentem ».

La maladie du comte étant innommée et la symptomatologie faisant défaut, toute hypothèse sur la nature de l'affection nous est interdite. On peut noter seulement l'âge du malade (quarante-sept ans), — la soudaineté du début (morbo *percussus*), — l'état de *languor* subséquent (insanabili morbo *languentem*), — l'incurabilité de la maladie reconnue aussitôt que celle-ci eut fait explosion (*irremediabili* morbo *percussus*), — la forme subite de la mort (Ann. S. Victoris, *Mon. Germ. S.* XXIII, 5). — A titre de simple rapprochement, on peut ajouter que ce vague tableau symptomatique est précisément celui que nous offrent trop souvent les chroniqueurs du moyen âge quand ils

sont en présence d'affections où interviennent les syndromes
de paralysie ou d'apoplexie.

§ 3. *Anamnèse héréditaire (maternelle) ; Anamnèse collatérale.* Pas de renseignements pathologiques.

§ 4. *Anamnèse personnelle :*
A. État somatique. Pas de renseignements biologiques
sur la reine Marguerite, morte à soixante-seize ans.
B. État psychique. Sur « l'ambition maladive » (Langlois)
et le caractère despotique et autoritaire de la femme de saint
Louis, cf. Boutaric (*Revue des Quest. hist.* 1867, III, 420), —
Lecoy de la Marche (*Société française au XIIIe s.*, p. 223), —
Ch.-V. Langlois (*Saint Louis*, p. 169).

On sait que du vivant de saint Louis et à son insu, cette
mère ambitieuse fit secrètement signer à son fils Philippe le
Hardi (alors âgé de dix-huit ans) l'engagement écrit de rester
sous sa tutelle et de n'agir sur le trône que par sa volonté jusqu'à l'âge de trente ans. Sur les instances de saint Louis,
Urbain IV, par une bulle spéciale, dut relever le jeune prince de
cette imprudente promesse (Langlois, *Philippe III*, p. 5 ; —
Boutaric, *l. c.*, p. 420).

Saint Louis, qui redoutait l'ambition de Marguerite, la maintint systématiquement à l'écart des affaires publiques (Langlois, *Philippe III*, p. 33). En partant pour la croisade de 1270,
il évita même de confier la régence à sa femme et institua, à
sa place, deux régents, Mathieu de Vendôme, abbé de Saint-
Denis, et Simon de Nesle. Sur le degré d'indépendance que
saint Louis laissait à la reine, cf. Joinville (§§ 630, 631) :
« De ce péril, dont Diex nous ot eschapez, entrames en un
autre ; car li vens qui nous avoit flatis sur Chypre, là où nous
deumes estre noié, leva si forz et si orribles, car il nous batoit,
à force sur l'ille de Cypre ; car li marinier geterent lour ancres
encontre le vent, ne onques la nef ne porent arester tant que
il en y orent aportei cinq. Les parois de la chambre le roy
couvint abattre, ne il n'avoit nulli leans qui y osast demourer,
pour ce que li vens ne les enportast en la mer. En ce point li
connestables de France, messires Giles li Bruns, et je, estiens
couchié en la chambre le roy ; et en ce point la royne ouvri

l'huis de la chambre, et cuyda trouver le roy en la seue. Et je li demandai qu'elle estoit venue querre : elle dist qu'elle estoit venue parler au roy, pour ce que il promist à Dieu aucun pele-rinaige, ou à ses sains, par quoy Diex nous delivrast de ce peril là où nous estiens ; car li marinier avoient dit que nous estiens en peril de naier. Et je li diz : « Dame, prometés la voie à mon signour saint Nicholas de Warangeville [*Saint Ni-colas du Port, département de Meurthe-et-Moselle*], et je vous suis pleges pour li que Diex vous ramenra en France, et le roy et vos enfans. — Seneschaus, fist-elle, vraiement je le feroie volentiers ; mais li roys est *si divers que se il le savoit que je l'eusse promis sanz li, il ne m'i lairoit jamais aler.* »

SECTION 8. — Rapport des deux facteurs.

§ 1. Mariage consanguin. Marguerite étant parente de saint Louis au quatrième degré, le pape accorda une dispense aux futurs époux le 2 janvier 1234 (Rainaldi ann. 1234, art. 16).

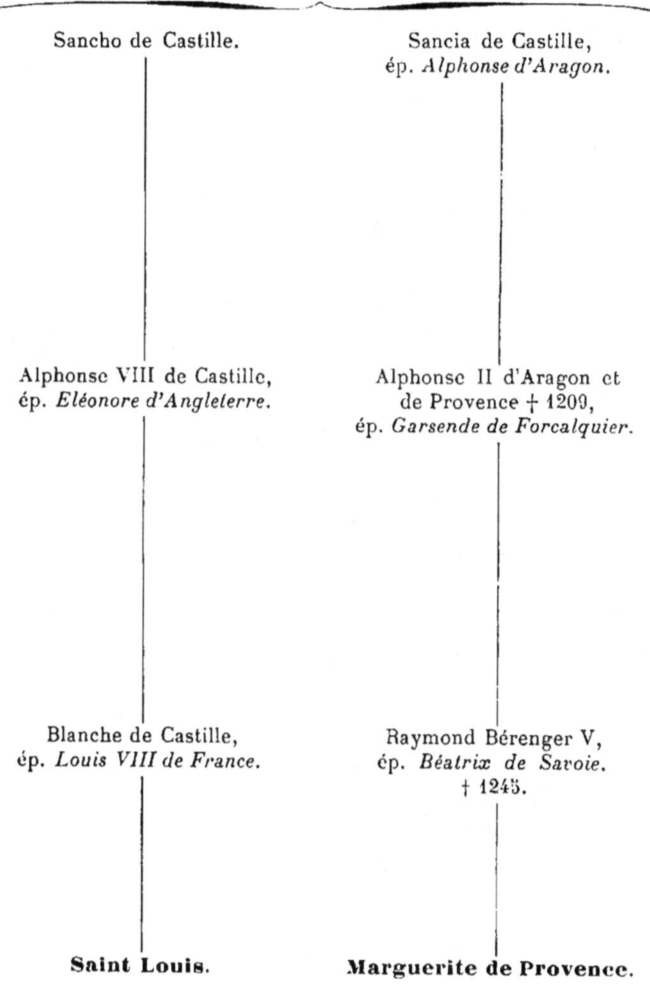

Alphonse VII roi de Castille.

Sancho de Castille.

Sancia de Castille,
ép. Alphonse d'Aragon.

Alphonse VIII de Castille,
ép. Eléonore d'Angleterre.

Alphonse II d'Aragon et
de Provence † 1209,
ép. Garsende de Forcalquier.

Blanche de Castille,
ép. Louis VIII de France.

Raymond Bérenger V,
ép. Béatrix de Savoie.
† 1245.

Saint Louis.

Marguerite de Provence.

CHAPITRE XIII

TREIZIÈME GÉNÉRATION

§ 1. **Philippe III**, *dit* **le Hardi**, roi de France (1245-1285).

Section 1. — Anamnèse collatérale.

§ 1. Des onze enfants de saint Louis :

1º Deux sont morts en bas âge (Blanche 1240-1243 ; — Jean né et † 1248).

2º *Cinq* après avoir atteint ou dépassé l'âge adulte sans que nous possédions sur eux aucun renseignement pathologique (Isabelle 1241-1271, ép. 1258 Thibaut, comte de Champagne ; — Louis de France 1243-1260 ; — Blanche 1252-1320, ép. 1269 Ferdinand de la Cerda ; — Marguerite 12?-1271, ép. 1269 Jean Iᵉʳ duc de Brabant ; — Agnès 12 ?-1327, ép. 1279 Robert II duc de Bourgogne).

3º *Deux* ont péri à la guerre (Jean, dit *Tristan* 1250-1270, mort de la peste devant Carthage ; — Pierre d'Alençon 1251-1283, mort à Reggio. Pas de renseignements biologiques).

4º Restent Philippe III le Hardi et Robert de Clermont (1256-1318).

§ 2. *Antécédents physiologiques de Robert de Clermont.* Guillaume de Nangis, *Gesta Philippi tertii Francorum regis* (HF. XX, 512) : « Erat forma egregius et statura mediocriter eminens, cujus animus ad probitatem tendens pervenire poterat, si Dominus annuisset. »

§ 3. *Antécédents pathologiques de Robert de Clermont.* En 1279, Robert, alors âgé de vingt-trois ans, est frappé d'aliénation mentale consécutive à un traumatisme cranien. Dans un tournoi donné en l'honneur du prince de Salerne le jeune Robert, « malleorum ictibus super caput pluries et fortiter percussus, vexatione cerebri intonitus », tomba « in amentiam perpetuam [1] ».

Si nous consultons les statistiques de la chirurgie de guerre au point de vue de la folie traumatique, nous voyons que le trauma joue simplement le rôle d'agent provocateur et qu'ici, comme toujours, la cause occasionnelle est inversement proportionnelle à la cause prédisposante. — Tandis qu'un choc cérébral léger déterminera chez l'un une vésanie incurable, — chez un autre un violent traumatisme cranien (coup de crosse de fusil, coup de sabre, etc.) laissera le patient indemne au point de vue mental.

Les coups de masse d'armes sur la tête n'eussent pas suffi à faire éclater la folie chez Robert de Clermont si la tare nerveuse héréditaire n'avait, depuis longtemps, préparé un terrain favorable. Sur la folie consécutive au trauma, cf., outre Kraepelin, *Psychiatrie*, Leipzig-Berlin, 1891, 4e éd. p. 8, 9, 10, 487, les utiles remarques du Dr Pierre Janet (*Revue générale des sciences*, 1893, p. 234, à propos du travail de Miles dans

---

1. Guillaume de Nangis, *Vita Philippi III* (HF. XX, 512) : « Anno Domini M.CC.LXXIX, princeps Salernae Karolus, regis Siciliae illustrissimi Karoli filius, veniens in Franciam cum magno honore a rege et baronibus est receptus, ac pro ejus amore et reverentia dedit licentiam Philippus rex in ludis tyrociniorum milites exercendi. Fecerat enim parum ante rex Franciae fratrem suum Robertum comitem Clarimontis militem novum, et cum illo quamplures alios. Quibus et multis aliis ob honorem et amorem principis cognati sui dedit ad tyrocinia exercenda, arma et equos quamplurimos affluenter. Ipse vero rex per tyrocinia commonendo milites ad probitatem discurrens, quos pedites inveniebat relevans, dando equos animabat iterum ad conflictum et certamina subeunda. In quodam igitur illorum tyrociniorum comes Clarimontis praedictus, juvenis et novus miles, armorum pondere praegravatus, et malleorum ictibus super caput pluries et fortiter percussus, vexatione cerebri intonitus, decidit in amentiam perpetuam. De quo damnum et dolor maximus emanavit. Erat autem forma egregius, et statura mediocriter eminens, cujus animus ad probitatem tendens pervenire poterat, si Dominus annuisset. »

le *Brain*, 1892, 153, sur le mécanisme des lésions cérébrales) ;
—la monographie de Lasègue sur les *Cérébraux* (dans Archives
générales 1880, CXLV, 385) ; — le Mémoire d'Azan (*Troubles
intellectuels consécutifs aux traumatismes du cerveau*, 1880) ;
— l'excellente étude de Christian (*Des Traumatismes du crâne
dans leurs rapports avec l'aliénation mentale*, Archives de neurologie, juillet-septembre 1889), — et au point de vue chirurgical les six leçons de S. Duplay sur *la Commotion cérébrale
et les Traumatismes cérébraux* (1883) qui ont modifié toutes
les conclusions de Duret et Vulpian sur le mécanisme du
trauma.

§ 4. *Durée, forme et rémissions de l'affection.* Si la folie
traumatique de Robert est certaine (sur l'autorité du narrateur
cf. L. Delisle, *Mém. sur les ouvrages de Guill. de Nangis* d. Mém.
Acad. des Inscriptions, XXVII, 2ᵉ partie, p. 12) — nous sommes
moins renseignés sur la marche de l'affection pendant les
trente-neuf années de survie du malade.

Guillaume de Nangis nous dit que le jeune prince tomba
« in amentiam *perpetuam* ». Cet aveu de l'officieux et très
exact historiographe de Saint-Denis (plutôt intéressé à taire
tout fait défavorable à la famille royale) est précieux pour
nous par la position quasi officielle de son auteur. Ce témoignage ne peut valoir toutefois que pour la période antérieure
à 1302, date de la mort de Nangis.

Survint-il des rémissions dans l'état du prince pendant ces
vingt-trois années de folie? On peut l'affirmer, malgré le silence
de l'annaliste, par l'examen des actes de Robert pendant cette
période de 1279 à 1302:

A. Le prince assiste à des tournois en 1297, 1298, 1299
(cf. le compte publié par J. Roy, *Annales Bourbonnaises*, 1887,
p. 295) :

« Ce sont les chevaus que Monsieur et ses compaingnons
ont eu mors et perdus es tournoiemens en la compaingnie
Monsieur Charles [de Valois].

« Premierement : a un tournoy qui fu à Montagu après la
Saint Remi en l'an M. CC. IIIIˣˣ et XVII.

« Monsieur, I. cheval perdu. . . . .

« Item, du tournoiement qui fu à Tours, après Pasques, en l'an M. CC. IIIl^{xx} et XVIII.

« Premierement : Monsieur, I. cheval mort. . . . . . .

« Item, du tournoiement qui fu à Sanliz en tour l'Ascension, en l'an M. CC. IIII^{xx} et XIX.

« Premierement : Monsieur, I. cheval perdu. . . . . .

« Item, de gaiges de chevaliers des II. tournoiemens de Montagu et de Tours, LII. libvres.

« Item, du tournoiement de Chele et de Sanliz, XX. libvres.

« Sommes des gaiges deus : LXXII. libvres tournoys. »

(Archives nationales, Inventaire. Titres de la Maison de Bourbon, t. I, p. 183.)

Pendant les trente années de sa maladie un autre fou, Charles VI, ne cessa de même de prendre part aux tournois et plus d'une fois fut le premier (malgré les représentations de ses conseillers) à en provoquer l'organisation (Cf. ci-dessous Livre III.

B. Après la défaite de Courtrai (*Chronographia Regum Francorum*, éd. Moranvillé, I, 116) Robert de Clermont s'empresse de se rendre à l'appel de l'arrière-ban fait par son neveu Philippe le Bel.

Nous voyons de même Charles VI, déjà fou depuis plus de vingt années, suivre la campagne de 1412 contre le duc de Berry, assistant en personne, au siège de Bourges, à tous les combats (cf. ci-dessous Livre III).

Pour la dernière période de la vie du prince qui s'étend de la mort de Nangis (1302) à celle de Robert (1318) les renseignements font défaut. Les historiens sont muets sur la guérison du prince, bien improbable pour une psychose vieille de vingt-trois ans. Les témoignages contemporains ne fournissent sur ce point aucun indice.

D'une part, nous voyons le pape Clément V dispenser Robert de prendre part à la croisade qu'organise le Saint-Siège comme étant trop malade pour y participer (Bulle de Clément V, Lyon, 28 janvier 1306, publ. p. Roy *l. c.* p. 346 : « Clemens episcopus, servus servorum Dei, dilecto filio nobili viro Roberto, comiti Claromontensi, salutem et apostolicam benedictionem... cum itaque, sicut nobis significare curasti, votum emiseris transfretandi in subsidium Terre Sancte, nec id corporea infirmitate detentus valeas adimplere, nos volentes tibi benigne annuere, etc... »), et J. Roy a noté cette obscurité de Robert, si inexplicable chez un fils de saint Louis (*Annales Bourbonnaises*, 1887, p, 294 : « Ce prince qui annonçait une âme disposée à la prouesse, qui survécut à tous ses frères, même à plusieurs de ses neveux et petits-neveux, qui par conséquent était appelé à jouer un grand rôle politique et militaire, est très effacé sous le règne de Philippe III, ne paraît que dans quelques événements du règne de Philippe IV, et après 1310 nous ne retrouvons plus guère son nom que dans les actes administratifs du Bourbonnais »).

D'autre part, en 1318, apparition inattendue de Robert sur la scène politique. Son neveu Philippe le Bel contracte une alliance avec l'empereur Henri VII. Aux négociateurs de profession chargés de la rédaction du traité (Pierre de Latilly pour la France, — Simon de Marville pour l'Allemagne) chacun des souverains adjoignit suivant l'usage, et pour rehausser l'éclat de la mission, un prince de son sang. Henri VII désigna son parent Jean de Namur, — Philippe le Bel son oncle Robert de Clermont.

Ce choix d'un prince si fort étranger aux affaires et cérébralement affaibli depuis l'âge de vingt-trois ans est aisé à justifier. Le but de Philippe le Bel (toujours secrètement hostile à l'Empire) était d'éclipser l'envoyé de l'Empereur par l'illustration du sien. Pour ce rôle, que les chancelleries désignent par la formule « *ad pompam et ostentationem* », nul ne convenait mieux que Robert de Clermont. A cette date de 1310, toute l'Europe chrétienne « vénérait » le grand roi canonisé. Quel ambassadeur pouvait jeter plus de lustre sur une mission que le seul fils survivant, quarante années après la mort de Louis IX ?

L'inexpérience diplomatique de Robert, sa faiblesse intellectuelle ne durent pas être pour détourner le roi de France de ce choix. L'une et l'autre étaient plutôt pour Philippe (ennemi de toute initiative chez ses agents) la garantie que son ambassadeur improvisé ne s'écarterait pas des instructions royales. Boutaric (*La France sous Philippe le Bel*, p. 431) a montré à quel degré ce souverain entendait « ne trouver dans ses ministres que de dociles instruments ». En outre, dans le cas particulier de ce traité de 1310, Philippe, qui (à défaut de la couronne impériale pour lui ou pour son frère Charles de Valois) poursuivit sans relâche l'abaissement de l'Empire, n'eût pas laissé au caprice de son ambassadeur une transaction aussi importante. Pour plus de sûreté, les négociations (sans nul doute à la demande de Philippe) eurent lieu à Paris (Boutaric, *l. c.* p. 409), sous l'œil du roi de France.

On peut conclure de ces données que le rôle diplomatique de Robert fut plus nominal qu'effectif. L'obscurité profonde dans laquelle le comte de Clermont rentre jusqu'à sa mort, après cette unique apparition aussi courte qu'inattendue, sur la scène politique, est une preuve insuffisante du retour de ce prince à une activité normale.

Au cas où, contrairement à toutes les probabilités historiques, Robert eût été vraiment en état de prendre son rôle de négociateur au sérieux, l'aliéniste ne pourrait tout au plus tirer de ce fait qu'un indice et une preuve : l'indice d'une rémission (nullement d'une guérison) — et la preuve qu'à cette date on n'a pas affaire, dans l'affection du prince, à la démence mais à la folie. Au point de vue diagnostique, il serait aussi scientifique de conclure de cette négociation de 1310 à la guérison du malade, que d'admettre chez Charles VI la restauration de l'intégrité mentale parce qu'on voit à vingt reprises le roi fou prendre, entre deux rechutes, une part active aux épineuses négociations du schisme, ou discuter avec l'empereur Wenceslas la possibilité d'une entente commune au sujet des affaires pontificales.

Cette réserve sur la portée et le peu de signification des actes dits raisonnables chez les aliénés peut étonner les historiens, étrangers à la clinique mentale.

« C'est un préjugé ancien et funeste, dit le grand aliéniste allemand Krafft-Ebing (*Responsabilité criminelle*, p. 49) que celui qui consiste à n'envisager comme folie que les états extrêmes d'altération intellectuelle. Le vulgaire, en effet, ne connaît que la démence ou la manie... Il ignore que quelqu'un peut être gravement aliéné et absolument irresponsable, sans délirer ou extravaguer d'aucune façon. » — Cf. également le livre classique de Parant (*La raison dans la folie*, 1888). Les historiens verront par ce travail, l'un des meilleurs de la littérature médicale en ces dernières années, quelle valeur il faut accorder aux manifestations *raisonnables* au cours de la folie, et quelles conditions sont requises en psychiatrie pour admettre la réalité de la guérison d'une psychose.

En 1315 (15 mars 1314 v. st.) Louis X accorde à son grand-oncle Robert de Clermont la faculté de chasser dans toutes les forêts du domaine royal, sa vie durant (Arch. nat., *Inv. Titres de la maison de Bourbon*, I, 240, n° 1390. Roy, *Ann. Bourb.* 1887, 348, note 2). Ce fait, pas plus que les précédents, n'a de valeur probante au point de vue de la guérison de Robert de Clermont. Ne voyons-nous pas Charles VI, fou depuis plus de vingt années, continuer la pratique de la chasse, des jeux d'adresse (tir à l'arc, à l'arbalète), des jeux de combinaison (dames, trictrac) et y ajouter même le jeu politique d'un scrutin parlementaire aux opérations duquel il préside en personne (cf. Livre III).

§ 5. *Conclusion*. La folie de Robert de Clermont est donc certaine pour la période antérieure à la mort de G. de Nangis (1279-1302). Aucun indice ne permet à l'aliéniste de croire à la possibilité d'une guérison pendant les seize années postérieures qui vont de cette année 1302 à l'année 1318, date de la mort du prince.

Cette question de la guérison de la psychose de Robert, après une durée de vingt-trois années, est d'ailleurs sans intérêt au point de vue de l'étude de l'hérédité pathologique.

L'explosion de la folie consécutivement à une cause traumatique suffit pour nous révéler la nature morbide du terrain et c'est là le point essentiel pour le clinicien.

§ 6. *Mort*. Pas de renseignements.

SECTION 2. — Anamnèse personnelle.

1. *Antécédents physiologiques :*
A. *Habitus extérieur.* Aucun des commentateurs de Dante

n'a pu justifier par un texte le sobriquet de *Nasetto* que le poète (*Purgat.* VII, 103) est seul à donner au roi de France :

> E quel *nasetto*......
> Mori fuggendo e disfiorando 'l giglio.

En l'absence de tout renseignement sur l'existence et la nature de cette difformité, il est inutile de rappeler ici la signification de certaines malformations nasales soit comme stigmates de dégénérescence (défaut de développement du squelette osseux, *nasus aduncus*, etc.), soit comme symptômes de troubles nerveux spéciaux (affaiblissement de l'attention consécutif aux troubles respiratoires en cas de rétrécissement des voies nasales, etc... Cf. Richter, *Bildungsanomalien bei Geisteskranken* dans *Allgem. Zeitschrift f. Psychiatrie,* XXXVIII, 80).

B. *Motilité.* Normale (équitation, chasse au loup, au sanglier. Cf. HF. XX, 185 ; XXI, 94 ; XXII, 5).

C. *Fonctions génésiques.* Sur ce point deux versions contradictoires. Au dire des annalistes officieux la continence de Philippe est absolue : « Puis que sa femme fu déviée il vestoit la haire et le haubert dessus pource qu'il peust mieux sa char estraindre et chastier ; avec tout ce qu'il jeunoit et faisoit grant abstinence de viandes ; et *tout ce faisoit il qu'il ne fust souillé des vices de nature humaine.* Et toute ceste vie maintint il toute sa vie jusques à la mort, pourquoy l'en pourroit dire qu'il menoit mieux vie de moine que de chevalier » (*Grandes chroniques de Saint-Denis,* éd. P. Paris, V, 31).

Nous savons d'autre part que le roi de France fut dénoncé au légat comme s'adonnant à des pratiques d'inversion sexuelle (Langlois, p. 8. — *Arch. nat.*, J, 429, n° 1. « Li roi li dist [au légat] que l'en li avait mandé de Flandre que uns chanoines de Laon le diffamoit moult vilenement de pechié contre nature, et disoit que II. saintes femmes qui estoient en la dyocese dou Liège dun l'une a nom Aaliz et est mesele, e l'autre a nom Isabelle de Sparbeke, li avoient dit que li rois estoit entechiez de ce vice. Et demanda li roi au légat *se li en avoit onques oï parler.* Et il dist que *oil* »).

Cette anomalie psycho-sexuelle (si elle était prouvée) pourrait classer Philippe dans le groupe des dégénérés. Sur l'état mental des invertis et sur la prédisposition morbide qui conditionne ce phénomène pathologique, cf. avant tout Gley (*Rev. philos.* XVII, 166) et en outre Krafft-Ebing (*Jahrbüch. f. Psychiatrie* XII, 1, 2), — Moll, *Perversion du sens génital* (tr. Pactet, p. 101). — Ladame, *Annales d'anthropologie criminelle*, 1893, p. 534.

§ 2. *Antécédents pathologiques* et *Mort*. Comme son père saint Louis, Philippe III est une victime du paludisme :

A. En 1270, devant Tunis, grave attaque de fièvre quarte et de dysenterie[1] d'un mois de durée (Lenain, V, 193 ; — d'Achéry, *Spicilège*, III, 667).

B. En 1285, pendant la retraite d'Aragon, les fièvres enlèvent la moitié de l'armée française : mort du Roi consécutive à plusieurs accès paludéens[2].

---

1. Guillaume de Nangis, *Gesta S. Ludovici* (HF. XX, 457) : « Mout de genz morurent de fièvre aiguë, de flus de ventre et dautres maladies pour le mauvais air et par defaute de viandes et diaues douces. Li rois fu lors malades de flus de ventre qui mout le greva, et Philippes ses fils de fièvre cartaine. » — Primat, *Chronique* (HF. XXIII, 51), 3 août 1270 : « Et le roy estoit forment grevez par le fluns de ventre, qui l'avoit pris la nuit devant; et Phelippe, son premier filz, estoit malade de fièvre. » — Joinville (éd. Wailly, § 738) : « Après ce que il fu arrivez à Thunes, devant le chastel de Carthage, une maladie le prit dou flux dou ventre, et Philippes, ses fiz aisnez, fu malades de fièvre carte, avec le flux dou ventre que li roys avoit. »

2. Guillaume de Nangis, *Vie de Philippe III* (HF. XX, 537) : « Quant la gent le roy virent et apperçurent quil ne pourroient pas illec longuement demourer, si bouterent le feu en toutes les garnisons et embraserent toute la ville de Rose. Si comme il estoient au chemin et il sen aloient, si grant ravine de pluye les prist qua paine se pourrent il soustenir ne a pié ne a cheval, nen leurs paveillons ne pourrent il demourer, tant estoient grevés. Le roy Phelippe fu moult dolent et couroucié de ce qu'il avoit pou ou neeant fait en Arragon; car il lui estoit bien avis quil deust avoir pris tout Arragon et toute Espaigne, a ce qu'il avoit tant de bonne chevalerie, et au grant peuple quil avoit amené avec luy. Si fu moult pensis dont ce pouoit venir ou par mauvais conseil ou par fortune. En ce quil estoit en tel pensee, si chay en une fievre si quil ne pot chevaucher, ains convint quil fust porté en litiere. La fievre crut et moupteplia pour lair qui tant estoit desatrempé et plain de pluye. Si li engreia et devint plus malade. »

§ 3. *État psychique*. Outre l'absence de toute culture chez le Roi (« illiteratus erat[1] »), les historiens ont noté : « l'incroyable faiblesse qui déshonorait le caractère de Philippe » (Ch.-V. Langlois, p. 6), — la nullité intellectuelle du fils de saint Louis (Id. *ibid.*), — « l'absence chez Philippe de tout sens politique, de toute suite dans les idées » (Pfister, *Rev. crit.* 1887, art. 18, p. 27).

Le clinicien doit en outre relever chez ce roi, frère d'un fou, divers stigmates psychiques non dépourvus de signification pour la pathologie mentale :

A. Infantilisme prolongé : « Et fu grant piece moult enfantibles [*puéril*] en sa jonesce et s'en tenoient la gent du roiaume mal apaiés [*mécontents*]. » *Chron. anonyme*, HF. XXI, 92. — Sur cet infantilisme exploité par sa mère Marguerite de Provence, cf. ci-dessus L. II, ch. xii, p. 407.

B. Persistance de l'hyperémotivité dans l'âge adulte : — 1. En 1270, devant Tunis, est blâmé par ses oncles de l'abattement dans lequel il se laisse tomber à la nouvelle si peu inattendue de la mort de son père saint Louis : « Si se esvanouy à bien poy du tout et *demoura grant pièce* avant que il peust

---

Tant alerent et chevaucherent quil vindrent au pas de lEscluse qui est toute avironnce des montaignes qui sont appellés les mons de Pierre Haut. Au-dessus des montaignes estoient les Arragonnois qui estoient en aguet, comment ils pourroient grever les François. Quant aucun pou sen esloingnoient de lost ou x, ou xii, tantost leur couroient sus et les occioient et ravissoient quanque il pouoient tenir ou trouver. A grant douleur et a grant paine vindrent jusques a Parpegnan : illec sarresterent pour reposer. Le roy Phelippe fu forment malade et enferme : si ne voult pas tant attendre quil perdit son sens et son avis. Ains fist son testament comme bien crestien et ordena. Après il reçut en grant devocion le sacrement de sainte eglise. Tantost comme il ot receu toutes ses droitures, il rendi la vie et saquita du treü de nature, etc... »

1. HF. XX, 540 : » Iste Philippus, quamvis illiteratus fuerit, fuit tamen totus in fide catholicus et erga Dei cultores benevolus et devotus, sapientum et proborum consilio volenti animo semper adhæsit, operibus pœnitentiæ deditus, corpus suum jejuniis et abstinentia castigans mirabili illo tempore, post Ysabellis reginæ mortem, ut aiunt, usus cilicio lorica desuper comprimente, erat omnibus blando eloquio affabilis, et cum omni mansuetudine inter barones valde humilis residebat. »

parler aus barons… Et il (*ses oncles*) le blasmerent fortement
de ceste chose [1]. » — 2. En janvier 1271, sa femme meurt à
Cosenza : « La douleur du roi est telle, écrit un témoin oculaire, P. de Condé (Langlois, p. 52), qu'il y aura lieu de craindre
pour sa vie si cette crise ne s'apaise pas » (d'Achéry, *Spicile-
gium*, III, 679, col. 1. Epistola Petri de Condeto ad Priorem
de Argentolio : « … De cujus morte Rex noster doluit *ultrà
modum*, et verum quod de ipso *multum* timeatur, si, quod
absit, in dolore perseveret hujusmodi »). — En 1285, à la nouvelle de la défaite de sa flotte au cap Gros par Roger de Loria
et à la vue des 260 prisonniers français que l'amiral sicilien
lui renvoie après leur avoir fait crever les yeux, « Philippe,
dit le chroniqueur catalan d'Esclot, manque de perdre l'esprit [1] » et tombe malade de douleur et d'émotion (Sur l'état

---

1. Primat, *Chronique* (HF. XXIII, 61) : « Donc le noble roy de
Secille le commença moult à conforter premièrement ; et en la parfin li
dit et descouvri la mort de son père. Et quand il l'oy, cil qui estoit de-
bonnaire et honnouroit son père et amoit, si se esvanouy à bien poy du
tout, et demoura grant pièce avant que il peust parler aus barons. Et
il [*ses oncles*] le blasmèrent forment de ceste chose, et vindrent tous
ensemble d'un acort devant et environ li, et le confortèrent et don-
nèrent remède de confort le mieux que il porent ; et li monstrèrent
moult de causes raisonnables que il estoit tenu à soy conforter. »

2. Bernard d'Esclot, *Cronica del Rey En Perc* (éd. Buchon),
p. 726 : « El Rey d'Arago qui era llavors en la ciutat de Barcelona, e
tots los de la ciutat, quant saberen les novelles, hagueren molt gran
goig ; e no fo maravella. E al bon mati feu pendre aquells trecents
homens naffrats que havia presos en les galeres, e traguels en terra,
e feu los infilar en huna corda, e puix ligals a huna popa de huna
galera, e feu los rastrar dins en mar a vista de tot hom que veure-u
volgues. E moriren tots aqui. E puix pres tots aquells docents xixanta
homens que romanien que no eren naffrats ; e feu los traure a tots
los ulls, e enfilals en huna corda ; e hac hun hom de aquells en leix,
a qui no trasch sino la hun ull, per tal que menas les altres. E tots
enfilats la hu denant l'altre, trames los per presentalles al rey de
França ; e los cinquanta que romanien, ténch los per prisoners, per tal
com eren bons homens e honrats. E aquells docents xixanta que
eren tots cechs vengueren al rey de França e presentaren se a ell.
E quant lo rey de França e el cardenal los veren e hagueren entes que
tota llur armada era desbaratada, *per hun poch no perderen lo seny.*
E el rey de França donas tant de mal saber que *sempre fon malalt*, e
hanch pus nos lleva tro que fo mort, segons que avant oyrets….

« Quant lo rey de França hac oyt e entes, segons que d'amunt es dit,

mental du roi après cette défaite, cf. les excellentes remarques de Lecoy de la Marche, *Royaume de Majorque*, I, 269 sqq.).

Section 3. — **Femme de Philippe III.**

§ 1. **Isabelle** d'Aragon (1247-1271), fille de Jacme Ier le Conquérant, roi d'Aragon, et de Yolande de Hongrie (sœur de sainte Elisabeth de Hongrie). Épouse (juillet 1262, cf. Molinier, *Hist. du Languedoc*, VI, § 51, note 2) Philippe de France plus tard Philippe III.

§ 2. *Anamnèse héréditaire :*
A. Paternelle. Antécédents pathologiques : pas de renseignements. — Mort (27 juillet 1276, Lecoy, *l. c.* I, 123, note 2) : pas de renseignements (*Chron.* 610; d'Esclot, ch. 73; Muntaner, ch. 28; Zurita, *An.* III, 100, 101; d'Achéry, *Spicileg.* III, 682; Martène, *Thesaur. Nov. Anecdot.* II, 1155). — État psychique : sur le caractère de Jacme, cf. (outre Tourtoulon, II, *passim*) Darwin Swift, *Life of James*, I, 280 (il compare le conquérant aragonais au roi Victor-Emmanuel).
B. Maternelle. Pas de renseignements biologiques.
C. Collatérale. Pierre III, roi d'Aragon († 1285, le seul des enfants de Jacme sur lequel nous possédions quelques indications pathologiques). Mort consécutive non à une blessure, comme l'affirment les chroniqueurs français (P. Paris, *Chron. de S. Denis*, V, 82 : « Adonc s'accordèrent tous à ce qu'il disoit, et coururent sus à leur ennemis moult fièrement. Si commença la besoigne fort et aspre, et s'entredonnèrent moult de grans colées. Le fais de la bataille chéy sur les Arragonnois, il tournèrent en fuye; mais les François les tindrent court et les enchacierent de près : si en navrèrent moult, et

---

que la sua armada era desbaratada e destroida, *per dolor e fellonia gitas al llit*, e hac tanta de tristor ab si en leix que hanch no fo pus ardit. E enfortis sa malaltia sobre ell ; e feu se trcer de la ost e del setge de Gerona celadament, e feu se aportar a Castello de Ampuries; e aqui jaech e malaveja hun gran temps. »

en demoura au champ jusques à cent de mors, sans ceux qui furent navrés en fuiant. Le roy Pierre fu navré à mort né ne pot estre prins né retenu ; car luy-meisme coupa les resnes de son cheval et se mist à la fuie. Ne demourra guaires qu'il mourut de la plaie qui luy fu faite ») mais d'une affection *a frigore* décrite par les annalistes catalans [1].

1. Bernard d'Esclot, *Cronica del Rey En Pere* (éd. Buchon, p. 733) : « E devets saber que volentat era del rey d'Arago, de passar ell personalment en la ylla de Mallorques ab tota sa companya, de la qual era senyor llavors son frare En Jaume, e quel prengues per força o per grat aquella ylla. Mas no plach a Deu que ell personalment hi anas ; que mantinent que aquestes coses hac ordenades, lo pres el agreuga malaltia, e enfortis regeament sobre ell. E ell, qui viu que axi era, partis de la ciutat de Barcelona e vench a Saragoça. E hun dia, quant ell se fo partit de Barcelona, e tenia son dret cami, e hac cavalcat tro tres o quatre llegues, sentis tan fort agreugat de sa malaltia, que hanch no hac poder de anar mes avant, ans hac a roma-nir las e hujat e fort affeblit en hun lloch qui es a quatre legues de Barcelona, per nom l'Ospital de Cervello ; e de aqui hagueren lo a menar homens, en bastiment de fusta, tro a huna vileta sua qui es a mig lloch entre Barcelona e Taragona ; e la vileta aquella es appellada Vila França de Panades.

E quant lo hagueren amenat aqui a gran treball e a gran pena, meseren lo en son palau ; e gitas al litt. E la malaltia se enforti tota vegada dia e nit sobre ell durament. Mas no-us cuydets que si faes res per culpa sua, car hanch no ves null hom pus obedient a son metge que ell era ; que, tot ço que li consellava son metge que degues fer segons medecina, tot ho feya e no volia altra cosa... E mantinent l'arquebisbe hac son consell ab los bisbes e ab los prelats qui alli eren : e, hagut son acort, pres del rey d'Arago sagrament de estar a manament e voluntat de la sgleya. E aço fet, absolguel de aquella sentencia d'amunt dita. E lo rey, com aço fo fet, mana que tuyt s'en ixquessen de fora, car sentis regeament agreugat, que tant era feble que a penes podia parlar... »

Ramon Muntaner, *Chron.* (éd. Buchon, p. 361) : « A son départ de Barcelone il se leva de grand matin et prit un grand froid ; et avec ce refroidissement lui vint un tremblement de fièvre ; il se trouva si incommodé dans la route qu'il fut forcé de s'arrêter à Saint-Clément. On envoya aussitôt à Barcelonne chercher maître Armand de Villanova et autres médecins ; et le matin ils firent prendre de son urine et la regardèrent ; et tous d'un commun accord assurèrent que ce n'était qu'un refroidissement et que ce n'était rien. Le même jour il monta à cheval et alla jusqu'à Villefranche de Panades Là le mal devint plus violent et la fièvre fut très forte. Quand la fièvre se

§ 3. *Anamnèse personnelle :*

A. Antécédents pathologiques. Pas de renseignements.

B. Mort. Survenue au retour de la croisade de Tunis, à Cosenza (Calabre), le 28 janvier 1271, consécutivement à un accouchement prématuré de cause traumatique[1].

---

fut calmée, il fit venir son secrétaire pour toutes les choses secrètes, et fit ce jour-là son testament, fait bien régulièrement et en bonne forme. Le lendemain il le relut; il fit de même le surlendemain. L'ayant enfin bien relu et bien arrangé à sa volonté, il le fit publier, et prit pour témoins des prélats, des riches-hommes, des chevaliers, des citoyens notables et des hommes des villes. Après quoi il se confessa à plusieurs reprises à l'évêque...

« Après cela, le mal s'aggravant toujours, la nouvelle s'en répandit bientôt de tous côtés et parvint au seigneur infant En Alphonse, qui déjà s'était embarqué; mais, en l'apprenant, il pensa qu'il devait se rendre auprès de son père...

« Tout étant ainsi réglé et publié, le seigneur roi se sentit tout conforté, et chacun croyait même que son état s'était beaucoup amélioré. Mais le lendemain le mal empira; c'était la veille de la Saint-Martin. Tout ce jour et la nuit suivante il souffrit beaucoup. Le lendemain, jour du bienheureux saint Martin, très gracieux et digne chevalier de Dieu, il plut à Notre Seigneur d'appeler dans son royaume le seigneur roi En Pierre d'Aragon.... »

1. Guillaume de Nangis, *Vie de Philippe III* (HF. XX, 485) : « Illec sejourna le roy xv. jours entiers. Après ce il fu commandé que lost sarroutast et se mist au chemin droit a Meschinez : tant errerent et cheminerent qu'il vindrent a Meschines. Si entrerent ou far et passerent tout oultre a navie, et entrerent en la terre de Calabre et passerent tout oultre sans séjourner, puis entrerent en la terre de Puille et cheminerent tant qu'il vindrent a une cité qui a non Matrenne [Marturano près Cosenza, Calabre]. Si avint que madame Ysabel femme le roy Phelippe passoit le fleuve qui estoit dessous la cité sans navie : si la hurta le cheval sur quoy elle se seoit, si forment quelle chay a terre et tresbucha a terre, si se deffroya et derompi toute, et si estoit enceinte et toute plaine denfant. Quant elle fu drecié, elle fu portée a une autre cité qui a non Cousance, et de la douleur et engoisse quelle ot elle ala de vie a mort, dont le roy fu moult dolent et couroucié. »

Section 4. — Rapport des deux facteurs.

§ 1. Mariage triplement consanguin, la femme étant *deux* fois parente du père de son mari et *une* fois parente de sa mère.

La reine Marguerite de Provence, mère de Philippe III, et sa bru Isabelle d'Aragon étant cousines issues de germains, le pape dut accorder une dispense aux époux le 1er décembre 1268 (Raynaldi ann. 1258, art. 20).

Cette triple parenté de la femme et du mari s'établit comme suit :

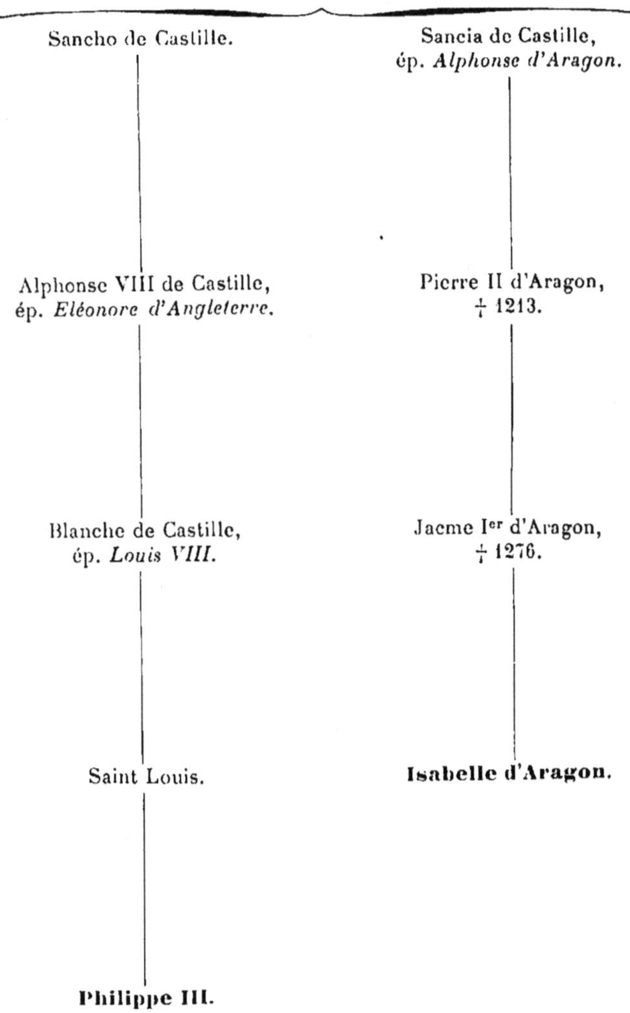

Alphonse VII
roi de Castille.

Sancho de Castille.

Sancia de Castille,
ép. Alphonse d'Aragon.

Alphonse VIII de Castille,
ép. Eléonore d'Angleterre.

Pierre II d'Aragon,
† 1213.

Blanche de Castille,
ép. Louis VIII.

Jacme Ier d'Aragon,
† 1276.

Saint Louis.

Isabelle d'Aragon.

Philippe III.

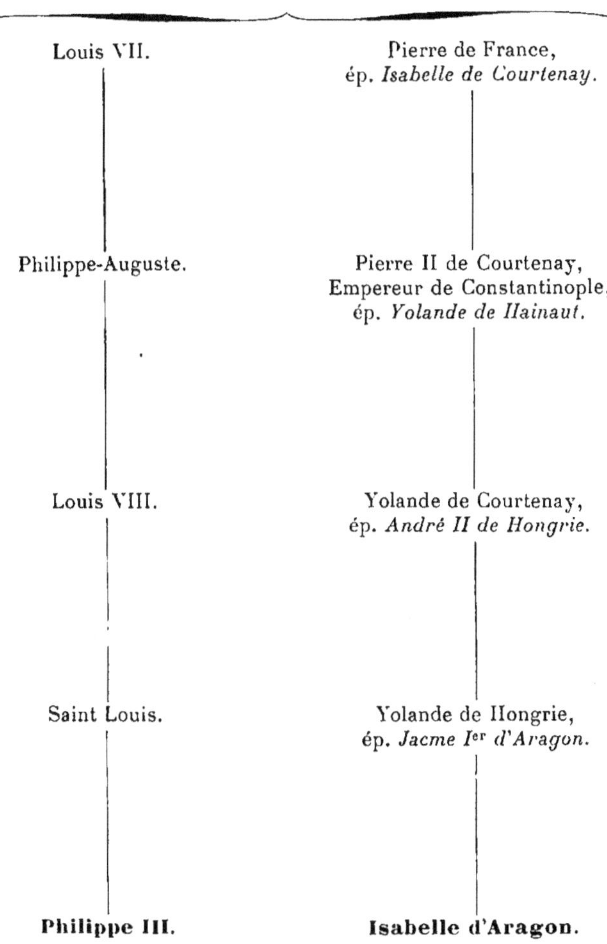

Louis VI
roi de France.

Louis VII.
Pierre de France,
ép. Isabelle de Courtenay.

Philippe-Auguste.
Pierre II de Courtenay,
Empereur de Constantinople,
ép. Yolande de Hainaut.

Louis VIII.
Yolande de Courtenay,
ép. André II de Hongrie.

Saint Louis.
Yolande de Hongrie,
ép. Jacme Ier d'Aragon.

Philippe III.
Isabelle d'Aragon.

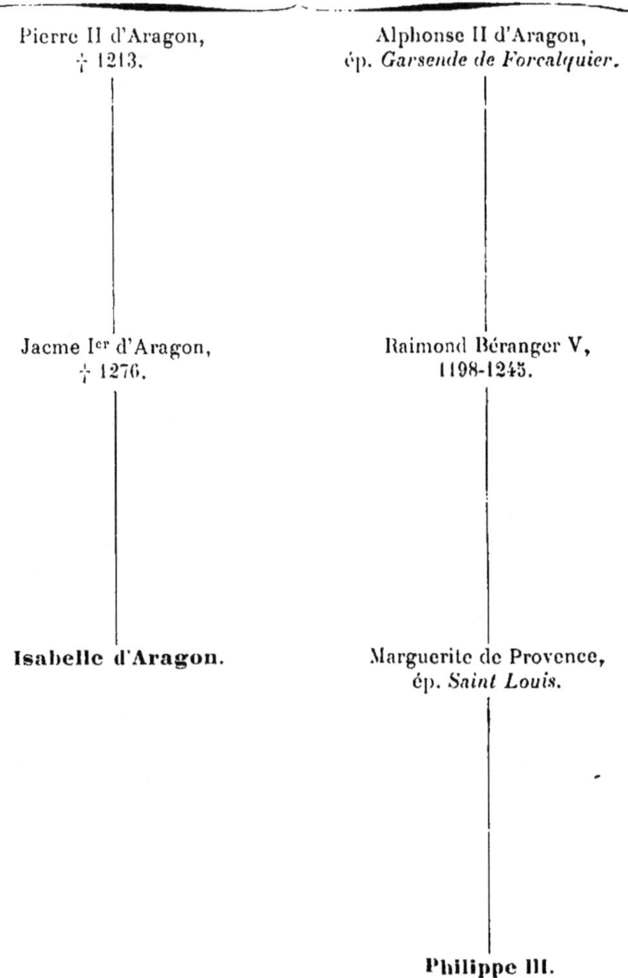
Sancia de Castille,
ép. Alphonse d'Aragon.

Pierre II d'Aragon,
† 1213.

Alphonse II d'Aragon,
ép. Garsende de Forcalquier.

Jacme Ier d'Aragon,
† 1276.

Raimond Béranger V,
1198-1245.

Isabelle d'Aragon.

Marguerite de Provence,
ép. Saint Louis.

Philippe III.

CHAPITRE XIV

QUATORZIÈME GÉNÉRATION

Première Partie[1].

§ 1. **Charles** comte de **Valois** (1270-1325) tige de la maison de Valois.

Section 1. — **Anamnèse collatérale.**

§ 1. *Frères.* Pas de renseignements biologiques sur les frères de Charles de Valois, à l'exception de son frère aîné **Philippe IV** *dit* le Bel, roi de France. — *Sœurs.* Pas de renseignements biologiques.

Section 2. — **Anamnèse personnelle.**

§ 1. *Antécédents physiologiques.* Pas d'autres renseignements que celui de la « proesse et beauté de cors » de Charles (IIF. XXI, 156).

---

1. Nous divisons ce chapitre en deux parties : dans la première, nous étudierons Charles de Valois ; la seconde sera consacrée à Philippe le Bel.

§ 2. *Antécédents pathologiques :*

A. Traumatisme à Lyon, en 1305 : Charles de Valois grièvement blessé par l'écroulement d'une muraille au couronnement du pape Clément V, « graviter sed non letaliter conquassatus[1]. »

B. Goutte : « Le noble prince et excellant Karle de Valois qui lonc temps ot esté malades de goutte » (Contin. de Jean de Saint-Victor, HF. XXI, 686).

C. Malgré son mauvais état de santé Charles de Valois dirige en 1324 l'expédition de Guyenne et s'empare de La Réole (22 septembre 1324, Hellot, *Chron. Paris.* 96) après un siège de cinq semaines. A la date de la Pentecôte de 1325

---

1. Continuatio chronici Girardi de Fracheto (HF. XXI, 26) : « Dominica post festum sancti Martini hyemalis, papa Clemente apud Lugdunum, in ecclesia regalis oppidi quæ dicitur Sancti Justi, præsentibus cardinalibus et prælatis multisque principibus, consecrato, dum ad domum suam in urbem rediret, gestans suæ coronationis insignia, a rege Franciæ, qui se præ humilitate pedestrem posuerat, per frenum equi deducitur, et hoc solum per curtem oppidi memorati. Dehinc a fratribus regis Karolo et Ludovico, duceque Britanniæ Johanne, suscipitur abhuc usque domum modo consimili reducendo. Porro cum ad hujus spectaculum convenisset maxima populi multitudo, murus quidam, juxta quem papæ transitus imminebat, ita subito tamque corruit violenter quod ex ejus ruina dux Britanniæ fuit letaliter vulneratus, prout in brevi subsequens mors probavit. Karolus quoque, frater regis, citra mortem tamen, graviter fuit læsus; necnon papa, tam in fractione mitræ quam in aliis, multipliciter deturpatur, læsis quampluribus ac peremptis. Sicque dies ille, qui gaudium et exultationem prima facie prætendebat, confusionem induxit finaliter et lamentum. »

Bern. Guid., *Flor. Chronicorum* (HF. XXI, 716) : « Cumque de loco coronationis, ut pontifex, procederet coronatus cum comitiva populi pariter et regali, concurrentibus et comprimentibus se turbis ut viderent tanquam regem Salomonem in suo diademate coronatum, depulsa maceria cujusdam muri non magni corruit prope papam ac etiam circumstantes ; ceciditque ibi corona de capite ejus, et in casu avulsus fuit carbunculus pretiosus, cujus pretium dicebatur sex millia florenorum ; et ipse papa depositus est de equo, sed minime fuit læsus. Fuerunt tamen de circumstantibus usque ad xii. sic collisi quod infra paucos dies obierunt : inter quos unus fuit major et præcipuus dux Britanniæ Johannes, qui, sic collisus, paucis diebus supervivens, diem clausit extremum. Frater vero regis Franciæ, dominus Karolus, fuit graviter, sed non letaliter, conquassatus. »

(26 mai, Hellot, *Chr. Paris.* 101), « Karolum comitem Valesii
gravis arripuit aegritudo, ita ut usu membrorum suorum
parte media corporis privaretur[1] ». A la suite de cette lésion
cérébrale en foyer Charles est contraint de garder le lit et
meurt le 16 décembre suivant[2].

Il serait inutile de s'appesantir sur ce cas d'hémiplégie
vulgaire, si nous n'avions à noter chez le malade, pendant la
période d'état, un intéressant phénomène psychique qui relève
de la loi bien connue de l'inversion du caractère dans les
lésions cérébrales circonscrites, et qui a été jusqu'ici interprété à faux par tous les historiens.

On sait la confiance illimitée qu'à la fin de son règne
Philippe le Bel accorda à son chambellan Enguerrand de
Marigny (transformé par la faveur royale en ministre dirigeant
et en maître absolu), — les jalousies que cette faveur excita,
— l'attitude imprudente du favori à l'égard des membres de
la famille royale. Sur les sentiments des princes du sang pour
Enguerrand, cf. l'anecdote rapportée par Boutaric (p. 422)
d'après la *Chr. de Flandre* (III, 137). La cour étant au château
de Vincennes, le fils aîné de Philippe le Bel, le jeune Louis le
Hutin, annonça un divertissement auquel il pria le roi d'assister
avec son ministre et toute la cour. Il s'agissait d'une repré-

---

1. Continuatio Chronici Guill. de Nangiaco (éd. Géraud, II, 65) :
« Circa ista tempora Karolum comitem Valesii gravis arripuit ægritudo, ita ut usu membrorum suorum parte media corporis privaretur.
Et quoniam vexatio dat intellectum, creditur firmiter factum Enguer-
ranni de Marigniaco (per eum suspensi, ut dicebatur) ad conscientiam
revocasse; quod ex hoc perpendi potuit; nam cum quotidie ingravesceret ejus ægritudo, fuit Parisius pauperibus quædam generalis
pecuniæ distributio facta, cumque pecuniæ prædictæ distributores
singulis pauperibus singulos darent denarios, dicebant pauperibus :
Orate pro domino Engueranno et pro domino Karolo, Enguerannum
domino Karolo præponentes; unde ex hoc plurimi collegerunt quod
de et super ipsius morte conscientiam faciebat. Qui post diuturnum
languorem in villa quæ dicitur Partecum carnotensis diœcesis decima
die anni expiravit. »

2. Hellot, *Chron. Anonyme*, p. 101 (année 1325) : « Après ce, en
ceste mesmes année, Charlez conte de Valoiz, oncle Charlez le roy
de France et Ysabel la roynne d'Engleterre, qui, dez la Penthecouste
de devant, avoit geu malade, la sepmaine devant Nouel mourut. » Et
Hellot, *Chron. Paris.* 101, note du § 145.

sentation de marionnettes, sous la direction d'un jongleur habile.

Le théâtre représentait la chambre royale, tendue de tapisseries fleurdelisées : « Y avoit un lit paré de drap d'or, sur lequel gisait un personnage fait à la semblance du roy. Puis avoit ledit maistre (le jongleur) plusieurs imaiges fait et ordonné à la semblance de plusieurs grands seigneurs, lesquels vinrent pour parler au roy l'un après l'autre. Premier y vint Charles de Valois, qui heurta à l'huis de la chambre, et dit qu'il voloit parler au roy : dont lui dit li chambellans : « Monseigneur, vous ne poez parler, car li roys l'a défendu » : dont se parti de l'huis tout courroucié. Puis y vinrent les autres frères du roy, et puis Loys de Navarre et Charles de La Marche, à qui on respondit tout pareillement. Après ceux-ci vint Engherran de Marigny en grand boban, à tout avec trois serjanz à masses devant luy, auquel on ouvri le chambre en disant : « Monseigneur, bien soyez venus, li roy a grand désir de parler à vous », puis s'en alla jusqu'au lit du roy. Quand Engherran de Marigny, qui estoit à la fenestre, se perçut que ledit jeu estoit pour lui mocquer, moult en fut argué. Quand Loys de Navarre et Charles, son frère, dirent que c'estoit leur fait », le roi s'emporta et punit son fils Louis (Boutaric, p. 423).

En 1314, Philippe le Bel meurt; le nouveau roi Louis le Hutin abandonne Enguerrand aux terribles rancunes de Charles de Valois, qui s'acharne au renversement et à la mort du ministre. N'ayant pas réussi à trouver dans la gestion financière de Marigny les éléments d'une accusation décisive, Charles accuse Enguerrand d'avoir tenté de faire envoûter le roi. Mis à la torture, Enguerrand fut condamné à mort contre toutes les règles de justice, et pendu à Montfaucon le 30 avril 1315.

Dix ans plus tard Charles est frappé d'apoplexie. Son état s'aggravant, « cum quotidie ingravesceret ejus aegritudo » dit le Continuateur de Nangis (voy. note 1 de la p. 431), il eut subitement « grant repentance de la mort Enjoirrant de Marigni. Et pour ce l'en le pout savoir : car en une donnée qui fu faite pour monseigneur Karle de Valois, li donnans disoient aus povres : *Priiez pour monseigneur Enjoirrant et*

pour monseigneur Karle; et metoient Enjoirrant devant monseigneur Karle » (Contin. de Jean de Saint-Victor, HF. XXI, 686).

Les historiens (Sismondi, H. Martin, etc.) ont vu dans cet
acte de Charles la marque « d'une humilité tardive ». S'ils
avaient été plus attentifs aux problèmes délicats de la psychologie morbide, ils eussent noté que ce genre de scrupules du
persécuteur à l'endroit de sa victime (scrupule d'ailleurs fort
étranger à l'homme d'action) n'apparaît chez l'altier et vindicatif Valois que postérieurement à l'explosion de l'affection
cérébrale. Cette inversion du caractère n'est au contraire
qu'un signe clinique banal et l'un des stigmates psychiques
des lésions cérébrales en foyer (cf. Lwof, *Troubles intellectuels
dans les lésions circonscrites du cerveau*, 1890, p. 60; — Ferrière, *De l'état mental des apoplectiques*, 1889, p. 10).

§ 3. *Mort*. Consécutive (outre la cachexie paralytique) à
une maladie intercurrente non définie[1].

Section 3. — Femme de Charles de Valois.

§ 1. **Marguerite de Sicile** (1270-1299) fille de Charles II
d'Anjou, roi de Naples et de Sicile, et de Marie de Hongrie.
Épouse (1290) Charles comte de Valois, frère du roi de France
Philippe le Bel.

§ 2. *Anamnèse héréditaire paternelle :*
A. Père : Charles II d'Anjou. 1. *Antécédents physiologiques:*
Motilité. Claudication congénitale; surnommé en italien *il
Zoppo*, en français *le Clop*[2]. — *Nutrition. Système nerveux.*

---

1. *Chronographia regum Francorum* (éd. Moranvillé, I, 275) :
« Et post modicum tempus, Karolus, comes Valesii, avunculus regis,
quadam febre ipsum arripiente, mortuus est ac sepultus in collegio
Predicatorum Parisius. »

2. *Anc. Chron. de Flandre* (HF. XXII, 349) : « Si remest de luy
ung fils nommé Charles, dit le Clop, lequel succéda à son père. »
Giovanni Villani (éd. Dragomanni, I, 319): « Ebbe della moglie due

Pas de renseignements. — *Fonctions génésiques :* excès sexuels (?) séniles (« magagnato in sua vecchiezza disordinatamente in vizio carnale e d'usare pulcelle[1] »).

Cet « usare pulcelle » qu'on reproche à la vieillesse de Carlo di Sicilia a-t-il une cause moins simple que le « vizio carnale » qu'y voyaient les contemporains ? Le malade l'affirmait, invoquant pour justifier cette pratique sexuelle l'existence d'une dermatose à tendances léproïdes dont il était porteur (Villani II, 138 : « ... d'usare pulcelle, iscusandosi per certa malattia ch'avea di venire misello »). C'est le même traitement qu'au xiie siècle, Albert d'Aix, dans son récit de la première croisade, note comme ayant été prescrit aux croisés mordus à Sidon par de redoutables serpents : « Similiter et aliam edocti sunt medicinam ut vir percussus sine mora coïret cum muliere, cum viro mulier, et sic ab omni veneni tumore liberarentur utrique » (Albertus Acquensis, *Historia Hierosolymitana*, Histor. des Croisades, IV, 458).

Cette conception thérapeutique a survécu et fait encore partie de la médecine populaire en plusieurs pays d'Europe (cf. les cas de paysans syphilitiques croyant provoquer par des relations sexuelles avec des filles en bas âge la disparition du virus).

Si la présence d'un semblable procédé dans l'arsenal thérapeutique médiéval est chose connue, reste à trouver la conception pathogénique dont il dérive.

Cette disparition des virus, consécutivement aux rapports

---

figliuoli, è più figliuole : il primo ebbe nome Carlo secondo, e fu sciancato alquanto, e fu prenze di Capova, e apresso del primo Carlo suo padre, fu re di Cicilia e di Puglia, come innanzi faremo menzione : l'altro ebbe nome Filippo, il quale per la moglie fu prenze della Morea, ma morì giovane, e sanza figliuoli, perocché si guastò a tendere uno balestro. »

1. Giovanni Villani (éd. Dragomanni, II, 138) : « Nel detto anno il dì di Pentecosta a dì 3 di Maggio, morì il re Carlo secondo, il quale fu uno de'larghi e graziosi signori che al suo tempo vivesse, e nel suo regno fu chiamato il secondo Alessandro per la cortesia ; ma per altre virtù fu di poco valore, e magagnato in sua vecchiezza disordinatamente in vizio carnale, e d'usare pulcelle, iscusandosi per certa malattia ch'avea di venire misello : e lui morto, a Napoli fu soppellito a grande onore. »

sexuels, ne comporte que deux mécanismes possibles au point
de vue de la physiologie pathologique :

1° La dérivation (pathologique); 2° l'apport (physiologique).

1° La dérivation qui consiste à se débarrasser de virus en le
passant à d'autres n'est pas possible comme on le voit par
l'exemple d'Albert d'Aix : *vir cum mulieris*. Or on n'eût pas
sacrifié la vie d'un soldat pour sauver les femmes qui suivaient
l'armée. Le texte dit d'ailleurs que le malade est sauvé et que
son collaborateur dans cet acte médical reste indemne.

2° L'apport. La disparition du virus par dérivation écartée,
reste seulement l'hypothèse d'un apport spécifique qui tonifie
l'organisme malade et lui rend la vigueur nécessaire pour
arriver à l'expulsion du virus. C'est la théorie séquardienne
dès le xı° siècle, avec cette distinction que Brown-Séquard
réservait cette action thérapeutique au suc testiculaire, seul
connu des modernes, tandis que le moyen âge, suivant les
doctrines physiologiques galéniques, admettait aussi un *sperma muliebre*.

Il est nécessaire, pour la précision de la démonstration, de
ne citer ici Galien que dans les sources médicales du moyen
âge. Une citation directe n'aurait de valeur probante que pour
son temps.

Guy de Chauliac (*Grande Chirurgie*, éd. Nicaise, p. 66) :
« Les vaisseaux spermatiques sont certaines veines qui nais-
sent auprès des rognons, de la veine cave et de l'aorte descendante. Ils portent du sang aux testicules, tant du masle
que de la femelle, esquels il devient sperme, par une dernière digestion. Sperme est la semence, et le germe de la
nature humaine. Aux masles ils passent en dehors par ce que
leurs testicules sont dehors ; aux femmes ils demeurent en
dedans par ce que les testicules des femmes sont dedans,
comme il sera dict. »

Jean Mesvë jun. (Pagel, *Die angebliche Chirurgie des
Johannes Mesuë jun.* Berlin, 1893, p. 17) : « Cap. 4. *In quo
manifestat anathomiam fœtus in matrice mulieris.* Conveniunt
autem spermata maris et mulieris in matrice, ita quod sperma
maris agit in sperma mulieris. Sperma autem maris facit in

spermate mulieris quod facit coagulum in lacte vel fermentum in pasta. Galenus autem vult quod utrumque agat in reliquum. »

Petrus de Sancto Floro (dans Pagel, *Die Concordanciae des Johannes de Sancto Amando*. Berlin, 1894, p. XLI) : « Si sperma viri superabundat spermati mulieris, puer est pluris patri, et si sperma mulieris superabundat assimilatur matri » (Galen. libro *de Spermate*).

Jean de Saint-Amand (*Concordanciae* éd. Pagel, Berlin 1894, p. 327) : « Mulieres sicut et masculi sperma solent emittere. »

De l'existence du *sperma muliebre*, découlent les applications thérapeutiques d'Albert d'Aix (vir percussus cum *muliere*), celles de Charles d'Anjou qui pensait reprendre des forces par ce procédé et enrayer ainsi la marche de l'affection qui menaçait de tourner à la lèpre.

2. *Antécédents pathologiques :* Dermatose à apparence léproïde (cf. ci-dessus note 1 de la p. 434). — 3. *Mort.* Pas de renseignements.

B. Grand-père : Charles d'Anjou, frère de saint Louis (cf. ci-dessus L. II, ch. xii).

C. Grand'mère : Béatrix de Provence († 1267), fille de Raimond Bérenger V, comte de Provence (cf. ci-dessus L. II, ch. xii). État somatique, pas de renseignements. — État psychique. L'histoire est fixée sur la formule mentale de l'énergique et impérieuse femme de Charles d'Anjou (sans qu'il soit nécessaire d'aller jusqu'à accepter les douteuses anecdotes des chroniqueurs italiens sur l'ambition de Béatrix [1].

---

1. J. de Cermenate (éd. Ferrai, 1889, pag. 122) : «... de quo una mater duos produxit natos, multum tamen natura et moribus varios, humilem scilicet ac catholicum Ludovicum sola innocentia in regno tutum, nec non Carolum superbum, qui ferocitate animi reliquos mortales vicit. Attamen reverentia ætatis gallicum diadema et omnes patrias dignitates dimisit fratri, nec inde, velut vulgo creditur, quæstionem movit. Iis Ludovico et Carolo nupserunt duæ Provincialis comitis filiæ, quibus paternum ius Provinciæ defectu virilis prolis cessit ; cumque ambae die magni festi sublimes una sederent sede, quae uxor regis erat sorori inquit : « Tu, cum non regina sis, cur aequa sede mecum sedes ? » pulsa igitur et confusa questibus atque ira implet virum,

D. **Rapport des deux facteurs.** Charles II d'Anjou, fils de consanguins. Sur la parenté de Charles d'Anjou et de Béatrix (qui ne purent se marier qu'après dispense pontificale, Sternfeld, *Karl von Anjou*, p. 23) cf. le tableau suivant :

---

quem respondisse ferunt : « Nec nos semper immunes regni erimus, cuius regina et tu coronam feres. » Ea res non modo eum diem festum, verum totam turbavit Europam, nam non longum interea tempus fuit, Carolus iste, Romano pontifice, velut quod sui iuris erat, conferente, Gallico milite armatus, terra marique Apulos invasit fines, et domito ac marte perempto rege Manfredo Frederici imperatoris filio, quem damnarat Ecclesia, Apuliam et Siciliam occupavit, deinde adolescentulum regem Conradinum, secundum ipsius Frederici nepotem, aviti regni iura recupare volentem, marte confusum et in fuga multis diebus post pugnam captum, occidit feroci sententia condemnatum. »

Giovanni Villani (éd. Dragomanni, I, 314) : « E la donna sua ch'era figliuola minore del buono conte Raimondo Berlinghieri di Proenza, per la quale ebbe in retaggio la detta contea di Proenza, come senti la elezione del conte Carlo suo marito, per esser reina si empegnò tutti i suoi gioielli, e richiese tutti i bacceglieri d'arme di Francia e di Proenza, che fossono alla sua bandiera, e a farla reina. E ciò fece maggiormente per uno dispetto e sdegno, che poco dinanzi le sue tre maggiori serocchie, che tutte erano reine, le aveano fatto, di farla sedere uno grado più bassa di loro, onde con grande duolo se ne richiamò a Carlo suo marito, il quale le rispose : « Datti pace, ch'io ti farò tosto maggiore reina di loro. » Per la qual cosa ella procacciò e ebbe la miglior baronia di Francia al suo servigio, e quegli che più adoperarono nella detta impresa. E cosi intese Carlo al suo apparecchiamento con ogni sollecitudine e podere : e ripose al papa e a cardinali per lo detto legato cardinale, come avea accettata la loro elezione. »

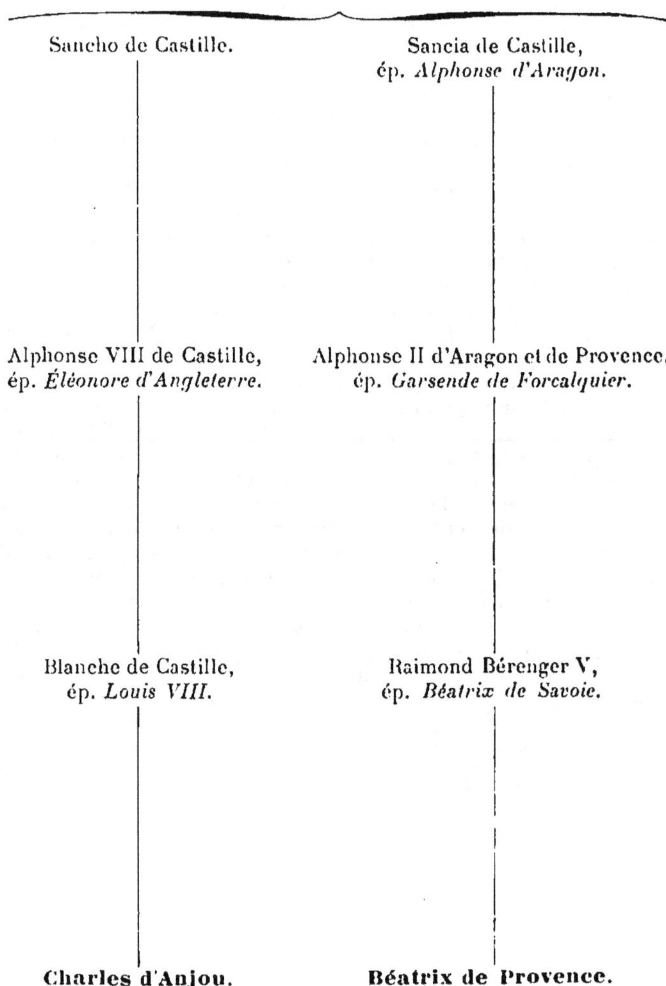

Alphonse VII
roi de Castille.

Sancho de Castille.

Sancia de Castille,
ép. Alphonse d'Aragon.

Alphonse VIII de Castille,
ép. Éléonore d'Angleterre.

Alphonse II d'Aragon et de Provence,
ép. Garsende de Forcalquier.

Blanche de Castille,
ép. Louis VIII.

Raimond Bérenger V,
ép. Béatrix de Savoie.

Charles d'Anjou.

Béatrix de Provence.

§ 3. *Anamnèse héréditaire maternelle.* Mère : Marie de Hongrie (✝ 1323). Pas de renseignements pathologiques.

§ 4. *Anamnèse collatérale.* Pas de renseignements pathologiques. Sur les enfants de Charles II, cf. Moranvillé, *Chronographia*, I, 20 ; Van der Haeghen, *Rev. hist.* XXVIII, 96-97 ; Minieri Riccio, *Genealogia di Carlo d'Angio* ; Sternfeld, *Karl von Anjou*, 127.

SECTION 4. — Rapport des deux facteurs.

§ 1. Charles de Valois et Marguerite de Sicile sont triplement consanguins par la France, — par la Provence, — par la Hongrie.

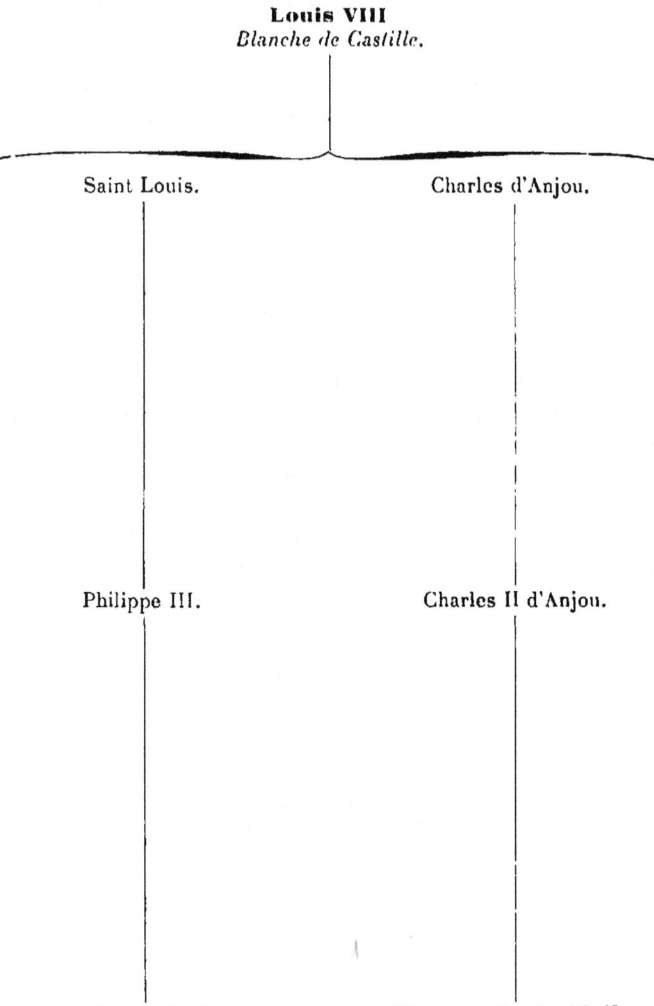
Louis VIII
Blanche de Castille.
Saint Louis.
Charles d'Anjou.
Philippe III.
Charles II d'Anjou.
Charles de Valois.
Marguerite de Sicile.

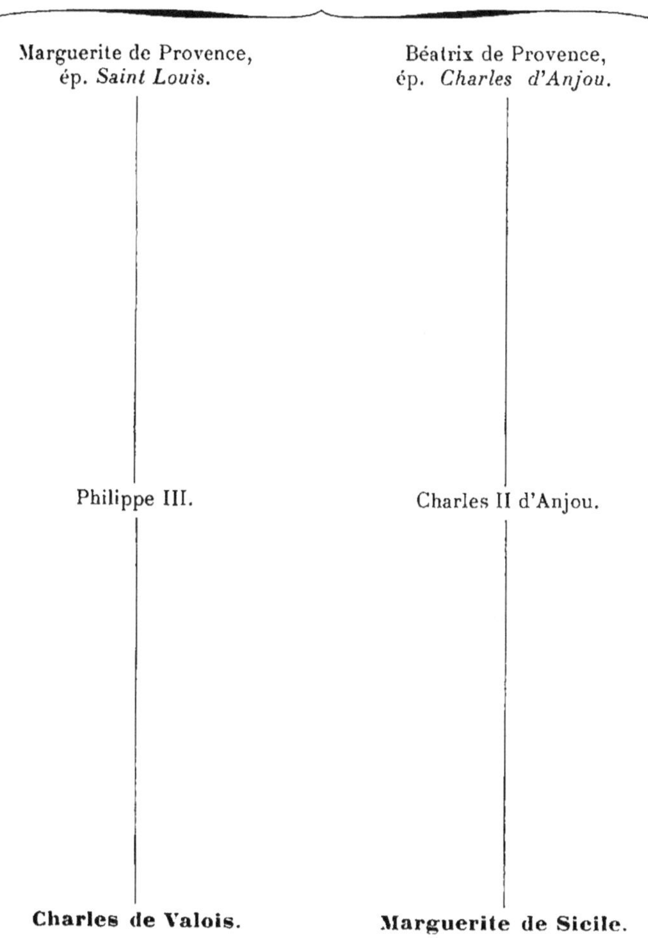

Raimond Bérenger V
Béatrix de Savoie.

Marguerite de Provence,
ép. Saint Louis.

Béatrix de Provence,
ép. Charles d'Anjou.

Philippe III.

Charles II d'Anjou.

Charles de Valois.

Marguerite de Sicile.

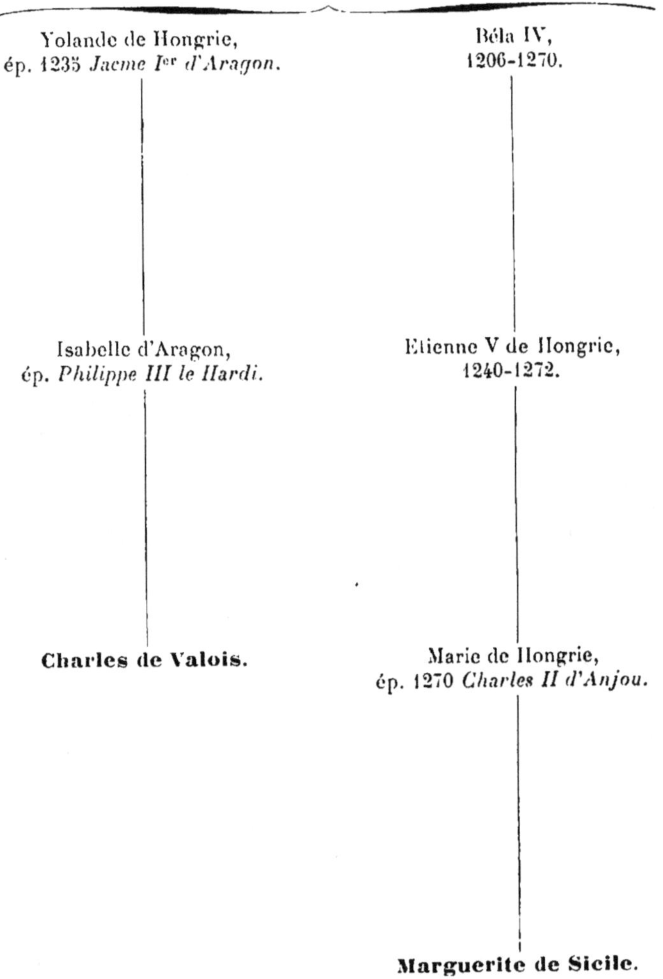
André II de Hongrie † 1235.
Yolande de Hongrie,
ép. 1235 Jacme Ier d'Aragon.
Béla IV,
1206-1270.
Isabelle d'Aragon,
ép. Philippe III le Hardi.
Etienne V de Hongrie,
1240-1272.
Charles de Valois.
Marie de Hongrie,
ép. 1270 Charles II d'Anjou.
Marguerite de Sicile.

§ 2. Les enfants à naître de ce mariage auront donc à porter le poids de *six* consanguinités.

Seconde Partie.

Philippe IV *dit* le **Bel**, *roi de France* (1268-1314).

§ 1. *Antécédents physiologiques :*

A. Habitus extérieur : « Flavus, rubicundus, candidus et decorus, incessu rectus et corporis statura procerus[1] ». — « Fier estoit comme I. lyon en regardeure[2] ».

B. Nutrition, Motilité : « Viribus fortis et strenuus (ci-dessous, note 1). » — Le roi était capable de faire plier deux

---

1. HF. XXII, 17 : « Philippus IV, cognomento Pulcher, Philippi proximi filius, cœpit anno Domini m. cc. lxxxv, Remis coronatus in regem, regnavitque annis xxvii. Hic Philippus Pulcher cognominatus est, quia plurimum speciosus : flavus, rubicundus et candidus et decorus, incessu rectus et corporis statura procerus, adeo quod ubi esset quantumcumque hominum multitudo, non oportebat inquirere quæ esset regis persona, cum non solum specie vel pulcritudine, sed a pectore super aliis ut plurimum præemineret. Habuit membra pulcritudine, forma et grossitudine correspondentia, ita quod nusquam perpendi poterat naturam in ejus formatione errasse. Viribus fortis et strenuus, quod in bello Flandriæ patuit, dicebatur quod duos milites fortes quantumlibet, ponendo manum unam super unius humerum et alteram super alterius, ambos comprimens, cogebat sedere in terra. Fuit etiam conversatione humilis et modestus, generosus, largus, magnificus, liberalis et pius. »

Chronicon Guillelmi Scoti (HF. XXI, 205) : « Fuit autem iste Philippus rex corpore membrorumque eleganti dispositione et grata facie decorus, ut vere species ejus imperio digna esset. Fuit et suffi-cienter litteris eruditus, aspectu affabilis, ceterisque gestibus et moribus multum honestus ; humilitate ac mansuetudine præcipuus, a turpibus auditum avertens sermonibus, ad Dei servitium audiendum ordinateque fiendum sedulus et devotus ; abstinentiæ deditus, utpote feria secunda et quarta a carnibus abstinens ; feria sexta, abjectis piscibus et lacticiniis, solis pulmentis contentus. Cilicio carnem frangens, eamque pluribus disciplinis per manum confessoris cum quadam cathenula devote susceptis edomans, a multis annis pro camisia veste linea utebatur. »

2. *Chron. abrég. de Nangis* (HF. XX, 651) : « Icest roy fu simple e sage e pou parlour ; fier estoit comme i. lyon en regardeure. »

chevaliers en appuyant ses mains sur leurs épaules (*ibid.*).

C. Système nerveux. A noter la forme des réactions nerveuses de Philippe. Amis et ennemis du roi s'accordent à relever le mutisme et l'impassibilité de ce prince : « Icest Roy fu pou parlour » (p. 443, note 2). — Son ennemi Bernard Saisset, évêque de Pamiers (Nangis, 1, 313 : « 1301. Episcopus Apamiensis qui, ut dicebatur, de rege Francorum turpia verba et contumeliae plena multis in locis disseminaverat, ad curiam ipsius regis evocatus, in custodia detinetur ») disait que Philippe n'était ni un homme, ni une bête, mais une statue: Dupuy, *Hist. du différend d'entre le pape Boniface VIII et Philippe le Bel roi de France ensemble le Procès criminel fait à Bernard Evesque de Pamiez l'an MCCXCV*. Paris, 1655, in-fol. p. 632 : « quod ipse Rex non erat homo nec bestia, sed imago. » — Id. p. 653. « Item quod dictus Episcopus dixit quod dominus noster Rex nihil omnino valebat, — quod non erat homo, nec bestia, sed imago, — quod nihil omnino sciebat nisi respicere homines » (Remonstr. de Pierre Flotte à la cour contre l'Évêque de Pamiers). Il le comparait au *duc*, le plus beau des oiseaux, que ceux-ci avaient élu pour roi, mais qui ne répondait pas quand on lui parlait et ne savait que regarder fixement. « Dixit Appamiensis Episcopus ipsi testi : Aves fecerunt regem de quadam ave vocata *Duc* quae est magna et inter aves major et pulchrior et absolute nihil valet, mo est vilior avis quam sit... et dixit Episcopus quod talis erat Rex noster Franciae, quod erat pulchrior homo mundi, et quod nihil aliud scit facere nisi respicere homines » (Dupuy, *ibid.* p. 644).

D. Fonctions génésiques. Pas de renseignements.

§ 2. *Antécédents pathologiques antérieurs à 1314.* Pas de renseignements.

§ 3. *Maladie de 1314 et mort.* Philippe le Bel meurt à l'âge de quarante-six ans le 29 novembre 1314, non, comme on l'a longtemps cru, des suites d'un traumatisme (accident à la chasse au sanglier[1] : Villani, VIII c. 92; — Geoffroy de Paris,

---

1. *Chron. Norm.* (éd. Molinier, p. 30) : « Aprés avint en ce temps, ou mois de septembre, que le beau roy Phelippe ala chacier

p. 245), mais consécutivement à une maladie d'un peu moins
de quatre semaines de durée.

Des nombreuses sources relatant la mort de Philippe le Bel,
trois seulement sont vraiment décisives au point de vue de
l'étude médicale de cette maladie mortelle :

1° La courte mention du continuateur de Nangis (éd. Géraud, I, 413) : « Philippus rex Franciae diuturna detentus infirmitate, cujus causa medicis erat incognita, non solum ipsis,
sed et aliis multis multi stuporis materiam et admirationis
inducit ; præsertim cum infirmitatis aut mortis periculum nec
pulsus ostenderet nec urina : tandem a suis apud Fontem-
Blaudi, unde et oriundus, se deferri praecepit. Illic sane non
multos post dies diem sui obitus imminentem considerans, etc. [1]... »

---

en la forest de Biere, et eurent sa gent eslevé un sanglier grant et
merveilleux, le roy le chaça tant que il passa ses gens par force de
cheval. Quant le sanglier fut eschauffez, il retourna et courut sur le
roy, et le roy le failli à ferir de l'espie. Le sanglier le feri de ses dens
en la jambe du cheval, dont il se desroia pour la bleceure et geta le
roy à terre et demoura un de ses piez en l'estrier, si que le cheval
traina moult longuement le roy par les bois, si que il fut moult
mehaignez. Et sa gent qui le trouverent le porterent à la Fontaine
Bliaut et mourut en l'an de grace mil ccc et xvi, et fut enterrez en
l'abbaie de Barbel, et fut le cinquantiesme roy en France. »

Chronographia regum Francorum (éd. Moranvillé, I, 218) : « Sed
non multum post, cum prefatus rex Philippus esset apud Corbolium, quadam die circa festum Sancti Michaelis ejusdem anni,
scilicet $M^i ccc^i xiiii^i$, appetiit venari ; cumque vero videret cervum
contra se venientem et pungens equum, trahensque ensem, niteretur
percutere eum, ductu equi repentino pulsus est a quadam arbore
sibi obvia in terram, indeque dolor vehementissimus manavit. Cepe-
runt ergo eum homines sui et portaverunt eum apud Corbolium.

« Porro dolore suo nimium crescente, sumptis sacramentis ultimis,
mortuus est apud Fontembliaudi, ubi, etc... »

1. Le continuateur de Girard de Frachet (HF. XXI, 42) donne le
même texte que le continuateur de Nangis. La même version se
trouve également dans Jean de Saint-Victor (HF. XXI, 659). Voir
aussi Geoffroi de Paris, *Chron. Rimée* (HF. XXII, 154, vers 6715-6817) :

> « Au roy, qui a Poissi malades
> Estoit, furent viandes fades
> Et moult greva sa maladie...
> Si douta qu'il ne li aviengne
> Perdre le reaume par mahaingne

2° Le discours de Charles de Valois à l'assemblée de Vincennes contre la gestion financière d'Enguerrand de Marigny (IIF. XXI, 659), source précieuse pour la symptomatologie de la mort de Philippe et que les derniers historiens de ce souverain (Lacabane, *Dissertat. sur l'hist. de France au XVIe s.* p. 9 ; — Boutaric, *La France sous Philippe le Bel*, p. 424 ; — Funck-Brentano, *Annales du Gâtinais*, 1881, p. 89) ont négligé d'utiliser.

3° La relation d'un témoin oculaire, Guillaume l'Écossais, moine de Saint-Denis (IIF. XXI, 211) : « Guillaume l'Écossais (dit avec sa sobriété accoutumée M. L. Delisle, *Correspondant* du 25 juillet 1855) nous montre le caractère de Philippe le Bel sous un jour tout nouveau ; il assista aux derniers moments du roi, et le tableau qu'il en a tracé mérite d'être connu. »

Le roi, tombé malade le lundi 4 novembre, meurt le vendredi 29 du même mois[1].

Por ce, I matin à l'ajorner
Dist li roys que plus sejorner
Iluec orendroit ne vouloit.
Miex li estoit qu'il ne souloit.
Si se vesti en I bliaut,
Si volt à Fontainnebliaut
Aler. Ses genz en la litière
Le mistrent, sans aler arrière...
La vint, et si li agreva
Le mal qu'onques puis n'en leva...
Quant le roy se sent se enferme...
Tantost a dist et comandé
Que ses enfanz fussent mandé,
Ses frères, ses autres amis...
A Fontainnebliaut entrerent
Et en la chambre où le roy ière
Où il avoit moult po lumière
E tantost com porent là estre,
Demandé li ont de son estre ;
E il respont : « De cors et d'ame
M'est-il mal... »

1. *Chronicon Guillelmi Scoti* (IIF. XXI, 205) : « Et quia cum bonis operibus in adversisque regni sui eventibus cordis et labiorum servavit munditiam, ipsum habuisse amicum credimus Christum regem, ut præcipue declarat ejus de hoc mundo vocatio gloriosa, quam, ad

1. *Période prodromique.*

Y a-t-il eu dans la maladie de Philippe une période prodromique ? L'existence et la nature d'une telle période sont aisées

---

ejus innotescendam legentiumque devotionem excitandam, juxta sibi,
dum infirmaretur, assistentium relationem veridicam, annotamus.

« Philippum itaque regem, administrationis regni anno vicesimo
octavo, ætatis vero suæ quadragesimo sexto, die Lunæ post festum
Omnium Sanctorum, in stomacho gravis dolor arripuit, qui in eo
vomitum et fluxum provocans, appetitus carentiam induxit, et in ore
quasi insedabilem siccitatem. Sub hiis vero incommodis quasi languidus tribus septimanis perseverans, die Martis ante festum sancti
Andreæ, facta fideliter confessione communioneque dominici Corporis
suscepta, in lectum decidit. Cum vero de suo testamento aliisque
rebus ad ejus salutem pertinentibus ageretur, ad superna totis
anhelans suspiriis, jam quantum in se erat suo reddens spiritum
Creatori, suam sententiam frequentius interrumpens, sincera cordis
devotione sæpe et sæpe dicebat illum versiculum : « In manus tuas,
Domine, commendo spiritum meum », et cum fervore cordis hymnum
illum dulcissimum, *Jesu nostra redemptio*, integraliter frequentissime
recitabat. Sed et licet, ut ipse dicebat, nullum in capite, corde,
visceribus, lateribus dolorem sentiret vel alia parte sui, sed solum
gravabat eum oris illa siccitas et carentia appetitus, sacramentum
tamen extremæ unctionis petiit, confessorem suum peccati redarguens nisi faceret quod petebat ; significans ei tempus quantum adhuc
vivere posset, etiam ultra quod evadere non valeret : et, sicut ab
eodem confessore accepimus veraciter, ita fuit....

« Postmodum vero factis et confirmatis inter filios aliquibus ordi-
nationibus, rex devotissimus se totum recollegit in unum, et mundum
habens pro nichilo, se ad anteriora ferventer extendens, postmodum,
multis præsentibus, confessorem vocavit et nudato pectore, brachiis
ad modum crucis extensis, in hæc verba prorupit : « O frater Regi-
« nalde, ecce quid valet mundus ; ecce rex Franciæ. Certe bene totum
« est nichil quidquid pertinet ad fastum et gloriam hujus mundi. »
Et sic spernens et infra se prosternens quidquid habebat in mundo,
altior sæculo, jam in Domini sui potentias feliciter introibat, ad nichil
aliud dirigens aciem mentis suæ nisi quod spiritus recto itinere
dirigeretur ad Deum. Et licet indigeret labiorum irrigatione frequenti,
tamen consolationem internam præferens, confessori sæpius dicebat
quod aqua benedicta ejus faciem irrigaret ; et quotiescumque aliquid
adhibebatur exterius : *Frater Reginalde, aquam benedictam !*

« Ubi autem die Veneris, summo mane, aliquid quietis videretur
habere, instantissime petiit animæ suæ fieri recommendationem ; et
ad hoc specialiter festinabat ut posset intelligere quicquid circa

à établir (malgré le silence unanime des chroniqueurs, Geoffroi
de Paris, Jean de Saint-Victor, etc.) par le propre témoignage
du frère du roi. A l'assemblée de Vincennes tenue en présence
du successeur de Philippe le Bel, Charles de Valois dit expressément au jeune roi Louis le Hutin : « Pater tuus in tantam
devenit tristitiam quod mortuus est ante tempus[1] », attribuant ainsi la mort du roi au chagrin qu'auraient causé à

recommendationem hujus modi diceretur. Obtinente igitur ejus
constantia, per venerabiles fratres dominos Cathalaunensem episcopum et abbatem Sancti Dionysii commendatio est incepta. At ipse
aspectu regio eos circumspiciens qui astabant, quantam gerebat in
animo qualemque habebat in mente constantiam hilari facie præfe-
rebat, habens continue cum quodam suo familiari quemdam sanctitatis
dialogum, quamdiu elevare potuit manus suas, fronti suæ simul et
labiis imprimens signum crucis. Et inter alia quæ illo feriæ sextæ
summo mane ejus devotionem commendant, fuit illud quod propter
suggestionem et instantiam medicorum aquam pullæ degustare
nolebat, quousque ipse confessor, vocatus a medicis, eum compulit
degustare. Totum igitur illud mane cum mirabili devotione deducens,
circa horam tertiam a suis omnibus cum multa humilitate veniam
postulavit, et omnibus qui eum offendere potuissent omnem remisit
offensam ; sed addidit quod quia fides et justitia se invicem conco-
mitari debebant, contra justitiam furta, homicidia et alia crimina
remittere nullatenus intendebat. Illo tempore, ipso audiente et intel-
ligente, recitavimus historiam dominicæ Passionis, circa quam interdum ad ejus consolationem aliqua notabilia dicebantur. Tandem cum
appropinquaret ad finem, cum jam suum versiculum *in manus tuas* et
cetera, et ympnum *Jesu nostra redemptio* ad plenum formare non
posset, ipsum, prout poterat, inter labia revolvebat. Finaliter autem
circa horam sextam, ad confessorem dirigens verbum suum, sic
dixit : « Frater Reginalde, bene cognosco vos et etiam hos omnes qui
« estis hic. Orate Dominum pro me, et commendo vos ad Deum. » Et
statim, dum recitando super eum officium de Spiritu sancto ventum
esset ad illud evangelicum *venit enim princeps mundi hujus, et in me
non habet quicquam*, rex clementissimus exspiravit, in vigilia beati
Andreæ apostoli, apud Fontem Bliaudi : qui locus, sicut olim fuerat
ei initium secundum carnem nativitatis in mundo, ita fuit ei vitæ
temporalis finis et terminus, et felix initium gloriosi natalis in cœlo. »

1. HF. XXI, 660 (J. de St-Victor) : « Quod perpendens dominus
Karolus constanter dixit coram rege : « Nepos, nos sumus omnes
« confusi per unum hominem pessimum.... Iste fecit extorsiones et
« recepta pecunia treugas Flamingorum in confusionem regni pluries
« impetravit : propter quae pater tuus in tantam devenit tristitiam
« quod mortuus est ante tempus. »

Philippe les malversations d'Enguerrand de Marigny. Nous laisserons à l'ennemi mortel d'Enguerrand la responsabilité de cette interprétation étiologique inventée pour les besoins de la polémique politique, et nous ne retiendrons que l'existence du symptôme. De l'affirmation du frère de Philippe l'on doit conclure :

1° Que le roi n'est pas mort des suites d'un accident de chasse ;

2° Que sa mort a été précédée d'une période de *tristitia*, c'est-à-dire d'un état de dépression mélancolique dont nous ignorons la durée.

II. *Début.*

L'affection, déjà latente chez le roi comme l'indique la forme de la période prodromique, fait explosion le lundi 4 novembre 1314. Elle éclate sous la forme d'une douleur gastrique aiguë (« in stomacho gravis dolor arripuit », ci-dessus, note de la p. 447) suivie de vomissements et de diarrhée (« in eo vomitum et fluxum provocans », *idem*). Le malade ne s'alite point. Consécutivement à cette crise apparition de l'anorexie (« appetitus carentiam », *idem*) avec soif inextinguible (« et in ore quasi insedabilem », *idem*).

III. *Période d'état.*

La maladie dure environ quatre semaines (4-29 novembre). Le tableau symptomatique provoque l'étonnement des médecins du prince (« Rex Franciae diuturna detentus infirmitate, cujus causa medicis erat incognita, non solum ipsis, sed et aliis multi stuporis materiam et admirationis inducit ». Contin. de Nangis cité p. 445). On peut le reconstituer comme suit :

A. Signes objectifs :
1. *Positifs*. Font défaut.
2. *Négatifs*. Apyrexie complète, comme le prouve l'examen sphygmologique de la médecine médiévale (« praesertim cum infirmitatis aut mortis periculum nec pulsus ostenderet nec urina », *idem*, cité p. 445).

29

B. Signes subjectifs :

1. *Positifs*. Pas d'autres que la persistance de l'anorexie et de la polydipsie (« sed solum gravabat eum oris illa siccitas et carentia appetitus », ci-dessus, note des pp. 446-448 ; — « Et licet indigeret *labiorum irrigatione frequenti*, tamen consolationem internam praeferens, confessori saepius dicebat quod aqua benedicta ejus faciem irrigaret... », *idem*).

2. *Négatifs*. Trop nombreux (malheureusement pour le diagnostic), et forment le plus clair de la symptomatologie. Absence complète de toute sensation douloureuse (céphalique, cardiaque, pulmonaire, gastrique, entérique, néphrétique, vésicale, hépatique, splénique : « Licet, *ut ipse dicebat*, nullum in capite, corde, visceribus, lateribus dolorem sentiret *vel alia parte sui*... sacramentum tamen extremae unctionis petiit », *idem*).

A noter que le patient, quoique malade depuis trois semaines, lutte contre l'affaiblissement et ne s'alite que le mardi 26 novembre, trois jours avant sa mort (« Sub his vero incommodis quasi languidus tribus septimanis perseverans, die Martis ante festum sancti Andreae, in lectum decidit », *idem*).

IV. *Terminaison.*

Alité, le roi dicte son testament et reçoit l'extrême-onction. Le vendredi matin 29 sur l'insistance de son confesseur, il prend, à contre-cœur, un bouillon de poule (« fuit illud quod propter suggestionem et instantiam medicorum aquam pullae degustare nolebat, quousque ipse confessor, vocatus a medicis, eum compulit degustare », *idem*) et, après avoir demandé pardon des scandales et des mauvais exemples qu'il avait donnés, meurt, dans la plénitude de sa connaissance, un peu après l'heure de midi.

V. *Diagnostic.*

L'existence d'une période prodromique suffirait à écarter l'hypothèse d'un empoisonnement.

Funck-Brentano a cru pouvoir identifier l'affection du roi à la fièvre typhoïde, et la *Rev. hist.*, XXVI, p. 456, reproduit, en

les adoptant, les conclusions de l'auteur. Elles sont au point
de vue médical inacceptables.

Loin d'être pathognomoniques de la fièvre typhoïde, l'anorexie et la polydipsie ne sont que des symptômes communs à
des états morbides nombreux et divers. Dans le cas de Philippe au contraire, ce sont précisément les traits essentiels de
la fièvre typhoïde qui font défaut. Absence, chez le roi, — de
troubles céphaliques, — de douleur iliaque à la pression, —
de taches rosées lenticulaires, — de troubles pyrétiques (dia-
gnosticables par l'état du pouls et celui des urines rares et
foncées, cf. Albert Robin, *Essai d'urologie clinique : la fièvre
typhoïde*. Paris, 1877). Bien avant que le génie de Bretonneau
eût créé la fièvre typhoïde en opérant la réduction à l'unité de
toutes les variétés nosologiques connues du moyen âge sous
le nom de *fièvre putride, fièvre putride hémorrhagique*, etc..., la
clinique médiévale avait noté les symptômes de l'affection (Cf.
Laborde, *La Malignité dans les maladies*, 1872, p. 84 ; —
Jaccoud, *L'Humorisme ancien comparé à l'Humorisme moderne*,
1863, p. 23).

Pour serrer de plus près les conditions du problème diagnostique, prenons le *Lilium medicinae*, le manuel médical
classique au temps de Philippe le Bel, œuvre de son contemporain Bernard de Gordon, celui qu'un demi-siècle plus tard
(1363) Guy de Chauliac (*Chirurgie*, éd. Nicaise, p. 441) appelle
« *le noble Gordon* ». Rapprochons du tableau symptomatique
de Philippe le Bel la séméiologie de la *febris putrida* d'après
le traité de pathologie interne (1305) du grand clinicien de
Montpellier. *Lilium medicinae* (De Prognosticis. — Cap. 5. *Hic
docet prognosticare de febrium differentia*) : « Triplex est
febris in genere, ut *ephimera* cujus subjectum est spiritus ; —
putrida cujus subjectum sunt humores ; — *hectica* cujus subjectum sunt, etc...

« Distinguitur autem sic febris putrida ab aliis febribus,
quia universaliter calor in tactu est pungitivus et uritivus,
tactei inferens nocumentum. Et venit utplurimum sine causa
manifesta ; urina est in principio indigesta ; pulsus in principio parvus, velox et in statu magnus et velox ; *in principio
calor debilis, in statu fortis.* » (A la page 680, Gordon note le
gargouillement iliaque, signe dépourvu pour nous de valeur

diagnostique, mais dont il tire un pronostic fâcheux : « Si in
ventre audiatur sonus, sicut tonitruum, mortem significat. »)

Ce tableau clinique, on le voit, est tout juste l'inverse de
celui de Philippe le Bel dont l'apyrexie (« cum infirmitatis
periculum nec pulsus ostenderet nec urina », ci-dessus, p. 445)
est, avec l'absence de douleur (« licet, ipse dicebat, nullum
in capite, corde, visceribus, lateribus dolorem sentiret vel
alia parte sui... », note de la p. 447), le signe le plus important.

Si cette maladie d'environ quatre semaines (consécutive à
une période prodromique mélancolique) et pendant laquelle le
roi ne s'alite que trois jours avant de mourir, ne peut être une
fièvre typhoïde, — elle ne peut être davantage rattachée à
une septicémie intestinale (liée à la dilatation gastrique),
cette affection s'accompagnant plutôt de symptômes pyrétiques.

§ 4. *Légende de l'empoisonnement de Philippe le Bel.* HF.
XXI, 537, et Continuateur de Girard de Frachet (HF. XXI, 43)

* * *

[Le texte publié dans la *Bibliothèque de l'École des Chartes*,
LVIII, an. 1897 (*La mort de Philippe le Bel, d'après un compte
rendu à la cour de Majorque*) avait amené M. Brachet à de
nouvelles conclusions. Mais il n'eut pas le temps de les faire
cadrer avec celles qu'il avait émises dans la première édition
de sa *Pathologie Mentale des Rois de France*, 1896, et qu'on
vient de lire plus haut. Les deux pages qui suivent sont les nouvelles conclusions de M. Brachet d'après ses notes. A. B.-K.]

Le problème de la cause de la mort de Philippe le Bel
trouve dans les détails donnés par Guillaume Baldrich des
facteurs nouveaux rendant sa solution moins ardue. Il ressort
de ce récit que le 4 novembre, tandis qu'il chassait en forêt
près de Pont-Sainte-Maxence, le roi éprouve un saisissement
subit, qui lui fait perdre soudainement l'usage de la parole
pendant un temps assez long.

*La mort et les funérailles de Philippe le Bel d'après un compte
rendu à la cour de Majorque, p. p. Ch. Baudon de Mony (Bibl. de*

l'École des Chartes, LVIII, 1897), p. 13 : « Item sciatis, domine,
quod infermitas dicti regis sumpsit exordium ɪɪɪɪ die novembris,
dum rex venabatur in nemore prope Pontem Sancte Maxencie. Et
venit sibi subito in dicto nemore, ita quod per magnum spacium
temporis non potuit loqui. Et, extunc, non fuit bene sanus nec ilaris
rex predictus. Et dicitur per aliquos quod cecidit de equo, nescitur
per quem modum; verum est tamen quod ego fui ibi in crastinum
et a quibusdam de familia regis pecii super hujus accidenti. Et
dixerunt mihi quod non ceciderat de equo set alias subito copertum
fuit cor ejus, ita quod per aliquod spacium non potuit loqui. »

Y eut-il simultanément des troubles moteurs? Les familiers
du roi déclarent que celui-ci n'était pas tombé, mais il n'en est
pas moins vrai qu'après cet événement, Philippe se fit conduire *par eau* à Poissy, où il resta une dizaine de jours. Il
est probable que ce repos améliora la situation du roi, qui put
parcourir à cheval la petite distance séparant Poissy d'Es-
sonne; mais pour aller de ce dernier bourg à Fontainebleau
on eut recours à *la litière*.

Id. *ibid.* p. 13 : « De dicto autem loco recessit per aquam apud
Pissiacum et ibi fuit per X dies vel circa. Postea abinde recessit
equitando, ut dicitur, usque ad Aissonam et ibi fuit positus in leytera
usque ad Fontembliaudii. »

Le 26 novembre, aggravation de l'état du roi. Le 27, il
donne ses instructions à son fils et fait son testament (Id., *ibid.*,
p. 12).

Le 28 novembre au matin, Philippe perd de nouveau
l'usage de la parole, et meurt le lendemain 29, dans le courant de la journée.

Id. *ibid.* p. 12 : « Postque die jovis sequenti mane amisit loqui
usque ad diem veneris; qua die circa terciam, secundum quosdam,
secundum alios circa meridiem, feliciter expiravit. »

Ce tableau clinique permet de penser à une apoplexie cérébrale, ayant déterminé de l'aphasie avec troubles de la motilité. Survint une amélioration assez sensible, comme on en
voit souvent dans ces cas, pour permettre au roi d'être porté
à Fontainebleau, où, après une aggravation survenue le
26 novembre, une nouvelle attaque apoplectique avec aphasie
se produisit le 28, et enleva le malade dans les trente heures.

A l'autopsie de Philippe on trouva le cœur tellement petit, qu'il rappelait celui d'un enfant qui vient de naître, ou celui d'un oiseau.

Id. *ibid.* p. 12 : « Cor autem dicti regis, ut dicitur, adeo erat parvum sicud est cor 'alicujus pueri qui hodie prodiit ex utero matris sue; ymo intellexi quod illi qui viderunt comparant illud cordi alicujus avis. »

———

§ 5. *Descendance de Philippe le Bel.* Sur Jeanne de Navarre (1271-1305), femme de Philippe le Bel, pas de renseignements. Des sept enfants issus de ce mariage, trois seulement nous sont connus au point de vue pathologique :

A. Louis X le Hutin (1289-1316) (son surnom indique son caractère). « Largus erat et prodigus et admodum puerilis » (Jean de Saint-Victor. HF. XXI, 661).

Geoffroi de Paris (HF. XXII, 164, v. 7693-7703) :

> « Et trespassa. Mais Diex li face
> Pardon et ses max li efface !
> Car trop legierement il crut.
> Pour ce, ce croy, pas trop ne crust...
> Larges estoit et volentis
> Mès n'estoit pas bien ententis
> En ce que ou royaume failloit,
> Si comme réson li bailloit. »

Mort à vingt-sept ans d'une affection aiguë des voies respiratoires consécutive à un refroidissement[1].

———

1. Contin. Nangis (éd. Géraud, I, 426). « Ludovicus rex Franciæ et Navarræ, febre gravi per aliquot dies in domo regali nemoris Vicenarum correptus, quinta die mensis junii diem clausit extremum, reginam Clementiam de quodam puero imprægnatam relinquens, habensque filiam unicam, nomine Johannam, de Margareta, prima conjuge defuncta. »
Chronographia regum Francorum (éd. Moranvillé, I, 228) : « Interim Ludovicus, Francie et Navarre rex, una dierum abierat ad nemus Vicenarum causa spatiandi : cum autem ibidem luderet ad stofum, intensoque calore ferveret et ob hoc multum sitiret, descendit in unam caveam frigidissimam, ubi vinum valde frigidum potavit, unde causata est quedam infirmitas, de qua mortuus est. »

Légende de l'empoisonnement[1].

B. Philippe V le Long (1294-1322) dit aussi *le Borgne* (*Chronographia*, éd. Moranvillé, I, 255 : «... rex Philippus, dictus gallice *le Long, ou le Saige ou le Borgne* »). Fièvre quarte et dysenterie à rechutes[2] d'une durée de six mois.

Voir également *Chronique rimée attribuée à Geoffroi de Paris* (HF. XXII, 162), vers 7670-7690. — *Anciennes chroniques de Flandres* (HF. XXII, 45). — Continuatio chronici Girardi de Fracheto (HF. XXI, 45) : « Ludovicus rex Franciae et Navarrae, *febre gravi* apud nemus Vicenarum correptus, quinta die mensis Junii (1316) expiravit. » — Jean de Saint-Victor (HF. XXI, 663) : « Cum sicut [rex] ad jactum pilae diu laborasset admodumque fuisset calefactus, indiscrete sequens sensibilem appetitum, in quamdam frigidissimam caveam est adductus, et sine mensura bibit vinum ; frigus eum usque ad viscera penetravit, et statim decumbens in lecto obiit in vigilia Trinitatis... »

1. *Chronique normande* (éd. Molinier, p. 32) : « Ce roy Loys ne regna que un an et fut empoisonnez et la royne demoura grosse d'un filz. » — *Chronica anonymi Cadomensis* (HF. XXII, 26) : « Et mortuus est rex Ludovicus (1316) *per venenum* ut dicebatur. » — J. Desnouelles, *Chronique* (HF. XXI, 197) : « Chis Loys ne rengna que I. an et fu empoisonnez. »

2. Contin. Nangis (éd. Géraud, II, 37) : « Eodem anno, circa principium augusti, regem duplex arripuit ægritudo, dysenteria et quartana, quæ nunquam potuerunt quorumcumque medicorum auxilio curari, sed per quinque menses continue jacuit in languore. Dubitant autem nonnulli propter maledictiones populi sub ejus regimine constituti, propter comminatas exactiones et extortiones hactenus inauditas in dictam ægritudinem incidisse. Nihilominus tamen, durante tempore ægritudinis, fuit dictæ extortionis negotium suspensum, licet non totaliter prætermissum. Interim vero, convalescente ægritudine, abbas et conventus beati Dionysii pro ipsius recuperanda sanitate, nudis pedibus, una cum cruce et clavo Domini necnon et brachio sancti Simeonis, usque ad locum in quo ægrotabat, qui dicitur Longus Campus, cum processione devote et humiliter accesserunt. Qui reliquias sacrosanctas humiliter et devote suscipiens, protinus eis tactis et osculatis sensit se notabiliter melius habuisse, unde et publice ferebatur regem curatum esse. Sed quia antiquatæ et radicatæ ægritudines, nisi caute ducantur, faciliter revertuntur, rex minus prudenter sibi ipsi præcavens, in prædictam ægritudinem reincidit ; unde et fertur postea dixisse : « Scio me meritis et precibus beati Dionysii « curatum fuisse, et malo meo regimine iterum in eamdem ægritu- « dinem incidisse. » Unde tertia die sequentis januarii, prius tamen

Mort cachectique[1]. — Légende de l'empoisonnement. A cette
version de la dysenterie qu'il croit exacte, Jean de Saint-Victor

---

devote susceptis cunctis ecclesiasticis sacramentis, circa mediam
noctem migravit ad Christum. »

Chron. parisienne anon. (éd. Hellot, pag. 64) : « Adecertez en
cest an, Philippe le roy de France et de Navarre, le vme Philippe roy
de France, qui de long temps de devant avoit esté mout aigrement
pené d'une maladie que l'en appelle le flux du ventre, le samedi
segond jour du moys de janvier, en l'abbaie de Longchamps, prez de
Paris, clouist son desrain jour en l'an de son aage xxxj^{me}; et le mardi
ensuivant, à Saint-Denys-en-France fut porté. »

Chron. paris. anon. (éd. Hellot, pag. 62) : « La quelle chose,
ainssi publiée par devant tous en general, fut exposé d'aucuns que
c'estoit la subvencion que l'en appelle le quint dernier. Ce en plusieurs jours asprement ensui du roy et dez siens par plusieurs blan-
dissemens de parollez, en l'esperance d'avoir l'octroy, aprez la dessus
dicte journée d'avis fut, de par lez bonnes villes, au dessus dit seigneur de Suilly, en la cité d'Orliens, respondu que de l'achat des
monnoies du roy ilz ne se mesloient; aincboiz leur suffisoit assez leurz
aunez; et qu'ilz estoient tous prestz d'aller avec le roy, bien appa-
reillez, en ost, en chevauchée, ou là où il luy plairoit aller, fût
oultremer ou ailleurs; et que nulle aide ilz ne luy povoient faire. Et
ceste chose ouye et entendue du roy, fut traitié, et en grant indignacion, et par aucuns grans hommes et par le seigneur de Suylly, si
comme l'en dist, que le siege du royaulme fût séparé de l'evesché de
Paris, cité de grant renom, et que le siege fût d'ore en avant en la
ville d'Orliens. La quelle chose fut tant rappellé pour l'agrevement
du flux du ventre qui est dist sang, où le roy au boys de Vinciennes
delez Paris nouvellement estoit encheu, comme pour aultrez certaines
causes. »

Contin. Girardi de Fracheto (HF. XXI, 57, F.) : « Circa principium
Augusti regem duplex aegritudo, dissinteria et quartana, quae
nunquam potuerunt quorumcumque medicorum auxilio curari, sed
per quinque menses continuos jacuit in languore. (Ici amélioration
à la suite de l'apport des reliques de saint Denis, puis rechute par
l'imprudence du roi.)

Même version des cinq mois de *dysenterie et fièvre quarte* de
Philippe le Long, dans la *Chronique anonyme*, finissant en 1328
(HF. XXI, 153) et dans Jean de Saint-Victor (HF. XXI, 674).

1. *Chronographia*, éd. Moranvillé, I, 255 : « Eo tempore Philippus
Francie et Navarre rex, incidit in langorem maximum, unde formo-
sitas corporis sui ad nichilum redacta est; nichil enim remansit in eo,
nisi pellis et ossa et in hoc statu jacuit per dimidium annum. Unde
singulis diebus faciebat aperiri hostia camere sue, vocansque universos
transeuntes, dicebat eis : « Videte regem vestrum pauperrimum inter

ajoute qu'il y eut légende d'empoisonnement : « Fuit autem
opinio aliquorum quod venenum fuerat sibi a principio propi-
natum » (J. de Saint-Victor, HF. XXI, 674).

C. CHARLES IV LE BEL (1295-1328). Tombe malade « le jour
de Noël environ mienuit » et meurt le 1er février suivant[1] des
suites d'une affection non définie.

Chronographia regum Francorum (éd. Moranvillé). I, 291 : « Et

---

« homines regni sui : nullus enim est vestrum, cui ipse nollet cam-
« bire. Habeatis ergo regem vestrum tamquam spectaculum ut Deum
« pre oculis habeatis : quoniam nulla est creatura de qua Deus non
« faciat ad voluntatem suam. »

« Deinde suscepto ultimo sacramento, apud Longum Campum vitam
finivit, tres filias relinquens de regina uxore sua, Johanna videlicet
filia Mathildis, comitisse Arthesii, et mariti sui, Othonis, Burgundie
comitis : quarum primam dux Burgundie duxit in uxorem, secunda
data est conjux Dalphino Viennensi, et tercia Ludovico, comiti Flan-
drie, nupta est. »

Son contemporain Landolphus de Columna, chanoine de Chartres :
« *Post longam et taediosam aegritudinem viam universae carnis
ingressus est* » (E *Breviario Historiarum* Landulphi de Columna
canonici Carnotensis, HF. XXIII, 192).

1. G. *Chron. de St-Denis* (éd. P. Paris, V, 303) : « Le jour de
Noel environ mienuit acoucha au lit malade le roy Charles, et la
veille de la Chandeleur mourut au bois de Vincennes. Si fu son corps
enterré emprès son frère à Saint-Denis, et son cuer aux frères Pres-
cheurs à Paris. »

Contin. Nangis (éd. Géraud, II, 82) : « Hoc eodem anno in die
natalis Domini, circa mediam noctem, regem Franciæ Karolum gravis
ægritudo arripuit. Qua diu laborans, in vigilia Purificationis beatæ
Mariæ apud nemus Vicenarum prope Parisius exspiravit, relicta
regina uxore sua desolata, vidua et prægnante. Cujus corpus juxta
Philippum fratrem suum, more patrum suorum, sepulcris regum
Franciæ apud Sanctum-Dionysium honorifice sepelitur. »

Chron. paris. anon., éd. Hellot, pag. 112 : « Adecertez en ycest
mesmes an, Charlez roy de France et de Navarre, aprez ce qu'il
eust fait une grant quantité de nouveaux chevaliers à la feste de
Nouel au palaiz de Paris, depuis ce tantost au Boys-de-Vincennes,
par viij jours ou environ estant malade, le jour d'un lundi premier jour
du moys de frevrier, en l'an de son aage xxxiij[e], clouist son desrain
jour ; et le vendredi ensuivant, delez Philippe le Grant, son frere,
jadiz roy dez diz royaulmes, en l'eglise Saint-Denys-en-France, present Philippe de Valoiz, son cousin germain, Louys duc de Bourbon,
Robert d'Artoiz conte de Beaumont, et aultrez haulx hommes du
royaulme de France, fut honnourablement enterrez. »

non multum post, scilicet anno Domini ᴍº ᴄᴄᴄº xxvⁱⁱº, quedam infirmitas arripuit regem; de qua mortuus est ac regaliter sepultus. »

Contin. de Girard de Frachet (HF. XXI, 69) : « Circa mediam noctem Natalis Domini regem Franciae Karolum gravis arripuit aegritudo qua *diu laborans* et in vigilia Purificationis (1ᵉʳ février 1328) apud nemus Vicenarum obiens... »

« Et ainsi toute la ligniée du roy Phelippe-le-Bel en moins de treize ans fu deffaillie et amortie, dont ce fu tres grant domage » (*Gr. Chron. de S. Denis*, V. 303).

CHAPITRE XV

QUINZIÈME GÉNÉRATION

§ 1. **Philippe VI** de Valois (1293-1350), roi de France.

Section 1. — Anamnèse personnelle.

§ 1. *Antécédents physiologiques* :

A. *Habitus extérieur.* — Cf. Courajod, *Ét. sur les portraits de Philippe VI* (Gazette des Beaux-Arts, 1885, XXXI, 217).

B. *Motilité, nutrition.* Pas d'autre renseignement que celui de l'extrême vigueur physique du roi.

Froissart (éd. Luce, I, 302) : « Chils rois Phelippes augmenta grandement l'estat roial de finance et ama à faire joustes et tournois et tous esbatemens.

« Chils rois Phelippes, en son jone temps, avoit esté uns rustes et poursievoit joustes et tournois, et encores amoit-il moult les armes, quoique son estat fust moult autementé. »

Froissart (*id.* I, 324) : « Et fu li roys Phelippes de Valois ungs vaillans homs et hardis durement. »

C. *Système nerveux.* Pas de renseignements.

D. *Fonctions génésiques.* Sur la *disordinata lussuria* et les excès séniles du roi, cf. Villani[1].

---

1. Matteo Villani (éd. Dragomani, I, 40) : « Ed essendo catuno senza moglie, il duca Giovanni trattava di torre per moglie la sirocchia del re di Navarra, ch'era delle più belle giovani e di maggiore pregio di virtù che niun'altra di que' paesi, e tenevane bargagno. Il re Filippo suo padre sapendo che il figliuolo trattava d'avere questa

§ 2. *Antécédents pathologiques.* En 1335 maladie grave. La symptomatologie fait défaut [1].

---

damigella per moglie, un dì che 'l duca suo figliuolo era cavalcato fuori del paese, mandò per questa giovane : e come fu venuta, senza fare altro trattato la tolse per moglie, perrocchè 'l piacere della sua bellezza non gli lasciò considerare più innanzi. Tornato il figliuolo se ne indegnò forte, e alla festa delle nozze del padre, non volle essere. Ma passato alcuno tempo, richiamato dal padre, venne a lui. E riprendendolo il re dolcemente, gli disse : Caro figliuolo, se voi amavate avere a donna questa damigella, voi non dovevate tener bargagno. Onde egli conoscendo suo difetto, rimase contento. E allora il padre gli diè per moglie un'altra nobile dama della casa di Bologna su lo mare, ch'era stata moglie del duca di Borgogna : della qual cosa i Borgonogni furono mal contenti, essendo rimaso un picciolo fanciullo della detta donna, il quale dovea essere loro duca. E per lo detto maritaggio vendè la donna il governamento del figliuolo con la forza del re, e il re occupò parte della giuridizione di Borgogna, onde i baroni e' paesani forte si sdegnarono contro al loro re. Ma perocchè il re di Francia per troppa giovinile vaghezza avea offeso il figliuolo e se, poco tempo stette con la sua giovane e vaga donna, che sforzando la natura già senile nella bellezza della damigella, raccorciò il tempo della sua vita, come appresso al debito tempo racconteremo, narrando prima com'egli fu ingannato dagl'Inghilesi. »

Matteo Villani (éd. Dragomani, I, 90) : « Stando la tregua, rinnovellata più volte tra il re di Francia e il re d'Inghilterra, poche notabili cose degne di memoria furono in que' paesi. Ma il detto re Filippo di Francia, avendo per troppa vaghezza tolta per moglie la nobile e sopra bella dama figliuola del re di Navarra, e levatala al figliuolo come abbiamo narrato, tanto disordinatamente usò il diletto della sua bellezza, che cadendo malato, la natura infiebolita non potè sostenere, e in pochi dì diede fine colla sua morte alla sollecitudine della guerra, e a'pensieri del regno e ai diletti della carne. E morto in Sanlisi, fu recato il corpo in Parigi, e fatto il reale esequio solennemente. Questo Filippo re di Francia fu figliuolo di messer Carlo Sanzaterra, e fu uomo di bella statura, composto e savio delle cose del mondo, e molto astuto a trovar modo d'accogliere moneta e in ciò non seppe conservare nè fede nè legge. »

Matteo Villani, II, 9 : « Appresso, dopo la sua affrettata morte per disordinata lussuria, essendo di tempo, e dilettandosi nella sua giovane e bella donna, seguitarono più gravi persecuzioni di guerra nel suo reame, in fine il re Giovanni suo figliuolo e uno de suoi figliuoli furono presi nella grande battaglia ch'appresso racconteremo, etc... »

1. *Contin. de Nangis* (éd. Géraud, t. II, p. 144) : « Hoc anno rex Franciae Philippus, ut summum pontificem de novo creatum visitaret, cum magno apparatu [profectus est]; sed superveniente

§ 3. *Mort*. Elle n'est point due aux excès sexuels du roi comme l'ont affirmé Michelet, H. Martin, etc... Les excès génésiques (quand ils ne provoquent pas de déterminations directes sur le système cérébro-spinal) ne jouent guère que le rôle de cause prédisposante, en amenant le sujet à un état d'épuisement physiologique qui le mettra à la merci d'une maladie intercurrente. Or c'est précisément une maladie intercurrente qu'indique Villani comme cause occasionnelle de la mort du roi : « *Cadendo malato*, la natura *infiebolita* non potè sostenere, e in pochi di diede fine, con la sua morte, etc... » (Voy. ci-dessus, note 1).

§ 4. *État psychique*. Quoique le fondateur de la maison de Valois eût hérité de toute l'ambition de son père Charles de Valois (Hellot, *Chron. paris. anonyme*, p. 54, § 54 ; — Jean le Bel, *Chron.*, éd. Polain, I, xxv), il n'apporta guère aux affaires qu'une insuffisante application.

Froissart (éd. Luce, III, 320) : « Messires Carles de Blois mettoit grande entente à ce comment il peuist avoir tant de gens d'armes que il peuist lever le siège et résister contre la poissance de la contesse, et avoit ses messages alans et cevauçans en France nuit et jour deviers le roi Phelippe ; mais pour lors la cours dou roi de France estoit si raemplie d'uiseuses et si lointaine en esplois, que *à painnes pooit-on avoir nulle délivrance, ne on ne pooit avenir jusques au roi, car tousjours estoit-il en ses déduis.* »

Les chroniqueurs du xive siècle s'accordent à noter la téméraire bravoure du roi, — ses prodigalités et son amour du plaisir (Froissart, I, 302, cité ci-dessus p. 460), — sa précipitation : « Le Roy Philippe estoit bien hastif homs » (*Chronique des quatre premiers Valois* p. p. S. Luce, p. 14), — sa crédulité irréfléchie, cause de tant d'injustices : « Il creoit legierement fol consel, et en son aïr, il fu crueuls et hausters » (Froissart, éd. Luce, I, 303).

« Li cours de France estoit si perilleuse à porsievir qui li signeur ne s'i savoient comment avoir, et se laissoient li rois

---

infirmitate cum jam esset quasi in medio itineris consilio medicorum ad propria remeavit. »

Phelippes et son fil, li dus de Normendie, trop legierement enfourmier. » (Froissart *id.* III, 180.)

La mort du roi ayant succédé à six mois d'excès génésiques (janvier-août 1350), certains historiens modernes n'ont pas manqué de nous dépeindre Philippe VI s'éteignant dans un état de ramollissement cérébral consécutif à l'abus des plaisirs vénériens. La relation de la mort du roi dans le Continuat. de Nangis [1], les conseils politiques si précis que donne Philippe à ses fils avant d'expirer contredisent ces conclusions pathologiques et nous obligent à écarter, dans le cas de ce malade mort à cinquante-sept ans, toute hypothèse d'altération psychique.

---

1. Contin. de Nangis (éd. Géraud, II, 221) : « Eodem anno MCCCL. obiit inclytus princeps dominus Philippus de Valesio rex Franciae....

« Hic autem Philippus rex videns quod moreretur, vocavit duos filios suos, videlicet dominum Johannem primogenitum et Philippum ducem Aurelianensem ; et ostendens eis litteras solemnes, in quibus determinationes et rationes efficaces doctorum solemnium tam theologorum quam decretorum, quam etiam legum, erant scriptae, qualiter haereditas et corona regni Franciae ad ipsum regem et ad liberos suos successores jure haereditario pertinebat, et non ad regem Angliae, qui propter istam dictam haereditatem et coronam contra ipsum guerram indebite suscitabat; ostendit etiam eis solutiones argumentorum de contrario ipsorum Anglicorum, monens ipsos, et specialiter primogenitum post ejus decessum regnaturum, ut audacter jus suum et regnum contra Anglicos defenderet et pugnaret, dicens quod justa causa semper indiget defensione, et quod illi qui pro defendenda ea certant, semper vincunt, sed aliquando in parte succumbunt; verumtamen in fine, non ita cito sicut vellent, auxiliante Domino et fortuna redeunte praevalent, et suos inimicos viriliter superant et devincunt : « Sic enim erit vobis si boni aemulatores « fueritis, et Deum timueritis, et zelum ad rem publicam guber- « nandam habueritis et amorem. »

« Deinde monuit ipsos multum ut se mutuo diligerent, pacem ad invicem et concordiam perpetuam similiter conservarent, dicens quod volebat, sicut et justum erat, quod dominus Johannes regnum et coronam obtineret, et alter dominus Philippus secundo genitus dux Aurelianensis, comitatum de Valesio, a quo ipse rex Philippus cognomen habuerat, possideret; ad quod dominus Johannes libenti animo condescendit. Et sic dominus rex Philippus de Valesio, spiritum reddens, migravit ad Dominum. »

Section 2. — **Femme de Philippe VI.**

§ 1. **Jeanne** de Bourgogne, fille de Robert II duc de
Bourgogne et d'Agnès de France (1295-1349), épouse (1313)
Philippe de Valois (plus tard Philippe VI).

§ 2. *Anamnèse héréditaire :*
A. Paternelle. *Robert* II duc de Bourgogne (1249-1306,
Petit, V, 110). Pas de renseignements biologiques [1]. Sa sœur
Alix (ép. Henri III de Brabant, tige des Landgraves de Hesse)
a un fils idiot.

Hérédité paternelle de Robert II :
Sur l'affaiblissement d'esprit de son père *Hugues IV* cf.
E. Petit, *Hist. des ducs de Bourgogne de la race capétienne*,
1894, V, 110 (les affirmations de l'auteur étant données sans
accompagnement de preuves ne peuvent être utilisées par le
clinicien). *Hugues III*, grand-père d'Hugues IV meurt *mente
alienatus*, au dire de (Mathieu Paris [2], consécutivement à

---

1. *Chron. de Saint-Denis* (éd. P. Paris) V, 170 : « Et en ce meisme
an, Robert, duc de Bourgoigne, mort à Vernon au moys de mars,
duquel le corps fu porté en Bourgoigne, si comme il l'avoit ordenné
en son vivant, et fu enterré à Cistiaux. »

2. Matthaei Parisiensis *Chronica majora* (éd. Luard II, 387) :
« *De morte turpissima ducis Burgundiae.* His ita gestis, die sequenti
castra movit, ac ducem secutus extra urbem Achon prope ducem
tentoria fixit. Ubi cum fesso exercitu vix per triduum quievisset,
assunt flebiles nuntii a Jopen usque ad regem directi, nuntiantes
Salaadinum cum universo exercitu suo Jopen obsedisse ; civitatemque
celeriter fore capiendam, omnesque milites et servientes, quos ob
custodiam ibi collocaverat, trucidandos, nisi celeri subventione
praesidium ferat obsessis. Quo audito, omnis Christianorum exercitus
valde perterritus est, graviter ingemiscens. Rex autem Ricardus,
cum aliis consternatus animo, ducem Burgundiae offensum, tum per
se, tum per alios, ad concordiam et pacem revocare studuit ; obnixius
rogans, ut tantae calamitati aliquod ferat subsidium. Quorum preces

une affection aiguë) ; nul compte à tenir, au point de vue héréditaire [1], de ce délire simple concomitant d'une pyrexie.

Sur l'état mental de Robert Ier, dit le Vieux, tige des ducs de Bourgogne de la race capétienne, cf. ci-dessus p. 204-206.

B. Maternelle. *Agnès de France* (✝ 1316 ou 1317?). Un frère fou (L. II. chap. XIII, sect. 1).

Sur son père Louis IX et sa mère Marguerite de Provence cf. ci-dessus L. II. chap. XII. Sur son anamnèse collatérale cf. L. II, chap, XIII.

C. Rapport des deux facteurs. Robert et Agnès descendent l'un et l'autre du roi de France Robert le Pieux (voy. le tableau p. 465).

§ 3. *Anamnèse héréditaire collatérale.* Sœur aînée : la fameuse Marguerite de Bourgogne (femme du roi de France Louis X le Hutin) dont les excès génésiques qu'on n'a point exagérés [2] ont défrayé la littérature dramatique de 1830.

---

dux audire dedignans, eorumque postulatione inquietari nolens, nocte illa cum suis versus Tyrum iter arripuit. Quo dum venisset, confestim divino terribiliter percussus judicio, menteque alienatus. morte miserabili vitam terminavit. »

1. A noter cependant ce que dit de Hugues III Joinville, § 559 : « Li dus de Bourgoingne... fut mout bons chevaliers de sa main ; mais il ne fut onques tenus pour saige ne à Dieu ne au siecle....

2. Contin. de Nangis (éd. Géraud, I, 404) : « Margareta Navarrae regina juvencula, et Blancha regis Navarrae Karoli fratris junioris uxor, pro adulterio ab eis turpissime frequentato et perpetrato cum Philippo et Galtero de Alneto, fratribus militibus, a prima videlicet cum Philippo et altera cum Galtero, suis exigentibus culpis, a propriis repudiatae conjugibus, omni non immerito honore temporali privatae, deputantur carceribus, ut ibi sub arcta custodia, omni humano destitutae solatio, infeliciter agerent vitam, et miserabiliter finirent. Duo vero praefati milites cum non solum nequam adulteri, sed et dominorum suorum conjugii violatores nequissimi, qui de ipsis, tamquam familiaribus nimis domesticis, praecipuam gerebant fiduciam, cumque de eorum vestibus et familia reputarentur vera scientia, et erant pessimi proditores, necnon mulierculis ipsis, adhuc aetate juvenculis, quas, pro sexu fragili, suis lenociniis et blandi-

Robert le Pieux
Henri Ier
Robert Ier, 1076
Philippe Ier
Henri, 1074?
Louis VI
Eudes Ier, 1102
Louis VII
Hugues II, 1143
Philippe-Auguste
Eudes II, 1162
Louis VIII
Hugues III, 1192
Louis IX
Eudes III, 1218
Philippe III
Hugues IV, 1272
Charles de Valois
Robert II, 1305
Philippe VI
Jeanne de Bourgogne

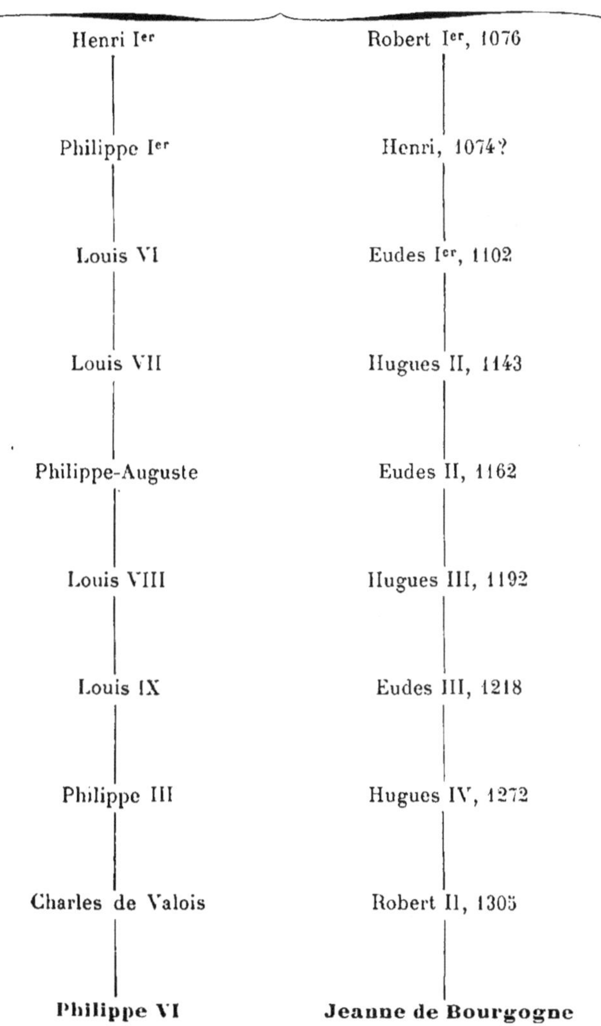

30

§ 4. *Antécédents physiologiques :*

A. *Motilité :* claudication congénitale : « regina *clauda*[1] »; « la male royne *boiteuse*[2] ».

B. *Nutrition, Système nerveux.* Pas de renseignements.

C. *Fonctions génésiques.* Graves accusations contre les mœurs de la reine (*Chronique Paris.*[3] et sans doute aussi la

---

mentis illexerant, multo magis in facto culpabiles ; apud Pontisaram, die veneris post *Quasimodo*, confessi sunt hoc scelus quasi per triennium frequentasse, pluribus locis et quandoque temporibus sacrosantis. Proque tanti perpetratione flagitii ignominiosae mortis genus et poenamlu entes, in communi platea Martrei, cunctis videntibus, vivi excoriati, eisque virilibus una cum genitalibus amputatis, caesisque capitibus ad commune patibulum tracti, cunctisque omnino corio denudatis, per spatulas et brachiorum compagines suspenduntur. »

Chron. de Saint-Denis (éd. P. Paris) V, 220 : « *De la mort Marguerite, femme le roy de Navarre.* En cest an vraiement la veille de l'Ascension dessusdite derrenier jour d'avril, fu morte Marguerite jadis folle et diffamée royne de Navarre qui au chastel de Gaillart en Normendie estoit emprisonnée, et à Vernon en l'églyse des frères Meneurs fu enterrée. »

1. *Chronographia Regum Francorum* (éd. Moranvillé, II, 248) : « Eo tempore obiit *regina clauda*, uxor regis Philippi et soror germana Odonis, ducis Burgundie. Tunc rex Philippus duxit in uxorem filiam Philippi, comitis Ebroïcensis et regis Navarre, consobrini sui. »

2. *Chron. des quatre premiers Valois* (éd. Luce, p. 18) : « Apres ce, l'an mil trois cens quarante huit, mourut [le 12 décembre] la male royne boiteuse de Bourgoingne, femme dudit roy Philippe. Et apres ce [le 11 janvier, moins d'un mois après] prinst ledit roy à fame madame Blanche, seur du roy de Navarre. »

Pierre Cochon, *Chron. normande*, page 64 : « [En 1349] si trespassa la Royne .... euse. »

Note de Beaurepaire : « Le mot a été effacé comme injurieux : on n'en voit que la fin ...*euse* (peut-être *boiteuse*). »

3. *Chron. Paris.* (éd. Hellot, p. 155) : « En l'an de grace M. CCC. xxxiv, merquedi premier jour de juing, Philippe de Moustiers, maistre escuier du Roy, qui, par xxxvi ans ou environ, avoit tant servi le Conte de Valloiz comme le roy Philippe son filz, pour plusieurs injurieuses parollez qu''il avoit dictez du roy et de la roynne, c'est assavoir, à ung menger qu'il fit, il dist à ceux qu'il avoit semons à disner avec luy, et les quieux il cuidoit qu'ils fussent ses amys, en ceste magniere : « Ceste roynne est une mauvaise fame, et je sçay bien par qui m'en vouldroit croire que elle et le roy seroit departis; et il seroit bon à faire. » Et ces parolles dictes ainssi tantost furent rapportées au roy et à la roynne de ceux à qui les avoit dictes qui avoient disné avec luy. Et pour ce, du commandement du roy, fut

Chronique normande de P. Cochon[1]. Nous ne possédons aucune donnée sur ces prétendus excès sexuels de Jeanne et, s'ils sont réels, nous sommes hors d'état d'indiquer leur rapport à l'érotisme morbide de la sœur de Jeanne, Marguerite de Bourgogne.

§ 5. *Antécédents pathologiques*. Pas de renseignements.

§ 6. *Mort*. Jeanne succombe le 12 décembre 1349 à la peste noire qui ravagea l'Europe au milieu du xive siècle[2].

---

iceluy Philippot de Moustiers tantost prins et emprisonné. Et pour ces choses, ledist merquedi premier jour de juing bien matin, au commun gibet des larrons fut, à tout sa chemise et ses braies, au plus hault penduz. »

1. *Chronique normande* de P. Cochon (éd. Beaurepaire, p. 59) : « Le roy Philippe fu marié à la fille au duc de Bourgongne, et estoit [blanche], et fu la plus malvesse qui omcques p... de c... sur terre. »

Note de Beaurepaire (p. 59) : « Le mot *blanche* a été substitué à un autre injurieux et grossier. »

P. Cochon, *Chron. normande* (éd. Beaurepaire, p. 63) : « Le roy Philippe fu .j. très bon chevalier, et oult de royne b... .j. filz nommé Jean, et une fille mariée au roy de Navarre : dont il avint tant de mal ou royaume de France qu'il n'est nul qui le peut réparer, comme vous orrés cy après. »

Note de Beaurepaire (p. 63) : « Le mot a été effacé comme injurieux; on n'en a laissé subsister que la première lettre B. »

2. Matteo Villani (éd. Dragomanni, I, 39) : « Era nella mortalità morta la moglie del re Filippo di Francia, madre di messer Giovanni primogenito, Dalfino di Vienna, la quale fu sirocchia del duca di Borgogna, e la moglie di messer Giovanni suo figliuolo, figliuola che fu del re Giovanni di Boemia della casa di Luzimborgo. »

Id. *ibid.*, II, 300 : « *Come mortalità dell' anguinaia ricominciò in diverse parti del mondo.* Non è da lasciare in obliazone la moria mirabile dell' anguinaia in quest'anno ricominciata, simile a quella che principio ebbe nel 1348 infino nel 1350, come narrammo nel cominciamento del primo libro di questo nostro trattato. Questa pestilenza ricominciò nel mese di maggio in Fiandra, che di largo il terzo de' cittadini e oltra morirono, offendendo più il minuto popolo e povera gente che a' mezzani, maggiori e forestieri, che pochi ne perirono, e durovvi infino all'uscita d'ottobre, del detto anno, e così seguitò per l'altra Fiandra. In Brabante toccò poco, e così in Piccardia, ma nel vescovado di Lieges fè spaventevole dammaggio, perocchè la metà de' viventi periro. Di poi si venne sten-

Sur cette peste à bubons (*pestis inguinaria*) cf. Littré, *Des grandes Épidémies* (Médecine et Médecins, p. 15); — Nicaise, *Note sur les épidémies du XIVe siècle* (dans son édition de *Chauliac* p. 167); Creighton, *History of Epidemics in Britain* 1893, I, 312; Haeser, *Lehrbuch der Geschichte der Medicin* 1876; Hirsch, *Handbuch der Historisch-geographischen Pathologie* 1881; Hecker, *Die grossen Volks-Krankheiten des Mittelalters* 1865; Lersch, *Geschichte der Volksseuchen nach und mit den Berichten der Zeitgenossen.*

§ 7. *État psychique.* La tare héréditaire d'Agnès de France se retrouve chez ses deux filles sous deux formes très différentes l'une de l'autre.

Tandis que chez l'aînée de ces deux nièces d'un fou, le stigmate de dégénérescence se traduit par un érotisme pathologique, — chez la cadette, l'infirme Jeanne de Bourgogne,

---

dendo nella bassa Alamagna toccando non generalmente ogni terra, ma quasi quelle dove prima non avea gravate, e valicò nel Frioli e nella Schiavonia; e fu di quella medesima infertà d'enfiatura d'anguinaia e sotto il ditello come la prima generale, e si era passato dal tempo di quella e suo cominciamento a quello di questa per spazio di quattordici anni, e anni dieci dalla fine di quella a questa, essendo alcuna volta tra questo tempo ritocca ora in uno ora in altro luogo, ma non grande come questo anno, certificando gli uomini correnti nel male che la mano di Dio non è stanca nè limitata da costellazioni nè da fisiche ragioni. Addivenne nel Frioli e in Ungheria, che la moria cominciata in enfiatura tornò in uscimento di sangue, e poi si convertì in febbre, e molti febbricosi farnetici, ballando e cantando morivano. »

Jehan le Bel, *Chron.*, I, 540 : « En ce temps, couroit une commune et générale mortalité par universel monde de une maladie qu'on appelle la boche ou l'ypydimie, qui prenoit les aucuns ou senestre bras, les aultres en l'ayne, et moroient dedens trois jours; et quant elle estoit ferue en une rue ou en ung hostel l'ung le prenoit de l'aultre, par quoy poy de gens osoient aidier ne visiter les malades; et à paine povoit-on confesser, car à paine trouvoit-on prestre qui le voulsist faire, ne n'osoit-on vestir ne toucher les draps des malades. Si ne sçavoient les gens que penser ne quel remède donner à l'encontre, ains pensoient pluseurs que ce fut miracle et vengement de Dieu pour les péchiés du monde, dont il avint que aucunes gens commencèrent adonc à faire grand pénitance et devise par grand dévotion. »

l'hérédité morbide revêt la forme de la déséquilibration mentale. Unanimité des témoignages des chroniqueurs sur la méchanceté, les bizarreries, la nature acariâtre, la cruauté de la reine :

Chron. de Paris (éd. Hellot, 158) : « Et aussi disoit ledit mons. Robert que la roynne avoit fait faire ung (voult) pour luy, pour le quel ses amys de France luy avoient envoié, si comme il disoit. Et dist ledit mons. Robert que il amoit mieux à tuer le deable que le deable si le tuast ; et qu'il ne haioit en France que le roy et la roynne et leur filz, le conte de Bar, le chancelier, et Forget le tresorier ; et que la roynne estoit une deablesse. »

Chronique normande de P. Cochon (éd. Beaurepaire, p. 59) : « Par especial elle heoit villains sur toutes choses, et disoit que .I. villain, marchant ou bourgois ne devoit avoir que V sols et un asne et estre vestu de toille. »

Froissart (éd. Luce, I, 303) : « Quand elle avoit acueilli en haine un baron, un chevalier, quels qu'il fust, se il estoit tenus, ne trouvés, l en estoit ordonné et il convenoit qu'il fust mors. »

Froissart, IV, 199 : « La royne de France, mère au duc Jehan, fu moult merveilleuse dame et de grand aïr, et tout ce que elle encargoit, fuist à droit, fuist à tort, il convenoit que elle en venist à sen entente. »

Froissart, IV, 202 : « Pour ce temps il i avoit une roine en France, mère dou roi Jehan, et qui fille avoit esté dou duch de Bourgogne, *trop crueuse* femme, car qui que elle encargoit en haine, il estoit mors sans merchi. »

Chronique des quatre premiers Valois, p. p. S. Luce, p. 18 : « La male Royne boiteuse Jehanne de Bourgogne estoit comme roy et faisoit destruire ceulx qui contre son plaisir aloient ou du moins elle les exilloit ou leur tolloit le leur. »

De même Froissart, I, p. 303 (ci-dessous, note) et P. Cochon, *Chron. normande*, p. 59 et 63 (cité ci-dessus, note 1 de la p. 467).

Quand Jeanne meurt de la peste, ce genre de mort est regardé par les contemporains comme une punition du ciel[1].

Lorsqu'on examine les détails des tentatives faites par la reine pour se débarrasser des amis personnels du roi, on

---

1. Froissart (éd. Luce, I, 303) : « Trop male et perilleuse fut celle roine de France, la mère dou roi Jehan et *aussi* elle mourut de *male mort*. »

cesse de trouver exagérées les affirmations des chroniqueurs.
La puérilité et la niaiserie des moyens mis en œuvre nous
éclaire aussitôt sur la nature psychopathique de ces conceptions de Jeanne de Bourgogne.

C'est ainsi que voulant, au dire de P. Cochon, faire disparaître le chevalier Robert Bertrand (cf. sur R. Bertrand
L. Delisle, *Hist. de Saint-Sauveur le Vicomte*, p. 51 et *Mandem.
de Charles V*, n°ˢ 526, 549), la reine fabrique un ordre de mise
à mort qu'elle scelle, à l'insu de Philippe VI, du « signet du
segré du roy » et qu'elle a la naïveté d'expédier ensuite au
prévôt de Paris.

P. Cochon, *Chron. normande* (éd. Beaurepaire, p. 60) : « Par sa grant
malvestié, elle cuida faire mourir un des melieurs chevaliers de
Normendie et des plus pieulz nommé messire Robert Bertran, et l'apeloit l'en le *Chevalier au vert leon* ; et desconfist le roi d'Arragon en
son pais, et estois .j. des chevaliers du royaume que le roi amoit
miex : dont la royne esraget de deul pour ce qu'il estoit Normant.
Et tant estoit fort que nul ne l'osoit attendre, de couf de lanche ne
autrement, qu'il ne meist tout par terre.

Une fois s'avisa la royne comme elle (le) feist mourir. Si avint que
le *Chevalier o vert leon* vint à Paris ; et la royne le sut : si fist
escripre une lettre de par le roy adrechantes au prevost de Paris,
lequel estoit compere audit chevalier, comme, tantost et sur heure,
sanz point de demeure, et non obstant lettres ou mandemens au
contraire, qu'il feist mener son traistre et pris prouvé Mesire
Robert Bertran, sous paine de la hart, au gibet de Montfauscon, et
qu'il le feist pendre par le col. Et estoient ces lettres escriptes et
toustes prestes en son ensauf.

Quant elle fut couchie avec le roy, si li feist très grande chiere tant
qu'il ut sa compaignie ; et puis s'endormi ; et quand elle sut qu'il
estoit endormi et qu'i dormoit fort, elle ala à sa bourse où son signet
estoit, et seella la lettre du signet de segré du roy, et se leva au
matin ains que le roy, et envoia par ses privés lesdites lettres au
prevost de Paris contenant les choses dessus dictes.

Et quant il les vit, si fu tant courche qu'il ne put plus, et s'en ala
au logeis dudit *Chevalier au vert leon*, et le trouva en sa chambre où
il se levoit ; et salua son compere le prevost de Paris, et lui dist qu'il
fust le bienvenu. Et le prevost commencha à plorer et dist au chevalier : « Chier compere, je vous apporte trop dures nouvelles », et lui
bailla les lettres du roy que la malverse avoit envoiéez.

Et quant il vit ce, si fu esbahi que a merveilles, quand il vit le
le contenu des lettres où sa mort estoit, et dit au prevost son compère : « Chy n'a point de remede, se n'est de par vous : car omcques
ne fiz traison par devers le roy dont je deusse mort rechevoir. Et,

s'i vous plaisoit que je parlasse au roy, enchiés que je recheusse mort,
pour moy excuser, vous me feriés très grant courtoisie. » Et le prevost, qui l'aimoit en bonne foy, lui dit : « Se je devoie rechevoir
mort avec vous, si vous meneray-je au roy. »

Ainsi se departirent, et alerent o roy où il estoit ; et quand le roy
lez vit, qui de che ne savoit rien, leur fit très grand feste, et leur
dit : « Quil vous mene? vous me semblés tous effréés ? Adont
baillerent ses lettres signées de signet de segré. Quand le roy vit ce,
si voult savoir dont ce venoit, et se doubta qui ne venist de par sa
fame. Si la fist mettre en une cellée chambre ; et par forche elle
congnut toute sa malvestié ; et la baty le roy tant de torches que à
poy qu'il ne la tua. Atant s'en revient le chevalier franc et delivre.
Et lairon à parler de ceste mauvestié, et parleron d'une autre
qu'elle fist. »

En 1339 elle tente par un procédé non moins enfantin de
se débarrasser d'un autre favori du roi, l'évêque de Beauvais
Jean de Marigny. L'évêque (de retour du siège de Bordeaux)
est reçu au palais avec force démonstration de joie (*La royne
lui fit feste de bras comme celle qui le héoit à mort*). Puis elle
tente de faire périr le prélat dans un bain empoisonné.

P. Cochon, *Chron. normande* (éd. Beaurepaire, p. 62) : « O temps
du roy Jehan, fils du roy Phelippe de Valois et d'elle, l'archevesque
de Marregny fut devant Bordiax lonc temps, et il tint siège. Si s'en
revinst sanz rien faire ; et quant il fu revenu, la royne lui fist feste
de bras, comme chelle qui le heoit à mort, et lui dist : « Beau pere,
vous avez souffert beaucoup de mal, de mesesez et malz nuis pour le
bien du royaume : vous saiés le très bien venus, que nous et nos
dames vous aiserouz au miez que nous pourronz, car vous l'avés mout
très bien deservi ; et vouz feronz demain baignier et estuver, car vous
en avés bien mestier. » Et il, au plus qu'il put, le refusa, et l'encon-
venancha à la royne. Et lui, courché de ce et qu'il ne s'en povoit
excuser, si le dit au duc, filz de la royne. Si li dist : « Beau pere, je
me baigneroy avec vous. » Si le dit à sa mere : « Vous ferés faire .ij.
baingz, un pour nous, et l'autre pour l'archevesque » : dont la royne
fut toute courchée, et s'en fust volontiers excusée, s'elle eust peu.
Ainsi fu fait, et les baingz aprestés. Si dist le duc à l'archevesque :
« Beau pere, vous enterrez au mien ; et je entreray au votre. » Quant
la royne oy ce, si fu toute courchie, et dit à son filz qu'i n'i entreroit
point, et out peur de la mort de son filz. Si s'aperchurent tous qu'i i
avoit aucune malvestié. Si prist le duc un chien, et le geta dedenz le
beng à l'archevesque : le chien sailly hors, et mourut devant tous. Le
roy le sut, et se courcha ; et fu enfremée et batue de torches comme
devant.

Atant lairon à parler de ses malvestiez, et parleron d'autre
matere. »

Si ces assertions de P. Cochon pouvaient être recueillies
sans réserves (on sait que le chanoine de Rouen détestait en
Jeanne l'ennemie des Normands) elles suffiraient à classer
nettement la reine de France, si chargée comme hérédité,
parmi les dégénérés persécuteurs de Krafft-Ebing.

Section 3. — Rapport des deux facteurs.

§ 1. Mariage consanguin, Jeanne de Bourgogne épousant
le fils de son cousin germain.

Il eût été nécessaire pour corriger son excès de consanguinité, que Philippe VI s'attachât par un mariage étranger à
infuser à la race des Valois un sang nouveau qui pût neutraliser l'influence héréditaire morbide.

C'est tout juste le contraire que fait ce premier roi Valois ;
au lieu de sortir de la consanguinité de Saint Louis (déjà
double chez lui), il y rentre une fois de plus en épousant sa
propre tante à la mode de Bretagne, petite-fille du saint Roi :

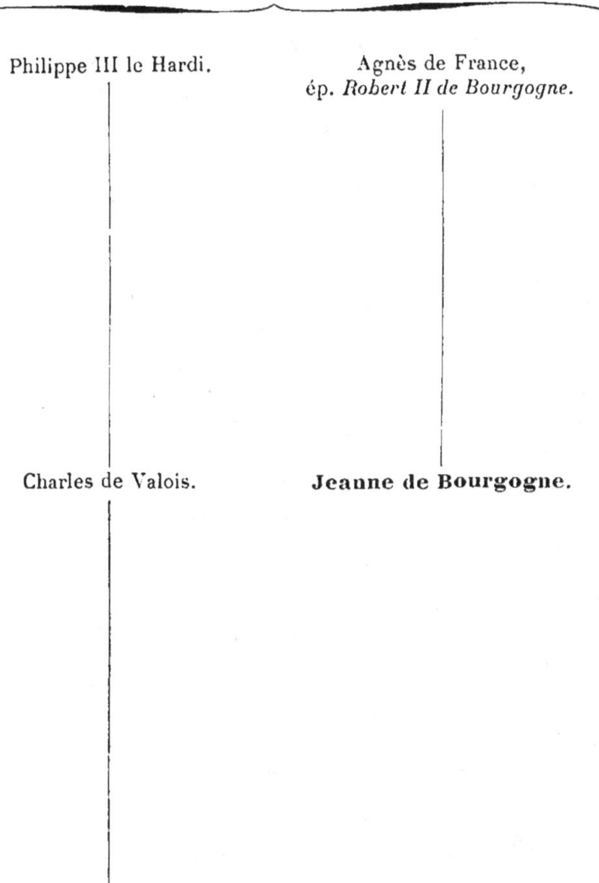
Saint Louis.
Philippe III le Hardi.
Agnès de France,
ép. Robert II de Bourgogne.
Charles de Valois.
Jeanne de Bourgogne.
Philippe VI.

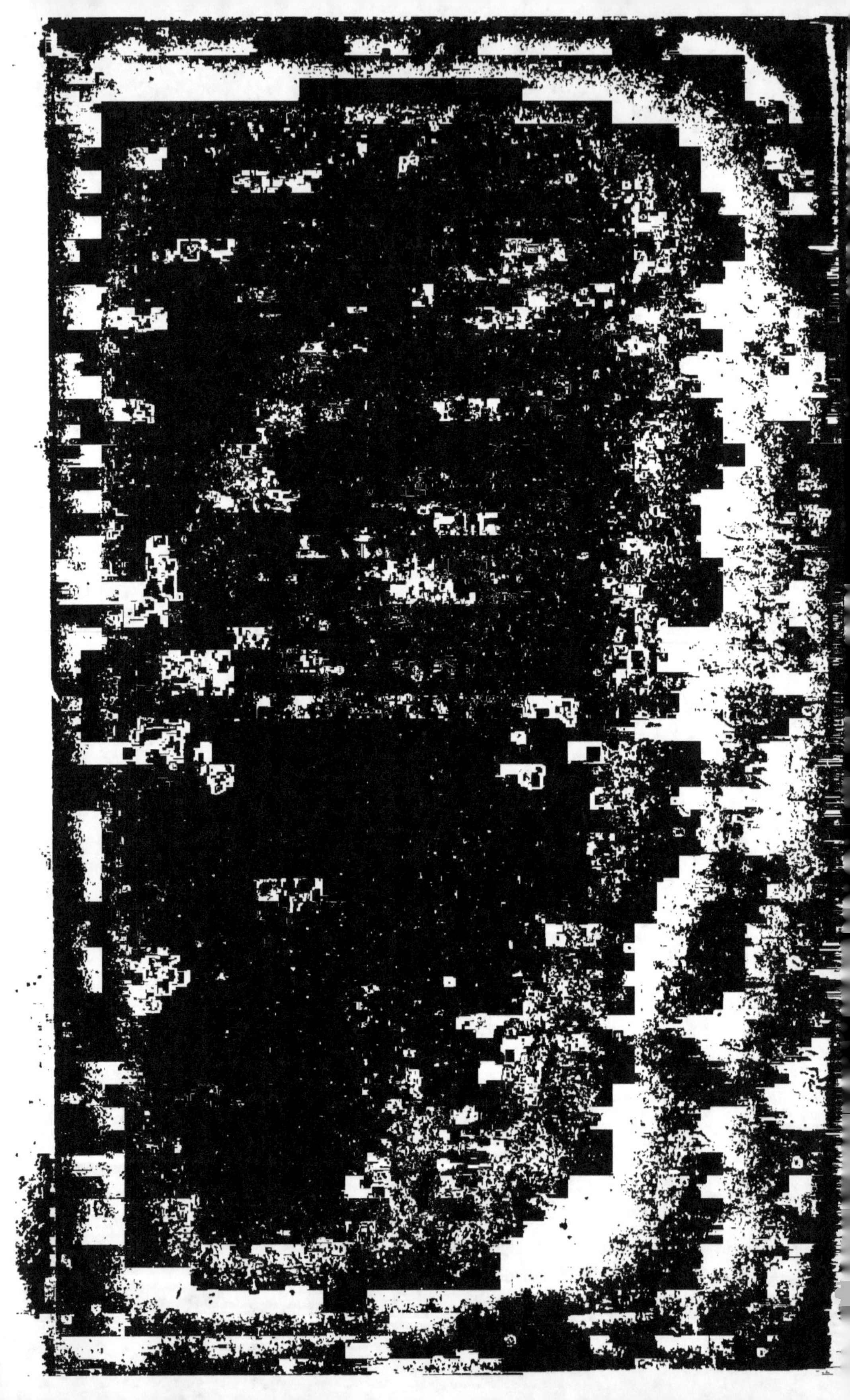

CHAPITRE XVI

SEIZIÈME GÉNÉRATION

§ 1. **Jean II** *dit* le **Bon**, roi de France (1319-1364).

Section 1. — Anamnèse collatérale.

§ 1. Pas de renseignements biologiques sur deux des huit enfants de Philippe VI et de Jeanne de Bourgogne (Marie duchesse de Brabant † 1333 — Philippe duc d'Orléans 1336-1373).

Trois autres (Louis † 1328 ; Louis † 1330 ; — Jean † 1333) meurent quelques jours après leur naissance. La *Chronique parisienne anonyme* de Hellot ajoute à cette liste : 1° un fils mort-né le 28 mai 1335[1] ; — 2° une fille Jeanne, née le 19 novembre 1337 et morte le 20[2].

Cette léthalité précoce et multiple n'est pas dépourvue

---

1. *Chron. parisienne* (éd. Hellot, 164) : « Et en cest an M.CCC.XXXV, en l'abbaie royal de Nostre-Dame de Maubuisson delez Ponthoise, là où grant et merveilleux appareil et coustement estoit fait de preaux, de treilles, de pavillons de traillez en ceps de vigne, pour la gesine de la roynne Jehanne fame du roy, le dimenche ensuivant d'après la dicte Assencion, lequel dimence fut xxviij jour du moys de may, la dicte roynne eust ung filz mort-né, après le vj⁰ filz mort-nez que elle avoit euz. »

2. *Chron. paris. anon.* publ. p. Hellot, page 173 : « En ycest an, le mercredi devant la saint Climent, au Boiz-de-Vincennes, Jehanne la roynne de France eust une fille, qui eust nom Jehanne en baptesme et mourut l'endemain ensuivant. »

de signification, au point de vue de l'hérédité morbide du roi.

Section 2. — Antécédents physiologiques.

§ 1. *Motilité*. Rien à signaler (vigueur musculaire de Jean, etc...).

§ 2. *Fonctions génésiques :*

A. Normales. Précocité génésique de Jean le Bon. A quelle date Jean, marié dès l'âge de treize ans (mai 1332) à Bonne de Luxembourg, son aînée de plusieurs années, a-t-il commencé d'exercer ses droits maritaux ? Nous l'ignorons. Les historiens indiquent, comme premier enfant de Jean le Bon, son fils Charles V (né le 21 janvier 1337, donc conçu en mai 1336, le père ayant alors dix-sept ans). Je trouve dans les textes la preuve d'une grossesse antérieure de Bonne, remontant au mois de septembre 1334 : Jean avait à cette date quinze ans ; cf. *Chron. parisienne* d'Hellot (p. 164 n° 265), à la date de juin 1335 : « En cest an, en la sepmaine devant la feste de la Nativité Saint Jehan-Baptiste (24 juin), comencha l'en, au jardin du Palaiz de Paris, à faire treillez, preaux et pavillons ; et fu ce fait, du commandant du Roy, *pour la gésine* de dame Bonne, fame mons. Jehan de France. » (Sur ces « treillez, preaux et pavillons » des relevailles, cf. *Contin. de G. Nangis*, II, 153 : « Hoc anno quarta die augusti, circa Parisius et in confiniis ejus, tam horribilis ac valida tempestas exorta est, ut pavilliones ac tentoria quae cum maxima ambitione et apparatu, ut dicebatur ordinabantur in domo regia nemoris Vicenarum propter purificationem reginae, ac etiam arbores magnae magnitudinis et grossitudinis everteret, aliquosque occideret, et plures laederet, non sine metu et admiratione multorum »).

B. Anormales. Doit-on ranger le roi Jean au nombre des invertis ? Son étroite liaison avec le jeune Charles de la

Cerda [1] l'a fait accuser d'inversion sexuelle par une partie de
ses contemporains. On traitait cette intimité *d'amore disordinato* et quand le jeune Espagnol « plaisant, joly et léger »
eut été assassiné (1354) par l'ordre du gendre du roi de
France, on alla jusqu'à suspecter la nature du chagrin causé
à Jean le Bon par la mort de son favori (« *Della qual cosa il
re di Francia si turbo di cuore con ismisurato dolore, e più
di quattro di stette senza lasciarsi parlare* »)[2].

---

1. Jehan le Bel, *Chron.* (éd. Polain, II, 169) : « En ce temps amoit
très rudement le roy Jehan ung gentil chevalier avecques lequel il
avoit esté nourri d'enfance, que on clamoit messire Charles d'Espaigne ; et estoit ses compaings de toutes choses, et le croyoit devant
tout aultre. Si ne sçavoit ce gentil chevalier rien deviser ne convoitier que le roy ne luy donnast tantost... Si avint que le roy de France
le fit connestable et luy donna une terre qui longuement avoit esté
en débat entre le roy Philippe et le roy de Navarre ; car elle estoit,
ainsy que on disoit, du royaume de Navarre ; si que, à occasion de
celle terre, grande envie et grand hayne multiplia ou pays entre le
chevalier et le roy Jehan d'une part couvertement, et le joeune roy
de Navarre et son frère d'aultre. Si ne passa pas longtemps que le
roy de Navarre et Philippe son frère tuèrent ledit chevalier en ung
fort chastel au point du jour moult sauvagement, je ne vous conteray
pas la manière comment, car je n'y estoye pas, maiz oncques puis
les deux frères de Navarre, non obstans pluseurs acords et traittiez
de paix, ne furent, etc. »

2. Matteo Villani (éd. Dragomanni, I, 285) : « Era messer Carlo,
figliuolo che fu di messer Alfonso di Spagna, accresciuto dall'infanzia
in compagnia del re Giovanni di Francia, ed era divenuto cavaliere
di gran cuore e ardire, e valoroso in fatti d'arme, pieno di virtù e di
cortesia, e adorno del corpo, e di belli costumi, ed era fatto conestabile di Francia, ed il re gli mostrava singolare amore, e innanzi agli
altri baroni seguitava il consiglio di costui ; e chi volea mal parlare,
criminavano il re di disordinato amore in questo giovane : e del
grande stato di costui nacque materi di grande invidia, che gli porta-
vano gli altri maggiori baroni. Avvenne che il re Giovanni provvidde
il re di Navarra suo congiunto d'una contea in Guascogna, la quale
essendo a'confini delle terre del re d'Inghilterra, era in guerra e in
gran spesa per la guardia, più che 'l detto re non avrebbe voluto, e
però la rinunziò, e il re poi la diede al conestabile, ch'era franco
barone e di gran cuore in fatti d'arme. Il re di Navarra che già avea
contro al conestabile conceputo invidia, mostrò di scoprirla, prendendo sdegno perch'egli avea accettata la sua contea, nonostante
ch'egli l'avesse rinunciata. Ed essendo genero del re di Francia, con
più audace baldanza, in persona, con altri baroni che simigliante-

Nous sommes présentement hors d'état de vérifier le dire de Villani : le clinicien n'a donc point à en tenir compte dans sa symptomatologie.

Section 3. — **Antécédents pathologiques.**

§ 1. En juin 1335 très grave maladie du jeune prince, (*valdè periculosa infirmitas*) dont le Continuateur de Nangis se borne à indiquer le nom médical et la durée.

Continuat. de Nangis (éd. Géraud, II, 145) : « Hoc eodem anno, circa medium junii, dominum Johannem primogenitum Philippi regis Franciae, Normanniae ducem, gravis et valde periculosa infirmitas arripuit ; nam, ut asserebant medici, non solum *quotidiano cipero* per quatuordecim dies continuos laboravit, verum etiam plures accessus febris tertianae sustinuit. Et cum a medicis omnino desperaretur de eo, et humanum solatium deficeret, rex et regina ad divinum auxilium confugerunt, mittentes ad omnes ecclesias cathedrales et ad omnia collegia tam Mendicantium quam non Mendicantium...

« Unde factum est quod, [cum] a clero et populo, et maxime a canonicis ecclesiae cathedralis beatae Mariae de Parisius, et ab omnibus collegiis ejusdem civitatis, necnon et a conventu sancti Dionysii ter nudis pedibus delatis ad Taverniacum, ubi erat infirmus, sacrosanctis reliquiis, clavo scilicet et corona Domini cum digito sancti Dionysii, quae ibi fere per quindecim dies remanserunt, processiones solemnes et devotae factae fuissent, praedictus *infirmus convaluit et sanatus est*, parentibus ejus, rege videlicet et regina, et plurimis qui praedicto duci infirmitate adstiterant, necnon et aliquibus medicis praedicantibus quod Deus, sanctorum et bonarum personarum precibus, eum non solum ab infirmitate curaverat, imo etiam quasi a morte resuscitaverat.

Hoc anno septima die julii, quae fuit dies veneris in festo sancti Martialis, rex Philippus, filio suo domino Johanne duce Normanniae de gravi ac periculosa infirmitate per preces bonarum personarum, ac etiam, ut pro certo credendum est, per merita sanctorum mirabiliter convalescente, de villa quae Taverniacus dicitur, in qua prae-

---

mente invidiavano il suo grande stato, una notte andarono a casa sua, e trovandolo dormire in sul letto suo l'uccisono a ghiado ; della qual cosa il re di Francia si turbò di cuore con ismisurato dolore, e più di quattro di stette senza lasciarsi parlare. »

dictus infirmus in infirmitate jacuerat, ab ecclesia sancti Dionysii
quatuor milliaribus et amplius distante, gloriosum martyrem Dionysium, specialem patronum, protectorem et adjutorem suum cum
sociis suis, peditando, non sine magno labore ac difficultate propter
inconsuetum laborem et propter opus tali viro inusitatum, devotissime visitaturus advenit...

Deinde subsequenter audita missa sua, domno abbate celebrante
ad altare sanctorum martyrum, post prandium sic visitatis sanctis
martyribus et regratiatis, ad visitanda alia loca sancta iter arripiens,
cum gaudio recessit ».

Avant de chercher à reconstituer les symptômes de
l'affection, nous avons à établir la réalité de la maladie. Elle
nous est confirmée d'une part par la *Chronique parisienne
anonyme* de Hellot aux dates de juin et juillet 1335[1] ; d'autre
part par un acte de Philippe VI en date du 22 mars 1336 :
« En reconnaissance des soins donnés à son fils, Philippe VI
accorde à Maître Gilles de Demenilles, physicien de Jean duc
de Normandie, la permission d'acquérir 60 livres de terre en
fiefs nobles à Saint-Christophle ». (*Arch. Nat.*, Trésor des
chartes, *Reg.* JJ. 70, n° 226, mars 1336).

§ 2. Du texte du Continuateur de Nangis complété sur
quelques points de détail par les *Grandes chroniques de
St-Denis* [2], il ressort :

---

1. *Chron. paris.* (éd. Hellot, 165) : « En cest an, pour lez pourccs-
sions que les gens de Paris faisoient pour prier à Dieu pour la santé
du filz du roy, mons. Jehan de France, le roy donna à la ville de
Paris Xᴍ livres de la taille que ycelle ville debvoit au roy pour la feste
de la chevalerie dudit mons. Jehan. Et fut cest don fait au moys de
juillet. »

2. *Grandes Chron. de Saint-Denis* (éd. P. Paris, V, 362) : « Item,
en ce meisme an, environ mi-juing, il vint une *très grant maladie* à
Messire Jehan, duc de Normandie, ainsné fils du roy de France : et
crut ladite maladie par telle manière que tous les médecins se deses-
peroient de luy.

« Adoncques le Roy et la Royne si mistrent leur esperance en
Nostre Seigneur...

« En l'eglise monseigneur S. Denis furent faites processions où tout
le couvent ala *par trois jours* nus piés ; et après les trois devans dis
jours, furent portées à Taverni, où ledit Monseigneur Jehan estoit
gissant malade, les saintes reliques du clou et de la couronne les-
quielles furent emprès luy jusques environ *sept jours*. Et assez tost

Que le patient (âgé de seize ans) fut pendant quinze jours en danger de mort ;

Que l'affection fut caractérisée par un symptôme quotidien dit *ciperus* dans la langue médicale du temps ;

Que la fièvre apparut presque régulièrement tous les deux jours. (Cette formule est la seule traduction moderne de *tertiana*, la « tierce » s'étant spécialisée pour nous dans le paludisme. Nous faisons du diagnostic étiologique : le moyen âge faisait du diagnostic symptomatique. Dans sa recherche prématurée et toute scolastique de la réduction des phénomènes à l'unité, il définissait les fièvres par leur périodicité avant de les définir, comme nous, par leur nature) ;

Qu'à la fin du second septénaire le royal malade fut hors de danger, et qu'une semaine plus tard, le 7 juillet, il pouvait accomplir, à pied, un assez long pèlerinage.

§ 3. Reste à identifier la maladie et à replacer dans le cadre de la nosographie moderne cette affection :

Que les chirurgies latines du moyen âge désignent sous les noms de *cepherus, sepherus, cipherus* (Pour la forme *ciperus* et l'équivalence phonétique $ph = p$, cf. les formes connues *scropulae* pour *scrophulae*; — *obtalmia* pour *ophtalmia* dans Pagel, *Die Concordanciae des Johannes de Santo Amando* Berlin, 1894, p. 422 ; — *obtalmia*, Pagel, *Die angebliche Chirurgie des Johannes Mesuë jun. Berlin*, 1893, p. 78 ; — *ptisici* pour *phtisici*, Pagel, *St. Amand*, p. 254 ; — *ptisis* pour *phtisis* dans Mondeville, *Chirurg.* éd. Pagel, p. 410 : « Et sunt morborum quidam, qui in semine hereditantur sicut podagra et *ptisis* et lepra » ;

Que le vieux français connaît sous la forme *sephire* (Chau-

---

après, par les merites des sainz et par les prieres du peuple, il fu en bonne convalescence et fu gueri.

« Si avint que le Roy Phelippe et sondit filz messire Jehan se partirent de Taverni le septiesme jour de juillet et vindrent tout à pié jusques à l'eglise de monseigneur Saint Denis, et veillèrent deux nuis en ladite yglise, et l'endemain l'abbé de ladite yglise chanta la messe devant les martirs en la presence du Roi et de son dit filz et puis alèrent disner ; et après disner il se partirent et alèrent en moult d'autres sains lieux où leur devocion estoit. »

liac, *Grande Chirurgie*, éd. Nicaise, p. 164 : « Apostemes
durs, de couleur brune, courans et se changeant aucunesfois
de membre en membre comme le *sephire* »), — et que les
traités classiques du xıv⁰ siècle décrivent (voy. ci-dessous)
comme « une tumeur squirrheuse, erratique, d'origine mélancolique naturelle, pouvant se terminer par résolution, induration ou ulcération. »

Les éditeurs du Contin. de Nangis — d'Achéry (*Spicile-
gium*, III, 99) et Géraud (II, 145, n. 3), — dans leur ignorance
de l'existence du séphire, ont corrigé *cipero quotidiano* en
typo quotidiano. Cette correction de fantaisie repose sur une
double erreur : d'une part *typus* n'est pas employé sous cette
forme dans la langue médicale du moyen âge ; de l'autre, si la
fièvre avait été *quotidienne*, le diagnostic n'eût pu signaler *en
même temps* chez le patient «plures accessus febris *tertianae*. »
La correction est également inadmissible au point de vue
paléographique : *cipero* étant écrit *sans abréviation* dans le manuscrit (Bibl. de Dijon), la supposition de d'Achéry et de Géraud
(*tipo* = une abréviation imaginaire *cipo*) est sans fondement.

§ 4. La médecine historique ne connaissait jusqu'ici le
séphire que par les définitions théoriques des manuels du
moyen âge (cf. section 3, § 3). Toute observation clinique faisait défaut. L'absence de cette contre-épreuve des abstrac-
tions de la pathologie galénique arrêtait le diagnostic de
l'affection. La maladie de Jean le Bon nous offre le premier
cas de séphire historiquement connu ; — et si pauvre que soit
le tableau symptomatique du Continuateur de Nangis, il a,
sur la pathologie des livres, la supériorité de la clinique,
c'est-à-dire de la pathologie vécue. Cette observation de 1335
constitue pour la science médicale une source de contrôle qui
permettra de vérifier, au sujet de l'affection, les affirmations
subjectives de la pathogénie médiévale, la plus scolastique de
toutes.
Le diagnostic du *séphire* comporte, comme premier point,
l'examen préalable des doctrines médicales du xıv⁰ siècle sur
les tumeurs (définition, classification, pathogénie, diagnostic
différentiel).

§ 5. *Définition*. Pour les modernes la définition de la tumeur repose sur le fait de la formation d'un tissu nouveau. C'est une néoplasie. Les Anciens prenaient au contraire pour caractéristique exclusive la forme extérieure. Ils définissaient la tumeur « toute lésion, soit aiguë, soit chronique, susceptible de s'accompagner d'une augmentation de volume ». C'est dire qu'ils englobaient dans le chapitre des tumeurs toutes les *tuméfactions* (phlegmon, érysipèle, œdème) et même, sous le nom de *tumeurs* blanches — qui a persisté, — les arthrites scrofuleuses.

C'est ainsi que Chauliac classe le squirrhe dans les abcès : « Du schirre et autres *apostèmes mélancholiques* » (Guy de Chauliac, *Grande Chirurgie*, éd. Nicaise, p. 131), — tandis que, en 1305, Bernard de Gordon (*Lilium medicinae*, p. 637) range dans les tumeurs l'œdème et l'érysipèle : « Quatuor species *tumorum* praeter naturam : Phlegmone, Erysipelas, Oedema, Scirrhus ».

§ 6. *Classification et Pathogénie*. Si les découvertes microbiennes et les récentes théories sur les néoplasies infectieuses ont modifié notre conception étiologique des tumeurs, elles ont laissé intacte la loi de J. Müller sur l'homœomorphisme de ces produits morbides (loi d'analogie de la tumeur et du tissu : « le tissu d'une tumeur quelconque a son type dans un tissu de l'organisme normal envisagé soit à l'état embryonnaire, soit à l'état de complet développement »). Le moyen âge, à sa façon, rejetait, lui aussi, la théorie de l'hétéromorphisme ; il envisageait les tumeurs comme le simple produit d'une modification *quantitative* ou *qualitative* des humeurs normales. La modification dans la quantité engendre la tumeur *bénigne*, — dans la qualité la tumeur *maligne*. Des quatre humeurs normales (le sang, la bile, le phlegme, la mélancolie ou atrabile) dérivent les quatre tumeurs fondamentales : le phlegmon né du sang), — l'érysipèle (de la bile), — l'œdème (du phlegme), — le scirrhe (de la mélancolie ou atrabile).

Dans cette classification légèrement chaotique le moyen âge (on le voit) ne différencie pas l'état chronique de l'état aigu, et c'est un trait de la pathologie générale galénique qu'il faut *toujours avoir présent à l'esprit*, dans la recherche qui nous occupe. — De ces quatre classes de tumeurs les trois premières doivent être restituées à la pathologie de l'inflammation : la dernière seule correspond (avec plus d'une restriction) à notre chapitre moderne des tumeurs.

§ 7. *Symptomatologie du « scirrhe »*. Les caractères essentiels de ces tumeurs de la quatrième classe selon la pathologie galénique sont les suivants :

A. Couleur, consistance, sensibilité. Mondeville, *Chir.* (éd. Pagel, p. 464) : « De Apostemate melancholico. Signa : magna durities : sine dolore; color tendit ad livorem ». — Chauliac, *Grande Chir.* éd. Nicaise, p. 132 : « Schirre donc est apostème dur, reposé et appaisé et indouloureux. Les signes sont tumeur dure avec assez de résistance et couleur moyenne, entre rouge et noir, ainsi que est la couleur de lie : et plusieurs médecins l'appellent couleur livide... Les apostemes mélancholiques commencent le plus souvent à paroistre petits et peu à peu deviennent grands. »

B. Signes thermiques. Chauliac, éd. Nicaise, p. 132, note 4 : « Apostema durum, quietum, sedatum ». — Ambroise Paré (*Œuvres complètes*, 1603, in-fol., p. 216) : « Chap. XXXII. De la fievre qui survient aux tumeurs scirrheuses : Telle fievre ordinairement est quarte ou retirant à la nature de la quarte. »

§ 8. *Terminaison du « scirrhe »*. La terminaison des tumeurs, dans la doctrine galénique, suit les mêmes règles que leur génération. Nous avons dit que la tumeur provenait d'une altération soit quantitative, soit qualitative de l'humeur normale. Dans l'altération qualitative (humor innaturalis) il faut en outre distinguer deux degrés : l'altération simple de l'humeur, la putréfaction de l'humeur (Mondeville, éd. Pagel, n. 329 : « Notandum quod melancholia innaturalis et duplex : non putrefacta aut putrefacta »).
A ce triple degré de gravité dans les tumeurs correspondent trois modes distincts de terminaison. Appliquons ces don-

nées aux tumeurs squirrheuses, c'est-à-dire aux tumeurs nées de la mélancolie ou atrabile :

1° Au premier degré, tumeur simple par pléthore de l'humeur normale ; la terminaison est la résolution (la tumeur mollit, s'affaisse et disparaît sans suppuration, Chauliac, *Grande Chir*. éd. Nicaise, p. 133).

2° Au second degré, la qualité de l'humeur s'altère; la mélancolie devient innaturalis et la tumeur passe à l'induration (Chauliac, *id*. p. 133).

3° Au troisième degré, l'humeur se putréfie et la tumeur se transforme en cancer ulcéré. Chauliac (*Grande Chirur*., p. 133) : « Les apostemes melancholiques souvent terminent par résolution; toutesfois souvent demeurent endurcis, et souvent aussi sont convertis en chancre ». — Mondeville (*Chirurg*., éd. Pagel, p. 464) : « Differt apostema melancholicum ab apostemate cancroso quia hoc est de melancholia naturali, illud autem de melancholia putrefacta. »

§ 9. *Variétés du « scirrhe »*. Si l'on cesse de considérer le scirrhe dans son unité (Mondeville, *Chirurg*. éd. Pagel, p. 464 : « De apostemate melancholico quod scliros, sclirosis seu sephiros appellatur »), on trouve que les variétés de l'affection (dans la pathologie médiévale) sont seulement au nombre de deux :

A. Le scirrhe *fixe* dit *scliros* ou *sclirosis*.

B. Le scirrhe *erratique* dit *sephiros* dont les trois caractères spécifiques sont :

1° L'allure erratique de la tumeur. — Chauliac, *Grande Chirurgie*, éd. Nicaise, p. 164 : « Apostemes durs, de couleur brune, courans et se changeant aucunesfois de membre en membre comme le *sephire* dit *fermos* d'Avicenne ». — Id. *ibid*. p. 133 : « Quelques-uns [des apostemes melancholiques] se muent d'un membre en l'autre et est nommé *fermos* ou *fernis* selon Avicenne. »

2° La résolution comme terminaison normale de la tumeur. Cette terminaison est affirmée directement par Chauliac, *Grande Chirurgie*, p. 164, mais elle ressort aussi clairement du double nom (*sephiros,* — *fernis, fermos*) que la médecine arabe a donné à l'affection :

Chauliac (*Grande Chirurgie*, éd. Nicaise, p. 133) : « [Ces apostèmes] se muent d'un membre en l'autre et les appelle Avicenne *fernis* c'est-à-dire *creux* ».

Mingelousaulx (d. Nicaise *l. c.* p. 132, note 4) : « Le scyrrhe donc que les Arabes appellent *zephirus...* ». Toutes ces formes (*sephiros, zephirus, cepherus*) dérivent de l'arabe *çifr, cifer* (vide). A côté de cet emploi médical on sait que l'adjectif arabe joue encore un autre rôle dans la science européenne puisque *çifr* a été transporté dans notre numération pour désigner le chiffre *vide* de toute valeur : anglais *cipher* (zéro), — portugais *cifr* (id.), — franç. *chiffre* (qui jusqu'au xvie s. n'avait aussi, dans notre langue, que le sens de *zéro*). Cf. l'italien *zephiro, zero.* — Le vieux francais *séphire* est donc à ajouter à la liste de nos doublets français.

Le double nom de la tumeur (tel qu'on le trouve chez Avicenne) signifiant proprement *la vide* (sephiros) ou *la creuse* (fernis, fermos) implique l'idée commune de *vacuité*. La philologie apporte ainsi à la clinique la preuve indirecte que le mode habituel de terminaison du séphire est bien la résolution, non la suppuration.

Dans les cas dangereux l'ulcération peut survenir (Chauliac, p. 164).

3° L'affection n'est pas à forme chronique (comme le cancer par exemple) mais à forme aiguë (Mondeville, éd. Pagel, p. 464, prescrit d'éviter d'y attirer la chaleur). Jean le Bon guérit au bout de trois semaines de maladie pendant lesquelles le séphire avait fait une apparition quotidienne.

§ 10. *Diagnostic différentiel.* Le séphire ne peut être confondu :

A. Avec la *loupe* qui est molle (Chauliac, *Grande Chirurgie*, éd. Nicaise, p. 124 : « Loupe est molle, ronde et fait sa naissance aux joinctures et lieux secs. »)

B. Avec l'adénite (axillaire ou inguinale) déjà différenciée par l'ancienne chirurgie. (Mondeville, éd. Pagel, p. 490 :

« Apostemata subasselarum et inguinum vocantur bubones
ad similitudinem bubonis avis propter duo : primum quia
latent in absconditis sicut bubo ; secundum quoniam habent
grossum caput sicut bubo. » — Chauliac, *Grande Chirurgie*,
éd Nicaise, p. 166 : « Bubon est apostème engendré ès trois
emonctoires, sçavoir : est du cerveau sous les oreilles, du
cœur sous les aisselles, du foye aux aines. »)

C. Avec l'engelure (*mulae* dit Mondeville qui oppose
d'ailleurs *scliros*).

§ 11. *Diagnostic du séphire*. Nous avons défini le séphire
par le genre prochain (tumeur d'origine mélancolique) et la
différence spécifique (« scirrhe » à allure erratique). Reste à
dégager de cette gangue de la pathogénie galénique les symptômes cliniques de l'affection :

Affection : aiguë (sect. 3 § § 2, et 9 B n° 3) ; qui n'est ni une
adénite inguinale, ni une adénite axillaire, ni une engelure
(§ 10) ; — d'une durée de deux septénaires (*id*. § 2) ; —
d'intensité fébrile moyenne (*id*. § § 2 et 7 B) ; — caractérisée
par l'apparition quotidenne (*id*. § 2), sur les membres (§ 9),
de grosseurs ou saillies (§ 9), dures (§ 9), de couleur brunâtre ou
livide (§ § 7 et 9), d'allure erratique (§ 7 B n° 1), et se termi-
nant normalement par résolution (§ 7 B n° 2). — Dans l'observation que nous possédons, la terminaison a été la résolution
(§ 8) après deux septénaires (§ 2) ; dans d'autres cas l'affection
peut devenir chronique et passer à la forme indurée (§ 8)
suivie d'ulcérations presque toujours incurables (§ 8).

Ce tableau symptomatique du xive siècle rappelle celui
d'une maladie moderne *à frigore*, liée le plus souvent à l'arthritisme, l'*érythème noueux des rhumatisants* que les Allemands désignent sous le terme de *peliosis rhumatica* (πελίος
livide). Cette maladie cyclique, l'une des manifestations de
l'*arthritis*, apparaît d'ordinaire chez les adolescents lympha-
tiques ou scrofuleux (cf. Trousseau, *Clinique médicale de
l'Hôtel-Dieu*, 3e éd., 1868, I, 165) ; comme le séphire du moyen
âge, elle est caractérisée par l'éruption sur les membres de

saillies dures, livides, à poussées successives, d'une durée moyenne de deux septénaires. De vives douleurs articulaires, accompagnées de fièvre, précèdent chacune de ces poussées. La terminaison habituelle est la résolution. Chez les sujets très scrofuleux, la maladie prend parfois la forme chronique : les saillies s'indurent pour devenir ensuite le siège d'une ulcération à fond grisâtre et difficilement curable. Bazin (*Affections cutanées d'origine arthritique et dartreuse*, p. 137) a donné à la péliose chronique le nom d'érythème induré scrofuleux.

Dans la péliose, l'état général est le plus souvent sans gravité (fièvre, anorexie, douleurs rhumatoïdes, troubles gastriques). Dans un certain nombre de cas, endocardite liée à l'état rhumatismal. Chez plusieurs sujets jeunes et très anémiques, Hébra a noté des désordres viscéraux et une dépression profonde simulant l'état typhoïde grave : tel a dû être à n'en pas douter le cas de notre malade de 1335.

D'une part, les médecins (cf. sect. 3 § 1) regardaient sa maladie comme « *gravis et valde periculosa* » (Contin. Nangis, II, 145 : «… medicis praedicantibus quod Deus… eum non solum ab infirmitate curaverat, *imo etiam quasi a morte resuscitaverat* ») ; de l'autre le patient de seize ans sur lequel elle s'exerçait était déprimé par des excès sexuels précoces et répétés dont on a vu la preuve au paragraphe 2, sect. 2.

§ 12. *Étiologie*. Pour les causes de l'érythème noueux des rhumatisants, je renvoie le lecteur aux traités de pathologie. A l'étiologie classique le prof. Litten (*Société de Médecine interne de Berlin*, séance du 10 décembre 1894) vient d'ajouter la blennorrhagie qui, depuis la découverte du gonocoque, a cessé d'être un processus pathologique local.

Nous n'avons nulle raison de croire que la blennorrhagie ait joué, dans le cas de Jean le Bon, le rôle de cause provocatrice. Nous devons toutefois, dans l'intérêt du diagnostic étiologique, rappeler l'extrême précocité chez le patient du fonctionnement sexuel (cf. ci-dessus § 2, sect. 2).

Section 4. — **Mort.**

§ 1. En janvier 1364, malgré les remontrances de ses conseillers inquiets sur sa santé [1], Jean le Bon retourne en Angleterre et s'y constitue à nouveau prisonnier, sous un prétexte qu'enregistre le Continuateur de Nangis (non sans ajouter à la version officielle un irrévérencieux correctif final) : « Isto anno MCCCLXIII, circa nativitatem Domini, recessit de Ambianis dominus rex Franciae Johannes, et ivit ad Angliam, quia nondum solverat totam redemptionem suam, vel ut sic teneret pactum suum atque fidem erga regem Angliae, a quo filius suus ibi obses sine licentia recesserat, ut supra diximus in hoc anno. *Aliqui vero dicebant quo illuc iverat causa joci.* » Contin. de Nangis (éd. Géraud, t. II, p. 333).

Après deux mois d'une vie de plaisirs [2], le roi tombe malade au commencement de mars [3], et meurt à l'âge de quarante-

---

1. Contin. de Nangis (éd. Géraud, II, 333) : « Et hoc contra voluntatem et consilium plurium nobilium, qui sibi dictum passagium verbis humilibus dissuadere non cessabant ; et *merito*, quia *de ejus sanitate* conservanda vel laedenda quamplurimum *formidabant.* »

Froissart, VI, 93 : « Et pour ce avoit li Rois asamblé une partie de son conseil et ne li pooit nulz brisier ne oster de ce pourpos. Si estoit il fort consilliés dou contraire. »

2. Froissart, VI, 392 : « Si se tint là li rois de France une partie de l'iver entre ses gens liement et amoureusement... Et furent en grans revians et recréations ensamble, en diners, en soupers et en aultres manières, en cet hostel de Savoie. »

3. *Grandes Chroniques de Saint-Denys*, éd. P. Paris, VI, 140 : « A l'entrée du moys de mars ensuivant prist une maladie audit Roy de France. »

F. Villani (éd. Dragomanni, II, 468) : « Poco appresso poi all'entrata di marzo, prese al Re Giovanni di Francia una malattia, e di poi à di VIII del mese d'Aprile MCCCLXIV la notte passò di questa vita. »

Froissart (éd. S. Luce, t. VI, p. 98) : « Li rois de France estoit en l'ostel de Savoie, *acouciés malades* ; et aggrevoit tous les jours,

quatre ans, les 8 avril 1364, des suites d'une affection non
définie. Nul compte à tenir des hypothèses des chroniqueurs
postérieurs P. Cochon et Zantfliet[1] qui affirment la mort
subite du roi.

Section 5. — État psychique.

§ 1. Léger, brutal, vindicatif, prodigue et frivole, Jean le
Bon (en dépit d'un certain sens artistique d'ailleurs
embryonnaire) offre au clinicien plus d'un trait d'évidente
déséquilibration.

Les furieuses colères du roi (Froissart, IV, 130 : « Il estoit
soudains et hastieulz en son aïr. »), — les sentences de mort

---

dont trop grandement desplaisoit au Roy d'Engleterre et à la Royne,
car li plus sage medecin dou pays le jugeoient *en grant peril.* »

Chronographia regum Francorum (éd. Moranvillé, II, 300) : « Tunc
arreptus est gravi infirmitate de qua mortuus est in mense aprili die
viij[a] post Pascha, anno Domini M° CCC° LXIIII° et regni sui tercio
decimo, et allatum est corpus ejus cum magnis suorum lamentatio-
nibus et potissime filii sui Johannis, ducis Bituriensis, qui feretrum
lamentans insequebatur, ac in ecclesia Sancti Dionisii in Francia cum
aliis regibus inhumatum. »

Walsingham, *Hist. Anglicana* (éd. Riley, Londres, 1863, t. I,
p. 299) : « Eisdem diebus venerunt tres Reges, videlicet Franciæ,
Cypriæ, et Scotiæ, visere et alloqui Dominum Regem Angliæ ; a quo
plurimum honorati et donis donati, Reges Cypriæ et Scotiæ ad sua
reversi sunt ; sed Rex Franciæ, *gravi morbo correptus*, Londonias
apud Saveye diem clausit extremum. »

1. P. Cochon, *Chronique normande* (p. 107) : « S'en ralla rendre
prisonnier en Engleterre pour ce qu'i ne pooit finer de sa raenchon
l'an mil. iijc. et lxij, et là mourut en avril mil. ccc. lxiiij. Et dient
aucunz qu'il jooit as eschès à .j. baron d'Engleterre : si y ut estrif, et
le dit baron sacha sa dague, et le fery à mort. »

Zantfliet, *Chronicon* (dans Martène *Amplissima Collectio*, V, 287) :
« Adhuc siquidem obligabatur regi Anglorum in trecentis millibus
scutorum veterum, pro qua etiam causa transfretavit in Angliam, ubi
cum aliquanto tempore moram fecisset, quadam die *subito defunctus
est* ; sed utrum ex haustu vini, an ex vulnere sib inflicto per quemdam
comitem cum quo ludebat ad scacos, ut quidam garriunt, an ex apoplexia, non satis est mihi notum. »

qu'il prononce *ab irato* (décapitation sans jugement du connétable de France Raoul de Guines, mise à mort du comte d'Harcourt à Rouen, etc...[1]) nous montrent, dans ce fils de Philippe VI, un type très net d'impulsif pathologique réduit au pouvoir minimum d'arrêt sur ses réflexes.

Les chroniqueurs du moyen âge avaient déjà noté la ressemblance du Roi avec sa mère « *la male royne boiteuse* », la cruelle et impulsive Jeanne de Bourgogne.

Froissart, IV, 202 : « Pour ce temps, il i avoit une roine en

---

1. Jehan le Bel, *Chron.* (éd. Polain, II, 192) : « *Comment le roy Jehan prist le roy de Navarre de sa propre main et le joeune conte de Harcourt en ung chastel où ils disnoient avecques son filz.* Si avint ung jour en ce temps que le roy de Navarre, le duc de Normendie, ainsné filz du roy de France, le duc de Bourbon, le joeune conte de Harcourt et pluseurs aultres vaillans bacheliers estoient ensemble par bonne compaignie. Ainsy qu'ilz séoient au disner, et si estoient plus de trente, le roi Jehan, qui sçavoit celle compaignie, et qui tousjours hayoit le roy de Navarre, s'en ala celle part paisiblement à tout ses compaignons bien cent armez couvertement. Quand il vint à ce chastel, les seigneurs estoient à disner, et il entra en la salle. Si tost que le roy de Navarre le vit entrer dedens il dit, aussy firent tous les aultres : « Sire, sire, venez boire ; » et se levèrent tous encontre luy, comme ils debvoient faire par droit et par raison. « Riens, riens, seigneurs, dist-il lors à morne chière, ne vous movez nul sur la hart. » Tantost messire Arnoul d'Auderhem sacha l'épée hors du fourrel, et dist: « Or y périra qui se mouvera ; » et tantost aprez ce mot, le roi Jehan se lancha au roy de Navarre et le prist par le col, et le tira par la table et luy dist : « Certes, mauvaiz traitre, or vous convient-il morir ? » Le duc de Normendie dist tantost: « Ha ! cher sire, qu'est-ce que vous volez faire ? Vous véez qu'il est en ma compaignie et en mon hostel. » Le roy Jehan luy commanda qu'il se souffrit, et le fery de son pyé par grand irour ; puis prit tantost le joeune conte de Harecourt et ung aultre chevalier, et les fist tantost décoler devant la sale, et prit ung gentil chevalier qui estoit avecques le roy de Navarre, qu'on nommoit Frisquet de Frisquan, et fist envoyer le roy de Navarre en prison à Chasteau-Gaillart, et le chevalier messire Frisquet en Chastelet, à Paris ; de quoy tout le poeuple avoit grande merveille, et ne sçavoit-on adeviner pourquoy le roy Jehan avoit ce fait. Aucuns disoient qu'il feroit ledit messire Frisquet escorchier par chaintures et trainer de rue en rue et puis pendre à Montfaulcon, et au roy de Navarre coper la teste par nuit, ainsy qu'il avoit fait au conte de Ghynes ; les aultres disoient qu'il le metteroit en une estroitte chappe de plonc, par quoy il ne poeut longuement vivre, ains le conveudroit morir de douloureuse mort temprement. »

France, mère dou roi Jehan, et qui fille avoit esté dou duch de
Bourgogne, trop crueuse femme, car qui que elle encargoit
en haine, il estoit mors sans merchi, et *son fil*, li dus Jehans
de Normandie, qui puis fu roi de France, *tint assés de ses
opinions et resgna haustèrement et fist faire moult de crueuses
justices en son temps*, par quoi li roiaulmes de France par
toutes ses parties en fu si grevés et si batus et perséqutés...
ensi que vous orés recorder avant en l'istore. »

Chron. normande de P. Cochon (éd. Beaurepaire, p. 76) :
« Le bon roy Philippe trépassa en aost l'an de grace mil
ccc.l. ; et avoit. j. filz nommé Jehan, lequel fu couronné roy
après la mort du roy Philippe. Et fu le plus mauvez et plus
cruel qui oncques fust, et *aussy estoit fils de la royne de
Bourgongne*. »

Au point de vue psychopathique la consanguinité des
géniteurs a, sans aucun doute, contribué à exalter chez le fils
la lourde tare héréditaire maternelle, — et à produire ce
caractère de Jean le Bon placé, pour le neuropathologiste, à
la limite extrême des réactions psychiques normales.

Section 6. — Femme de Jean le Bon.

§ 1. **Bonne** de Luxembourg (*Guta*), fille de Jean de
Luxembourg roi de Bohême et d'Élisabeth de Bohême, épouse
en 1332 [1] Jean duc de Normandie (plus tard Jean II le Bon,
roi de France).

---

1. *Vita Karoli IV* (éd. Emler, I, 342) : « Recedens de Parma ivit in
Franciam, et tradidit filiam suam secundogenitam, sororem meam,
nomine Gutam Iohanni, filio primogenito Philippi, regis Francie.
Primogenitam autem Margaretam habebat Henricus, dux Bavarie. »

Ibidem, I, 348) : « Deinde transivimus per Bavariam, ubi invenimus sororem nostram seniorem nomine Margaretham, que unicum
filium habebat cum Heinrico, duce Bavarie, nomine Johannem.
Deinde pervenimus in Boemiam, de qua absens fueramus undecim
annis. Invenimus autem, quod aliquot annis ante mater nostra dicta
Elyzabeth mortua erat.

« Ipsa vero vivente soror nostra secundogenita, filia sua, nomine

Partie 1. — *Anamnèse collatérale.*

§ 1. L'anamnèse collatérale de Bonne (en temps que renseignements biologiques) s'établit comme suit : — sœur aînée : *Marguerite*, mariée à Henri de Bavière ; — frères cadets : l'Empereur Charles IV, Jean Henri duc de Carinthie.

§ 2. *Marguerite de Bavière.* Mort (1311, Werunsky, I, 280) — consécutive à une maladie de langueur non définie (Franc. Prag. 566 ; Benes 278).

§ 3. *Charles IV empereur d'Allemagne* (1316-1378) :
A. *Antécédents physiologiques.* Pas de renseignements.
B. *Antécédents pathologiques.* Maladie sûrement infectieuse (*pelato de' sui peli* consécutivement à la période aiguë de l'affection) non définie.

Matteo Villani, I, 43 : « Dopo questo, morto il padre nella battaglia del re di Francia, come detto è, a costui succedette, e fu chiamato re di Boemia. E cercando d'accogliere forza per potere venire alla corona dello imperio, ed essendo poco pregiato e meno ubbidito dagli Alamanni, tenendosi gravati della sua elezione, egli umile si stava chetamente in Boemia aspettando suo tempo. La reina con femminile consiglio volendo attrarre l'amore del marito d'all'altre donne, ch' era giovane, avvegnachè assai onesta, gli fece dare a mangiare certa cosa, la quale mangiata dovea crescere l'amore alla sua donna. Nella qual cosa, o erba o altro che mescolato vi fosse che tenesse veleno, come presa l'ebbe, ne venne a pericolo di morte ; e per aiuto di grandi e subiti argomenti, pelato de' suoi peli, ricoverò la salute del suo corpo. Della qual cosa facendo condannare a morte due suoi siniscalchi per giustizia, la reina, parendo che per sua semplice ope-

Guta, missa erat in Franciam et copulata Johanni, filio primogenito Philippi, regis Francie, cuius sororem nomine Blanczam habebamus in uxorem. Tercia vero soror nostra et ultima nomine Anna erat apud dictam sororem nostram in Francia temporibus illis. Et sic cum venissemus in Boemiam, non invenimus nec patrem nec matrem nec fratrem nec sorores nec aliquem notum. »

razione, più che per colpa che avessono, i famigli del loro eletto
imperadore fossono per morire innocenti, s'inginocchiò dinanzi al re
dicendo, come quei cavalieri non aveano colpa di quello accidente,
ma se colpa c'era, era sua : perrochè per femminile consiglio,
volendo più attrarre a se il suo amore non credendo far cosa che
offendere il dovesse, li fece dare quella cosa a bere, ovvero a mangiare : e però, se giustizia se n'avea a fare, ella era degna per la sua
ignoranza d'ogni pena, e non coloro ch'erano innocenti. Il discreto
signore udite queste parole, considerò la fragilità delle femmine, e
colla sua mansuetudine inchinò l'animo all'errore dell'amore femminile, e con molta benignità perdonò alla reina dolcemente, e
liberò i suoi siniscalchi, rimettendogli ne'loro ufìci e onori. Alcuni
dissono, che messer Luchino de'Visconti di Milano il fece avvelenare
per tema di perdere la sua tirannia. Ed essendo lo eletto imperadore
nel pericolo della morte, si disse che promise a Dio se campasse, che
perdonerebbe a chi l'avesse offeso e non ne farebbe alcuna vendetta ;
e quale che fosse la cagione, l'effetto seguitò, che vendetta nessuna
fece. »

Goutte chronique :

Grandes Chron. (éd. P. Paris, VI, 362) : « L'empereur venu en
ladite ville et descendu en son hostel, le duc de Bourbon pria les seigneurs et chevaliers de l'hostel de l'empereur de venir souper avecques luy en son hostel, lesquels y alèrent ; et l'empereur, pour luy
faire plus avant plaisir, luy envoya son fils le roy des Romains, en
luy mandant que se il feust en point qu'il se peust aidier, car de nouvel au partir de Noyon lui estoit prise sa goute dont il estoit si
empeschié qu'il ne pouvoit aler, que luy en sa personne fust alé
souper avecques luy. Et l'endemain qui fu le vendredi premier jour
de janvier, après ce qu'il ot disné à Compiègne, il vint en un curre,
pour ce qu'il ne pooit chevauchier, à heure de vespres à Senlis. »
Id. *ibid.* (VI, 364) : « Et pour ce que le roy avoit entendu qu'il
estoit moult agrevé de la goute et ne pouvoit chevauchier et le char-
rier luy faisoit grevance, il luy envoya toute nuit, la nuit de samedi,
un des curres de son corps noblement appareillié et de chevaux blancs
atelé, et la littière de son ainsné fils le dauphin de Vienne noblement
appareilliée et attelée de deux mules et de deux coursiers pour venir
dedens plus aisiement. De quoy ledit empereur fu moult lie, et en
mercia moult le roy en son absence en recevant ledit curre et laditte
littière des messages du roy ; et puis vint en laditte littière jusqu'à
la ville de Saint-Denis..., tous du conseil le roy, et luy firent la révérence, en disant que il fust le bien venu, et que le roy les avoit là
envoiés pour le honnorer et le accompaingnier. Et luy venu à Saint-
Denis, il fist descendre sa littière et porter icelle à bras, car pour
sa maladie de goute dessus dite, il ne povoit aler à pié. Et pour ce,
en icelle se fist porter en l'églyse Saint-Denis, devant le grant autel

saint Loys où il fist son oroison dévotement. Et ainsi de là fu porté
dedens ladite littière jusques en sa chambre, et là luy furent présentés, etc... »

Id. *ibid.* (VI, 366) : « Après se parti de l'église de Saint-Denis et
vint en sa chambre où il avoit esté par devant, et là vint de par le
roy, c'est assavoir messires Bureau de la Rivière, son premier chambellan, et Colart de Tanques, escuier de son corps, et vinrent en la
court devant les fenestres de sa chambre, et lui présentèrent, de par
le roy, un bel destrier ensellé des armes de France bien et richement,
et pareillement un bel coursier. De quoy il mercia le roy grandement,
et dit qu'il monteroit et entreroit dessus à Paris, combien que il luy
fust bien grief pour cause de sa maladie : et pour ce les envoya devant
à La Chapelle Saint-Denis, et jusques là se fist porter en la littière
de la royne, qui pour ce luy avoit esté envoiée très richement et
noblement attelée et appareilliée. Et après ce qu'il ot beu, il se party
de Saint-Denis en la littière, comme dit est ; et entre Saint-Denis et
La Chapelle, vindrent à l'encontre de luy le prévost de Paris et le
chevalier du guet, avecques très grant quantité de leur gens à cheval, etc... »

Id. *ibid.* (VI, 367) : « Et ainsi accompaingnié vint ledit empereur à
la Chapelle Saint-Denis, et là se fist descendre de la littière de la
royne en un hostel, et fu mis à cheval sur le destrier que le roy lui
avoit envoié à Saint-Denis, lequel estoit morel. »

Id. *ibid.* (VI, 371) : « Et ainsi chevaucha le roy de son palais jusques en mi-voie du Moulin à vent et de La Chapelle, que il s'entren-
contrèrent lui et l'empereur ; et fu grant pièce avant que il pussent
venir l'un à l'autre, pour la presse des gens qui y estoient. En
laquelle encontre ledit empereur osta sa barrette et son chapperon,
et aussi le roy ; et ne se volt le roy trop approchier de l'empereur,
pour ce que son cheval ne fraiast à ses jambes où il avoit la goute :
mais prisrent les mains l'un de l'autre et s'entresaluèrent, en disant
le roy à l'empereur que très bien fust-il venu et que il avoit eu gran
désir de le veoir. »

Id. *ibid.* (VI, 383) : « Et lors envoia le roy vers l'empereur, audit
retrait de la Sainte-Chappelle en sa chambre, son ainsné fils le daulphin de Viennois. Et quant l'empereur sceut que ledit dauphin venoit
pardevers luy, il se fist lever de sa chaière et osta son chaperon et
l'acola et baisa, et le dauphin s'inclina devant luy sans agenoullier.
Et tantost après descendi le roy de sa chambre, et vint querre l'empereur pour aler mengier en la grant sale du palais : et portoit-l'en
l'empereur en une chaière et le roy estoit coste luy et tenoit le roy
des Romains son fils à sa sénestre main, et devant portoit-l'en le
daulphin sus cols de chevaliers acompaigné de seigneurs et chevaliers bien grandement. Et ainsi alèrent sans grant presse par la grant
sale du palais jusques au hault days de la table de marbre. »

Id. *ibid.* (VI, 382) : « Au commencement de la messe envoia le
roy, par l'arcevesque de Rains, l'eaue benoite à l'empereur premiers
que à luy et aussi le texte de l'Évangile, combien que l'empereur le

refusast fort. Mais de fait le voult ainsi faire le roy pour luy honnorer, pour ce qu'il estoit venu luy veoir en son royaume et estoit en son hostel. Et quant ce vint à l'offrande, le roy avait fait appareillier trois paires des offrandes, d'or, d'encens et de mirre, pour offrir pour luy et pour l'empereur ainsi qu'il est accoustumé. Et fist demander le roy à l'empereur s'il offreroit point, lequel s'en excusa en disant qu'il ne povoit aler ne soy agenoillier ne aucune chose tenir pour la goute, et qu'il pleust au roy offrir et faire selon son acoustumance. »

De même Christ. de Pisan (éd. Buchon, p. 295-304 ; — Werunsky, II, *passim*).

C. *Mort*. Consécutive à la cachexie goutteuse et à un état fébrile chronique (Werunsky, III, 71).

D. *État psychique*. Sur la formule mentale (tout à fait normale) de Charles cf. Gottlob p. 57 sqq., — Werunsky II, 69, — Leroux, *Recherches crit. sur les relat. polit. de la France avec l'Allemagne* (1292-1378) passim. La neuropathologie doit toutefois retenir certains traits du célèbre portrait[1] de l'Empereur Charles IV que nous a laissé Matteo Villani (I, 376) : « Suo costume era eziandio stando a udienza di tenere verghette di salcio in mano e uno coltellino, e

---

1. Matteo Villani, I, 376 : « *Della statura e continenza dell'imperadore*. Secondo che noi comprendiamo da coloro che conversano intorno all' imperadore la sua persona era di mezzana statura, ma piccolo secondo gli Alamanni, gobbetto, promendo il collo e 'l viso innanzi non disordinatamente : di pelo nero, il viso larghetto, gli occhi grossi, e le gote rilevate in colmo, la barba nera, e 'l capo calvo dinanzi. Vestiva panni onesti e chiusi continovamente, senza niuno ornamento, ma corti presso al ginocchio : poco spendea, e con molta industria ragunava pecunia, e non provvedeva bene chi lo serviva in arme.... La sua gente, avendo in un'ora in Pisa più di quattromila cavalieri tedeschi faceva mantenere onestamente, eziandio astenere dalle taverne e dalle disoneste cose per modo, che innanzi alla sua coronazione in Pisa non ebbe zuffa nè riotti tra'forestieri e'cittadini d'alcuna cosa. Il suo consiglio ristrignea con pochi suoi baroni e del suo patriarca, ma la deliberazione eru più sua che del suo consiglio : perrochè 'l suo senno con sottile e temperata industria valicava il consiglio degli altri ; e molto si guardò di moversi alla stigazione e conforto de'ghibellini d'Italia, usati d'incendere e d'infocare l'imprese all'appetito parziale, più che al singolare onore dell'imperiale corona, i cui vizi nobilemente conoscea. »

tagliare a suo diletto minutamente, e oltre al lavorio delle
mani, avendo gli nomini ginocchioni innanzi a sporre le loro
petizioni, movea gli occhi intorno a circostanti per modo,
che a coloro che gli parlavano parea che non dovesse atten-
dere a loro udienza, e nondimeno intendea e udiva nobilemente, e con poche parole piene di sustanzia rispondenti
alle domande, secondo sua volontà, e senza altra deliberazione di tempo o di consiglio faceva pienamente savie
rispote. E pero furono in lui in uno stante tre atti senza
offendere o variare l'intelletto, il vario rigardo degli occhi,
il lavorare con le mani, e con pieno intendimento dare
l'udienze e fare le premeditate rispote; cosa mirabile, e assai
notevole in uno signore ».

§ 4. *Jean Henri* (†. 1375) épouse (1330) la célèbre Marguerite *Maultasche* (à la grande bouche) fille du duc de Carinthie.
En 1342 Maultasche répudie son mari pour cause d'impuissance. Joh. Victoriensis p. 442 : « Nam Johanne filio Bohemorum regis de partibus Athasis eliminato, fama percrebuit
quod causa fuerit impotentia coeundi, ipsaque sua conjux
Margaretha, cupiens esse mater, hoc sepius familiaribus
patefecerit, quod heredem ardenter desideravit, quo per ejus
consortium penitus fiere desperavit. »

Nul compte à tenir pour l'anamnèse physiologique de
Jean des allégations de la *bœse Grel* tyrolienne, princesse
aussi dissolue que sa quasi-contemporaine Marguerite de
Bourgogne (Mutius, p. 232 : « Femina inexhaustae libidinis
et audax, qua monstruosius et pejus in voto mortalium
nihil est, praesertim si accedat, ut semper solet, loqua-
citas et fastus. ». — Cf. Felix Faber d. Zingerle, p. 35 :
« Recitatur de hac historia magna et longa quomodo,
mortuo praedicto Ludovico, mulier illa incontinens vidua
promisit comitatum ei, quem potentiorem in actu venereo
reperisset, et multis nobilibus admissis nullus placuit.
Porro principum filii ad eam accedere verecumdabantur
et dedignabantur propter fœminae turpitudinem corporis et
vitae. »).

« Uxor semifatua » dit de Maultasche Albert. Argenti-
nensis, p. 129. — On connaît (cf. Zingerle, *Die Sagen von*

Margaretha der Maultasche, p. 40) l'inscription que la princesse tyrolienne avait fait graver sur son gobelet :

Mannes langer Mangel
Das ist des Herzen Angel.

Partie 2. — *Anamnèse héréditaire paternelle.*

§ 1. *Père.* Jean de Luxembourg roi de Bohême (1296-1346) :

A. *Antécédents physiologiques.* Pas d'autres que celui de l'extrême vigueur physique du roi.

B. *Antécédents pathologiques.* Maladie oculaire aboutissant à la cécité (Perte d'un œil en 1337 au retour d'une expédition contre les païens de Lithuanie. Perte de l'autre œil en 1339 : *Vita Karoli IV imperatoris*, éd. Emler (Fontes Rerum Bohemicarum, Prague, 1882) I, 362 : « Illis diebus, cum pater meus unum oculum perdidisset, in altero incipiens infirmari transivit in Montem Pessolanum secreto ad medicos, si posset curari ; qui tamen eo tempore excecatus est. Ego vero procedebam ad regem Hispanie in auxilium eidem contra regem Granate Feragacium, ac gentes et apparatus meos iam premiseram in Montem Albanum. Sed pater meus retinuit me in Monte Pessolani secreto, non permittens me transire ulterius.

Et cum curari non valuisset pater meus, processi una cum ipso versus Avinionem ad papam Benedictum duodecimum, etc... » ; — *Benes de Weilmil*, liv. IV, p. 328 : « Tunc rex Johannes una cum filio transierunt cum paucis in Montem Pessolani, ut ibidem per medicos rex in oculis curaretur. Sed medicamina non profuerunt et excæcatus est rex Johannes in utroque oculo et amplius non vidit lumen usque in diem exitus sui » ; — *Appendix Chronici Bartossii*, ap. Dobner, I, 211 : « Anno 1340 excæcatus est Joannes rex » ; — *Benes de Weilmil*, p. 272 : « Simulabat se tamen idem rex videre, cum non videret, et multi, qui ipsum intuebantur, coecitatem ipsius non consideravere, qui omnia facta sua taliter disponebat, ut videre crederetur. »

C. *Mort.* Tué à la bataille de Crécy.

D. *État psychique.* Jean fait coudre son médecin français dans un sac et le fait jeter dans l'Oder.

Chron. aul. reg., p. 495 : « Sub istius temporis curriculo Johannes rex Bohemie se sentiens in suis oculis, quos nunquam acutos habuerat, plerumque deficere, medicorum cepit auxilium pro acuendo visu in oculis advocare ; quorum unus Gallicus in praxi illa deficiens ex mandato Johannis regis Boemie in Wratislawia in flumen Oderam, sacco impositus, est projectus. Quo extincto alter paganus, de Arabia veniens vocatus per ipsum regem in Praga, multo illato regi martyrio, cum verbo tamen consolatorio Johannem regem in dextro oculo penitus excecavit. Idem paganus, quia non solum regem verum etiam multos per suam cyrurgiam deceperat, extinctus quidem fuisset, si veniendi et recedendi eidem securitas per regem promissa certitudinaliter non fuisset. »

Rien à conclure de cet acte pour la formule mentale du roi, le médecin du moyen âge étant toujours tenu pour responsable de l'issue fâcheuse de la maladie (cf. Nicaise, *Introduct.* à la *Chirurgie* de Mondeville, p. XI). Bernard de Gordon (1305) dans son *Lilium medicinae* (p. 635), conseille au médecin de quitter en règle, et pour plus de sûreté, la maison du patient, avant que le moribond ait rendu le dernier soupir.

E. Sœur de Jean de Bohême : Marie de Luxembourg (1304-1324. Ep. Charles IV le Bel, roi de France). Mort consécutive à un accouchement prématuré de cause traumatique[1].

1. *Anc. Chron. de Flandre* (IIF. XXII, 418) : « En ce temps, la royne de France ot voulenté de aler à Montargiz ; et ainsi qu'elle charrioit dedens son charriot, le fons en chey par terre, et elle avec, si douloureusement que toute en fut sa personne traveilliée. »

Contin. Gir. de Frachet (IIF. XXI, 62) : « Circa medium Quadragesimae, rege Karolo redeunte de partibus Tholosanis, cum apud Exoldunum castrum cum uxore sua praegnante devenisset, gravata forte itinere, per mensem vel circiter ante tempus peperit masculum, qui baptizatus satis cito post modicum expiravit ; et aliquibus diebus mater post filium decessit, ac apud Montem Argi in ecclesia sororum Sancti Dominici sepelitur. »

Jehan le Bel *Chron.* (éd. Polain, I, 88) : « De celle seconde femme de Luxembourch, laquelle estoit moult humble et moult procude femme, eut le roy ung filz qui morut moult joeune, et assez tost la mère aprez à Ysodun, en Berry ; et morurent tous deux assez souspechonneusement, de quoy aucunes gens furent encoulpez en derrière, couvertement. »

§ 2. *Grand-père.* Henri VII (1262-1313) empereur d'Allemagne. A noter la gravelle comme seul antécédent pathologique (« *arenae dolores* », G. Ventura, *Memoriale de gestis civium Astensium* 1260-1325, d. Muratori SS. XI p. 239). En octobre 1312, maladie non définie. Giovanni Villani, II, 178 : « Partito lo'mperadore di Pisa, passò su per l'Elsa e combatte Castelfiorentino, e nol poteo avere : passò oltre trà Poggibonizzi e Colle infino a Siena lungo le porte. In Siena avea gente assai ; e cavalieri di Firenze alquanti per badalucchi uscirono per la porta di Cammollia, ed ebbonne il peggiore, e furono ripinti per forza nella città ; e cosi Siena in grande paura, lo'mperadore valicò la città, e puosesi a campo a Montaperti in su l'Arbia : là cominciò ad ammalare, con tutto che infino alla partita di Pisa si sentisse ; ma per non fallire la partita sua al giorno ordinato, si mise a cammino. Poi andò in piano di Filetta per bagnarsi al bagno a Macereto, et di là andò al borgo a Bonconvento di là da Siena dodici miglia. Là aggravò forte e come piacque a Dio, passò di questa vita il dí di santo Bartolommeo, di 24 d'Agosto 1313. » Sur la mort d'Henri VII dont l'étiologie (sans doute naturelle et de cause infectieuse) a été l'objet de tant de discussions depuis un siècle, cf. le Mémoire définitif du Dr G. Paliotti (*La morte d'Arrigo VII di Lussemburgo secondo la storia e secondo la tradizione*, 1894) qui, dans ses 160 pages, épuise l'histoire médicale de la question [1].

---

1. J. de Cermenate (éd. Ferrai, 1889, p. 133) : « Sed urbis moenibus occedens sua spe invenit se deceptum ; eiectis enim fautoribus armatos muros Guelphicis signis videt, et cum ad se vocatis Aretinis et comite Montis Feltri et comitibus de Santaflore et de districtu Senarum fidelibus suis, ante urbis portas sita statione, Senensem undique agrum depopulans, tenet exercitum, triduana febre implicitus ad tumultum suorum in pugna levibus certaminibus coepta laborantium equitavit armatus. Inde iram animi et immodicus corporis aegri labor ipsius febris igniculum in continuam traxit, qua continua comite die. XXIV. augusti anno. MCCCXIII. migravit ad Dominum in loco quem incolae Bonconventum dicunt ; distat a Senis XV millibus passuum. Amisso duce spargitur exercitus, etc... »

HF. XXI, 39 : « Ordinato contra regem Siciliae exercitu ab imperatore Henrico mense Julio, debellatis Senensibus, tandem applicante

Légende de l'empoisonnement (voy. Contin. de Nangis, I, 398 cité ci-dessous, note). — État psychique normal. Giovanni Villani, II, 148 : Arrigo conte di Luzimborgo imperiò anni quattro e mesi sette e diciotto, dalla prima corona insino alla sua fine. Questi fu savio e giusto e grazioso, prode e sicuro in arme, onesto e cattolico ; e di picculo stato che fosse per suo lignaggio, fu di magnanimo core, temuto e ridottato ; e se fosse vivuto più lungamente avrebbe fatte grandissime cose. »

Anamnèse héréditaire d'Henri VII : — *Père.* Henri VI de Luxembourg, tué (1288) à la bataille de Wœringen ; — *Mère.* Béatrix d'Avesnes. Pas de renseignements biologiques. Sur son oncle Jean d'Avesnes, frère de Baudoin d'Avesnes, père de Béatrix, cf. *Anc. Chron. de Flandre* (HF. XXII, 341) : « D'aultre part Jehan d'Avesnes, qui se tenoit en sa ville d'Avesnes moult desplaisant, chey par grant mélanconie en une mortelle langueur. » — Sur la grand'mère paternelle de Béatrix d'Avesnes, Marguerite de Flandre, voy. ci-dessous note 1.

Banconventum, post peractas multas victorias et insignes, morbo tibiae febreque pariter correptus... »

Contin. de Nangis (éd. Géraud, I, 398) : « Ordinatoque mense julio contra eum exercito, per comitatum Senensium sibi rebellium iter faciens usque ad locum qui dicitur Insula, multa eis intulit detrimenta. Tandem vero applicans Banconventum, post peractas multas et insignes victorias, morbo pariter et febre correptus, vel, ut dicebant aliqui, Eucharistiam sumendo de manu sacerdotis et proprii confessoris de ordine fratrum Praedicatorum existentis, corrupti pecunia per regem Robertum vel, ut verius creditur, per Florentinos sibi adversarios, veneno potionatus, diem vitae clausit extremum. »

1. *Chron. dite de Baudoin d'Avesnes* (HF. XX, 167) : « Après che, trespassa la contesse Jehanne de ce siècle, sans avoir hoir de se char de nulz de ses ii. maris, ne de monsigneur Ferrant, ne de monsigneur Thumas. Se eskey la terre à madamme Margharite, se suer ; se fut quierquiée a warder à monsigneur Bouchart d'Avesnes, qui clers estoit et archidiacque de Loon ; et s'accordèrent si bien qu'elle eult de luy ii. filz, dont li ainsnés avoit nom Jehan et l'autre Bauduin ; et furent surnommet d'Avesnes de par leur père, et furent puis légitimés de l'auctoritet le pape par l'Eglise de Romme. Mais quant la terre de Flandre fut eskeue et de Hainnau aussi à ledite damme Margharite, ses amis furent si courrouchiés de che qu'elle avoit ainssi

§ 3. *Grand'mère*. Marguerite de Brabant, fille du duc Jean I de Brabant et de Marguerite de Flandre, épouse (1292) Henri VII de Luxembourg :

---

ouvret qu'il se pourcachèrent qu'elle fuist donnée en mariage à monseigneur Guillaume de Dampierre, qui estoit vaillans homs et cousin au roy de Franche. Le comte Guillaume de Dampierre, de cui nous vous disons chi endroit, et medamme Margaritte eurent ii. filz, l'un Guillaume et l'autre Guyon. Guillaume fut l'ainsnet, et fut mariés à Bietris de Braibant. »

Anc. Chron. de Flandre (IIF. XXII, 343) : « *Comment la contesse Margueritte de Flandres se contenoit, et sa fin et de son filz*. Or revendrons à la contesse Margueritte de Flandres, de laquelle tous iceulx enfans descendirent, comme dit est. En sa noble personne estoient quatre conditions quy moult sont à recommander. Premièrement elle estoit une des plus grans dames de lignage de tout le roiaulme de France ne d'Allemaigne. Secondement elle estoit la plus sage et discrète et la mieulx gouvernant terres et seignouries que l'en sceust loing ne près. Tierchement car elle estoit très grant trésorière à merveilles et moult bien pourveue de riche vaisselle et joiaulz, et si estoit contesse de Flandres et de Haynnau bien obéye et amée. Et quartement elle estoit pourveue en très grant largesse là où elle savoit que bien estoit employé, et tenoit tant riche court que mieulz sembloit cour de royne que de contesse. Et quant la bonne dame eust longuement vescu, ainsi comme vous avez peult oyr, et que moult anchienne estoit, il lui couvint mourir; car une forte maladie de fièvres continues l'assailly et tellement le consuma que plus ne povoit vivre. Si trespassa de ce monde et fut honnorablement enterrée en l'abbaye de Flynes, qu'elle avoit fondée ; et moult tost après morut Bauduin, son filz, en la ville de Valenchiennes, et là fut enterré aux Cordeliers. Pour quoy le conté de Flandres et de Haynnau demourèrent au conte Guion de Flandres, dit de Dompierre, filz moinsné à la devant ditte contesse Margueritte, par droitte succession. »

Chron. dite de Baudoin d'Avesnes (IIF. XX, 168) : « Messire Guillaume de Dampierre, l'ainsnés d'iaulz deux de cui nous vous avons deseur dit, fut moult preux as armes, et hanta volentier les tournois ; se fut à Trasegnies à ung tournoy ù il fut ung des mieulz faisans, et là il fut il occy par envie de ceux qui estoient de le partie as enfans que la comtesse Margharitte avoit eult de monsigneur Bouchart d'Avesnes, si comme on dist ; car ilz ne peurent oucques amer l'un l'autre : et ce fut l'an m. ii. c. li. Et non pourquant fut fait ung acort des hoirs de par monsigneur Bouchart d'Avesnes d'une part, et des hoirs de par monsigneur Guillaume de Dampierre, d'autre part, en le court le roy de Paris, par le roy et par les barons, en telle manière que après le déchès de la mère ceulz de par monsigneur Bouchart

A. Anamnèse personnelle. Pas de renseignements pathologiques. — Mort (1312), à Gênes, consécutive à une maladie infectieuse non définie. Petr. Zitav. *Chronicon Aulae Regiae*, éd. Emler (Fontes Rerum Bohemicarum, IV, 193) : « Edomita itaque Brixinensium civium perniciiosa contumacia rex inde proficiscens ad Januensium se transtulit confinia. A Januensibus vero magnifice rex susceptus cum ipsis per aliquot mansit dies. Felix autem Margaretha regina ex contagione corrupti aëris et fetoris, quam in obsidione urbis Brixie contraxit, gravis infirmitatis molestia in civitate Janua laborare cepit et ibidem tabefacta morbi gravamine diem vite sue clausit extremum. »

B. Anamnèse paternelle. Jean I duc de Brabant ; mort consécutive à un traumatisme [1]. Sur son frère aîné Henri de Brabant, écarté du pouvoir pour cause d'imbécillité et relégué dans un couvent à l'âge de vingt ans, cf. Lenain de Tillemont, IV, 128, 335.

C. Anamnèse maternelle. Marguerite de Flandre. Pas de renseignements. Sur la mort de son frère Robert de Flandre consécutive à une chute, cf. *Anc. Chron. de Flandre* [2].

---

tenroient Hainnau et les apendanches, et ceulz de par monsigneur Guillaume, Flandres et toutes les appendanches.

1. HF. XX, 134 : « Et aux joustes qui à ces noces furent, fut occis par grand meschéance le duc Jehan de Brabant, qui pour son grand hardement estoit crému et redoubté partout ; et l'occist cellui qui contre lui jousta, par ung seul cop qu'il lui donna de sa lance au bras. »

Anc. Chron. de Flandre (HF. XXII, 349) : « Après fist le conte de Bar crier unes grandes joustes à Bar-le-Duc. Illec jousta le duc de Brabant contre un vaillant homme nommé messire Pierre de Beauffromont ; et fut le duc attains de la seconde lance ou cras du bras, et lui furent tous les nerfs portez hors. Après fut portez à son hostel, et jut sept jours ; et manda le chevalier devant lui et lui pardonna sa mort, et au viiie jour trespassa de ce siècle. »

2. *Anc. Chron. de Flandre* (HF. XXII, 414) : « Or vous dirons du conte Robert de Flandres, qui voulentiers se tenoit à Courtray, en son hostel qu'il avoit de nouvel fait estaurer. Dont il advint à ung matin, ainsi qu'il estoit levé jus de son lit et ainsi qu'il devoit marchier, il bouta son pié ou ploy d'un grant tapis qui estoit bas étendu devant son lit ; si chey du visage sur le planchier si roidement qu'il en fut fort traveillié et desrompu. Ses chambrelens y accoururent

Partie 3. — *Anamnèse héréditaire maternelle.*

§ 1. *Mère.* Élisabeth de Bohême (1291-1330; épouse en 1310 Jean de Luxembourg) morte phtisique (28 septembre 1330). Petr. Zittav. *Chronicon Aulae Reginae,* éd. Elmer, Prague 1883, p. 303 : « Capit. XXV. *De morte Elizabeth regine et de absencia regis Boemie.* Eodem anno, quarto Kalendas Octobris hoc est in die beati Wencezlai ducis et martyris circa horam completorii, in Wyssegrado in domo prepositi, serenissima ac inclita domina, domina Elizabeth, Boemie et Polonie regina ac Lucemburgensis comitissa, febribus *ac morbo ptysico* diucius fatigata etatis sue anno XXXIX°, regnorum vero anno XX°, ecclesiasticis sacramentis devotissime premunita, emigravit feliciter sibi, sed flebiliter aliis ex hac vita. » — Sur la mort d'Élisabeth, cf. Schotter, *Johann Graf von Luxemburg* II, 16, et Werunsky, *Geschichte Karls IV Kaiser,* 1880, I, 38.

§ 2. *Grand-père.* Wenceslas II (Vacslav), 1271-1305, roi de Bohême. Mort phtisique à trente-quatre ans.

Petr. Zitav. *Chronicon Aulae Regiae* (Fontes Rerum Bohemicarum, IV) éd. Emler, p. 91 : « Capitulum LXXII. *De obitu Wenceslai secundi regis* (1305). Postquam ergo Wenceslaus rex filium suum unigenitum, regem Ungarie Wenceslaum, de eodem regno manu valida in Bohemiam reduxerat, *morbus ptysicus, qui in ipso diucius latitaverat, per cuncta tunc se sintomata manifestat; ptysis autem illa regis vires non spoliat repente, sed lente et bene* ; illa namque protelata infirmitas regi cessit ad meritum, nobis autem prodiit in exemplum : sicut enim vite ipsius sanitas dederat populo solacii fomentum, sic et infirmitas ipsius prestat penitentibus efficax documentum. Porro in lectulo doloris sui rex iam decumbens, sicut adhuc valens et vadens fecerat, confessorem suum iugiter circa se habebat et quidquid de hiis actibus, quibus deum unquam male vivens offenderat,

---

qui tantost le levèrent, si le recouchièrent sur son lit très fort douloureuz et tant que, au huitiesme jour, il rendy son ame quant il ot esté conte de Flandres XVII ans. »

tunc reminisci poterat, continuo sincere suo confessori confitens non sine lacrimis singula revelabat.

« Capitulum LXXVI. *De devocione, quam in audiendis pluribus missis rex habuit.* Sed quid nunc rex egrotans in audiendis missis faciet, cuius omne solacium et precipuum cordis tripudium in audicione missarum plurium semper exstitit? Forsitan missis carebat, cum visitare ecclesias non valebat? Absit. Ne enim rex iste plus mente devotus, quam egrotus corpore se suo privaret solacio, in conclavi suo camere, in qua exinanitus decubuit, aliqua altaria construi procuravit, ubi tanto plures audire missas solebat, quanto magis divinis intentis laudibus ab exterioris negocii et occupacionis strepitu suus animus requiescebat; summo namque mane in articulo diei misse coram rege leguntur, pluresque lecte, pluresque legende pluribus subsequuntur. Gaudium audienti ex hoc principi nascitur et pascitur uberius prius quoque refeccione mentali, quam alimonia corporali. *Causabat in rege langwido dolor vehemens fastidium comedendi et bibendi,* sed nunquam tedium missarum solempnia audiendi.

« Capitulum LXXVII. *De paciencia, quam rex in infirmitate sua habuit.* In passione sua tante paciencie hic princeps decumbens exstitit, quod omnibus cernentibus langworemque eius scientibus maximus stupor fuit. Cum enim doloris aculeus acucius interius dolentem pungeret, nequaquam in ore pacientis remurmurans querimonia aliqua resonabat. Quanta autem acerbi ipsum pupugerit vehemencia doloris, *exinanicio membrorum indicat et facies, quam afficit cerulei species coloris, demonstrat.* In omnibus autem hiis molestiis non peccavit rex labiis suis neque stultum aliquid contra Deum locutus est, sed ait : si bona suscepi de manu Domini sine meritis, mala quare non sustineam ex ingentibus meis demeritis? Plus quam merui, benediccionem a Deo suscepi, beneficiorum divinorum ingratus fui et nunc quoque digna factis recipio, que libens sustineo et peto, quod caro hic totaliter tabescat, quod illic spiritus in Domino requiescat. Sepe tamen cum ultra modum vis doloris regem angeret et tangeret acrior infirmitas, domino Conrado Aule Regie solebat dicere : iam iam tantum crucior, sicut opinor, si alius eadem pateretur, adeo clamorem faceret, quod in tota vicinia audiretur. Non autem dubium, quin totum cesserit ad augmentum meriti tam aspera langworis cruciamina equanimiter pacienti. Viros eciam religiosos frequenter circa lectum regium rex langwens habebat, a quibus exhortacionis et salutifere doctrine monita aure patula, quam mente avida nonnunquam cum lacrimis audiebat; ab horis autem canonicis, quin ipsas soleret dicere vel audire, nulla prorsus passio sive occupacio ipsum poterat impedire. »

« Capitulum LXXX. *Qualiter rex mortem suam presenserit.* Demum sciens rex *langwidus plus quam sex mensibus* dolore valido tabefactus, quia venerat hora eius, ut transeat ex hoc mundo et quod resolucionis sue terminus iam instaret, licet adhuc integro aspectu atque auditu vigeret, *solum quoque in viribus corporis deficeret,* nil in sensu claro, preditus intellectu non diu ante suum obitum prelatos et clericos,

quorum frequens coram rege concio esse consueverat, rex advocabat
et ipsis dicebat : Fratres, congaudete michi et congratulamni, quod
tam diu manum Domini, que tetigit me, correptus sufferre merui ;
ecce cito hora resolucionis mee et tempus putacionis adveniet. Nunc
igitur queso, domini et amici, michi penitenti ignoscite, morienti
assistite et egredienti hinc oracionibus subvenite ad missas eciam
legendas vos applicate, cum vite ultimum terminum videbitis
adesse... Ecce undecimo kalendas Julii hora quasi prima rex con-
sumptus viribus, plenus bonis operibus ad extremam horam veniens
et presenti seculo valefaciens demissis oculis, vultu placido et facie
serena in manus Domini suum coumendans spiritum in presencia
omnium exspiravit. »

État psychique de Wenceslas. Normal. Le roi s'est-il un
jour brûlé intentionnellement les jambes pour expier un déni
de justice commis par lui à l'égard d'un pauvre chevalier?

Petr. Zitav. *Chronicon Aulæ Regiæ,* éd. Emler, p. 103 :
« Capit. LXXXIII. *Qualiter rex idem Wenceslaus propter cujusdam
criminis vindictam semel cremaverit sua crura....* Numquid ut diviciis
et deliciis dumtaxat affluam et non pocius, ut contritos corde
medear, pupillos et viduam suscipiam et iudicium et iusticiam in
omni tempore facere non obmittam et qualis, putas, michi reposita
sit corona iusticie in illa die ab illo equissimo iudice, qui militi
offenso iusticiam, sed et vituperii inveccionibus obrutum coegi a me
discedere penitus absque iure ac eciam satis dure. Nunc liquet, quia
neminem timeo et id solum, quod bonum est in oculis meis, facio,
dum libet, eciamsi non licet, illud in me compassive mentis pietatem
enervat, timorem Dei evacuat et ad clamorem pauperis aures claudit
penitus et obdurat ; absit, absit hoc a me, ne in me tam inordinata
diu regnet. In hiis igitur cogitacionum mearum estibus accensus
surrexi et post tergum relictis omnibus clauso hostio solus cubiculum introivi candelamque ardentem, quam mecum apportaveram,
cruribus meis nudis applicui et in quinque locis quasi cauterium
faciens ob correccionem mei perpetrati flagicii acriter me combussi
et dixi : sic caro arde, ne ardeas, hoc hic caro sustineas, ne perpe-
tuas te sufferre oporteat illic penas. Successit igitur coctura cruris
post caumatis lesuram et passio adhuc permanens post cocturam.
Hanc autem plagam volens sustineo, non ut de corpore humorem
emungerem, sed tumorem de pectore removerem. »

La source de l'anecdote semble trop douteuse (Id. *ibid.*
p. 104, col. 2 : Decimo vero anno post istius piissimi principis
obitum predictam, quam sibi rex fecerat, lesionem prenomi-
nata matrona michi per ordinem enarravit et hec omnia sub
iuramenti testimonio constantissime roboravit ») pour que la

clinique puisse faire entrer ce trait en ligne de compte dans le bilan de l'état mental du roi.

A. Anamnèse héréditaire paternelle. Premysl Otokar II (1238-1278), tué à Marchegg.

B. Anamnèse héréditaire maternelle. Kunigunde von Halitsch, petite-fille de Béla IV roi de Hongrie. — État soma tique et Mort (1285), pas de renseignements. Au point de vue génésique, à noter les amours de Cunégonde et du chevalier tchèque Zavisa de Falkenstein (1279) aussitôt après la mort du mari.

Petr. Zitav., p. 22 : « Regina, ut aiunt, quibusdam artis magice ab ipso illusa fallaciis, ipsum arctius amans sibi mox complacere studuit, et quod in regem deliquerat, ipsi indulgens ex animo cum inter cottidianam sue curie familiam prestanciorem ceteris deputavit. Sed quia mens imbuta fraudibus raro indultis contentatur limitibus, Zewissius in oculis regine se graciam invenisse considerans, ampliora appeciit et regine animum in amorem suum, quibusdam nigromancie conatibus ipsam circumveniens, provocavit. Diabolus igitur, malarum concepcionum intentator sedulus, voluptatis utriusque venenose fraudis sue opem adhibuit et inter reginam et Zewissium illicitarum nupciarum commercium consumari paranimphus subdolus procuravit. Ex hoc regina Zewissium usque ad mortem non deseruit, sed ipsius voluntati acquiescens iugiter stando secum in Morauia filium ex eo habuit, quem Johannem proprio vocabulo in fonte sacri baptismatis appellavit. Hic successu temporis factus adolescencior seculo abrenuncians religiosa veste se induit et in ordine Cruciferorum Christo militans, in bonis actibus dies suos feliciter consummavit.

« Sawischius mundam sic prostituit Chunigundam,
« Defunctique thorum maculat regis Bohemorum. »

§ 3. *Grand'mère*. Jutta de Habsbourg, épouse (1287) Wenceslas II. Pas de renseignements biologiques. Mort (1237) de cause puerpérale (Petr. Zitav., *Chron. Aulae Regiae*, éd. Emler, p. 79 : « Ann. 1297. Cun autem eadem domina regina Guta pia, inclita, invalescente morbo, quem in infantuli partu tunc noviter precedente contraxerat ex vehementibus doloribus velut ex certis mortis nunciis cognosceret, quod ei ultimus vite terminus advenisset, sapienter de rebus et de domo sua incepit disponere et, que prodessent anime, cogitare : unde omnibus sacramentis ecclesiasticis munita, etc... »

Partie 4. — *Anamnèse personnelle de Bonne
de Luxembourg.*

§ 1. *Antécédents physiologiques :*

A. Motilité, Nutrition, Système nerveux. Pas de renseignements.

B. Fonctions génésiques. Pas de renseignements. Le clinicien doit-il, en dépit du silence des historiens, rappeler ici la mystérieuse histoire du brillant compagnon de plaisirs de Jean le Bon, Raoul de Guines connétable de France, subitement arrêté par ordre du roi (16 novembre 1350), à son retour d'Angleterre (où le comte de Guines était resté quatre ans prisonnier, 1346-1350), et décapité (deux jours après cette arrestation) en secret et sans jugement le 18 novembre 1350 (*Chron. normande*, éd. Molinier, 96 : « Mout tost après le couronnement du roy Jehan, vint le conte d'Eu, connestable de France, à Paris et repera d'Angleterre, où il avoit esté mout longtemps prisonnier de la prise de Caen. Et *tantost après* le roy Jehan le fist decoler, ne il fut mie *declairé* au peuple *la cause* pourquoy le roy fit mourir ledit conte d'Eu, et il ne *fut pas mort devant le peuple*, ains fut décolé en la tour de Neelle. Et fut grand dommage de sa mort, car c'estoit mout noble et moult vaillant prince. Après sa mort fut connestable de France Charles d'Espaigne[1], que le roy Jehan ama moult, et dit on que ycellui Charles avoit *mout pourchacié vers le roy* Jehan la mort dudit conte d'Eu, dont il fut mout de gens qui l'en hairent[2]. »

M. A. Molinier (*Chron. normande*, p. 287, note 2) a très bien montré contre Luce que la promptitude anormale et les

---

1. Sur Charles d'Espagne, voy. ci-dessus, p. 377.

2. *Chronographia* (éd. Moranvillé), II, 250 : « Modicum quoque post coronationem dicti regis Johannis, comes Augi et Guisnesii, connestabularius Francie, de Anglia, ubi longo tempore fuerat prisionatus, venit Parisius ; quem rex Johannes statim decollari jussit nec hujus causam declarare voluit. Eciam presente populo non mortuus est, sed in domo de Nigella, infra Parisius, secrete decapitatus est. »

conditions étranges de l'exécution excluent toute hypothèse d'un crime d'ordre simplement politique. S'il n'y a point eu trahison politique, on serait ici en présence d'une affaire d'ordre intime dont le favori Charles de la Cerda aurait su ou pu réunir les éléments en l'absence du connétable, et dont il se serait servi pour perdre le comte de Guines dès son retour d'Angleterre et recevoir la succession de sa connétablie.

C'est ce que semble insinuer le très exact chroniqueur Jean le Bel dans un passage de sa chronique que les érudits n'ont point utilisé jusqu'ici pour la solution de cette énigme historique :

Jehan le Bel, *Chron.* (éd. Polain, II, 168) : « *Comment le roy Jehan de France fit décoler le gentil conte de Eu et de Ghynes, connestable de France.* Or weill-je raconte qu'il avint en France, assez tost aprez ce que la ville de Saint-Jehan d'Angely fut rendue et reconquise. Le conte de Eu et de Ghynes et connestable de France qui estoit si courtois et si amiable, en toutes manières amé et prisié de grands seigneurs, chevaliers, dames et damoiselles et de toutes gens, aussy bien en Angleterre comme en France, il fit sa raenchon envers le roy Edowart parmi la somme de soixante mille escus, et eut congié de venir en France pour faire la fin de laditte somme, ou de retourner en prison dudit roy par sa foy promise à certain jour. Quant il fut venu en France, il s'en ala par devers le roy Jehan de cui il cuidoit moult bien estre amé ainsy qu'il estoit ainchoys qu'il fut roy ; si s'enclina et le salua humblement et cuidoit estre moult bien festié pour ce qu'il avoit esté cinq ans hore du pays en prison. Le roy Jehan le mena seul en une chambre et luy dit : « Regardez cestre lettre, la vistes-vous onques aultre part que cy ? » Le connestable fut merveilleusement esbauby, quant il vit la lettre, ce dit-on. Quant le roy le vit esbauby, il luy dit : « Ha! mauvais traitre, vous avez bien mort deservi, si n'y fauldrez pas, par l'ame de mon père. » Si le fit tanstost prendre par ses machiers, et le fist mettre en prison en la tour du Louvre, à Paris, où le conte de Monfort fut mis et puis y morut, ce dit-on. Chascun fut dolent du gentil connestable qui ainsy fut mené, car moult estoit amé, et ne sçavoit nul deviser pour quoy le roy luy faisoit cela. Le roy

jura lendemain, par devant les amez du connestable qui
prioient pour luy, que jamais il ne dormiroit, ne jà pour ung
ne pour aultre il ne le lairoit que il ne luy fist la teste copper ;
et ainsy fut fait la nuit mesmes en la tour du Louvre, sans loy
et sans jugement, de quoy toutes gens furent dolens et cou-
roussiez, et le roy durement blasmé et moins amé ; et ne sceut-
on pour quoy ce fut fait fors que les plus privez du roy, mais
aucunes gens adevinoient que le roy avoit esté infourmé
d'aucunes amours, lesquelles avoient esté ou debvoient estre
entre madame Bonne et le gentil connestable. »

Si l'on accepte l'hypothèse de Jean le Bel les péripéties de
la première moitié du drame auraient alors été les suivantes :

Liaison de Bonne et du « courtois et si amiable » Raoul de
Guines antérieure à 1346 (Guines fait prisonnier à Caen par
les Anglais le 26 juillet 1346 ne rentre en France qu'en
novembre 1350, Molinier, *l. c.* p. 287).

Le 11 septembre 1349 Bonne meurt, frappée de la peste
noire qui fit à Paris 50000 victimes. Elle laisse dans ses
papiers, — soit par oubli, — soit plutôt parce que la foudroyante maladie ne lui laisse pas le temps d'y mettre ordre,
la lettre accusatrice qui est alors trouvée par le mari ou par
le favori du roi Charles de la Cerda. Quatorze mois après la
mort de sa royale maîtresse, retour d'Angleterre du comte de
Guines et dernier acte du drame.

Si Charles de la Cerda a joué dans cette affaire le rôle que lui
prête la *Chronique normande*, l'histoire de ces quatre personnages serait (dans une forme tragique) la première édition
de l'histoire de 1669 où Henriette d'Angleterre est convaincue
d'infidélité par Monsieur, sur la dénonciation du favori du
duc, le chevalier de Lorraine.

§ 2. *Mort.* Bonne meurt de la *pestis inguinaria* le
11 septembre 1349 (voy. ci-dessus chap. xv, p. 467-468)[1].

---

1. Jehan le Bel, *Chron.*, II, 154 : « Assez tost aprez celle aventure
que le roy Edowart eut rescous le chastel de Calays de trahison, trespassa de ce siècle la royne de France, femme au roy Philippe et suer
au duc de Bourgongne. Aussy trespassa madame Bonne, femme au
duc de Normendie et fille du plus noble et plus gentil cuer de roy

§ 3. *État psychique.* Pas de renseignements.

SECTION 7. — Rapport des deux facteurs.

§ 1. Mariage consanguin. Double parenté des époux par la grand'mère de Jean le Bon et la Hongrie d'une part, — par le grand-père de Jean le Bon et la Hongrie d'autre part :

---

qui fut oncques, ce fut le roy de Bohême. Moult de gens disoient que on avoit avancé la mort à madame Bonne, je ne sçay pour quoy, ne ce fut vray ou non. Toutesfois le père et le filz furent tous deux vefves assez tost l'un aprez l'aultre, et assez tost aprez remariez. »

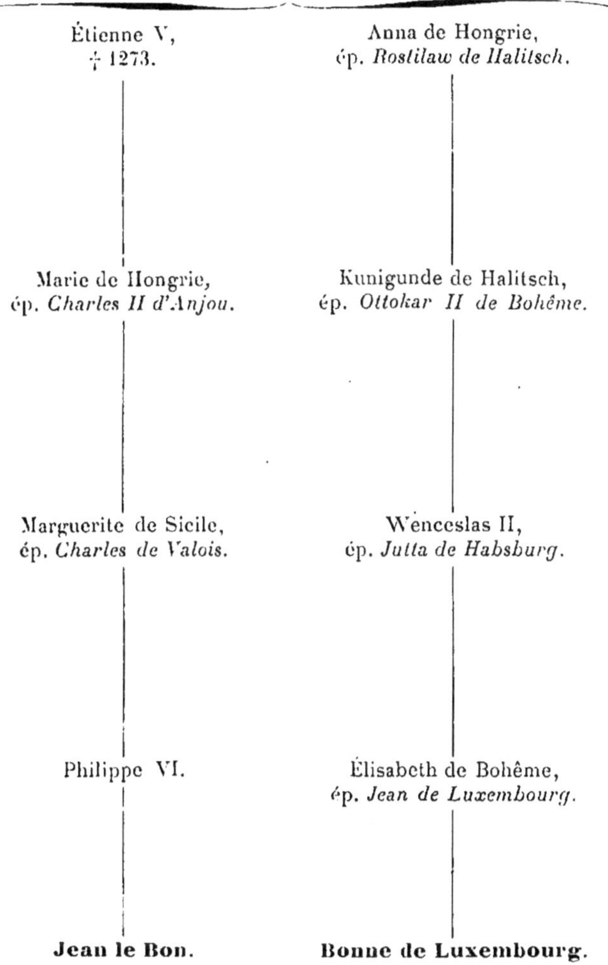

Béla IV
roi de Hongrie † 1270.

Étienne V,
† 1273.

Anna de Hongrie,
ép. Rostilaw de Halitsch.

Marie de Hongrie,
ép. Charles II d'Anjou.

Kunigunde de Halitsch,
ép. Ottokar II de Bohême.

Marguerite de Sicile,
ép. Charles de Valois.

Wenceslas II,
ép. Jutta de Habsburg.

Philippe VI.

Élisabeth de Bohême,
ép. Jean de Luxembourg.

Jean le Bon.

Bonne de Luxembourg.

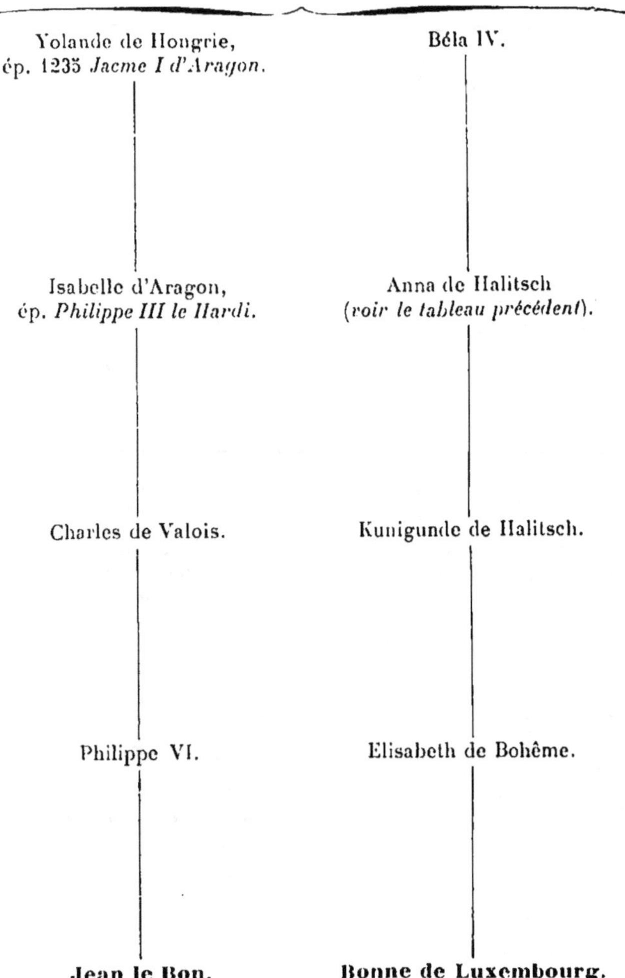
André II
roi de Hongrie † 1235.

Yolande de Hongrie,
ép. 1235 Jacme I d'Aragon.

Béla IV.

Isabelle d'Aragon,
ép. Philippe III le Hardi.

Anna de Halitsch
(voir le tableau précédent).

Charles de Valois.

Kunigunde de Halitsch.

Philippe VI.

Elisabeth de Bohême.

Jean le Bon.

Bonne de Luxembourg.

CHAPITRE XVII

DIX-SEPTIÈME GÉNÉRATION

PARTIE I

Louis Ier duc d'Anjou (1339-1384).

SECTION 1. — Anamnèse collatérale.

§ 1. Frère aîné **Charles V**, *dit* le **Sage**, roi de France (1337-1380).

La partie II de ce chapitre est consacrée à son étude.

§ 2. Jean duc de Berry (1340-1416).

A. *Antécédents physiologiques.* — Motilité, système nerveux, nutrition : pas de renseignements. — Fonctions génésiques : excès sexuels.

Froissart, XII, 523 : « Il avoit grant imagination, et bien le montra, que secondement il fust remarié; car il n'eut oncques arrest, ne séjour, mais mist clercs en œuvre et messagers, pour envoyer devers le conte Gaston de Fois, qui avoit en garde la fille au conte Johan de Boulongne, et l'avoit eue depuis plus de neuf ans. Or, pour tant que le duc de Berry à ce second mariage ne pouvoit venir, fors que par le dangier du conte de Fois (car, au fort, le dit conte, ne pour père, ne pour mère, ne pour pape, ne pour prouchain que la damoiselle eust, il n'en eust rien fait s'il ne lui fust bien venu à plaisance), il en parla au roy de France, son neveu, et au duc de Bourgongne, son frère, et leur pria très-affectueusement qu'ils s'en voulsissent chargier avecques luy et ensonnier.

Le roy de France en eut bons ris, pour tant que le duc de Berry, son

oncle, estoit jà tout ancien, et luy dit : « Bel oncle, que ferés-vous
« d'une telle fillette? Elle n'a que douze ans, et vous en avés soixante.
« Par ma foy, c'est grant folie pour vous de penser de celle chose.
« Faites-en parler pour Jehan, beau cousin, vostre fils, qui est jeune
« et à venir. La chose est mieux pareille à luy que elle ne soit à
« vous. » — « Monseigneur, respondit le duc de Berry, on en a
« parlé, mais le conte de Fois, à qui il tient, n'y veut entendre ; et
« crois que c'estoit que mon fils vient d'Armeignac, et ils ne sont pas
« en trop bon amour ensemble. Se la fille de Boulongne est jeune, je
« l'espargneray trois ou quatre ans, tant que elle sera femme et par-
« crue. » — « Voire, dit le roi, mais elle ne vous espargnera pas. »
Et puis dit, tout en riant : « Bel oncle, puisque nous voyons que vous
« avés si bonne affection à ce mariage, nous y entendrons volon-
« tiers : c'est raison. »

Journal de Nic. de Baye, I, 248 : « Mardi, xxᵉ jour de novembre [1408].
Assez tost après ix heures au matin, firent les seigneurs de la
Court partir les advocas, procureurs et autres estans aux Plaidoiries,
et tindrent conseil sur certeinnes lettres envoiées par le duc de
Berry à monseigneur Henry de Marle, premier president, sur ce que
la Court avoit eu plainte d'une juesne fille, d'environ viij ans, née de
Bourges, de bourgoisie, que voloit marier icellui duc à un peintre
alemant qui besoignoit pour lui en son hostel de Vincestre lez Paris ;
contredisant la mere et autres amis, comme l'en disoit. Et de fait
avoit fait detenir icelle fille le duc en son chastel d'Estampes, où
estoit alé un huissier de Parlement, par justice, querir ladicte fille,
que l'en lui avoit refusée, pour quoy avoit adjorné les desobeyssans
ceans. Sur quoy avoit en present envoyé lesdictes lettres audit president, contenens en effect que se pranroit à sa personne et à ses biens,
se la chose prenoit autre conclusion qu'il n'eust ordonnée. Sur quoy
fu deliberé que aucun, ou aucuns des seigneurs de ceans alassent
audit duc le desmouvoir, combien que ledit president se presentast
d'y aler en sa personne. »

Id. *ibid.* I, 253 : 1409. « Lundi, vijᵉ jour de janvier. Cedit jour, à
heure de x heures, s'est retraicte la Court au Conseil pour certeinnes
lettres que le grant maistre d'ostel a monstrées à la Court, par lesquelles le Roy lui mandoit qu'il feist commandement à la Court
qu'elle ly delivrast Gilette la Merciere, fille de ix ans environ, qui
estoit en la main de la Court, et en cas de refus que la preist et bail-
last au duc de Berri, qui s'en disoit avoir la garde en son chastel
d'Estampes paravant, et laquelle il voloit marier à un peintre qui ly
faisoit besoigne, comme l'en dit, contredisant la mere et justice requerant. »

Accusé d'inversion par les contemporains : Froissart
(éd. Kervyn), XIV, 373 : « Or regardés le grant meschief et
comment les aucuns seigneurs sont menés. En ce Sohier
n'avoit sens, ne prudence qui à recorder face, fors la folle

plaisance du seigneur qui ainsi l'avoit enchierry, ainsi que le duc de Berry en ce temps avoit Take Thiebault, ung garchon aussi de nulle valeur, auquel par plusieurs fois il avoit bien donné la somme de deux cens mille frans et tout perdu. »

— Id. *ibid.* XIII, 313 : « Le duc se tenoit à la Nonnette-en-Auvergne, et Tacque-Tibaut delés luy, où la greigneur partie de sa plaisance s'arrestoit. Ce Tacque-Tibaut estoit un varlet et un faiseur de chausses, que le duc de Berry avoit en ame, on ne savoit pourquoy, car en le dit varlet il n'y avoit ne sens, ne conseil, ne nul bien, et ne tendoit fors à son grant profit ; et l'avoit le duc de Berry enrichi en bons jeuiaux, en or et en argent de la valeur de deux cens mille francs ; et tout avoient payé les povres gens d'Auvergne et de la Languedoc qui estoient taillés trois ou quatre fois l'an pour accomplir au duc ses folles plaisances [1]. »

Religieux de Saint-Denis, t. VI, p. 32 : « Quamvis tamen suis benivolis dulcem et mansuetum se continue offerret, ad vindicandum tamen sibi verbis illatas injurias per suos satellites, et precipue paucorum qui ipsum adinventorem exactionum popularium publicantes, eumdem ducem inexplebilis cupiditatis nominabant. Et cum a suis secretis familiaribus sepius culparetur quod, nimiam prodigalitatem amplectens,

---

1. *Le Songe véritable* (éd. Moranvillé, p. 41) :

> Après aussy le duc d'Auvergne,
> Je vous dy bien, pas ne l'espargne,
> En son païs et en ses terres
> Et le boute trestout en pierrieres
> Et en autres sotes fumées
> Qui en sa teste sont boutées.
> Et es terres aussi du Roy
> En fait assez par grant desroy ;
> Cestui en prent assez sans compte
> En Languedoc, que pas ne compte,
> Où il prend aydes et demainne,
> Dont tout à destruction mainne
> Et donne à Caisin et Guillaume,
> A sy grant tas, con se fut chaume.
> En fort douner il se desroye,
> D'autre cuir fait large courroie.

quosdam infimi generis, quos nec eleguancia corporis, nec
prudencia reddebat commendabiles, ad summum diviciarum
culmen exaltare solebat, ipsis sine cunctacione respondebat :
« Nunquam fuit quin Francie regum filius, frater et patruus,
« quorum possum titulis merito gloriari, unum pauperem vel
« plures locupletari potuerint[1]. »

---

1. *Le Songe véritable* (éd. Moranvillé, p. 274) :

> Et quand aucun veuil essaucier
> Et en richesse hault haucier,
> A ly je l'envoie tout droit,
> Et ly demande, soit tort ou droit,
> Qui ly donne de sa monnoie
> Aussi grant que une monjoye :
> Et il s'y fait tresvoulentiers,
> Et de ce faire est coustumiers ;
> Il en est tresbien esprové,
> Car mainteffoiz je l'ay trouvé
> Envers moy avoir grant faveur.
> Ne veistes vous pas un paveur
> De chemin, que ly envoié,
> Qui un seul denier monnoié
> En ce monde vaillant n'avoit,
> Ains bien souvent grant fain avoit ?
> Maiz sy tost que fu devers ly,
> Devenir le fit sy joly,
> Sy riche, puissant, sy grant maistre,
> Qu'il sembloit un grant conte estre :
> Car de robes et de chevaux,
> D'or et d'argent et de joyaux
> Ly donnoit il a grant planté.
> Et puis ly vint à voulenté
> De le chevalier faire faire :
> Sy le fit tantost sans retraire,
> Puis le maria haultement
> A une dame noblement,
> Où il prist terres et chasteaux
> Bien assis, riches et beaux.
> Aussi d'autres que ly envoie,
> Me fait il pas *maint* de tel voye,
> Comme Casin et Morinot,
> Et Betisac, en Languedoc ;
> Anceau, d'Amboyse et puis Guillaume,
> Ont de ly vaillant maint heaulme :
> Et pour ce à ly je les envoie
> Qui leur donne de sa monnoie.

B. *Antécédents pathologiques*. — Maladie innommée
en 1393 : « Le duc de Berry estant tombé malade à Mehun
sur Yevre, le duc de Bourgogne envoya de Conflans le
11 décembre 1393... pour en avoir des nouvelles » (Petit,
Itinéraire, p. 546). — Grippe infectieuse en 1404 :

« Circa idem tempus dux Biturie, ducis Burgundie frater,
infirmitate communi, quam predixi, in domo sua de Win-
cestre prope Parisius laborabat. Sed cum phisici de ipso des-
perarent, pro incolumitate sua ad summum recurrens medi-
cum, pro ipso oraciones fieri ubique postulavit. » (*Religieux
de Saint-Denis*, III, 148.)

Maladie innommée en janvier 1412 : « In domo regia

Id. *ibid*. 302 : « DAMPNACION *parle à* RAISON *et dit* :

> Ma chiere dame, voluntiers
> Le vous dyray. Et tout premiers
> Un tabernacle appareillé
> Ay à Berry mal conseillé
> Pour avoir illec ses delis,
> Environné de fleurs de lis
> Jettant le feu trestout ardant,
> Qui tout le corps l'yra ardant.
> Et sy y a pierres pluseurs
> De moult de diverses couleurs,
> Lesquelles flambes getteront
> Qui tout le corps ly bruleront.
> Et sy a cinquante chiens,
> Laiz et veluz et anciens,
> Desquiex chascun sy le mordra
> Cent foiz le jour, ja n'en fauldra.
> Et pour ce qu'il a deservi,
> De mil dyables sera servi
> Qui ly feront annuy et deulx,
> Tant seront puans et hideux.
> Puis sy ara tresgrant montjoye
> D'or et d'argent et de monnoie
> Plus ardant que nez un feu n'est,
> Que il donra, sans nul arrest,
> A II ou à III ou à quatre
> De ceulx qui mielx le saront batre
> Trop bien il sera baculé
> Et bien ara le cul brulé,
> Et soufferra autres tourmens
> Dont à present ne me demans.

Sancti Pauli, januarii penultima die, rege regali solio resi-
dente, cui in absencia ducis Biturie, qui graviter egrotabat,
incliti Guienne et Burgundie duces, multi eciam comites,
barones, cum prelatorum caterva non modica, qui de provin-
ciis regni acciti fuerant, convenerunt, causam evocacionis
eorum atque burgensium regni audituri. » (*Religieux de
Saint-Denis*, t. IV, p. 736.)

C. *Mort.* — Pas de renseignements. (Religieux de Saint-
Denis, VI, 28 : « Illustrissimum principem dominum Johannem, ducem Biturie, gravis invalitudo corporalis arripuit ;
senioque confectus, quia septuagenarium septimum annum
transierat, Parisius in domo sua de Nigella, junii quinta
decima die, post suscepta ecclesiastica sacramenta ab hac
luce mundiali subtractus est. » — Juvénal des Ursins, éd.
Buchon, p. 533, col. 1 : « Cette année [1416], le quinziesme
de juin, mourut le duc de Berry, oncle du roy, qui fut grand
dommage pour le royaume, car il avait esté en son temps
vaillant prince et honorable. Et se délectoit fort en pierres
précieuses. Festoyoit très volontiers les estrangers, et leur
donnoit du sien largement. »)

§ 3. Philippe le Hardi, duc de Bourgogne (1342-1405).

A. *Antécédents physiologiques.* — Pas de renseignements.

B. *Antécédents pathologiques.* — En 1374 à Gand maladie
non définie (Petit, *Itinér.* 500). — 1382 id. (Douet, *Pièces sur
Charles VI*, p. 158). — 1396, Arras; malade d'une jambe :
« Comme le vin nouveau auroit pu lui estre contraire, il
donna ordre qu'on lui amena du vin vieux de Bourgogne,
parce qu'il n'y en avoit point à Arras » (Petit, *l. c.* p. 552) ;
pas de symptomatologie. — 1403, 2 et 15 septembre, maladie
non définie (Pannier, *Louis de Guyenne*, p. 61 ; — Petit, *l. c.*,
p. 568).

C. *Mort.* — Consécutive à l'épidémie d'influenza de 1404[1].

---

1. *Journal* de N. de Baye, I, 89 : « Samedi, xxvj[e] jour d'avril.
Cedit jour, estoient presques touz messeigneurs de Parlement
malades de reume et fievre tout ensemble, par une pestilence d'air
qui a couru et cuert puiz l'entrée de ce present moiz, telle que à
peinne puet l'on trouver povre ne riche, et par especial à Paris, qui
ne se sente de ceste maladie, les uns plus, les autres moins; et par

Christine de Pisan (éd. Buchon, 237, : « Et cestui dommage et meschief procuré par fortune (amenistraresse de

---

especial en la chambre de Parlement, aux jours des Plaidoiries, a telle tousserie de touz costez que à peinne le graphier, qui a esté surpriz de la dicte maladie à viij heures, puet enregistrer au vray. Diex par sa grace y vueille pourveoir. »

Baye, II, 287 : « xxvj aprilis CCCC IIII, Parisius et in regno accidit quedam infirmitas pestilens, qua homines subito in tantam tussin et capitis et pectoris infirmitatem incidebant quod stare nequibant, nec bibere neque comedere, de qua egritudine multi decesserunt, et vocabatur vulgaliter *le tac*, eo quod subitè homines capiebantur illa egretudine, qua ego ipse jacui quasi per quatuor dies. »

En 1414, nouvelle épidémie d'*influenza*. Baye, II, 172 : « Ce lundi Vᵉ jour de mars [1414] n'a point esté plaidoié, ne n'avoit aucun advocat ne procureur, ne partie ou moult po par le Palaiz pour une moult griefve maladie qui generaument couroit par Paris, par laquelle la teste et tous les membres doloient, et souffroit l'en moult fort reume. Et entre les autres moy mesme ne dormi de toute ceste nuit et ne me puiz soustenir de la doleur de la teste, des reins, des costes, du ventre, des bras, espaules et gembes. Si m'en voiz à mon hostel. »

« N'a pas esté plaidoié pour ce que une merveilleuse maladie a entreprins generaument toutes personnes, hors enfans au dessoubz de viij ou de x ans, par laquelle la teste, les espaules, les costes, le ventre, les bras et gembes doloient, et y avoit fievres et reume moult fort, et telement que au jour d'ui moult po des seigneurs de ceans et des advocas et procureurs sont venus, entreprins de ladicte maladie. Et moy mesme fu hier au vespre en venant de Nostre Dame surprins de ladicte maladie telement que je ne me puiz soustenir, et semble que ce soit *lues aut pestis aerea.* »

Baye, II, 307 : « In marcio (1414) vigebat in Francia et Parisius gravissima infirmitas, qua caput et membra singula dolebant, nec sapor erat scilicet cibi cuiquam, et eadem in Arabia et transmarinis partibus viguerat retro in mense octobris et novembris. »

Journal d'un bourgeois de Paris (éd. Tuetey, p. 49) : « Si advint par le plaisir Dieu que ung mauvais eir corrompu chut sur le monde, qui plus de cent mil personnes à Paris mit en tel (estat) qu'ilz perdirent le boire et le menger, le repouser, et avoient tres forte fievre deux ou trois foys [le jour], et especialment toutes foys qu'ilz mengeoient, et leur sembloient toutes choses quelxconques ameres et tres maulvaises et puantes; touzjours trembloient où qu'ilz fussent. Et avecques ce, qui pis estoit, on perdoit tout le povoir de son corps, que on n'osoit toucher à soy de nulle part que ce fust, tant estoient grevez ceulx qui de ce mal estoient attains; et dura bien sans cesser trois sepmaines ou plus, et commença à bon escient à l'entrée du moys de mars oudit an, et le nommait-on le tac ou le horion. Car avec tout le mal devant dit, on avoit la toux si fort et la rume et l'enroueure,

tous inconveniens et meschiefz) qui, ou mois de mars (1401)
lorsque les constelacions saturnelles et froides rendoyent l'air
infect par moisteur froide continuée en longue pluye plus
impetueuse que par nature la saison ne doit; par quoy furent
causées, ès corps humains, rumatiques enfermetés, avecques
fievres fimeres et entreposées, causales de mort, fist lors
transporter ès contrées nubleuses ou à air bruineux et couvert, pour la moisteur des palus esveus et terre ramoitie
d'icelluy pays qui siet vers les marches de Flandres, celluy
de laquel mort nous doulons, qui fu nommé, en son tiltre,
Phelippe, filz de roy de France, duc de Bourgongne, conte
de Flandres, d'Artois et de Bourgogne (qui frere germain fu
au sage roy Charles) lequel, à grant prejudice du bien propre
de la couronne de France et grief et perte de la publique
utilité commune, est trespassé *nouvellement* à Hale en
Henault, le vingt-septiesme jour d'avril, en l'an present 1404. »

Religieux de Saint-Denis, III, 142 : « Vernalis desiderata
temperies à pruinis et aquis pluvialibus hoc anno reddita fuit
tediosa…. Indeque, medicorum judicio peritorum, non minor
indisposicio in corporibus humanis sequuta est, multis reu-
mate tristi febre quoque huc illucque tam numerose habun-
danter afflictis, ut vix de septuaginta solus ab hac miserabili peste immunis potuit reperiri…. Nam primo, subito gravi
dolore capitis accedente, penitus depravabatur appetitus

---

que on ne chantoit qui rien fust de haultes messes à Paris. Mais sur
tous les maulx la toulx estoit si cruelle à tous, jour et nuyt, que par
force de toussir aucunes femmes qui estoient grosses, qui n'estoient
pas à terme, orent leurs enfans sans compaignie de personne. »

Jean de Brandon (éd. Kervyn, Bruxelles, 1870, I, 90) : « Eodem
anno, mense equidem aprili, circa initium mensis, ventus venit ab
aquilone vehementer impetuosus et urens, ut sua austeritate, rigi-
doque frigoris algore, cuncta virentia, pullulationes herbarum, arbo-
rum, omnesque virgulti flores urendo depasceret et velut solis ardor
foenum aestivo sub tempore marcescere faceret, unde et eo anno
cerasa, poma, pyra et hujusmodi fructus pauci et in magna caristia
habiti sunt. Insuper et ex hujusmodi vento praecordia hominum et
jumentorum tacta et algido rigore congelata, velut quodam fumo
sulphureo usta constringebantur, ut omne fere hominum genus,
cujuscunque sexus, aetatis seu conditionis fuerit intollerabilem
passionem tussis, cum raucitate pectoris et maximo capitis dolore
r remediabiliter pateretur. »

pacientis, et tandem tocius corporis exinanicio sequebatur.

« In regno pestilencia exorta ex multitudine incolarum, nobilium multa fuerunt funera, maximeque eam pestilenciam
insignem reddidit mors tam immatura, tam acerba ducis
Burgundie, regis Francie patrui, qui de Parisius recedens,
ducatum Brebancie statuerat visitare. Sed cum ipse dux id
agere affectans ad villam Halles vocatam pervenisset, tunc
cepit graviter infirmari, et lecto mortis decubuit. Ubi autem
egritudinem cognovit invalescere, nullam superesse fiduciam,
et quod medici de eo desperabant, pro auxilio divino impe-
trando ad ecclesiam Nostre Domine se mox portari precepit ;
quod tamen nil sibi corporaliter profuit. Nam antequam ibi
novendium complevisset, diem signavit ultimum, prius tamen
in spiritu contrito et humiliato susceptis ecclesiasticis sacramentis. »

Chron. anonyme belge (éd. Kervyn, Bruxelles, 1876, III,
233) : « Eodem tempore Philippus dux Burgundiae abiit
Barrum-Ducis ad exequias sororis suae ducissae Barrae, et
inde venit Attrebatum ubi erat ducissa uxor sua, ubi cum
ea peractis festis pascalibus exin abiit Bruxellam in Brabantia
ad ducissam Brabantiae amitam uxoris suae valde senilem et
annosam ut causa dictae uxoris suae per consensum bonarum villarum de patria assumeret regimen et possessionem
patriae. Itaque cum esset ibi in mense aprili in pascale anni
M¹CCCC¹ quarti arripuit eum infirmitas valida. Quam sentiens
fecit se in vehiculo poni et transvehi ad Nostram-Dominam
de Hallis quae tribus leucis distat a Bruxella, praecedentibus
eum plusquam quadringentis viris de patria ferramentis suis
iter quo transiturus erat, ut quietius veheretur, disponentes
et aspera in viam planam facientes. Et veniens ad Nostram-
Dominam de Hallis decessit ibi in uno hospitiorum ejusdem
villae in quo affixa erat effigies Cervi dominica xxvij die ejusdem mensis hora noctis media. Princeps erat largus et muni-
ficus et qui in venatu ut decebat et in aucupatu edoctus erat. »

Petit de Vausse, *Itinéraires des Ducs de Bourgogne*,
p. 338. Année 1404 :

4 Vendredi — Lille. (Comptes des receveurs généraux.)

10 Jeudi — Arras. (Mandement, *Bibl. nat.*, Coll. Bourgogne,
    t. LVII, fol. 160.)

16 Mercredi — Bruxelles. (Ce jour, le duc traite la duchesse
de Brabant et les principaux de Bruxelles, auquel lieu
estoient les heraults et menestriers du prince d'Ostre-
vant, du pays d'Artoys et du roi d'Aragon, *Bibl. nat.*,
Coll. Bourgogne, t. LXV, fol. 77 v°.) Il tombe malade
ce jour.

22 Mardi — Bruxelles. (Mandement, *Bibl. nat.*, Coll. Bourgogne, t. LVIII, fol. 22.)

24 Jeudi — Bruxelles. (Mandement, *Bibl. nat.*, Coll. Bourgogne, t. LVIII, fol. 122.)

26 Samedi — Le duc se fait transporter malade en litière de
Bruxelles à Halle. Les habitants de Bruxelles apla-
nissent les chemins pour ce voyage. (Comptes des receveurs généraux, *Bibl. nat.*, Coll. Bourgogne, t. LXV,
fol. 76 v°.)

27e jour d'avril Dimanche — Mort du duc Philippe le Hardi
à Halle.

Monstrelet (éd. Douet, I, 488) : « Puis s'en ala le duc à
Brucelles en Brabant, ouquel lieu print audit duc une grande
maladie... lequel duc se fist apporter sur une litière, de la
ville de Bruxelles en la ville de Haulx en Haynnau. Et afin
que les chevaulx qui le portoient alassent plus seurement et à
son aise, y avoit plusieurs laboureurs et manouvriers qui
aloient devant ladicte lictière à tout planes et autres instruments de fer pour refaire et aouvyer les chemins. Ouquel lieu
de Haulz il fut deschargé et mis assez près de l'église de
Nostre-Dame en ung hostel où lors estoit l'enseigne du Cerf.
Ouquel lieu, lui sentant très fort agravé de sa maladie
manda devant lui ses trois filz, c'est assavoir, Jehan, conte
de Nevers, Anthoine et Phelippe, ausquelz il pria très acertes
et commanda destroitement, que toutes leurs vies durans
feussent bons, vrais et loyaulx obéissans au roy Charles de
France, sa noble génération, sa couronne et tout son royaume,
et ce leur fist il promectre sur tant qu'ilz l'amaient. Et là
avec, fut par ledit duc ordonné à chascun d'eulx les seigneuries qu'il vouloit qu'ilz tenissent après son trespas et
la manière et intencion qu'ilz en avoient à user. Lesquelles
et plusieurs acomplies et devisées par lui moult sagement comme à tel prince appartenoit faire, aiant bonne

mémoire en sa derrenière heure, rendi son esperit ou dessusdit hostel. »

§ 4. Jeanne de Navarre (1340-1416) femme de Charles le
Mauvais. Mort subite dans un bain.

Secousse, *Mémoires sur Charles le Mauvais*, 1755, t. II, p. 388 :
« Quant est de la mort de madame la royne de Navarre (que
Dieu absoille) dont le dit Pierre a été interrogié par MM. du
conseil disans que elle fu empoisonnée, dist le dit Pierre que quant
elle mouru il étoit à Bernay, et ne fut onques si troublé, si esmer-
veillié ne si dolent de mort de personne, comme il fu de la siene et
ne tient pas qu'elle mourust de poisons : car en tenoit à Evreux où
elle mouru, que ce avoit esté parce que elle avoit esté mal gardée en
son baing auquelle elle mourut ; et le scevent Madame de Foix, la
dame de Saquainville, et Katherine de Bautellu, Margot de Germonville, et autres femmes estant pour lors avecques lui ; et si peut être
sceu par Simon le Lombart, apothicaire d'Evreux qui l'éviscera et vit
tout ce qu'elle avoit dedans le corps. Et aussi est il tout certain que
tantost après la mort d'elle, furent assemblez ou chastel d'Evreux
l'évesque d'Avranches, madame de Foix, madame de Saquainville, et
plusieurs du conseil du dit roi de Navarre, toutes les damoiselles et
femmes de chambre, et furent prises les femmes par serment que
elles diroient la vérité. Si fu recité tout au long par la bouche de Margot de Germonville tout le procès et la manière de la mort, et par ce
fu trouvé que elle étoit morte de faiblesse de cuer et à ce s'accordèrent toutes les autres femmes. »

§ 5. Isabelle (1348-1372) femme de Galéas Visconti. Pas de
symptomatologie dans la lettre par laquelle Barnabo Visconti
annonce à B. d'Armagnac la mort de la princesse (Durieu,
Gascons en Italie, p. 64).

§ 6. Sur les autres enfants de Jean le Bon (Marie de Bar,
1344-1404 ; — Agnès, 1345-1349 ; — Marguerite de Poissy,
1347-1356) pas de renseignements.

SECTION 2. — Anamnèse personnelle de Louis Ier d'Anjou.

§ 1. *Habitus extérieur*.

« En commençant au plus aagé après le roy Charles, lequel fu appellé
Loys, duc d'Anjou et de Touraine, qui après fu couronné du royaume

de Naples, comme cy après sera dit ; lequel Loys je treuve ès croniques et l'informacion de gens dignes de foy, à son vivant serviteurs de luy, ce fu prince louable et de digne reputacion, moriginé et appris en toutes choses qui à hault prince peuvent appartenir estre convenables ; moult sages homs estoit et avisiès en tous fais, prompt en parolle belle et bien ordonnée, hault et pontifical en maintien, très bel de corps et de viaire, passant les autres communs hommes de grandeur ; de très grant courage estoit, et moult desiroit haultes signories ; hardy et traveillant ; amoit les chevalereux, et les sages clers ; amassoit et tiroit environ soy tous beaulx hommes fors et bien combatans qu'il povoit avoir ; constant en deliberé propoz... convoi-teux estoit d'amasser tresor, pour desir de voyagier et conquerre ». (Christine de Pisan, éd. Buchon, p. 245, col. 1.)

§ 2. *Antécédents pathologiques.* — Pas de renseignements.

§ 3. *Mort.* — Pas de renseignements dans les documents français contemporains [1]. Les chroniqueurs italiens sont mieux renseignés. A la suite d'un refroidissement (*Chronicon Siculum, p.* 53 ; *Giornali Napoletani,* c. 1051) — contracté à Bisceglie, au cours de la campagne contre Charles de Durazzo, — survient chez le prince une tuméfaction de la gorge, *tumor gutturis* (qui n'est très probablement qu'une angine de mauvaise nature).

Lettre des Florentins au sire de Coucy (4 octobre 1384). Bibl. de Cambrai, Ms. 940 (fol. 18) d. Kervyn, *Froissart,* X, 546 : « Illustris et metuende domine, amice carissime, de cunctis vestris successibus qui et honorem vestrum concernerent et ad transquilitatem patriae pervenirent, certissime teneatis nos totis affectibus contentari. Ceterum noverit Excellentia Vestra illustrissimum principem quondam dominum ducem Andegavensem in civitate Barrensi, die XX[a] men-

---

1. *Religieux de Saint-Denis* (I, 337) : « Rex vexatus egritudine lecto decubuit. »

Journal de Jean Lefèvre, évêque de Chartres, chancelier du duc d'Anjou (éd. Moranvillé, I, 56) : « *Novembre* 1384. Le jour des Mors apres disner, madame la Roynne [de Sicile] sceut la mort de monseigneur le Roy Loys ; moy et messire Guillaume de Craon et maistre J. le Begu et l'abbé de Saint Aubin, l'evesque d'Angiers, le chantre et Thibault Levraut la confortasmes ce que nous peusmes. Le sire de Chasteaufromont vint veoir Madame et ploura comme une commere tres nicement sanz dire mot de reconfort. »

sis septembris, morbo subito tumoreque gutturis decessisse, et comitem Genebensem atque plures ejusdem domini proceres jam attigisse Venetias et in Franciam remeare. Datum Florentiae, III^a die octobris, anno M° CCC^{mo} octogesimo quarto. »

Mort de Louis d'Anjou à Bari, après quatre jours de maladie, le 21 septembre 1384. De l'apparition de cette angine, M. N. Valois (*Rev. d. Quest. hist.* LV, 144) rapproche avec raison le fait qu'à cette date la scarlatine décimait l'armée ennemie (*Giornali Napoletani*, c. 1051 : « Il re se ne ammalò, con tutti e molti signuri de' suoi, de una malatia, *che scorticaro como serpi* »). — A noter, comme toujours, la légende de l'empoisonnement (Thierry de Niem, p. 66.)

§ 4. *Antécédents psychopathiques.* — Au xive siècle Louis n'était, pour le peuple, qu'un cupide aventurier [1]. M. Molinier l'a

---

1. Douet, *Pièces inédites sur le règne de Charles VI*, I, 59. Février 1385 : « Charles, etc. Savoir faisons à tous présens et avenir. A nous avoir esté exposé de la partie de Guillaume le juponnier, habitant d'Orléans, povre homme chargé de femme et de quatre enfans. Que le jeudi apres Noël derrenièrement passé lui estant en l'ostel de Jehan Castel, où il estoit alez boire avec autres compaignons, après ce qu'il ot assez beu et tant qu'il fu souspris de vin, il dist, entre pluseurs paroles qu'ils orent ensemble, les paroles qui s'ensuient, si comme les présens ont rapporté, jà soit ce qu'il n'en soit bien mie recort. C'est assavoir : « Quest alez faire le duc d'Anjou là où il est « alez? il a pillée, robée et emportée la finance en Ytalie, conquérir « autrui terre; il est mort et dampné, et le roy saint Loys aussi, « comme les autres. » Et que nous et les autres seigneurs tenons mauvaisement et faussement ce que nous avons. Et oultre dist : « Estront, estront de Roy et de Roy; nous n'avons Roy que Dieu ; « cuides tu qu'ilz aient loyaument ce qu'ilz ont? ilz me taillent et « retaillent, et leur poise qu'ilz ne povent avoir tout le nostre; que a « il à faire de moy oster ce que je gaaigne à mon aguille? Je ameroie « mieux que le Roy et tous les Roys feussent mors que mon filz eust « mal ou petit doy. » Pour lesquelles paroles il a esté mis en prison et y est encores, etc. »
(Suit la rémission, mais avec cette clause : « Parmi ce que ledit Guillaume le juponnier soit signé ou front au saing de la fleur de lis pour exemple que les autres ne osent dire ne proferer semblables ou autres paroles contre le prince. » — La rémission adressée au gouverneur d'Orléans. Datée de Paris, février 1385.)

défini plus justement (*Rev. Hist.* 1893, janv., p. 117) : « Prince élégant, brillant capitaine et *tête faible.* » Toutefois rien à signaler dans son état mental qui s'écarte des réactions normales ou qui puisse être rapproché des tares psychiques de son frère le duc de Berry (voy. ci-dessus, pp. 514-516).

Section 3. — Femme de Louis Ier d'Anjou.

Marie de Blois [1].

---

1. Les notes réunies par M. Brachet, sur Marie de Blois, n'ayant pas été rédigées par lui, j'omets de les insérer. (A. B.-K.)

CHAPITRE XVII *(suite)*

DIX-SEPTIÈME GÉNÉRATION *(suite)*

Partie II

Charles V, *dit* le **Sage**, roi de France (1337-1380).

Section I. — Anamnèse personnelle.

§ 1. *Antécédents physiologiques.*

Erreur générale des historiens qui transforment tous le Dauphin en jeune homme cacochyme [1], — s'appuyant à tort sur le portrait (tracé par Christine de Pisan) de Charles V mourant, alors que Christine elle-même prévient le lecteur qu'elle laisse de côté la période de la jeunesse du roi [2]. Que

---

1. Michelet (*Hist. de France*, V, I, 13) : « Charles était *né vieux*; il avait de *bonne heure* beaucoup souffert. De sa personne il était *faible et malade*. Il *ne chevauchait guère*, mais plus se tenait à Vincennes, à son hôtel de Saint-Paul... »

« Le Dauphin [au moment de la bataille de Poitiers] était *faible, pâle, chétif*; il n'avait que dix-neuf ans. »

Lavallée (*Hist. de Fr.* II, 53) : « Faible de corps et de caractère, il ne parut l'épée à la main qu'aux champs de Maupertuis et depuis cette honteuse journée, etc... »

Corréard (*Hist. de France*, p. 43) : « Le Dauphin Charles était un jeune homme de dix-huit ans, grand, pâle, l'air maladif : il avait peine à tenir une lance et n'avait pas de goût pour la guerre. »

V. Duruy (*Hist. de France*, revue sous la direction de Lavisse, 1892, p. 98) : « Faible et maladif, il vivait renfermé dans son hôtel Saint-Pol. La faiblesse de sa constitution, etc... »

2. Christine de Pisan, p. 213 : « Administracion de nourreture et estat luy fu baillié si notablement comme droit et noble coustume requiert à telz royaulx enfens : de laquelle chose grant narracion

dire de l'historien qui dépeindrait le Bonaparte de Brienne ou d'Arcole d'après le cancéreux de Sainte-Hélène ?

Christine de Pisan, 222 : « *Ci dit la phisionomie et la corpulence du roy Charles.* Or me plaist deviser, et raison m'y instruit, la phinozomie et personne du susdit noble sage prince.

« De corsage estoit hault et bien formé, droit et lé par les espaules, et haingre par les flans ; gros bras et beaulx membres avoit si correspondens au corps qu'il convenoit, le visage de beau tour un peu longuet, grant front et large, avoit sourcilz en archiez, les yeuls de belle forme, bien assis, chasteins en couleur, et arrestés en regart ; hault nez assez, bouche non trop petite, et tenues levres ; assez barbu estoit, et ot un peu les os des joes hauls, le poils ne blont ne noir, la charneure clere brune ; mais la chiere ot assez pale, et croy que ce, et ce qu'il estoit moult maigre, luy estoit venu par accident de maladie et non de condicion propre. Sa phinozomie et façon estoit sage, attrempée et rassise, à toute heure, en tous estas et en tous mouvemens ; chault, furieus en nul cas n'estoit trouvé, ains agmoderé en tous ses fais, contenances et maintiens, tous telz qu'appertiennent à remply de sagece, hault prince. Ot belle aleure, voix d'omme de beau ton : et avec tout ce, certes, à sa belle parleure tant ordenée et par si belle arrengé sans aucune superfluité de parolle, ne croy que rethoricien quelquonques en lengue françoise sceust riens amender. »

§ 2. *Motilité.* Marche et équitation régulièrement pratiquées jusqu'en 1378 [1]. — Chasse au faucon : *Mandements* de Char-

____

faire n'est mie neccessaire, ne au propos singulier où je veuil tendre, qui n'est fors seulement traictier de ce qui touchera ses vertus et estat en sages et bonnes mœurs et autres particularités, lesquelles sont assez sceues par le commun ordre du nosble estat royal de France ne seroyent fors prolixitez non neccessaires, si me passeray de son enfance assez legierement ; par l'exemple que nous véons ès escriptures de tous les plus notables passez, n'estre escript de leur juene aage, fors comme chose apocriphe et sans grant foy. Et aussi pareillement n'est à mon propoz et ne quier faire grant narracion sur les fais de l'adolescence dudit roy. »

1. *Grandes Chron.*, VI, 328. Année 1371 : « Le mardi, quart jour du moys de mars ensuivant mil trois cens soixante-dix dessus dit, mourut madame Jehanne d'Evreux... et le roy aloit après le corps,

les V p. p. Delisle, n° 1624. Février 1377 : « LXXII frans bailliez pour faucons, que fait avons nagaires achetter. » — Chasse

---

dès sa maison de Saint-Pol dont il issi par l'uys de la conciergerie
dudit hostel, quant le corps passoit, jusques à Nostre-Dame-
de-Paris : et là furent dites vigiles de mors le roy présent. Et l'endemain jour de lundi, fu la messe chantée de *Requiem* en ladite
église par l'evesque de Paris. Et tantost après ladite messe, le roy
ala disner en l'ostel dudit evesque, et assez tost après disner fu porté
ledit corps au lonc de la ville de Paris, par la manière que il avoit
esté le jour précédent, le roy alant à pié après, jusqu'à la Bastide
St-Denis ; et là monta à cheval, et convoia ledit corps jusques à
Saint-Denis là où son obsèque fu fait l'endemain jour de mardi. »
Christine de Pisan, p. 324: « L'esglise Saint Denis en France,
auquel glorieux saint avoit grant devotion, visitoit souvent ; et aux
festes de cette eglise, à grant devocion, aloit à la procession avec les
barons et les roynes qui lors vivoyent. » [« Les Roynes qui lors
vivoyent », c'est-à-dire Jeanne d'Evreux, morte en 1371, — Jeanne
de France, morte en 1373, — Jeanne de Bourbon, morte en 1378.]
Christine de Pisan, p. 222 : « L'acoustumée manière de chevauchier estoit de notable ordre : à tres grant compaignie de barons et
princes et gentilz hommes bien montés et en riches abis, luy assis
sur palefroy de grant eslitte, tout temps vestu en abit royal, chevauchant entre ses gens, si loing de luy par telle et si honorable ordonnance que par l'aorné maintien de son bel ordre, bien peust sçavoir
et cognoistre tout homme, estrangier ou autre, lequel de tous estoit
le roy. »
Jehan le Bel, *Chron.* (éd. Polain, I, 218) : « En ce temps vint l'empereur Charles en la cité de Mez à grande compaignie, et avoit là fait
mander tous les barons et seigneurs et prélats d'Alemaigne.... Et
sy y tint si haulte court au jour du Noël, qui fut l'an de grâce mil CCC
et LVII qu'on n'avoit oncques veu tenir si grande à roy d'Alemaigne... A celle feste vint moult noblement le duc de Normendye,
filz aisné du roy de France et filz de la seur de l'empereur, à tout
grand compaignie et noble de Françoys... »
Mandements de Charles V, p. p. L. Delisle, n° 143, 12 décembre 1364:
« ... C'est assavoir pour un gris courcier que nous avons achetté
VII^{xx} frans. »
Christine de Pisan, p. 222 : « Ci dit comment le roy Charles se
contenoit en ses chasteaulx : Aulcunes fois avenoit, et assez souvent
ou temps d'esté, que le roy aloit esbatre en ses villes et chasteauls
hors de Paris, si comme à Meleun, à Montargis, à Créel, à Saint-
Germain en Laye, au bois de Vincences, à Beauté, et mains autres
lieux ; là, chaçoit aucunes foiz et s'esbatoit pour la santé de son corps,
desireus d'avoir doulz et attrempé. »
Mandements de Charles V, p. p. L. Delisle, n° 891. Maubuisson lez

à courre (le plus violent de tous les sports): *Mandements* de
Charles V (p. p. Delisle, n° 69). Août 1364. « A nostre amé escuier
Jehan de Courguilleray, maistre de nostre venerie, pour le gouvernement de noz chiens et levriers pour le cerf. » Id. *ibid.*
n° 70. Août 1364 : « Comme nous vous aions mandé par nos
autres lettres que, pour paier les gaiges des gens de nostre
venerie et pour paier les despens de nos chiens, vous baillis-
sés et délivrissiés la somme de deux cens frans, dont vous
n'avez rien fait... Nous vous mandons et commandons expres-
sement que tantost et sans delay, toutes excusacions cessans,
vous baillez et delivrez à nostre bien amé escuier Jehan de
Courguilleray, maistre de nos deduiz... » Id. *ibid.* n° 1429. Août
1377 : « Cent frans à nostre amé veneur Thirant de Thibeau-
viller, pour acheter chiens et autres choses pour le fait de
nostre venerie. »

— Guerre. A Poitiers, en 1356, loin d'être le lâche dépeint
par tous les historiens [1], Charles montra la plus grande bra-

---

Pontoise, 7 juin 1372. « ... A Nicolas de Soissons pour plusieurs
parties de pelleteries qu'il a délivrées pour nous et de nostre commandement, c'est assavoir pour nous un manteau à fons de
cuve à parer xiiᵉ ventres ; pour la *cote hardie à chevaucher*
iiiⁿ ventres ; pour les manches lxxv ventres ; pour le chaperon viiˣˣ
x ventres. »

Id. *ibid.*, n° 1302. Paris, 23 decembre 1376. « A Raoul de Segrie
notre tailleur de robes..... *Item*, V aulnes de pers lonc de Broisselle,
pour faire un *mantel à chevauchier* pour nous, II frans et demi
l'aulne... »

1. Michelet (*Hist. de France*, l. VI, ch. iii, p. 250) : « Il n'y avait
pas à espérer grand'chose du Dauphin. On ne le connaissait que pour
avoir donné à la bataille de Poitiers *le signal du sauve-qui-peut.* »

Henri Martin (*Hist. de Fr.*, t. V, p. 493) : « Le Dauphin Charles et deux
de ses frères *tournèrent le dos* suivis de 800 lances. Seul, le jeune duc
Philippe, *bien différent de ses frères*, ne quitta pas le Roi. »

Lavallée (*Hist. de Fr.*, t. II, p. 35) : « Le Dauphin Charles, *par
sa lâcheté*, avait été l'une des causes du désastre de Poitiers ; *il
s'enfuit jusqu'à Paris...* »

H. Bordier, archiviste paléographe, et E. Charton (*Hist. de Fr.*, t. I,
p. 438) : « La manière dont le Dauphin Charles avait quitté le
champ de bataille est toujours restée comme une *tache* sur sa mémoire. »

Guizot (*Hist. de Fr.*, 1874, t. II, p. 129) : « Le Roi Jean... fut *délaissé*
avant la fin de l'action par le Dauphin avec son corps de troupes...

voure[1] (Voir l'édition de Nangis, de Géraud, II, 240, la note de Lacabane sur la valeur militaire de Charles). Christine de

---

Malgré sa retraite *peu glorieuse* à Poitiers, Charles prit le titre de lieutenant du roi.... »

V. Duruy (*Hist. de France* remaniée sous la direction de M. Lavisse, 1892, p. 97) : « Sa conduite [avant son avènement] n'était pas de nature à inspirer de bien grandes espérances. Comme homme de guerre, il s'était *tristement montré* à Poitiers, où il avait *fui un des premiers.* »

Lemonnier, « Scholae Chartarum olim alumnus » (*De ministris cubiculi in hospitio Regis Caroli Quinti*, 1887, p. 10) : « Neque patris neque avi militarium rerum inane studium mutuatus, *imo vero à Marte abhorrens...* »

1. *Chronique des quatre premiers Valois*, p. p. S. Luce, p. 53 : « Adonc ala combatre la bataille au duc de Normendie aux Anglois, et la vindrent assaillir les Anglois en la dessus dicte place et les Gascons. Et là oult *la plus merveilleuse bataille*, la plus dure et *la plus mortel* des autres, et grant occision oult d'une part et d'autre.

Et fit aler le prince sa bataille sur la bataille au dit duc de Normendie, et de sa bataille mist le dit prince sept cens archiers armez derriere ses gens d'armes qui tiroient enmy le viz des Normans, qui moult fort les grevoit. »

Id., *ibid.*, p. 54 : « Alors fut la bataille au duc de Normendie prez de la bataille du prince et de toutes ses deux autres batailles, *lesquelles estoient toutes ensembles sur la bataille au dit duc de Normendie* tant qu'ilz la firent reculer et qu'ilz s'en retrairent en la bataille du roy. Moult estoit mervcilleuse chose et espuantable à ouir la frainte des chevaulx, les criz des blechiés, le son des araynes, des clerons et des criz des enseingnes. *La frainte et la noise estoit ouye de plus de trois lieues loing.* Et moult estoit grant douleur à veoir et regarder que la fleur de toute noblesse et chevalerie du monde se mettoit ainsi à destruccion, à mort et à martire tant d'une part que d'autre. Jehan roy de France qui moult estoit plain de grant hardement et de tres grant courage, adrecha alors sa bataille à celle du prince de Galles. »

Chronique des quatre premiers Valois, éd. Luce, p. 56 : « Ains que le roy fut prins, quant il aperçut que la bataille estoit doubteuse, il manda à son ainsné filz Charles duc de Normendie que, *sur quanque il amoit et doubtoit,* il se retraist à Poitiers, *combien que moult envys le feist.* Mais il convinst qu'il obeist à son pere, comme raison estoit. »

Contin. de Nangis (éd. Géraud, t. II, p. 240) : « Viriliter se defendens et multos occidens, dominus rex Franciae Johannes captus est ab Anglicis. *Quod videns* primogenitus ejus Karolus dux Normanniae, cum omnibus suis qui secum in armis aderant, *dimisit praelium*

Pisan, qui confirme cette combativité naturelle, dit qu'elle prit brusquement fin en 1365 à la suite d'une maladie qui laissa au roi l'impotence fonctionnelle du bras droit.

Christine de Pisan, p. 244 : « *Comment le roy, par son sens, moult conquestoit en ses guerres, nonobstant n'y alast ; et la cause pourquoi n'y aloit :* Mes, pour ce que aucunes gens pourroyent contredire à mes preuves de la chevalerie de cestui roi Charles, disant que recréandise ou couardie luy tolloit que luy en propre personne n'aloit comme bon chevalereux aux armes et faiz des batailles et assaulx, ainsi que firent son ayol le roy Phelipe, et son pere le roy Jehan, et ses autres prédécesseurs ; à ceulx convient que je responde verité manifeste et pure au sceu de toutes gens.

« Que par recréandise n'alast en personne aux armes de ses guerres, n'est mie ; car ou temps qu'il estoit duc de Normandie, ains son couronnement, avec son père le roy Jehan maintes foiz y ala ; et aussi, luy seul chevetaine de grans routes de gens d'armes, fu en pluseurs besongnes bonnes et honorables, à la confusion de ses ennemis.

« Mais, depuis le temps de son couronnement, luy estant en fleur de jeunece, ot une très grieve et longue maladie, à quel cause luy vint je ne sçay ; mais tant en fu affoiblis et débilité, que toute sa vie demoura très pale et très maigre, et sa complexion moult dongereuse de fievres et de froidure d'estomac : et avec ce, luy remaint de ladicte maladie la main destre si enflée, que pesant chose luy eust esté non possible à manier ; et convint, le demourant de sa vie, user en dengier de medicins. »

En 1365, nous voyons pour la dernière fois Charles V faire garnir sa masse d'armes [1].

§ 3. *Nutrition*. Pas de renseignements.

---

et recessit ; et alii duo fratres sui similiter, videlicet dux Andegavensis et comes Pictavensis filii regis. »

1. *Mandem*. (p. p. Delisle, n° 188. 1er mars 1365) : Charles V « ordonne de faire payer la somme de quatre cens frans d'or à nostre amé escuier de nostre corps et maistre de nostre escuierie Marcelet du Mesgnil, pour faire garnir nostre espée, nostre bacinet à couronne, nostre mace et pluseurs autres menues choses appartenantes à nostre harnois. »

§ 4. *Système nerveux.* Fonctions sensorielles : — 1. *Vision.*
Pas d'autre renseignement (en dépit de la rhétorique de
Siméon Luce[1]) sur l'état de la vision chez ce petit-fils de
l'aveugle Jean de Bohême (cf. ci-dessus, p. 497, § 1) que celui
de l'Inventaire du mobilier du roi[2]. — 2. *Audition.* Sur la
sensibilité musicale de Charles :

Christine de Pisan, l. III, ch. x, p. 280 : « De musique qui est la
science des sons accordés par notes minimes, le Roy Charles entendoit *tous les poins si entièrement* que aucun ne luy peut estre mucié. »
   Id. *ibid.*, l. I, ch. xv, p. 224 : « Environ dix heures, asséoit à
table. Son manger n'estoit mie long... et à l'exemple de David,
instrumens bas, pour resjoyr les esperis, si doulcement joués
comme la musique peut mesurer son, oyoit *volontiers* à la fin de ses
mangiers. »
   Id. *ibid.*, l. I, ch. xxxii, p. 235 : « Cestui Roi celebroit les festes
de sains en service melodieux de chant, dont il avoit souveraine
chappelle, laquelle il tenoit richement de toutes choses et à chantres,
musiciens, souverains et honorables personnes. »
   Mandements de Charles V p. p. L. Delisle, n° 1721 : « Paris, 19 mai
1378. L frans donnez à Hanse, nostre menestrel de viele. »
   Id. *ibid*, n° 1656, 8 mars 1377 : « Cinquante frans donnez à Jaquet,
nostre menestrel de guisterne, et cinquante frans donnez à noz deux
petiz menestrelz, pour les bons et agreables services qu'il nous ont
faiz et font continuelment. »
   Id. *ibid.*, n° 1561, 23 décembre 1377 : « A Hanse nostre menestrel
de vielle xxx frans pour acheter une sainture d'argent, xv frans à noz
petis menestrelz pour faire rappareiller leurs çaintures... »
   Relation anonyme de la mort de Charles V p. p. Hauréau (*Notices*

---

1. S. Luce, *La France au XIVe siècle*, 2e série, p. 40: « Le silence des vastes forêts avait une voix secrète qui parlait à son âme,
et les reflets changeants de la lumière sur un tapis de frais gazon ou
sur le miroir d'une onde transparente charmaient ses regards. On
peut ajouter que ce souverain du moyen âge n'*avait point attendu les
grands paysagistes de notre siècle* pour se plaire aux capricieux
méandres, où l'Oise et la Marne se jouent si mollement à travers les
plus doux sites de l'Ile-de-France avant de porter à la Seine le tribut
de leurs eaux. »
   2. Labarthe, *Invent. du mobilier* : « 1919. Item, deux béricles, dont
l'un a le manche de boys.
   2205. Item, ung béricle ront, plat, environné de corne noire.
   2706. Item, ung béricle ront, plat, enhanté en une queue d'or
longue, et a sur le manche une dame, et ung fruitelet d'un bouton
ynde et une perle d'Escosse ; pesant cinq onces sept estellins obole. »

et Extraits des Mss. de la Bibl. Nat. 1886, t. XXXI, 2e P., p. 5) : « Sed cum quacumque parte corpus laesum et confractum verteretur, nec requiem inveniret, pro consolatione spirituali ad organa dulces sonos et Dei laudes modulantia se convertit. »

§ 5. *Fonctions génésiques.* Marié à treize ans, Charles fit-il preuve de la précocité sexuelle de son père Jean le Bon (cf. ci-dessus p. 476, sect. 2. § 2) ? Nous l'ignorons. Période de libertinage inconnue des historiens (Christine de Pisan, p. 213 : « *Cy dit de jeunece du roy Charles et comment c'est gran peril quant administracion de bonne doctrine n'est donnée aux enfens des princes :* Pour touchier *la verité*, j'entends que jeunece, par propre voulenté menée plus *perverse* que à tel prince n'appartient, *dominoit en luy* en celluy temps. ») qui a dû commencer chez le Dauphin (quoique marié) vers l'âge de quinze ans, à en juger par l'âge des deux bâtards que les contemporains lui prêtent (le bailli de Rouen, Oudart d'Attainville [1], — et le fameux ministre de Charles VI, Jean de Montaigu [2]. On sait que le Dauphin Charles en 1363 portait les

---

1. P. Cochon, *Chron. Normande* (éd. Beaurepaire, 136) : « En l'an mil. ccc.lxxj., il avoit à Rouen, en Normandie, .j. archevesque, frere au compte d'Alenchon, nommé Philippe d'Alenchon, lequel estoit .j. bon prodomme et chaste et soutenoit au fort à garder les libertez et franchises de sainte église à son povoir. Et, en ce temps, [regnoit] le roy Charles de Vallois, lequel envoya à Rouen .j. bailly nommé Oudart d'Atainville. *Aucunz disoient qu'il estoit son filz de bast.* »

2. *Journal* de N. de Baye, I, 291 : « *Samedi XIXe jour d'octobre* [1409]. Ce jour, au vespre, ont esté apportées nouvelles à Troyes que messire J. de Montagu, chevalier et grant maistre d'ostel du Roy nostre Sire, homme de basse corpulence, maigre à peu de barbe, legier et apert, hatif en langage, ynel, subtil et diligent, aagié de L ans et plus,... par avant notaire du Roy, *et filz comme l'en disoit*, lequel messire J., par affection ou souffrance et simplece du Roy et des seigneurs de son sanc royal, avoit esté élevé en telle auctorité et eminence qu'il avoit en son temps gouverné toute la maison du Roy et de la Royne et de monseigneur le Dauphin, esté souverain sur les finances du Roy, lequel non pas seulement en l'ostel desdiz seigneur et dame, mais des seigneurs oncles et cousins du Roy, avoit moult grande auctorité, et par especial en l'ostel du duc de Berri estoit devent tous autres, et tant qu'il estoit le premier et principal ou Conseil du Roy et qui avoit ses ij freres, l'un arcevesque de Sens et pre-

armes parlantes « *K + cygne + aile* » de l'Italienne Biette
Cassinel, mère de Montaigu (cf. *Bibl. de l'Éc. des Chartes*,
3ᵉ série, t. III, p. 253, et *Hist. littéraire*, XXII, 513).

Cette vie de débauches prend fin avec l'accession au trône
de Charles V, alors âgé de vingt-sept ans. (Christine de Pisan,
p. 219 : « Le sage roy, jugiant et congnoiscent les fols delis estre
perjudiciables, dampnables et hors ordre de fame deue à digneté et trosne royal, desirant de laissier des choses basses et
tendre aux haultes béatitudes ; delaissant en jeunes jours les
abis jolis, vagues et curieus, lesquels jeunece lui avoit ainçois
amonnestés, prist abit royal et pontifical, sage et imperial,
comme affiert à tel dignité ; et avec ce, par l'exemple de l'Es-
cripture, qui dit : « Si ton œil te scandalise, si l'oste de toy »,
pour oster toute folle memoire, chaça d'environ soy tous les
fols procureurs, amenistrateurs et annonceurs de folles jeeu-
neces passées, où yceulx flateurs le souloyent instruire et conduire au gré de sa jeune plaisance.

« Et ainssy le sage prince, sanz user de simulacion, soubs
vesteure faincte, certainement tourna ses meurs en tous ver-
tueux offices. »)

---

sident de la Chambre des Comptes et estoit esperence qu'il seroit
chancellier de France, et l'autre evesque de Paris et chancellier du
duc de Berry, et qui avoit marié ses enfans si hautement, comme son
filz de l'aage de x ou xj ans à la fille de messire Charles de Lebret,
cousin germain du Roy et connestable de France, l'une de ses filles
au conte de Roucy et de Brenne, et l'autre fille au filz dudit conestable,
lesquelx filz et filles dudit Montagu estoient de la fille feu messire
Estienne de la Grange, jadis president au Parlement, sa femme, et
qui avoit acquiz moult de terres en divers lieus de ce royaume, et
avoit fait faire un chastel nommé Malcoussis, près de Paris, à viij
ou ix lieues, de moult merveilleux edifice, avoit aussi en moins de
ij ans edifié et fondé un couvent de Celestins près dudit chastel, si
bien ordonné en toutes manieres que c'estoit merveille, comme l'en
disoit, et avoient cousté lesdiz chastel et couvent plus de ijᶜ mil frans ;
et lequel *Montagu estoit si elevé que quasi nulles fois, lui venant à la
Court de Parlement, n'ostast son chaperon de sa teste, non pas devent
le Roy*, icellui Montagu fu prins, lundi ot viij jours entre Sᵗ Victor et
Paris, mis ou Chastellet du Petit Pont, et juedi derrien passé fu ledit
Montagu environ x heures mené du Petit Chastellet du Petit Pont à
Paris en une charrette es hales de Paris, où fu devant infinité de peuple
decapité, et sa teste fichée en une lance en l'eschafaut, et le corps mené
et pendu au gibet de Paris. »

Section 2. — Antécédents pathologiques.

§ 1. *Première maladie* (1357-1361 ?).

A. *Date de l'affection*. Entre 1357 et 1361. Ces deux dates extrêmes s'établissent, la première par l'assertion de Froissart qui en 1380 fait remonter la fistule brachiale du roi à une maladie datant de vingt-trois ans :

Froissart (éd. Luce-Raynaud, 1895, t. IX, p. 279-284) :
En che tamps, prist une maladie au roi de France, dont ils principaulment et tout cil qui l'amoient furent mout esbahi et desconforté, car on n'i veoit point de retour ne de remède, que il ne convenist dedens briefs jours passer oultre et morir. Et bien en avoit il meïsmes la connissance : ossi avoient si surgiien et si medechin, je vous dirai pourquoi et comment. Veritez fu, selonc le fame qui adonc courut, que li rois de Navarre dou tamps que il se tenoit en Normendie et que li rois de France estoit dus de Normendie, il le volt faire empuissonner; et rechut li rois de France le venin, et fu si avant menés que *tout li cheviel dou chef il cheïrent et toutes les ongles des mains et des piés, et devint ossi secks que uns bastons*, et n'i trouvoit on point de remède. Ses oncles, li emperères de Romme, oï parler de sa maladie : [si] li envoiia tantos et sans delai un maistre medechin que il avoit dallés [lui], le meilleur maistre et le plus grant en sience qui fust en che tamps ou monde ne que on seuist ne conneuist, et bien le veoit on par ses oevres. Quant chils maistres medechins fu venus en France dallés le duc de Normendie et il ot la connissance de sa maladie, il dist que il estoit enpuissonnés et en grant peril de mort; si fist adonc, en che tamps, de celi qui puis fu li rois de France, la plus belle cure que on euist onques oï parler, car il amorti tout ou en partie le venin que il avoit pris et rechu sur li, et li fist *recouvrer cheviaulx et ongles et santé*, et le remist en point et en forme d'omme, parmi tant que *cils venins petit à petit li issoit parmi une petite pistoule que il avoit ou brach*; et à son departement, car on ne peut le retenir en France, il donna une rechepte dont on useroit, tant comme il viveroit. Et bien dist adonc au roi de France et à cheulx qui dallés li estoient : « Si tretos que ceste petite pistoulle laira le couller et seccera, vous morrés sans point de remède, mais vous arés quinse jours ou plus de loisir, pour vous avisser et penser à l'ame. » Bien avoit li rois de France retenu toutes ces parolles, et *porta ceste pistoulle vint et trois ans*, laquelle cose par pluiseurs fois l'avoit *mout eshidé*. « .... Siques, quant ceste pistoulle comenchia à sechier et non à couller, les doutes de le mort le commenchièrent à aprochier. »

La seconde, par les termes de l'ordonnance de 1364 relative à l'hôtel Saint-Pol « lequel », dit Charles V, « avons achaté

[1361] et *ouquel* avons *recouvré* à l'ayde de Dieu *santé* de plusieurs granz maladies que nous avons eues et souffertes en nostre temps[1] ».

B. *Symptomatologie.* Alopécie et onyxis consécutifs à une maladie aiguë, et constitution postérieure d'un trajet fistuleux chronique du bras gauche[2] qui altère gravement le fonctionnement du membre et qui disparaît en 1380[3].

Mandements de Charles V (p. p. Delisle, n° 1310. Janvier 1377) : « Charles, par la grace de Dieu roy de France, à noz amez et feaux tresoriers à Paris, salut et dilection. Nous voulons et vous mandons que six vinz un frans d'or et trois quars de franc, qui deuz sont à Perrenelle de Foulloy, nostre gantiere, pour plusieurs gans que elle a bailliez et livrez pour nous et nostre commandement, depuis le ve jour de may derrenierement passé, dont les parties et les prix et les jours aus quelx les a livrez s'ensievent, c'est assavoir le xxviiie jour du dit mois, vint quatre gans à esguillète d'argent, *pour nostre main senestre*, ou pris de deux soulz parisis chascun gand, trois frans. »

« Le xxvie jour de juillet ensuivant vint et quatre gans à esguillète d'argent, *pour nostre main senestre*, ou pris de deux soulz parisis le gand, trois frans. Le xiie jour d'aoust ensuivant,

---

1. Arch. Nat., J. 154, n° 5 (Inventaire du Mus., p. 217) : « Charles, par la grace de Dieu roy de France, savoir faisons à touz presens et à venir que nous qui avons touzjours desiré et desirons de tout nostre cuer l'acroissement de l'eritage du royaume et de la couronne de France, considerans que nostre hostel de Paris appellé l'ostel de Saint-Pol, lequel nous avons achaté [1361] et fait edifier de nos propres deniers, est hostel solennel et de granz esbatemens, et ouquel nous avons eu plusieurs plaisirs, acquis et recouvré à l'ayde de Dieu santé de plusieurs granz maladies que nous avons eues et souffertes en nostre temps; pour lesquelles choses et autres qui à ce nous ont esmeu, ayens au dit hostel amour, plaisance et singulière affeccion, avons voulu et ordené de nostre propre mouvement, certaine science, plaine puissance et auctorité royal, voulons et ordenons par la teneur de ces presentes que nostre hostel dessus dit, tout ainsi comme il se comporte, avec touz les jardins, appartenances et appendances d'icelui quelconques, soit et demeure à touzjours perpetuellement propre demaine et heritage de nostre dit royaume et de la couronne de France pour nous et noz successeurs roys de France. »

2. Voy. Froissart, cité ci-dessus, p. 536.

3. Voy. Froissart, la même citation, ci-dessus.

vint et quatre gans à esguillète d'argent, *pour nostre main senestre*, ou pris de deux soulz parisis le gand, trois frans. » — Lettre du palatin, Robert duc de Heidelberg, à l'Empereur Wenceslas (23 déc. 1397) d. *Deutsche Reichstags Akten* v. Weizsecker II, n° 9 : « Timetur enim quod ipsi [reges Franc.] querunt vos uno modo et alio supplantare : nec hoc est novum, quia a tempore atavi vestri Henrici imperatoris semper quesierunt trahere ad se imperium. Et nunc in principio istius schismatis, quia cardinales ibi fecerunt antipapam in territorio comitis Fundorum, ipsi miserunt prius ad regem Francie patrem istius qui nunc est, dicentes quod si placebat sibi, ex quo non habebat uxorem, ipsi volebant eum eligere in papam. Et tunc ipse existens papa potuisset facere filium imperatorem et transferre imperium de Alemannia in Franciam ; quod et factum fuisset nisi quia rex ita *laesus erat in brachio sinistro* quod nullomodo potuisset celebrare[1]. »

Nous n'avons point à nous occuper ici du côté politique de cette candidature à la tiare en mars 1378 (Cf. Leroux, *Revue Hist.* XLIX, 280 ; Jarry, *Louis d'Orléans*, 199, etc.). Sur la

---

1. Christine de Pisan (éd. Buchon, part. I, chap. 33, p. 235) : « Ce bon Roy considérant les seigneuries et honneurs du monde de grant charge en conscience, et de petite durée et empeschement de saulvement, vouloit prendre exemple, en délaissant le monde, au bon empereur Dioclécien lequel quant qu'il ot amenistré l'empire vint ans se deposa de la digneté impériale. »

Id. *ibid.* pag. 235 : « Que le sage roy Charles fust homme de tresgrant devocion, appert par la ferme entencion que il avoit délibérée en soy *ce sçavoient assez de ses privés preudes homes* que se tant povoit vivre que son filz le Dauphin portast couronne, il lui delairoit le royaume et le feroit couronné : *et lui seroit prestre*, et le demourant de sa vie useroit ou service de Dieu. »

Panégyrique de Charles V par un contemporain (le légat du pape Clément VII), Bibl. de Cambrai, ms. 839 (éd. Kervyn, *Froissart*, IX, 551) : « Et ut verba : *Beati qui moriuntur in Domino*, convenienter valeant assignari, audi et considera diligenter quidnam salutis offerens libamentum se facturum jam dudum fuerat arbitratus, si ulteriorem dierum terminum sibi Dominus indulsisset, ad sacerdotii tirocinium, divina inspiratione suffultus, facere se assumi sicuti patefecit constitutus in articulo vaticinante apocopam vitæ suæ, et, quamvis tanti sacramenti majestate perterritus, se insufficientem et indignum ad ea quæ ille casus exigit, meticulositer allegaret, suum

réalité de l'existence d'un trouble fonctionnel du bras gauche
chez Charles V, rappelons que le correspondant du palatin
Robert, Wenceslas, avait été à cette même date (janvier 1378)
l'hôte du roi de France.

Les troubles moteurs du membre supérieur figurent au
nombre des *irregularitates* ecclésiastiques. Cf. *Théologie
morale* du cardinal Gousset, Paris, Lecoffre, t. II, p. 634 :

« 1. A la différence des *censures* qui sont de vraies peines
ecclésiastiques, les *irrégularités* ne sont que des empêche-
ments canoniques fondés sur l'indécence qu'il y aurait à ce
que ceux qui ont certains *défauts* ou qui ont commis certains
crimes fussent admis aux Ordres ou à en exercer les fonctions.

« 2. On compte treize irrégularités dont huit *ex defectu*
(défauts du corps, de l'esprit, de l'âge, de liberté, etc.) et
cinq *ex delicto* (l'homicide, l'hérésie, l'auto-mutilation, etc.).

« 3. Irrégularités *ex defectu* par défauts du corps. Sont irré-
guliers : 1° les aveugles ; 2° ceux qui n'ont qu'*un bras*, qu'*une
main* ; 3° ceux qui ont *les mains si tremblantes* qu'ils ne
peuvent tenir le calice sans danger de verser le précieux
sang. »

Nous avons épuisé la liste des symptômes qui serviront à
définir la nature de cette première maladie du Roi.

De ces symptômes, il en est un toutefois (celui de la *fistule*)
sur lequel il importe de revenir, en l'étudiant à un point de
vue non plus médical, mais philologique. Nous ne pouvons,
pour l'établissement du diagnostic, nous dispenser de fixer
d'une manière précise le sens de ce mot dans la langue du
XIVᵉ siècle.

Si nous interrogeons les classiques médicaux contemporains
de Froissart, nous voyons qu'au XIVᵉ siècle *fistule* est invariablement opposé à *cautère* : la première est un ulcère
naturel, c'est-à-dire une lésion d'ordre pathologique ; le second

---

tamen circa hoc propositum firmaverat supra petram, volens sibi
pompas totius mundanæ conversationis quæ seductione suos decipit
amatores, abrumpere, nec jugum trahere in funiculis vanitatis, malens
requiem quærere in hereditate sanctorum ; ob quod pie credendum
est ut, cum felix dicatur anima quæ aliis forma est sanctitatis, ipse
introiverit in potentias Domini et in thesauros gloriæ quæ non
transit. »

est un exutoire, c'est-à-dire une plaie *artificielle*, créée par le
médecin, et que l'on entretient de manière à produire par
suppuration une révulsion persistante.

En 1363 l'auteur de la *Grande Chirurgie*, Guy de Chauliac,
qui divise son livre en trois sections : Anatomie, — Maladies,
— Antidotaire (c'est-à-dire *Pharmacopée*), classe la fistule dans
les *Maladies* et le cautère dans la *Pharmacopée* :

Guy de Chauliac, *Grande Chirurgie* (éd. Nicaise), p. 312 : « Fistule est *vlcere* profond et cauerneux, auec durté calleuse de la part
intérieure : duquel procede le plus souuent sanie virulente qui en
découle. Et c'est ce que disoit Galen au liure des *Tumeurs contre
nature*. Aussi ce qu'on nomme fistule, est vn sinus estroit et long,
semblable aux autres seins : ayant contraction (c'est à dire durté) de
la part interieure, et derechef *apostemant (c'est à dire, iettant pus)* à
cause de la fluxion des superfluitez, tout ainsi que les autres. Car
aucunes fois elle se ferme et ne iette rien, quelquefois se reouure et
iette, selon qu'on est nourry et purgé. Doncques sanie virulente n'est
pas sa difference essentielle, ains ladite callosité, auec la forme
fistuleuse. Des Fistules, l'vne est en la chair, l'autre és veines,
l'autre aux nerfs.

Les *causes des Fistules* sont les mesmes que des vlceres cauerneux.
Car toute Fistule est procedée d'vn vlcere cauerneux, et en est
engendrée. Neantmoins les humeurs qui defluent et corrompent le
lieu, sont pires en Fistule qu'en l'vlcere cauerneux.

Les *signes* de Fistule sont prins des choses qui luy adherent essentiellement, comme de cuir calleux, et de la façon d'vn instrument
nommé fleute : et des accidents et effets, comme de la virulence et
horribilité qui en découle quelquefois, et de la douleur qui est petite,
sinon qu'elle soit prés du nerf. On cognoit qu'elle est en la chair par
l'humeur gros, visqueux, trouble, et crud, qui en découle. Qu'elle soit
au nerf, par la douleur et la tenuité de ce qui en sort. Que soit aux
veines, il est demonstré, parce qu'il en sort du sang et lye. Que soit
en l'os, par la tenuité et subtilité de ce qui en sort, comme dit Aui-
cenne. Et à ce aident les preuues auec tentes et esprouuettes, et
lauements de couleur : aussi le lieu et le temps font à cela. Car si
c'est aupres des nerfs, et des os, nous pouuons penser qu'il les ait
infectez. Pareillement si elle a passé vn an, qu'elle est en l'os, sinon
qu'elle est en la chair, ou aux nerfs. De la corruption de l'os, comment on la cognoistra, il a esté dit cy-dessus.

On iuge que la fistule de tout son genre est difficile à guerir, principalement la profonde et tortuë, enossee et enuiellie, et qui a plusieurs concauitez. Et s'amuser à elle, comme dit Albucasis, n'est que
peine et ignorance.

La *curation* de fistule a deux regimes, sçauoir est l'vniuersel, et le
particulier. Le *regime vniuersel* a trois intentions. La premiere

ordonne la manière de viure : la seconde éuacuë la matiere peccante :
mais la troisiesme, en confortant les membres interieurs, et en
desseichant la fistule, la rend apte à consolidation. »

Chauliac (éd. Nicaise), p. 316 : « *Cure palliative de fistule.* — Or
quand la fistule est en tel lieu, qu'elle ne peut estre guerie, comme
quand elle est aux membres nobles, ou voisins des nerfs et veines :
ou si le malade est foible, et ne peut soustenir la peine : ou si estant
craintif, encline plus à ce que le mal luy demeure : ou si dauanture,
de la curation s'ensuiuroit pire maladie, comme de la fistule du boyau
culier, excretion inuolontaire de la fiente : lors il est necessaire de la
pallier, auec maniere de viure, et purgation et diuersion de la matiere à la partie moins noble. Et la nettoyer de la chair trompeuse, et
onctueuse. Puis soit remplie d'exsiccatifs domestiques, et soit couuerte
de Diapalma, ou de l'emplastre noir. Car elle demeurera long temps
coye, pourueu seulement qu'elle soit preservée de l'eau, et de situation douloureuse, et *mouuement penible.* Cette palliation met Aui-
cenne, et Arnaud a discouru là-dessus quand il dit : Le conduit contre
nature qui a jetté longuement, comme en fistules vieilles, ne peut
estre bouché sans crainte de plus grand inconuenient, sinon que la
rejettion accoustumée soit destournée aux parties voisines. »

Id. *ibid.*, p. 590 : « *Des cauteres.* Cauterisation est operation manuelle auec feu, faite artificiellement au corps humain, pour utilité
déterminée. Le feu est double, selon tous les Docteurs, l'un actuel,
qui opere soudain et est en acte, comme celuy qui est mis auec
instrumens metalliques ardans. L'autre est potentiel, qui n'appert pas
sensiblement en l'heure, mais apres la reduction de sa puissance en
acte, ce qui est fait auec medicamens caustiques. Quelques-uns de
ceux-cy font grande impression et escharre : comme est la chaux viue
auec du sauon...

Les cauteres actuels sont plus seurs, que les potentiels : si ce n'est
au cas, que le patient (povr sa pusillanimité) n'osast attendre le feu,
ou bien au cas que nous voudrions faire des cauteres à vuider et à
destourner. »

Dans sa *Cyrurgia* [1], le monument le plus important de la
chirurgie française au moyen âge, Henri de Mondeville, chi-
rurgien de Philippe le Bel, avait déjà fait, un demi-siècle
avant Chauliac et d'une manière aussi précise, les mêmes
distinctions :

Mondeville, *Chirurg.* (éd. Pagel) cap. III, doctr. II, tract. II de
cura fistularum, n° 1 : « Notificatio, expositio nominis : *morbus,* qui
vocatur a laïcis fistula ad similitudinem fistulae instrumenti quo

---

1. Pour tout ce qui concerne l'œuvre de Mondeville, cf. la remarquable
introduction du Dr Pagel à son édition de la *Cyrurgia* (Berlin, 1892).

solaciantur cantando pastores, etc. — Diffinitio: fistula est *ulcus* profondum habens orificium strictum, etc. — Divisiones fistularum : aliae curabiles, aliae non ; curabilium aliquarum cura est utilis patienti, alia est inutilis et damnosa. »

Id., *ibid.*, cap. III, doctr. II, tr. II : « Cura palliativa est utilis... quando fistula est curabilis de se, tamen si curaretur morbus deterior sequeretur, ut est fistula ani, quae successit ex haemorrhoidibus antiquatis, quae si curaretur, patiens fieret maniacus aut hydropicus, etc., sicut dicit Hippocrates aphorismo 6to particulae. »

Id., *ibid.*, III, II : « Doctrina I. erit de quibusdam evacuationibus cyrurgicis communibus conferentibus in curationibus morborum et in regimine sanitatis, sicut sunt incisiones, *cauteria* et similia.

Notificatio : cauterium est instrumentum aut operatio particularis cyrurgica multum conferens ad praeservandum a morbis aliquibus, ad quos homines aliqui disponuntur et ad palliationem et curationem morborum jam factorum ut prosequendo posterius apparebit. »

Tous ces témoignages étant unanimes à montrer qu'au xive siècle comme aujourd'hui, on opposait la maladie appelée *fistule* au *cautère*, simple procédé de l'arsenal thérapeutique, nous ne pouvons conserver de doutes sur le sens du passage de Froissart :

Le roi avait au bras *une petite fistule*, c'est-à-dire un ulcère *naturel*, qu'il garde à sa grande terreur (*laquelle chose* l'avait par plusieurs fois *moult eshidé*, d'où recours aux saints Cosme et Damien) vingt-trois ans (preuve nouvelle que la lésion était d'ordre pathologique et non un procédé thérapeutique artificiel, œuvre du médecin, qu'on eût toujours été libre de suspendre ou de supprimer). D'ailleurs la lettre du palatin Robert de Heidelberg dit formellement que le roi avait au bras gauche une *blessure* (rex *laesus* erat in brachio sinistro), c'est-à-dire une lésion d'ordre pathologique.

On verra plus loin combien justifiée est l'insistance que nous apportons ici à préciser l'existence ou l'absence du symptôme, cette fistule étant l'un des éléments importants pour l'établissement du diagnostic.

En présence de textes aussi précis, on peut s'étonner de voir depuis trois siècles les historiens traduire, dans ce récit de la maladie du roi, invariablement *fistule* par *cautère* (Belleforest, Mézeray, Daniel, le P. Velly, Sismondi, H. Martin. Nous citons seulement les deux derniers : « *Depuis vingt-trois ans il portait par l'ordonnance d'un médecin allemand un cautère au bras.* » Sismondi, XI, 296 ; — « *La fistule ou cautère semblerait indiquer que le médecin de l'empereur sauva le roi d'une phtisie.* » H. Martin, V, 331).

Je retrouve ce contresens (moins excusable chez un clinicien) dans l'*Étude* du Dr Friedrich Bird (*Geschichte der Geisteskrankheit Carls VI*) publiée par l'*Allgemeine Zeitschrift für Psychiatrie*, qui n'est pas seulement une excellente revue de médecine mentale, mais un recueil-journal toujours exactement informé en matière d'histoire de la médecine. Le Dr Bird dit expressément : « *Ce médecin allemand ordonna au Roi de porter un cautère au bras* (Dieser deutsche Arzt verordnete dem König das Tragen *eines Fontanells* am Arm. *Allgem. Zeitschrift für Psych.* VI, 572), assertion contraire au texte du chroniqueur, et qui dénote, chez l'auteur de cette étude de médecine historique, une connaissance insuffisante du vocabulaire médical du moyen âge et de la médecine du xive siècle.

Froissart s'est trompé, comme il arrive toujours à un *laïque* quand il veut disserter sans culture préalable des causes et des effets. Il a attribué à la fistule une vertu dérivative, et en a conclu que c'était pour cette raison que le roi la conservait, au lieu de l'attribuer à l'impuissance chirurgicale du temps.

Si grossière qu'ait été son erreur thérapeutique, il n'a pas commis d'erreur sur l'existence de la fistule en tant que lésion pathologique. Ses successeurs ont aggravé son tort en concluant, de cette première assertion fausse de Froissart, que le médecin entretenait cette fistule, que c'était un exutoire artificiellement créé par lui.

D'ailleurs, il ne faut pas s'étonner que Froissart ait vu dans cette suppuration un processus éliminatoire bienfaisant.

Si l'on songe qu'il a fallu attendre Pasteur pour comprendre que la suppuration, encore prise par nos contemporains pour un processus normal (le pus est *louable*), était une *maladie*, on sera indulgent pour nos ancêtres du moyen âge qui y voyaient un processus éliminatoire bienfaisant de quelque cause morbifique (qui était le plus souvent du poison), et Froissart n'y manque pas : *le venin sortit* par cette petite fistule *pendant vingt-trois ans.*

C. *Diagnostic moderne.* — Pour la signification clinique

de l'alopécie et de l'onyxis consécutivement à l'infection, cf.
ci-dessus pp. 266-267. Il ne peut être question ici de maladies
éruptives ; leurs symptômes si apparents étant précisément
ceux qui frappaient le plus l'imagination des gens du moyen
âge[1].

La constitution subséquente du trajet fistuleux indi-
querait plutôt la dothiénentérie (on sait la prédilection du
bacille typhique pour le tissu osseux et pour la moelle
osseuse).

D. *Diagnostic médiéval.* — A défaut de médecine étiologique, nous faisons de la médecine pathogénique. Le moyen
âge se cantonnait dans la médecine symptomatique sans se
soucier de l'étiologie de l'affection. C'est dire d'avance qu'il
n'hésita point à classer la fistule du roi dans les manifestations scrofuleuses, diagnostic qui ressort (*naturam morborum curationes ostendunt*) du traitement nettement anti-
scrofuleux, soit pharmaceutique, soit hagiothérapeutique,
appliqué au roi.

Labarthe, *Inventaire du Mobilier de Charles V* en 1378,
n° 1871 : « Item, ung petit reliquiaire d'argent, où il y a une
pièce que on dit qui est de la sallemandre. »

Manget, *Bibliotheca pharmaceutico-medica*, II, 788 : « *Sala-
mandra* medetur scrophulis exulceratis. »

Mandements (p. p. Delisle, n° 151). Décembre 1364 : « Nous
sommes tenus à nostre bien amé Berthelemi Spiffame, bourgois de Paris, en la somme de trois mille quatre cens trente et
sept frans d'or, par les parties qui s'ensuient ; c'est assavoir :...
Pour six pieces de racquemas, que nous offrismes à Saint
Cosme et à Saint Damien, la piece vint huit frans, valent huit
vins huit frans. »

Autres offrandes de Charles V à Saint Cosme et à Saint Damien
(1370, 1371, 1377, Id. *ibid.* n°ˢ 736, 827, 1473, 1545). —

---

1. Au XIVᵉ siècle le chroniqueur italien qui nous décrit l'épidémie
de scarlatine sévissant sur l'armée de Charles de Durazzo (1385) se
borne à dire que les malades changèrent de peau comme les serpents
« scorticaro como serpi » (*Giornali Napoletani* c. 1051, cité ci-dessus
p. 525) ; — « ... pela touz », dit de même le conteur populaire, le
Ménestrel de Reims, dans son récit de la suette dont fut atteint
Philippe-Auguste.

Dévotion spéciale à Saint Cosme et à Saint Damien
(d. Labarthe, *Invent. du mobilier*, n° 924) et reliquaire de
Saint Cosme (Id. *ibid.*, n° 923).

Pour la spécificité des saints *anargyres* dans la guérison de
la scrofule et des humeurs froides, cf. Broc, *Les Saints protecteurs des maladies* (II, 378).

C'est sans doute à la même maladie que se rapporte la
médication ordonnée à Charles en décembre 1363[1].

§ 2. *Deuxième maladie* (1364-1366 ?) :

A. *Date.* — Les dates extrêmes s'établissent entre 1364
et 1366 :

1364. Christine de Pisan[2] : « Depuis le temps de son couronnement, luy, estant en fleur de jeunece... » Le couronnement
(Moranvillé, *Chronographia*, II, 305, note 1) est du 19 mai 1364.

1366. D'après Zantfliet, source moins sûre[3].

---

1. *Mandements*, p.p. Delisle, n° 28, 7 juin 1364 : « Noz tresoriers, Nous vous mandons que la somme de soixante seze livres deux
solz parisis, en quoy nous sommes tenus à nostre amé espicier et
valet de chambre Pierre Paumier, pour electuaires et pluseurs autres
choses que il a delivrées pour nous ou mois de decembre derrenierement passé... »

2. Christine de Pisan, 214 : « Mais, depuis le temps de son couronnement, luy estant en fleur de jeunece, ot une très grieve et longue
maladie, à quel cause luy vint je ne sçay ; mais tant en fu affoiblis et
débilité, que toute sa vie demoura très pale et très maigre, et sa complexion moult dongereuse de fievres et de froidure d'estomac ; et
avec ce, luy remaint de ladicte maladie la main destre si enflée, que
pesant chose luy eust esté non possible à manier ; et convint, le demourant de sa vie, user en dengier de medicins. »

3. Zantfliet, *Chronicon* (dans Martène, *Amplissima Collectio*,
V, 288) : « Anno MCCCLXVI. Ea tempestate Francorum rex
Carolus, quamvis haberet uxorem formosam, nobilem et providam,
graviter tamen in corde affligebatur, quia sterilis erat, nec semen aut
heredem ex ea suscipere posset. Insuper et fratres ejus Ludovicus et
Johannes atque Philippus et sorores multas proles haberent, et in
occulto gaudebant de sterilitate reginae, sperantes regnum infallibi-
liter ad unum eorum devolvendum. Accidit post pauca dictum regem
ex haustu veneni sibi porrecti lethaliter infirmatum : sed gratia Dei
et medicorum consiliis, mortem pro tunc evasit, duobus foraminibus

Est-il possible de préciser davantage la chronologie de
l'affection? La maladie ayant déterminé chez le roi l'impotence subite et incurable de la main droite — et consécutivement l'incapacité militaire de Charles (voy. note 2 de la
p. 545) — doit nécessairement être postérieure aux manifestations militaires du roi pendant cette période. L'affection
ne peut donc être antérieure au 1er mars 1365, puisque nous
trouvons à cette date un mandement du roi qui donne l'ordre
de faire « garnir » son épée, son bassinet (petit casque) à couronne et sa masse d'armes (Voy. note 1 de la p. 532). —
Devenu militairement impotent, le roi, quelques années après,
fait démonter ce casque désormais inutile dont nous retrouvons les pierreries dans l'*Inventaire* que Charles fit exécuter
sous ses yeux[1].

B. *Explosion de la goutte.* Christine de Pisan (ci-dessus
note 2, p. 545) ; — Zantfliet, *Chronicon* (ci-dessus, note 3,
p. 545) ; — Froissart (éd. Luce-Raynaud, 1895, t. IX, p. 281) :
« Avoecq tout ce [*l'ostéopériostite chronique du bras gauche*],
d'autres maladies dedentrainnes [*internes*] estoit li rois *trop
durement* grevés et bleciés.... Et bien sentoit li rois par ses
maladies dont il estoit *tant bleciés*, que il ne pooit longement
vivre. »
Pour l'intelligence de la symptomatologie dont nous allons
aborder l'étude détaillée, il est nécessaire d'avoir présente à

---

factis in utroque latere ejus, et uno inter duos digitos manus dextrae,
per quod venenum effluebat, magistraliter ordinato. Unde licet pro
tunc mortem non incurrerit, attamen omnibus diebus vitae suae
propter atrocitatem veneni in ipsa manu frigus patiebatur, fomen-
tisque etiam et chirothecis, in ipso quoque ferventissimo aestu
fruebatur; et licet sciret veneni porrectorem, ipsum tamen numquam
manifestare aut indicare curat, praecavens malum quod exinde
potuisset oriri. »

1. Labarthe, *Inventaire du mobilier* : « 26. Item, une couronne à
bassinet, à dix gros saphirs, quinze balaiz, esmeraudes et perles
d'Ecosse; pesant deux marcs.
« (De laquelle ont esté prins, pour mectre en la fleur de liz du sot,
deux balaiz, ung carré et ung beslong; et a ledit ballay beslong esté
taillié à huit costes). »

esprit la pathologie générale de la goutte dans la médecine
médiévale :

Bernard de Gordon, *Lilium medicinae*, Partic. VII, cap. 19 :
« *De podagra, sciatica et arthetica :* Gutta arthetica, sciatica et
podagra et chiragra, magnam habent amicitiam ad inuicem,
sed gutta potest locum generis obtinere : quia ut plurimum
omnes istae pass. generantur per viam rheumatismi, et quia
rheuma stillat sicut gutta aque : ita omnes istae passiones
possunt dici generali nomine *guttae*, gutta igitur obtinet
locum generis. Aliae autem quatuor sunt species ejus...

« Theriaca multum competit in istis passionibus, corpore
tamen mundificato... »

Chauliac, *Grande Chirurgie* (éd. Nicaise), p. 387 : « Arthretique *ou* Goutte est douleur des jointures, engendrée de
la fluxion des humeurs aux jointures.

« Goutte et Arthretique, c'est tout un, ainsi que dit Gordon.
Leurs *especes* sont la Sciatique en la Hanche, la Podagre au
pied et l'Arthretique aux autres jointures comme dit Galen au
dixiesme du *Miamir.* »

Le grant propriétaire des choses, l. VII, ch. LVI : « De la
goutte arthetique. Ceste goutte vient de cause de rheuma-
tique. Ceste goutte arthetique est une tres mauvaise maladie,
car elle fait les doigz des piés et des mains contraitz et sy
degaste les humeurs substantialles des membres où elle se
clost ; elle seiche les mains et les clost et leur oste la puissance de ouvrer ; elle fait les joinctures des mains moult
difformees et laides et plains de neudz et de boces. Ceste
maladie doit estre tantost secourue, car quant elle est vieille
on la peult à grant peine guarir, et par especial quant la
matiere se convertist en dures bocettes entour les joinctes. La
matiere doit estre bien purgée par bonnes medecines à ce
convenables et on doit traire le sang hors du corps par seigner.
Le patient doit tenir diette et user de legieres viandes et soy
tousiours garder de luxure et labourer legierement et moyennement. »

Commentaire de Joubert (1574), chancelier de l'Université
de Montpellier, sur ce passage de Chauliac (éd. Nicaise,
p. 388, note 2) : « La Sciatique, la Podagre et l'Arthretique
ne sont proprement *especes*, ains diverses appellations *d'une*

mesme espece de mal, laquelle a diuers noms selon les parties et membres qu'elle saisit. Tout ainsi que le phlegmon a diuers noms en diuerses parties, estant appelé en l'œil ophthalmie, au gosier angine, au poulmon peripneumonie, aux costez pleuresie, aux emonctoires bubon, etc... »

A noter aussi, pour expliquer la gravité des désordres organiques chez le roi consécutivement à l'affection, l'importance de la cause prédisposante, le terrain étant chez Charles V doublement arthritique :

1. *Père* (érythème noueux des rhumatisants, cf. ci-dessus, L. II, chap. XVI, § 11 ; petit-fils de goutteux et d'apoplectique, cf. ci-dessus, pp. 430-433). — 2. *Mère* (frère mort de cachexie goutteuse et grand-père graveleux, L. II, chap. XVI, p. 490). — 3. *Oncle* (mort de cachexie goutteuse, L. II, chap. XVI, pp. 493-495). — *Frère* (soupçonné de goutte, L. II, chap. XVII, P. I, § 3).

C. *Motilité :*

1. Membre supérieur droit. Déformation articulaire et impotence chronique de la main droite : « Et avec ce lui remaint de ladicte maladie la main destre si enflée que pesant chose luy eust esté non possible à manier » (Christine de Pisan, citée note 2, p. 545).

Incisions pratiquées entre les doigts dans le but de diminuer l'œdème (voy. note 3, p. 545). Sensation chronique de froid dans la même main (voy. même note), quelle que fût la saison, et persistant malgré tous les traitements (voy. même note).

Labarthe, *Inventaire du mobilier :* « 1989. Item, une grosse pomme de cuivre, percée, à eschauffer les mains.

2166. Item, une grosse pomme d'argent, dorée, à chauffer mains, laquelle est à rondeaulx dorez à jour ; pesant ung marc III°.

2719. Item, une pomme d'argent vérée à chauffer mains ; pesant sept onces cinq estellins.

2723. Item, une pomme d'argent vérée à osteaulx, pour chauffer mains ; pesant six onces.

3108. Item, une pomme d'argent doré à chauffer mains ; pesant ung marc une once. »

Motilité *abolie* pour les actes qui exigent un notable effort musculaire (voy. note 2, p. 545). Les armes auxquelles font allusion les textes ci-dessous [1] ne sont pas les armes personnelles du roi. — Motilité *conservée* pour les actes ne demandant

---

1. *Mandements* de Charles V, p. p. Delisle, n° 676 A : Paris, 10 avril 1370. Charles V ordonne de payer 400 francs « sur ce que nostre amé Jehan Benedicite, nostre armeurier, a receu pour appareiller, nettayer et mettre en bon estat noz armeures et harnois estans à Rouen. »

Id. *ibid.*, n° 693, 8 juin 1370 : « Charles, par la grace de Dieu roy de France, à nostre amé panetier Richart de Cormeilles, salut. Comme nous aions ordenné certain navire de galées et de barges estre mis sus par nostre amiral pour ceste presente armée de la mer, et pour le dit navire garnir et avitaillier il esconviegne pluseurs garnisons de vivres et de pluseurs autres choses, nous vous mandons, etc... »

Id. *ibid.*, n° 629, 12 janvier 1370 : « Charles, par la grace de Dieu roy de France, à noz amez et feaulz conseilliers noz generaulz tresoriers à Paris sur les aides pour la defense de nostre royaume et à Jehan le Mareschal, receveur des diz aides es cité et diocèse de Roan, salut et dilection. Comme Jehan des Portes, dit Benedicite, nostre haubergier et varlet de chambre, ait retenu et pris à louage, de nostre commandement, certains seules en la ville de Roan, de Vincent du Val Richier et Jehan du Val Richier, frères et bourgois de la dicte ville, pour mettre et herbergier noz armeures, que nous avons fait mener en la dicte ville de Roan es mois de juillet, aoust et septembre darrenierement passés, pour le fait de l'armée de la mer que nous entendions à faire lors, lequel louage des dictes seules peut monter pour le dit temps cinquante cinq frans d'or... » Le roi ordonne de payer ladite somme.

Id. *ibid.*, n° 865, 18 février 1371 : « Charles, par la grace de Dieu roy de France, à nostre amé Jehan le Mareschal, receveur general des aides de la guerre ou diocèse de Rouen, salut. A la supplicacion de nostre amé et feal conseiller Vincent de Valrichier, maistre des requestes de nostre hostel, disant que, dès le lundi iiiie jour de mars l'an lxix, Benedicite, nostre vallet de chambre, a tenu à Rouen une des seules du dit suppliant, et en icelle a mis plusieurs glaives et armeures pour le fait de la mer, dont icelli Benedicite n'a fait aucune satisfaction au dit suppliant pour le dit temps, ja soit ce que, se le dit suppliant l'eust tenue en sa main, il l'eust volentiers louée deux frans d'or chascun mois, nous te mandons que tu bailles et delivres au dit Benedicite la somme de quarante frans d'or, pour icelle somme bailler et delivrer par lui au dit suppliant. »

qu'un faible effort musculaire : écriture [1], port d'objets légers.
Labarthe, *Inventaire du mobilier de Charles V* : « 2378. Item,

---

1. *Musée des Archives*, p. 219 (n° 386. Charles V roi de France,
7 décembre 1367. — Lettre au trésorier Pierre Scatisse. Le roi
mande... au trésorier de se préparer à payer au prince de Galles
trente mille doublons d'Espagne pour la rançon de Du Guesclin. Cette
pièce est le plus ancien autographe royal que possèdent les Archives) : « Piere... Sciez ausin bien avisez que au prince nouz sommez
obligez pour la delivrance Bertrand de Caclin en xxx mile doblez
d'Espaine... à paier en vi moiz apres sa délivrance, la moitié les iii pre-
mierz moiz aconpliz puiz son departement de prison et l'autre moitié
en la fin dez vi moiz. Sy vouz en avisonz et mandonz que vouz metez
ansanble dez denierz dudit ayde le pluz que vous porrez : et se autre
asinacionz en aprez sete letre vouz estoiet depuiz faitez, ne voulonz
que paiez soient duquez sez chosez seint aconpliez. *Escrit de notre
main* à Pariz le viie jour de desambre. *Charles.* » — Au dos et aussi
de la main de Charles V se lit l'adresse : « A Piere Secatise notre
tresorier. »

Mandements de Charles V, p. p. Delisle, n° 889 : « En l'abbaye de
Chaaliz, 21 mai [1372]. Jehan d'Orleans, Nous faisons translater à
nostre bien amé le doyen de Rouen, maistre Nicolle Oresme, deux
livrez, les quiez nous sont très necessaires et pour cause, c'est assavoir polithiques et yconomiques, et pour ce que nous savons que le
dit maistre Nicolle a à ce faire grant peine et grant dilligences, et que
il convient que pour ce il delaisse toutes ses autres oevrez et be-
soignes quelconques, voulons que, pour sa dicte peine, vous li bailliez
et delivrez tantost et sans nul delay la somme de deux cens franz d'or.
Si gardez, sur toute l'amour que vous avez à nous et le plaisir que
vous dezirez nous faire, et si cher que vous doubtez encourir nostre
indignacion, que en ce ne faitez faulte, quelque chevance que fere en
doiez. Car ainssi li avons promis. Et pour ce que vous sachiez que ce
vient de nostre conscience, nous avons en ces presentes *cy dessoulx*
escript de nostre main. Donné en l'abaye de Chaaliz, ce xxie jour de
may. »

De la main du roi :

« *Gardez sur quanque vous douplez nous courouser, queque chevance que vous en doiez faire, vous ly delivrez sanz nul deloy iie franz.*

« *Escrit de notre main* : Charles. »

Id., *ibid.*, n° 890 : « 6 juin 1372. De par le roy. Receveur, Autres
fois t'avons escrit que, toutes excusacions cessans, tu venissez devers
nous tantost et sans nul delay, garny de quatre cenz frans, dont
tu n'as rien fait. Si sommes bien merveillez à quoy ce a tenu. Si te
mandons encore de rechief et enjoingnons, si chier que tu doubtes
encourre nostre indignacion, que sans nulle attente tu y viengnes

deux poignés d'argent, neellées de France, à porter la palme
le jour de Pasques Flories ; pesant six onces et demye » . —
Christine de Pisan, 234 : « De sa propre main, le jour du grant
vendredi, au peuple monstroit la vraye croix. »

2. Membre inférieur. Nous avons démontré la persistance de la marche et de l'équitation jusqu'en 1378[1].
A cette date, usage du bateau[2] ; jusque-là grand chas-

---

garny comme dessus. Et pour ce que tu saches que ce vient de nostre
conscience, avons cy dedens escript *nostre nom* de nostre main.

« Charles. »

Id., *ibid.*, n° 1276 A. (Orig. sur papier, écrit de la main de
Charles V, Français 5044, fol. 8.) 11 novembre [1376] (?) « Très
chère et trez amé cousine, Nous avons ouy notre frère de Bourgonie
de certaines chosez qu'y nous a raportey de par notre cousin
de Flandres, quy sont grandez et touchet notre oneur ; et pour
ce ranvoions notre frère et en sa compaine notre cousin de Cousy et
Buriau deverz notre cosin, et premieremant par devers vous, pour
vous dire et à notre cousin, votre fiz, toute notre entansion et certaine
volantey, et ausin pour savoir et nous raporter la veritey, de sy grant
mavetie come on controve contre notre oneur. Si vous prions,
notre très amé cousine, et requeronz sur amour, linage, homage
et tout ce en coy vous nous estez tenus, que, ainsy que notre dit
frère et lez desus dis vous requeront de par nous, vous vuliés enduire
notre cousin et faire en toutez manierez que de ce sachienz le certain,
par coy en puisiens conoitre sa bone volantay, en faisant et aquitant
envers nous son devoir, ainsy que bon cousin et suget doit faire, à
moy quy suy son senieur, et que nous e ly en puisienz demourer à
pez de cueur, quer envers ly volons sy avant faire notre devoir que
Dieu le conestra, et chacun le poura veoir. Et sur tout vuliés croire
notre dit frère et lez suz escris de tout ce quy vous diront de par nous
come ce en notre persone le vous disiens. Et Notre Segnieur vous ait
en sa sainte garde. Escrit de notre main, le jour saint Martin.

« Charles. »

A notre très chère et très ameie cousine la contese de Flandrez et
d'Artois.

1. Voy. ci-dessus pp. 528-530, et *Grandes Chron.* éd. P. Paris,
VI, 371, citées chap. XIV, p. 494 (le roi va *à cheval* à la rencontre
de son oncle l'empereur Charles IV, lorsque ce dernier vint à
Paris en 1378).

2. Christine de Pisan, p. 301 : « Le bel batel du roy, qui estoit fait
et ordonné comme une belle maison, moult bien paint par dehors, et
paré dedens. »

seur, le roi n'assiste plus aux chasses qu'en litière[1].

D. *État gastrique.* Nutrition : — 1. « Froidure d'estomac » (voy. note 2 de la page 545), c'est-à-dire, dans la terminologie galénique, dyspepsie flatulente :

Guy de Chauliac *Grande Chirurgie* (éd. Nicaise, p. 61) : « L'estomach est comme quelque despence et gardemanger commun à toutes les parties, constitué au milieu de l'animal selon Galen au quatriesme livre de l'*Usage*. Son action est de digérer *par la chaleur de la propre charnure de son fonds*, comme dict Avicenne. »

Labarthe, *Invent. du mobilier* : « 3593. Item, une autre chambre, de tartaire vert, pour le batel du Roy, contenant ciel, dossier, coultepointe et courtines closes, doubles, de tartaire. »

Id., *ibid.* : « 3718. Item, ung tappiz sur champ vermeil, ouvré à une tour à dains et à bisches, pour mectre sur le bateau du Roy. »

Id., *ibid.* : « 3865. Item le tref [la voile] dudit batel qui est de toille noire ».

Mandements (p. p. Delisle, n° 1588, 1378) : « xx frans, à noz bateliers qui nous ont mené par eaue par plusieurs fois. »

Dans l'inventaire de 1378 nous trouvons mentionnée une béquille : Labarthe, *Invent. du mobilier* : « 3892. Item, ung baston tors, en manière de potence, et dont la poignée est d'un lyon couchant assiz sur quatre oiseaulx estranges. »

1. Eustache Deschamps (éd. Queux de Saint-Hilaire, III, 169) :

> Et avec ce, qui veult dire le voir,
> A Saint Gombain fu bien aise li roys
> De voir le lieu. La pot bien percevo
> Que le pays est planteureux de bois;
> La lui firent les dames bonne chiere.
> *Et l'andemain vit devant sa litiere*
> *Biches et cerfs prendre joyeusement :*
> En pays nul n'a tel esbatement,
> Ne nulz chasteaulx de plus forte matiere.
> A Novion pot plaisant lieu veoir,
> Et au soleil cler resplendir les toys.
> Le gentil roy y vint a la priere
> Jehan Le Mercier, qui le vit grandement
> La ot bons vins et moult bel parement
> En son chastel fait de tresbonne pierre.

Pour l'identification de cette pièce, cf. Moranvillé, *Vie de Jehan Mercier*, 71, et A. Molinier, *Fragments de Jean de Noyal* (Soc. Hist. 1883, 243).

Jacobi Mangeti *Bibliotheca pharmaceutico-medica* seu rerum ad Pharmaciam galenico-chymicam spectantium Thesaurus, t. I, p. 708 : « AQUA STOMACHICA CALIDA. *Vires :* Ventriculum frigidum calefacit atque rectificat (pituitam et humorem crudum in eo collectum digerit ac concoquit; nauseam et vomitum sistit; acido ructui medetur ; *pristinum calorem* restituit). »

BALSAMUM AROMATICUM. *Vires :* « Valet ad frigidum ventriculum tardius concoquentem et flatibus multis obnoxium. »

Barthelemy l'Anglois, *Le grant proprietaire des choses,* trad. p. J. Corbichon, en 1372. [Cy commence ung tresexcellent livre nommé le proprietaire des choses translatées de latin en françoys à la requeste du treschrestien et trespuissant et redoubté roy Charles, quint de ce nom, adonc regnant en France paisiblement, lequel livre est utile et prouffitable pour tenir le corps humain en santé....]

Liv. V, ch. XXXVIII. Des proprietez de l'estomach.... Le froit estomach ne fait pas bonne digestion de grosses viandes et si en est tost grevé et les convertist en humeurs chauldes et corrompües.

« ... L'estomac est charnu au fons pour conforter la digestion, car sa chair est chaulde et moiste. Et en ces deux qualitez regne la digestion principallement.

« L'estomac est avironné du foye pour avoir plus grant chaleur à cuyre et digerer les viandes. Et celle chaleur cuist les viandes et convertist en sang... »

Heinri de Mondeville, *Chirurgie,* éd. Dr Pagel, Berlin, 1892, p. 49 : « Componitur autem stomachus ex duobus panniculis quorum interior est nervosus, exterior carnosus. Utilitas quare tunica interior stomachi fuit nervosa, est ut suam sentiat inanitionem. Utilitas quare exterior fuit magis carnosa, est ut *calore sua virtutem digestivam stomachi* adjuvet. »

De l'apparition chez le roi de cette affection classique chez les goutteux découle le régime alimentaire de Charles : Christine de Pisan (*Vie de Charles V*, l. I. ch. xv, p. 221) : « Son manger n'estoit mie long, et moult ne se chargeoit de diverses viandes, car il disoit que les qualités de viandes diverses troublent l'estomac ; vin clairet, sain, sans grant fumée, buvoit bien trempé et non foison, ne de divers. »

Id. *ibid.* (l. I, ch. xix, p. 231) : « Sobriété, laquelle est vertu divine, celluy Roy approuva en ce qu'il, entre les habundans delices, volt user icelle si comme il paroit en ses mengiers, continuellement ou tres actrempément usoit de vins et de viandes plus sains que délicatifs. » — Relation anonyme de la mort de Charles V, éd. Hauréau (*Notices et extraits des Mss. de la Bibl. Nat.* 1886, t. XXXI, 2ᵉ partie, P. 5) : « Hora quasi tertiarum, christianissimus Rex mensam aggreditur. Sed ipse, qui in mala valetudine corporis qua fuerat semper sobrius extiterat, minus in infirmitatibus quam alias tam in cibis quam potibus excedebat ; unde adeo mentis suae compos erat et in tantum, ex sua laudabili consuetudine, rationis habenas fraenebat, quod potius mallet esurire quam aliquid sumere quod in suae personae nocimentum verti potuisset. »

2. Reins. Dans cette reconstitution du tableau symptomatique, nous ignorons si la gravelle doit être relevée chez ce goutteux descendant de graveleux. Il faut noter toutefois, pour l'usage thérapeutique du roi, la présence de deux lithontriptiques selon la conception médiévale :

Labarthe, *Invent. du mobilier* : « 787. Item, ung courroye de cuir de lyon, sans nulle ferrure, en laquelle a cousu encontre, en ung cendal, troys enseignes d'or qui ont esté faictes pour le mal des rains. »

Employé au moyen âge comme lithontriptique, cf. Guy de Chauliac, *Grande Chirurgie*, p. 127.

Labarthe, *Inventaire du mobilier* : « 163. Item, ung joyau d'or, où il y a du chef saint Estienne, environné d'esmeraudes et de rubiz d'Alixandre, assiz sur un pié d'argent. Et poise ledit reliquiaire deux marcs d'or, et le pié d'iceluy, qui est d'argent, poise deux marcs deux onces d'argent. »

Id., *ibid.*, nº 935 : « Item, ung petit reliquiaire de saint Estienne, et est le pié de laton ; pesant, tout, ung marc troyes onces. »

Id., *ibid.* : « 2884. Item, ung petit reliquiaire, ouquel il a du greil saint Laurent, à façon d'une petite pellette, enchassillée d'or, et pend à ung lasset de soye ; et poise ung estellin obole. »

Id., *ibid.* : « 2561, Item, ung très petit reliquiaire d'or de saincte Ourse ; pesant cinq estellins. »

Il y a lieu de faire ici une distinction dans la spécificité hagiothérapique.

Saint Étienne (à cause de sa lapidation) est invoqué par les calculeux (*De mal de pedra curan al devot que en vos confia*, Cantiques catalans dans Broc, *les Saints protecteurs des maladies*, II, 568). Mais saint Laurent (*Acta SS. Augusti*, II, 493 ; — Alt, *die Heiligenbilder*, Berlin, 1845, p. 274 ; — Franklin, *Médec.*, p. 236) guérit les douleurs de la région rénale sans distinction d'origine (soit musculaire, comme le lumbago, soit néphrétique, comme les affections calculeuses). Même remarque pour sainte Ourse (Broc, *les Saints protecteurs*, I, 486).

E. *État fébrile chronique* (voy. note 2 de la page 545). Sur le fébrifuge du roi : Labarthe, *Invent. du mobilier* : « 598. Item, une petite boursette, où dedens sont pendans à une chaynette d'or, chascune, deux pierres en os bonnes contre le venin, c'est assavoir une petite teste de serpent noire, nommé *Lapis Albazahar*, et ung autre petit osselet blanc carré. »

Le rédacteur de l'*Inventaire du mobilier*, étranger à la médecine, a omis la plus importante vertu du bezoar : « Lapis bezoar orientalis : hujus *vires* experientia docuit *insignes* ad febres malignas et sim » (Schrœder, *Thesaurus Pharmacolicus*, 1680, p. 102).

Sur l'action fébrifuge attribuée au bezoar spécialement dans les fièvres pernicieuses, cf. la *Chron. Scandal.* ann. 1475 (I, p. 365, éd. Mandrot) sur la mort du comte de Saint-Pol.

F. *Cachexie goutteuse*. Elle ressort du tableau symptomatique de Christine de Pisan (voy. note 2 de la page 545) et de la médication du roi qui fait porter « *continuellement avec luy, en ung coffre de cyprès* », dont il est seul à avoir la clef, le remède souverain contre la goutte. Labarthe, *Inventaire du mobilier de Charles V*, n° 556 : « Autre inventoire des joyaulx, c'est assavoir anneaulx, relicques et autres choses estans en ung coffre de cyprès que le roy fait porter continuellement avecques luy, duquel il porte la clef : Item, la pierre qui guérist de la goute, en laquelle est entaillé ung roy et lettres en ébrieu, d'un costé et d'autre ; laquelle est assise en

or, à fillet, et a escript au doz sur ledit fillet. Et est ladicte
pierre en ung estuy de cuyr boully, pendant à ung laz de
soye, où il a deux boutons de perles. »

Manget, *Bibliotheca Pharmaceutico-medica*, II, 57, col. 1 :
« *Lapis Spongiae*, quibusdam Lapis Cappadox, Plinio Cys-
teolythos. Laudatur a Dioscoride ad vesicae calculum fran-
gendum. »

N. Lemery, *Pharmacopée*, s. v° : « La pierre d'éponge :
Elle se trouve dans les grosses éponges. On l'estime pour
briser la pierre du rein et pour dissoudre la goutte. »

Sur les médications anti-goutteuses, analgésiques et hypno-
tiques ordonnées à Charles cf. H. de Mondeville, trad. Nicaise,
p. 573 : « *Des Élancements de la Goutte* : 1. *Des causes*. La
cause prochaine et immédiate est une matière infectieuse et
toxique qui se cache dans quelque membre, dans le pouce ou
dans le pied par exemple. — 2. *Des symptômes*. Les symptômes
consistent en ce qu'elle traverse rapidement une région
comme une flèche; parfois elle est accompagnée de fièvre.
Dans l'endroit malade, il y a en outre persistance de chaleur
et de douleur. — 3. *Du traitement*. On administrera de *la
thériaque*. Si cette thérapeutique est insuffisante, on aura
recours à l'opération manuelle suivante : lier le membre au-
dessus et au-dessous de la partie où sont localisés les élancements avec deux bandes imbibées de *thériaque*.... »

Ambroise Paré(*Œuvres complètes*, 1603, fol. p. 496) : « Aux
goutes il y a un certain virus incogneu et indicible. Aussi
Galien au livre *De Theriaca ad Pisonem* (ch. xv) dit que le
theriaque profite aux podagres et à toutes maladies articulaires par ce qu'il consume et seiche la matiere virulente
des goutes. Davantage Gordon au chapitre *Des Goutes* semble
aussi avoir entendu qu'en icelles y a quelque venenosité,
quand il dit qu'en telle maladie l'usage du *theriaque* est fort à
loüer et principalement en après que le cors est mundifié et
purgé. »

Id., *ibid.*, p. 504. Ch. xv : « *Des Remedes pour les gouteux*.
On baillera du theriaque la grosseur d'une fève, lequel ne
conforte pas seulement la debilité de l'Estomach procedante
des purgations, mais *aussi corrige le virus arthritique*. »

Manget, *Bibliotheca Pharmaceutico-medica*, I, 775 : « Podagra adflictis et arthiticis Theriaca conducit, post inclinationem multoties pond. zj. pota, pro viribus et aegri temperamento; — opitulatur dolentibus etiam imposita. »

Labarthe, *Inventaire du mobilier* :

« 342. Item, ung petit barillet d'or, à mectre triacle, que le Roy fait porter avec lui continuellement; et est ouvré à ung osteau.

2733. Item, ung triaclier d'argent blanc, ront; sur le plat a deux escussons de Jérusalem ; pesant, *à tout le triacle* et ung laz rouge à quoy il pend, deux onces.

2864. Item, ung petit barillet d'or à mectre triacle, pendant à une chesnette d'or ; pesant quatre onces sept estellins obole.

2829. Item, ung triaclier, en une longue pierre garnye d'argent blanc, pour mectre triacle.

2249. Item, ung triaclier ou reliquaire de cassidoine blanc, ront, à deux petites ances, garny d'un très peu d'argent.

2255. Item, ung petit triaclier, en façon d'un barillet, lequel est de jaspre, et y a un pertuys.

2432. Item, ung petit triaclier d'argent, en façon de pommeau de coutel, à mectre triacle; pesant 1°.

1898. Item, ung petit flacon d'argent, à mectre triacle, qui pend à une chaysne d'argent.

3090. Item, ung tres petit estuy d'argent ront, à mectre triacle. »

Labarthe *Invent. du mobilier* : « 1911. Item, une paire de mandagloire, en ung estuy de cuir. »

Le grant proprietaire des choses, livre XVII, ch. cii : « Mandragoire est une herbe qui porte sur ses fueilles petites pommes qui sont de bonne et de souefve odeur. Elle a la racine à la forme de ung homme ou de une femme. On donne l'escorce de ceste herbe avec vin à une personne que on veut tailler et pour ce il s'endort tellement que il ne sent point la douleur.

Selon Diascorides mandragoire est une herbe qui fait dormir. On doit user saigement de ceste herbe, car qui en prent trop il en a la mort : car elle a la vertu de refroidir et de mortifier et de endormir. Et pour ce le jus de ceste herbe avec

lait de femme mis sur les temples fait dormir la personne
nonobstant qu'elle soit en aigüe malladie, si comme dit le
Plateaire.

Moult d'aultres vertus a la mandragoire *car elle oste toutes
enfleures.* »

Sur la paleur et la maigreur cachectique du roi, cf. Christine
de Pisan, 222 : « La chiere ot assez pale[1], et croy que ce, et
qu'il estoit moult maigre, luy estoit venu par accident de
maladie et non de condicion propre. » — Id. *ibid.* 214 : « [A
la suite de cette maladie de 1366] toute sa vie demoura tres-
pale et tres-maigre. »

Sur sa faiblesse (son état ne lui permettant d'aller au grand air
qu'en été) : Christiane de Pisan, 241 : « Nostre sage roy Charles,
nonobstant que sa personne apparust le plus du temps estre à
requoy en ses riches palais, fu droit chevalereux par la maniere que à vray prince est apertenant. » — Id. *Ibid.* 222 :
« Puis aloit à vespres, après lesquelles, se c'estoit en esté
temps, aucunes foiz entroit en ses jardins, ésquelz, se en son
hostel de Saint-Paul estoit, aucunes fois venoit la royne vers
luy, où on lui apportoit ses enfens ; là parloit aux femmes et
demandoit de l'estre de ses enfens. »

Chauliac, *Grande Chirurgie,* p. 392 : « Du Regime preser-
vatif des gouttes : Il a trois *intentions* : la premiere que la
matiere ne soit engendrée, la seconde que l'engendrée soit
chassée, etc....

Pour accomplir la *premiere intention* (que la matiere ne soit
engendrée, principalement la froide), maistre Arnaud de
Villeneuve a recueilli dix aphorismes extravagans lesquels,
pour leur excellence, seront cy inserez.

Desquels le premier est *de l'air* : l'air excellemment refroi-

---

1. Il avait le *visage très* pale. MM. G. Monod et Bondois traduisent
ces mots par : la *chair* eut *assez* pale (*Hist. de France depuis les origines jusqu'à la mort de Louis XI,* 2ᵉ édit. 1891, in-12, p. 152 :
« Christine de Pisan nous le peint en ces termes : la chair eut assez
pale »). Ils oublient qu'en vieux français *chière* ne signifie pas chair
(carnem), mais chère (cara, — mine, visage, et plus tard chère lie, faire
à quelqu'un bonne chère), et que *assez* (italien *assaï*) a toujours le
sens superlatif.

dissant et eschauffant, offence les pieds des podagres. Le second, de la viande et du breuvage, etc.... »

§ 3. *Maladies postérieures à 1365 :*

A. *Datées mais non définies :*

1. En 1374 maladie « *étrange*, inconnue » et qui a dû s'établir dans une forme chronique puisque la relation dit « peregrinis *infirmitatibus* » (Religieux de Saint-Denis, I, 13 : «... ubi se vidit peregrinis astrictum infirmitatibus non posse quod conceperat complere »). La maladie, d'après le texte du chroniqueur, est nécessairement postérieure au mois d'août 1374 et antérieure au mois d'octobre de la même année.

2. De décembre 1377 à mai 1378 le roi toujours souffrant : *Mandements*, p.p. Delisle, n° 1537, 8 décembre 1377 : «... cinq francs que nous avons fait bailler à nostre amé et feal confesseur, pour donner pour Dieu, *pour ce que nous ne jeunasmes pas hier*, qui estoit veille de la conception de Nostre Dame. » — Christine de Pisan, p. 234 : « Très devot et vray catholique estoit ce très vray crestien, le roy Charles. Sa primiere œuvre, dès qu'il estoit levé, estoit de servir Dieu, comme devant j'ay dit; et nonobstant sa deliée complexion, jeunoit tout temps un jour de la sepmaine, et les jeunes commandés, *se grant accidens ne luy tolloit.* » — *Mandements*, p.p. Delisle, n° 1701, 27 avril 1378 : « Deux mille frans d'or, lesquelz nous avons fait donner et distribuer en pluseurs lieux pour Dieu et en aumosne pour notre maladie, pour prier pour nous. » — Id. *ibid.* n° 1706, 1er mai 1378 : « xx frans que nous avons fait bailler à Jehan de Bures, herbier, pour certaines choses qu'il a faites pour nous. » — Id. *ibid.* n° 1722, 20 mai 1378: « Premierement quatre cenz franz donnez à nos amez et feaulz phisiciens maistres Jehan Jacme et Jehan de Tournemine, pour leur aidier à supporter les fraiz et despens qu'il font et soustienent chascun jour en demourant à Paris pour nostre service et de nostre commandement. »

B. *Ni datées ni définies* (Froissart, éd. Luce-Raynaud, IX, 281 : Avoecq tout ce, d'autres maladies dedentrainnes estoit li rois *trop durement* grevés et bleciés ») dont quelques-unes sont visiblement liées à l'arthritisme. Froissart

(éd. Luce-Raynaud, IX, 281) : « Par espécial dou mal des dens,
avoit il si grant grief et si grant rage que on ne l'adiroit à
nul homme [1]. »

A noter la dévotion spéciale de Charles V (*Inventaire du
mobilier*, nos 2473, 2639, 2699) pour les deux saints précisément invoqués contre le mal de dents : *sainte Elisabeth* de
Hongrie (Broc, *Saints Patrons*, II, 474 ; P. Cahier, *Caracté-
rist.* II, 646 ; Franklin, *Médec.*, p. 228), — *saint Christophe*
(*Acta SS.*, *Julii*, t. VI, p. 125-131 ; Broc, II, 77 ; P. Cahier,
II, 610 ; Franklin, p. 227, note 2 ; H. Estienne, *Apolog. p.
Hérodote*, éd. Ristelhuber, II, 320 : « S. Christofle est le
naturel medecin des dens : veu sa dent qu'on monstre à
Beauvois en Beauvoisin, en une petite abbaye qui porte le
nom de luy »).

Section 3. — **Mort.**

A. — *Sources.*

§ 1. Elles sont au nombre de quatre :

A. Le récit de Froissart qu'ont rendu populaire tous les
historiens modernes (Barante, Michelet, H. Martin, etc.). Il
est muet sur la maladie au point de vue clinique (à part quelques détails étiologiques de pure fantaisie. Cf. ci-dessus
pp. 536-544 sur fistule, et pp. 582-584 ci-dessous sur empoisonnement).

Il n'est pas moins inutile au point de vue historique. « Rien
de décevant, a très bien dit Alfred Leroux (*Nouv. Recherches*

---

1. Labarthe, *Invent. du mobilier* : « 2198. Item, deux ongles à
feurger dens, dont l'un est blanc et l'autre noir, garny d'argent esmaillé de France ; et pend chascun à ung lasset de soye, où pent à
chascun ung noyau de perles.

2798. Item, ung petit coutelet d'or à feurger dens, et la gayne
esmaillée de France, pendant à ung petit lacet vermeil ; pesant quinze
estellins.

2828. Item, ung petit coutelet à façon de furgète à furger dens. »

crit. sur les relations polit. de la France avec l'Allemagne
1892, p. vii), comme les *Chroniques* de Froissart quand on
essaye de ramener ses dépositions à des dates précises et de
les faire concorder avec les documents de chancellerie. »

Au dire de Froissart, Charles V serait mort à Paris, à
l'hôtel Saint-Pol, entouré de ses frères et du Dauphin, en
recommandant le futur Charles VI à l'affection de ses oncles
dans un discours que M. Guizot (*Hist. de France*, II, 205) ad-
mire comme un modèle d'éloquence royale. (« De tous les
adieux des rois mourants à leur famille et à leurs conseillers,
ceux que je viens de reproduire sont les plus sérieux, les plus
précis et les plus simples. ») — En réalité, Charles V mourut
loin des siens, à sa maison des champs de Beauté-sur-Marne.
Ses frères surveillaient en Vendomois la marche des Anglais
(cf. Petit, *Itinéraire des ducs de Bourgogne*, 148) et le roi avait
lui-même envoyé ses deux fils à Melun, redoutant pour eux les
atteintes d'une épidémie qui ravageait Paris (*Grandes Chroniques de Saint-Denis*, VI, 470).

B. Le récit de Christine de Pisan [1] (fille de l'Italien Thomas

---

1. Christine de Pisan, p. 319 : « Ce dit le trespassement et belle fin
du roy Charles. Vers la moictié passée du mois de septembre, en
l'an mil trois cent quatre-vingt, le roy Charles ala en son hostel de
Beaulté, ouquel, peu de jours après, luy prist la maladie dont il trespassa en assez brief terme ; mais de l'estat de s'enfermeté ne quier
faire grant informacion, ains selons le continue procès precedent,
c'est assavoir des vertus de lui, dignes d'infinie memoire, diray de sa
très fervent foy, devocion, constance et sain entendement. Comme sa
complexion soubtille fust non puissant de porter longuement fais de
si grieve maladie, en bien pou de jours fu à merveilles débilité, et
tant que sa seine discrecion, non empechiée jusques à la mort, pour
quelconques souffrance du corps, lui jugia que brief seroit le terme
de sa vie. Pour ce, volt disposer de ses derrenieres ordonnances et
tendre au salut de son ame, dont nonobstant eust tousjours accoustumé de soy confesser chascune sepmaine ; adont son pere espirituel
continuelement avec lui, très diligemment examinant sa conscience,
et que riens n'y demourast en scruppul, en grant devocion, larmes
et contricion, se confessoit derechief par souventefoiz ; et comme jà
fust agrevé très durement, volt recepvoir son Créateur, lequel, après
pluseurs messes de luy oyes, lui fu admenistré : devant laquelle
reception, à merveilleux signes de devocion, dist telz parolles, en la
presence du sacrement : « O Dieu mon rédempteur, à qui toutes
« choses sont manifestes, moy recognoiscent tant de foiz avoir offensé

de Pisan, « medecin et astrologien » du roi), récit exclusivement rédigé (au dire de l'auteur) d'après les souvenirs de son

---

« devant ta majesté et digne saincteté, soyes propice à moy pecheur,
« et ainssi comme as daigné approchier le lit du povre languissant, te
« plaise, par ta miséricorde, que à toy puisse en la fin parvenir ! » Et
en telles parolles disant, à grans larmes, fu communié, et après rendy
graces à Dieu.

« Cestui sage roy, demonstrant les signes de sa grant constance
nonobstant les tourmens de l'engagement de sa maladie, pour donner
aulcune recréacion de reconfort à ses serviteurs, que il véoit pour
lui grandement adoulés, dont il avoit grant pitié, en efforcent sa puissance, vouloit chascun jour estre levé et vestus, et mengier à table ;
et, quelque foible qu'il fust, leur disoit parolles de reconfort et bons
amonnestemens, sanz quelconques clameur ou plainte de signe de
douleur, fors en appellant le nom de Dieu, de Nostre-Dame et des
sains ; et deux jours ains son trespassement, tout eust il passé moult
greveuse nuit, lui levé et vestus, va regarder ses chamberlans et tous
les autres serviteurs et phisiciens, qui estoyent tous esplorés ; adont
leur prist à dire de très joyeux visage, et en semblant de bonne convalescence : « Esjoyssez-vous, mes bons loyaulx amis et serviteurs,
« car en briefve heure seray hors de voz mains ; » lesquels, oyans ces
parolles, ignorerent, pour la joyeuseté de la chiere, en quel sens ot
dicte la parolle, de laquelle, tost après, l'effect leur en donna la
clarté.

« Le samedy devant son trespas, apparirent en lui les signes mortelz,
où les douleurs furent horribles, sanz que apperceue fust en luy
aucune impacience ; mais en continuant sa devocion, tousjours estoit
sa clameur à Dieu, et costé lui sondit confesseur lui amonnestant les
parolles en tel article nécessaires, auxquelles, comme très vray
crestien catholique, respondoit et faisoit signes de grant foy à Nostre
Signeur.

« Quant vint le dimanche à matin, et jour qu'il trespassa, fist appeller
devant luy tous ses barons, prelas, son conseil et chancelier ; adont
va parler devant eulx moult pieuses parolles, si que tous les contrai-
gni à larmes. Entre les autres choses dist, du fait de l'esglise, que
comme il eust esté informé par tout le coliege des cardinaulx et en
faisant toute l'investigacion qu'il avoit peu et sceu faire, presumant
que tant de vaillans prelas ne se voulsissent mie dampner pour un
singulier homme, que il avoit desclairié pape Clement pour vray
pape ; et ce qu'il en avoit fait, prenoit sus son ame que de bonne foy
l'avoit fait.

« *Item*, son testament et laiz, que pieça devant avoit fait, vouloit qu'en
celle forme fust tenus.

« Après ces choses, requist la couronne d'espines de Notre-Seigneur,
par l'evesque de Paris lui fust apportée ; et aussi, par l'abbé de Saint-
Denis, la couronne du sacre des rois ; celles d'espines receupt à grans

père « et *sans dongier d'aucune informacion* » (Christine de Pisan, éd. Buchon, p. 319 : « Dirons du dernier terme

---

devocion, larmes et reverance, et haultement la fist mectre soubz ses piez ; adont commença telle oroison à la sainte couronne : « O « couronne precieuse, dyademe de nostre salut, tant est douls et en-« miellé le rassadyement que tu donnes par le mistere qui en toy fut « compris à nostre redempcion ; si vrayement me soit celluy propice « duquel sang tu fus arousée, comme mon esperit prent resjoyssement « en ta digne presence ! » Et longue oroison y dist moult devote.

« Après tourna ses parolles à la coronne du sacre, et dist : « O coronne « de France, que tu es precieuse, et precieusement très ville ! pre-« cieuse consideré le mystere de justice lequel en toy tu contiens et « portes vigoreusement ; mais ville, et plus ville de toutes choses, « consideré le faiz, labour, angoisses, tourmens et peines de cueur, « de corps, de conscience, et perils d'ame, que tu donnes à ceulx qui te « portent sur leur espaules ; et qui bien à ces choses viseroit, plustost « te laisseroit en la boe gesir qu'il ne te releveroit pour mectre sus son « chief. » Là dist le roy maintes notables parolles, plaines de si grant foy, devocion et recognoiscence vers Dieu, que tous les oyans mou-voit à grant compassion et larmes.

« Après ce, la messe fut chantée, et volt le roy qu'en chants melo-dieux et orgues fussent à Dieu chantées laudes et beneyssons.

« Porté fu le roy de sa couche en son lit ; et comme il prensist moult à foibloyer, son confesseur lui ala dire : « Sire, vous me comman-« dastes que, sans actendre au derrain besoing, je vous ramenteuse « le derrain sacrement ; combien que necessité ne vous y chace mie, « et que maint, après celle unxion, soyent retournés à bonne conva-« lescence, vous plaist-il, pour le reconfort de vostre ame, recepvoir « la ? » Le roy lui respondi que « moult lui plaisoit ». Adont lui fu aprestée, et volt le roy que toutes manieres de gens à qui il plairoit entrassent dedens sa chambre, laquelle fu tost remplie de barons, prelas, chevaliers, clercs et gent de peuple, tous plourans à grans senglous de la mort de leur bon prince ; sur tous y menoit dueil son loyal chambellans le seigneur de La Riviere, si grant que il semblait comme homme tout remis de son sens ; et par tel contenance ala le roi baisier, si comme il vint dehors, que à tous fist moult grant pitié.

« Le roy lui mesmes, selons sa foiblece, s'aida à s'enulier. Quant la croix lui fu presentée, la baisa, et en l'embrassant commença à dire, regardant la figure de Nostre Seigneur : « Mon très douls sauveur et « redempteur, qui en ce monde daignas venir, affin que moy et tout « l'umain lignages, par la mort, laquelle, volontairement et sanz « contrainte, volz souffrir, rachetasses, et qui, moy indigne et insipient « à gouverner ton réaume de France, as institué ton vicaire, j'ay tant « griefment vers toy pechié, dont je dis : *Mea culpa, mea gravissima* « *culpa, mea maxima culpa* ; et nonobstant, mon douls Dieu, que je

d'icellui sage et tout ainssi que dit le proverbe : « En la fin
« peut-on cognoistre la perfeccion de la chose », povons vraye-

---

« t'ay courroucié par deffaultes innumerables, je sçay que tu es vray
« misericors et ne veuls la mort du pecheur ; pour ce, à toy, pere de
« misericorde et de toute consolacion, en l'article de ma très grant
« necessité, criant et t'appellant, te demande pardon. » Celle oroison
finée, se fist tourner la face vers les gens et le peuple qui là estoit,
dist : « Je sçay bien que ou gouvernement du royaume, en pluseurs
« choses, grans, moyens et petis, ay offensés, et aussi mes serviteurs,
« auxquelz je debvoye estre benigne et non ingrat de leur loyal service ;
« et, pour ce, je vous pry, ayez merci de moy : je vous requier par-
« don ; » et adont se fist haulser les bras, et leur joingni les mains :
si povez savoir se grant pitié et larmes y ot gictées de ses loyaulx amis
et serviteurs.

« Encore dist : « Sachent tuit, et Dieu l'a primierement cogneu, que
« nulle temporalité ne prosperité de vanité mondaine ne me pertrait ne
« encline à vouloir de moy autre chose nê mes ce que Dieu a voulu de
« moy ordonner, lequel scet qu'il n'est quelconques chose precieuse
« pour laquelle je voulsisse ou desirasse estre retourné de ceste ma-
« ladie. »

« Un peu après, en approchant le terme de la fin, en la maniere des
anciens peres patriarches du Vieulx Testament, fist amener devant
lui son filz aisné, le dauphin ; alors, en le beneyssant, commença
ainssi à dire :

« Ainssi comme Abraham, son fils Isaac, en la rousée du ciel et en
« gresse de la terre, et en l'abondance de froment, vin et œile, beney et
« constitua, en enjoingnant que qui benistroit lui fust beneit, et qui le
« mauldiroit fust rempli de maleisson ; ainssi plaise à Dieu qu'à cestui
« Charle doint la rousée du ciel et la gresse de la terre et l'abondance
« de forment, vin et oile, et que les lignées le servent, et soit seigneur
« de tous ses freres, et s'inclinent devant luy les filz de sa mere ! Qui le
« beneistra soit beneit ! et qui le mauldira soit remply de maleiçon ! »

« Ce mistere fait, à la priere du seigneur de La Riviere, beny tous
les presens, disant ainssy : *Benedictio Dei, Patris et Filii et Spiritus
« Sancti, descendat super vos, et maneat semper !* » laquelle beneysson
receurent tous à genous, à grant devocion et larmes. Puis leur dist
le roy : « Mes amis, alez vous en, et priez pour moy, et me laissiez,
« affin que mon travail soit finé en paix. » Lors, luy tourné sus l'autre
costé, tost après tirant à l'angoisse de la mort, oy toute l'istoire de
la Passion, et auques près de la fin de l'evvangile saint Jehan commença à labourer à la derreniere fin ; et, à peu de trais et sanglous,
entre les bras du signeur de La Riviere, que moult chierement il
amoit, rendi l'esperit à Notre Seigneur, qui fu, comme di est, environ l'eure de midi, le seiziesme jour de septembre ledit an 1380, et
le quarante quatriesme de son aage, le dix septiesme de son regne. »

ment, à la fin de nostre dit sage roy, cognoistre la perfeccion de ses très préeleues vertus et sapience : de laquel fin moult me plaist ce que memoire me rapporte, sanz dongier d'autre informacion, *la relacion que j'en oys de mondit pere naturel*, auquelles parolles, cognoisçant son excellence en toute vertu, je adjouste foy comme à parolle véritable dicte de preudomme, lequel très amé serviteur et clerc excellent, gradué et docto-risié à Boulongne la Grasse en la saincte medicine, avecques autres degrés de sciences, *ju continuelement present en la maladie dudit prince, jusques à la fin*; et ceste verité par assez de gens encore vivans peut estre sceue. »)

Cette affirmation fut acceptée par tous les historiens jusqu'en 1887, date à laquelle M. Hauréau découvrit dans un manuscrit de la Bibliothèque nationale une relation latine anonyme émanant d'un témoin oculaire de la mort de Charles; il n'eut pas de peine à démontrer que cette pièce était, encore plus que les souvenirs de maître Thomas de Pisan, la source princi-pale à laquelle (sans l'avouer) Christine avait largement puisé.

C. La relation latine anonyme [1] à laquelle nous venons de

---

1. Relation anonyme de la mort de Charles V, publ. p. Hauréau (*Notices et extraits des Mss. de la Bibl. Nat.* 1886, XXXI, 2ᵉ partie, p. 5) : « Rex Carolus quintus, regis Joannis filius, in domo Decoris   1
quam prope nemus Vicennarum supra Matronam noviter extruxerat, die dominica, xvii[a] die septembris, anno octuogesimo, et ætatis suæ xliiii°, diem clausit extremum ; cujus exitus ab hoc sæculo et finis suæ vitæ temporalis talis fuit.   5
Nam media nocte per duos dies naturales integro præcedente diem qua viam universæ carnis ingressus est, mandatorum Dei semitas ac totius Ecclesiæ statuta canonica prædecessorumque suorum christia nissimorum regum regulas sanctas observans, pro confessore suo fratre Mauricio de Colengiis vivo sermone, ordinis Prædicatorum, 10
mandari fecit, et eidem, sicut consuevit pro venerabili susceptione corporis Christi, ad majorem præparationem voluit humiliter confi-teri ; in cujus confessionis fine prædicto suo confessori, sub debito fidelitatis juramento, præcipiens injunxit ut, quotiens appareret sibi congruitas aut immineret articuli necessitas, eidem, sicut decebat, 15
unctionis extremæ ministraret principi adjumentum. His confessor sic sibi injunctis missam immediate celebraturus accessit ; qua cele-brata ut moris est et audita a principibus, cubiculariis seu cambella-nis aliisque quampluribus, rogavit rex catholicus pro sua communione celebranda sibimet peregrinationis viaticum apportari; ante cujus 20
conspectum, antequam ipsum sumere vellet, in hæc orando verba

faire allusion, découverte en 1887 par M. Hauréau dans le
manuscrit 8299 du fonds latin de la Bibliothèque nationale

---

vel similia lacrymans dixit : « O Deus et redemptor meus, qui scis
omnia et cordium secreta scrutaris, tu nosti quomodo ego peccator
contra te multifarie multisque modis peccavi, et supra populum a te
25 mihi commissum me forsitan contra ipsum injustum ostendi; sed tu,
Domine, non ultor peccatorum, sed pie, clemens et misericors, qui
graviter ægrotantis usque lectulum appropinquare dignatus es dulci-
ter et venire, præsta ut, sicut tu ad me, sic ego ad te tua gratia valeam
finaliter pervenire ! » Hac oratione finita, portiuncula modica sacri
30 viatici ob debilitatem valetudinis corporalis assumpta, manibus junctis et ad cœlum oculis levatis, gratias egit dicens : « Agimus tibi
gratias, omnipotens Deus, pro universis beneficiis tuis, qui vivis et
regnas Deus per omnia sæcula sæculorum. Amen. »
Quibus dictis, confessor, cum reliquiis sanctis quæ de sacro viatico
35 remanserant, revertitur ad altare, suum socium indui faciens, qui
sine mora missam secundam citius quam potuit celebravit; post cujus
celebrationem, hora quasi tertiarum, christianissimus rex, corporalis
recreationis causa, mensam aggreditur. Sed ipse qui in mala valetudine corporis qua fuerat semper sobrius extiterat, minus in infirmi-
40 tatibus quam alias tam in cibis quam potibus excedebat; unde adeo
mentis suæ compos erat et in tantum, ex sua laudabili consuetudine,
rationis habenas frænabat, quod potius mallet esurire quam aliquid
sumere quod in suæ personæ nocimentum aut in sui detrimentum
verti potuisset honoris. Sic autem prædicto prandio facto, ad gratia-
45 rum actiones assurgit, credens per modicum horæ spatium quietari ;
sed, infirmitate magis invalescente, per medicorum consilium ad lectum revertitur multum gravis, et ibidem per totam noctem laborans,
die sequente, circa primam, licet debilis corpore, sanus tamen et
hilaris corde, de lecto surrexit, et, lotis manibus, lota facie, jocun-
50 doque spiritu, suos servitores sic alloquitur, dicens : « Lætamini et
gaudete, vos confessor et medici, quia in brevi eripiar a manibus
vestris. » Quem enim sensum haberet rex ipse in verbis ignorabant
audientes, sed per effectum quem habuerunt hæc perceperunt postea
sui fideles de morte dolentes.
55 Die autem sabbati præcedente diem mortis suæ, in magnis et
variis doloribus ac angustiis cordis et corporis continuavit, in quibus
constantissimum se ostendit, sicut qui, nullis displicentiæ aut impa-
tientiæ verbis interpositis, matrem Dei sæpius in suum auxilium in-
vocabat, verbaliter dicens : « O Virgo Maria, adjuva me ! » Hac autem
60 die, parum ante prandium, postquam divinis et sanctis orationibus
intendisset, diu super cubiculum positus sedit, ibique de multis
multipliciter et abundantius præter consueta perorans, visum fuit
audientibus ipsum quamdam similitudinem [dementiae] incurrisse ;
sed verborum abundantia magis ex debilitate et vacuitate capitis
65 quam ex alio procedebat. Quis enim vidit aut percipere potuit ipsum

(*Notices et extraits des Mss.*, XXXI, 2ᵉ partie, p. 4 : « Rex Carolus
quintus, regis Joannis filius, in domo Decoris quam prope

---

errare in verbis aut titubare loquelis, cum incœpta peroptime media-
ret et per media debita concluderet fines suos? Absit hoc ab omni
vivente ut dicat christianissimum dominum rationis usum amisisse aut
ab ejusdem tramitate (*sic*) deviasse, nam tunc plusquam alias concep-
tus suos reseravit sagacius aut prudentius declaravit. Adveniente   70
autem nocte, circa solis occasum, propter signa fallentia, crediderunt
quamplurimi ipsum mortis articulum evasisse; sed media nocte clamor factus est, quia tum dolores et gemitus incœperunt succrescere,
linguaque, (quæ) superfluitate renuctatis [l. rheumatis) descendente
et fluente ad illam partem erat ligata, cœpit balbutiare, oculi seipsos   75
in capite profundius abscondere et per retractionem labiorum dentes
clarius apparere, facies, quæ cunctis videntibus grata fuerat, tota
morbida, in brevi moritura, sub croceo colore pallescere; ita ut cum
difficultate permaxima posset quibus vellet suæ mentis secreta verbo
tenus aperire. Ilis tamen impedimentis non obstantibus, mane facta,   80
die dominica, coram domino Petro de Ordeomonte, milite, regni
Franciæ cancellario, domino comite de Haricuria, dominis Parisiensi
et Belvacensi episcopis, abbate S. Dionysii, cum pluribus religiosis
monasterii prædicti S. Dionysii, præpositis ac scabinis Parisiensibus,
necnon et ceteris multis de consilio ad hoc specialiter et singulariter   85
evocatis, super cubiculum adhuc sedens et indutus, de tribus mate-
riis tetigit et tractavit, et, ₍voce qua poterat, incipiens ab Ecclesia,
propositum sic expressit :
    « Vos omnes, mei consiliarii et fideles, alias ex parte mea ad nos
mandati venistis, sperantes nos vobis posse locuturos ; sed, scientes   90
per meos nos gravi infirmitate detentos, recessistis ; postmodum autem,certificati de votis meis declarandis quæ in tantæ meæ necessitatis
articulo eramus dicturi, redeuntes, læti fuimus vos videre. Vos igitur
qui hic statis universi, in quorum fidelitate speramus et fidem adhi-
buimus pleniorem, novistis quomodo Ecclesiæ Romanæ cardinales, ad   95
quos, ut credimus, spectat summi pontificis electio sacrosancta, vos
etiam, sicut publice patuit, audistis quomodo prædicti cardinales in-
simul omnes, ac ipsorum aliqui nos certificantes, nobis de violenta
Bartholomæi nominatione et papæ Clementis VII electione canonica
rescripsere ; quæ nominatio cum metu et timore et electio cum mentis 100
securitate sic celebratæ fuerunt et adhuc sunt in populo scandalorum
occasio et magnæ divisionis materia turbativa. Nos autem, super
prædictis volentes scire quid essemus credituri, a ducibus, comitibus, baronibus, militibus et ecclesiarum prælatis pluribus inquisivimus diligenter quis de duobus illis qui se pro summis pontificibus 105
gesserunt esset pro summo pontifice tenendus. Qui omnes, uno
excepto, in eorum conscientiis dixerunt quod, si scripta per cardinales
essent vera, expediebat, ad sedandum scisma quod imminebat, citius

nemus Vincennarum supra Matronam noviter extruxerat, die
dominica, XVII^a die septembris, anno octuogesimo, et aetatis

---

nos mentem nostram declarare quam plus ulterius prolongare, adjun-
110 gentes et dicentes Clementem habere majus jus in dignitate summi
pontificatus quam posset pro se Barensis arguere Bartholomæus.
Quorum consiliis ac opinionibus adhærentes, volentesque prædeces-
sorum nostrorum, qui defensores Ecclesiæ verique catholici semper
et hactenus in hodiernum diem extiterunt, fidei semitas imitari, viam
115 etiam in hoc et aliis, prout est possibile, securiorem eligentes, credi-
dimus et tenuimus, credimus firmiter et tenemus papam Clementem
VII^{um} esse verum totius Ecclesiæ patronum simpliciter et pastorem,
hac conditione et protestatione supposita et supponenda quod, si rei
veritas aliter se haberet, quod absit, quod non credimus nec tenemus,
120 vel quod quis crederet in hoc articulo nos male sensisse vel credi-
disse, nos, saluti nostræ providentes in præsenti et in futurum,
sacrosanctæ matris et universalis Ecclesiæ, ex nunc prout tunc et ex
tunc prout nunc, opinionibus, conclusionibus, judiciis et consiliis, si
super his celebratura sint, firmiter acquiescimus summarie et de
125 plano ; et, licet ad perhibendum testimonium in hoc casu, vel majori,
sufficeret præsentium pluralitas ad claudendum os iniqua loquentium,
ad majorem rei evidentiam et certitudinem petimus et rogamus notarium vel notarios, si sit præsens vel præsentes, quatenus ipse vel
ipsi de prædictis plura conficiat publica seu conficiant instrumenta. »
130   De corona autem in qua consueverunt Franciæ reges coronari, et
quam per abbatem de S. Dionysio fecerat apportari, fuit sic in pu-
blico prosecutus. « O corona Franciæ, quam pretiosa et quam vilis es !
Quam pretiosa quidem, quinimo pretiosissima, considerato justitiæ
mysterio quod in te virtualiter contines et geris, sed vilis et omni re
135 viliori vilior existeres illi qui conciperet onera, labores, angustias,
anxietates cordis et dolores quæ te deferentis humeris imponis ; nam
omnis prædicta perpendens potius te relinqueret in luto jacere quam
per morulam temporis dignaretur super verticem capitis te deferre. »
De thesaurisatis autem sub brevitate transeo, cum non sit laudabile,
140 vel cui debitum, ditari, et ipse secundum statum regni minus in
scriniis reliquerit quam crederetur. Relaxationem fogaigiorum et
aliarum servitutum voluntarie faciens, affirmavit ipsam citius fecisse
si ad hoc faciendum fuisset per consilium informatus.
His tribus peractis, ad audienda divina se disponit, missam etiam
145 præparat auditurus. Quo facto, de cubiculo surgit et ad lectum redit,
volens et credens se posse aliquandiu sensus corporales quietare.
Sed cum, quacumque parte corpus læsum et confractum verteretur,
nec requiem inveniret, pro consolatione spirituali ad organa dulces
sonos et Dei laudes, modulantia se convertit. Sed parum aut nihil
150 profuerunt quin natura per successionem temporis, non per incre-
menta, sed per virium corporalium detrimenta, in sui diminutionem
tenderet atque finem. Modo pulsus debiliter pulsabat, modo formicans

suae XLIIII°,diem clausit extremum; cujus exitus ab hoc
saeculo et finis suae vitae temporalis *talis fuit....* »).

---

a pulsatione cessabat. Sed nec ob hoc rex illustris a sanctis medi-
tationibus recedebat; quin imo Deum et sanctos semper in suis suspiriis et gemitibus exorabat. Et dum hos labores et agones a mane 155
usque versus meridiem, suum primum expectando cubicularium, dominum de Riparia, qui inter ceteros in officio praesidebat et qui a
sua memoria deleri non poterat, patientissime sustineret, passionem
mortis et signa percipientes sui servitores et domestici separatio-
nemque corporis et spiritus imminere de propinquo, confessorem, 160
qui, ut mos est, assistebat aegrotanti, voce concordi sollicitantur,
dicentes quod, aliis astantibus et recte judicantibus, fore necessarium
unctionis extremae sacramentum afferri ac languenti citius quam tardius ministrari. Habita igitur deliberatione cum praelatis, comitibus,
militibus qui personaliter illic eum visitabant, non inconsultus regem 165
aggreditur et ad suscipiendum oleum infirmorum adhortatur, dicens :
« Domine, die Jovis praeterita, facta prius confessione vestra et demum
sacrae communionis sumpto sacramento, mihi sub debito juramenti
strictius praecepisti quod si et quando necessitas requireret vobis
ultimum ad memoriam reducerem sacramentum; et licet, domine, in 170
vobis non appareat magnae necessitatis signum ut illud recipere
debeatis, tamen, quia pluries potest recepi, et a convalescentibus
postmodum articulo recitato susceptio replicari, et quia etiam confert ad meritum et tam corporis quam animae praestat solatium et
juvamen, esset vobis magna [utilitas] si ad susceptionem hujus sacra- 175
menti vestra dignaretur benignitas inclinari. » Ad hoc plus corde
quam voce vel ore rex nobilis respondens, dicit : « Quid enim debeo
aut volo facere aliud quam recipere quae nocumentum inferre nequeunt
et ad salutem et sanitatem prodesse possunt, ac matri Ecclesiae simpliciter obedire ? Sitis omnes parati ; ecce ego voluntarius et promp- 180
tus. » Tunc affuerunt duo praedicti praelati, Parisiensis et Belvacensis,
confessor, eleemosynarius ceterique quamplurimi praenominati, cum
aliis in multitudine copiosa, tam cleri quam populi, cum lacrymis (et)
suspiriis regis lectulum ambiantes, qui ad inungendum regem conve-
nerant, incipientes sacramentum unctionis extremae et ad finem pro- 185
sequi cupientes ; in cujus prosecutione rex, nudus usque ad pectus
et parum erectus, oculis et manibus in coelum erectis et protensis, ad
ministrandum sibi sacramentum, quantum vires suppetebant, devo-
tius quam poterat, se juvabat.
  Et, nondum finitis et completis praedicti sacramenti solemnitatibus, 190
advenit praedictus de Riparia dominus flens et ejulans et quasi extra
se positus pro nimia turbatione carnis et spiritus, et ultra id quam
credi posset lacrymosus et gemens, usque ad os regis osculandum
perveniens accessit ; cujus accessus et agendi modus ad lacrymas et
gemitus multos induxit et permovit. Peracto autem unctionis sacrae 195

On sait qu'à son lit de mort, Charles V tint à faire, au sujet
de la question du schisme, une déclaration publique en pré-

mysterio sicut mos est ceteris christianis ex statutis Ecclesiæ et con-
suetudinibus approbatis fieri, oblata sibi cruce quam ad osculum
applausis amplexibus recepit, rogavit, ut in eam attentius respiceret,
ipsam ad pedes suos decentissime collocari. Qua sic ad votum repo-
200 sita, Christum, salvatorem nostrum, cujus figuram clarissime specu-
labatur et videbat, alloquitur in hunc modum : « Dulcissime mi salvator
ac redemptor, qui in hunc mundum dignatus es venire ut me et genus
humanum, per mortem quam in cruce voluntarie pati voluisti, redi-
meres, qui me indignum et insipientem ad regendum regnum Franciæ
205 tuum vicarium instituisti, mea culpa, mea gravissima culpa, mea
maxima culpa, te offendi, te ad iracundiam provocavi ; sed scio et
veraciter confiteor et credo quia tu es pius et miserator et quod non
vis mortem peccatoris ; ideo ad te, sicut ad patrem 'misericordiarum
et totius consolationis, in meæ maximæ necessitatis articulo vocife-
210 rans et clamitans peccatorum veniam postulo et requiro, et supplicans
totis cordis visceribus ut ad meos defectus tua clemencia non inspi-
cias, sed magis de tuis beneficiis mihi conferas et condones. » Et,
hac oratione finita, vertit faciem suam ad stantes, dicens : « Scio
quod in regimine regni multos in multis, magnos, mediocres et par-
215 vos offendi servitores, etiam meos, quibus pius et benignus esse
debui, turbaturus et ad iracundiam eos provocans, ingratus de beneficiis eorum extiti ; » et subjunxit, aspiciens ad magnos : « Rogo in-
dulgeatis et miseremini mei ! » Hoc autem verbum, extensis in altum
brachiis et manibus junctis, ipsum verbum dirigendo ad alios status,
220 tripliciter replicavit, et addens sic inquit : « Noverunt universi et
novit Deus quod nulla temporalitas, nulla mundanæ vanitatis prospe-
ritas me protrahit et inclinat ad volendum aliud quam quod ordina-
verit de me vel placuerit ordinare. Videat ipse et judicet quoniam
non est quæcumque res tam pretiosa propter quam velim aut appe-
225 tam de hac infirmitate regressum. »
　　Et post pauca, appropinquante vitæ suæ termino, antequam obiret,
more patrum antiquorum et approbatorum Veteris Testamenti, suo
primogenito, Carolo nomine, tunc delphino Viennensi, benedicens,
ait : « Sicut Abraham suum filium Isaac in rore cœli et pinguedine
230 terræ et in abundantia frumenti, vini et olei constituit, eum ac benedixit, subjungens : *Qui benedixerit ei sit benedictus et qui maledixerit
ei maledictionibus repleatur*, sic placeat Deo ut ipsi Carolo det de rore
cœli et de pinguedine terræ abundantiam, serviant sibi tribus et sit
dominus fratrum suorum et incurventur ante eum filii matris suæ !
235 Qui benedixerit ei sit ille benedictus et qui maledixerit ei maledictionibus repleatur ! » Quo filio sic benedicto, ad preces domini de
Riparia benedixit etiam præsentes, sic inquiens : « Et benedictio Dei
Patris omnipotentis et Filii et Spiritus Sancti descendat super vos

sence de vingt-cinq personnes par lui désignées et qui assistèrent à ses derniers moments. Sur l'ordre du roi, et en sa présence, cette déclaration fut enregistrée par les notaires avec
le nom des témoins. C'est à l'un de ces vingt-cinq assistants
qu'est due cette relation, source capitale pour l'étude de la
mort du roi. En 1892 M. S. Luce a donné, de ce précieux monument historique, une traduction et un commentaire l'un et
l'autre inexacts (S. Luce, *La France pendant la guerre de Cent
Ans*, 1892, II, 35-87).

La recherche du nom de l'auteur n'embrasse donc qu'un
terrain limité (puisqu'elle est circonscrite entre les vingt-cinq
noms du procès-verbal notarié de la déclaration royale) ; elle
n'en est pas moins, jusqu'à ce jour, restée vaine. M. Hauréau,
à titre de simple conjecture, a proposé le nom du chancelier
de France Pierre d'Orgemont ; M. S. Luce, celui de Philippe
de Maizières, membre du conseil du roi et chancelier de
Chypre. Ces identifications, comme l'a dit M. Léopold Delisle,
ne sont que des hypothèses dénuées de preuves, et le nom du
témoin oculaire, auteur de la relation, reste à trouver.

D. Le procès-verbal notarié de la déclaration du roi mourant au sujet de l'affaire du schisme, publié d'après la copie des
Archives du Vatican par M. Noël Valois (*Annuaire-Bulletin de
la Société de l'hist. de France*, XXIV, 1887, p. 251-255 [1]).

---

et maneat semper ! » Qua finita, omnes qui ad spectaculum convene-
rant ad recessum monuit, dicens : « Recedite, inquit, amici mei, 240
recedite et abite modicum ut a vexatione et labore quos assumpsi
quiescam. » Tunc vertens super latus sinistrum, stans in agonia et
certamine magno, Christi passionum audivit historias usque prope finem
evangelii Joannis, circa quem cœpit in extremo laborare. Deinde ad
paucos singultus mortis veniens et inter brachia domini de Riparia 245
moriens, suum reddidit spiritum Redemptori, qui vivit et regnat Deus
per omnia sæcula sæculorum. Amen. »

1. N. Valois (Annuaire-Bulletin de la Société de l'histoire de
France, t. XXIV, 1887, pages 251-255). *Beauté-sur-Marne, 16 septembre 1380. — Déclaration faite par Charles V à son lit de mort ; il
explique sa conduite au début du grand schisme et proteste de sa sou-
mission aux décisions de l'Église universelle. Acte notarié, contenant
une énumération des personnes présentes à cette déclaration.*

In nomine Domini, amen.

Per hoc presens instrumentum publicum, universis et singulis
notum sit et evidenter appareat quod, anno ejusdem Domini M°CCC°

B. — *Symptomatologie.*

§ 1. Le 21 août 1380 le roi, dans un état de cachexie goutteuse très avancé, vient s'établir à Beauté-sur-Marne. Il y

---

LXXX°, indictione tertia, mensis septembris die xvi, circa ipsius dici solis ortum, pontificatus sanctissimi in Christo patris et domini nostri domini Clementis, divina providentia papa VII, anno secundo, in mei, notarii publici, testiumque subscriptorum presentia constitutus et personaliter existens serenissimus ac excellentissimus princeps et dominus noster dominus Carolus, Dei gratia rex Francorum, sanus et providus quidem mente, licet corpore egrotans, dicens et recitans proprio motu suo quod, cum, occasione schismatis quod nunc est in Ecclesia Sancta Dei, ipse per scripta reverendissimorum in Christo patrum et dominorum cardinalium Sacri Collegii Romane Ecclesie, ad quos, ipsa vacante, Summi Pontificis electio spectat, et quidquid in ea sit potest et debet veracius per eos quam quoscumque alios apparere, in eorum conscienciis attestantium dictum dominum nostrum per ipsos fuisse et esse rite et canonice electum in papam, habitaque postmodum per eum plurium prelatorum ac clericorum sui regni et ejus Consilii provida et matura deliberatione, pro parte jam dicti domini nostri se determinaverit et dictorum dominorum cardinalium adheserit opinioni : unde, quia ex dictis aliquorum posset in futurum fama forsitan divulgari eosdem dominos cardinales Inimico humani generis promovente, aut alias ex invidia, odio vel favore super hoc minus debite processisse, et sic paululum cavere in errorem, memoratus dominus noster rex asseruit et confessus est quod ipse non ex cognatione carnali, seu alia inordinata affectione quacumque motus, sed solum determinatione et declaratione dictorum dominorum cardinalium prelatorumque et aliorum clericorum predictorum et Consilii sui deliberatione intervenientibus, credens bene et licite facere, partem prefati domini nostri pape tenuit et tenet. In casu autem quo, sic se habendo, dicerent eum aliqualiter errasse, quod propter predicta non credidit, nec credebat, sue tamen erat intentionis, et ita fuit protestatus expresse, ipsum velle semper tenere et sequi opinionem et declarationem Sancte Matris ac universalis Ecclesie, et quod fieret et determinaretur super hoc per generale Concilium, vel aliud conveniens, ne de contrario, si quid inscienter egisset, a Deo posset redargui, vel culpari, cupiens in protestatione et confessione hujusmodi ut verus Ecclesie filius et fidelis catholicus stare perpetuo firmiter et manere, petens super hoc per me, prefatum notarium, fieri publicum instrumentum. Acta fuerunt hec in domo Decoris super Maternam prefati domini nostri regis, et quam tunc inhabitabat, sub anno, indictione, mense, die, hora et pontificatu predictis, presentibus ad hec reverendis in Christo patribus dominis

meurt le 16 du mois suivant, emporté par une crise imprévue,
— selon la Relation latine que nous allons étudier, — qui fait
explosion le 14 septembre pour ne durer que trois jours.

§. 2. *Du 21 août au 14 septembre.* — Avant d'aborder l'étude
de la symptomatologie, une question préalable se pose. Y
a-t-il eu du 21 août au 14 septembre une période prodromique?
En un mot la mort est-elle consécutive à une aggravation
subite de la maladie ou est-elle due à une nouvelle affection
dont le roi aurait été atteint pendant les deux premières
semaines de son séjour à Beauté ?

Toutes les preuves sont en faveur de l'apparition d'une crise
presque foudroyante, fréquente chez les goutteux viscéraux,
qui ne laisse point à Charles V le temps d'appeler les siens
auprès de lui (« Accepto nuntio quod in extremis laborans in

Aymerico, Parisiensi, et Milone, Belvacensi episcopis, ac Guidone,
abbate monasterii Sancti Dyonisii in Francia ; — spectabilibus viris,
domino Johanne de Haricuria et Johanne de Saroponte comitibus ; - -
domino Petro de Ordeo Monte, milite et cancellario Francie, Arnaldo
de Corbeia, milite et primo presidente in parlamento regis Parisius,
domino Philippo de Masseriis, milite ac cancellario Cypri ; — fratre
Mauritio de Colengis, confessore; dominis Philippo de Savoisiaco,
Philippo de Calevilla, et Johanne domino de Digoine, militibus et
cambellanis dicti domini nostri regis; et magistro Johanne Crete,
ejus consiliario ; — religiosis viris, fratribus Johanne Mauponte, meno[re] priore, Johanne Coci, cantore, Petro de Valle, thesaurario,
Guillelmo de Brevalle, infirmario, et Reginaldo de Betencort, magistro
hospitum predicti monasterii Sancti Dionisii ; — necnon circums-
pectis viris, Johanne de Bonnes, preposito mercatorum, Symone de
Sancto Benedicto et Nicolao de Malo Respectu, scabinis, et Johanne
Chapellu, clerico, mercatore ville Parisiensis ; — Johanne de Vaudetar, Egidio Maleti et Johanne Aurifabri de Chiambliaco, domini
nostri regis valletis camere, et pluribus aliis testibus vocatis et
requisitis.

Et ego, Johannes Tabari, Lemovicensis diocesis publicus auctoritate apostolica et imperiali notarius, premissis omnibus et singulis,
sicut premittitur, per antefatum serenissimum principem dominum
nostrum regem recitatis, protestatis et factis, una cum prenominatis
testibus, presens fui, ac, de mandato et ad requisitionem ejusdem
domini nostri regis, ea in formam redegi publicam, huic instrumento
inde confecto me subscribendo.

(Archives du Vatican, *De Schismate*, t. XXV, fol. 152· r°. Copie du
xive siècle.)

exigua spe trahebat animam, velut a majoribus curis revo-
cati, et cum vicissitudine rerum mutantes propositum, relicta
Acquitania... » *Chron. du Religieux de Saint-Denis*, I, p. 6).

Dans le mois qui précède celui de sa mort, le roi est encore
assez bien portant pour changer sans cesse de résidence et se
faire transporter tour à tour dans les différents châteaux
qu'il possède autour de Paris (Cf. L. Delisle, *Mandements de
Charles V*, nᵒˢ 1945-1955 ; Petit, *Itinéraires de Charles V*,
p. 266). Séjours :

> Août　1. — Paris.
> —　　2. — Vincennes.
> —　　5. — Paris.
> —　　7. — Saint-Germain-en-Laye.
> —　11. — Paris.
> —　12. — Beauté-sur-Marne.
> —　14. — Vincennes.
> —　17. — Paris.
> —　21. — Beauté-sur-Marne.

Pendant les trois premières semaines de son séjour à Beauté,
on ne peut relever aucune marque d'inquiétude du roi sur
son état. S'il avait ressenti quelque grave symptôme prémonitoire ou noté quelque indice avant-coureur d'une crise
mortelle, il eût aussitôt mandé celui qu'il regardait comme le
futur protecteur de ses enfants, Philippe le Hardi, son frère
préféré et son seul confident politique. Les déplacements du
duc de Bourgogne pendant l'été de 1380 (tels que les donne
Petit de Vausse dans son *Itinéraire des Ducs*, juillet-septembre 1380, p. 148) peuvent nous servir de thermomètre sur
lequel nous pouvons lire l'exact degré d'inquiétude des deux
frères :

Juillet 1380.

Du 1ᵉʳ au 22. « Séjour avec le roy » (Meaux, Vincennes, Paris,
Vincennes).
Du 22 au 31. Le duc à Amiens.

Août 1380.

1-22. Amiens.

23. Troyes.

25. « Départ de Troyes pour aller à Melun (vers le Dauphin). »

Septembre 1380.

Du 1ᵉʳ au 8. Le duc à Bray-sur-Seine, Montereau-faut-Yonne, Melun, Corbeil, Chartres.

Du 8 au 22. Chartres, Galardon, Bonneval, Vendôme, Tours.

Le 22. Le duc à Melun « vers le roy » (Charles VI).

Le 26. « Se fit l'enterrement du roy à Saint-Denys » (le duc y assiste).

Ce fragment de l'*Itinéraire des ducs de Bourgogne* nous permet de reconstituer la chronologie pathologique de Charles V pendant les derniers mois de l'été de 1380 : en juillet les deux frères passent trois semaines ensemble ; en août le duc séjourne en Picardie et en Champagne. *Au commencement de septembre* il va paisiblement de Troyes à Melun voir son neveu, sans prendre même la peine de pousser jusqu'à Beauté à côté duquel il passait. Le 8 septembre il est à Chartres : le roi le laisse s'éloigner vers le sud, gagner le Vendomois et la Touraine, *preuve certaine* que Charles V, du 1ᵉʳ au 10 septembre, n'était pas inquiet de sa santé et ne croyait nullement à une mort aussi proche. Christine de Pisan a noté de même la *très courte* durée de la crise terminale (« en son hostel de Beaulté lui prist la maladie dont il trespassa en *assez bref* terme », ci-dessus, note p. 178, **lignes 4-5**), le vieux français *assez* comme l'italien *assai* avait exclusivement le sens superlatif.

§ 3. *Explosion de la crise.* — C'est dans la nuit du jeudi 13 septembre au vendredi 14 (ci-dessus note aux pages 565-571, **lignes 6-10**) que la relation latine (le guide le plus sûr pour la reconstitution de la chronologie clinique de l'accès) place sinon le début, au moins les signes prodromiques de la crise. Au milieu de la nuit, soit qu'il se sentît plus souffrant, soit qu'il pressentît l'imminence d'un accès, soit par simple mesure de précaution (la relation est muette sur ce point), le roi mande son confesseur Maurice de Coulanges et, sous la foi du serment, lui fait promettre qu'il sera toujours prêt à lui administrer l'extrème-onction *quotiens appareret sibi congruitas.* Le roi ayant exprimé le désir de communier, le confesseur se hâte de célébrer la messe (*ibid.*, 1. **16-17**). — A cette messe assistent suivant l'étiquette les *grands seigneurs* présents à Beauté, les chambellans, les valets de chambre du roi, etc... (« missa... audita a *principibus*, cubiculariis seu cambellanis aliisque quampluribus », 1. **18-19**). — Au moment de recevoir la communion le roi, à haute voix, fait oraison (« O Deus et redemptor meus, etc... », 1. **22-29**). Trop faible pour accepter toute l'hostie que le prêtre lui présente, il se borne à en recevoir une *modica portiuncula* (1. **29-30**).

§ 4. Avant d'aller plus loin dans l'examen de la pièce découverte par M. Hauréau, il est nécessaire d'ouvrir ici une parenthèse pour préciser les divergences, visibles dès l'étude de ce premier paragraphe d'Hauréau, entre notre mode d'analyse de la relation latine et la traduction du même morceau par M. Siméon Luce :

« *Charles V n'avait cessé de montrer depuis le commencement de sa maladie une patience et une piété admirables.* Au milieu de la nuit du 13 au 14 septembre, le royal malade *sentit à certains symptômes que sa fin était proche* et fit appeler son confesseur. . . . .
. . . .
Celui-ci se met en devoir de célébrer le saint sacrifice de la messe. Selon l'usage, *les frères du roi, les grands seigneurs* présents à Beauté, les chambellans, les valets de chambre assistent à la célébration de cette messe... [Prière du roi avant de recevoir la communion]. *Après cette prière le roi se sent encore plus épuisé qu'auparavant.* Tel est son état d'affaissement qu'il ne peut recevoir qu'une faible partie du Saint Viatique. » (Traduct. Luce, II, 47-48.)

Les passages soulignés par moi dans cette traduction de Luce nous apportent, on le voit, une série de symptômes ou d'affirmations nouvelles (« le roi a eu, antérieurement à la

crise du 14 septembre, une nouvelle maladie. Nous savons
même comment il s'y comporta, depuis le commencement de
l'affection jusqu'à la nuit du 12 au 14 septembre », etc.).

Si le lecteur remarque que tous ces beaux symptômes manquent dans notre analyse, c'est qu'il ne lui sera pas plus facile de
les retrouver dans le texte latin. Ces additions sont dues à l'imagination du traducteur. L'abbé Velly n'en usait point autrement à l'égard de Grégoire de Tours, il y a un siècle.

M. Luce ne donne d'ailleurs aucune preuve à l'appui de ces
assertions, insérées par lui dans le texte original comme si
elles en étaient partie intégrante. Nous ignorons où il a pu découvrir qu'antérieurement au 14 septembre, le roi avait été
atteint d'une nouvelle affection, et comment il a pu savoir que
« depuis le commencement de cette maladie, Charles n'avait
cessé de montrer une piété admirable ».

Je n'insiste pas sur *principibus* traduit par « les frères du roi
et les grands seigneurs présents à Beauté », contresens qui n'a
été fabriqué par M. Luce que pour créer une preuve de la présence des frères.

§ 5. Journée du vendredi 14. Après avoir entendu une
seconde messe à neuf heures, le roi se lève, s'assied à table ;
après un repas plus que sommaire, il se lève de table pour
prendre un peu de repos, « credens per modicum horae spatium
quietari », l. **45** (sur sa chaise longue, quoique la relation
omette de le mentionner ; cf. l. **61** et l. **86** sur ce *cubiculum*
du roi qu'il préfère à son lit). L'auteur de la relation a donc
noté que le roi prenait du repos sur sa chaise longue, qu'il se
sentait mieux assis que couché sur son lit.

Aggravation subite de son état ; il regagne le lit *sur le conseil des médecins* (l. **46-47**). Ici encore cette décision, qui
eût paru naturelle pour tout autre malade, est mentionnée
comme « conseil des médecins ».

Le soin avec lequel on note si le malade se tient assis, levé,
ou couché, s'il le fait spontanément ou par ordre des médecins,
indique l'importance que l'auteur attachait à ces détails.

Cette obstination chez un mourant à fuir le décubitus
horizontal embarrasse beaucoup les commentateurs.

§ 6. Après avoir souffert toute la nuit dans son lit (« et ibidem per totam noctem laborans », 1. **47**), le samedi matin vers six heures (« circa primam », 1. **48**) malgré sa faiblesse (« licet debilis corpore, » 1. **48**), il quitte le lit comme la veille (« de lecto surrexit », 1. **49**) dans un état cérébral normal (« sanus tamen », 1. **48**) et de bonne humeur (« hilaris corde », 1. **48**), et après ses ablutions, s'adressant à son entourage, il fait avec enjouement une plaisanterie à double entente sur son prochain départ (1. **49-52**).

Toute cette journée du samedi Charles reste sur sa chaise longue en proie aux plus vives souffrances, auxquelles le malade n'oppose qu'un appel répété à la Vierge : « *O Virgo Maria, adjuva me !* » (1. **55-59**). Il persiste à ne pas se recoucher, malgré les atroces douleurs qui l'étreignent.

Quelque temps avant le déjeuner, il commence subitement, assis sur sa chaise longue, à disserter sur une foule de sujets avec une loquacité contraire à toutes ses habitudes (1. **59-62**).

Cette verbosité avait toutes les apparences du délire, quoique le patient ne fît aucune confusion de mots et qu'on ne pût relever ni hésitations dans le choix des expressions, ni erreur dans la marche du raisonnement, qui était toujours régulièrement formé.

L'auteur précise que ce n'était pas la folie et explique que la raison de cette verbosité était la faiblesse et le vide de la tête (1. **62-67**).

§ 7. Au milieu de la nuit du samedi 15 au dimanche 16, on entend retentir des cris terribles, provoqués par l'aggravation subite de la douleur (1. **72-73**). Apparition consécutive de deux phénomènes morbides :

1° L'obstruction de l'arrière-gorge et de la bouche par des mucosités ; la langue perd de sa mobilité, le roi commence à balbutier (1. **74-75**).

2° Les yeux se cavent ; les lèvres rétractées laissent apparaître les dents ; sa face jaune devient livide (1. **75-78**).

§ 8. Dans cet état, et malgré la difficulté qu'il éprouvait à faire connaître ses dernières volontés (« ita ut cum difficultate permaxima posset quibus vellet suae mentis secreta verbo tenus aperire » l. **78-80**), le dimanche, le jour arrivé, c'est-à-dire vers six heures (« mane facta », l. **80**), le roi, assis encore sur sa chaise longue et habillé (« super cubiculum adhuc sedens et indutus », l. **86**) traite, malgré son état de faiblesse (« voce qua poterat, » l. **87**), la question du schisme, et en présence de la couronne de France, qu'il s'était fait apporter par l'abbé de Saint-Denis, il justifie sa conduite et invoque sa bonne foi lorsqu'il reconnut Clément VII pour pape.

Il fait ensuite une déclaration des sommes qu'il a économisées au trésor royal, et décrète la suppression des fouages. Cette dernière mesure très impolitique, ainsi que la déclaration des économies réalisées, très inutile à faire en public, prouvent à quel degré de faiblesse le roi était arrivé.

Il a encore la force d'entendre la messe, mais la situation s'aggravant, il retourne de sa chaise longue à son lit (Christine de Pisan dit : « Porté fu le roy de sa couche en son lit » ; l'anonyme latin : « De cubiculo surgit et ad lectum redit », l. **145**).

L'hyperesthésie cutanée ne lui laisse pas un instant de repos. Tout son corps est douloureux, comme couvert de blessures, et comme brisé ; le roi ne peut faire un mouvement sans éprouver les plus vives douleurs (« quacumque parte corpus laesum et confractum verteretur, nec requiem inveniret » l. **147-148**) ; il essaye de tromper sa souffrance en écoutant les sons de l'orgue.

Chaque heure nouvelle de cette matinée aggrave son état. Les phénomènes asystoliques s'accentuent : tantôt le pouls bat faiblement, tantôt les pulsations cessent d'être distinctes l'une de l'autre ; le pouls passe à l'état de *pulsus formicans* (l. **152**).

Charles gémit et soupire toujours de douleurs (l. **155**), invoquant continuellement Dieu et les Saints.

Vers midi le confesseur propose au roi de lui administrer l'extrême-onction. Celui-ci accepte, « *ad hoc plus corde quam voce vel ore rex nobilis respondens...* » (l. **176-177**).

Alors les évêques de Paris et de Beauvais, assistés du confesseur et de l'aumônier, procèdent à l'administration du sacrement.

Le malade à demi sur son séant (*parum erectus*, l. **187**), le buste à découvert (*nudus usque ad pectus,* 1. **186**), s'aide du mieux qu'il peut à recevoir le sacrement (1. **189**).

Après avoir embrassé son premier chambellan Bureau de la Rivière, il prie les assistants de lui pardonner si dans le cours de son règne il a pu les offenser. Il appelle la bénédiction de Dieu sur son fils Charles en ce moment loin de lui. Puis, à la prière de Bureau de la Rivière, il bénit les assistants; il les congédie ensuite pour se reposer et terminer dans le recueillement ses derniers instants.

Pendant la lecture de la Passion le roi entre en agonie très douloureuse (1. **242**). Comme on achevait de lire le récit de la Passion selon saint Jean, il eut quelques râles et expira entre les bras de son premier chambellan.

C. — *Diagnostic.*

§ 1. *Bilan* pathologique du roi à son arrivée à Beauté le 21 août (d'après la conclusion des trois premiers chapitres) :

Goutte à forme viscérale (outre l'état morbide des articulations, lithiase rénale, œdèmes). Cachexie goutteuse avancée.

Le 14 septembre éclate une crise de goutte viscérale qui emporte le malade. Nous avons pu reconstituer, grâce à la Relation latine, presque heure par heure la chronologie des symptômes. Nous pouvons donc décrire en connaissance de cause la dernière maladie du roi, c'est-à-dire le mécanisme de sa mort.

§ 2. Outre le symptôme *orthopnée* qui domine la scène pendant ces trois jours jusqu'à la mort et ne permet pas au roi de rester au lit (ll. 45, 61, 86 de la relation latine), on constate également de vives douleurs. Dans la journée du samedi, le roi devient loquace et cette loquacité présente tous les caractère du *délire cardiaque.*

Au milieu de la nuit le malade pousse des cris terrifiants, témoignant d'une *douleur effroyable* accompagnée *d'angoisse précordiale*; les symptômes *d'insuffisance broncho-pulmonaire* s'installent; *hyperesthésie des téguments* — le roi ne peut plus bouger dans son lit; l'asystolie fait des progrès rapides, le

pouls est « pulsus formicans », le facies devient hippocratique
et le roi meurt en présentant des *phénomènes asphyxiques.*

§ 3. *Conclusion.* — Ce tableau symptomatique s'applique à
des crises d'angine de poitrine, consécutives à une lésion
aortique d'origine goutteuse chez un goutteux héréditaire,
neveu de goutteux, fils de rhumatisant, petit-fils de phtisique
(par sa mère), arrière-petit-fils d'hémorrhagique cérébral (le
frère de ce dernier apoplectique cérébral). L'hydropisie confirme le mauvais état du système circulatoire[1].

SECTION 4. — Légende de l'empoisonnement.

§ 1. Si la juste remarque d'Alfred de Vigny sur l'hérédité
biologique (« *Il y a deux choses que l'on conteste trop souvent aux rois : leur naissance et leur mort. On ne veut pas
que l'une soit légitime ni l'autre naturelle* ») peut s'appliquer
à un souverain français, c'est à coup sûr au plus valétudinaire
de tous, à Charles V mort à quarante-trois ans, après vingt
années de la vie pathologique la plus misérable. Les légendes
(d'ailleurs également invraisemblables) sur l'empoisonnement
de Charles V sont au nombre de quatre :

A. Les *Annales Mediolanenses* (Muratori, SS. XXI, c. 774)
qui accusent Louis d'Anjou d'avoir fait empoisonner son frère
aîné le roi de France.

B. Nous avons montré Charles successivement atteint de
la fièvre typhoïde (avec ostéo-périostite du bras gauche) ; — de
la goutte avec déformation articulaire de la main droite ;
d'hydropisie consécutive à des troubles circulatoires. —
Au xve siècle le chroniqueur Zantfliet attribue à un empoi-

---

1. Ici devait se placer, dans cette édition, la recherche de l'auteur
de la relation latine, trouvée par Hauréau. M. Brachet comptait en
faire une section ; mais cette étude n'étant pas définitivement achevée
au point de vue de sa forme, je la donne en appendice à ce volume
(A. B.-K.)

sonnement commis par les frères de Charles V l'état du bras
gauche du roi [1], — celui de sa main droite (voy. ci-dessus,
note 3 de la page 545), son hydropisie (même note) ainsi que
son état cachectique incurable [2].

C. L'inexact Froissart ignore la goutte et l'hydropisie (Voy.
ci-dessus, p. 546, B); il attribue la mort du roi aux suites de l'ostéo-périostite du bras gauche et celle-ci à un empoisonnement
du roi en 1357 par Charles le Mauvais (Voy. ci-dessus, p. 536).
Le procès de Jacques de Rue, chambellan de Charles le Mauvais, et ses dépositions avant son exécution [3] montrent préci-

------

1. Zantfliet, *Chronicon* (dans Martène, *Amplissima Collectio*,
V, 349) : « Sic et nunc in principio schismatis, quando cardinales
Gallici creaverunt antipapam in territorio comitatus Fundorum,
miserunt illi prius ad patrem regis moderni, qui tunc uxore orbatus
erat, volentes eum in summum pontificem sublimare, ea mente ut
ipse tunc existens papa, filium suum faceret imperatorem, et sic
transferre imperium de Alemannia in Franciam; quod et factum
fuisset, nisi isdem rex ex haustu veneni adeo debilitatus fuisset in
brachio sinistro, quod nullatenus potuisset missam celebrare. »

2. Zantfliet, *Chronicon* (dans Martène, *Amplissima Collectio*,
V, 317) : « Anno Domini MCCCLXXX decessit Carolus rex Francorum, filius Johannis regis. Hic propter potionem toxicam quam gus-
taverat, quasi quotidie de post languebat, nec perfecte poterat
curari. »

3. *Grandes Chron.* éd. P. Paris, VI, 419 (mars 1378) : « *Coment,
par la grace de Dieu, furent révélées au roy de France pluseurs
traïsons contre luy machinées à faire par le roy de Navarre.* L'an
dessusdit mil trois cent septante-sept, au mois de mars, furent
envoiées lettres au roy de France par aucuns grans seigneurs,
esquelles estoit contenu que le roy de Navarre avoit conceu et
machiné de faire empoisonner ledit roy de France; et que un appelé
Jaquet de Rue, chambellan dudit roy de Navarre, lequel ledit roy de
Navarre envoioit lors en France en la compaignie de messire Charles
de Navarre, son ainsné fils, savoit ces choses et pluseurs autres mau-
vaistiés conceues par ledit roy de Navarre contre ledit roy de France.
Et pour celle cause ledit roy de France fist prendre ledit Jacquet de
Rue et emprisonner par ceux qui le pristrent. Et par iceux qui le
pristrent fu trouvé en un des coffres dudit Jaquet un petit roole de
mémoires dont ci-après sera faite mencion; et après fu ledit Jaquet
examiné par le commandement du roy de France, lequel confessa ce
que ci-après suit... »

Secousse, *Mémoires sur Charles le Mauvais*, II, 374 : « Jaquet
de Rue Escuier, Chambellan du Roy de Navarre, pris du commande-

sément toute la fausseté de l'assertion du chroniqueur.
Acceptée néanmoins sans contrôle par les historiens de

---

ment du Roy, et amené prisonnier à Corbueil par Jehan de Rosay
Huissier d'armes, et par Guillaume de Rosay escuier d'escuierie du
Roy nostre sire, le XXVᵉ jour de mars l'an mil CCCLXX et sept, a dit
et confessé de sa pure volenté, *sanz contrainte*, présens Mons. le
Chancellier de France, le sire de la Riviere, messire Estienne de la
Grange Président en Parlement, messire Pierre de Bournaseau et
maistre Jehan Pastorel, conseilliers du Roy nostre sire, le prevost de
Paris et Jehan de Vaudetar, que les mémoires contenuz en une cédule
qui a esté trouvée en l'un de ses coffres, sont vrays, lesquieux
mémoires le Roy de Navarre lui fist baillier par Guillaume Planterose
son trésorier...

Dist oultre et confesse ledit Jaquet, que le Roy de Navarre n'ayme
point le Roy de France, ne n'ot oncques bonne amour à lui quelques
belles parolles qu'il lui a dictes, ne quelque bel semblant qu'il lui a
fait : maiz a tousiours tendu par toutes les manières qu'il a peu, à lui
faire grief et dommage ; et il se povait, il metteroit voulentiers poine
à sa destruccion.

Dist avecques ce, que environ a viij ans [1370], le dit Roy de
Navarre print et retint avecques lui un Phisicien qui demouroit à
l'Estelle en Navarre, bel homme et joine, et tres grant clerc et soutil,
appellé maistre Angel, né du pays de Chippre, et lui fist moult de
biens, et lui parla entre les autres choses de empoisonner le Roy de
France, en disant que c'estoit l'homme du monde qu'il haioit plus, et
lui dist que se il le povoit faire, il lui en seroit bien tenuz et lui
recompenseroit bien ; et tant fist que ledit phisicien lui octroya de le
faire, et devoit estre fait par boire ou par mengier, et devoit le dit
Phisicien venir en France pour ce exécuter et pensoit ledit Roy de
Navarre que le Roy de France preist plaisir en lui pour ce qu'il parloit bel latin, et estoit moult argumentatif, et que pour ce eust souvent entrée devers lui, parquoy eust oportunuité de faire son fait ; et
ledit Roy de Navarre qui avoit grant desir à ce que la besoigne
s'avançast, le pressa moult du faire ; et quant ledit phisicien se vist
ainsi pressié si qu'il convenoit qu'il le feist ou se parteist de sa compaingnie, il s'en ala et s'en parti, ne oncques puis ne fu devers lui, et
a bien vij ans ou environ qu'il s'en parti ; et tenoit l'en en Navarre,
qu'il estoit naiez en la mer ; et ce sçait ledit Jaquet, parce que ledit
Roy de Navarre meismes le lui dit.

Dist aussi ledit Jaquet que ledit Roy de Navarre eut encore en
volenté et propos de faire empoisonner le Roy, et a ordonné et disposé le faire par un sien valet de chambre qui souloit estre de sa
Penneterie, et est appelé Drouet de la Penneterie, et est né de Beau-
voisis, et a un sien cousin qui sert le Roy en sa cuisine ou en la frui-
terie, lequel Drouet le Roy de Navarre doit envoier par divers ... ledit

seconde main (Sismondi, Michelet, Barante, H. Martin,
Duruy), cette fable ridicule de Froissart a servi depuis lors
de *base clinique* (!) à tous les médecins (Moreau de Tours en
France, Bird en Allemagne) qui, dans l'ignorance absolue où
ils étaient de l'anamnèse héréditaire du fou, ont été y chercher contre toutes les règles médicales la cause prédisposante
et l'étiologie de la folie de Charles VI.

D. Légende anglaise de l'empoisonnement, sans spécifica-
tion chronologique ni étiologique [1].

Jaquet dedans Pasques prochain, ou la XV^ne ensuivant, et après doit
venir devers sondit cousin, doit repairier en l'ostel du Roy, et par
ainsi doit proceder à mettre à execution son fait, et se doit faire par
menger, et a fait les poisons une Juive qui demeure en Navarre, et
a esperance ledit Drouet que sondit cousin soit de son aide en ce fait ;
et ces choses scet ledit Jaquet, parce que le Roy de Navarre les lui
dist, et aussi les lui dist ledit Drouet ; et est un petit grosset sanz
barbe, de l'aage d'environ XXVIII ans ou XXX.

Et je Jaque de Rue dessus nommé, confesse et jure sur les saintes
Evangilles de Dieu par moy touchées, et sur le péril de la dampnacion de l'ame de moy, que les choses dessus escriptes en ces iij
roolles de parchemin, lesquelles après ce que je les ay confessées
sanz force et sanz contrainte, ont esté ainsi escriptes, et m'ont esté
leues par plusieurs journées et par plusieurs intervalles, et je
mesmes les ay leues, sont vrayes par la maniere que dessus sont
escriptes. Et en tesmoing de ce, je ai ce escript de ma main, le premier jour d'avril, l'an mil CCCLXXVII avant Pasques.

                              Jaquet de Rue. »

1. Walsingham, *Hist. Anglic*, (édit. Riley, I, 440) : « Hac æstate
(1380) Karolus, qui dictus est Rex Franciæ, qui et illud regnum post
perjurium occupavit injuste, maximus adversarius Regis Angliæ et
Domini Urbani Papæ, concessit in fata : a suis prius impotionatus,
ut ferunt, satisque pœnitens de suscitatione belli injusti contra
regnum Angliæ, et adhæsione Antipapæ. Qui, cum consilio suorum
procerum, Ducem Burgundiæ, juniorem scilicet fratrem suum, constituit regni Francorum rectorem, antequam moreretur, eique commendavit parvuli filii sui omnisque domus suæ tutelam, eo quod
infantulus nondum aptus fuerat ad regnandum. »

CHAPITRE XVIII

DIX-HUITIÈME GÉNÉRATION

§ 1. **Louis II d'Anjou** (1377-1417).

SECTION 1. — **Anamnèse personnelle.**

§ 1. *Antécédents pathologiques*. Néphrite et hydropisie.

Juvénal des Ursins, p. 524, col. 2 : « Le vendredy vingt-neufiesme jour de decembre (1415), le roy Louys de Sicile arriva à Paris ce jour et vint par eaue car il estoit malade. »

Relig. de S. Denis, VI, 78 : « Monseigneur Louis duc d'Anjou et roi de Sicile, après avoir longtemps souffert d'une incontinence d'urine, termina sa carrière le 26 avril, dans la ville d'Angers. Fidèle, pendant toute sa vie, aux exemples de ses pères, il avait toujours été bienveillant et affable pour tous, et s'était fait un devoir de veiller à ce que chaque jour une grand'messe fût célébrée dévotement en sa présence. Il avait toutefois pris soin d'amasser beaucoup plus de richesses que son père, et il laissa une immense fortune à son fils monseigneur Louis, et à sa fille madame Marie, qui avait épousé le fils aîné du roi. »

Chronique Bourguignonne anonyme (p. p. Douet d'Arc, Monstrelet, VI, 232) : « Et depuis ce temps (1415), ne vesquy gaires le Roy Loys duc d'Ango, mais moru tout enflés du mal Saint Quentin [1]. »

---

1. Lacurne s. v° : « *Mal S. Quentin* l'hydropisie : A mengier le pain sec, boire l'eaue au matin. Vous y pourrez bien prandre le grant mal S. Quentin. »

Remarquons la ressemblance de la constitution de Louis II avec celle de son oncle paternel Charles V, qui, de son côté, avait hérité de la constitution de son oncle maternel l'empereur Charles IV.

SECTION 2. — **Femme de Louis II d'Anjou.**

§ 1. *Yolande d'Aragon* (1380-1442). Grand'mère maternelle de Louis XI. Fille de Jean Ier d'Aragon (+ 1396 d'une chute de cheval) et de Yolande de Bar.

§ 2. *Habitus extérieur*. — Les chroniqueurs parlent de sa grande beauté.

Relig. de S. Denis, II, 77 : « Au mois de janvier, Louis, roi de Sicile, épousa dans la ville d'Arles madame Yolande, âgée d'environ vingt ans, fille du feu roi d'Aragon et de la fille de l'illustre duc de Bar. Cette princesse captivait tous les regards par sa rare beauté, par les charmes de son visage et par l'air de dignité répandu sur toute sa personne. C'était en un mot un véritable trésor de grâces. Au dire des gens sages, la nature avait pris plaisir à la former et l'avait comblée de toutes les perfections ; il ne lui manquait que d'être immortelle. Je n'essaierai point de décrire ici ses attraits ; il me suffira de dire qu'aucune femme ne méritait de lui être comparée. »

Juvénal des Ursins p. 410, col. 1 : « .... Ioland, qui estoit une des belles créatures qu'on peust point voir. »

§ 3. *Antécédents pathologiques et mort*. Pas de renseignements.

§ 4. *État psychique*. A noter son énergie précoce (voy. Lecoy de la Marche, *Le roi René*, t. I, p. 24 et note 2), sa vaste intelligence, son caractère autoritaire, ses qualités d'administration, attentive à sauvegarder ses intérêts (voir les diverses pièces d'archives citées et utilisées par Lecoy de la Marche, t. I, p. 25-31, 41, 46-48, et le portrait qu'ont tracé de Yolande Vallet de Viriville, *Hist. de Charles VII*, t. I, pp. 44-45, 463-465, et M. de Beaucourt, *Hist. de Charles VII*, t. I, p. 59).

Elle despotise tout, elle annulera son fils René qui fut le personnage moquable connu sous le nom de *Bon roi René*, et dominera sa fille et son gendre qui appellera son admirable mais impérieuse belle-mère, *notre bonne mère*.

Notons les ressemblances qu'offre Louis XI avec sa grand'mère Yolande d'Aragon.

L'autoritaire Espagnole est sensiblement à Louis XI dans le rapport où est à l'énergique Philippe le Bel Blanche de Castille. Dans l'hérédité de Louis XI, si chargée du côté paternel, elle est un bon élément trop peu remarqué jusqu'ici.

§ 5. Rapport des deux facteurs.

Cet *excellent* mariage est consanguin, la grand'mère maternelle de Yolande Marie de France étant sœur de Louis Ier d'Anjou (cf. le tableau ci-contre).

Jean le Bon.

Charles V.   Louis Iᵉʳ d'Anjou.   Marie, duchesse de Bar.

Louis II d'Anjou.   Yolande de Bar
                      épouse Jean Iᵉʳ d'Aragon.

Yolande d'Aragon.

CHAPITRE XIX

DIX-NEUVIÈME GÉNÉRATION

§ 1. **Marie d'Anjou** (1404-1463). *Mère de Louis XI.*

SECTION 1. — **Anamnèse collatérale**[1].

§ 1. Frère. *René d'Anjou* (1409-1480).

A. *Antécédents pathologiques.* Malade à la fin de sa vie d'infirmités innommées (Lecoy de la Marche, I, p. 425).

B. *État psychique.* Surnommé *le Bon* à cause de sa grande bonté qui allait jusqu'à la faiblesse et le rendait un peu ridicule.

A noter ses goûts de luxe et de dépense; son penchant pour les femmes. Artiste; insuffisance militaire et politique. On peut juger d'après ce que dit l'ambassadeur milanais dans sa dépêche au duc de Milan, ainsi que des paroles de Commynes, du rôle effacé de René :

Gingins, *Dépêches des Ambassadeurs Milanais.* Panigarola au duc de Milan. Du camp de Morat, 12 juin 1476 (p. 250) : « Siche mo esso duca Rene rimane li verso Strasborgo invelupato, perche non po andare ne stare, ne quelli lo accompagnarano mo per Lorena, visto che e inimico di questo S. Vedro mo che Soa S. mi ne dira, et essendo cosi saria vero che *lo Re di Franza lo avesse mandato li per despechiarse di lui.* »

---

1. M. Brachet a laissé inachevée l'étude de l'anamnèse collatérale de Marie d'Anjou (A. B.-K.).

Commynes, éd. Chantelauze, p. 318 : « Au duc de Lorraine print bien de ce que *on se amusoit*[1] *de luy en nostre cour*, et croy bien, qu'*il n'en sceut jamais la verité.* »

Section 2. — Anamnèse personnelle de Marie d'Anjou.

§ 1. *Antécédents pathologiques.* Pas de renseignements.

§ 2. *État psychique.* Rien à noter que son extraordinaire effacement. L'impérieuse Yolande, qui annulait tout autour d'elle, n'avait pas pour idéal de développer l'esprit d'indépendance chez ses enfants. Marie d'Anjou continue comme femme l'effacement qu'elle avait comme fille. Sa faiblesse va jusqu'à lui faire faire des cadeaux à Mlle de Villequier.

Les comptes (Arch. KK, 55, fol. 16) cités par M. de Beaucourt montrent jusqu'à quel degré de tolérance son peu d'énergie pouvait aller.

---

1. Éd. Dupont, II, 28 : on *s'ennnyoit* de luy.

LIVRE III

GRAND-PÈRE PATERNEL PUTATIF

LIVRE III

GRAND-PÈRE PATERNEL PUTATIF

CHAPITRE PREMIER

§ 1. **Charles VI** dit le Bien-Aimé (1368-1422) roi de France.

SECTION 1. — Anamnèse héréditaire paternelle.

§ 1. *Père.* **Charles V.** Voy. ci-dessus liv. II, chap. XVII, partie II. Pour l'anamnèse héréditaire paternelle, voy. ci-dessus liv. II, chap. I-XVI.

SECTION 2. — Anamnèse héréditaire maternelle.

§ 1. *Mère.* **Jeanne de Bourbon** (1338-1378) fille de Pierre Ier duc de Bourbon et d'Isabelle de Valois. Épouse (1350) son cousin Charles de Normandie (depuis Charles V, roi de France).

Section 3. — Anamnèse héréditaire.

§ 1. *Anamnèse paternelle :*

A. Père. Pierre de Bourbon (tué à Poitiers), 1311-1356. Pas de renseignements biologiques.

B. Grand-père. Louis de Bourbon (1279-1341) dit *le Grand* et *le Boiteux.* Pour la pathologie de Louis de Bourbon voir ci-dessus Introduction, p. CXXVII. Sur la lâcheté de Louis de Bourbon qui s'enfuit à la bataille de Courtrai, cf. Moranvillé, *Chronographia*, I, p. 112.

Grand'mère. Marie d'Avesnes († 1354). Petite-fille de Jean d'Avesnes (sur la mort de ce dernier cf. p. 500).

C. Arrière-grand-père. Robert de Clermont. Fou. Sur la folie de Robert cf. ci-dessus, p. 412-417.

Arrière-grand'mère. Béatrice de Bourbon fille de Jean de Charolais et d'Agnès de Bourbon. Épouse en 1272 Robert de Clermont. Meurt en 1310. Jean de Charolais étant fils du duc de Bourgogne Hugues IV, nous renvoyons pour l'anamnèse de ce prince à la p. 463.

§ 2. *Anamnèse maternelle.*— Isabelle de Valois, fille de Charles de Valois et de sa troisième femme Mahaud de Châtillon. — Épouse en 1337 Pierre Ier duc de Bourbon. — Meurt en 1383. Pas de renseignements biologiques.

A. Père. Charles de Valois. Goutteux et apoplectique et frère d'apoplectique (cf. ci-dessus, pp. 430-433 et pp. 443-453).

B. Mère. Mahaud de Châtillon. Pas de renseignements.

§ 3. *Anamnèse collatérale.* Le frère de Jeanne, le duc Louis II de Bourbon (1337-1410), bizarre ; mort mélancolique, fou (cf. ci-dessus, Introduction, p. CXXXI-CXXXII).

Section 4. — Antécédents physiologiques.

§ 1. *Tempérament.* — Lymphatique. Froissart, XV, 4 : « En ce temps avoit ens ou royaulme de France ung moult vaillant et

saige médechin.... Celluy médechin demouroit pour le temps
en la cité de Laon (la faisoit-il plus voulentiers sa résidence
que ailleurs), et estoit nommé maistre Guillemme de Harselly.
Quand il sceut premièrement les nouvelles de l'accident du
roy et par quelle incidence il estoit cheu en maladie, il dist
ainsi, car il cuidoit assés bien congnoistre la complection du
roy : « Ceste maladie est venue au roy de tourble [*troubles*].
Il tient trop de la *moisteur* [1] de la mère » [2].

§ 2. *Nutrition, Motilité, Système nerveux*. — Pas de renseignements.

---

1. Froissart, III, 88 : « Les Anglois sont plus mous et plus *moistes*
que les Portingalois. »

2. *Mandements* de Charles V p. p. Delisle, n° 1587, 18 janvier 1377 :
« Pour offrandes faittes pour nostre très chère compaigne la royne et
de nostre commandement en l'eglise de Saint Anthoine de Vienn [ois]
cent frans, et cent frans donnez à l'ospital du dit lieu de Saint
Anthoine, et à l'eglise de Saint Glaude en nostre dit Dauphiné cent
cinquante frans. »

Id. *ibid*. n° 859, 2 février 1372 : « A Bernart Belnati... pour deux
pièces de baudequins d'or en champ azuré qu'il nous a delivrez, les-
quielx nous avons envoiez à nostre dite compaigne, pour offrir
à Saint Anthoine le jour de la feste, à XXX franz la piece,
valent LX franz. »

Labarthe, *Invent. du mobilier* : « Item, ung très petit coffret estant
dedens ledit coffre de cypraès, où estoient les choses qui s'ensuivent :
et premièrement : 583. L'os mons[r] saint Anthoine.

2468. Item, ung ymage de saint Anthoine, pareil, qui·a ung pour-
ceau devant luy, à l'entablement d'argent comme dessus ; pesant
ung marc quatre onces dix sept estellins maille. »

Mandements de Charles V p. p. L. Delisle, n° 812, 23 août 1371 :
« Pour deux pièces de drap d'or en champ blanc, offertes par nostre
très chiere et amée compaigne la royne devant Nostre Dame
de Saint Martin des Champs, soixante et quatre frans. »

Labarthe, *Invent. du mobilier* :
« 2499. Item, ung petit cristal ront, garny d'argent, à deux boutz,
où dedens est de saint Martin ; pesant dis estellins.

2804. Item, ung petit reliquiaire d'or, plain, à ung ymage de
saint Martin à une part, et est plain de relicques ; pesant dix sept
estellins et maille.

2564. Item, ung très petit reliquiaire d'or beslong de saint Martin ;
pesant cinq estellins.

2477. Item, ung ymage de saint Martin qui ne tient point de
reliquiaire ; pesant ung marc quatre onces cinq estellins. »

§ 3. *Fonctions génésiques*. — Parturition toujours laborieuse.

Labarthe, *Inventaire du mobilier*, n° 617 : « Estuiz de cuir estans oudit coffre de cypraès, où estoient les choses qui s'ensuivent : et premièrement : Une pierre appelée la Pierre Saincte, qui ayde aux femmes à avoir enffant, laquelle est enchassée en or; et y sont quatre perles, six esmeraudes, deux baillaiz, et au doz y a ung escu de France; estant en ung estuy de cuir. »

C'est l'*Aetites* des anciens, à laquelle on attribuait des propriétés anti-abortives et anti-convulsives (dans l'éclampsie puerpérale).

Cf. *Le grant proprietaire des choses* (dans la traduction de 1375 de Jean Corbichon, l. XVI, chap. xxxviii) : « *De ethice*. Ethice est une pierre d'Inde et de Perse que on trouve ou rivaige de la mer d'Inde et de Perse et est de couleur jaune si comme dist le *Lapidaire* et y a masle et femelle. Et pource les treuve l'en deux à deux dedens les nidz des aigles.

Sans ces pierres les aigles ne peuvent faire leurs faons. Le masle dans ces pierres est dur et reluist ung peu et la femelle est molle.

Ces pierres font tost *enfanter* une femme quant elles sont liées à elle et aucunesfois la font *avorter* quant elles sont trop longuement si comme dit Ysidore au quart chapitre ou XVI° livre. Ceste pierre donc en a une autre dedens soy aussi comme une femme grosse, si comme dit le *Lapidaire*. Ceste pierre garde du chault mal. »

Le Grand dispensaire medicinal mis en lumière par le Sieur Jean de Renou, conseiller et médecin du Roy. Lyon, Rigaud, 1624, p. 527 : « L'aetite ayde grandement à l'enfantement si on l'attache à la cuisse de la femme qui est en travail, et le retarde pareillement portée sur l'estomach ou en quelque doigt en forme de bague. Il y en a de quatre sortes, etc.... »

Et encore au xviii° siècle dans l'encyclopédie classique de Manget (*Bibliotheca pharmaceutico-medica*, 1703, II, 90, 121) : « *Aetites* seu aquilinus lapis. Dicitur lapis aquilae, quod in aquilae nido reperiatur ad promovendum partum ab aquila eo deportatus.

Vires. Sinistro brachio alligatus, fœtum in iis retinet, quae ad aborliendum sunt proclives. Tempore partus sinistro femori alligatus, partum accelerat. Observare autem expedit, statim à partu esse removendum, ne et uterum ad se trahat…. Observavit etiam *Valeriola*, tam vehementer trahere, ut unà uterus excidat, ni maturè removeatur, id quod accidit Valentiae conjungi Ponsoni Jouberti. Collo appensus medetur prolapsui uterino, epilepsiae. »

Les saints obstétriques : cf. Broc, *Saints Patrons et Protecteurs*, et le P. Cahier *passim* [1].

---

1. Broc de Segange, *Saints protecteurs des maladies*, II, 49 : « *Pro Muliere praegnante cum intercessione beatae Margaritae* :

Oremus :

Deus qui gloriosam Margaritam invocantibus, salutis remedia promisisti, exaudi nos pro N. famula tua in martyris tuae suffragio confidente, etc.

Secreta :

Quaesumus… ut famulam tuam N… maledictio quam Eva praegnantibus demeruit mulieribus, non opprimat, etc…. »

Mandements de Charles V p. p. L. Delisle, nº 500, 7 mars 1369 : « Charles…. Pour consideracion des grans pertes et dommages que ont euz et soustenuz pour occasion des guerres et autrement les religieux prieur et convent de l'eglise Sainte Marguerite de Lincourt, et en recompensacion de plusieurs messes que il ont dictes et celebrées de sainte Marguerite par *certain* temps pour nostre très chère compaigne la royne, à yceulx religieux avons donné et ottroié…. la somme de cent franz d'or, pour aidier à refaire et soustenir leurs maisons et edifices, qui en la plus grand partie sont cheuz en ruyne par la povreté des diz religieux. »

Id. *ibid.*, nº 1230, 26 avril 1376 : « Charles…. Oye la supplicacion des religieux prieur et couvent de l'eglise Sainte Marguerite de Elincourt, requerans que, comme, ou temps que nostre très chiere compaigne la royne estoit enceinte de nostre très chier ainsné filz le dauphin de Viennois, nous leur eussions donné cent frans d'or à prendre sur nostre tresor…, dont il n'ont pas esté ne pevent estre paiez, nous leur vueillons sur ce pourveoir de nostre grace, nous voulons de grace especial et vous mandons que yceux cent frans d'or vous leur faciez paier, etc. »

Labarthe, *Invent. du mobilier* :

« 1869. Ung escrinet de boys, où est ung reliquaire que l'en dit le doy saincte Marguerite.

3061. Item, la vie saincte Marguerite en ung très petit livret, en deux aiz d'or, bordez de grenatz et esmeraudelles.

2229. Item, ung petit reliquiaire garny d'argent, esmaillé d'un costé

Section 5. — Antécédents pathologiques et mort.

§ 1. *Antécédents pathologiques.* — Pas de renseignements.
§ 2. *Mort.* — De cause puerpérale.

Grandes Chron., VI, 413 : « Le jeudi quart jour de février ensuivant mil trois cens septante-sept dessus dit, la royne de France ot une fille en l'ostel du roy, emprès Saint-Pol à Paris ; le samedi ensuivant, sixième jour dudit mois de février, environ dix heures après midi, ladite royne trespassa

---

de saincte Marguerite, et d'autre costé ung amatiste ; pesant once et demye.

915. Item, ung ymage, d'argent doré, de saincte Marguerite ; pesant six marcs deux onces.

2582. Item, ung ymage de saincte Marguerite qui sault d'un dragon, sur lequel dragon a ung ballay, et est la teste du dragon d'un saphir, et sur la queue ung saphir et troys perles, et a ung dyadesme d'un saphir, d'un balay et neuf perles autour ; pesant ung marc.

928. Item, ung ymage de saincte Marguerite, d'argent doré, sur ung dragon, qui siet sur ung entablement de mesmes ; pesant deux marcs quatre onces cinq estellins.

2668. Item, un coffre d'or, esmaillé autour de la vie saincte Marguerite ; pesant cinq marcs deux onces dix huit estellins.

1769. Item, ung escrinet d'argent esmaillé, qui pent ès armoires, et est l'esmail de la vie saincte Marguerite.

1970. Item, une ymage d'yvire de saincte Marguerite sur ung serpent.

2531. Item, ung ymage de saincte Marguerite qui sault d'un dragon, tenant ung livre en sa main et ung reliquaire en l'autre. »

Mandements de Charles V p. p. L. Delisle, nᵒ 859, 2 février 1372 : « A Bernart Belnati... c'est assavoir pour deux pièces de draps d'or delivrées à nostre très chère compaigne la royne, pour offrir à Saint Germain des Prez, quand elle y fu derrenierement en pelerinage, à XXXII franz la piece, valent LXIIII franz. »

Labarthe, *Invent. du mobilier* :

« 2527. Item, ung ymage d'argent de sainct Lyénart, tenant ung prisonnier à une main et ung petit reliquaire de cristal à l'autre.

2470. Item, ung ymage de sainct Lyénart qui tient un larron, à l'entablement d'argent comme dessus ; pesant ung marc sept onces cinq estellins. »

de ce siècle audit hostel de Saint-Pol, dont le roy fu moult troublé et longuement ; et si furent moult d'autres bonnes personnes : car il s'entreaimoient tant comme loiaux mariés peuvent amer l'un l'autre. »

Chron. Anonyme d. Kervyn, *Froissart*, IX, p. 44 : « Assés tost après la mort du captal de Bus, qui tant avoit esté preu chevalier, s'acoucha la royne de France d'une fille qui fu nommée Katherine. En celle gésine print la royne une maladie, dont elle mourut. Cete royne, qui avoit *esté plaine de moult bonnes mœurs*, fu fille au gentil duc de Bourbon, messire Pierre qui mourut en la bataille de Poitiers. »

Froissart (éd. Luce-Raynaud), IX, 47 : « En ce temps trespassa, ou mois de fevrier, la royne de France et de [se coupe], che disoient li medecin ; car elle gisoit d'enfant de madame Catheline sa fille, qui puis ce di fu duçoise de Berri, car elle heut à mari Jehan de Berry, fil au duc Jehan de Berri. Là, si comme je vous dy, en celle gesine, n'estoit pas bien haitie, et lui avoient li maistre deffendu les baings, car il lui estoient contraire et perilleux. Nonobstant ce, elle se volt baigner et là conchupt le mal de la mort. Si demora li rois Charles de France vesves, ne onques puis ne se remaria. »

Chronique des quatre premiers Valois p. p. S. Luce, p. 265 : « Apres ce que l'empereur se fut parti du roy de France son nepveu où il avoit eu moult riche feste et noble, la royne de France acoucha d'enfant et oult une fille dont elle mourut. De quoy ce fut pitié. Le roy de France en fit grand dueil. »

Christine de Pisan, p. 306 : « Le lundi, quart jour de février, après la départie de l'empereur, la royne de France enfanta une . fille, *dont moult fu grevée du travail....* Le samedi ensuivant, ladicte royne trespassa de ce siecle : de laquel chose le roy merveilleusement fu dolent ; et nonobstant que la vertu de constance en luy fust plus grant que communement ès autres hommes, ceste departie luy fu si grant douleur et si longuement luy dura que onques, devant ne après, faire on ne luy vid pareil dueil pour chose qui avenist ; car moult s'amoyent de grant amour. Le roy, qui avoit amé le corps, pensa de l'ame par devotes oroisons, etc.... »

Luce, *La France au* xive *siècle*, II, 5 : « Ce souverain si âpre au travail, qui faisait son métier de roi avec l'application consciencieuse dont Louis XIV devait donner de nouveau l'exemple trois siècles plus tard, cessa presque complètement pendant une douzaine de jours de s'occuper des affaires de sa chancellerie ; et, pour la période qui va du 6 au 19 février, je n'ai pu retrouver qu'une ordonnance de payement délivrée le 13, au bois de Vincennes. »

Section 6. — Etat psychique

§ 1. Normal [1], sauf pendant l'année 1373. En 1373 Jeanne, alors âgée de trente-cinq ans, est frappée d'aliénation mentale

---

1. Christine de Pisan, p. 224 : « En quelle digneté estoit celle royne, couronnée ou atournée de grans richeces de joyauls, vestue és abis royauls, larges, longs et flotans, en sambues pontificales que ilz appellent chappes ou manteauls royauls des plus precieux draps d'or ou de soyes, aornés et resplandissans de riches pierres et perles précieuses, en ceinctures, boutonneures et actaches, par diverses heures du jour abis rechangés pluseurs foiz... »

« Durant son mangier, pour obvyer à vaines et vagues parolles et pensées, avoit un preudomme en estant au bout de la table, qui sans cesser disoit gestes de meurs virtueux d'aucuns bon trespassez. En tel maniere le sage roy gouvernoit sa loyale espouse, laquelle il tenoit en toute paix et amour et en continuels plaisirs, comme d'estranges et belles choses luy envoyer, tant joyauls comme autre dons, se presentés luy fussent, ou qu'il pensast que à elle deussent plaire, les procuroit et acheptoit ; en sa compaignie souvent estoit et tousjours à joyeux visage et moz gracieux, plaisans et efficaces ; et elle, de sa partie, en luy portant l'onneur et reverance que à son excellance appartenait, semblablement faisoit ; et ainssi celluy en tous cas la tenoit en souffisante amour, unité et en paix. »

Chron. des quatre premiers Valois p. p. Luce, p. 148 : « L'an de l'incarnation de Nostre Seigneur Jhesucrist mil trois cens soixante quatre le jour de la Saincte Trinité fut couronné, enoint et sacré à roy de France Charles ainsné filz du roy Jehan, avec lui sa belle et bonne moullier madame la royne fille du noble duc de Bourbon. »

Mandements p. p. Delisle, n° 1252, juillet 1376 : « Nous voulons et vous mandons que quatre cens livres parisis, d'une part, qui sont

et reste dans cet état pendant une partie de l'année 1373 : *Chron. des quatre premiers Valois* (éd. Luce, p. 244) : « En cel an mesmez, la royne fut malade par ung caraut ou empoisonnement si qu'elle en perdi son bon sens et son bon memore. Le roy qui moult l'amoit en fit maint pelerinage; et la mercy de Nostre Seigneur, revint en sa bonne santé et en son bon sens. »

Pour l'autorité du texte cf. la remarque de Léopold Delisle (S. Luce, *Froissart*, Introduct., p. CXXII : « Entre les diverses compositions du même genre que nous a léguées le quatorzième siècle, celle qui soutient avec le plus d'avantage le contrôle des chartes est la *Chronique des quatre premiers Valois*. Telle est du moins l'opinion d'un juge dont personne ne récusera la compétence, M. Léopold Delisle. Dans cette *Histoire du château de Saint-Sauveur-le-Vicomte* où il a renouvelé de fond en comble l'histoire de la première partie de la guerre dite de Cent ans, le savant membre de l'Institut a eu l'occasion de confronter les principaux chroniqueurs contemporains de Froissart avec les pièces authentiques, originales, et c'est la *Chronique des quatre premiers Valois* qui a le mieux résisté à une aussi redoutable épreuve. »).

A. *Durée* de la psychose. Ne peut avoir été moindre de plusieurs mois, son mari ayant fait *en personne*, pour obtenir sa guérison, « *maint* pelerinage ».

En *janvier* 1374 Charles fait habiller « *la fole* » de la reine [1].

---

demourées à paier des mois d'aoust et de septembre darrenierement passez de certaine ordenance que nous feismes lors sur la creue de la desponse de l'ostel de nostre très chiere compaingne la royne, si comme elle nous a fait exposer. »

1. *Mandements* de Charles V, p. p. L. Delisle, n° 1005, 3 janvier 1374 : « Charles V ordonne de faire payer « à nostre amé Jehan Mandole, peletier, la somme de huit vinz dix et neuf franz d'or, lesquiex il a prestez et paiez du sien, depuis le moiz de may derrain passé, pour certainz draps, boutonneurez et fermaulx d'or et d'argent, et pour la façon, pour Artaude du Puy, fole de nostre très chiere compaingne la royne, si comme elle nous a dit et affermé... ». — Id. *ibid.*, n° 1006, janvier 1374 : « A nostre amé Jehan Mandole, peletier et bourgoiz de Paris, la somme de huit vinz dix et neuf franz d'or lesquiex il a prestez et paiez du sien, depuis le moiz de may derrain

Rien à conclure de ce texte pour ou contre la guérison de Jeanne, Charles VI ayant également conservé des fous auprès de lui pendant les trente années de sa maladie [1].

---

passé, pour cestainz draps, pennez, cendaulz, boutonneurez et fermaulx d'or et d'argent, et pour la façon, pour Artaude du Puy, fole de nostre très chiere compaingne la royne, si comme elle nous a dit et affermé... »

1. Les textes suivants nous portent à croire qu'à la fin de l'année 1373, la reine était revenue à un état normal : *Mandements de Charles V*, p. p. Delisle, n° 982, 7 oct. 1373 : Charles V ordonne de faire payer « la somme de neuf cenz et vint cinq frans d'or que monte la draperie, pelleterie, et autres choses que nous avons ordenées pour nostre très chiere et amée compaigne la royne pour sa robe de la Toussainz prochaine venant... Premierement à Garnot Robiolle, drapier, pour une escarlate entiere, contenant xxiiii aulnes et vi aulnes de meismes, pour une robe de v garnemens, v frans et quart l'aulne, valent viixxxvii frans et demi. Item à lui, pour un corset court et un mantel de chapelle, x aulnes d'une autre escarlate à ce pris, lii frans et demi. Item à lui, pour ix aulnes de deux escarlates, à faire un mantel double, à ce pris xlvii frans i quart. Item à lui pour une cote hardie et un mantel qui seront fourrez de gris, x aulnes de broisselle marbré en graine, iii frans l'aune, xxx frans. Item à lui, pour iii aulnes d'escarlate à faire chausses, v frans i quart l'aune, etc... ». — Id. *ibid.*, n° 995, 4 décembre 1373 : « Charles... à nos amez et feaux tresoriers à Paris salut et dileccion. Nous vous mandons et commandons que senz delay la somme de six cens vint et cinq frans d'or, que monte la draperie, pelleterie et autres choses que nous avons ordenées pour nostre très chiere et amée compaigne la royne, pour sa robe de Noel prochain venant, vous paiez aux personnes ci après nommées, desquelles choses les parties s'ensuient. Premierement à Garnot Robiolle, drapier, pour une escarlate entiere contenant xxiiii aulnes, et vi aulnes de meisme pour une robe de v garnemens, v frans i quart l'aune, valent viixxxvii frans et demi. Item à lui, pour un corset court et un mantel de chapelle, x aulnes d'une autre escarlate, à ce pris, valent lii frans et demi, etc... ». — Id. *ibid.*, n° 1013, 23 janvier 1374 : « Charles, par la grace de Dieu roy de France, à nos amez et feaulx tresoriers à Paris, salut et dilection. Nous vous mandons et commandons que senz delay la somme de six cens soixante quatre frans d'or et trois quars, que monte la draperie, pelleterie, et autres choses que nous avons ordenées pour nostre très chiere compaigne la royne, pour sa robe de la Chandeleur prochaine venant, vous paiez aux personnes ci après nommées, desquelles choses les parties s'ensuient. Premierement à Garnot Robiolle, drapier, pour une escarlate entiere, contenant xxiiii aulnes, et vi aulnes de meismes, pour une robe de cinq garnemens,... Item, à lui, pour i corset court et un mantel de chapelle,... etc... »

B. *Symptomatologie.* — Identique comme terminologie
(« *elle en perdit son bon sens et son bon mémore* ») à celle de
Charles VI, cf. Douet, II, 153 (Lettres de rémission de
l'an 1398) : « ... le Roy *n'est pas en son bon sens* et folz ». —
Monstrelet, éd. Douet, 1, p. 8 : « il [le roi] devint ainsi *comme
hors de sa bonne mémoire* ».

Sur l'amnésie considerée au moyen âge comme l'un des
symptômes de la folie cf. Monstrelet (éd. Douet, I, 8) : « Le
Roy, chevauchant de ladicte ville du Mans à aler audit pays
de Bretaigne, ses princes et sa chevalerie estant assez près de
lui, il print assez soudainement une maladie, de laquelle il
devint ainsi comme hors de sa bonne mémoire. Et incontinent
tolly ung espieu de guerre à ung de ses gens, et en féry le
varlet du bastard de Lengres, tellement qu'il l'occist, etc... »

C. *Étiologie.* — La conception étiologique des psychoses
dans la médecine médiévale étant invariable, l'étiologie de
notre malade (« *la reine fut malade par ung carault*[1] *ou empois-
sonnement* »), ne peut différer de celle de Charles VI. Cf. le récit
de la folie de ce dernier dans la *Chron. des quatre Valois*,
p. p. Luce, 324 ; « Le roy prist l'épée et, d'ire et de couroult,
se marvoya ou desespera, *ou il fut empoisonné ou encaraudé*,
comme l'on tenoit. Car comme il oult l'espée, il couru sus à
ceulx d'entour lui, et moult en navra. Et à très grant peine
fut le roy prins. Car nul n'osoit approchier de lui, etc... »

D. *Thérapeutique.* Purement hagiothérapique[2]. — Pour

---

1. *Carault* (L. Character) = Sortilège ; *encarauder*, ensorceler. Cf.
Ducange. S. v° *Lettre de remission* de 1402 : « Icelle femme confessa
à son mary que ledit Tymonnier la maintenoit et qu'elle ne povoit
résister, ne soy deslier dudit Tymonnier et qu'elle cuidoit qu'il l'eust
encaraudée. »

2. Labarthe, *Invent. du mobilier* : « 1289. Item, deux flacons, en
maniere de fleurs de lys, d'argent, dorez, ou courroyez de deux cour-
royes de soye, et taillez de lettre de fourme, où est escript : *Jaspar
fait Mirram*, etc...; pesans seize marcs troys onces. »

Id. *ibid.* : « 161. Item, ung grant ymage d'or de saint Jehan Baptiste qui tient à une main ung *Agnus Dei*, et en l'autre main a une
des jointes de son doy en ung reliquiaire, et ung dyadesme, et ung
fermail en sa poictrine ; et tout garny de pierrerie et de perles, assiz
sur un pié d'argent. Et poise ledit ymage quatorze marcs d'or, et l'entablement poise huit marcs d'argent.

921. Item, ung petit ymage d'argent de saint Jehan, tenant ung

les attributions des saints anti-vésaniques cf. *passim* le livre de Broc de Segange et celui du P. Cahier aux noms donnés dans ce paragraphe. — Doit-on rattacher aux pèlerinages du roi et à la maladie de la reine l'histoire de la *bonne femme* de La Rochelle et le secours que les prières de cette pieuse personne apportèrent au Roi « *en un certain cas* » (comme le dit à mots couverts Christine de Pisan)? Nous l'ignorons.

Christine de Pisan, 288 : « Le sage roi Charles oy dire que à La Rochelle avoit une saincte dame de très esleue vie et singulière en devocion et discipline de vivre; et mesmement tel degré avoit jà acquis devers Dieu, que ce que de grande affeccion requeroit, on s'appercevoit que il luy estoit octroyé, et que moult avoit de belles revelacions de Nostre Seigneur.

Le roy, message souffisant, manda, par grant prière, à ceste bonne dame, laquelle estoit nommée dame Guillemette de La Rochelle, qu'elle voulsist venir à Paris, et que moult volentiers la verroit. Celle y vint; le roy la receupt à grant chiere, à elle

---

Agnus Dei sur lequel est ung cristal, où dedens est une dent ; et a, en l'entablement, écussons à deux crosses.

3079. Item, ung ymage de saint Jehan Baptiste, d'argent doré, qui tient ung *Agnus Dei*, et dessus, ung reliquiaire de cristal, où il a une de ses dens, qui siet sur ung entablement d'argent, et le donna l'arcevesque de Sens ; pesant deux marcs quatre onces.

2223. Item, ung autre ymage de saint Jehan Baptiste d'argent doré, tenant ung semblable reliquiaire de cristal ; pesant troys marcs troys onces.

2535. Item, ung ymage de boys de saint Jehan, à ung petit entablement d'argent à six carres, tenant ung reliquiaire de cristal.

2536. Item, ung ymage d'argent de saint Jehan sur ung entablement à six carres, tenant ung aignel ; pesant cinq onces dix estellins. »

« 902. Item, ung ymage de saint Jehan l'Euvangéliste, d'argent doré, qui tient ung reliquiaire d'argent, où il a ung cristal carré, et est sur ung entablement d'argent esmaillé, et troys lyonceaulx dessoubz.

2463. Item, ung ymage d'or de saint Jehan l'Evangéliste tenant ung reliquiaire où est une grosse perle ; pesant ung marc deux onces d'or.

2776. Item, une autre seinture d'un tissu de soye, où est escript 'Euvangille saint Jehan, où est une petite boucle, ung passant et ung mordant, à douze barres d'or petites. »

Id. *ibid.* « 960. Item, ung vaisselet d'argent doré à mectre relicques, assiz sur ung pié de cuivre, où il a une jointe de saint Berthelemy... »

2222. Item, ung ymage de saint Barthelemy d'argent doré, qui tient ung reliquiaire de cristal ; pesant troys marcs une once et demye. »

« 2476. Item, ung ymage de saint Gile, à tout sa bische ; pesant... »

parla longuement, et moult prisa ses devotes et humbles
paroles, son simple maintien en tous ses fais, et affectueusement la requist que elle priast Dieu pour luy ; à laquelle chose
tout se deist elle non digne d'estre exaulcée, s'offry de bonne
voulenté. La garde et admenistracion de ceste bonne dame fu
commise à cellui Gille Mallet, avec sa femme, en son hostel.
Le roy luy fist faire de beauls oratoires de bois en pluseurs
esglises, où d'estre longuement avoit devocion, comme à
Saint Marry sa perroisse, aux Augustins et ailleurs ; car moult
estoit femme solitaire et de grant contemplacion, et tant que
j'ay certainement oy recorder à gens dignes de foy que, en
sa contemplacion, on l'a aucunesfois veue soulevée de terre en
l'air plus de deux piez. Le roi l'avoit en grant reverance, et foy en
ses prieres, qu'il tenoit qu'elles luy *avoyent valu en certain cas.*»

Mandements de Charles V p. p. Delisle, n° 1562, 23 décembre 1377 : « Cent frans d'or donnez à la bonne femme de La
Rochelle. »

Section 7. — **Rapport des deux facteurs.**

Consanguinité multiple. Charles V descend : de Philippe III
(fils de St-Louis) par son arrière-grand-père paternel Charles
de Valois ; d'Agnès (fille de St-Louis) par sa grand'mère
Jeanne de Bourgogne ; de Charles d'Anjou (frère de St-Louis)
et de Béatrix de Provence (sœur de la femme de St-Louis)
par son arrière-grand'mère Marguerite de Sicile.

Jeanne de Bourbon descend : de Philippe III par son
grand'père maternel Charles de Valois ; de Robert de Clermont (fils de St-Louis) par son père.

Charles V et Jeanne descendent tous les deux de Hugues IV
duc de Bourgogne.

Pour la double parenté de Jeanne avec Bonne de Luxembourg, mère de Charles V, voy. le tableau ci-contre, et de plus
p. 500 (sur la descendance de Bonne de Baudoin d'Avesnes,
frère de Jean d'Avesnes, arrière-arrière-grand-père de
Jeanne).

Henri V de Luxembourg.

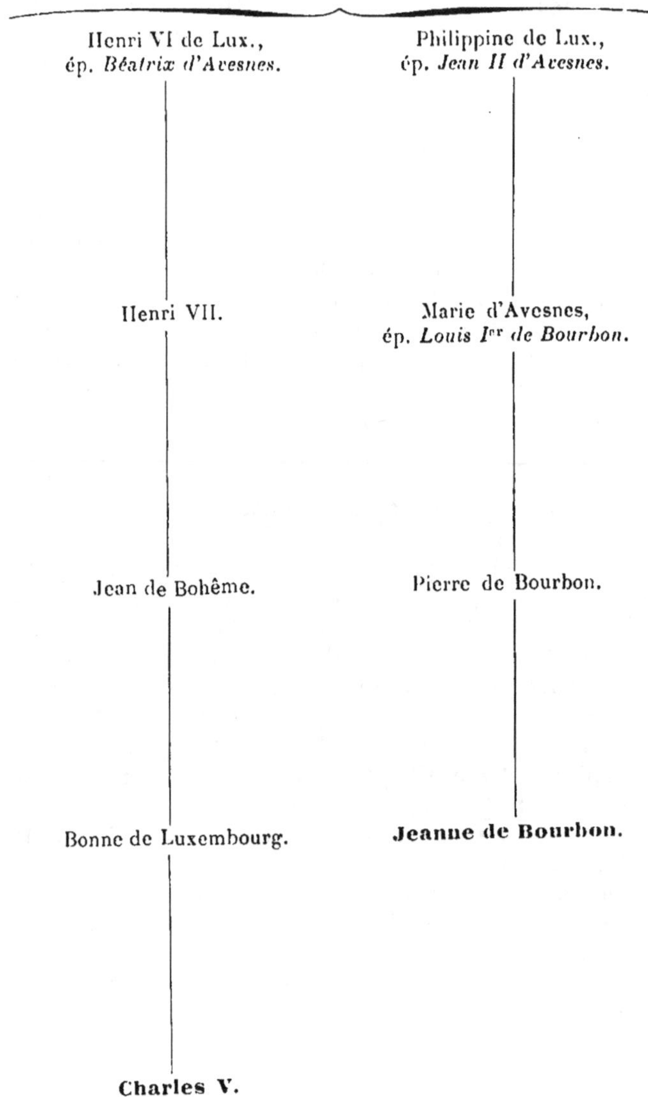

Section 8. — Anamnèse collatérale de Charles VI.

§ 1. Fait défaut, à l'exception de celle de Louis d'Orléans (né en 1372, assassiné en 1407). Rien à noter au point de vue psychopathique. Rappelons brièvement quelques traits de la physionomie biologique si connue du brillant frère de Charles VI, ses excès génésiques et ses débauches :

Baye, II, 294 : « xxiij* novembris, eodem anno, inhumaniter fuit trucidatus et interfectus dominus Ludovicus Francie, dux Aurelianensis et frater Regis, multùm astutus et magni intellectus, sed nimis in carnalibus lubricus, de nocte, hora ix*, per ducem Burgundie aut suo precepto, ut confessus est, in vico prope portam de Barbete, unde infinita mala processerunt, que diu nimis durabunt. »

Chron. Anon. (Douet, *Monstrelet*, VI, 280) : « De celle mort fu le commun peuple moult joieux, car ledit duc d'Orléans leur faisoit souffrir moult de maux par les grandes tailles et aides que il faisoit souvent cueillir et mettre sus, el nom du Roy. Et tout retournoit à son seul et singulier plaisir et pourfit, et en faisoit forteresses et chasteaux, et en soustenoit houriers, couraties et gens de meschante vie, comme dansseurs, flateurs et gens de nient. Et aussi en maintenoit ses grans estas *et ses ribaudies.* Car il n'estoit si grande qu'il ne volsist décevoir, *et en déshonnoura mainte, dont ce fu pitié.* Desquelles je me passe légièrement. »

Douet, II, 153 (Lettres de rémission de l'an 1398) : « Et parlèrent ensemble de beaucoup de choses entre lesquelles ycelluy de Baigneux dist audit de Chartres par cèle manière : « Nous sommes bien tailliez « d'avoir assez à faire et souffrir; le Roy n'est pas en son bon sens et « est folz, et mons. le duc d'Orléans est jeunes, et jeue voulentiers aux « dez et ayme les putains. » Après lesq. parolles ils s'en départirent. »

Songe véritable, v. 3080 :

> « Après, Louys, duc d'Orliens,
> Sera lié de fors liens
> Et sera servi de deablesses
> A grans cornes au lieu de tresses,
> Qui ly fondront fin or de touche
> Trestout boulant parmy la bouche
> Plus de cent foiz par chascun jour,
> Voire sans faire nul séjour.
> Puis coucheront o ly la nuyt,
> Pour mielx y prendre son deduyt,

Et getteront tel punaysie
Qu'il en perdroit tantost la vie,
Se il estoit qu'il peust mourir;
Ce le feroit briefment finir.
Mais en mourant tousjours vivra,
Et en vivant toujours mourra.
Et ert baingné en l'eau froide,
Dont devendra sa chair treslaide
De ce fort enveniment.
Cinquantes dyables voyrement
A chascun doy ara pendus,
Quatre cens dez de plonc fondus,
Pesant chascun plus de cent livres.
Puis y ara dyables tous yvres,
Qui mailleront dessus ly fort
Trestous ensemble d'un acort;
Puis, le feront par feu dancer
Et le sauront bien avancier.
Et sy ara, pour fere feste,
Le fort tonnerre et la tempeste
Pour l'esjoïr et pour ly plaire.
Assez pourra crier et braire. »

Id., vers 2660 :

. . . .
« Roy Alixandre, il conquist
En pou de temps trestout le monde
Et aussi le roy Charlemaine
Qui conquesta trestout Espaigne.
Pas ne furent puissants ne riches
Par estre convoiteux ne chiches,
Ne par jouer au dez ne au tables,
Ne eulx enyvrer aux bains n'à tables
N'en d'autres bobans ne délices,
N'en puterie, n'en malvais vices;
Ains le gaignerent par proesces,
Par leurs bontés, par leurs largesses.
Or le fay donc, sy t'avise,
Ou je y mettray telle devise
Que tu le feras malgré toy. »

Jarry, *Vie du duc d'Orléans*, page 295 (Bibl. Nat. fonds de Brienne 34 : 239) : « Je tieng, de la plus grand jusques à la plus petite qui soit au monde, que elle ne se plaint de moy. Se j'ay aimé et on m'a aimé, ce a faict amours; je l'en mercie; je n'en répute bien eureux. »

Relig. de S. Denis, III, 758 : « L'orateur ajouta que le duc d'Orléans, esclave dévoué de la déesse Vénus, avait reçu du même religieux

un anneau dont le contact avait la vertu de fasciner toutes les femmes
et de les soumettre sans obstacle à ses désirs impurs, et qu'il en
faisait usage même dans la semaine sainte, pour mieux insulter le
Créateur. »

Eustache Deschamps, éd. Tarbé, 188 : « Ballade de Mgr d'Orléans
et autres seigneurs estant au chastel de Boissy :

> Je vis en chastel de Boissy
> Monseigneur le duc d'Orliens
> Jehan, monsieur d'Albret aussi,
> Et leurs gens fort boire li ens.
> Le vin fist moult d'estudiens ;
> La fut Louvet licencié,
> Qui Beaune à quatre a crié.
> Bruneval, par force de vin,
> Crioit sur tous comme enragié :
> *Sine dubio* c'est latin.
>
> L'oste n'ot pité ne mercy,
> Crie de ses vins et de ses biens.
> A l'un boit là, à l'autre cy :
> Es voyrres ne demeure riens.
> — Je boy à toy. — Je te retiens :
> Dist l'un à l'autre sa plegie,
> N'eusse esté je fusse noyé.
> Bruneval, du mal Saint Martin,
> Crioit sur tous comme enragié :
> *Sine dubio* c'est latin.
>
> D'Albret n'ot pas le cuer failly ;
> A tous boit com bons crestiens.
> Aufemont, Beaumont, Canny,
> Gaucourt, Garencière ist des liens,
> Qui jeunes, nouveaux, anciens,
> Prunelé, Croisy ont moillié.
> Voirre, rompu et despecié.
> Bruneval, qui ot l'esvertin,
> Crioit sur tous comme enragié :
> *Sine dubio* c'est latin.
>
> *L'envoy :*
>
> Princes, après ce qu'on ot mangié
> Et beu tant qu'on estoit blecié,
> Vont estuver li pelerin ;
> De leur corps firent grant marchié
> Tous nuz ont vo chambre assiegié :
> Et là Bruneval en la fin
> Crioit sur tous comme enragié :
> *Sine dubio* c'est latin. »

Sa vaste intelligence et son grand sens politique:

Chron. du Religieux de S. Denis, p. p. Bellaguet, III, 739 :
« Entre autres qualités dont la nature l'avait doué, il avait
surtout une merveilleuse facilité d'élocution, qui le distinguait
parmi tous les seigneurs de son temps. En effet on l'avait vu
dans plus d'une occasion surpasser par son éloquence les
plus fameux orateurs, sans en excepter même ceux de la
vénérable Université de Paris, quelque versés qu'ils fussent
dans les subtilités de la dialectique, dans la connaissance de
l'histoire et dans la science théologique. Je l'ai vu souvent
moi-même se montrer plus élégant dans ses réponses que ne
l'avaient été ceux qui le haranguaient. Les étrangers vantaient
aussi son éloquence facile et abondante et son extrême affabilité. Comme tous les princes du royaume, il se faisait un
point d'honneur d'accueillir toujours avec les plus grands
égards les personnes qu'on lui députait, et de les reprendre avec
douceur, s'il leur arrivait de se tromper en quelque chose. Il se
montrait toujours aimable et bienveillant dans ses manières. »

Id. *ibid.* III, 36 : « Chacun reconnaissait dans le duc
d'Orléans une grande affabilité et une rare éloquence ; mais
on savait qu'il agissait avec trop de précipitation. »

N. de Baye, II, 288 : « xxvij[a] julii CCCCIV, quod puniantur
accuratissime illi qui de cetero libellos diffamatorios affigunt
portis, januis et domibus, vel disferant, seu faciunt ; occasio fuit
quia alii super lectum Regis in cameris, in portis ecclesiarum
et alibi affixi sunt libelli seu rithme contra honorem et ducis
Aurelianensis, germani Regis, qui, ut mansuetus erat, quasi
cuncta dissimulabat. » Id. *ibid.* 294 (cité ci-dessus, p. 606).

Fat, cruel ; — sombre et taciturne (*Tristifer*, dans le *Pastoralet*) ; — profondément rusé (*multum astutus*, dit N. de Baye).
Il tient de son père et de ses oncles son amour des livres et des
arts ; sa grâce d'artiste survit dans son fils Charles d'Orléans.

Sa dialectique est un héritage de son père[1], et nous trouvons

---

1. Sur Charles V dialecticien par goût favori cf. le procès de
Jacques de Rue : « et devoit le dit Phisicien venir en France pour
ce exécuter et pensoit ledit Roy de Navarre que le Roy de France
preist plaisir en lui pour ce qu'il parloit bel latin, *et estoit moult argumentatif* et que pour *ce eust souvent entrée devers lui.* » (Secousse, II,
374 cité ci-dessus, p. 583; et cette phrase de Christine de Pisan :

déjà ce trait chez l'oncle de Charles V, l'empereur Charles IV.

Son éloquence est un héritage de son père, mais aussi de ses oncles. A ce point de vue, il est intéressant de noter que Cullere (*Maladies mentales*, p. 129), Maudsley, *Pathologie de l'esprit*, p. 125 et note), Léon Daudet dans son livre très observé *Hærès* (Préface, p. V), ont mis en évidence l'influence des collatéraux ; et lorsqu'on constituera scientifiquement cette étude avunculaire, comme document on pourra rappeler l'éloquence extraordinaire de Louis d'Orléans. Cette influence collatérale se manifeste encore dans la ressemblance au duc de Berry (celui de ses oncles dont il se rapproche le plus), dont il tient les excès génésiques.

Il avait d'ailleurs tout tiré du côté Valois dont il est la quintessence, soit au point de vue *direct* (dialectique), soit au point de vue *avunculaire* (impérieux, cupide [1]), tandis que Charles VI avait tout pris du côté maternel : bon, sensible, crédule, nerveux, impressionnable, vif, enfantin, et plus tard la folie, comme sa mère.

« Es sciences expert estoit; logique qui enseigne arguer et entre le vray et le fauls discerner, *nul de luy plus* soubtil n'y fust trouvé. » (Christ. de Pisan, éd. Buchon, p. 280.)

1. *Songe véritable*, éd. Moranvillé, v. 170 : « *Comme* Povreté *vint de quérir* Verité *et puis dit :*

> Ha ! dame je suy revenue,
> Et de travail toute tressue,
> Car sans faulte je suy esté
> Parmy toute celle cité
> En maisons vielles et nouvelles :
> Maiz je n'ay trouvé qui nouvelles
> Me dist, où elle demourast,
> Ne lieu où elle reperast.
> Premier alay, je vous affy,
> Chiés........
> Puis alay chiés duc d'Orléans,
> *Où fu hué plus qu'un viés chiens,*
> Et me dist on que estoie fole
> De Vérité tenir parole,
> Et que elle, ne aussy Raison,
> N'entrerent onc en leur maison,
> Ne n'entreront heure nesune,
> Car ilz ne logent que Pecune. »

Ainsi se *vérifie* et se confirme la loi psychiatrique de l'importance prépondérante du facteur *mère*.

Les excès génésiques du duc d'Orléans sont un précieux signe à enregistrer à côté de la nervosité de son frère, ces excès étant toujours chez des fils de doubles tarés, comme c'est ici le cas, autant un effet qu'une cause (voyez Mathieu, *Neurasthénie*, cité p. 63). Se rappeler que Louis d'Orléans est fils et frère d'aliénés authentiques.

Tandis que MM. de Circourt, Coville, Moranvillé, A. Molinier, ainsi que Mme Darmesteter (Mary Robinson) ont, avec raison, tenu compte des débauches de Louis d'Orléans, M. Jarry, dans l'important travail qu'il lui a consacré, les a passées sous silence.

Il a gâté un excellent travail d'érudition par une psychologie insuffisante, et trop souvent il remplace la critique de l'histoire par le ton du panégyriste.

Il refera plus tard son livre auquel nous sommes tous redevables d'une masse énorme de faits (je le proclame le premier) ; il aura alors mûri psychologiquement, et son travail sera excellent.

CHAPITRE II

ANAMNÈSE PERSONNELLE

(1368-1392)

Section 1. — **Antécédents physiologiques.**

§ 1. *Habitus extérieur :*

Relig. de Saint-Denis, I, 563 : « Ce fut donc en l'an de grâce
mil trois cent quatre-vingt-huit que le roi Charles, entrant
dans sa vingt et unième année, commença à régner seul et à
diriger par lui-même les affaires... Les qualités bonnes ou
mauvaises de ce prince méritaient déjà d'être signalées à la
postérité. Je me suis donc chargé d'en conserver le souvenir,
sans entrer cependant dans tous les détails, ce qui n'est pas
nécessaire. Je pense qu'il suffira de décrire sommairement
son extérieur et son caractère.

Je commencerai par son extérieur. Sa taille, sans être trop
grande, surpassait la moyenne ; il avait des membres robustes,
une large poitrine, un teint clair, les joues couvertes d'une
barbe naissante, des yeux vifs ; son nez n'était ni trop long ni
trop court. L'ensemble de sa figure était embelli par une che-
velure assez blonde, que dans l'âge mûr il avait coutume de
ramener du sommet de la tête sur le front, parce qu'il n'aimait
pas à laisser voir qu'il était chauve. Aux grâces de sa personne
se joignait une grande force de corps, et la nature semblait
lui avoir prodigué ses dons d'une main généreuse. On remar-
quait en lui toutes les heureuses dispositions de la jeunesse :
fort adroit à tirer de l'arc et à lancer le javelot, passionné
pour la guerre, bon cavalier, il témoignait une impatiente

ardeur toutes les fois que les ennemis le provoquaient par leurs attaques. Enfin il montrait, de l'aveu de tous, une rare habileté dans tous les exercices militaires... Il se mêlait aussi trop souvent aux tournois et autres jeux militaires, dont ses prédécesseurs s'abstenaient dès qu'ils avaient reçu l'onction sainte. »

§ 2. *Constitution*. Hérite du tempérament lymphatique de sa mère.

Froissart, XV, 4 : « En ce temps avoit ens ou royaulme de France ung moult vaillant et saige médechin... Celluy médechin demouroit pour le temps en la cité de Laon (la faisoit-il plus voulentiers sa résidence que ailleurs), et estoit nommé maistre Guillemme de Harselly. Quand il sceut premièrement les nouvelles de l'accident du roy et par quelle incidence il estoit cheu en maladie, il dist ainsi, car il cuidoit assés bien congnoistre la complection du roy : « Ceste maladie est venue au roy de tourble [*troubles*]. Il tient trop de la *moisteur*[1] de la mère. »

§ 3. *Motilité*. Extrême vigueur physique du roi (Cf. *Religieux de St-Denis*, I, 563 cité p. 613), contrairement aux assertions des historiens de seconde main qui croient nécessaire (pour expliquer l'explosion postérieure de la folie) de supposer à Charles une enfance cacochyme. A treize ans chasse déjà le sanglier. Douet, *Comptes de l'Hôtel de Charles VI*, 176. Année 1381 : « Mahieu de Tournay, fourbisseur d'espées, pour ii espées larges achetées de lui pour le Roy et mons. de Valois, à tuer le sanglier[2]. »

---

1. Pour ce mot voy. ci-dessus page 595, note 1.
2. Douet, 210 : « Mars 1383. Hennequin de la Leue, pour deux bazelaires achetés par lui pour le Roy et monseigneur de Valois, mardi xvii jours de mars illec, 42 s. p. Symon de Longue-Rue, pour ii dagues achetées de lui par Hennequin de la Leue pour le Roy et monseigneur de Valois, dymanche xv jours de février illec, 64 s. p. Regnault Hure, pour iii pommeaux dorez achetez de lui pour mettre ès dardes du Roy et de monseigneur de Valois, jeudi xxvi jours de février illec, 12 s. parisis. »

— *Raid* équestre. *Mandement de Charles VI* p. p. Moranvillé (*Bibl. Éc. des Chartes*, 1893, p. 719) : « 26 mars 1399. A
plusieurs personnes, en recompensacion de ce que nous et
aucuns de nos gens avions prins de leurs chevaulx en venant
hastivement de Bar-sur-Seine à Paris au retour du voiage
que naguères avons fait en notre pays de Languedoc,
ııı⁰ frans. »

— Roi, il s'obstine à prendre part à tous les tournois en
dépit de la dignité royale. *Relig. de Saint-Denis*, I, 253 :
« Ce fut donc en présence du roi, des grands de France et de
beaucoup d'autres seigneurs venus de Bavière, de Lorraine
et d'Allemagne, que les noces [de Jean de Nevers] furent
célébrées à Cambrai le 12 avril, avec une magnificence toute
royale. Afin de rendre cette fête plus brillante, on donna des
joutes et des tournois, où le roi fit admirer sa force et son
adresse en descendant dans la lice et en fournissant neuf
courses contre Collard d'Espinoy, chevalier du Hainaut. Les
plus sages y trouvèrent à redire, comme à une chose peu
convenable pour la dignité royale et contraire aux usages des
anciens rois. » — *Ibid.* I, 563, cité ci-dessus p. 614.

§ 4. *Système nerveux*. Excitabilité et hyperémotivité du roi.
Chron. des Quatre premiers Valois p. p. Luce, 283 : « Comme
le dit cardinal d'Amiens estoit par devers le roy de France à
Paris, aucuns de la court ennorterent monseigneur le Daulphin que le dit cardinal avoit ung deable privé qui lui disoit les
choses passées et avenir. Dont il advint que, comme le dit
cardinal vint une foiz devers le roy de France, monseigneur
le Daulphin y estoit. Et comme il vist le dit cardinal venir, il
commença à seingnier par plusieurs fois et à dire : « Chassiés
ce dyable, fuyés ce dyable ! » De ce fut trop yrés et dolent à
merveilles le dit cardinal. Et pria au roy qu'il feist tant à mon
dit seigneur le Daulphin qu'il deist qui luy avoit dit que le
cardinal avoit ung dyable privé. Monseigneur le Daulphin
respondy : « Tout le monde le dit, » et que pour Dieu le roy
n'aprochast point de lui, ne onc n'en voullu dire autre chose ;
ne pour beau parler ne pour menace voult oncques dire qui
luy avoit dit. »
Juvénal des Ursins, p. 5 : « Le roi avoit le cardinal

d'Amiens en grande indignation. La cause on disoit qu'il le hayoit, pour cause qu'il estoit bien rude au roy durant la vie de son père en plusieurs manières, et un jour appela Savoisy, et luy dit : *Savoisi, à ce coup serons vengez de ce prestre*; laquelle chose vint à la cognoissance du cardinal, lequel monta tantost à cheval, et s'en alla de tire à Doué en une place qui estoit à messire Jean des Mares, et de là le plus tôt qu'il peut en Avignon, et emporta ou fit emporter bien grande finance, comme on disoit. »

Absence d'inhibition sur ses réflexes (cf. p. 618, note).

§ 5. *Fonctions génésiques*. Précocité.

Christine de Pisan, p. 231 : « Dont une foiz rapporté au roy [Charles V] que un chevalier de sa court, jeune et jolis pour le temps, avoit le daulphin instruit à amours et vagueté ; le roy, pour celle cause, le chaça, et deffendy sa présence et celle de sa femme. »

Excès sexuels. *Chron. des quatre premiers Valois*, éd. Luce, p. 325. Août 1392 (après la folie) : « Le duc de Bourgogne blasma moult ceulx qui avoient le gouvernement du Roy et de ceulx qui souffroient si dissolut gouvernement comme de veillier jusques au jour et rever, jouer, banqueter et lever à nonne, disant qu'il n'appartenoit point à si noble prince comme le Roy de France de mener ne de usagier de tel vie, lui qui estoit jeune prince et de si noble estat et nom. »

Relig. de Saint-Denis, I, 563 : « Quelques taches cependant ternissaient l'éclat de ces qualités et méritaient d'autant plus le blâme que sa naissance était plus illustre. Les appétits charnels auxquels il se livrait, dit-on, contrairement aux devoirs du mariage, ne lui permettaient pas de douter qu'il n'eût hérité de la malédiction qui avait frappé le premier homme et sa race perverse. Toutefois il ne fut jamais pour personne un objet de scandale ; jamais il n'usa de violence ; jamais il ne porta le déshonneur dans une famille. »

Section 2. — **Antécédents psychiques**.

§ 1. *État mental*. Normal. A relever un certain nombre de stigmates de dégénérescence :

§ 2. A seize ans état intellectuel retardataire. Douet, 223 : « Année 1383. Raoullet le Gay, sommelier de Chappelle, pour une peaue de parchemin achetée par lui pour escripre les exemples du Roy en tout le mois de février, ce jour illec. Raoullet le Gay, sommelier de la Chapelle, pour ii peaulx de parchemin, achetées par lui 20 d. p. la peau, pour plumes pour escripre exemples pour le Roy, en tout le mois d'avril. Raoullet Legay somelier de Chapelle, pour deux peaulx de parchemin achetées par lui, pour le Roy, à Compiengne, à escripre examplaires et ses matières ; pour ce jour, illec, 2 s. 8 d. p. »

Crédulité du roi (voy. *Chron. des quatre premiers Valois*, p. 283, citée ci-dessus p. 615).

§ 3. Bonté, faiblesse, prodigalité. *Relig. de St-Denis*, I, 609 : « Le roi, dans sa prodigalité sans bornes, comblait de ses largesses tous ceux qui le sollicitaient : où son père eût donné cent écus, il en donnait mille ; aussi avait-il entièrement épuisé le trésor royal [1]. »

---

1. Religieux de St-Denis, I, 563 : « Il se distinguait par une telle affabilité, qu'en abordant les moindres gens, il les saluait avec bienveillance et les appelait par leur nom. Il entrait de lui-même en conversation avec ceux qui voulaient arriver jusqu'à lui ou qui le rencontraient en quelque lieu que ce fût, et ne refusait pas d'écouter ceux qui demandaient à l'entretenir ; aussi, tant qu'il vécut, se fit-il aimer de tout le monde.

Il n'oubliait jamais les services ou les offenses qu'il avait reçus, mais il n'était pas naturellement enclin à la colère, et ce n'était pas sans de graves motifs qu'il se laissait aller à des injures et à des reproches. Son langage était plein de douceur et d'aménité ; il accueillait avec bonté les ambassadeurs qui lui étaient envoyés et les comblait de riches présents : il en agit toujours ainsi. Il se fit

§ 4. Infantilisme, et espièglerie puérile de Charles déjà
roi (ses déguisements).

Relig. de St-Denis, I, 563 : « On lui reprochait aussi de ne
point se conformer aux usages de ses ancêtres, et de n'avoir
pris que rarement et avec répugnance les ornements royaux,
c'est-à-dire le manteau et la robe traînante ; il s'habillait
d'étoffes de soie qui ne le distinguaient pas des gens de sa cour,
et se déguisait tantôt en Bohême, tantôt en Allemand ».
— Cf. aussi Douet, 186. Année 1382 : « Le Roy, pour don fait

---

remarquer dès ses premières années par sa libéralité ; plus tard sa
munificence dépassa les bornes de la modération, au point de faire
dire qu'il ne gardait rien pour lui que le pouvoir de donner. Néanmoins il ne se montra point avide du bien d'autrui ; il respectait les
propriétés des églises et n'attentait pas, comme font les prodigues, à
la fortune de ses sujets. »

Buonaccorso Pitti, *Cronica*, p. 33. « 1382. Torniamo a la tor-
nata, che lo Rè fecie al suo Parigi rubellato... E quando lo Rè fu
presso a Parigi a mezzo miglio, tutt'i Cavalieri, e Scudieri, e huomini
d'arme smontarono a piè in tre schiere, eccietto lo Rè, e suoi Reali,
che nella sua schiera, ch'era la siconda, entrano a cavallo, e tutti
gl'altri entramo a piè co'bacinetti in testa, dubitando di tradimento.
Andamone al Palagio magiore, e smontato lo Rè, mandò il bando,
che ciascuno Cittadino, o vero Borgiese, portasse innanzi il coricharo
del Sole, tutte sue arme da ofendere, e da difendere, a una grande, e
bella forteza, e abitazione reale, che è in Parigi, alla pena della
forcha. Il quale bando fu a pieno, e tosto ubidito ; e comandò, che
tutte le chatene della Città fossono tolte, e levate via, et cosi fu fatto.
E vidi uno Scudiere del Rè, che gli domandò, e chieseli in dono
tutte le dette chatene. Lo Rè, che mai *non disse di nò di cosa, che
gli fosse chiesta*, disse, che volea che fossono sue. Non parve alora,
che il dono fosso molto di valuta, ma dipoi fu veduto, e saputo, che
il detto Scudiere trasse di quelle chatene circa di frà. x. milia d'oro. »

Douet. 212 : « Le Roy, pour argent baillié à lui par maistre Jehan
de Montagu, secrettaire, et par Jehan Neelle, clerc de Cuisine, à jouer
aux dez par ii fois, dymanche xii jours d'avril. Argent 5 l. par. Ledit
seigneur, semblablement pour argent baillé à lui par ledit maistre
Jehan de Montagu et Regnault d'Engennes, vallet tranchant, pour soy
esbattre et jouer aux dez, lundi xiii jours d'avril. Argent 6 l. 14 s. par.
Ledit seigneur, samblablement pour argent envoyé à lui par Jehan
Perdrier, clerc de la Chambre aux deniers, pour soy esbatre et jouer
aux dez, jeudy xvi jours d'avril, le Roy à Orléans. Argent 2 l. par.
Argent 18 s. par. Jehan de Sampi, eschançon, pour argent baillié au
Roy par lui à jouer à la paume en la terrasse, merquedi vi jours de
may. »

par lui aux massons qui ouvroient en son chastel de Compiègne : et le prindrent lesdiz massons pour ce qu'il ouvroit de leur mestier ; ce jour illec. Argent 16 s. p. »

— Douet, 208 : « Année 1383. Jehan le Courant, huissier d'armes, pour vessies de beuf, achettés par lui pour l'esbatement du Roy, dymanche xxv jours de janvier le Roy illec. Argent 16 s. parisis. Le Roy, pour jouer à croiz et à pille, 2 frans, bailliez à lui par Pierre Le Borgne, escuier de messire Johan de Harcourt, mercredi xxxiii jours de janvier. »

SECTION 3. — Antécédents pathologiques.

§ 1. Nuls malgré les assertions sans fondement des historiens de seconde main (cf. ci-dessus, section 1, § 3), à moins qu'ils ne prennent pour une maladie l'indication que je trouve dans *Arch. Nat.*, KK. 48, fº 169 : « A Jehan de Verdy varlet de garde robe du Roy nostre sire pour avoir rappareillé fourrures de deux longues houppelandes pour ledit seigneur qui estoient souillées d'unguemens pour ung clou qu'il avoit en la fesse et y avoir mis du gris en l'une et du menu vair en l'autre. » (1387).

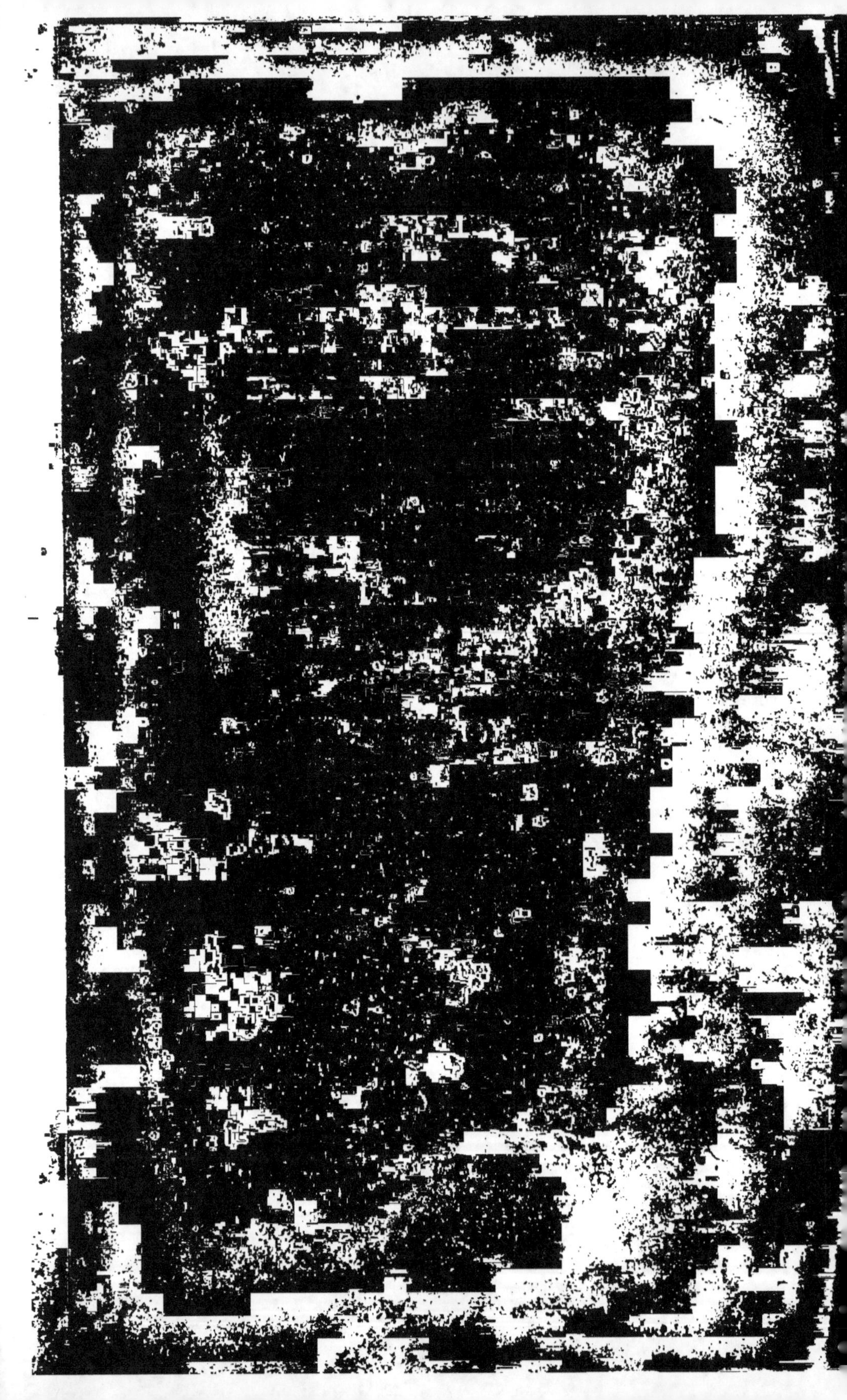

CHAPITRE III

LA MALADIE

(1392-1422)

Section 1. — **La cause déterminante.**

§ 1. Séjour de Charles VI à Amiens, fin mars commencement d'avril 1392. Entrevue du roi et des princes anglais. Cf. la Chronique du Flamand Jean Brandon religieux de l'abbaye des Dunes (Kervyn, *Chron. Lat. Belges*, 1870, I, 21) : « Mense autem aprili tractabatur de pace inter reges, conveneruntque Ambianis, xi° die mensis, rex Francorum, dux de Thureine, frater ejus, dux Byturiae, dux Burgundiae dux Bourboniae et ceteri nobiles regni ; ex parte autem regis Angliae, dux de Lancaistre et plures alii, recepitque rex Francorum ipsum ducem de Lancaistre multum honeste, omnes sibi quitans expensas, quousque in Calesium reverteretur, non obstante quod xiiii° equos secum habuit, nec pax intere os convenit, sed induciae per annum concessae. Post haec festa celebria et hastiludia Ambianis facta rex Francorum et dux Bythuriae, dominus Philippus de Bar et multi alii infirmati sunt, famaque fuit Anglicos hiis occasionem dedisse. Unde et dominus et Philippus de Bar post paucos dies defunctus est. Rex et ceteri medicorum ope relevati sunt. »

Sur l'autorité de Jean Brandon (1340-1428) qui commença sa chronique dès 1360 (Kervyn, I, 17) [1].

---

1. Cf. Adrien de But, *Chron.* édit. Kervyn, p. xiii : « Circiter ergo tempus annorum ab incarnatione Domini m.ccc.lx., Brando Dunensis floruit et communicari meruit cum notario regis Francorum

Ce passage, qui a (comme celui de la *Chron. des Quatre premiers Valois*, cité ci-dessus p. 601, ayant trait à la folie de la mère de Charles VI, Jeanne de Bourbon) échappé à l'attention des historiens, nous donne la clef du problème. La symptomatologie du malade s'établit par :

Froissart (éd. Kervyn, XIV, 389) : « Après ce que le parlement ot esté à Amiens, le roy de France *eschey* par incidence et par luy mal garder *en fièvre* et *en chaude maladie*, dont luy fut conseillié à muer ayr. Si fut mis en littière et vint à Biauvais et s'i tint tant qu'il fut guéry, et estoit ou palais de l'évesque, et son frère le duc de Thouraine delès luy, et aussi ses oncles de Berry et de Bourbon, et là tindrent ces seigneurs leurs Pasques. Et depuis, quand le roy fut tout fort et en bon point et que bien il povoit chevauchier, il s'en vint à Gisors à l'entrée de Normendie pour avoir le déduit des chiens, car il y a là environ grant foison de beaulx bois.

« Environ l'Ascencion retourna le roy de France à Paris en bon point et en bon estat, et se loga en son hostel à Saint-Pol, lequel on avoit tout ordonné pour luy, et jà y estoit la royne de France venue et la duchesse de Thouraine. »

Plaidoyer de Jean Petit (Monstrelet, 1, 227, éd. Douet d'Arcq) : «... et avecques ce pour faire plus grant plaisir, honneur et révérence à Sathan, l'ennemy d'enfer, par le moien duquel toutes les manières de sortilèges, charmes et maléfices ont sorty leur effect en la personne du Roy nostre sire. Je le monstre par trois moiens. Le premier est de deux griesves maladies que le Roy eust tantost après. *La première fut à Beauvais, qui fut tant angoisseuse qu'il en perdi les ongles et les cheveux pour la greigneur partie. La seconde fut au Mans...* »

Pour le sens de la locution de Froissart *eschoir en fiebvre et en chaude malladie*, cf. Du Cange v° *morbus calidus* (Lettre

---

monacho in Sancto Dyonisio non longe de Parisius, a quo de retroactis non solum universaliter gestis per amplissimum orbis spatium accepit, sed quae suis in diebus evenerant velut in alveolo quodam cursum habere coegit usque ad diem extremi vitae suae spiritus videlicet ᴍ°ᴄᴄᴄᴄ° xxviii°. »

de rémission de 1459) : « La femme du suppliant fut surprinse
de la maladie de fièvre et *aussi* de certaine maladie que on
appelle ou païs [d'Auvergne] le *mal chaut.* »

Isolons l'un de l'autre ces symptômes, pour préciser le sens
spécial de *chaud mal*. Au moyen âge, l'expression *chaud mal*
signifie le symptôme *convulsions sans fièvre* (épilepsie,
éclampsie, etc.).

Ce mal est dit *chaud* par l'idée qu'à la *convulsion* (épileptique, méningitique, etc.) est lié un état congestif du cerveau.

La locution est d'origine médicale hippocratique et dérive
de l'axiome hippocratique : *l'apparition de la convulsion dans
les fièvres est un signe funeste* (Cf. *Hippocrate*, éd. Littré, t. V,
p. 659.

Au xive siècle, on faisait de la médecine de *symptômes*
comme nous faisons de la médecine de lésions, et l'expression
chaud mal désignait les *convulsions*, quelle que fut leur origine ou leur cause, épileptiforme, méningitique, etc. *Chaud
mal* est donc un symptôme d'ordre moteur et non pas, comme
le croit le professeur Brissaud[1], un degré de chaleur de plus ;
c'est un épiphénomène, et désigne les convulsions au sens
générique. Suivant les cas cette expression pouvait s'interpréter par l'*épilepsie*, l'*hystérie*, l'*éclampsie puerpérale*, les
convulsions qui accompagnent fréquemment les maladies
infectieuses, etc.

Dioscorides (édit. Matthioli, 1564, t. II, p. 1389) dit à propos
de l'*ætites* (pierre d'aigle) : « Lapis aetites tritus et cerato
excerptus *comitiales magnifice* juvat. »

Le *De proprietatibus rerum* de Barthélemy l'Anglois, dont
Dioscorides est la source principale, dit également au chapitre
de l'*ætites* qu'elle guérit du chaud mal : « Hic lapis *caduco-
rum* prohibet casum », ce qu'en 1875 le médecin Jean Corbichon traduit par : « l'*Ethice vault moult contre. le chaut mal* ».
(Pour l'usage de l'Aetites dans la *puerpéralité*, voy. ci-dessus,
p. 596-597.)

Le sens de *chaud mal* dans ces textes est très net, il
correspond au symptôme *convulsion*.

---

1. *Hist. des expressions populaires relatives à l'anatomie, à la physiologie et à la médecine*, 1892, in-12, p. 125.

On le voit encore par les textes suivants :

C'est l'épilepsie dans Robert Gaguin (*Historia*, f° 279) : « Nam *comitialis morbo* cum interdum premeretur... » dans la traduction française de 1498 : « Car comme aulcunes foys il fut persecuté de *chaulde malladie*... »

C'est l'*hystérie* que désigne l'expression *mal chault* dans le passage que voici : « Les femmes de madame de Bourgongne ont esté toutes malades du *mal chault*. » [1]

Elle a le sens de *convulsions* dans la citation suivante :

Beaucoup de gens périrent de « *mal mauchaut* et de *boce* », c'est-à-dire, de *convulsions* et de *bubons* (peste).

La *fièvre* et *chaude maladie* de Froissart doit donc être traduite dans la langue médicale du xix⁰ siècle par *fièvre à forme convulsive*.

Pour la signification de l'alopécie et de l'onyxis consécutivement à l'infection cf. ci-dessus, pages 266-267.

Les textes autres que Brandon ne nous présentent l'affection de Charles que comme une maladie personnelle et isolée (Froissart et Jean Petit cités ci-dessus p. 622). Nous savons désormais par Brandon qu'on a affaire ici à une maladie épidémique. Ce diagnostic de maladie infectieuse nous aidera puissamment à préciser ensuite la forme de la psychose, ce qu'on avait jusqu'à ce jour inutilement tenté.

L'alopécie et l'onyxis indiquent une épidémie ou éruptive ou typhique. Nous avons dit (p. 544) combien le moyen âge est attentif à noter les affections éruptives (dont les symptômes sont toujours apparents : rougeur, desquamation, etc.... [2]) L'absence de tout symptôme de ce genre, l'accusation d'empoisonnement portée contre les Anglais à l'occasion de cette épidémie, restreignent ici l'*ars conjectandi* au domaine typhique. La « *fièvre* et *chaud mal* » achèvent de limiter le diagnostic.

La maladie du roi est, par conséquent, une fièvre typhoïde

----

1. Vaesen, *Lettres de Louis XI*, 18 août 1471, t. IV, p. 262.

2. Les symptômes éruptifs déjà frappants sur un patient *isolé*, deviennent criants dans une *épidémie* telle que la donne Brandon, et eussent été sûrement signalés par lui.

à forme convulsive (la fièvre *ataxo-adynamique* du moyen âge).

§ 2. *Durée de la maladie.* Nous ne pouvons préciser le jour exact où Charles tombe malade : arrivé le 25 mars à Amiens, il part de cette ville le 8 avril, déjà si souffrant qu'on est obligé de le porter en litière jusqu'à Beauvais. Nous ignorons la date à laquelle le roi fut suffisamment remis pour aller chasser à Gisors. Elle est en tout cas postérieure au 28 avril, puisque nous savons que ce jour-là il n'avait pas encore quitté Beauvais. D'autre part il était à Gisors le 12 mai. Pour toutes ces dates, voyez Jarry, *Vie de Louis d'Orléans*, p. 80.

§3. *Convalescence du roi.* Insuffisante au point de vue psychique.

Froissart, XV, 26 : « Quant messire Olivier de Clichon fut ainsi que tout sané et que il povoit bien chevauchier, le roy de France en fut grandement resjouy, et dist que il se vouloit départir de Paris et que il vouloit chevauchier vers Bretaigne pour mieulx monstrer que la besoingne estoit sienne. Si prist ung soir congié à la royne Ysabel sa femme et à la duchesse d'Orléans et aux dames et damoiselles qui delés elles estoient à l'ostel de Saint-Pol, et le duc d'Orléans aussi, et puis s'en vindrent soupper et couchier chiés Montagu, le duc de Bourbon, le conte de Namur et le sire de Coucy delés euls : je ne dy pas que tous y couchassent, mais le roy y coucha et disna à l'endemain, et après disner sur le point de relevée il s'en départy en trèsgrant arroy, et vint ce jour au soir soupper et gésir à Saint-Germain-en-Laye, et là se tint environ sept jours. *Encoires n'estoit-il pas bien ferme de santé*, comme ses médechins qui en cure et en garde l'avoient, maintenoient; mais il s'en aloit de si grant voulenté que il disoit qu'il estoit en assés meilleur point que il ne fuist. Tout ce faisoit-il pour esmouvoir et mettre ses gens en chemin, car encoires estoient ses deux oncles derrière (Berry et Bourgoingne), et monstroient bien que ce voyage leur pesoit et que point voulentiers ils n'y aloient. Si avoient-ils fait leur mandement, car pour leur honneur il leur convenoit obéir.

« Quant le roy de France eut esté et séjourné à Saint-Germain-en-Laye environ quinze jours et que gens et seigneurs venoient et s'en alloient de toutes pars, il ot conseil de départir et s'en départy et passa la Saynne et prist le chemin de Chartres....

« Quant le Roy eut séjourné environ sept jours en la cité de Chartres, il s'en départy et prist le chemin du Mans.

« Tant fist que il y parvint, et tous les seigneurs en sa compaignie. Le roy se loga ens ou chastel, et les seigneurs en la cité tout au mieulx que ils porrent, et les gens d'armes se espardirent sur le pays qui est bon et gras et bien logant pour gens d'armes.

« En la cité du Mans séjournèrent les seigneurs plus de trois septmaines, car le roy n'estoit mie en point de chevauchier et estoit tout fiévreus, et disoient ses médechins à son frère et à ses oncles : « On fait le roy traveillier; mais certainement il n'en cuist que faire, « car il n'est point en estat pour chevauchier. Le repos luy vauldroit « assés mieulx ; car, depuis que il se party d'Amiens où les parle- « mens furent, il ne fut en si bon estat comme il estoit en-devant. »

« Les oncles du roy remonstrèrent tout ce au roy et à son conseil, car pour les médechins le roy n'en vouloit riens faire, mais disoit, pour la grant affection que il avoit d'aler en Bretaigne : « Je me « treuve, respondi-il à ses oncles, assés en meilleur point en che- « vauchant et travaillant que en séjournant. Qui me conseille le con- « traire il ne me conseille pas à ma plaisance, et si ne m'ayme pas « bien. » Aultre response on ne povoit avoir du roy. Tous les jours on estoit en conseil jusques à nonne et oultre, et vouloit le roy toudis estre ou mylieu du conseil affin que nuls ne peuist mettre empesche-ment de non aler avant en ce voyage de Bretaigne. »

Le témoignage trop souvent suspect de Froissart est ici im-portant :

Froissart XV, 4 : « De toutes ces choses je me passeray brief-ment, mais je vous esclarchiray le fait, car je Jehan Froissart, acteur et proposeur de ceste histoire, pour les jours que le meschief advint sur le connestable de France messire Olivier de Clichon, j'estoye à Paris. Si en deuls par raison estre bien infourmé selon l'enquestre que j'en fis. »

Section 2. — La cause provocatrice.

§ 1. Au milieu de cette convalescence, expédition du roi en Bretagne contre Pierre de Craon (Voy. Froissart cité ci-dessus). Du 1er au 5 août 1392, pendant le séjour du roi au Mans, graves prodromes d'altération psychique. *Relig. de S. Denis*, II, 19 : « Dès les premiers jours d'août, le roi avait commencé à donner des signes de démence par des propos insensés, par des gestes indignes de la majesté royale. »

Le 5 août, accès de manie aiguë dans la forêt du Mans.

Relig. S. Denis, II, 19 : « J'étais alors au camp. En songeant à tout ce qu'un pareil malheur avait de cruel, j'aurais volontiers laissé tomber la plume de mes mains, pour ne point transmettre ce souvenir à la postérité. Mais il est de mon devoir de raconter tous les événements de ce règne, quels qu'ils soient, heureux ou malheureux. Dès les premiers jours d'août, le roi avait commencé à donner des signes de démence par des propos insensés et par des gestes indignes de la majesté royale. Le 5 du mois, malgré les représentations de ses oncles et de ses parents, il fit publier, par la voix du héraut et à son de trompe, l'ordre de prendre les armes ; il sortit de la ville armé de pied en cap, à la tête des troupes. Mais à peine était-il arrivé jusqu'à la léproserie, qu'un misérable, couvert de haillons, vint à sa rencontre et lui causa une vive frayeur. Malgré les efforts qu'on fit pour éloigner cet homme par les menaces et la terreur, il suivit le roi pendant près d'une demi-heure, en lui criant d'une voix terrible : « Ne va pas plus loin, noble roi, car on te trahit ! » L'imagination du roi, déjà troublée, lui fit ajouter foi à ces paroles, et un nouvel incident acheva d'égarer ses esprits. Un des hommes d'armes qui chevauchaient à ses côtés, se trouvant trop pressé dans la foule, laissa tomber à terre son épée. Au bruit du fer, le roi fut saisi tout à coup d'un accès de fureur ; dans son égarement, il tira son épée du fourreau, et tua cet homme. En même temps il donna de l'éperon à son cheval, et pendant près d'une heure entière il fut emporté de côté et d'autre avec une extrême rapidité, en criant : « On veut me livrer à mes ennemis ! » et en frappant ses amis aussi bien que les premiers venus. Tout le monde fuyait devant lui comme devant la foudre.

Pendant cet accès de fureur, le roi tua quatre hommes ; entre autres un fameux chevalier de Gascogne, nommé de Polignac, qui était bâtard. Il aurait causé de plus grands malheurs encore, si son épée ne se fût brisée. Alors on l'entoura, on l'attacha sur un chariot et on le ramena au Mans, pour lui faire prendre un peu de repos. Ses forces étaient tellement épuisées, qu'il resta deux jours sans connaissance et privé de l'usage de ses membres. Bientôt son état empira ; le corps commença à se refroidir ; la poitrine seule conservait encore un reste de chaleur et de vie qu'on distinguait à peine aux légers battements de son cœur ; les médecins même déclaraient que le roi allait mourir. Cette nouvelle plongea toute la cour dans la désolation... Le duc de Bourgogne ne cessait d'embrasser le corps du roi, qu'il croyait inanimé, et d'une voix entrecoupée de sanglots, il s'écriait : « Mon bien-aimé sire et neveu, je vous en prie, soulagez ma douleur par un mot seulement. »

Plaidoyer de Jean Petit (Monstrelet, éd. Douet d'Arcq, I, 227) : « La seconde [maladie] fut au Mans plus grande sans comparaison. Et n'est personne au monde s'il l'eust veu, qui n'en eust au cuer grant pitié. Et fut si oppressé de maladie par une espace de temps qu'il ne parloit à homme, ne à femme, ains apparoit mieulx mort que vif. Le second moien, par belles paroles qu'il pot dire tantost après qu'il pot parler ; c'est assavoir : « Pour Dieu ! ostez moi ceste espée qui me transperce le cuer. Ce m'a fait beau frère d'Orléans. » Et icelles paroles par plusieurs foiz répliquées, en santé et en maladie, en adjoustant celle parole : « Il fault que je le tue ! » Ainsi que se il vouloist dire, se je ne le tue, il me fera mourir sans nul remède. Hélas messeigneurs ! considérons cy ung peu. Qui povoit movoir icellui duc d'Orléans à faire celle dampnable entreprise et horreur en la personne de son frère qui onques ne lui avoit fait fors amour et plaisir ? Il est tout cler que autre chose ne lui faisoit faire, fors mauvaise convoitise dont il estoit esprins et embrasé pour avoir et parvenir à la couronne et très haulte seigneurie de France. »

Légende de l'empoisonnement[1].

Sur l'état maniaque du roi, cf.

Arch. Nat. *Comptes de l'argenterie.* KK. 23, fol. 95 : « A Gilbin d'Abbeville clerc de la chambre aux joyaulx du Roy nostre Sire pour avoir fait rapparciller et mettre à point le hennap d'or du Roy nostre Sire qui fu despecié la journée de la maladie dudit seigneur au Mans, c'est assavoir refait le fruitelet qui avoit esté brisié ; pour ce, pour or et façon, VIII s. p.

« *Item* pour avoir fait brunir et redrecier VI tasses d'argent blanc de la garderobe de corps dudit seigneur [1392]. »

Idem, f⁰ 95 : « A Perrinet Leroy orfèvre, demourant au Mans, pour avoir rappareillé et mis à point la vaisselle du Roy nostre sire, en la ville du Mans, dont les parties s'ensuivent, c'est assavoir : pour avoir rappareillé et mis à point deux bacins d'or dudit seigneur et yceulx burnir et *redrecier,* pour ce XXIII s. p.

« *Item* pour avoir rapparcilliez plusieurs hennaps dudit seigneur, c'est assavoir *redreciez* et mis à point : pour ce VI s. p. [1392.] »

Jarry, *Louis d'Orléans* : « *Processions pour la santé du Roi au Mans. — (Extrait des comptes de dépenses du duc d'Orléans pour août et septembre* 1392.) Deniers bailliez à Monseigneur.

---

1. *Annales Bonincontrii* (Muratori, Rer. italic. SS, XXI, 62.) : « Deinde potione amatoria in tantam prorupit insaniam ut amentissimus factus est. »

Walsingham, *Hist. Anglicana,* éd. Riley. Londres, 1863, t. II, p. 212 : « Hoc anno Rex Franciae, ut fertur, maleficatus incurrit amentiam, et phreneticus est effectus, dum expeditionem moveret contra Ducem Britanniae, ut dicitur, minus justam ; perduravitque in eo haec infirmitas quamdiu duravit calor aestivus. »

« A mon dit s. comptant par la main de Denisot Maryete, varlet de chambre de mon dit s. c'est assavoir en la ville du Mans, le viiie jour d'aoust dessusdit, pour aller aux pourssessions avec Mons. de Bourg^ne à l'Ostel-Dieu de la dite ville du Mans, pour offrir à sa messe, 1 escu.

« *Item* qu'il donna ce jour aux reliques dudit lieu, 1 escu.

« *Item* le ixe du dit mois d'aoust, pour offrir à sa messe qu'il fu aux pourssessions avecque mon dit s. de Bourg^ne à l'abaie de S. Vincent lez le Mans, 1 escu... »

B. N. f. fr. 4482, f° 239 : « ... A Colart de Tauques, son escuier de corps et maistre de son escuierie, pour une litiere qu'il a faicte faire au Mans pour ledit seigneur » (25 août 1392).

Arch. Nat., KK, 23, f° 112, oct. 1392 : « A Jehan Compère, orfevre demourant à Paris pour avoir rappareillié et mis à point la couppe d'or à couvescle du Roy nostre sire, c'est assavoir pour avoir ressoudée icelle couppe, qui estoit toute rompue... »

Idem, f° 98 : « A lui pour avoir appareillié le bort d'un bacin d'argent à laver en sale lequel bort estoit rompu et cassé... le vi^e jour de novembre 1392. »

Idem, f° 97 : « A Guillaume Arrode orfevre demourant à Paris pour avoir redrecié, rappareillié et mis à point une aiguière d'or du Roi nostre sire et pour avoir ressoudé le fons de ladite aiguiere, le vi^e jour de novembre [1392]... »

Idem, f° 98 : « A lui pour avoir rappareillié un pot d'argent blant du Roy nostre sire, c'est assavoir en ycelui avoir ressoudée l'ance qui estoit despeciée et refait la charniere d'icelle ance, 26 nov. 1392. »

Idem, f° 96. 1392 : « A Guillaume Arrode orfevre, demourant à Paris, pour avoir reburnie, *redrecée* et mise à point la coupe d'or du Roy nostre sire... »

§ 2. Le roi, ramené à Creil encore malade, guérit.

Froissart, éd. Buchon, p. 176 : « [1392]... et retourna le roi sur le temps d'hiver en bonne santé.... »

Le roi nullement ému (contrairement au dire des historiens de seconde main) par l'effroyable accident du Bal des Sauvages (janvier 1393).

Michelet (édit. Flammarion, t. IV, p. 55) : « Une telle secousse ne pouvait manquer d'amener une rechute... »

Cet horrible incendie causant chez un homme normal une terrible émotion, Michelet raisonne *a fortiori* que chez un homme guéri quelques semaines auparavant cette émotion devait être d'autant plus violente.

Il oublie, dans son raisonnement abstrait de bon sens, comme tous les *laïques*, qu'il y avait deux points préalables à établir au point de vue psychiatre.

A. La *réaction émotive* est fonction de l'intensité de la représentation. Le premier point à établir était le degré de la représentation de l'incendie chez le roi.

B. Ce degré depend de son *état mental* pendant la *rémission*. Or l'état mental dans la rémission *varie à l'infini* chez le fou, depuis l'apparente intégrité de la folie circulaire jusqu'à la persistance relative de la confusion mentale chez les infectieux. La *forme mentale* de la rémission varie avec la *nature* de la folie. C'est donc celle-ci qu'il faut préalablement fixer. C'est à quoi Michelet n'a point songé.

D'autre part, il ignore que chez le fou, soit guéri, soit rémittent, le *tonus* psychique est toujours très différent de ce qu'il était antérieurement à la maladie. Les réactions du système nerveux sont profondément différentes. Il assiste impassible aux plus grandes catastrophes, incendies, naufrages, et son manque de hâte à fuir le danger indique combien faible est chez lui l'émotion.

Or, que ce cas ait été précisément celui de Charles VI, c'est ce que prouvent les chroniques. Toutes parlent de l'effroi des assistants ; toutes marquent que cet incident laisse le roi fort calme [1] et que, loin d'avoir une rechute, il passe tout

---

1. *Chronique de Charles VI*, liv. XIII, p. 71 : « La reine, dans le premier moment d'effroi, s'était enfuie avec ses dames d'honneur dans une chambre éloignée. Mais comme elle ignorait si le roi avait péri avec ses compagnons, ou s'il avait échappé à la mort ainsi que nous l'avons dit, elle tomba à terre demi-morte de frayeur. Elle ne reprit l'usage de ses sens que quand elle vit le roi, qui vint la rassurer après avoir quitté son travestissement. »

Froissart, éd. Kervyn, p. 88-89 : « Quant la royne de France oy ces horribles cris que ceulx qui ardoient, faisoient, elle se doubta de son seigneur le roy que il ne fuist attrapé, et bien sçavoit, car le roy luy avoit dit, que il seroit l'un des six : si fut très-durement mésaisie et chéy pasmée. Adont saillirent chevalliers et dames avant en luy aidant et reconfortant.

Tel meschief, tel douleur et tel cririe avoit en la salle que on ne sçavoit auquel entendre. La duchesse de Berry délivra le roy de ce péril, car elle le bouta dessoubs sa gonne et le couvry pour eschiever le feu, et luy avoit dit (car le roy se vouloit partir d'elle à force) : « Où voulés-vous aler? Vous oyés que vos compaignons ardent. Qui estes-vous ? Il est heure que vous vous nommés. » — « Je suis le roy, »

l'hiver et tout le printemps en bonne santé ; qu'au printemps il part pour Abbeville pour assister aux conférences, et que là seulement il eut une rechute (15 juin).

On voit ici un exemple de l'influence du *bon sens*, dans l'histoire.

Michelet, étonné que le roi soit si calme d'une chose qui a épouvanté les autres, ne peut que supposer que les contemporains ont oublié la rechute et il supplée à ce qui lui paraît être une lacune, imité en cela par G. Monod[1].

Rechute de juin 1393 :

Relig. de Saint-Denis, II, 87 : « Au dire des gens de savoir et d'expérience on ne pourrait trouver d'exemple d'une maladie aussi étrange et aussi surprenante que celle dont le roi fut atteint à Abbeville. Il était dans toute la force et dans toute la vigueur de la jeunesse, et les médecins assuraient que l'état de sa santé était très satisfaisant, lorsque tout à coup, vers le milieu de juin, il commença à donner, comme auparavant, des signes de démence, et à se livrer à des extravagances tout à fait indignes de la majesté royale. On disait généralement que c'était l'effet des sortilèges de quelques gens malintentionnés. Mais je ne puis garantir la vérité de cette assertion. Il n'avait point d'abord cessé de reconnaître ses amis, ses familiers, les seigneurs de la cour et tous les gens de sa maison; il se souvenait même d'eux en leur absence, et les nommait par leurs noms. Mais à la longue, son esprit se couvrit de ténèbres si épaisses, qu'il oublia complètement jusqu'aux choses que la nature aurait dû lui rappeler. Ainsi, par une bizarrerie étrange et inexplicable, il prétendait n'être pas marié et n'avoir jamais eu d'enfants; il oubliait même sa propre personne et son titre de roi de France, soutenait qu'il ne

---

dist-il. — « Ha! a! monseigneur. Or tost, alés-vous mettre en autre habit et faittes tant que la royne vous voye, car elle est moult mésaisie pour vous. »

Le roy à ceste parole yssy hors de la salle et vint en sa chambre et se fist déshabillier du plus tost que il pot et mettre en ses garnemens, et vint devers la royne, et là estoit la duchesse de Berry qui l'avoit ung petit reconfortée et luy avoit dit : « Madame, reconfortés-vous, car tantost vous verrés le roy. Certes sachiés de vray que j'ay parlé à luy. » A ces mots vint le roy en la présence de la royne, et quant elle le vey, de joye elle tressailly; dont fut-elle prinse et embrachie des chevalliers et portée en sa chambre, et le roy en sa compaignie qui toudis la reconfortoit. »

1. «... Il faillit être brûlé dans un bal et tout espoir de guérison complète fut perdu. » Bondois et Monod, *Hist. de France*, 1891, p. 166.

s'appelait point Charles et n'avait point pour armes les fleurs de lis.
Lorsqu'il apercevait ses armoiries ou celles de la reine gravées sur
sa vaisselle d'or ou ailleurs, il les effaçait avec fureur.

« Je ne saurais dire combien était profonde la douleur que l'auguste
reine Isabelle éprouvait de l'état du roi. Ce qui l'affligeait surtout,
c'était de voir que toutes les fois que, fatiguée de pleurer et de
gémir, elle l'approchait pour lui prodiguer les marques de son chaste
amour, le roi la repoussait en disant avec douceur à ses gens :
« Quelle est cette femme dont la vue m'obsède? Sachez si elle a
« besoin de quelque chose, et délivrez-moi comme vous pourrez de
« ses persécutions et de ses importunités, afin qu'elle ne s'attache
« pas ainsi à mes pas. » De toutes les femmes, madame la duchesse
d'Orléans était celle dont la présence lui était le plus agréable ; il
l'appelait sa sœur bien aimée, et allait la voir tous les jours. Bien
des gens interprétaient en mal cette prédilection. Leurs soupçons,
que rien ne me semble justifier, étaient fondés sur ce que, dans la
Lombardie, qui était la patrie de la duchesse, on faisait plus qu'en
tout autre pays usage de poisons et de sortilèges. Cette fatale et
déplorable maladie dura jusqu'au mois de janvier, sans que toute la
science des médecins pût y apporter aucun remède. Ils ne parvinrent
même pas à en découvrir la cause, malgré les nombreuses consultations qu'ils eurent entre eux à ce sujet. »

Chron. des quatre premiers Valois (éd. Luce, 335) : « En la court du
roy de France furent remués de son hostel la plus grant partie
de ses officiers, et par les dis ducs ses oncles bailliés autres nou-
veaulx officiers et par semblable les autres menuz officiers.

« Environ le chief de l'an ou le bout de l'an que le roy de France
oult esté malade à aler au Mans, refut le roy malade griefment :
dont ce fut pitié et grief douleur. »

Altération définitive de la signature du roi.

Sur les deux formes de signature de Charles VI avant et
après 1393, cf. l'étude de M. L. Delisle (*Une fausse lettre de
Charles VI*. Bibl. Ec. des chartes, 1892, p. 86) dans laquelle
l'auteur analyse chronologiquement plus de cinquante
exemples de la signature du Roi, et voir la planche ci-contre.

Sur la thérapeutique de l'accès, cf. *Chron. des quatre
premiers Valois* (éd. Luce, 336) : « En cel an (1393), le duc de
Bourbon retourna d'Ytalie du roy Louis filz de monseigneur
d'Angou, lequel luy aida en sa guerre. Et en retournant il
amena de Lyon sur le Rhone ung fizicien ou medecin très
excellent, lequel medecina le roy et lui fit purgacion par la
teste. Par quoy il assouaga. Dont tout son peuple oult merveilleusement grant joye. »

Fig. 1

Fig 2

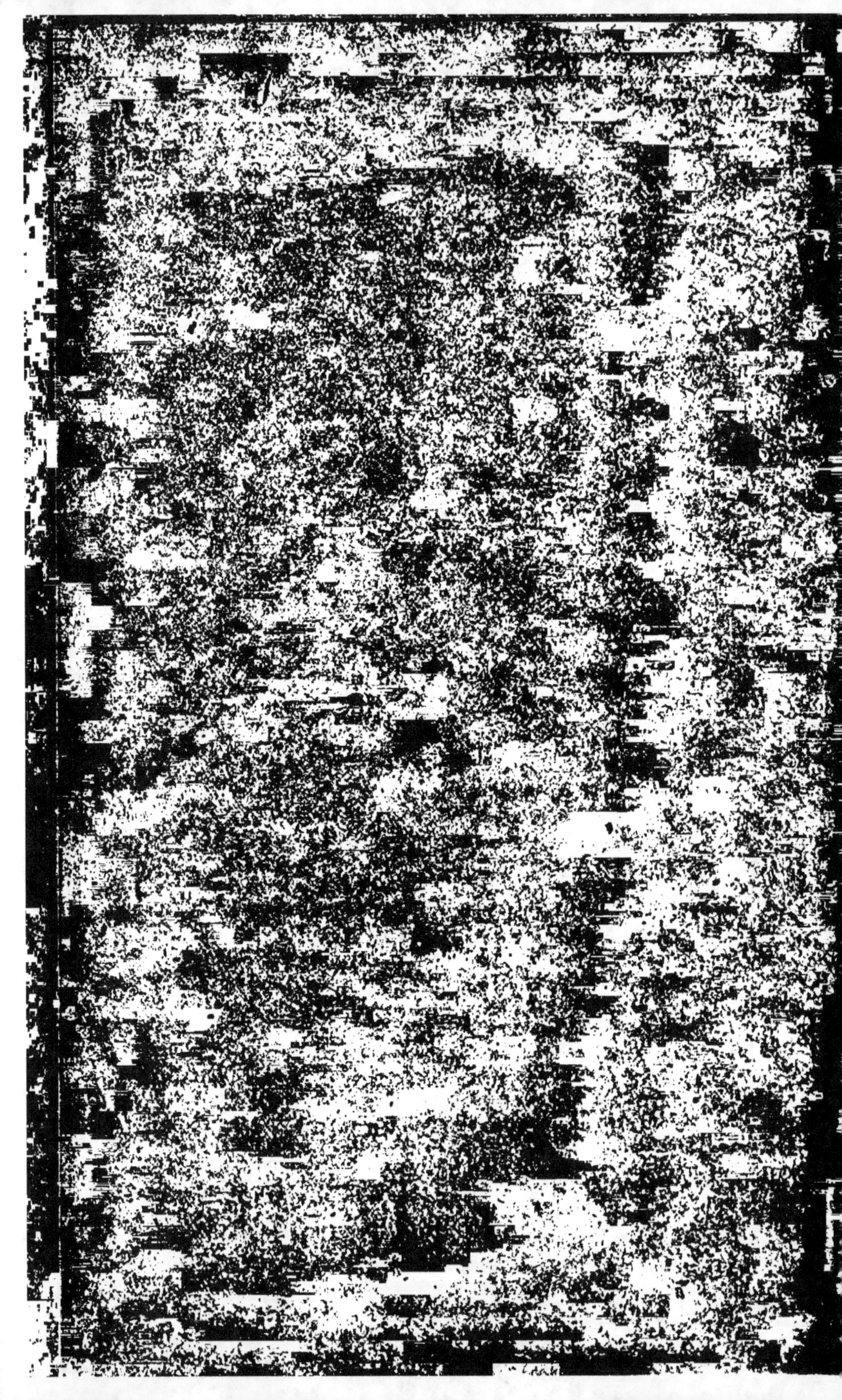

Arch. Nat. KK, 23, fol. 221 : « Audit Nicolas Alixandre pour une aulne de... Bruxelles toute preste acheté de lui le... l'an mil ccc quatre vins et treze et délivré à... de Marle appothicaire du Roy nostre dit seigneur pour... coiffes et enveloppes là où il a mis medecines pour... sur la teste dudit seigneur, pour ce cviii s. p. » [Les points indiquent les mots qui manquent dans l'original déchiré en cinq endroits.]

§ 3. A dater de cette rechute, qui sera su.vie de quarante-deux autres (cf. la *Liste chronologique des rechutes et des rémissions du roi* à l'*Appendice* du tome II), constitution définitive de la psychose de Charles VI, dont la durée totale (1392-1422) n'aura pas été de moins de trente années.

Reste à fixer : 1° la *symptomatologie* de l'affection ; 2° la forme des *rémissions* de la psychose ; 3° l'*état physiologique* du patient pendant ces trente années de maladie.

Section 3. — Symptomatologie de la psychose.

§ 1. *Idées hypochondriaques de négation* (il est de verre, il se barde d'attelles de fer, défense de le toucher, etc.), cf. Pii II *Commentarii* p. 164 : « Existimabat nonnunquam se vitreum esse nec tangi patiebatur, virgas ferreas vestimentis inserebat, multisque modis sese armabat ne cadens frangeretur. »
Idées de négation extériorisées.
Relig. de Saint-Denis, II, 405 : « Août 1395. Le roi retomba dans ses accès de folie. Ce qui causait surtout un juste étonnement, c'est que, dans l'égarement qui couvrait son esprit d'épaisses ténèbres, il n'oubliait ni ses familiers ni ses serviteurs, présents ou absents, tandis qu'il ne reconnaissait pas la reine ou ses enfants, même lorsqu'ils se présentaient à sa vue. S'il apercevait ses armes et celles de la reine gravées ou peintes sur les vitraux ou sur les murs, il les effaçait en dansant d'une façon burlesque et obscène ; il prétendait qu'il s'appelait Georges, et que ses armoiries étaient un lion traversé d'une épée. On craignit que dans ces accès de folie, où

il n'avait aucun souci de sa dignité, il ne lui arrivât quelque
accident, et l'on fit murer toutes les entrées de l'hôtel royal de
Saint-Paul. Il courait souvent çà et là dans son palais jusqu'à
complet épuisement de forces. »

§ 2. *Mégalomanie* : « Il prétendait qu'il s'appelait Georges,
et que ses armoiries étaient un lion traversé d'une épée »
(*Relig. de Saint-Denis* cité ci-dessus).

Délire de la persécution, cf. *Relig. de Saint-Denis*, II, 405.
Août 1395 : « Le roi conçut même tant de haine contre son
médecin ordinaire maître Renaud Fréron, qui avait entrepris
sa guérison, qu'il le bannit et le fit chasser de Paris, en lui
laissant toutefois tout le mobilier qu'il possédait soit à Paris,
soit ailleurs, et qui le rendait plus riche qu'aucun médecin des
règnes précédents. »

On est obligé de recourir à la force pour le nettoyer. *Relig.
de Saint-Denis*, III, 349 : « Septembre 1405. Vers la fin de novembre, messeigneurs les ducs décidèrent d'un commun accord
qu'on aviserait aux moyens de rendre la santé au roi, et qu'on
le contraindrait à se soumettre à des mesures de propreté qui
pouvaient rendre plus efficaces les remèdes employés pour sa
guérison. D'après le conseil d'un habile médecin, les serviteurs ordinaires du roi sortaient de sa chambre chaque jour
à nuit tombante, et il en entrait dix autres, qui déguisaient
leur voix et leur extérieur, afin de n'être pas reconnus. Ils
parvinrent au bout de trois semaines à le déterminer par leurs
conseils et leurs remontrances à se déshabiller pour se mettre
au lit, à changer de chemise et de draps, à prendre des bains,
à se laisser raser la barbe, enfin à manger et à dormir à des
heures réglées. Il y avait cinq mois qu'il se refusait à tout cela,
et déjà la crasse produite par des sueurs fétides avait fait
venir des pustules sur plusieurs parties de son corps ; il était
tout rongé de vermine et de poux, qui auraient fini par pénétrer jusque dans l'intérieur des chairs, si le médecin n'eût
imaginé l'expédient dont nous venons de parler. »

Juvénal des Ursins (éd. Buchon, p. 430, col. 1) rapporte en
outre que, dans un de ses accès de folie, le roi avait introduit
dans sa chair un morceau de fer qu'on n'en avait pas retiré,
et qui avait produit un ulcère infect.

§ 3. *Accès maniaques.* Objets par lui :
A. Brisés.

Arch. Nat. KK, 25, fol. 6, v° : « Pour un frutellet du couvercle d'un hannap d'or esmaillié lequel hannap fu donné au Roy nostre sire le jour de l'an dernierement passé par Monseigneur d'Orléans ; et a esté ledit fruitelet despecié... (13 juillet 1396). »

Arch. Nat. KK, 29, fol. 117 : « A lui pour avoir fait rappareillier en la ville de Chartres le pot d'or du Roy nostre sire qui avoit l'ance cassée et icelui fait reburnir, et nectoier le couvercle du hennap d'or du Roy qui estoit tout bossu... (1409). »

Bibl. nat. f. fr. 6745, fol. 38 : « A Jehan Balle sellier demourant à Paris pour avoir rappareillé et mis à point la chaiere du Roy nostre sire laquelle estoit toute rompue et fendue ou milieu du fust (13 mai 1404). »

B. Jetés au feu.

Bibl. nat. f. fr. 6745, fol. 3 v° : « Ou dit Guillaume pour la vendue d'un hannap d'or couvert lequel hannap avoit esté getté ou feu par le Roy nostre sire et estoit tout gasté, cassé et desioint (1404). »

Id. f. fr. 6746, fol. 13 : « A lui pour VII quartiers de satin vert achetés de lui le XIX° jour dudit mois pour couvrir le quarreau de nappes du Roy nostre sire lequel avoit esté getté ou feu le XIX° jour de juing 1405. »

Id. f. fr. 6745, fol. 16 v° : « A Jehan Mandolle pelletier et varlet de chambre du Roy nostre sire, pour la fourreure d'une botte de cuir fauve pour le Roy nostre dit seigneur, dont la pareille avoit esté arse et cheute ou feu. »

Id. f. fr. 6746, fol. 7. Année 1405 : « Audit Nicolas Alixandre pour V aulnes de drap griz brun de Monstiervillez achetées de lui le second jour de mai l'an mil cccc et cinq et baillées audit Jehan Mauduit pour faire une houppelande pour ledit seigneur en lieu d'une autre qui avoit esté arse. »

C. Mis en pièces ou déchirés.

Arch. nat. KK. 25, f° 164 v°. 20 avril 1396 : « Item pour avoir reffourré ladite houppellande de menu vair, laquelle fut deffourrée en la ville de Meleun ou le Roy nostre sire estoit. »

Idem, fol. 49 : « A lui pour sa peine et sallaire d'avoir rappareilliée et mise à point une grant courtine de cendal vert pour tendre en la chambre du Roy nostre sire en laquelle il avoit plusieurs grans dessireures, 9 octobre 1396. »

Id., KK, 26, fol. 102 : « Item pour la façon d'avoir deffourré et reffourré de menu vair un long mantel à pigner de drap noir de Londres pour ledit seigneur, lequel a esté deffourré pour la penne qui estoit *toute despeciée et desrompue* le 31 mai 1398. »

Id., fol. 106 : « Item pour avoir deffourré tout au long et reffourré de menu vair un long mantel à pigner de drap noir de Londres, pour ledit seigneur, lequel a esté deffourré parceque la penne *estoit toute desirrée* sur les espaules, le 4° jour de septembre 1398. »

Id., KK, 29, fol. 30 : « A Simonnet Monnart, pelletier demourant à Paris, pour demi mantel... de martres de Prusse mis et emploiez le XIX° jour de mars 1407 à fourrer une manche neufve mize et assize en ladite houppelande en lieu de l'autre manche d'icelle que le roy nostre dit seigneur avoit descirée et mize en piece » (1408).

Id., fol. 10 : « A elle pour une aune de fin drap acheté d'elle le xix° jour de mars 1407 pour reffaire une manche senestre neufve en lieu de l'autre manche que le Roy nostre sire avoit desciré et despecié de sa houppellande de semblable drap » (1408).

Id., fol. 70 v° : « A Denizot de Baugis pour avoir rappareillé la doubleure du drap de siège de l'oratoire du Roy nostre sire laquelle estoit descirée et desrompue, 23 avril 1408. »

Id., KK, 29, fol. 35 : « A Robert de Varennes, brodeur et valet de chambre du Roy nostre sire, pour sa painne et sallaire d'avoir fait, taillié, cousu et assemblé une grant courtine traversaine pour servir à tendre en la chambre du Roy nostre dit seigneur... faite de XI pièces de cendail vermeil... le xx° jour de janvier 1407 » (1408).

Id., fol. 36 : « A Pierre de Boursier, sommelier du matheras du Roy nostre sire, pour ses paine et sallaire d'avoir rappareillé et miz à point ladite grant courtine traversaine de cendail vermeil dudit seigneur qui estoit descirée et desrompue, laquelle icelui Pierre a recousu le 16 mars 1407 » (1408).

Bibl. nat. f. fr. 6745, fol. 14 v° : « A lui pour LXIIII aulnes de fine toille de Morigny achettées de lui le XXX° jour dudit mois de juing (1404) pour faire deux paires de grans draps baignoirs pour ledit seigneur ou lieu d'autres draps qui avoient esté despeciez. »

Arch. nat. KK, 25, fol. 161 : « Premierement pour la façon de III paires de draps baignoires faiz de XXX aulnes de fine toille de Reims le XVII° jour de fevrier l'an mil CCCIIII^xx et quinze pour le Roy nostre dit seigneur, lesquelz draps ont esté faiz pour ce que les autres avoient esté usez durant la maladie dudit seigneur » (1396).

§ 4. A noter la conscience, chez le malade, du passage de la rémission à l'accès. *Relig. de Saint-Denis*, II, 545 : « Juillet 1397. Dans le courant du mois, le clergé de Paris, accompagné d'un nombreux concours d'hommes et de femmes, fit de solennelles et pieuses processions, et promena autour de l'hôtel royal de Saint-Paul le sacré corps de Notre-Seigneur comme le plus souverain de tous les remèdes. Enfin Dieu jeta du haut des cieux un regard de miséricorde sur la France, et rendit la santé au roi la seconde semaine de juillet. Le lende-

main, qui était un lundi, le roi, pour reconnaître ce bienfait,
fit un pèlerinage à Notre-Dame de Paris, en habit royal, y
entendit la messe et offrit des actions de grâces à Dieu.

« Depuis ce jour jusqu'au vendredi de la semaine suivante
le roi jouit de son bon sens. Mais le lendemain, sentant revenir
ses accès de démence, il demanda qu'on lui ôtât son couteau,
et donna ordre au duc de Bourgogne qu'on en fît autant à
tous les gens de la cour. Il avait éprouvé ce jour-là de telles
souffrances, que le lendemain il fit venir ledit duc et d'autres
seigneurs, et leur déclara en pleurant qu'il préférait la mort
à de pareils tourments; il arracha des larmes à tous les assistants, en leur répétant plusieurs fois, dit-on : « Au nom de
« Jésus-Christ, s'il en est parmi vous qui soient complices du
« mal que j'endure, je les supplie de ne point me torturer plus
« longtemps et de me faire promptement mourir. »

« Pendant que le roi était en proie à ces souffrances insup-
portables, etc... »

Section 4. — **Formule psychique des rémissions.**

§ 1. Essentielle à fixer, puisque cette formule décidera de
la capacité gouvernementale du roi pendant la durée de ses
quarante-deux rémissions. C'est cette formule que ni historiens, ni aliénistes n'ont été jusqu'ici en mesure de préciser.

§ 2. *Opinions des contemporains.*
Ils ont tous noté l'équilibre instable et l'incapacité d'attention du roi pendant les intervalles lucides.

Relig. de Saint-Denis, II, 405. Janvier 1396, tr. Bellaguet : « Cependant il ne restait pas toujours dans cet état de folie. Il avait parfois des
intervalles de calme. Il assistait alors au conseil, recevait les ambassadeurs, et répondait à tout avec assez de bon sens ; mais incontinent après on le voyait changer ; il frémissait et criait, comme s'il
eût été piqué de mille pointes de fer, et se disait poursuivi par ses
ennemis. »

Jean Brandon, *Chronique* p. p. Kervyn de Lettenhove. Bruxelles,
1870, t. I, p. 157 : « Nota de dissidio principum regni Franciae,

quod totaliter evenit tum ob mortem Ludovici ducis Aurelianensis, tum pro gubernaculis regni, quibus alter alterum conatus est opprimere, rege languente continuo, qui nec sensum, nec intellectum habebat discernendi inter bonum et malum. Aliquando tamen lucida sibi provenerunt intervalla ut optime sentiret et responderet per tempus ad bene disponendum de multis ; sed *in ictu oculi conversus, fantaziando loquebatur.* »

Baye, I, 137. 19 août 1405 : « Cedit jour, le Roy estant malade en son hostel de Saint Pol à Paris de la maladie de l'alienation de son entendement, laquelle a duré dès l'an mil CCC IIII^xx et XIII, hors *aucuns intervalles de resipiscence telle quelle.... »

Walsingham, *Hist. Anglicana* (éd. Riley, Londres, 1863, t. II, p. 212) : « Hyemali tempore mitigabatur passio, et ipse redditus suo sensui videbatur : *numquam tamen tam plene convaluit,* quin expost semper eo anni tempore quo prius incurrerat istud incommodum, destitueretur sensu suo. »

§ 3. *Examen par les textes de l'état mental du roi :*
A. Mémoire (*abolie*) :
Monstrelet, I, 8 : « Et de là fut ramené en ladicte ville du Mans, en son hostel, où il fut visité par notables médecins ; néantmoins on y espéroit plus la mort que la vie. Mais par la grace de Dieu, il fut depuis en meilleur estat, et revint assez en sa bonne mémoire ; *non pas telle que paravant il avoit eue.* Et depuis ce jour, toute sa vie durant, eut par plusieurs fois de telles ocupacions comme la dessusdicte, pour quoy il faloit tousjours avoir le regard sur lui et le garder. Et pour ceste doloreuse maladie perdi, toute sa vie durant, *grant partie de sa bonne mémoire* ; qui fut la principale racine de la désolacion de son royaume. Et depuis ce temps commencèrent les envies et tribulacions entre les seigneurs de son sang, pour ce que chascun d'eulx contendoit à avoir le plus grand gouvernement de son royaume, voyans assez clèrement qu'il estoit assez content de faire et accorder ce que par iceulx lui estoit requis. »
Juvénal, année 1405, p. 430 : « Et estoit une chose dont aucunes gens s'esmerveilloient : car on le venoit voir aucunes fois, et luy regardoit fort les gens, et ne disoit mot quelconque. Mais quand messire Jean Juvenal des Ursins y venoit, lequel avoit eu le gouvernement de la ville de Paris long-temps, et

estoit son advocat fiscal, il luy disoit : « Juvenal, regardez
« bien que nous ne perdions rien de nostre temps. »

Le roi donne la même place en même temps à plusieurs
personnes différentes :

Baye, II, 6. 22 avril 1411 : « Cedit jour, le vidame d'Amiens, le
sire de Rambures ont présenté lettres royaulx à la Court, par lesquelles le Roy donnoit l'office de conseiller en la Chambre des
Enquestes, à maistre J. de Mailly, leur parent, en requerant l'enterinement, et pour ce que ce estoit contre les ordonnances royaulx par
lesquelles l'en devoit eslire es offices de conseiller ceans, et que
monseigneur le Chancellier avoist acoustumé de venir et estre ceans
à y eslire, et qu'il n'estoit pas present, après la deliberation de la
Court sur ce eue, et aussy se estoit opposé à l'enterinement desdictes
lettres maistres J. Jouvenel, advocat du Roy, pour le procureur
general et pour son gendre, *qui aussy avoit don du Roy*, la Court a
sursiz de conclurre en ceste besoigne, jusques à ce que de par elle
aura esté parlé audit monseigneur le Chancellier. »

Baye, II, 275. 7 décembre 1416 : « Ce jour, messire Pierre Minée,
curé de S. Thomas de la Cauchie, comme il dit, maintient que ladicte
cure vaca ou moiz d'octobre dernierement passé par le decès de feu
messire J. du Mesnil, et le vj⁰ jour dudit moiz fu présenté entre x et
xj heures au matin et plus près de x que de xj.

Et messire Ysembart Alixandre, soy disant curé de ladicte cure, dit
que le Roy en venant de son retrait en sa garde robe de sa chambre
environ x heures, le Roy, avant qu'il alast à sa messe ne qu'il disnast,
ly donna ladicte cure de S. Thomas, et si la donna audit Minée, ce fu
au lever du disner du Roy et après son don. Et Minée dit que ce
auroit esté environ xj heures de matin et après le disner du Roy,
ouquel y estoit bien avancié et après son don. »

Baye, I, 223. 14 mars 1408 : « Ce jour, vindrent ceans l'arcevesque
de Sens, l'evesque de Poitiers, chancellier de Berri, messire
J. de Saulx, chancellier de Bourgoigne, le conte de Vandosme et
autres pluseurs de par nosseigneurs, tant dessusdiz que de la Royne
et le roy de Sicile, requerir que la Court receust, ou lieu de feu
maistre Regnaut de Bussy, maistre J. Taranne, qui avoit lettres de
don du Roy, *et combien que viij ou ix autres eussent don et lettres
signées* non seellées, et que par l'ordonnance royaulx deust estre
faicte election des seigneurs de ceans, et que la Court s'efforsast de
soy à ce arrester, toutevoie *tandem*, pour la requeste et importune
volenté desdiz dame et seigneurs et *pour eschiver esclande*, a esté
receu ledit Taranne. »

Ces troubles de la mémoire ont pour résultat la mise au
pillage du roi.

Arch. Nat., KK, 24, fol. 118. Année 1394 : « A Jehan de Saumur cordouanier, pour un voyaige fait de Paris au Mont Saint Michiel devers le Roy nostre sire pour porter deux paires de fors houzeaulx et autre chaucement pour ledit seigneur... pour ce que l'on avoit emblé au Roy nostre dit seigneur deux autres paires de semblables houzeaulx à Saint Germain en Laye, ouquel voyaige il a vacqué alant demourant et retournant par XII jours au pris de VIII s. p. par jour valent, etc... »

Arch. Nat., KK, 29, fol. 105, v⁰ : « A Jaquet Massin coustepointier demourant à Paris pour avoir rappareillié le 24ᵉ jour de sep1409 le dossier de drap d'or de la chambre aux lyons du Roy nostre sire qui avoit esté couppé et desrobé. »

Arch. Nat., KK, 29, fol. 105 : « A lui pour une pièce de cendail vermeil achetée de lui le 31 juillet 1409... pour redoubler partie du dossier de drap d'or de la chambre aux joyaulx qui avoit esté dérobé.... »

Bibl. nat. 6745, fol. 29, v⁰ : « A lui pour sa poine et sallaire d'avoir rassis et rivé de novel sur un texu noir la ferreure d'une ceinture d'or pour le Roy nostre dit seigneur, — dont le texu avoit esté couppé au Roy nostre dit seigneur. Délivré le VIIᵉ jour de may (1404). »

Le Songe véritable, 242 :

> « Car à grant paine peut avoir
> Pour ly vestir, au dire voir,
> N'il n'a joyaux en garde robe,
> Et son tresor on ly desrobe,
> N'il n'a cheval qui riens ly vaille
> Ne chose bonne qui ly faille ;
> Et se il donne d'avanture,
> Sa chaussemente ou sa vesture,
> Il en a d'autre à tresgrant paine :
> C'est chose vraye et bien certaine.
> Et sans saincture l'ay je veu
> Estre III jours et apperceu,
> Par defaulte d'une nouvelle ;
> Et mesmement de la chandelle
> A son coucher a il disete.
> Et d'autre chose a il soufferte,
> Et tant qu'il n'a de quoy bien faire
> En nul qui avec ly repaire :
> Il en pert bien aux bons atours
> Que ont ses povres servitours ;
> Trespovres sont ilz vrayement,
> On le voit bien tresclerement. »

Relig. S. Denis, III, 299 : « Ils font d'abord observer, en ce qui concerne la personne du roi, qu'on ne place point auprès de lui une garde suffisante, et qu'on ne lui donne point les soins nécessaires pour qu'il reste longtemps en bonne santé. Souvent aussi, lorsqu'il a recouvré la raison, on traite sous de vains prétextes, dans les conseils tenus par lui, de beaucoup d'affaires qui tournent à son désavantage. Il est entouré d'une foule de gens avides de ses trésors, qui ne peuvent supporter aucun refus, et qui à force d'importunités le dépouillent de tout, vêtements, joyaux, vases d'or et d'argent; et le peu qui lui reste est sans cesse mis en gage pour subvenir à ses besoins. On n'a aucun soin.des gens et officiers de sa maison, et on leur refuse souvent le salaire qui leur est dû ; cependant ils n'osent proférer une plainte sur l'abandon déplorable dans lequel on laisse la personne du roi et celle de ses enfants. »

B. Mémoire (conservée).

Arch. N., KK, 35, fol. 86 : « Pour une paire d'esperons dorez garnis sur soie pour messire Henry de Marle, premier president en Parlement, lequel le Roy fist nouveau chevalier le jour de Penthecoustez (1403). »

Arch. N., KK, 31, fol. 16 : « Raoul Legay, sommelier de la chappelle du Roy, pour une palme achatée par lui pour le dit seigneur à porter le jour de Pasques flories (1408). »

Monstrelet, IV, 15. Année 1420 : « A l'entrée desquelz fut crié Noë ! par le peuple de carrefour en quarrefour, par tout où ils passoient. Et chevaulchoient les deux roys de front l'un emprès l'autre, vestus moult richement, le roy de France au dextre costé, et après eulx estoient les ducs de Clarence et de Bethfort, frères au roy d'Angleterre. Et ainsi chevauchant parmi les rues encontrèrent les gens d'église qui venoient en procession, lesquelz s'arrestèrent par les quarrefours où ilz devoient passer. Et adonc fut présenté aux deux roys à baiser les sainctes reliques que portoient iceulx gens d'église, et premièrement au roy de France, lequel se tourna vers le roy d'Angleterre en lui faisant signe qu'il voulsist premier baiser, et le roy d'Angleterre en mectant main à son chaperon, faisant révérence au roy de France, lui fist signe qu'il baisast. Et en ce faisant, baisa ledit roy de France, et après lui le roy d'Angleterre. »

Baye, II, 127 : « Cedit jour, toute la Court ala à Saint Pol pour eslire un chancellier ou lieu de maistre Eustace de l'Aitre, qui avoit esté par environ ung moiz chancellier ou lieu de messire Arnault de Corbie, qui l'avoit esté par environ xxv ans.

Et a esté tenue ceste forme à ladicte election : Li Roiz nostre Sire entra après sa messe finée en sa Chambre de Conseil, entre IX et X heures survindrent messeigneurs les ducs de Berry et de Bourgoigne, et yceulx venus, par le commendement du Roy se departirent et alerent hors de la Chambre tous, hors le Roy, lesdiz ducs et moy N. de Baye, graphier de ceste Court, et l'un des secretaires du Roy qui fu appellé. Et me furent baillez le messel et la vraye croix richement envaisselee pour faire jurer au scrutine celx qui esliroient sur lesdiz Evangile et vraye croix, et les huiz cloz, furent appellez par messire

41

Anthoinne de Craon qui gardoit l'uiz, premierement le dessusdit messire Arnault de Corbye, nagueres Chancellier, lequel et tous les autres seigneurs qui survindrent, c'est assavoir, le grant maistre de Rodes, l'arcevesque de Bourges, l'evesque de Beauvaiz et autres barons, chevaliers et conseillers, tant de Parlement que des Comptes, jusques au nombre de IIIJxx et X ou environ, je fiz jurer par le commandement du Roy, moy estant à ses piez, un chascun *successivè* appellé selon son ordre par ledit de Craon par la manière qui s'ensuit, lesdis sains Evangiles et croix touchées : « Vous jurez, etc... » Et ledit scrutine commencié... survindrent messeigneurs le Dauphin, le duc de Bar et messire Loiz, duc en Baviere, frere de la Royne,... et tous les dessusdiz estans dehors appellez, scrutinez et oïz l'un après l'autre, *ut moris est.* Firent les dessusdis ducs *successivè* pareil serment, et nommerent chascun tel que bon leur sembla, et après tous aussy nomma le Roy et donna sa voix à cellui que volt, et telement que, tout par moy enregistré et aussy par ledit secretaire, et les voix comptées, fu trouvé que messyre Henry de Marle, premier president ceans, avoit trop plus de voix que nul. Si me commanda le Roy que, les huis dudit Conseil ouvers, et tous ceulx qui wodrent entrer entrez, je publiasse ledit scrutine. Si le publié en disant tout haut : « Il plait au Roy nostre Sire que ce scrutine par lui fait soit publié, etc... » Ce fait, conclu le Roy et s'arresta audit Marle et le charga dudit office... Si le fit approucher le Roy, et fit le serment qui s'ensuit, et lequel je leu tout hault audit premier president en ceste maniere :

« Sire, vous jurez au Roy nostre Sire, etc... » Lequel messire Henry de Marle respondi : « Ainsi le jure je, mon trés redoubté seigneur. »

Et ce fait, se leva le Roy et les autres seigneurs, et se partirent du Conseil et s'en ala chascun en sa chascune, combien que avant le departement fu supplié au Roy d'aucuns seigneurs qu'il donnast le lieu de quart president, qui vacoit ou devoit vacquer vraisemblablement, par ce que le premier vacoit par ladicte election et par ainsy devoient monter l'un des autres oudit lieu, à maistre J. de Vailly nagueres chancellier de Guienne » (8 août 1413).

C. *Attention.*

Douet, 283. Mars 1422 : « Robinet de Roissy et Cerise, paiges du Roy nostre sire, lesquels jouoyent à la paulme et aus tables avec ledit seigneur.... »[1]

Arch. N., KK, 31, fol. 90 : « Le Roy pour argent donné aux galopins de sa cuisine pour ce qu'ils s'estoient plungez en l'iaue devant lui, pour ce mercredy XVe jour de juing. XVIII s. »

Id., fol. 47 : « Le Roy pour argent donné à Fatras et ses compaignons

---

1. Cf. Guimbert, *De l'aptitude aux jeux de société dans la démence.* Revue d'Ilypnologie, 1891, p. 14.

joueurs de farces pour ce qu'ilz avoient joué devant lui lundi XXVIIe jour de fevrier (1409). »

Id., fol. 50 v° : « Le Roy pour argent donné à une fole damoiselle qui estoit venue devers lui pour ce vendredi XXXe jour d'aoust (1409). »

Id., fol. 50 v° : « Le Roy pour argent donné à un baste-leur lequel avoit joué des basteaux devant lui en I escu en or pour ce samedi VIIe jour de septembre ; le Roy à Saint Pol. XVIII s. (1409). »

D. *Sensibilité*. Indifférence complète du roi pour la mort de ses parents, amis ou partisans.

Relig. S. Denis, III, 767 : « Le roi, ayant recouvré la santé, entendit, à ce que m'ont assuré des personnes là présentes, les excuses et les motifs présentés par le duc de Bourgogne, pour justifier la mort de son frère. Il lui pardonna et lui accorda des lettres de rémission ; mais en même temps il l'engagea à se prémunir contre les pièges dont il pourrait être menacé. Le duc lui répondit fièrement que, tant qu'il aurait les bonnes grâces de sa royale majesté, il ne craindrait personne. Le roi lui témoigna affectueusement combien il était charmé de cette réponse, et sur sa prière, il retira la charge d'amiral de France à messire Clignet de Brabant, qui avait toujours été un des plus zélés partisans du duc d'Orléans, pour la donner à messire Charles de Châtillon, seigneur de Dampierre. »

Monstrelet, III. 145 : « Esquelz jours aussi, Jehan, duc de Berry, moult ancien et plein de ses jours, s'acoucha malade à Paris en son hostel de Neelle, et fut grandement visité de par le roy, son nepveu, qui lors estoit assez en santé, et par les autres seigneurs du sang royal. Mais toutesfoiz il trespassa de ce siècle, le XIIIe jour du mois de juing. »

Relig. S. Denis, VI, 17 : « Lesdits princes, croyant devoir faire con-naître au roi de France ce qui s'était passé, députèrent vers lui, au mois de juin, l'illustre comte de Hongrie. Le roi, charmé de ce mes-sage, prépara au comte une brillante réception. D'après les conseils de quelques jeunes seigneurs de sa cour... il résolut de fêter son arri-vée par une de ces joûtes militaires qu'on appelle tournois. Cette résolution fut désapprouvée de tous les gens sages ; il leur semblait que le deuil et la tristesse étaient plus de saison que les fêtes, dans un moment où les plus proches parents du roi venaient d'être faits prisonniers, et où il avait pour ainsi dire devant les yeux la mort toute récente du dernier de ses oncles... Les membres du clergé trou-vaient aussi qu'il était fort mal à propos de dissiper en amusements superflus le produit des impôts si onéreux qu'on avait prélevés sur les habitants principalement en vue de la défense du royaume. La vénérable Université de Paris résolut de faire des remontrances au roi à ce sujet. En conséquence, monseigneur le recteur alla le trou-ver à la tête d'une députation de professeurs, et un savant docteur

en théologie, Benoit Gentien, religieux de Saint-Denys, prononça...
un discours plein de raisons solides et d'exemples, pour détourner le
roi d'un projet qu'il regardait comme inutile, désagréable à Dieu et
préjudiciable à tout le royaume. Ces remontrances déplurent au roi,
et lorsque l'orateur eut terminé, il lui répondit sans hésiter : « Je me
serais volontiers exposé au dernier danger pour la défense du royaume ;
mais les seigneurs de mon conseil ne l'ont pas voulu. J'ai à cœur
d'échapper à l'oisiveté et de consacrer ma vie à de nobles actions. Tel
est le rôle qui convient à la majesté royale ; et comme mon intention est de suivre désormais cette ligne de conduite, je trouve fort
mauvais qu'on vienne ici me donner des leçons. Voilà ma réponse
formelle ; qu'on se le tienne pour dit. »

Le tournoi eut donc lieu... »

Indifférence aussi bien pour tout ce qui touche à ses
propres intérêts. Monstrelet, III, 379 : « Et fut tout ce que dit
est accordé par le roy Charles, lequel en long temps paravant
n'avoit pas été en sa vive mémoire, comme dit est dessus, et
estoit content d'accorder et traicter en tous estas selon l'opinion de ceulx qui estoient assistens en sa présence, tant en
son préjudice comme autrement. »

E. *Volonté.* Aboulie :

Fénin, 90 : « 1418. Item, le seigneur de Lilladam et aultres grans
seigneurs allèrent devers le roy Charles, lequel ne s'estoit bougié de
son hostel, et là parlèrent à luy, et luy firent grant révérence, et
avecquez ce ne le empeschèrent en riens, ne aucuns de ceulx qui le
servoient ; car le Roy estoit de tout content, et de Bourguignons et
d'Ermignas, et peu luy chaloit comme tout allast, comme checun qui
de luy a cognoissance peut savoir l'estat où il estoit. »

Monstrelet, III, 273 : « Et le duc de Bourgogne fut capitaine de
Paris, et y commist son lieutenant ledit messire Charles de Lens. Et
ainsi, comme dit est, eut oudit lieu de Paris plusieurs besongnes
remuées, tant des officiers de France comme d'autres choses. Desquelles le Roy estoit content et accordoit toutes requestes à lui
faictes par ceulx dont il estoit administré.

Baye, II, 97, 3 janvier 1413 : « Messire Guy d'Autré, chevalier,
requiert l'enterinement de certaines lettres de don d'office de sene-
chal de Rouergue.

Messire Raoul de Loire dit au contraire que ledit office lui appartient, dont ne doit point estre débouté, considérées les ordonnances
royaulx, puis qu'il a bien servi le Roy et loyaument, et s'oppose et
requiert estre oy. Guy réplique du contenu desdictes lettres.
Appoinctié au conseil à demain.

Mercredi, iiij[e] jour de janvier.

Cedit jour au matin, sont venu au Conseil le Borgne de la Heuze

et le bailly de S. Pierre le Moustier de par le Roy, et ont dit que le
Roy saluoit la Court et leur mandoit qu'il voloit pour certeinnes
causes qui le mouvoit (*sic*), et par especial pour doubte que l'en a
que Messire Raoul de Loire ne se tourne contre le Roy ou païz de
Rouergue qui est dangereux de present, et lequel est seneschal de
Rouergue, dont welt qu'il soit deschargié et messire Guy d'Autré soit
receu à faire le serment ceans audit office.

Ce jour, le duc de Bourgongne a fait prier de par lui par messire
Gauchier de Ruppes à la Court qu'elle receust messire Guy d'Autré,
chevalier, en seneschal de Rouergue, ou lieu de messire Raoul de
Loire, que le Roy pour les causes cy dessus touchées en a deschargié, et ce m'a esté commendé d'enregistrer. »

Baye, II, 98. 10 janvier 1413 : « Messire Guy d'Autré, *ut aliàs*,
requiert estre receu à office de seneschal de Rouergue.

Messire Raoul de Loire, chevalier, dit au contraire que *aliàs* s'est
opposé et oppose, et *ancores wolt hier* le Roy que l'en ly feaist ceans
raison et justice, *et si a lettre* à la Chancellerie d'estre receu à opposition et que justice lui soit ceans faicte, si supplie la Court ly face
justice et weille delaier jusques à mercredi prouchain, et *interim* le
Roy envoiera dire sa volenté, et apportera ses lettres.

Cedit jour, le Borgne po avant ceste requeste a dit a la Court de
par le Roy que pour certeinnes causes le Roy welt que ledit d'Autré
soit receu et fasse le serment acoustumé, et ne welt point que Loire
y demeure. Appoinctié que ledit d'Autré sera receu, attenduz les
mandemens du Roy reiteratifs. Si a fait le serment acoustumé ledit
d'Autré. »

Songe véritable, p. 243 :

> « Brief il n'a rien que il demande,
> N'en ne fait riens que il commande,
> Quand on veult, on le tient en mue,
> Et quant on veult on le remue.
> Il fait tout, et sy ne fait rien,
> Il pert trestout on le voit bien.
> On le fait saige, on le fait fol,
> On joue de ly ou chapifol ;
> Et quant on veult on s'en aide ;
> Quant besoing a, nul ne l'aide ;
> Quant on fait mal, on s'en fait umbre ;
> De ly bien faire on se descombre ;
> Quant en santé il est un peu,
> Les grans y courent pour leur preu,
> Et sy tost qu'il est retourné,
> Tantost ly ont le cul tourné.
> Ne jamez plus ne le verront,
> Tant qu'en tel estat le sarront ;

> Maiz quant de ly ils ont besoing,
> Prez s'en tiennent. et non pas loing.
> Maiz de ses petis serviteurs
> Est il trop bien servi tousjours
> Tant en yver comme en esté,
> Tant en son mal comme en santé.
> Maiz zy tost qu'il fait bonne chiere,
> Les grans les boutent tous arriere. »

F. *Volonté* (conservée).

Arch N., KK, 25, fol. 165. 10 juin 1396 : « *Item* pour la façon d'avoir fourré de griz une houppellande de satin noir pour le Roy nostre dit seigneur. »

Id. fol. 165. 10 juin 1396 : « *Item* pour la façon d'avoir deffourré ladite houppellande et reffourré ycelle de menu vair pour ce que ledit seigneur a *voulu* ycelle estre fourrée de menu vair le x° jour de juing 1396. »

Arch. N., KK, 26, fol. 60 : « A lui pour XII aulnes de fustaine blanche velue baillées à Jehan Mauduit tailleur et varlet de chambre du Roy nostre sire pour faire deux pourpoins à larges manches que ledit seigneur *lui a ordonné* faire *pour sa plaisance.* » (8 septembre 1398).

Baye, II, 7. 24 avril 1411 : « Ce dit jour, pour ce que la Court n'avoit avant hier volu ou au moins avoit differé obtemperer à certeinnes lettres, par lesquelles le Roy mandoit à la Court qu'elle receust maistre J. de Mailly, licencié en loiz, ou lieu vacant aux Enquestes de cellui qui monteroit d'icelle Chambre en la Grant Chambre, ou lieu de maistre J. de Quatremares, maintenant président aux Requestes du Palaiz, par vertu du don audit Mailly par lui fait, non obstant ordonnances, etc., monseigneur le chancellier, pour ce present en la Court et par lui monstrée en icelle Court une cedule contenant iij lignes *escriptes de la main du Roy*, comment il voloit que ledit Mailly fust receu oudit lieu : *pour eschiver l'indignation du Roy*, et considéré que ledit Mailly estoit bien renommé en meurs et avoit esté à Orlians de bonne conversation, et si estoit de noble linage, et que autres foiz et maintenant le Roy avoit volu et voloit qu'il fust ceans conseiller, a esté eslu par les iij Chambres, pluseurs du Grant Conseil presens, non pas par voie de scrutine, mais en Conseil. »

G. *Personnalité.* Pour la transformation de la personnalité pendant les rémissions, transformation sensible par l'altération de l'écriture de Charles (voir la planche ci-dessus), cf. Séglas, *Des troubles du langage chez les aliénés*, et Ferrari, Héricourt, Richet, *La personnalité et l'écriture* (Revue Philos.).

Section 5. — État physiologique du malade.

§ 1. *Motilité*. Intacte pendant les trente années de la maladie :

A. Tournois (joûte encore en 1412, Monstrelet, éd. Douet, III, 672), — en 1415 (*Relig. de Saint-Denis*, VI, 17, cité p. 643).

B. Chasse. Douet, II, 152. Septembre 1422 : « Thomas Mancel, serviteur de la royne d'Angleterre, lequel avoit présenté au Roy deux levriers et une trompe de par le grant maistre d'ostel de ladicte Dame, pour don à lui fait par ledit seigneur, samedi xiie jour de septembre, le Roy à Senlis. Argent 108 s. p. »

Tir à l'arbalète. Douet, II, 153 : « Jehan Brulé, demorant au Bois de Vincennes, pour don à lui fait par le Roy, pour ce qu'il tendoit illec l'arbaleste dudit Seigneur quant il tiroit aux buttes. Pour ce, samedy xxviie jour de septembre (1422) le Roy illec. »

Id., *ibid.*, 27 octobre 1421 : « Les paiges dudit Seigneur, lesquels jouoient de l'arbaleste avec icellui Seigneur... 5 s. »

Joue à la paume trois mois avant sa mort. Douet, II, 153. 2 juin 1422 : « Tassin de Fresnes, Robinet de Roissy et Cerise, paiges du Roy... pour jouer à la paulme avec lui, au bois de Vincennes.... »

C. Fêtes. *Arch. N.*, KK, 24, fol. 94 v°. Année 1394 : « Audit Robert de Varennes brodeur pour la broderie faitte par lui en et sur deux longues houppelandes d'escarlate vermeille.... C'est assavoir sur le costé senestre de chascune fait de broderie un grant tigre rampant d'or... et au col de chascun tigre fait et assiz un collier de broderie ou il a en chascun XVI lettres qui dient *J'aime la plus belle* de la divise du Roy. »

Arch. N., KK, 24, fol. 27. Février 1394 : « A lui pour une piece de veloux vert sur soye baillé audit tailleur pour faire le dessus d'une houppelande et les manches qui seront toutes faittes en manière d'escailles de poisson.... »

Arch. N., KK, 21, fol. 141. 24 avril 1394 : « A lui pour un chappeau de paille doublé de satin vert à une plume double de VIII plumes blanches, rouges et noires. »

§ 2. *Nutrition.* Pas de renseignements. Sur l'état de la miction cf. *Arch. N.*, KK, 26, fol. 102 : « Item pour la façon d'avoir deffourré et reffourré de gris une longue houppellande de drap gris pour le Roy nostre dit seigneur, laquelle a été deffourrée, pour ce quelle avoit esté *gastée de l'orine dudit seigneur.* Délivré le xviiie jour de juing 1398. »

§ 3. *Fonctions génésiques.*

Relig. S. Denis, VI, 487 : « Comme on craignait fort qu'en raison de sa maladie il ne se portât à quelque violence contre la personne de la reine, on ne le laissait point coucher avec elle. Mais on lui avait donné pour concubine une jeune personne belle, gracieuse et charmante, qui était fille d'un marchand de chevaux. Cela s'était fait du consentement de la reine : ce qui semblait fort étrange. Mais quand elle songeait aux maux qui la menaçaient ainsi qu'aux violences et aux mauvais traitements qu'elle avait déjà endurés avec le roi, la pensée qu'entre deux inconvénients il vaut mieux choisir le moindre faisait qu'elle se résignait à ce sacrifice. La jeune fille fut amplement dédommagée de son dévouement. On lui donna deux beaux manoirs avec toutes leurs dépendances, situés l'un à Créteil et l'autre à Bagnolet. Elle était généralement et publiquement désignée sous le nom de *la petite reine.* Elle resta longtemps avec le roi et eut de lui une fille, que le roi maria à un certain Harpedanne, en lui donnant la seigneurie de Belleville en Poitou : ce qui valut à la jeune fille le nom de demoiselle de Belleville. »

§ 4. *Mort.* Maladie intercurrente non définie.

P. Cochon, *Chron. Norm.*, 290 : « En ichelui an, prist au roy de Franche, nommé Kalles .ijme, une maladie, qui ne dura gaires ; et trespassa la merquedi .xxje. jour d'octobre ensuiant l'an .cccc. xxij. »

Juvénal des Ursins, 572 : « Audit an mille quatre cens vingt et deux, le vingtiesme jour d'octobre, alla de vie à trespassement très noble, et très-chrestien prince Charles, roi de France, sixiesme de ce nom, qui regna de quarante-deux à quarante-trois ans : durant lequel temps il fut moult troublé de maladie au cerveau, et avoit mestier de bien grande garde : il trespassa en l'hostel de Sainct-Paul, à Paris, où il estoit né. En son temps il fut piteux, doux, benin à son peuple, servant et aimant Dieu, et grand aumosnier. »

Monstrelet, IV, 20 : En ces propres jours le roy Charles de France s'accoucha malade dans son hostel de Saint-Pol dedens Paris. Lequel, le xxiiᵉ jour d'octobre, rendi à Dieu son esprit. »

Autopsie du roi :
Chron. Anonyme d. Douet, *Monstrelet*, VI, 324 : « Le xxiᵉ jour dudit mois d'octobre, jour des XIᵐ vierges, environ entre chincq et six heures du matin, moru le roy Charles de France, en son hostel de Saint-Pol. Lequel estoit au XLIIᵉ an de son rengne. Et furent à sa mort ses chancellier, premier chambellan, confesseur, aumosnier, sous aumosnier et autres ses officiers et serviteurs. Et fut trouvé qu'il avoit le cuer et le foye net. »

Section 6. — Diagnostic.

§ 1. Aux conclusions des aliénistes Moreau de Tours, Chéreau, Audry en France, — Bird en Allemagne, qui n'ont trouvé d'autre formule de la folie de Charles VI que celle de *manie périodique* consécutive à une cause prédisposante (d'ailleurs imaginaire), l'*empoisonnement* de son père Charles V, manquant ainsi à toutes les règles cliniques qui imposent au psychiâtre la recherche de l'hérédité maternelle, nous opposons les conclusions suivantes :

§ 2. *Anamnèse maternelle.* Mère folle (frère mort mélancolique, fou) petite-fille d'un grand père apoplectique, arrière-petite-fille d'un fou.

§ 3. *Anamnèse paternelle.* Père goutteux cardiaque, fils, petit-fils, arrière-petit-fils et neveu de goutteux et d'arthritiques.

§ 4. *Terrain.* La cause prédisposante chez Charles VI est donc :

　　A. Une lignée *maternelle* vésanique ;
　　B. Une lignée *paternelle* arthritique.
　　C. Consanguinité univoque.

§ 5. *Cause déterminante*. Fièvre typhoïde chez le patient à l'âge de vingt-quatre ans, — avec troubles psychiques de convalescence.

§ 6. *Cause provocatrice*. Insolation deux mois après.

§ 7. *Définition de la psychose*. Par l'étude *à posteriori* des rémissions, on doit conclure à la *confusion mentale*.

Or c'est précisément la *confusion mentale* qu'indique *à priori* l'étiologie comme forme de la psychose consécutive à l'infection (Cf. les travaux de Seglas, Ph. Chaslin). Dès lors on peut affirmer, au point de vue de l'histoire, l'incapacité gouvernementale *complète* de Charles VI pendant les quarante-deux rémissions de ces trente années de folie (à l'inverse de ce qui se passe par exemple dans la folie circulaire).

§ 8. *Conclusion*. Folie *infectieuse* chez un *héréditaire* (à hérédité maternelle *vésanique*, — à hérédité paternelle *arthritique*).

LIVRE IV

CONCLUSIONS

LIVRE IV

CONCLUSIONS

———

Nous avons ramené, dans ce volume, à la vie pathologique par l'étude critique des textes, un total d'environ 350 individus. Cette vaste enquête familiale (la première qui ait été tentée dans ces proportions) apporte à la science, comme nous l'avons dit dans l'Introduction, une triple contribution :

1° A la *pathologie* par le nombre et l'ancienneté des maladies de ces 350 personnages ;

2° A la *clinique* en présentant un problème unique d'hérédité sur une durée de plus de six siècles ;

3° A l'*histoire* par l'explication de nombreux actes de personnages historiques, actes incompréhensibles sans la connaissance de la pathologie de ces personnages.

1. — Utilité pour la pathologie.

Je donne dans le tableau ci-dessous la classification nosographique des cas cliniques *principaux* de ce volume.

A. Appareil circulatoire : Syncope d'origine cardiaque p. 158). — Angine de poitrine et aortite (liv. II, ch. xvii *bis*). — Troubles cardiaques non définis (p. 349).

B. Appareil respiratoire : affection *à frigore* (p. 454).

C. Appareil digestif : Dysenterie (*passim*).

D. Appareil urinaire : Néphrite (liv. II, ch. xviii).

E. Système nerveux (Neuropathologie). Troubles sensoriels : névrite optique, amblyopie, dyschromatopsie (p. 362); — anesthésie olfactive (p. 381). — Troubles moteurs: aphasie et hémiplégie droite (pp. 228, 432). — Névroses: neurasthénie post-infectieuse (p. 291), traumatique (liv. I, ch. iv). Névrite diphtérique(p. 375).

F. Système nerveux (Psychiatrie) : Manie aiguë (p. 134). Folie post-traumatique (p. 413). Confusion mentale post-typhique (liv. III, chap. iii). Folie transitoire (liv. III, ch. i). Dégénérés (pp. 24, 26, 30, 43, 61, 200, 204, 206, 240, 246, 464, 468, 489, 495). Inversion gén. (pp. 418, 478). Zoophilie morbide (pp. 31, cxii), kleptomanie zoophilique (p. cxvii), agoraphobie (liv. I, ch. iii et ch. iv), astraphobie (liv. I, ch. iii), mégalomanie (p. 38), sitiophobie (liv. I, ch. iv).

G. Maladies générales (Nutrition). Arthritisme (p. 215), goutte (pp. 430, 493; liv. II, ch. xvii *bis*). Herpétisme (p. 215), dermatoses (p. lix), hémorrhoïdes (p. lvii). — Obésité pathologique (pp. 45, 215, 217, 220), gravelle (p. 499). Erith. noueux des rhumat. (p. 485).

H. Maladies générales (Infection). Éruptives: épidémie de suette (p. 255), variole? (p. 400). Fièvre typhoïde (liv. II ch. xvii *bis* ; liv. III, ch. iii). Scorbut (p. 397). Tuberculose pulmonaire (pp. 503, 504).

On voit tout l'intérêt nosographique de ce tableau (suette au xiiᵉ siècle [1]; neurasthénie traumatique; érysipèle à répétition ; etc...). Y joindre l'identification de maladies médiévales jusqu'ici inexpliquées (le *ceperus*, p. 185, — l'*arnoldia*, p. 255, etc.).

2. — Utilité pour la clinique.

Le résumé total des faits qui démontrent l'utilité de nos investigations pour la clinique, se trouvera, dans cette édition,

1. Dans la première édition de cet ouvrage, j'avais conclu à la scarlatine. Une étude approfondie de la suette a modifié cette conclusion. Quant à la première date connue de la scarlatine, elle se place en 1385, épidémie qui éclata dans l'armée de Charles de Durazzo.

à la fin du second volume. Je n'en donne ici que quelques faits saillants.

1. Folie par conjonction de l'arthritisme et du névrosisme (Charles VI).

2. Névroses post-infectieuses chez les prédisposés de l'arthritisme et du névrosisme (p. 291).

3. Étude d'une série de six dégénérés (pp. 24, 26, 30, 43, 61, xviii-cxx et celle du septième au tome II).

4. Exemple d'une suite de fous apparaissant dans une famille et d'une saine hérédité progressive reprenant le dessus (p. cxxvii).

5. Exemple d'une accumulation d'hérédité morbide par consanguinité univoque : descendance de Saint-Louis et de sa femme, Marguerite de Provence, et de Charles d'Anjou (frère de Saint-Louis) et de sa femme, Béatrix de Provence, sœur de Marguerite, — filles toutes deux d'un père dont la mort fut probablement causée par une apoplexie cérébrale (cf. p. 406).

6. Fréquence de la claudication dans la descendance de Saint Louis et de son frère Charles Ier d'Anjou : Louis Ier de Bourbon *le Boiteux* (fils de Robert de Clermont) ; Jeanne de Bourgogne *la male royne boiteuse* (fille d'Agnès de France); Charles II d'Anjou, dit *le Clop* (fils de Charles Ier d'Anjou).

3. — Utilité pour l'histoire.

A. Explication des deux derniers actes d'Eudes (roi de France) : sa négociation avec les Normands, la désignation qu'il fit, à son lit de mort, de Charles le Simple comme successeur à la royauté.

B. Explication des actes de Philippe-Auguste :

a. La reprise des sceaux à son père Louis VII ;

b. Le départ précipité de Philippe-Auguste de Palestine;

c. Sa terreur à l'annonce de l'envoi d'assassins par le Vieux de la Montagne ;

d. Son abandon de sa femme Ingeburge aussitôt après son mariage.

C. Degré de responsabilité de Charles VI.

D. Explication de l'inaction de Charles VII après son avènement au trône.

E. Explication de quelques actes de Louis XI (voir l'Introduction).

F. L'auteur de la relation anonyme de la mort de Charles V (voir l'Appendice).

G. Définition de la maladie des croisés en Palestine en 1191.

APPENDICE

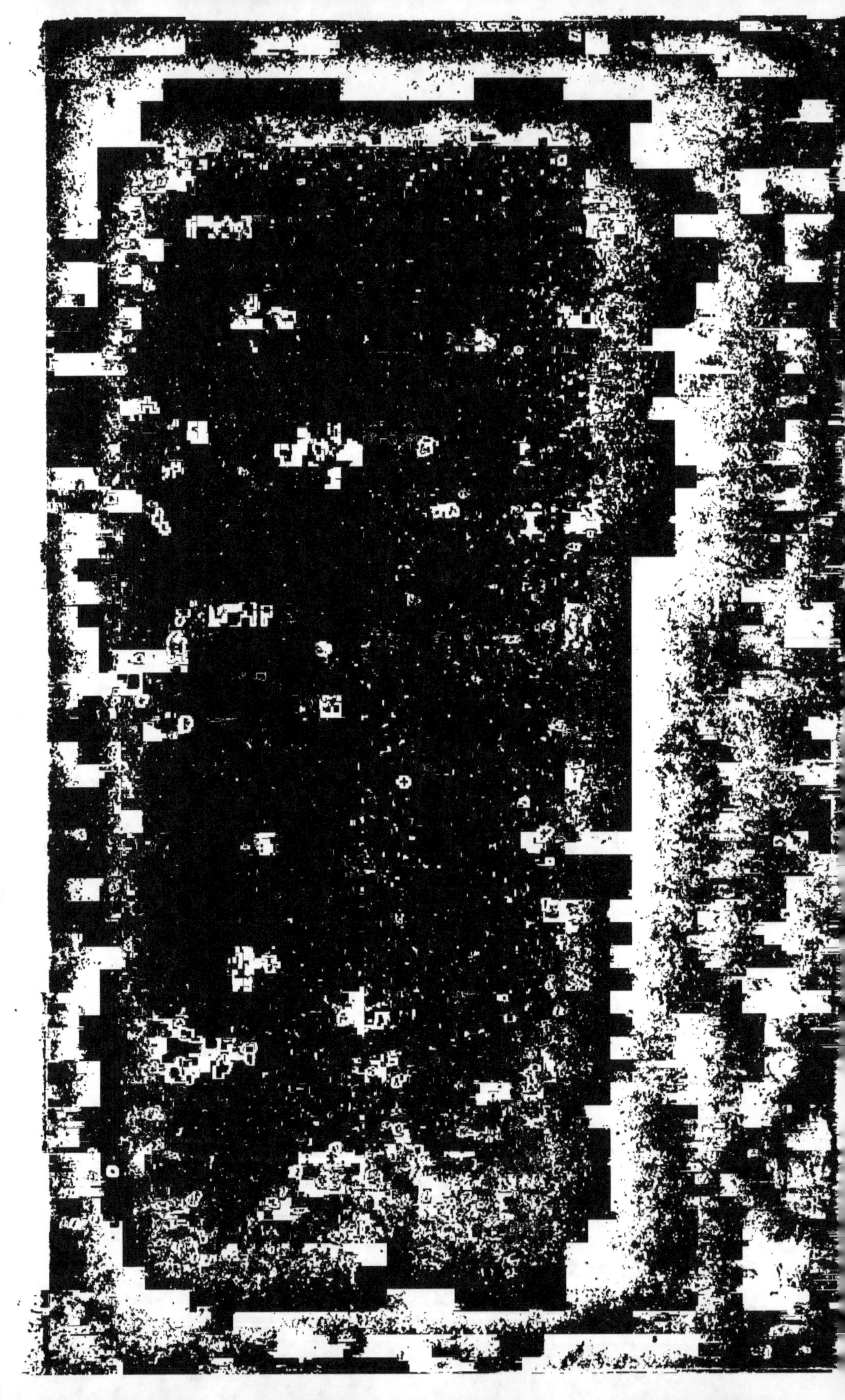

APPENDICE

Points historiques inexpliqués. L'auteur de la relation
anonyme de la mort de Charles V.

Quoiqu'il puisse paraître inutile à l'étude de la pathologie
de Charles V de savoir le nom de l'auteur de cette relation, je
m'attarderai cependant à cette petite recherche, puisqu'elle
nous fournit une occasion de montrer aux historiens de quel
secours est la Pathologie pour résoudre un problème en apparence purement historique.

D'ailleurs, en le faisant, je ne m'écarte pas autant qu'on
pourrait le croire du programme que je me suis tracé : la
pathologie mentale des rois. En réalité c'est indirectement le
même but que je poursuis.

Nous ignorons tout du témoin et historien anonyme de la
mort, et si je parviens à fixer le degré et la qualité de sa valeur
nous saurons au moins quel crédit nous pouvons accorder à
ses assertions.

Nous donnerons successivement :

A. L'examen externe du texte.

B. L'examen interne et les indices qu'il nous fournit
quant à :

1° L'*origine* (laïque ou religieuse) du texte ;

2° La *nature* (si purement historique, — ou apologétique
et de polémique politique, et dans ce dernier cas de deux
espèces : *officielle* ou *officieuse*).

3° Les conclusions à en tirer.

Partie 1. — *Examen externe.*

Le seul indice, d'ailleurs très précieux, qu'il nous fournisse est que le champ des recherches est limité à vingt-cinq noms — ceux des témoins qui ont signé au procès-verbal (Voy. ci-dessus, note de p. 573, lignes 3-19).

Partie 2. — *Examen interne.*

Relevons les indices que nous fournit le texte quant à l'origine et à la nature.

I. — *Source ou origine de la relation.*

Est-elle l'œuvre d'un laïque ou d'un homme d'église?

C'est, de toutes les questions si difficiles que soulève ce texte anonyme, la plus aisée à trancher. L'examen le plus superficiel fait dès la première ligne reconnaître la plume d'un homme d'église, non par les sentiments de piété, universels au xive siècle, mais par des expressions que n'eût pas employées un laïque fonctionnaire du roi et légiste, depuis Philippe le Bel : « *dies qua viam universae carnis ingressus est* » (**l. 4**); « *fidei semitas* » (**l. 114**); « *more patrum antiquorum et approbatorum Veteris Testamenti, suo primogenito.... benedicens* » (**l. 226**); « *suum reddidit spiritum Redemptori*;... *qui vivis et regnas Deus per onmia saecula saeculorum, Amen* » (**l. 245**); — les oraisons jaculatoires, la division scolastique des prières.

Par cette seule remarque le champ des recherches est diminué de moitié, puisque les dignitaires laïques sont déjà exclus de la liste des candidats.

II. — *Nature de la relation.*

Celui des deux *genres* narratifs possibles auquel peut ressortir la relation est aussi aisé à établir que la source du document.

Hauréau qui a découvert le morceau, avec sa profonde connaissance des formes rhétoriques de la littérature scolastique du moyen âge, avait montré que le document est loin d'être un document désintéressé écrit par un curieux, — genre d'ailleurs rare au moyen âge, qui n'écrivait guère *ad narrandum*, mais *ad probandum*[1]. Sa construction est toute polémique : défense du roi comme politique ecclésiastique dont la sincérité est prouvée par la piété de l'homme privé et sa résignation comme malade. Hauréau ajoute qu'aucun de ces discours si bien ordonnés comme structure théologique et si travaillés comme forme, n'a pu être prononcé par le roi mourant, qui n'a pu émettre que les idées essentielles de ces discours (Hauréau, *Notices et extraits des Mss. de la Bibl. Nat.*, in-8°, I, 345).

Cette opinion d'Hauréau est pleinement justifiée si nous examinons la *nature* des discours : on voit que ceux du *vendredi* et du *samedi* sont *privés* et *édifiants*, et que c'est seulement le dimanche matin que le roi fait entrer les vingt-cinq témoins et parle politique. Or, de l'aveu de la relation (Valois, *La France et le Grand Schisme d'Occident*, I, 326, l. 15-18), ils étaient là depuis deux jours pour être entretenus sur le schisme, et le roi avait dû les consigner à sa porte. Donc, si son état d'asphyxie l'a empêché de parler sur ce sujet capital qui tenait le plus à sa mémoire, il est sûr qu'il était hors d'état de parler, et que tous ces beaux discours et éjaculations mystiques sont inventés.

Hauréau va même jusqu'à cette conclusion que nous sommes ici en présence d'une relation *officielle* (Hauréau, in-8°, I, 351).

Il l'attribue au chancelier de France Pierre d'Orgemont. En émettant cette conjecture, impossible à justifier, Hauréau a oublié en quoi consiste le caractère officiel de la rédaction de la mort et des actes des rois de France.

Impossible d'affirmer que la relation que nous avons sous

---

1. Cf. A. Molinier, *Les sources de l'histoire de France*, Rev. Internationale de l'enseignement, XXV, p. 423 ; — G. Monod, *Études sur l'histoire de Hugues Capet*, Rev. Historique, XXVIII, 2e fasc., p. 243.

les yeux est *officielle*, si on ne peut prouver en même temps qu'elle porte l'estampille de Saint-Denis [1].

Or, Charles V avait expressément convoqué à son lit de mort une délégation de Saint-Denis. Mais jusqu'ici aucun indice dans cette relation n'a permis de découvrir rien qui se rattache à l'abbaye de Saint-Denis, pas plus à l'abbé président de la commission, qu'à aucun des cinq religieux nominativement délégués. C'est cette inutilité des recherches de tout rapprochement de ce genre, qui a depuis longtemps fait renoncer les savants à cette hypothèse, la plus séduisante et la plus naturelle à tenter, et à laquelle tous avaient d'abord songé, c'est qu'on avait affaire ici à la relation de Saint-Denis.

Noël Valois, dans sa belle histoire du schisme, évite toute hypothèse sur le nom de l'auteur de la relation anonyme. Il se borne à rapprocher celle-ci du procès-verbal officiel, découvert par lui au Vatican, et il ajoute : « Ces deux documents, très semblables d'ailleurs, se contrôlent l'un l'autre. Ils nous instruisent de la façon la plus sûre des termes de la déclaration royale.... » (N. Valois, *La France et le Grand Schisme d'Occident*, 1896, t. I, p. 328.)

En évitant d'affirmer, en attendant, le fait de rédaction officielle et en y substituant celui plus modeste de rédaction *apologétique* sans rien affirmer quant à son inspirateur, nous sommes donc sûrs de ne pas dépasser les limites de l'exactitude historique sur ce document.

---

1. M. Léopold Delisle, dans son *Mém. sur les ouvrages de Guillaume de Nangis* (HF., XXVII, pp. 294 et 371), explique qu'à l'abbaye de Saint-Denis « se formait et se conservait un recueil de notes et de mémoires historiques, venus de différents côtés, classés par ordre chronologique, et plus ou moins imparfaitement dégrossis et déjà rédigés, de manière à former comme une ébauche des archives nationales. »

Après la mort de chaque roi, la chronique de son règne, rédigée en latin « par l'historiographe officiel qui en avait réuni les éléments du vivant même du souverain défunt..., que l'auteur fût ou non moine de Saint-Denis, était déposée à l'abbaye dans le fonds de ce qu'on appelait les Chroniques de Saint-Denis toujours distinguées des Chroniques de France en langue vulgaire dont elles étaient la source » (Fr. Delaborde, *La vraie chronique du Religieux de Saint-Denis*, 1890, pp. 5 et 17).

III. — *Définition de la relation quant au genre et à l'espèce.*

La critique interne du texte nous a fourni des indices plus que suffisants pour nous permettre de définir la relation de la mort de Charles V, quant au *genre* : écrit de source religieuse et de nature apologétique.

Reste à résoudre la question de l'*espèce*, cet écrit *apologétique* pouvant être soit de nature *officielle*, soit de nature *officieuse.*

De là deux questions nouvelles : Ce problème de l'espèce se pose-t-il pour nous dans le cas présent? — Pouvons-nous, au cas de l'affirmative, trouver dans l'examen interne du texte quelques indices qui puissent servir de caractères spécifiques différentiels?

Existence du problème spécifique. — Elle ressort expressément de l'examen externe du texte, c'est-à-dire de la *liste même* des témoins ecclésiastiques parmi lesquels doit être cherché l'auteur.

Or ces témoins, envisagés comme historiographes possibles, se divisent en deux catégories :

1° Les *historiographes officiels*, c'est-à-dire la commission de l'abbaye de Saint-Denis, convoquée par Charles V, toujours soucieux, comme le vrai politique, de sa mémoire, de faire l'opinion et de créer la légende, comme disait Napoléon, ou, comme on dit aujourd'hui, de *soigner sa presse.*

2° Les autres témoins dignitaires ecclésiastiques, qui n'ont pu être que des historiographes officieux, défenseurs bénévoles de la mémoire de Charles V.

La question de l'espèce se pose donc de la façon suivante :

Avons-nous affaire dans cet écrit à la relation *officielle*, rédigée sur l'ordre de Charles V par la commission de l'abbaye de Saint-Denis convoquée, — ou à un plaidoyer *officieux* dû à la plume de l'un des dignitaires ecclésiastiques?

A cette question capitale, la critique historique ne peut nous fournir aucune réponse, — tous les indices que nous possédons n'étant, comme on l'a vu ci-dessus, que de caractère *générique* (donc applicables également à l'une ou à l'autre des deux espèces), — et tout élément spécifique différentiel faisant défaut.

IV. — *Conditions (nécessaires, non suffisantes) que doit remplir toute hypothèse relative au nom de l'auteur.*

On voit que l'examen *interne* et *externe* du texte impose à la recherche du nom de l'auteur de satisfaire aux quatre conditions suivantes :

1. L'auteur ayant été témoin, ne peut être cherché hors des vingt-cinq signataires du procès-verbal ; ne pouvant, en outre, être un laïque, il doit être cherché dans ces vingt-cinq signataires parmi les seuls ecclésiastiques.

2. Son œuvre n'est point une relation privée d'un témoin se bornant à relater les actes et les paroles du mourant, mais un plaidoyer théologique-politique destiné à plaider, sous couleur de raconter la mort du sage roi, la cause de la politique suivie par Charles V dans l'affaire du schisme, et à protéger sa mémoire en montrant que sa pureté, comme chrétien privé, ne permet pas de douter de sa sincérité dans le choix qu'il a fait de l'antipape. Ce plaidoyer, s'il rapporte exactement les derniers actes du roi mourant, lui prête, et comme pénitent et comme roi, des harangues ordonnées en belle argumentation théologique dont l'agonisant fut hors d'état de prononcer un mot.

3. Cet écrit apologétique, œuvre d'un homme d'Église, a-t-il été rédigé par ordre de Charles V, ou bien un dignitaire ecclésiastique, ami du roi ou partisan de sa politique papale dans l'affaire du schisme, a-t-il défendu officieusement par sympathie la mémoire du roi ?

4. Quoique, suivant les règles logiques de l'hypothèse, le nombre de faits déjà connus qu'elle explique ne soit jamais une preuve absolue de sa vérité, comme l'a très bien montré Mill (*Logique*, II, 10), il n'est pas inutile néanmoins de montrer quelle interprétation elle nous fournit des faits déjà connus. Dans cet ordre d'idées il ne peut être inutile de lui demander d'expliquer incidemment comment Christine de Pisan, qui fut officiellement chargée par Philippe le Hardi d'écrire le panégyrique de son frère Charles V, a eu communication de cette

relation dont elle a inséré une traduction (infidèle et tronquée d'ailleurs) dans sa *Vie de Charles V.*

A cette quadruple donnée se réduit tout ce que la critique historique peut affirmer de certain sur l'auteur de cette relation anonyme de la vie du roi.

Cette recherche devra tout d'abord satisfaire aux quatre conditions énoncées ci-dessus.

Celles-ci doivent donc être dites nécessaires, mais *non suffisantes* puisque, jusqu'à ce jour, elles n'ont pas suffi à nous mettre sur la voie du mystère.

Dans cette impuissance de la critique historique à aller plus loin dans la solution du problème, on conçoit l'abstention de tous les savants et de tous les vrais historiens. Hauréau n'a fait qu'une conjecture, et quoiqu'il ait échoué, il l'a faite en ne sortant pas du terrain scientifique, dans la langue sobre et précise d'un mémoire. D'ailleurs à cette date la pièce trouvée par N. Valois était inconnue, et elle a fait tomber l'hypothèse d'Hauréau (le *notaire* se rapporte dans l'idée de Charles V à la rédaction du Vatican et non à autre chose).

Il est à regretter que S. Luce n'ait pas imité la réserve scientifique d'Hauréau.

Manquant à toutes les conditions exigées par l'hypothèse, il voit dans le récit anonyme (alors que tous les critiques y ont vu une œuvre *apologétique*) une relation *privée* due à l'amitié de Philippe de Maizières, hypothèse que suffisent à écarter l'abondance et l'ampleur des discours interminables et répétés, prêtés au mourant, alors qu'il n'en a sûrement prononcé aucun.

Non seulement Luce ne donne pour prouver sa thèse que des raisons de sentiment ou d'affirmation personnelle, mais il n'a même pas pris la peine de faire l'étude intrinsèque et l'analyse de son texte, de rendre compte de ses particularités et de montrer comment son hypothèse pouvait s'y adapter.

On a vu (ci-dessus chap. XVII *bis*, pp. 576-577), l'inexactitude de sa traduction, on le verra plus loin altérant encore le sens du texte et amputant les marques d'origine qui auraient pu le mettre sur la voie.

Nous allons reprendre à nouveau la question de la possibilité de la découverte d'un caractère spécifique différentiel, sans chercher à faire prévaloir une solution préconçue et en nous abandonnant au dossier.

V. — *Recherche d'un caractère spécifique différentiel.*

Nous avons montré ci-dessus que cette découverte ne pouvait ressortir du texte examiné par les seules ressources de la critique historique, puisque nous avons étudié ce texte jusqu'à épuisement.

Et d'abord est-il vrai que nous ayons épuisé le texte, *tout le texte*? Rappelons sa structure. La critique historique, comme le dit Bossuet de la sagesse humaine, est toujours courte par quelque endroit. De ce qu'elle n'a pu trouver un indice, on ne peut nullement conclure que cet indice n'existe pas.

Nous allons chercher (à l'inverse de Luce) dans le texte seul, et non en dehors, des indices de la tournure d'esprit, donc du métier du rédacteur.

Il y faut distinguer trois parties. On pourrait les définir ainsi :

1º Une partie médicale qui relate l'histoire pathologique des trois derniers jours de Charles.

2º Une partie de politique intérieure (éteinte et discrète).

3º Une partie de politique extérieure, développée dans tous ses détails et machinée avec discours du roi, enregistrement par les notaires de ses déclarations.

Partie Médicale.

Ce qui a frappé tous les lecteurs, c'est la précision, la sobriété des termes du rédacteur, et le *réalisme* de ses descriptions.

Mais ce que les historiens qui ont fait ces remarques n'ont point relevé, — en purs lettrés qu'ils sont et étrangers à toute physiologie, — c'est que cette précision repose sur l'emploi constant des termes propres de la clinique qu'un *laïque* du moyen âge n'eût jamais su employer.

§ 1. L'auteur notera dans l'agonie :

1° Que les yeux s'enfonçaient profondément dans la tête (*oculi seipsos in capite profondius abscondere*) ;

2° Que les dents apparaissaient par la rétraction des lèvres (*per retractionem labiorum*) ;

3° La teinte jaune du visage (*croceo colore*).

L'auteur indique par là que les signes mortels *venant* d'apparaître, le roi doit se hâter de dire ses dernières volontés.

Dans cette peinture de l'agonie, il y a eu *forte réminiscence* de la description classique du *facies Hippocratique*. Charles V ayant succombé à la cachexie goutteuse avec affaiblissement concomitant du cœur et des poumons, il avait le facies des cachectiques, décrit deux mille ans avant cette date par Hippocrate, et qui est resté classique sous le nom de *facies Hippocratique*[1].

L'anonyme s'est borné à le démarquer.

§ 2. Il observera l'hyperesthésie des téguments du cardiaque, la peau comme battue et endolorie (*laesum* et *confractum*).

§ 3. Il note un symptôme absolument impossible à apprécier pour tout autre que pour un médecin. On sait que l'orthopnée des cardiaques les contraint à rechercher la station de préférence au *décubitus*, et cela d'autant plus que leur cas est plus près de la fin, le champ de l'hématose se rétrécissant de plus en plus et l'asphyxie concomitante s'établissant. Or, ce symptôme familier aux médecins de notre époque par la raison

---

1. *Hippocrate* (trad. Daremberg, 1847. OEuvres choisies, p. 67). Traité du *pronostic*, § 2 : « Le médecin observera ce qui suit dans les maladies aiguës : il examinera d'abord si le visage du malade ressemble à celui des gens en santé et surtout s'il est tel qu'il était avant la maladie ; s'il est tel, c'est très bon ; s'il est différent, c'est très redoutable. *Voici quel est le visage redoutable :* à moins que le malade ne soit épuisé par une diarrhée liquide et abondante, auquel cas, on doit juger le danger moins grand [le facies est abdominal] : nez effilé, yeux caves, tempes affaissées ; oreilles froides, contractées, lobes des oreilles contournés ; peau du front tendue, dure et sèche ; couleur de tout le visage jaune verdâtre ou brun noir, livide ou plombée.... La courbure ou la contraction, la teinte jaune ou la lividité des paupières, des lèvres et du nez, réunies à quelques autres signes fâcheux sont les avant-coureurs d'une mort prochaine. »

vere scire est per causas scire, l'était déjà au moyen âge pour
le clinicien [1].

Il était d'observation dans un certain genre de maladies
(d'ailleurs inconnues aux médecins [2]) que le malade même
agonisant, s'aggravait par le *décubitus* (à l'inverse de l'agonisant normal), de même que nous savons aujourd'hui par la
découverte de Broca, pourquoi l'apoplectique gauche cérébral
avec membres droits paralysés, est plus diminué comme paroles
que l'apoplectique inverse; mais pratiquement, avant 1860,
tous les cliniciens les avaient empiriquement depuis des siècles.

Galien, et avant lui Hippocrate, avaient déjà noté le contraste entre le *décubitus* (cher aux malades, par la résolution
musculaire, en vertu du principe de la moindre action) —
attitude qui est *en règle* celle des malades — et la station
assise des *orthopnéiques* [3]. Galien ne distinguait pas comme

---

1. Bern. de Gordon, *Lilium medicinae*, partic. IV, cap. viii (édit. cit.
p. 378) (Orthopnaea)... « Posset addi quinta species sicut est anhelitus praefocatus, *in qua specie homo parat se ad erigendum et standum,*
ut posset attrahere anhelitum, vix enim potest sustinere cooperimêta
supra se. Unde intelligendum, quod decubitus pejor in attrahendo
anhelitum est jacere supra dorsum, et melior supra faciem, medio
autem modo se habet jacere supra latera, *in magna autem difficultate
debet patiens sedere sedendo capite multum elevato.* »

2. Dict. Decaisne et Gorecki : « Les maladies du cœur étaient
complètement inconnues des anciens, qui pensaient que le cœur
n'était jamais malade. Ils n'envisageaient jamais que les conséquences
secondaires de ces affections, telles que l'anasarque, la congestion
pulmonaire passive, l'asthme, *sans remonter à la source première* de
ces désordres. » Cf. de même Teissier-Laveran, 3e édit., II, p. 1-2.

3. Galien. *In Prognostic Hippocratis Commentarius I.*

§ 20 : « *Residere vero velle aegrum in morbo vigente ; — in omnibus
morbis acutis malum ; — pessimum vero in pulmonia est.* — Qui pulmonia infestantur, ii dicunt sentire magnam in thorace ac pulmone
angustiam, dum supini cubant ; facilius autem spirare si resideant.
Decumbunt nam ad spinam, per supinum decubitum, partes in pectore thoracis, a quibus pulmo arctatur, nec idoneum accipit aerem
inspirando. Per alios vero morbos quoties vigent, gravissimum est
velle aegrum residere in ipso consistendi vigore : *amant nam tunc
maxime fatigati, immoti cubare ; et si quis eos excitet, conflictantur.*
Itaque arbitrare *propter vehementem spirandi difficultatem* aut inquie-
tationem aut delirium, residere aegrum aggredi, per consistendi
vigorem aegrotationis. »

Celse (éd. Daremberg. Leipzig, 1859), lib. II, cap. iv (Mala signa

aujourd'hui entre les maladies du cœur et les affections pulmonaires au point de vue de la nature de l'oppression [1].

En outre, comme ce symptôme, le besoin du cardiaque de quitter le *décubitus* est l'inverse de l'agonisant, le *vulgaire*, au *moyen âge comme aujourd'hui, concluait* d'un tel malade ou *qu'il était subitement amélioré*, ou qu'il déployait une énergie admirable pour *rassurer les siens* en *simulant la santé*.

Comparons maintenant, partant de ce fait que Charles V s'est levé jusqu'au matin de sa mort, les réflexions sur cette station du roi, de l'*anonyme* et de ses deux traducteurs du xive siècle (Christine) et du xixe (Luce).

L'auteur anonyme :	Christine de Pisan :	S. Luce :
« *de lecto surrexit...* »	« Cestui sage roy, *demonstrant les signes de sa grant constance,* nonobstant les tourmens de l'engagement de sa maladie, *pour donner aulcune récréation de réconfort à ses serviteurs....* dont il avoit grant pitié, *en efforcent sa puissance,* vouloit chascun jour estre levé et vestus ... »	« S'étant *redressé à moitié sur son lit.* »
« *diu super cubiculum positus sedens.* »		«Il resta longtemps assis *sur son lit.* »
« *super cubiculum adhuc sedens et indutus...* »		« Le roi mourant *eut encore la force de* s'asseoir sur sa chaise longue, à *demi vêtu...* »
	« ... Et deux jours ains son trespassement, *tout eust il passé moult greveuse nuit, lui levé et vestu...* »	

aegrotorum) : « Gravis morbi periculum est, — ubi supinus aeger jacet, porrectis manibus et cruribus ; — *ubi residere vult in ipso acuti morbi impetu, praecipueque pulmonibus laborantibus....* » (On doit s'attendre à une affection des plus graves — lorsque le malade se tient couché sur le dos, les bras et les jambes étendus ; — lorsque, dans la violence d'un état aigu, d'une inflammation des poumons surtout, il veut rester assis....)

1. Les anciens englobaient sans distinction dans la vague entité *peripneumonia* aussi bien les affections primaires et *idiopathiques* du poumon, que les troubles secondaires et *symptomatiques* des affections cardiaques, etc....

L'auteur en bon clinicien se borne à enregistrer les levers du roi, etc..., et ajoute même qu'il espérait *pouvoir prendre un peu de repos* hors de son lit, observation médicale inverse de celle du *laïque*, et qui à elle seule décèle le médecin qui sait que ce signe est loin d'être sans conséquences : c'est précisément parce qu'il est trop faible au lit que le malade se lève pour être plus fort.

Au contraire, Christine et Luce y voient la grandeur d'âme.

§ 4. Tout cela indique un homme familier avec l'observation médicale. Nous allons le voir non moins familier avec la science classique.

En décrivant les troubles pulmonaires, il se sert de la formule suivante : « Linguaque (quae) *superfluitate renuctatis* [lisez *rheumatis*] *descendente* et fluente *ad illam partem* erat ligata, cœpit balbutiare.... »

Le texte est ici très altéré (comme ailleurs, *tramitate, susceptionem*, etc.), mauvaise copie.

La phrase du manuscrit est « *Linguaque superfluitate renuctatis... erat ligata cœpit balbutiare.* »

Hauréau a très heureusement corrigé : « Linguaque [quae] superfluitate rheumatis. » Mais le *c* de la formule corrompue *renuctatis* indique que l'orthographe de l'original était non *rheumatis* ; la formule originaire du manuscrit était plutôt *reucmatis, reugmatis* que l'on retrouve presque constamment dans les manuscrits médicaux du moyen âge. Pour ce terme scientifique, incompris du copiste : cf. Mondeville (éd. Pagel, 1892, p. 472) : *reugma, reugmatismus*.

Le texte est restitué. Reste maintenant à en établir le sens. Pourquoi l'auteur, pour exprimer que les mucosités catarrhales qui montaient des bronches *vers la langue* et la comprimaient au point de transformer la parole en balbutiement, emploie-t-il cette formule inintelligible à la science moderne : *lingua quae superfluitate rheumatis descendente ad illam partem erat ligata* ?

Qu'est-ce que ce *rheuma*, et cette *superfluitas rheumatis*, qui *descendent* vers la langue, et de quel organe et par quel mécanisme descendent-ils ?

C'est ici que l'auteur, dont nous avons déjà vu l'acuité d'observation clinique, se révèle sous un autre aspect, celui du savant théoricien médical.

Pour comprendre ce passage, il faut demander aux théories médicales de Galien et aux traités classiques du moyen âge la triple explication de ces trois expressions, *superfluités rhumatiques descendant sur la langue.*

Dans la physiologie moderne, le mécanisme d'expulsion consiste dans l'acheminement ascensionnel des excrétions à travers les bronches vers la langue, — dans la théorie de l'auteur du récit de la mort de Charles V, les superfluités rheumatiques *descendent* au contraire *vers la langue.* Cette simple proposition suffit pour nous montrer dans le rédacteur un pathologiste profondément versé dans les théories les plus délicates de la médecine galénique : l'origine encéphalique, et non pulmonaire des *superfluitates rheumaticae*[1]. C'est la théorie chère à Galien, et qui dérive de sa conception de la physiologie et de la pathologie générale de la nutrition.

En effet, d'après Galien, l'humeur normale comprend deux parties renouvelées incessamment dans leur formation par l'apport, la nutrition :

a. Résidu utile, l'*humeur* (produit actif) ;

b. Résidu inutile, la *superfluité.*

Cette *superfluitas* monte au cerveau, où elle ne doit point dépasser un taux normal. Elle est maintenue à ce taux par une évaporation constante du liquide superflu qui a lieu par la disposition anatomique de l'encéphale : 1° les sutures ; 2° les os spongieux ; 3° les cheveux [2].

---

1. Ce mot, ni rheuma, n'a rien à faire avec *rhume* et *rhumatisme.* Les anciens appelaient *arthritisme* ce que nous appelons rhumatisme.

« L'antique description de l'*arthritis* s'est transmise telle qu'elle, et sans avoir subi d'altération sensible jusqu'au temps de Baillou. Le premier, cet auteur a décrit, comme distincte de l'*arthritis*, une affection à laquelle il a donné, on ne sait trop pour quelle raison, le nom de *rhumatisme*, nom qui reçut ainsi pour la première fois, une acception nosographique déterminée. » (Charcot, Œuvres complètes, t. VII, *Maladies des Vieillards*, p. 497.)

2. Galien (traduction de Daremberg, t. I, p. 570). « La nature a

S'il y a pléthore, ou excès de superfluité en quantité, cet excès, pour éviter l'apoplexie, est expulsé, à l'état normal, du cerveau vers le corps par un processus dit *rheuma* (per viam reumatismi [1]), dû à la *vis medicatrix* [2].

La nature réalise ce mécanisme par des organes excréteurs composés : 1° d'un réservoir (infundibulum) des superfluités, 2° de conduites d'évacuation : ethmoïde, luette, palais ; des organes récepteurs qui les conduisent au dehors.

La superfluité peut être de consistance épaisse (visqueuse) ou fluente (c'est-à-dire rhumatique).

De la tête, l'humeur (phlegme, pituite) sort par trois voies, l'une externe, deux internes.

La défluxion est externe quand l'humeur descend de la tête par la continuité des membranes jusqu'aux jointures.

Des deux voies internes, l'une, pour les superfluités fluentes, va du cerveau par une communication aux fosses nasales. L'autre voie, pour les superfluités consistantes, descend du cerveau au palais, et de là dans la bouche [3] (il faut soulager la luette, dit Galien).

----

pourvu avec grand soin à l'excrétion des superfluités. Comme celles-ci sont... les unes vaporeuses et fuligineuses, avec une tendance naturelle à monter... la nature... a placé dans le lieu le plus élevé [les méats] qui expulsent les superfluités légères... elle ne les a percé que de trous étroits en rapport avec la ténuité des superfluités. »

Die Chirurgie des Heinrich von Mondeville, éd. Pagel, 1892, p. 25 : « Utilitates creationis capillorum in capite sunt... ut fumi capitis per eos exalent et faciliter transeant, quoniam, si ex materia capillorum generaretur quid solidi (1487 : solidum), ut cutis, non possent per illud fumi faciliter exalare ». — Cf. de même Galien, éd. Daremberg, I, p. 685.

1. *Die Chirurgie* des Heinrich von Mondeville, éd. Pagel, Berlin, 1892, p. 472 : «... facit humores *descendere* a canonica capitis versus collum *per viam reumatismi.* »

2. Galien, trad. Daremberg, 1854-1856, t. I, p. 569 : « Une des préoccupations les plus constantes de la nature a été de purifier des superfluités de l'aliment toutes les parties du corps, surtout les parties importantes, comme l'encéphale. »

Id. *ibid.* p. 548 : « ... Comme les ventricules de l'encéphale sont placés au-dessus de l'organe de l'odorat, et nécessairement reçoivent les superfluités qui coulent des parties environnantes, l'animal serait continuellement exposé à des apoplexies, si la nature n'avait en cet endroit ouvert un chemin propre à l'écoulement. »

3. Galien, trad. Daremberg, t. II, p. 756 : « La position des divers

Ainsi, pour nous le rhume de cerveau, qui est un produit local de l'inflammation de la muqueuse nasale, — comme la

---

organes indique encore qu'il faut purger... l'encéphale et les méninges par le *palais*, la luette, les narines et les oreilles.... »

Id. *ibid.*, t. I, p. 570 : « Comme [les superfluités] sont de deux sortes, les unes vaporeuses et fuligineuses, avec une tendance naturelle à monter, les autres aqueuses et chargées de matières qui sont portées d'elles-mêmes à descendre, la nature... a établi en pente [des méats excrétoires] qui expulsent les matières lourdes et qui tendent vers le bas. Pour ces derniers, outre qu'elle les a disposés en pente, elle les a faits encore suffisamment larges, attendu qu'ils sont destinés à servir de canaux à des humeurs abondantes et épaisses... Les méats en pente de l'encéphale, au moyen du palais et des fosses nasales, déversent dans la bouche par de larges et manifestes orifices des superfluités épaisses très visibles. »

Id. *ibid.*, t. I, p. 548 : « Une grande preuve de la porosité de la membrane olfactive, c'est l'évacuation fréquente et subite des superfluités qui coulent d'en haut : les anciens les nommaient *morve* et *pituite* (βλέννα καί κόρυζα), et les modernes *mucus.* »

Id. *ibid.*, t. I, p. 549 : « Il existe deux autres conduits, en pente, lesquels versent par le palais dans la bouche les *superfluités* de tout l'encéphale. Quand l'animal est en parfaite *santé* et que la nutrition s'opère bien, ces conduits *seuls* suffisent. Ainsi la première utilité des conduits de l'encéphale ouverts dans les narines, utilité en vue de laquelle surtout elles existent, c'est non pas d'évacuer les superfluités, mais d'offrir un *secours surabondant à l'encéphale malade*, et d'abord de juger les odeurs elles-mêmes. »

Id. *ibid.*, t. I, p. 573-574 : « Du moment où ils [les méats] se rencontrent, ils sont reçus tous deux dans une région commune, creuse et inclinée (*infundibulum*). Le bord supérieur de cette cavité est un cercle parfait. De là, se rétrécissant toujours davantage, elle aboutit à une glande inférieure, semblable à une sphère aplatie (*glande pituitaire*) et ayant elle aussi une cavité manifeste. A la suite vient un os (*ethmoïde*) qui ressemble à un crible et se termine au *palais*. Tel est le chemin des superfluités épaisses. »

Id. *ibid.*, t. I, p. 574 : « Quant à l'utilité de la glande à laquelle aboutit l'entonnoir, il est manifeste qu'elle *filtre les superfluités*, ce fait est connu des anatomistes, et ce n'est pas une grande preuve de leur habileté. »

Die Chirurgie des Heinrich von Mondeville, éd. Pagel, Berlin, 1892, p. 27-28 : « Os lande habet etiam sicut cetera ossa aliqua nobis occulta foramina et minuta, per quae aliquae superfluitates reumaticae delegantur a cerebro ad uvulam et ad pectus, etiam ad pulmonem. »

Guy de Chauliac. *Grande Chirurgie*, éd. Nicaise, p. 41 : « Le septiesme os, est le *Paxillaire* ou *Basilaire*, c'est comme un coing sur le

laryngite, la trachéite, la bronchite, sont les résultats de l'inflammation de la muqueuse du larynx, de la trachée, des bronches, — le rhume, disons-nous, était pour les anciens le résultat de l'expulsion des humeurs cérébrales, et comme il n'y a pas de communication entre le cerveau et ces parties, Galien a dû inventer et fabriquer (comme dit Daremberg) une anatomie adaptée à ses théories physiologiques (la fonction crée l'organe), et tellement ancrée qu'elle est restée dans l'expression *rhume de cerveau* (et qu'au xviiie siècle un anatomiste dut écrire trois volumes in-4° pour prouver le contraire)[1].

---

palais, asseurant et soustenant tous les dits os. En iceluy sont plusieurs trous, et spongiositez, pour l'*expurgation* des grosses superfluitez, et auec ce, il est de très dure substance. »

Die Chirurgie des Heinrich von Mondeville, éd. Pagel, Berlin, 1892, p. 35 : « Uvula... Cujus creationis sunt... ut a cerebro superfluitates recipiat delegatas. »

Guy de Chauliac, *Grande Chirurgie*, éd. Nicaise, p. 512. *Des passions de la luette.* « *Enflure et cheute de l'uvule.* La *cause* de cette passion est matière chaude, ou froide, *descendant du cerveau* à manière de rheume. »

De cette conception découle le traitement de la luette :

Hippocrate (trad. Littré). *Prénotions coaques*, t. VI, p. 211, n° 4. (Affection de la luette). « Si la luette devient pendante et suffoque... on rasera le derrière de la tête, on y appliquera deux ventouses, on tirera autant de sang qu'il sera possible, et on appellera en arrière la fluxion pituiteuse. Le phlegme produit encore cette affection, c'est lorsqu'il descend, en abondance, de la tête échauffée. »

Guy de Chauliac, *Grande Chirurgie*, éd. cit., p. 513 : « Pour desseicher la matière rhumatique, et relever la luette, Rogier et ses maistres permettent que on mette sur le mol de la teste, autant d'escarlate qu'un denier est grand, en laquelle y ait un peu de poix, encens et mastic. »

Id. *ibid.* p. 646. « Pour la tumeur de la luette on fera une saignée de la veine qui est sous la langue, puis on appliquera une ventouse sur l'occiput. Certains praticiens mettent les deux pieds sur les deux épaules du malade et le tirent violemment par les cheveux de l'occiput. » Cf. aussi H. de Mondeville, *Chirurgie*, éd. Pagel, tract. III, doct. I, cap. XXIV, p. 443.

1. Daremberg, *La médecine*, p. 262. « Pourquoi appelle-t-on encore le coryza *rhume de cerveau?* Parce qu'il y avait, *suivant Galien*, une communication *directe* entre le cerveau et les fosses nasales et que le flux (*rheuma*, v. fr. *rhume* en ce sens) descendait du cerveau. Il a fallu à Schneider, anatomiste du xviiie siècle, trois volumes in-4° pour détruire cette fausse opinion. »

Si au lieu de prendre ce chemin (les narines, palais, luette) les superfluités continuent à descendre, elles se portent sur les organes.

Le *rheuma* ou *fluxion* n'est donc pas, comme il est devenu par un sens détourné, une *maladie* spéciale, mais un processus, simplement le *mode* par lequel le cerveau *expurge* les superfluités en les dirigeant vers le corps [1].

Il y a plusieurs cas où cette superfluité, par l'irritation qu'elle cause, provoque la maladie de l'organe.

Si elle descend à l'intérieur sur les organes, par exemple les poumons, les bronches, elle cause l'asthme, la toux, la phtisie [2] ; — sur l'estomac, un flux de ventre, etc. Si elle

---

1. Guy de Chauliac, *Grande Chirurgie*, éd. Nicaise, p. 79 : « Des causes des *apostemes, exitures et pustules*, les vues sont generales, les autres spéciales. Les *generales* sont rheume, et congestion. » Note 1 : Or ce mot *rheume* en grec, vaut autant à dire comme flux ou *defluxion*, et *distillation* en François. Les Barbares estiment qu'il est ainsi nommé, comme si c'estoit un ruineux et desordonné mouvement d'humeur. Telle fluxion se peut faire à toutes les parties, en haut, ou bas, et aux costez : mais le nom de *catharre* signifie, que l'humeur descende és parties inférieures et *principalement celles qui sont sous la teste*.

Galien, *traduction Daremberg*, t. II, p. 760 : « L'évacuation, par exemple, est exigée par les affections dites *rheumatiques* (*fluxionnaires*), sur lesquelles nous avons écrit un livre comme tu le sais (*ouvrage perdu*). Nous y avons démontré, dès le principe, que ces diathèses résultent de l'affaiblissement de la faculté nutritive du corps entier, *le superflu accumulé s'écoulant dans les parties les plus débilitées*. »

Die Chirurgie des Heinrich von Mondeville, éd. Pagel, Berlin, 1892, p. 259 : « Dolor potest esse causa utriusque spasmi in vulneribus... locorum et membrorum nervosorum, sic : quia acuit *reugma et fluxum humorum*, qui imbibunt se intra membra nervosa.... »

2. *Hippocrate* (trad. Littré, t. V, p. 681). *Prénotions coaques*, 2e sect. § XXI, 430 : « Les phthisies les plus dangereuses sont celles qui proviennent d'une rupture des grosses veines et celles qui proviennent d'un catarrhe *descendant de la tête*. »

Bernard de Gordon, *Lilium medicinae*, partic. IV, cap. v : « Phthisis est ulcus pulmonis cum consumptione totius corporis. Causae huius passionis, sunt omnia illa quae ulcerant pu monem, et ideo materia rheumatica decurrens a capite potest esse una causa, sive fuerit sanguinea, sive acuta cholerica, corrosiva, sive phlegmatica falsa. Unde

descend à l'extérieur sur les membres, elle cause la goutte[1].

On voit donc ce qu'est le *rheuma*. Il est à la fois physiologique et pathologique. C'est un processus physiologique, comme la circulation, la respiration. Il est physiologique quand il s'exécute normalement, c'est-à-dire par le nez et la luette ; s'il change de direction et va vers les organes du corps, c'est un processus pathologique.

§ 5. Dans les troubles circulatoires l'auteur note que le pulsus était *formicans*, ce qui est le terme classique dans Gordon[2].

---

sicut gutta aquae cavat lapidem, ratione frequentiae, ita stillicidium rheumaticum ipsum ulcerat. Secunda causa potest esse apostema oris, cum rumpitur, et vadit ad pectoralia, et non bene mundificatur. »

Barthelemy l'Anglois, *Le grand propriétaire des choses*, liv. VI, chap. xxiv : « Et pource que la gorge a aulcuneffoys a souffrir par humeurs qui *descendent du chief* dequoy la toux et enrœures sont engendrees. »

1. Bernard de Gordon. Partic. VII, cap. xix : *De podagra, sciatica et arthetica.* « Gutta arthetica et podragra et chiragra, magnam habent amicitiam ad inuicem, sed gutta potest locum generis obtinere : quia ut plurimum omnes istae pas. generantur per uiam rheumatismi, et quia rheuma stillat sicut gutta aquae : ita omnes istae passiones possunt dici generali nomine guttae, gutta igitur obtinet locum generis. »

2. Bernard de Gordon, *Lilium medicinae* (Tract. de cognitione pulsum), éd. de Lyon, Rouille, 1559, in-8°, p. 896 : «...Fuerunt elicita tria genera pulsuum, scilicet, durus, mollis : plenus, vacuus : calidus, et frigidus. Et ita fuerunt decem genera pulsuum : et forte bene respicienti non erunt nisi novem genera, quia ordinatus et inordinatus continentur sub æquali et inaequali. Species autem pulsus inaequalis sunt multae, sicut est serrinus, fluctuans, undosus, arcualis, martellinus, caprizans, cauda soricina tortiva, et retornativa, cordosus, ramosus, vermicularis, *formicans.* et sic de aliis... »

Die Concordanciae des Joh. de Sancto-Amando, éd. Pagel, p. 252 : « Pulsus formiculosos quies non percipitur. »

Rufus d'Ephèse, éd. Ruelle et Daremberg, 1879 (Traité abrégé sur le pouls) p. 229 : « Les espèces de pouls sont, par rapport au repos, caractérisées par la fréquence et la rareté ; par rapport au mouvement, par la rapidité et la lenteur ; par rapport à l'intensité, par la

Dans cette description de la mort du roi, nous voyons que le témoin et l'historien anonyme se montre aussi informé comme science théorique et philosophie médicale, et aussi rompu aux plus fines et délicates théories de la pathogénie galénique, qu'il s'était montré bon clinicien (pour l'orthopnée).

Quoique Hippocrate et Galien fussent réservés aux médecins, et que la biologie n'arrivât aux philosophes (c'est-à-dire aux théologiens) que par Aristote, un prêtre non médecin, mais cultivé, eût pu donner le *facies hippocratique*, un des *loci communes* de l'antiquité (ce que M. Luce ignorait et a pris pour œuvre personnelle). Aussi pourrait-on faire cette objection si cette remarque du facies était la seule, mais les autres observations de l'auteur impliquent un médecin raffiné.

Donc l'auteur est médecin, non pas seulement par la bonne observation qui n'est point l'apanage des médecins, ni malheureusement plus fréquente chez eux, mais surtout par la connaissance des théories scientifiques les plus délicates, et la technicité des termes.

Mais ce médecin est étranger à la maison du roi : pas une allusion à l'état antérieur du malade, ni au retour d'un symptôme antérieur, pas de renseignements sur les remèdes à l'aide desquels on soulageait le roi, sur ses médecins, etc., — simple procès-verbal de ses derniers moments.

Politique intérieure.

Un trait caractéristique du document, c'est l'extrême réserve sur toutes les questions en dehors des symptômes de la maladie, des oraisons et réparations envers l'Église.

Ainsi le roi sur sa chaise longue se laisse aller dans son délire cardiaque à parler politique, à raconter ses projets ;

---

force et la faiblesse ; par rapport au corps de l'artère, par la dureté et la mollesse. » — Id. *ibid.* p. 231 : » Il y a aussi un pouls qu'on appelle *formicant*, c'est celui dont les pulsations sont fréquentes et petites, et qui donne, sous le doigt, la sensation de la marche d'une fourmi : on le trouve presque toujours chez les agonisants. »

— silence du rédacteur. Il ne l'eût même pas noté, si ce n'était dans le but de réfuter ceux qui ont cru à la divagation, et de rejeter l'hypothèse du délire comme attentatoire à la dignité royale. C'est là encore un trait médical de dire que l'excitation était réelle quoique normale, et de l'attribuer au vide de la tête.

Mais en notant cette excitation du roi, il a soin de cacher *tous* les propos qui ont pu échapper au malade dans cette exaltation cérébrale, tout ce qui pouvait lui nuire ou être un secret d'État : il tait également le chiffre exact du trésor, en le diminuant pour couvrir le roi, tandis qu'il enregistre l'impolitique générosité des fouages.

L'auteur ne relate visiblement que ce que le roi *veut* qu'on sache de sa politique.

Le mystère sur la politique intérieure dévoilée dans le délire, et sur les finances, opposé à l'abondance voulue de renseignements sur la *diplomatie*, indique que nous avons affaire à une rédaction *officielle*[1].

De même, l'auteur, si exact dans tous les symptômes somatiques, traités avec une *minutie* scientifique, ment dans les phénomènes psychiques (délire cardiaque), ce qu'il n'eût point fait dans une relation non officielle. (Preuve encore que ce n'étaient pas des notes privées.)

J'ai émis, plus haut, l'opinion que le rédacteur était un homme d'église. Maintenant est-ce un prêtre séculier, fonctionnaire public, ou un prélat politique de cour, comme Lagrange, général des aides de Charles ? Je ne le crois pas à l'ascétisme dont il fait preuve (leçon donnée aux rois, soulignant la déférence de la puissance royale envers l'Église « *mandatorum Dei semitas ac totius Ecclesiae statuta canonica postquam divinis et sanctis orationibus intendisset* », ll. **60-61**), — au dédain qu'il montre pour la question financière (et que n'eût pas témoigné un Lagrange, rompu aux nécessités de la politique et du gouvernement des hommes) : arrivé aux dispositions dernières du roi sur le règlement de son budget,

---

1. Un *amateur* eût conservé toutes les paroles de Charles sur la politique intérieure et les finances, comme il avait *sténographié*, et surtout rhétorisé, la diplomatie.

il tourne court en disant *non sit laudabile…. ditari…* Un moine seul a ce dédain [1].

Politique extérieure.

On sait quel jugement sévère l'histoire traditionnelle porte sur le rôle joué en 1378 par Charles V dans l'explosion du grand schisme d'Occident, le développement, la prolongation de cette lutte pontificale, qui en brisant l'unité séculaire de l'Europe chrétienne et en déchirant « la robe sans couture » devait favoriser indirectement et la naissance de la Réforme et l'explosion de l'esprit de libre examen.

En reconnaissant comme seule valable l'élection pontificale de son parent, le Français Robert de Genève, l'antipape Clément VII, alors que presque toute l'Europe chrétienne adhérait à l'obédience de son adversaire romain le pape Urbain VI (seul élu canoniquement, on le sait aujourd'hui), Charles V fut le seul véritable instigateur de la scission qui devait déchirer l'Église pendant quarante années, le vrai promoteur du schisme qu'il aggrava en refusant de se rallier à l'opinion mixte que deux ans plus tard proposait un concile pour mettre un terme au scandale.

La pièce anonyme que nous étudions, confirmée par le procès-verbal authentique, dressé par ordre de Charles V à son lit de mort, vient de montrer combien légendaire était cette opinion qui transformait le roi mourant en fauteur *obstiné* du schisme et en soutien obstiné des schismatiques.

Au moment de mourir, voyant la lutte persister et trop fin politique pour ne pas sentir qu'il avait fait fausse route, ce qui préoccupa le plus Charles V dans la crise finale de sa maladie, fut de dégager devant la postérité sa responsabilité des conséquences terribles pour l'Église qu'allait entraîner le grand schisme.

Il fit, comme nous le savons, une déclaration rédigée par des notaires et signée par les vingt-cinq assistants, portant que, en reconnaissant Clément VII comme pape, il n'avait fait

---

1. Si c'est Mézières, si affectueux pour les enfants de Charles V, pourquoi ce silence sur les affaires et ce mépris de son budget?

que suivre l'avis des cardinaux et qu'il était prêt, s'il s'était trompé, à se soumettre aux volontés de l'Église. Cette déclaration fut envoyée sur l'ordre du roi au Vatican.

La relation anonyme racontant les derniers jours et la mort du roi, dilue dans la scène que nous venons de décrire tous les arguments de Charles V en faveur du schisme de la même façon que la pièce du Vatican, et joint à ce plaidoyer posthume le récit à tournure d'édification des derniers moments du roi, c'est-à-dire la série de ses actes de piété, grandissant avec l'évolution successive de ses souffrances. Le long discours apologétique aux assistants (sûrement amplifié), que l'auteur met dans la bouche du mourant, conclut par la demande d'enregistrement : « Petimus et rogamus notarium vel notarios, si sit praesens vel praesentes, quatenus ipse vel ipsi de praedictis plura conficiat publica seu conficiant instrumenta » (ll. **127-129**).

L'allure officielle de cette pièce, et la conformité des arguments avec le procès-verbal du Vatican prouvent que la relation ne peut être qu'officielle, *rédigée sur l'ordre du roi* pour masquer son erreur à la postérité et dégager sa responsabilité, et devant servir de base à l'histoire future pour montrer le roi tel qu'il désirait être vu. Charles eût pu dire de cette pièce ce que Talleyrand disait de ses *Mémoires* : c'est ma dernière négociation.

Après cette première préoccupation de sauvegarder sa réputation d'homme d'État devant la postérité, la deuxième devait être de prendre les mesures nécessaires pour que le souvenir en fût conservé.

On sait quelle importance attachait Charles V à fixer l'opinion de la postérité [1], en veillant lui-même à la rédaction des chroniques de Saint-Denis dans le sens qui lui convenait. C'est ainsi que quelques mois avant sa mort il fit rédiger sous ses yeux la relation du voyage de l'Empereur Charles IV à Paris (notant avec soin les préséances, etc.). De même il avait dressé lui-même le *scenario* de sa mort, avec une *commission* de moines de l'abbaye de Saint-Denis, comme té-

---

1. Fr. Delaborde, *loc. cit.*, p. 16 : « Charles V était homme à ne rien négliger de tout ce qui avait une utilité pratique. »

moins expressément appelés pour assister à ses déclarations [1]
et à ses derniers moments, et pour en conserver le souvenir dans leur archive, base officielle future de l'histoire
des rois.

VI. — *Conclusions.*

Nous avons indiqué les quatre conditions déjà imposées
par la critique à toute hypothèse qui prétendrait à nous
donner le nom de l'auteur :

1º Cet auteur ne peut être un laïque : donc le nom ne peut
être cherché en dehors des dignitaires ecclésiastiques sur les
vingt-cinq témoins qui ont signé au procès-verbal.

2º Il n'est point un écrivain privé, un curieux, notant pour
son plaisir ou pour l'histoire, mais un écrivain officieux écrivant dans un but politique une apologie de la conduite
du roi.

3º Toute hypothèse émise devra expliquer si cet auteur
a reçu mission du roi, ou s'il l'a fait par dévouement ou pour
tout autre motif.

4º L'hypothèse devra nous expliquer en même temps comment l'officieuse Christine de Pisan a eu communication de
ce document pour son panégyrique de Charles V.

A ces quatre conditions qui restreignent déjà aux membres
ecclésiastiques de la commission le champ de la recherche,
j'ai ajouté les conditions nouvelles qui limitent subitement le
nombre des hypothèses possibles.

1º L'auteur doit être un médecin.

2º Ce médecin est *chargé* de glorifier le roi dans ses souffrances et de masquer ses défaillances intellectuelles.

3º L'hypothèse doit rendre compte de ce choix singulier
d'un médecin (au premier abord si peu explicable) pour
conserver à la postérité l'apologie du roi.

---

1. Voy. Fr. Delaborde, *loc. cit.*, p. 16, sur l'importance *juridique*
(et j'ajouterai *politique*) qu'avaient les Chroniques de France, dont
la source était, nous le savons, l'histoire latine déposée dans l'archive
de Saint-Denis.

Cette délimitation précise suffit à nous révéler le nom de
l'auteur.

Des vingt-cinq personnes qui assistèrent le roi et signèrent
dans le procès-verbal du Vatican, il y a précisément un
dignitaire ecclésiastique qui remplit toutes ces conditions,
c'est Guillaume de Breval *infirmarius* de l'abbaye, qui faisait
partie de la délégation des cinq membres de l'abbaye de
Saint-Denis qui (avec l'abbé) assistaient aux derniers moments
du roi : « fratribus Johanne Mauponte, meno[re] priore,
Johanne Coci, cantore, Petro de Valle, thesaurario, Guillelmo
de Brevalle, infirmario, et Reginaldo de Betancourt, magistro
hospitum predicti Sancti Dionisii ».

On sait que l'*infirmarius* était le moine chargé de la direction de l'hôpital du couvent[1].

En présence de ces trois parties si opposées que je viens
d'analyser, il eût été de bonne logique de se poser la question
préalable si ce morceau religieux est une œuvre collective ou
une œuvre individuelle.

Ni Hauréau ni Luce n'y ont songé et ont débuté par déclarer
que le récit émane d'un auteur unique.

Si l'on prend l'hypothèse de Luce, d'Hauréau, que c'est
l'œuvre d'un *seul*, ce seul doit nécessairement être un
médecin.

Dès lors il faut expliquer comment les autres parties *ne
concordent pas* avec la partie médicale, ni pour le fond, ni
pour la forme.

A. Pour le fond : dans la politique intérieure et les
finances, parce qu'on *cache* mystérieusement les paroles
échappées au roi sur ce sujet, alors qu'on *détaille* la maladie.

B. Pour la forme : dans la partie où l'on raconte en
excès, nous voyons un arrangement rhétorique des discours,

---

1. Ducange. « *Infirmarius*. Officium monasticum. « Frater cui cura
« infirmorum commissa est » ait Lanfrancus in statutis ordinis S. Benedicti, cap. 9. » (v. fr. *enfermier* dans le même sens monastique).

Nous voyons Suger, vers 1140, augmenter les revenus de l'office
d'infirmier (*Œuvres complètes*, éd. Lecoy de la Marche, 1867, p. 346
et sqq.).

une forme oratoire qui contrastent absolument avec la sobriété, la précision de la partie médicale.

Mes conclusions sont celles-ci :

A. La relation du manuscrit ne peut être assimilée à un fragment de mémoires personnels. Elle est formée de trois parties distinctes par la forme de l'observation, et dont l'une suppose absolument la collaboration d'un médecin.

B. Ces deux conditions écartent donc *a priori* la recherche d'un observateur *unique* [1]. C'est dire que les hypothèses d'Hauréau sur Orgemont et de S. Luce sur Mézières sont insoutenables (outre que la question médicale exigerait pour un auteur unique le nom d'un médecin).

C. Par la nature des aveux du roi, omis à dessein, — par ceux au contraire qu'on développe et qu'on embellit pour la postérité, cette publication, qui porte pleinement la marque d'un travail officiel, a été visiblement faite en vue de la postérité.

Ce morceau si dissemblable dans ses différentes parties est dû à la collaboration de spécialistes distincts, chacun donnant son récit. Cette collaboration de spécialistes ne peut être autre que l'état-major de l'abbaye de Saint-Denis, réuni par ordre du roi pour enregistrer dans ses annales le récit, tel qu'il le souhaitait, de ses derniers moments.

Voyons maintenant si cette hypothèse suffit à expliquer tous les points douteux :

1° Elle nous explique pourquoi l'auteur était un religieux.

2° Pourquoi le ton de l'écrit a l'allure officielle d'une apologie officieuse du roi.

3° Ainsi s'explique en même temps la présence d'un médecin dans cette rédaction, et aussi le ton officiel de sa description de la maladie du roi, qui est un ton officieux et apologétique comme celui que ses collègues de la commission ont donné à la partie politique du récit.

4° C'est aussi la présence de cette pièce dans les archives

---

1. A noter de plus le ton absolument impersonnel : le début *fuit talis*, au lieu de dire *j'ai vu*.

de Saint-Denis qui est l'explication la plus naturelle comment Christine de Pisan, seule d'entre les contemporains de Charles V, a pu avoir connaissance de ce document d'État. Quand vers 1403, Philippe le Hardi alors tout-puissant pendant la folie du roi la chargea de faire le panégyrique de son frère, il donna l'ordre qu'on communiquât à Christine les documents officiels relatifs à Charles V : « Je treuve *ès vrayes croniques de son temps*... car il est escript... » (Christine de Pisan, *Le Livre des faits et bonnes mœurs du sage roy Charles V*, p. 241, col. 2); «... *je me suis informée* tant *par croniques*... » (p. 211, col. 2); «... et qui plus en vouldra savoir, trouver le pourra assez près de la fin, où les *croniques de France* traictent dudit roy Charles... » (p. 308, col. 2) ; «... or nous avons devisé par *le tesmoing des croniques*... la maniere du commencement du douloureux scisme... » (p. 312, col. 1); de même pp. 264, 270, 306.

Donc c'est par cette voie que Christine a eu communication de notre récit. Le sien n'en est précisément qu'une traduction, dont elle a caché la source, en y substituant l'histoire de son père que le moine avait méprisé comme astrologue (ll. **70-72**).

Telle est l'hypothèse à notre avis la plus *compréhensive*, et elle est naturelle, étant donné le soin de la publicité qui distinguait Charles V. De plus elle est conforme à ce que nous savions *à priori*, à savoir : que l'abbaye de Saint-Denis avait le monopole de l'historiographie officielle.

J'imagine que si cette hypothèse est admise (et elle vaut celle de mes devanciers), nous aurions dans les mains le canevas — sans doute rédigé collectivement par les cinq témoins d'après les souvenirs en commun et par Guillaume de Breval pour la partie médicale — de la future rédaction sur la mort du roi dans cette histoire perdue du règne de Charles V, dont parle le *Religieux anonyme* de Saint-Denis au début de sa Vie de Charles VI.

Était-il lui-même de ces cinq, et est-ce parmi cette délégation ou mission à la fois historiographique et diplomatique qu'il faudra chercher le nom du *Religieux de Saint-Denis* ?

C'est encore une question à part. Je ne le crois pas ; le style pompeux et boursouflé est tout différent, quoique les symptômes pathologiques y soient tous singulièrement précis. D'ailleurs le *Religieux* cite toujours les médecins comme autorité, tandis que Breval est muet sur eux.

De plus, avec sa fonction celui-ci n'eût pu courir à la suite des armées comme le *Religieux* (« Bien que je fusse *en personne* à la suite des ducs pour défendre les intérêts de l'Église... » *Chron. de Charles VI*, liv. XIV, p. 83) : preuve que le *Religieux* n'était pas, en tous cas, Guillaume de Breval.

ADDITIONS

Page XXVIII, ligne 3. *Tacuinus sanitatis in medicina.* Ce traité d'hygiène contient un chapitre intitulé : De musica accidentibus ex ed anime, et medicinis mundificantibus corpus. Cf. L. Delisle, *Journal des Savants*, 1896, septembre, p. 20.

Page CLXXXIV, ligne 2. Ainsi j'étudie les trois fils de Philippe le Bel, non au point de vue de l'hérédité collatérale, mais parce qu'ils sont rois de France.

Page 123, ligne 29. Sur les 17 cas pour lesquels nous avons l'*observation* médicale de Richer, il a donné pour 16 la préférence aux solutions galéniques, et a repoussé celles des *solidistes*. Dans un seul cas, le 17ᵉ, hépatite consécutive au refroidissement, il a accepté comme mécanisme de la maladie l'explication *soraniste* : par pénétration du froid et réfrigération interne du foie par dilatation des pores (« per poros calore apertus frigus irrepit ». Richer, liv. III, chap. 14). C'est la seule trace de ses études solidistes.

Cette proportion suffit à affirmer le galénisme de Richer, étant donné surtout qu'*à celle date* le soranisme était *prépondérant*.

---

1. Les mots qu'on trouve page 293 : « nous les réunirons pour la commodité de la recherche dans un même chapitre » s'expliquent par ce que M. Brachet comptait faire paraître cette partie de son étude (pp. 291-330) dans un article à part. De là aussi la répétition sur l'autorité de Rigord et de Guillaume le Breton (déjà traitée pp. 257-258). J'ai préféré ne rien changer au manuscrit. (A. B.-K.)

2. Le texte « mal mau chaut et de boce » (p. 624, l. 11) ne se trouvait pas dans la première édition. M. Brachet l'ajoutait dans celle-ci, mais il n'a pas achevé la citation ; elle commençait ainsi : « Chabanneau : » et une ligne de blanc était laissée pour la suite. (A. B.-K.)

TABLE DES MATIÈRES

---

1. Les numéros des titres des sections du chapitre III ont été mis,
dans le volume, par erreur : 2 au lieu de 1, et 3 au lieu de 2.

LIVRE PREMIER

LIVRE II

LIVRE III

Pour ne pas augmenter les dimensions de ce volume, je n'ai indiqué dans cette table que ceux des paragraphes qui sont les plus importants. Les tables analytiques et alphabétiques seront publiées au tome II. (A. B.-K.)

2507-01. — CORBEIL. IMPRIMERIE ÉD. CRÉTÉ.